Dermatologia

PARA PELE NEGRA

Dermatologia PARA PELE NEGRA

EDITORES
Katleen da Cruz Conceição
Leonardo Lora Barraza
Ana Carolina Galvão dos S. de Araujo

manole
editora

Editora: Eliane Usui
Projeto gráfico: Departamento Editorial da Editora Manole
Editoração eletrônica: HiDesign Estúdio
Ilustrações: HiDesign Estúdio
Capa: Ricardo Yoshiaki Nitta Rodrigues
Imagem de capa: freepik.com

CIP-BRASIL. CATALOGAÇÃO NA PUBLICAÇÃO
SINDICATO NACIONAL DOS EDITORES DE LIVROS, RJ

D478

Dermatologia para pele negra / editores Katleen da Cruz Conceição, Leonardo Lora Barraza, Ana Carolina Galvão dos Santos de Araujo. - 1. ed. - Barueri [SP] : Manole, 2024.
il.

Inclui bibliografia e índice
ISBN 9788520465592

1. Dermatologia - Pele negra. 2. Pele - Doenças. I. Conceição, Katleen da Cruz. II. Barraza, Leonardo Lora. III. Araujo, Ana Carolina Galvão dos Santos de.

24-93189 CDD: 616.5
CDU: 616.5

Gabriela Faray Ferreira Lopes - Bibliotecária CRB-7/6643

Direitos adquiridos pela:
Editora Manole Ltda.
Alameda Rio Negro, 967 – cj 717
Tamboré – Barueri/SP
CEP 06454-000
Tel.: (11) 4196-6000
www.manole.com.br | https://atendimento.manole.com.br

Impresso no Brasil | *Printed in Brazil*

Sobre os editores

KATLEEN DA CRUZ CONCEIÇÃO

Médica Dermatologista Especialista pela Sociedade Brasileira de Dermatologia (SBD). Chefe do Setor de Dermatologia para Pele Negra do grupo Paula Bellotti e Chefe do Ambulatório de Dermatologia para Pele Negra do Instituto de Dermatologia Prof. Rubem David Azulay (IDPRDA) da Santa Casa da Misericórdia do Rio de Janeiro. Preceptora do 1º *Fellow* de Pele Negra do IDPRDA. Membro da Hair Research Society. Membro e *Mentorship* da Skin of Color Society.

LEONARDO LORA BARRAZA

Médico Dermatologista no Setor de Dermatologia Sanitária do Instituto de Dermatologia Prof. Rubem David Azulay (IDPRDA) da Santa Casa da Misericórdia do Rio de Janeiro. Dermatologista no Ambulatorio Souza Araújo (IOC/FIOCRUZ). Mestre em Biologia Celular e Molecular pelo Instituto Oswaldo Cruz (IOC/FIOCRUZ). Membro Titular da Asociación Colombiana de Dermatologia (ASOCOLDERMA).

ANA CAROLINA GALVÃO DOS SANTOS DE ARAUJO

Médica Dermatologista. Especialista pela Sociedade Brasileira de Dermatologia (SBD). Mestre em Pesquisa Clínica em Doenças Infecciosas pelo Instituto Nacional de Infectologia Evandro Chagas (INI/FIOCRUZ). Especialista em Hansenologia pelo Hospital Universitário Gaffrée e Guinle (HUGG/UNIRIO). Dermatologista no Ambulatório Souza Araújo (IOC/FIOCRUZ).

Sobre os autores

ADA REGINA DE ALMEIDA TRINDADE

Residência Médica em Dermatologia pelo Hospital do Servidor Público Municipal de São Paulo (HSPM-SP). Título de Especialista pela Sociedade Brasileira de Dermatologia (SBD). Trabalha no HSPM-SP e na Ada Trindade de Almeida Clínica Dermatológica.

ALEX GINZBURG

Dermatologista pela Sociedade Israelita de Dermatologia. Especialista em Transplante Capilar. Diretor na Clínica Dr. Ginzburg – Israel. Palestrante em congressos nacionais e internacionais sobre transplante capilar.

ALICE MOTA BUÇARD

Chefe do Ambulatório de Dermatoscopia e Tumores Cutâneos do Instituto de Dermatologia Prof. Rubem David Azulay (IDPRDA) da Santa Casa da Misericórdia do Rio de Janeiro. Chefe do Serviço de Dermatologia do Hospital Federal de Ipanema (HFI). Membro Titular da Sociedade Brasileira de Dermatologia (SBD), com Título de Especialista em Dermatologia. Membro do Grupo Brasileiro de Melanoma (GBM). Membro da International Dermoscopy Society (IDS), Capacitação em Dermatoscopia e Microscopia Confocal de Lesões Cutâneas e Mapeamento Corporal no Arcispedale Santa Maria Nuova, Reggio Emilia, Itália.

ALINE TANUS LUZ

Especialista em Dermatologia pela Sociedade Brasileira de Dermatologia (SBD). *Fellow* na University of Miami Miller School. Membro da International Society of Trichoscopy.

ANA BEATRIZ FARIAS GONÇALVES SCULTORI

Graduada em Medicina pela Universidade Federal Fluminense (UFF). Pós-graduação em Dermatologia pelo Hospital Naval Marcílio Dias (HNMD). Especialista em Clínica Médica. Título de Especialista pela Sociedade Brasileira de Clínica Médica (SBCM). Membro Titular da SBCM.

ANA CAROLINA GALVÃO DOS SANTOS DE ARAUJO

Médica Dermatologista. Especialista pela Sociedade Brasileira de Dermatologia (SBD). Mestre em Pesquisa Clínica em Doenças Infecciosas pelo Instituto Nacional de Infectologia Evandro Chagas (INI/FIOCRUZ). Especialista em Hansenologia pelo Hospital Universitário Gaffrée e Guinle (HUGG/UNIRIO). Dermatologista no Ambulatório Souza Araújo (IOC/FIOCRUZ).

ANA CECILIA STUDART

Graduação em Medicina pela Escola de Medicina Souza Marques. Pós-graduação em Dermatologia pelo Instituto de Dermatologia Prof. Rubem David Azulay (IDPRDA) da Santa Casa da Misericórdia do Rio de Janeiro. *Fellow* em Tricologia pelo IDPRDA. Membro Titular da Sociedade Brasileira de Dermatologia (SBD).

ANA LETÍCIA BOFF

Dermatopatologista. Preceptora de Ensino no Serviço de Dermatologia da Santa Casa de Porto Alegre/Universidade Federal de Ciências da Saúde de Porto Alegre (UFCSPA).

ANA MARIA MÓSCA DE CERQUEIRA

Dermatologista Pediátrica e Preceptora no Hospital Municipal Jesus no Rio de Janeiro. Sócia Titular na Sociedade Brasileira de Pediatria e Dermatologia (SBPD). Ex-presidente (2012-2013) da Sociedade Brasileira de Dermatologia (SBD) Regional Rio de Janeiro. Membro da American Academy of Dermatology, European Academy of Dermatology and Venereology, International Society of Atopic Dermatitis e SDPLA.

ANA PAULA MOURA DE ALMEIDA

Médica Dermatologista Especialista pela Sociedade Brasileira de Dermatologia (SBD). Doutora em Planejamento Regional e Gestão de Cidades pela Universidade Candido Mendes. Professora de Dermatologia da Faculdade de Medicina de Campos.

ANALIA LUIZA PORTO VIANA

Médica Dermatologista. Membro da Sociedade Brasileira de Dermatologia (SBD). Preceptora do Instituto de Dermatologia Prof. Rubem David Azulay (IDPRDA) da Santa Casa de Misericórdia do Rio de Janeiro.

ANDREIA PIZARRO LEVERONE

Mestre em Ciências Médicas pela Universidade do Estado do Rio de Janeiro (UERJ). Chefe do Centro de Estudos das Unhas do Instituto de Dermatologia Prof. Rubem David Azulay (IDPRDA) da Santa Casa de Misericórdia do Rio de Janeiro.

ANGELA BEATRIZ SCHWENGBER GASPARINI

Dermatologista com título pela Sociedade Brasileira de Dermatologia (SBD). Preceptora do Serviço de Dermatologia do Instituto de Dermatologia Prof. Rubem David Azulay (IDPRDA) da Santa Casa de Misericórdia do Rio de Janeiro.

ANTÔNIO MENEZES

Membro Titular da Sociedade Brasileira de Dermatologia (SBD) e da Sociedade Brasileira de Cirurgia Dermatológica (SBCD). Membro da American Academy of Dermatology. Professor Convidado do Setor de Cosmiatria da Policlínica Geral do Rio de Janeiro para Pós-graduação em Dermatologia. *Fellow* em Cirurgia Dermatológica no Hospital Geral de Bonsucesso – Rio de Janeiro. Autor de diversos artigos científicos e capítulos de livros em Cosmiatria.

BÁRBARA KLEIN

Graduada em Medicina pela Universidade do Extremo Sul Catarinense. Residência em Clínica Médica. Especializanda do 2° ano de Dermatologia no Hospital Universitário Evangélico Mackenzie.

BÁRBARA WIESE

Graduada em Medicina pela Universidade do Vale do Itajaí (UNIVALI). Residente em Dermatologia na Universidade Federal Fluminense (UFF). Membro Aspirante da Sociedade Brasileira de Dermatologia (SBD). Membro ativo da American Hair Research Society (AHRS) e do Grupo Brasileiro de Melanoma (GBM).

BETINA STEFANELLO

Membro Titular da Sociedade Brasileira de Dermatologia (SBD). Graduada em Medicina pela Universidade Federal de Santa Catarina. Dermatologista pelo Instituto de Dermatologia Prof. Rubem David Azulay (IDPRDA) da Santa Casa da Misericórdia do Rio de Janeiro. Chefe do Setor de Cosmiatria na Pós-graduação em Dermatologia do IDPRDA. Coordenadora do Setor de Cosmiatria da SBD Regional Rio de Janeiro, gestão 2023-2024. *Fellow* em Dermatologia no Hôpital L'archet em Nice – França e em Dermatoscopia na Unidade de Câncer de Pele do Arcispedale Santa Maria Nuova em Reggio Emilia – Itália. Autora de diversos artigos científicos e capítulos de livros em Cosmiatria.

BIANCA BRETAS

Dermatologista graduada em Medicina pela Faculdade de Ciências Médicas da Universidade Estadual do Rio de Janeiro (UERJ). Residência Médica em Dermatologia no Hospital Federal de Bonsucesso (HFB). Membro-efetivo da Sociedade Brasileira de Dermatologia (SBD).

BRUNA BONAMIGO THOMÉ

Médica Residente do Programa de Residência Médica em Dermatologia, Serviço de Dermatologia da Santa Casa/Universidade Federal de Ciências da Saúde de Porto Alegre (UFCSPA), Porto Alegre/RS.

BRUNA DUQUE ESTRADA

Doutoranda em Saúde Baseada em Evidências pela Universidade Federal de São Paulo (UNIFESP). Especialista, Membro Titular da Sociedade Brasileira de Dermatologia (SBD). Preceptora do Centro de Estudos do Cabelo do Instituto de Dermatologia Prof. Rubem

David Azulay (IDPRDA) da Santa Casa da Misericórdia do Rio de Janeiro. Membro da American Hair Research Society e International Trichoscopy Society. Sócia-fundadora do canal de ensino médico TrichologyClub.

BUELVAS LOBO GINA

Médica da Universidade de Sinu – Cartagena das Índias. Aspirante à Especialidade de Dermatologia.

BUELVAS LOBO JAIRO DE JESÚS

Pós-graduando em Dermatologia pelo Instituto de Dermatologia Prof. Rubem David Azulay (IDPRDA) da Santa Casa da Misericórdia do Rio de Janeiro.

CAMILA FERRER STROLIGO

Membro Titular da Sociedade Brasileira de Dermatologia (SBD) e Sociedade Brasileira de Cirurgia Dermatológica (SBCD). Assessora Científica da SBD-RJ. Membro do Corpo Clínico da Aline Tanus Dermatologia.

CAROLINA ARGENTA DAL VESCO

Dermatologista. Membro Titular da Sociedade Brasileira de Dermatologia (SBD). Especialização em Doenças dos Cabelos e Couro Cabeludo pelo Instituto de Dermatologia Prof. Rubem David Azulay (IDPRDA) da Santa Casa da Misericórdia do Rio de Janeiro e Universidade de Miami. Professora da Disciplina de Dermatologia na Faculdade de Medicina Atitus – Passo Fundo. Preceptora do Programa de Residência Médica em Dermatologia na Universidade Federal da Fronteira Sul (UFFS). Membro da International Trichoscopy Society.

CAROLINA MEERT MERTEN

Médica Residente do Programa de Residência Médica em Dermatologia, Serviço de Dermatologia da Santa Casa/Universidade Federal de Ciências da Saúde de Porto Alegre (UFCSPA), Porto Alegre/RS.

CATARINA MEDEIROS BRASIL

Dermatologista pela Universidade Federal do Estado do Rio de Janeiro (UNIRIO).

CAUÊ CEDAR BORGES DA SILVA REIS

Graduado em Medicina pela Universidade Federal do Estado do Rio de Janeiro (UNIRIO). Residência Médica pelo Hospital Universitário Pedro Ernesto (HUPE/UERJ). Membro Titular da Sociedade Brasileira de Clínica Médica (SBCM). Membro Titular da Sociedade Brasileira de Dermatologia (SBD) e da Skin of Color Society.

CÉLIA LUIZA PETERSEN VITELLO KALIL

Doutora em Ciências Médicas pela Universidade Federal do Rio Grande do Sul (UFRGS). Professora Colaboradora do Serviço de Dermatologia da Universidade Federal da Fronteira Sul (UFFS) – Campus Passo Fundo/RS. Editora da área de *Laser* e Tecnologia da Revista *Surgical & Cosmetic Dermatology*. Membro Titular da Sociedade Brasileira de Dermatologia (SBD) e da Sociedade Brasileira de Cirurgia Dermatológica (SBCD). *International Fellow Member* da American Academy of Dermatology (AAD) e European Academy of Dermatology & Venereology (EADV). Autora de livros e artigos em Dermatologia com enfoque em cosmiatria, *lasers* e outras fontes de energia eletromagnética, *drug delivery*.

CELSO SODRÉ

Dermatologista. Membro Titular da Sociedade Brasileira de Dermatologia (SBD). Preceptor do Ambulatório de Tricologia do Instituto de Dermatologia Prof. Rubem David Azulay (IDPRDA) da Santa Casa da Misericórdia do Rio de Janeiro.

CLÁUDIA SOÏDO FALCÃO DO AMARAL

Doutora em Medicina pela Universidade Estadual do Rio de Janeiro (UERJ). Mestre em Ciências Médicas pela Universidade Federal do Rio de Janeiro (UFRJ). Médica Alergista e Imunologista Titulada pela Associação Brasileira de Alergia e Imunologia (ASBAI). Chefe do Setor de Alergia e Imunologia Dermatológica do Instituto de Dermatologia Prof. Rubem David Azulay (IDPRDA) da Santa Casa da Misericórdia do Rio de Janeiro. Coordenadora da Comissão de Alergia Dermatológica da ASBAI – Regional Rio de Janeiro (biênio 2023-2024). Membro do Departamento de Dermatite Atópica da ASBAI (2021-2024). Presidente da ASBAI Regional Rio de Janeiro (biênio 2021-2022).

CORINA ISABEL SALAS-CALLO

Dermatologista pela Sociedade Brasileira de Dermatologia (SBD). Mestre em Tricologia pela Universidade Alcalá de Henares – Espanha. *Fellow* em Transplante Capilar na Clínica Dr. Alex Ginzburg – Israel. Professora no Centro de Estudos do Cabelo do Instituto de Dermatologia Prof. Rubem David Azulay (IDPRDA) da Santa Casa da Misericórdia do Rio de Janeiro.

DANIEL FERNANDES MELO

Graduado em Medicina e Pós-graduado em Dermatologia pela Universidade Federal do Rio de Janeiro (UNIRIO). Mestre e Doutorando em Medicina pela Universidade do Estado do Rio de Janeiro (UERJ). Preceptor Responsável pelo Ambulatório de Tricologia da UERJ. Membro da American Hair Research Society (AHRS), European Hair Research Society (EHRS), International Trichoscopy Society, Sociedade Brasileira de Dermatologia (SBD) e Sociedade Brasileira de Cirurgia Dermatológica (SBCD).

DANIELLE DE PAULA AGUIAR

Dermatologista. Membro Titular da Sociedade Brasileira de Dermatologia (SBD). Pós-graduação em Dermatologia pelo Instituto de Dermatologia Prof. Rubem David Azulay (IDPRDA) da Santa Casa da Misericórdia do Rio de Janeiro. Ex-preceptora do Ambulatório Geral da Santa Casa da Misericórdia do RJ – IDPRDA.

DAVID RUBEM AZULAY

Chefe de Serviço do Instituto de Dermatologia Prof. Rubem David Azulay (IDPRDA) da Santa Casa da Misericórdia do Rio de Janeiro. Professor Adjunto da Fundação Técnico-Educacional Souza Marques (FTESM) e da Universidade Federal do Rio de Janeiro (UFRJ). Professor Titular da Pontifícia Universidade Católica do Rio de Janeiro (PUC-Rio).

DIEGO ROCHA

Dermatologista pela Universidade do Estado do Rio de Janeiro (UERJ). Mestre em Infecção HIV/AIDS e Hepatites Virais pela Universidade Federal do Estado do Rio de Janeiro (UNIRIO). Médico Dermatologista no Hospital Universitário Gaffrée e Guinle/EBSERH e no Instituto Estadual de Diabetes e Endocrinologia Luiz Capriglione (IEDE).

DINA ZYLBERSZTEJN

Preceptora do Ambulatório de Dermatoscopia e Tumores Cutâneos do Instituto de Dermatologia Prof. Rubem David Azulay (IDPRDA) da Santa Casa da Misericórdia do Rio de Janeiro. Coordenadora do Departamento de Dermatoscopia da Sociedade Brasileira de Dermatologia (SBD) – Regional Rio de Janeiro (SBDRJ) (gestão 2023-24). Membro Titular da SBD com Título de Especialista em Dermatologia. Membro do Grupo Brasileiro de Melanoma (GBM) e da International Dermoscopy Society (IDS). *Observership* no Sloan Kattering Memorial Hospital, Nova York, EUA.

DOLIVAL LOBÃO VERAS FILHO

Graduado em Medicina pela Universidade Federal Fluminense (UFF). Pós-graduado em Dermatologia pela Santa Casa de Misericórdia – RJ. Médico Dermatologista do Servidores do Estado – RJ (1982-2006) e do Instituto Nacional de Câncer (INCA) (1983-2023). Chefe da Clínica Dermatológica do Hospital Servidores do Estado (2000-2006) e da Seção de Dermatologia do INCA (2009-2023). Coordenador da Pós-graduação "Dermatologia em Oncologia" do INCA (2013-2023).

EDUARDO MASTRANGELO MARINHO FALCÃO

Dermatologista pela Universidade Federal do Rio de Janeiro (UFRJ). Mestre em Medicina Tropical pelo Instituto Oswaldo Cruz (IOC)/Fiocruz. Preceptor do Ambulatório Geral e Micologia do Instituto de Dermatologia Prof. Rubem David Azulay (IDPRDA) da Santa Casa da Misericórdia do Rio de Janeiro.

ELIZABETH LEOCADIA FERNANDES

Membro Titular da Sociedade Brasileira de Dermatologia (SBD). Membro do *Board* da International Dermoscopy Society. Preceptora Colaboradora do Ambulatório de Dermatoscopia e Melanoma UNITAU.

ELOISA LEIS AYRES

Médica Dermatologista. Membro Efetivo da Sociedade Brasileira de Dermatologia (SBD), da Academia Americana de Dermatologia e da Academia Europeia de Dermatologia e Venereologia. Doutora em Ciências da Saúde pelo Instituto de Assistência Médica ao Servidor Público Estadual (IAMSPE) – SP e Mestre em Dermatologia pela Universidade Federal Fluminense (UFF). Diretora Médica do DermScience Centro de Estudos. Autora dos livros *Preenchedores* e *Toxina Botulínica na Dermatologia*.

EMERSON LIMA

Pós-doutorado pela Universidade Federal de Pernambuco (UFPE). Doutor em Dermatologia pela Universidade de São Paulo (USP). Coordenador da Cosmiatria da Santa Casa do Recife. Autor dos livros *Indução Percutânea de Colágeno com Agulhas* e *Cirurgia Dermatológica Cosmética & Corretiva*.

ENOÏ GUEDES VILAR

Patologista e Dermatopatologista. Mestre em Anatomia Patológica pela Universidade Federal Fluminense (UFF). Professor Adjunto do Departamento de Patologia da UFF.

ERICA REY GOULART CURTY

Residência em Dermatologia pela Universidade do Estado do Rio de Janeiro (UERJ). Membro Titular da Sociedade Brasileira de Dermatologia (SBD).

ESTÊVÃO ALBINO TORRES VARGAS

Graduado em Medicina pela Faculdade de Medicina de Itajubá. Radiologista e Pós-graduado em Ressonância Magnética pelo Hospital Mater Dei, MG. Especialista em Radiologia e Diagnóstico por Imagem pelo Colégio Brasileiro de Radiologia (CBR) e pela Associação Médica Brasileira (AMB). Médico do Setor de Ressonância Musculoesquelética do Grupo Fleury, RJ. *Fellow* em Ultrassonografia Dermatológica com Dra. Ximena Wortsman, IDIEP, Chile. Fundador e Coordenador do Setor de Ultrassonografia Dermatológica do Instituto de Dermatologia Prof. Rubem David Azulay (IDPRDA) da Santa Casa da Misericórdia do Rio de Janeiro.

FABIANA BRAGA FRANÇA WANICK

Doutora pela Universidade Federal Fluminense (UFF) e Mestre pela Universidade Federal do Rio de Janeiro (UFRJ). Título de Especialista pela Sociedade Brasileira de Dermatologia (SBD). Pós-graduada em Dermatologia pela Universidade Estadual do Rio de Janeiro (UERJ). Trabalha na Dermick Clínica de Dermatologia.

FERNANDA ALTOÉ STRINGUINI

Médica Especialista em Dermatologia pela Universidade Federal do Estado do Rio de Janeiro (UNIRIO). Especializanda em Hansenologia pela UNIRIO.

FERNANDO GUSTAVO MÓSCA DE CERQUEIRA

Graduado em Medicina pela Universidade Gama Filho. Residência Médica pela Universidade Federal Fluminense (UFF). Membro da Sociedade Brasileira de Dermatologia (SBD).

GABRIELA COELHO MIRANDA ALE

Graduada em Medicina pela Universidade do Estado do Rio de Janeiro (UERJ). Pós-graduanda em Dermatologia pelo Instituto de Dermatologia Prof. Rubem David Azulay (IDPRDA) da Santa Casa da Misericórdia do Rio de Janeiro.

GABRIELLA CAMPOS-DO-CARMO

Membro Titular da Sociedade Brasileira de Dermatologia (SBD). Especialista em Dermatologia Oncológica e Doutora em Oncologia pelo Instituto Nacional de Câncer (INCA).

GECILENE SEGUINS

Graduada em Medicina pela Universidade Estácio de Sá. Clínica Médica pelo Hospital da Força Aérea do Galeão. Especialização em Dermatologia pelo Instituto de Dermatologia Prof. Rubem David Azulay (IDPRDA) da Santa Casa da Misericórdia do Rio de Janeiro (em curso).

GISELLE MARTINS

Médica Dermatologista pela Sociedade Brasileira de Dermatologia (SBD). Mestre pela Universidade Federal de Ciências da Saúde de Porto Alegre (UFCSPA) e Doutoranda em Patologia pela UFCSPA. Preceptora do Ambulatório de Doenças Capilares do Hospital Santa Casa de Porto Alegre. *Voluntary Assistent Professor* da Miami University (2020-2023).

HEBONI SABADIN

Médica Residente do Programa de Residência Médica em Dermatologia, Serviço de Dermatologia da Santa Casa/Universidade Federal de Ciências da Saúde de Porto Alegre (UFCSPA).

HELOISA HELENA GONÇALVES DE MOURA

Médica Dermatologista, Preceptora e Chefe do Setor de Mucosas do Instituto de Dermatologia Prof. Rubem David Azulay (IDPRDA) da Santa Casa da Misericórdia do Rio de Janeiro. Membro Efetivo da Sociedade Brasileira de Dermatologia (SBD) e da Sociedade Brasileira de Cirurgia Dermatológica (SBCD).

HELOISA HOFMEISTER

Médica Dermatologista. Membro da Sociedade Brasileira de Dermatologia (SBD), da Academia Americana de Dermatologia e da Academia Europeia de Dermatologia e Venereologia. Professora no Curso de Pós-graduação em Dermatologia do Instituto de Dermatologia Prof. Rubem David Azulay (IDPRDA) da Santa Casa da Misericórdia do Rio de Janeiro. Criadora do Sistema Viçapele de tratamento dermatológico. Autora do livro *Cuidados da Pele na Menopausa*.

HUDSON DUTRA REZENDE

Dermatologista pela Sociedade Brasileira de Dermatologia (SBD). Mestre em Dermatologia pela Universidade de São Paulo (USP). Coordenador do Ambulatório de Alopecias e Câncer de Pele da Fundação Lusiada, Santos/SP.

IRENE DAHER BARRA

Membro Titular da Sociedade Brasileira de Cirurgia Plástica (SBCP), da American Society of Plastic Surgery (ASPS) e da International Society of Plastic Surgery (ISAPS). Chefe e Regente do Serviço de Cirurgia Plástica do Hospital Municipal Souza Aguiar. MBA em Gerência de Saúde pela Fundação Getulio Vargas (FGV) – RJ. Coordenadora e Idealizadora do Curso ID Cosmiatria.

IVANILDE ITABORAHY

Farmacêutica Industrial graduada pela Universidade Federal do Rio Grande do Norte (UFRN). Especialista em Manipulação Alopática pela Associação Nacional de Farmacêuticos Magistrais (ANFARMAG). Pós-graduada em Cosmetologia e Estética Avançada pelo Instituto Integrado de Pesquisa e Educação (INIPE). Instrutora de cursos de Formulações Magistrais em Terapêutica Dermatológica para residentes de Dermatologia nos hospitais do Rio de Janeiro.

JANE NEFFÁ

Professora Titular da Universidade Federal Fluminense (UFF).

JÉSSICA FARIA FREITAS

Graduada em Medicina pela Faculdade Ciências Médicas de Minas Gerais. Especialização em Dermatologia pelo Instituto de Dermatologia Prof. Rubem David Azulay (IDPRDA) da Santa Casa da Misericórdia do Rio de Janeiro (em curso).

JOÃO CARLOS REGAZZI AVELLEIRA

PhD em Dermatologia pela Universidade Federal do Rio de Janeiro (UFRJ). Chefe do Serviço de Dermatologia do Hospital Federal da Lagoa – RJ. Subchefe do Instituto de Dermatologia Prof. Rubem David Azulay (IDPRDA) da Santa Casa de Misericórdia do Rio de Janeiro.

JORGE RICARDO DA SILVA MACHADO

Especialista em Dermatologia pela Sociedade Brasileira de Dermatologia/Associação Médica Brasileira (SBD/AMB). Mestre em Dermatologia pela Universidade Federal Fluminense (UFF). Doutor em Dermatologia pela Universidade Federal do Rio de Janeiro (UFRJ). Médico Dermatologista – Instituto Nacional de Câncer (INCA).

JÚLIA BOZETTI LÓSS

Membro Titular da Sociedade Brasileira de Dermatologia (SBD). Especialista em Dermatologia Oncológica pelo Instituto Nacional de Câncer (INCA).

JULIANY ESTEFAN

Dermatologista e Pediatra Especialista pela Sociedade Brasileira de Dermatologia (SBD) e Sociedade Brasileira de Pediatria (SBP). Mestre em Clínica Médica pela Universidade Federal do Rio de Janeiro (UFRJ).

KATLEEN DA CRUZ CONCEIÇÃO

Médica Dermatologista Especialista pela Sociedade Brasileira de Dermatologia (SBD). Chefe do Setor de Dermatologia para Pele Negra do grupo Paula Bellotti e Chefe do Ambulatório de Dermatologia para Pele Negra do Instituto de Dermatologia Prof. Rubem David Azulay (IDPRDA) da Santa Casa da Misericórdia do Rio de Janeiro. Preceptora do 1º *Fellow* de Pele Negra do IDPRDA. Membro da Hair Research Society. Membro e *Mentorship* da Skin of Color Society.

LARA FRANCESCHETTO MILLERI

Dermatologista pela Sociedade Brasileira de Dermatologia (SBD).

LEANDRO DAMIANI

Dermatologista. Preceptor de Ensino no Serviço de Dermatologia da Santa Casa/Universidade Federal de Ciências da Saúde de Porto Alegre (UFCSPA).

LELIANE PEÇANHA LEITE FROEDE

Médica Dermatologista Titular da Sociedade Brasileira de Dermatologia (SBD). Dermatologista Oncológica e Mestranda em Oncologia pelo Instituto Nacional de Câncer (INCA). Médica Colaboradora do Ambulatório de Dermatoscopia e Mapeamento Corporal do INCA.

LEONARDO BIANCHINI

Dermatologista pela Sociedade Brasileira de Dermatologia (SBD). Título de Doutor pela Pontifícia Universidade Católica do Rio Grande do Sul (PUCRS). Especialista em Tricologia e Transplante Capilar. Diretor Geral do Instituto de Pesquisa em Ciências da Saúde – FAPECS.

LEONARDO LORA BARRAZA

Médico Dermatologista, Preceptor do Setor de Dermatologia Sanitária no Instituto de Dermatologia Prof. Rubem David Azulay (IDPRDA) da Santa Casa da Misericórdia do Rio de Janeiro. Preceptor do Ambulatório Souza Araújo (ASA/FIOCRUZ). Mestre em Biologia Celular e Molecular pelo Instituto Oswaldo Cruz (IOC/FIOCRUZ). Membro Titular da Asociación Colombiana de Dermatologia (ASOCOLDERMA).

LEONARDO SPAGNOL ABRAHAM

Mestre pela Universidade Federal do Rio de Janeiro (UFRJ). Coordenador do Ambulatório de Tricologia do Hospital Regional da Asa Norte, Brasília/DF.

LETÍCIA MACHADO LIMA E SILVA

Médica pela Universidade Estácio de Sá. Pós-graduanda em Dermatologia pelo Instituto de Dermatologia Prof. Rubem David Azulay (IDPRDA) da Santa Casa de Misericórdia do Rio de Janeiro.

LETÍCIA TORESAN MARIANI

Médica Residente do Programa de Residência Médica em Dermatologia, Serviço de Dermatologia da Santa Casa/Universidade Federal de Ciências da Saúde de Porto Alegre (UFCSPA).

LIANA MOURA DE ALMEIDA

Médica Dermatologista Especialista pela Sociedade Brasileira de Dermatologia (SBD). Mestre em Planejamento Regional e Gestão de Cidades pela Universidade Candido Mendes. Professora de Dermatologia da Faculdade de Medicina de Campos.

LIVIA PINO

Graduada em Medicina pela Universidade Federal do Rio de Janeiro (UFRJ). Pós-graduada em Dermatologia pela Policlínica Geral do Rio de Janeiro (PGRJ). Especialista em Dermatologia pela Sociedade Brasileira de Dermatologia (SBD). Mestre pela Universidade do Estado do Rio de Janeiro (UERJ). Professora da Pós-graduação em Dermatologia da PGRJ. Professora de Dermatologia – Clínica Médica da Universidade Estácio de Sá (UNESA). Dermatologista da Prefeitura Municipal do Rio de Janeiro.

LOANDA OLIVEIRA FUKUMA

Graduada em Medicina pela Universidade Federal Fluminense (UFF). Especialização em Dermatologia pela Fundação Lusíada (em curso).

LUCIANE ZAGONEL

Residência Médica em Dermatologia pela Faculdade de Medicina de Jundiaí. Especialista em Dermatologia pela Sociedade Brasileira de Dermatologia (SBD).

LUIZ PAULO ROCHA ZOGOB

Graduado em Medicina pela Universidade do Estado do Amazonas (UEA). Residência Médica em Dermatologia pela Universidade Federal do Estado do Rio de Janeiro (UNIRIO). *Fellow* em Tricologia pela Universidade do Estado do Rio de Janeiro (UERJ) (em curso).

LUIZA FERREIRA VIEIRA D'ALMEIDA

Membro Titular da Sociedade Brasileira de Dermatologia (SBD). *International Fellow* da American Academy of Dermatology e da European Academy of Dermatology and Venereology. Preceptora do Ambulatório de Cirurgia e do Centro de Estudos da Unha. Coordenadora do Ambulatório de Hidradenite Supurativa do Instituto de Dermatologia Prof. Rubem David Azulay (IDPRDA) da Santa Casa de Misericórdia do Rio de Janeiro.

LUNA AZULAY-ABULAFIA

Professora Titular de Dermatologia da Universidade do Estado do Rio de Janeiro (UERJ). Professora Associada do Curso de Dermatologia do Instituto de Dermatologia Prof. Rubem David Azulay (IDPRDA) da Santa Casa de Misericórdia do Rio de Janeiro. Mestre e PhD em Dermatologia pela Universidade Federal do Rio de Janeiro (UFRJ).

MARCELA DUARTE BENEZ MILLER

Coordenadora do Setor de Cirurgia Dermatológica da Sociedade Brasileira de Dermatologia Regional Rio de Janeiro (SBDRJ). Professora de Cirurgia Dermatológica do Instituto de Dermatologia Prof. Rubem David Azulay (IDPRDA) da Santa Casa de Misericórdia do Rio de Janeiro. Professora Colaboradora do Centro de Estudos em Cabelo da Universidade do Estado do Rio de Janeiro (UERJ). Mestranda pelo Programa de Pós-graduação em Ciências Médicas (PGCM-UERJ).

MARCELLE TRINDADE

Médica Dermatologista, Especialista pela Sociedade Brasileira de Dermatologia (SBD). Professora no Ambulatório de Tricologia da Policlínica Geral do Rio de Janeiro. Especialista em Cirurgia Dermatológica.

MARCO ALEXANDRE DIAS DA ROCHA

Graduado em Medicina pela Universidade Federal de São Paulo (UNIFESP). Residência Médica em Dermatologia e Especialização em Dermatologia Pediátrica pela UNIFESP. Especialista em Dermatologia pela Sociedade Brasileira de Dermatologia/Associação Médica Brasileira (SBD/AMB). Membro da American Academy of Dermatology e da Brazilian Society of Dermatology.

MARCO ANTONIO BOAVENTURA

Médico Dermatologista. Membro Efetivo da Sociedade Brasileira de Dermatologia (SBD).

MARCOS DAVI SOUZA

Residência Médica em Infectologia pelo Hospital Federal dos Servidores do Estado do Rio de Janeiro. Mestre em Pesquisa Clínica em Infectologia pela Fundação Oswaldo Cruz (PPGPCI-INI).

MARCOS PAULO GODINHO GUIMARÃES BOUCHUID

Membro Titular da Sociedade Brasileira de Dermatologia (SBD). *Fellow* em Laser e Tecnologias do Instituto de Dermatologia Prof. Rubem David Azulay (IDPRDA) da Santa Casa de Misericórdia do Rio de Janeiro. Preceptor dos Ambulatórios de Crioterapia, Fototerapia e Hidradenite Supurativa do IDPRDA.

MARIA AUXILIADORA JEUNON SOUSA

Professora Aposentada do Serviço de Dermatologia da Universidade do Estado do Rio de Janeiro (UERJ). Responsável pelo Setor de Dermatopatologia de 1979 a 2008. Criadora e Diretora do Laboratório de Dermatopatologia ID – Investigação em Dermatologia desde 2001.

MARIA CAROLINA ZAFRA

Especialista pela Sociedade Brasileira de Dermatologia (SBD).

MARIA FERNANDA REIS GAVAZZONI DIAS

Professora Adjunta de Dermatologia da Universidade Federal Fluminense (UFF). Doutora e Mestre em Dermatologia pela Universidade Federal do Rio de Janeiro (UFRJ). Coordenadora do Ambulatório de Alopecias do Hospital Universitário Antônio Pedro.

MARIA PAULINA VILLAREJO KEDE

Dermatologista. Graduada em Medicina pela Universidade do Estado do Rio de Janeiro (UERJ). Especialista em Dermatologia pela Sociedade Brasileira de Dermatologia (SBD). Especialista em Hansenologia pela Associação Brasileira de Hansenologia. Mestre e Doutora em Medicina (Dermatologia) pela Universidade Federal do Rio de Janeiro (UFRJ). Editora do livro *Dermatologia Estética*.

MARIANA ALMEIDA SILVA

Pós-graduada pela Universidade Federal Fluminense (UFF). *Fellow* em Pele Negra pelo Instituto de Dermatologia Prof. Rubem David Azulay (IDPRDA) da Santa Casa de Misericórdia do Rio de Janeiro (SCMRJ). Médica Adjunta do Ambulatório de Pele Negra da SCMRJ. Especialista em Dermatologia pela Sociedade Brasileira de Dermatologia (SBD).

MARIANA ANDRADE LIMA

Médica Dermatologista, especialista pela Sociedade Brasileira de Dermatologia/Associação Médica Brasileira (SBD/AMB). *Fellow* em Doenças dos Cabelos e do Couro Cabeludo pela Universidade de Miami-EUA.

MARIANA MARQUES RECHUAN

Graduada em Medicina pela Universidade de Vassouras. Membro Aspirante da Sociedade Brasileira de Dermatologia (SBD). Pós-graduanda do Instituto de Dermatologia Prof. Rubem David Azulay (IDPRDA) da Santa Casa da Misericórdia do Rio de Janeiro.

MARILDA APARECIDA MILANEZ MORGADO DE ABREU

Pós-doutora pela Faculdade de Medicina de Ribeirão Preto da Universidade de São Paulo (FMRPUSP). Chefe do Serviço de Dermatologia do Hospital Regional de Presidente Prudente, Universidade do Oeste Paulista.

MARINNA SAMPAIO CAMPOS

Graduação em Medicina na Universidade Salvador. Especialização em Dermatologia na Fundação Lusíada. Membro Aspirante da Sociedade Brasileira de Dermatologia (SBD).

MAURÍCIO MOTA DE AVELAR ALCHORNE

Livre-docente pela Faculdade de Medicina da Universidade de São Paulo (FMUSP). Professor de Dermatologia no Curso de Medicina da Universidade Nove de Julho.

MAYARA HAMILKO DE BARROS

Médica Dermatologista. Membro da Sociedade Brasileira de Dermatologia (SBD). Preceptora do Instituto de Dermatologia Prof. Rubem David Azulay (IDPRDA) da Santa Casa de Misericórdia do Rio de Janeiro.

MIGUEL CECCARELLI

Pós-graduação em Dermatologia pelo Instituto de Dermatologia Prof. Rubem David Azulay (IDPRDA) da Santa Casa da Misericórdia do Rio de Janeiro. Preceptor do Ambulatório de Doenças das Unhas do Serviço de Dermatologia do Hospital Universitário Pedro Ernesto da Universidade Estadual do Rio de Janeiro (HUPE-UERJ). Especialista em Dermatologia pela Sociedade Brasileira de Dermatologia (SBD).

MYRNA PARRA

Médico Especialista em Dermatologia pela Fundación Universitaria Ciencias de la Salud (FUCS), Bogotá, Colômbia. Membro Titular da Associação Colombiana de Dermatologia (ASOCOLDERMA).

NADIA TAVARES EL KADI MONTEIRO PAIVA

Mestre em Medicina pela Universidade do Estado do Rio de Janeiro (UERJ). Doutoranda do Programa de Pós-graduação em Patologia na Universidade Federal Fluminense (UFF).

NAJARA GOMES DOS SANTOS

Graduada em Medicina e Bacharel em Biomedicina pela Universidade Federal do Estado do Rio de Janeiro (UNIRIO). Mestre em Biociências pela Universidade do Estado do Rio de Janeiro (UERJ). Residente em Dermatologia pelo Hospital do Servidor Público Municipal de São Paulo (HSPM-SP).

NEIDE KALIL

Professora Titular da Universidade Federal Fluminense (UFF).

NICOLE FERNANDEZ RODRIGUEZ

Especialização em Dermatologia e *Fellow* em Cirurgia Dermatológica pelo Instituto de Dermatologia Prof. Rubem David Azulay (IDPRDA) da Santa Casa da Misericórdia do Rio de Janeiro. Preceptora de Cirurgia Dermatológica no IDPRDA.

OSCAR ARIEL BAUTISTA ORÓSTEGUI

Pós-graduando em Dermatologia pelo Instituto de Dermatologia Prof. Rubem David Azulay (IDPRDA) da Santa Casa da Misericórdia do Rio de Janeiro.

PATRICIA DAMASCO

Dermatologista em Brasília. Membro da Sociedade Brasileira de Dermatologia (SBD). Membro da American Hair Research Society (AHRS).

PATRICIA FONSECA ACEVEDO

Graduada em Medicina pela Unicesumar. Pós-graduanda em Dermatologia na Universidade Federal Fluminense (UFF). Membro Aspirante da Sociedade Brasileira de Dermatologia (SBD).

PAULA BELLOTTI

Dermatologista graduada em Medicina pela Universidade Federal Fluminense (UFF). Pós-graduação em Dermatologia Clínica e Cirúrgica pela Universidade Federal do Rio de Janeiro (UFRJ). Membro-efetivo da Sociedade Brasileira de Dermatologia (SBD), da Sociedade Brasileira de Cirurgia Dermatológica (SBCD) e da Societé Française de Dermatologie.

PAULA DADALTI GRANJA

Graduada em Medicina pela Universidade Federal do Rio de Janeiro (UFRJ). Residência Médica em Dermatologia no Hospital Universitário Clementino Fraga Filho (UFRJ). Mestre e Doutora em Medicina (Dermatologia) pela UFRJ. Professora Adjunta da Universidade Federal Fluminense (UFF) e Professora Titular do Centro Universitário Serra dos Órgãos (UNIFESO).

PAULO LUZIO

Responsável pelo Ambulatório de Vitiligo do Instituto de Dermatologia Prof. Rubem David Azulay (IDPRDA) da Santa Casa da Misericórdia do Rio de Janeiro. Sócio da Clínica de Vitiligo.

RAISSA SCHWARTZ MADELAIRE

Graduada em Medicina pela Universidade de Taubaté (UNITAU). Pós-graduanda em Dermatologia pelo Instituto de Dermatologia Prof. Rubem David Azulay (IDPRDA) da Santa Casa da Misericórdia do Rio de Janeiro. Membro Aspirante da Sociedade Brasileira de Dermatologia (SBD). Médica Especialista em Clínica Médica pela SMS de São Paulo.

REGINA CASZ SCHECHTMAN

MD, PhD pela Universidade de Londres. Coordenadora Acadêmica e Responsável pelo Setor de Micologia Médica do Instituto de Dermatologia Prof. Rubem David Azulay (IDPRDA) da Santa Casa da Misericórdia do Rio de Janeiro. Professora Adjunta do Departamento de Dermatologia do HUPE/UERJ. Membro da Academia de Medicina do Rio de Janeiro (ACAMERJ).

RENAN MINOTTO

Dermatologista. Preceptor de Ensino, Serviço de Dermatologia da Santa Casa/Universidade Federal de Ciências da Saúde de Porto Alegre (UFCSPA). Chefe do Departamento de Unhas e Cabelos do Serviço de Dermatologia da Santa Casa/UFCSPA.

RENATA BRAGANÇA FONSECA

Graduada pela Universidade Gama Filho. Pós-graduação em Dermatologia no Hospital da Lagoa. Médica Dermatologista pela Sociedade Brasileira de Dermatologia (SBD) e Sociedade Brasileira de Cirurgia Dermatológica (SBCD).

RENATA BRANDÃO VILLA VERDE

Médica da Marinha do Brasil. Preceptora do Ambulatório Geral e do Centro de Estudos das Unhas do Instituto de Dermatologia Prof. Rubem David Azulay (IDPRDA) da Santa Casa da Misericórdia do Rio de Janeiro.

RENATA MIGUEL QUIRINO

Médica Nefrologista. Pós-graduanda em Dermatologia pela Universidade do Estado do Rio de Janeiro (UERJ).

RITA FERNANDA CORTEZ DE ALMEIDA

Graduada em Medicina pela Universidade Federal do Amazonas (UFAM). Residência Médica em Dermatologia pelo Hospital Federal de Bonsucesso (HFB). Preceptora do Ambulatório de Tricologia da Universidade do Estado do Rio de Janeiro (UERJ). Membro Titular da Sociedade Brasileira de Dermatologia (SBD)/International Trichoscopy Society.

RODRIGO BRAGANÇA FONSECA

Graduado pela Faculdade de Teresópolis. Pós-graduado em Dermatologia na Universidade Federal Fluminense (UFF). Médico Dermatologista pela Sociedade Brasileira de Dermatologia (SBD) e Sociedade Brasileira de Cirurgia Dermatológica (SBCD).

ROSALINA MARIA COTTI DA ROCHA

Pós-graduanda em Dermatologia pelo Instituto de Dermatologia Prof. Rubem David Azulay (IDPRDA) da Santa Casa da Misericórdia do Río de Janeiro. Infectologista pelo Instituto Nacional de Infectologia Evandro Chagas.

SANDRA MARIA BARBOSA DURÃES

Professora Associada, Dermatologia, na Universidade Federal Fluminense (UFF).

SÉRGIO SCHALKA

Graduado e Pós-graduado na Faculdade de Medicina da Universidade de São Paulo (FMUSP). Mestre em Dermatologia pela FMUSP. Pesquisador convidado – IQUSP.

STEPHANIE PASTRANA

Especialização em Dermatologia pelo Instituto de Dermatologia Prof. Rubem David Azulay (IDPRDA) da Santa Casa da Misericórdia do Rio de Janeiro (em curso).

THAIS COSTA ALVES

Graduada em Medicina pela Universidade Ceuma. Residência em Dermatologia pela Universidade Federal Fluminense (UFF).

THIAGO JEUNON DE SOUSA VARGAS

Membro Titular da Sociedade Brasileira de Dermatologia (SBD). *Research fellowship* na Ackerman Academy of Dermatopathology. *Board certification in Dermatopathology* pela International Society of Dermatopathology. Presidente da SBD – Regional Rio de Janeiro 2019-2020.

THIAGO SEBOLD

Especialização em Dermatologia pelo Instituto de Dermatologia Prof. Rubem David Azulay (IDPRDA) da Santa Casa da Misericórdia do Rio de Janeiro (em curso).

VALÉRIA CAMPOS

Pós-graduada em *Laser* e Dermatologia pela Harvard Medical School – EUA. Mestre em Ciências Médicas pela Universidade de São Paulo (USP). Especialista em Dermatologia pela Sociedade Brasileira de Dermatologia (SBD). Professora Convidada do Programa de Residência Médica em Dermatologia da Faculdade de Medicina de Jundiaí. Autora de livros e artigos em Dermatologia com enfoque em cosmiatria, *lasers* e outras fontes de energia eletromagnética, *drug delivery*.

VIOLETA TORTELLY

Graduada em Medicina pela Universidade Federal do Rio de Janeiro (UFRJ). Residência em Dermatologia pela Universidade do Estado do Rio de Janeiro (UERJ). Mestre em Medicina pela UERJ. Professora Colaboradora do Hospital Universitário Pedro Ernesto/UERJ.

VITÓRIA AZULAY

Pós-graduanda do Instituto de Dermatologia Prof. Rubem David Azulay (IDPRDA) da Santa Casa da Misericórdia do Rio de Janeiro.

YANNA KELLY BARROS

Dermatologista. Membro Titular da Sociedade Brasileira de Dermatologia (SBD) e da Sociedade Brasileira de Cirurgia Dermatológica (SBCD). Complementação especializada em Doenças dos Cabelos e Couro Cabeludo pela Faculdade de Medicina da Universidade de São Paulo (FMUSP). Especialização em Doenças do Cabelo e Couro Cabeludo pela Universidade de Miami. Membro Efetivo da American Hair Research Society (AHRS) e da International Trichoscopy Society (ITS). Sócia-fundadora do canal de ensino médico TrichologyClub.

YUNG GONZAGA

Médico Hematologista do Instituto Nacional de Câncer (INCA) e do Grupo Oncoclínicas – RJ. Responsável pelo Ambulatório de Linfomas Cutâneos do INCA e Líder de Linfomas Cutâneos do Grupo Oncoclínicas.

Dedicatórias

Dedico primeiramente este livro a Deus por ter sonhado por mim e me dado ferramentas e colaboradores incríveis para fazer deste lançamento uma obra nacional e internacional.

Aos meus pais maravilhosos, Dr. João Paulo Conceição (minha referência) e minha mãe dedicada Dalva Terezinha da Cruz Conceição.

Agradecimento à minha amada família, Alessandro e Maria Eduarda; ao meu pastor Sebastião e família que estão nessa jornada comigo há anos.

Aos meus queridos irmãos, Christian, Clifton, Christopher e Paulo Ricardo.

À Dra. Paula Bellotti e sua equipe, por toda a estrutura fornecida.

Ao Dr. José Augusto, Dr. David Azulay e Dra. Luna pela oportunidade no Instituto Professor Rubem David Azulay.

E aos meus amigos Dr. Leonardo e Dra. Ana Carolina por acreditarem nesta linda obra e também aos meus residentes que me ajudaram e ajudam sempre.

Samuel 7:12, "Até aqui nos ajudou o Senhor".

Katleen da Cruz Conceição

Ao nosso senhor Jesus Cristo.

Ao professor Dr. José Augusto da Costa Nery.

À comunidade católica Sementes do Verbo e sua missão na África.

Aos nossos antepassados e famílias, especialmente ao meu avô Domingo Barraza.

Nunca serão esquecidas as suas obras de caridade e a sua misericórdia.

Leonardo Lora Barraza

À minha família, pelo apoio incondicional e permanente inspiração ao estudo.

À ciência, em prol da sua viabilização a todos.

Ana Carolina Galvão dos Santos de Araujo

Agradecimentos

Aos colaboradores deste livro, nossos agradecimentos:

Ada Regina de Almeida Trindade, Alex Ginzburg, Alice Mota Buçard, Aline Tanus Luz, Ana Beatriz Farias Gonçalves Scultori, Ana Cecilia Studart, Ana Letícia Boff, Ana Maria Mósca de Cerqueira, Ana Paula Moura de Almeida, Analia Luiza Porto Viana, Andreia Pizarro Leverone, Angela Beatriz Schwengber Gasparini, Antônio Menezes, Bárbara Klein, Bárbara Wiese, Betina Stefanello, Bianca Bretas, Bruna Bonamigo Thomé, Bruna Duque Estrada, Buelvas Lobo Gina, Buelvas Lobo Jairo De Jesús, Camila Ferrer Stroligo, Carolina Argenta Dal Vesco, Carolina Meert Merten, Catarina Medeiros Brasil, Cauê Cedar Borges da Silva Reis, Célia Luiza Petersen Vitello Kalil, Celso Sodré, Cláudia Soïdo Falcão do Amaral, Corina Isabel Salas-Callo, Daniel Fernandes Melo, Danielle de Paula Aguiar, David Rubem Azulay, Diego Rocha, Dina Zylbersztejn, Dolival Lobão Veras Filho, Eduardo Mastrangelo Marinho Falcão, Elizabeth Leocadia Fernandes, Eloisa Leis Ayres, Emerson Lima, Enoï Guedes Vilar, Erica Rey Goulart Curty, Estêvão Albino Torres Vargas, Fabiana Braga França Wanick, Fernanda Altoé Stringuini, Fernando Gustavo Mósca de Cerqueira, Gabriela Coelho Miranda Ale, Gabriella Campos-do-Carmo, Gecilene Seguins, Giselle Martins, Heboni Sabadin, Heloisa Helena Gonçalves de Moura, Heloisa Hofmeister, Hudson Dutra Rezende, Irene Daher Barra, Ivanilde Itaborahy, Jane Neffá, Jéssica Faria Freitas, João Carlos Regazzi Avelleira, Jorge Ricardo da Silva Machado, Júlia Bozetti Lóss, Juliany Estefan, Lara Franceschetto Milleri, Leandro Damiani, Leliane Peçanha Leite Froede, Leonardo Bianchini, Leonardo Spagnol Abraham, Letícia Machado Lima e Silva, Letícia Toresan Mariani, Liana Moura de Almeida, Livia Pino, Loanda Oliveira Fukuma, Luciane Zagonel, Luiz Paulo Rocha Zogob, Luiza Ferreira Vieira D'Almeida, Luna Azulay-Abulafia, Marcela Duarte Benez Miller, Marcelle Trindade, Marco Alexandre Dias da Rocha, Marco Antonio Boaventura, Marcos Davi Souza, Marcos Paulo Godinho Guimarães Bouchuid, Maria Auxiliadora Jeunon Sousa, Maria Carolina Zafra, Maria Fernanda Reis Gavazzoni Dias, Maria Paulina Villarejo Kede, Mariana Almeida Silva, Mariana Andrade Lima, Mariana Marques Rechuan, Marilda Aparecida Milanez Morgado de Abreu, Marinna Sampaio Campos, Maurício Mota de Avelar Alchorne, Mayara Hamilko de Barros, Miguel Ceccarelli, Myrna Parra, Nadia Tavares El Kadi Monteiro Paiva, Najara Gomes dos Santos, Neide Kalil, Nicole Fernandez Rodriguez, Oscar Ariel Bautista Oróstegui, Patricia Damasco, Patricia Fonseca Acevedo, Paula Bellotti, Paula Dadalti Granja, Paulo Luzio, Raissa Schwartz Madelaire, Regina Casz Schechtman, Renan Minotto, Renata Bragança Fonseca, Renata Brandão Villa Verde, Renata Miguel Quirino, Rita Fernanda Cortez de Almeida, Rodrigo Bragança Fonseca, Rosalina Maria Cotti da Rocha, Sandra Maria Barbosa Durães, Sérgio Schalka, Stephanie Pastrana, Thais Costa Alves, Thiago Jeunon de Sousa Vargas, Thiago Sebold, Valéria Campos, Violeta Tortelly, Vitória Azulay, Yanna Kelly Barros, Yung Gonzaga.

Os editores

Sumário

Apresentação

Filha de um renomado dermatologista e de uma mãe dedicada, a Dra. Katleen Conceição mudou-se de Porto Alegre para o Rio de Janeiro aos três anos de idade. Inspirada pelo pai, Dr. João Paulo Conceição, militar e dermatologista, ela cresceu cercada por histórias e livros de Medicina, sonhando desde cedo em seguir a carreira médica.

Formada pelo Centro Universitário Serra dos Órgãos (Unifeso) em 1997, Dra. Katleen enfrentou a realidade de um campo profissional com poucas pessoas negras. Inicialmente interessada em Dermatopediatria, decidiu dedicar-se à Dermatologia após um plantão extenuante durante o Carnaval. Estagiou no Instituto de Dermatologia Prof. Rubem David Azulay, onde foi aprovada em primeiro lugar no concurso, e concluiu sua residência em Dermatologia na Universidade Federal Fluminense (UFF), após classificar-se entre os dez primeiros colocados.

Durante sete anos, trabalhou no Exército Brasileiro, enquanto cursava pós-graduação em Medicina Estética e lecionava sobre *peeling*. Sua sensibilidade às necessidades dos pacientes negros tornou-a uma referência na área. Um episódio marcante foi quando, durante um laboratório rotineiro, um paciente, denominado aqui de Sr. João, comentou que os médicos encaminhavam pacientes negros para seu ambulatório por acreditarem que ela, sendo negra, saberia melhor como tratar a pele dessa população. Isso fortaleceu ainda mais sua dedicação.

Ao participar do Congresso Americano de Dermatologia (AAD) em São Francisco, Dra. Katleen emocionou-se ao encontrar outros dermatologistas negros e assistir a uma aula exclusiva sobre dermatologia para pele negra. Essa experiência consolidou sua missão de trazer esse conhecimento ao Brasil. Cinco anos atrás, a Editora Manole a convidou para editar um livro sobre pele negra. Reconhecendo a importância do trabalho colaborativo, ela convidou seus ex-alunos, Dra. Ana Carolina e Dr. Leonardo, para cocoordenarem o projeto.

O livro vem para contribuir para Medicina brasileira, para a Dermatologia nacional e mundial; além de auxiliar nas pesquisas futuras focadas na população negra. Reúne renomados especialistas da Dermatologia, focando nas patologias específicas da pele negra e nas manifestações particulares de doenças comuns. A obra oferece um recurso valioso para dermatologistas, aprimorando o atendimento a essa população.

A Dra. Katleen apoia-se em sua vasta experiência e nos conhecimentos adquiridos como chefe do Ambulatório de Dermatologia para Pele Negra do Instituto de Dermatologia Prof. Rubem David Azulay da Santa Casa da Misericórdia do Rio de Janeiro. É membro da Sociedade Brasileira de Dermatologia (SBD), da Skin of Color Society e da Hair Research Society, além de ser a primeira mentora da Skin of Color Society, orientando dermatologistas internacionais. Ela também é chefe do setor de Dermatologia para pele negra do grupo Paula Bellotti. Por toda a sua dedicação, tornou-se uma referência nacional em dermatologia para pele negra.

Esperamos que este livro pioneiro seja o primeiro de muitos, contribuindo significativamente para a Dermatologia no Brasil e além.

Prefácio

Na história da Dermatologia, a pele branca tem sido a protagonista de cuidados. O racismo estrutural atravessa todas as áreas, dificultando a devida atenção no tratamento e prevenção de doenças de pele, pelos, mucosa, cabelos e unhas das populações não brancas. É fundamental que, em um país multirracial no qual mais da metade da população declara-se negra (pessoas pardas ou pretas), haja estudos direcionados para suas especificidades e particularidades.

O privilégio branco está presente nos atlas de Dermatologia, a maioria das fotos são de pessoas caucasianas, a realidade de peles pretas e pardas, nos mais diversos tons, parece ser completamente desconsiderada, o que empobrece a capacidade de profissionais da área de lidar com as alterações mais frequentes na pele, cabelos e unhas da população negra e as características específicas de seus cabelos. Uma boa formação na área dermatológica precisa passar pelo questionamento de procedimentos que não levam em consideração a diversidade. Por exemplo, existem procedimentos que apenas são eficazes em peles bem claras. É importante que dermatologistas ampliem o seu repertório, aprendendo mais sobre a diversidade étnico-racial da sociedade brasileira, ampliando a capacidade de usar recursos e procedimentos variados.

É preciso equipar melhor profissionais da área para uma realidade plural que não é composta apenas por pessoas brancas. Uma boa formação inclui combater o racismo, reconhecer e valorizar a diversidade étnico-racial da sociedade brasileira. Este livro é uma forma de enfrentar o desafio de enriquecer dermatologistas com habilidades e competências que atendam mais e melhor o conjunto da população brasileira.

A Dermatologia é um ramo da Medicina que, seja tratando da prevenção, atenção clínica, cirurgias ou procedimentos estéticos, tem uma responsabilidade ética e política diante dos desafios impostos pelos padrões brancos de beleza. Uma ideia filosófica bastante conhecida é de que as aparências enganam; outra menos badalada diz: as aparências sempre revelam algo profundo. Ou seja, o que alguns chamam de superficial é justamente o elo entre os valores de uma cultura e as escolhas que uma sociedade faz sobre o que é bonito e deve ser valorizado. Portanto, a responsabilidade ético-político da Dermatologia deve contribuir para que a atenção, o cuidado, a valorização e a validação sejam um direito de todos os grupos étnico-raciais da sociedade.

Renato Noguera
Doutor em Filosofia, professor da Universidade
Federal Rural do Rio de Janeiro (UFRRJ),
escritor e consultor

Seção 1

Introdução

1

Pele negra

Katleen da Cruz Conceição

CONCEITO

Segundo o último censo do IBGE, a população negra cresceu 54% entre 2000 e 2010. A dimensão étnica está ganhando importância, já que representa 9,5% do total da população do país.[1]

A população negra do Brasil representa vulnerabilidades epidemiológicas e sociais, como a dificuldade de acesso aos serviços de saúde. Doenças e enfermidades levam a ineficiências na saúde pública. Adicionando problemas como a discriminação de gênero, algumas doenças ocorrem em números alarmantes entre as mulheres negras e, no entanto, o acesso aos tratamentos é por vezes negado.[2,3]

De acordo com um estudo com mulheres de ascendência africana e povos indígenas da América Latina, a procura pelos serviços de saúde deixa evidente a ajuda de baixa qualidade, além da humilhação, exclusão e vergonha nesses contextos.[2]

Esta população representa um desafio particular para os médicos, em parte devido às sequelas frequentemente associadas às próprias condições – hiperpigmentação pós-inflamatória e cicatrizes – e aos potenciais efeitos secundários que podem ocorrer durante o tratamento.

O determinismo genético da pigmentação da pele não é bem compreendido. Combinações alélicas de certos genes resultam em cores que variam do extremo "preto" ao extremo "branco", que passa pelas sombras intermediárias. Como não há consenso internacional sobre o que constitui "pele negra" (por exemplo, um indivíduo conceitualmente negro nos Estados Unidos pode ser considerado branco no Brasil), é difícil definir qual grupo populacional tem "pele negra".[1]

O sistema de classificação mais amplamente utilizado pelos dermatologistas é o Fitzpatrick SkinAccurate. Concebido em 1975, esse sistema classifica a resposta de um indivíduo à radiação ultravioleta (UVR) no que diz respeito à capacidade de queimadura ou bronzeamento.[2] Nesse sistema, a cor constitutiva da pele levemente pigmentada (ou seja, "branca" ou "melanocomprometida") é caracterizada como tipos I a III, enquanto indivíduos com pigmentação escura ("melanocompetentes") com cor da pele constitutiva marrom são classificados como tipos IV a VI. O tom de pele moreno claro é especificado como pele tipo IV; a pele tipo V é marrom e a pele marrom escura é classificada como pele tipo VI. Nesse sistema de classificação, esses tipos de pele mais escura ("melanocompetentes") são caracterizados pela capacidade de bronzear facilmente e nunca queimar.[2]

À medida que a diversidade da população mundial aumenta, é importante uma escala que reflita a diversidade em sua totalidade. A avaliação do risco de câncer de pele sempre foi um fator na classificação da pele.

Devido ao crescente fardo mundial da dermatite atópica e da formação de queloides, existe a necessidade de um sistema de classificação da pele que inclua essas peles hiper-reativas. Evidências recentes indicam a dermatite atópica como um fator de risco independente para a formação de queloides. Considerando essa relação, Santiago (2023) desenvolveu uma escala de classificação de pele de Fitzpatrick modificada que leva em consideração a sensibilidade/hiper-reatividade da pele e a formação de queloides.[13]

Uma série de diferenças estruturais e funcionais na pele e nos cabelos de indivíduos com pigmentação escura (em comparação com populações com pigmentação clara) é encontrada. Muitas dessas diferenças têm implicações clínicas importantes.[1,4]

A consideração cuidadosa das nuances culturais, clínicas e terapêuticas permite o tratamento seguro e eficaz das doenças comuns da pele negra.[4] Por exemplo, o cancro da pele ocorre menos frequentemente em negros do que em brancos. Porém, quando o câncer de pele ocorre em pacientes não brancos, muitas vezes ele está mais avançado e, portanto, tem pior prognóstico em comparação aos pacientes brancos. Isso se deve à falta de conscientização, a diagnósticos em estágios mais avançados e a fatores socioeconômicos, como barreiras de acesso à terapia.[4-6]

Além disso, existem variedades características da pele negra que podem ser confundidas com condições anormais e, sem saber disso, os médicos podem prescrever tratamentos desnecessários. Algumas dermatoses também são mais comuns ou quase exclusivamente negras, enquanto outras apresentam forma atípica, com padrões de reação específicos caracterizados por traços específicos e tendência à pigmentação. Portanto, a promoção médica de estratégias preventivas deve incluir todos os pacientes, independentemente da origem étnica e *status* socioeconômico. Nesse sentido, as campanhas de educação pública devem ser ampliadas para atingir as comunidades negras e promover diagnóstico e tratamento oportunos.[3]

PARTICULARIDADES DA PELE NEGRA

A quantidade de melanina na epiderme é maior em negros, não havendo diferença no número de melanócitos. Isso deve indicar variações no número, tamanho e agregação de melanossomas em melanócitos e queratinócitos.[3]

A pele escura tem menos lipídios no estrato córneo, cujos níveis são inversamente correlacionados com a perda de água transepidérmica, mais em negros do que em brancos, diretamente relacionada ao teor de água.[5]

Existem diferenças na celularidade da derme. Os fibroblastos são maiores, mais numerosos, têm dois ou mais núcleos e são mais ativos. Essa hiperatividade associada à diminuição da atividade da colagenase pode explicar a predisposição à formação de queloides na pele escura, justificando a diferença de prurido observada em negros.[5,6] As glândulas apócrinas são maiores, mais numerosas e mais abundantes na pele escura.[5,6]

O cabelo varia em aparência, forma, propriedades mecânicas e teor de água. O folículo piloso é curvo e espiral. Estudos ultraestruturais revelaram que existem poucas fibras elásticas que ancoram a derme ao folículo piloso, o que pode influenciar o desenvolvimento de certos tipos de alopecia.[1,6] Os fios são mais pigmentados, seus grânulos de melanina são maiores e, apesar de serem do mesmo tipo de queratina, apresentam diferenças na composição de aminoácidos, faltando serina e treonina e com excesso de tirosina, fenilalanina e amônia.

Características clínicas, estruturais e fisiológicas da pele escura dão origem a certas características semiológicas que representam desafios clínicos.[1,5,6] Por exemplo, dada a alta perda de água transepidérmica, a pele escura geralmente tem alto grau de xerose, uma coloração acinzentada conhecida como "pele acinzentada" que muitas vezes é confundida com eczema e, devido à sua intensidade, pode causar coceira. Da mesma forma, as lesões arroxeadas são difíceis de avaliar.[5,6-8]

Por outro lado, doenças de pele comuns em caucasianos apresentam características clínicas específicas nesses indivíduos. São exemplos a pitiríase rosada, pitiríase versicolor ou dermite atópica, que se apresenta mais comumente em um padrão folicular, como também o líquen plano, sarcoidose e dermite seborreica, com padrões anulares.[3,7,9]

Clínica

Uma das principais características da pele negra é a quantidade de melanina produzida e presente na epiderme, responsável pela pigmentação e que a distingue da pele branca.[10]

Os melanossomas são grânulos de melanina intracelulares responsáveis por diferenças marcantes na pele étnica. A pele negra apresenta melasmonomas grandes e não agregados, localizados principalmente na camada basal, mas espalhados pela epiderme, enquanto a pele branca apresenta melasmonomas pequenos, mais agregados, mas não nas camadas superiores da epiderme.[3] Essa informação é importante quando se analisam as estatísticas sobre a suscetibilidade ao câncer da pele, que é relativamente menor na população negra porque a melanina protege contra os raios solares, previne o fotoenvelhecimento e minimiza a radiação ultravioleta.[10,11]

Se por um lado a melanina atua como agente protetor contra os efeitos do sol, por outro permite a formação de aumento de pigmento, o que cria uma plataforma para o aparecimento de impurezas devido a uma tendência natural de escurecer e reagir ao ambiente.[9]

Outro aspecto importante da pele negra é a característica mais rígida da estrutura devido à ligação fisiológica de suas camadas, ou seja, é mais forte e resistente aos raios UVB e UVA em comparação à pele branca. Nessas condições, destaca-se como um fator dominante que enfraquece os processos que causam flacidez, celulite e rugas.[5,6]

Quanto à função das glândulas aderidas à pele, apesar de alguns estudos ainda conflitantes, as glândulas sudoríparas apócrinas são maiores, mais numerosas e produzem mais secreções na pele negra, especialmente em rostos negros com glândulas sudoríparas mais apócrinas.[5,6]

É uma característica natural que a pele negra tenda a ser mais oleosa porque, apesar da igualdade numérica, suas glândulas sebáceas são maiores e produzem mais sebo, principalmente na face, o que causa acne, foliculite e até queloides; por exemplo, a pele negra possui fibroblastos maiores, mais numerosos e ativos, o que combinado com a atividade da colagenase leva à formação de queloides.[10,11]

Em relação ao conteúdo lipídico, ele é maior na pele escura, que também possui mais camadas de células cornificadas e macrófagos em comparação à pele clara. A foliculite e os pelos encravados são uma resposta à relação entre a oleosidade e a fisiologia capilar.[3,6,11]

Na pele escura, as fibras colágenas são menores e os fibroblastos são maiores e mais numerosos. Quando se trata de pH, o da pele negra é inferior ao da pele clara. No entanto, não existem dados sobre diferenças étnicas da pele na perda de água e na exposição transdérmica.[1,5,6]

É importante considerar as diferenças observadas na biologia da pele negra e do cabelo, porque elas podem influenciar a apresentação de doenças da pele e do cabelo como observado na Tabela 1, juntamente com os efeitos e a tolerabilidade das intervenções terapêuticas.[9]

Uma série de diferenças estruturais e funcionais na pele e nos cabelos de indivíduos com pigmentação escura (em comparação com populações com pigmentação clara) foi relatada. Muitas dessas diferenças têm implicações clínicas importantes. Essas diferenças com sua relevância clínica estão resumidas na Tabela 1.[2,6]

Discromia, textura irregular da pele, alopecia, hirsutismo e queda de cabelo, cicatrizes hipertróficas e queloides são algumas das disfunções dermatológicas comuns na pele negra.[8]

As dermatoses mais comuns na pele negra, em ordem decrescente de frequência, são acne, eczema, distúrbios de pigmentação, dermatite seborreica, alopecia, infecções fúngicas, dermatite de contato, verrugas, infecções fúngicas e queloides, pitiríase, rosácea e urticária.[6,8]

Trataremos especificamente das dermatoses comuns em pele negra nos próximos capítulos do livro.

Tratamento

Antes de iniciar um tratamento específico para pele negra, o dermatologista deve conhecer a história do paciente; ancestralidade, riscos de pigmentação a cicatrizes, histórico de cuidados com a pele, incluindo uso de *lasers*, alergias ao uso de cosméticos e prescrições anteriores. O médico, dessa forma, adéqua a pele do paciente minimizando os riscos e ampliando os benefícios e expectativas do paciente.[2,3,8]

Podemos citar alguns tratamentos para a pele negra (Tabela 3), como os bioestimuladores de colágeno, produtos injetáveis que estimulam a produção de colágeno. Outros produtos cosméticos ativos incluem ácido hialurônico, ceramidas e aquaporinas colocadas em cremes que hidratam de forma eficaz.[9,10]

TABELA 1 Diferença estrutural e funcional da pele negra

Melanina	A diferença mais clinicamente aparente da pele escura é a quantidade de melanina epidérmica. Não há diferença no número de melanócitos entre os diferentes tipos de pele, mas a concentração de melanina epidérmica nos melanossomas é o dobro em tipos de pele mais escuras em comparação com a pele levemente pigmentada. A degradação do melanossoma dentro do queratinócito é mais lenta na pele com pigmentação escura. Portanto, embora o aumento da melanina forneça proteção contra os efeitos nocivos da radiação ultravioleta (câncer de pele e fotoenvelhecimento), também torna as peles com pigmentação escura mais vulneráveis à hiperpigmentação pós-inflamatória.
Derme	A derme é um tecido conjuntivo fibroelástico denso, composto por fibras de colágeno, fibras elásticas e glicosaminoglicanos. A pele negra tem uma derme mais espessa e compacta que a pele branca, sendo a espessura proporcional ao grau de pigmentação. Isso provavelmente contribui para a menor incidência de rítides faciais em asiáticos e negros. Isso pode levar à propensão para cicatrizes hipertróficas também nesses grupos.
Estrato córneo	O estrato córneo da pele negra possui maior número de camadas celulares e maior teor lipídico do que o da pele branca. O estrato córneo compacto pode influenciar a eficácia das terapias tópicas, juntamente com intervenções cosméticas, como tratamentos superficiais, *peelings* químicos e microdermoabrasão, em pele negra.
Fibroblasto	O principal tipo de célula da derme é o fibroblasto, que sintetiza os principais elementos estruturais da derme. Os fibroblastos são mais numerosos, maiores e mais multinucleados na pele negra. Reatividade dos fibroblastos, provavelmente influenciada pelos mastócitos, indução e diminuição da atividade da colagenase, pode levar a alterações nas cicatrizes, especificamente cicatriz hipertrófica e formação de queloide.

Fonte: adaptada de Murad A, et al.[1]

TABELA 2 Práticas de fatores estruturais, funcionais e implicações dermatológicas

Práticas de fatores estruturais/funcionais	Implicação dermatológica	Exemplos de práticas estéticas que prejudicam a pele e os cabelos
Aumento da atividade da tirosinase → aumento do conteúdo de melanina; aumento de melanossomas; dispersão de melanossomas por toda a epiderme	Maior fotoproteção, fotoenvelhecimento menos proeminente, menor incidência de câncer de pele	
Melanócitos lábeis; melanina com degradação mais lenta	Discromias	Agentes uniformizadores da pele
Maiores, mais numerosos, binucleados e fibroblastos multinucleados; hiperatividade de fibroblastos; grânulos maiores de mastócitos; aumento da triptase	Maior prevalência de queloides e cicatrizes hipertróficas	Escarificação com ponteira de carbonização
Folículo capilar curvo; formato de cabelo em espiral (específico para indivíduos de ascendência africana)	Maior prevalência de pseudofoliculite	Barbear
Menos fibras elásticas que ancoram os folículos capilares à derme; menor densidade do cabelo; quebra inferior; tensão e extensão de ruptura; plano/elíptico; haste do cabelo predisposta a desenvolver nós e fissuras (específicas para indivíduos de origem africana)	Maior prevalência de quebra de cabelo e alopecias traumáticas	Práticas traumáticas de cuidados com os cabelos (por exemplo, tranças, "linhas de milho", relaxantes químicos, pentear, extensões)

Fonte: adaptada de Murad A, et al.[1]

TABELA 3 Procedimentos cosméticos indicados para a pele negra

Procedimento	Indicações	Procedimentos
Peelings químicos	Discromias, acne, pseudofoliculite da barba, textura da pele irregular/áspera, linhas finas	Utilize ***peelings*** superficiais; deixar agente *peeling* na pele por muito tempo pode causar leve queimadura e vermelhidão; terminal típico (por exemplo, geada branca de casca de ácido tricloroacético [TCA] pode ser inapropriado); considere tratamentos pontuais; intervalos mais longos entre tratamentos
Microdermoabrasão	Irregularidades texturais e remoção de cicatriz, discromias, acne, fotoenvelhecimento precoce, linhas finas	Evite técnicas excessivamente agressivas; use traços lineares em uma configuração baixa e um ou dois passes; o desfecho típico do eritema pode não ser desejado; considere tratamentos pontuais com passes adicionais para áreas focais
Baseado em *laser* e luz	Discromias, irregularidades texturais e cicatrizes, hipertricose, fotoenvelhecimento e lesões benignas, tumores cutâneos (por exemplo, DPN)	Parâmetros de tratamento conservador; configurações de energia mais baixas; dispositivos de comprimento de onda longo; dispositivos de resfriamento epidérmico; técnicas não ablativas; pode exigir mais tratamentos
Toxina botulínica	Para obter jovialidade e aparência mais relaxada, alargar olhos (em pacientes do Leste Asiático)	Realizar procedimento em concordância com o paciente; minimizando os números de picadas ao injetar para evitar inchaço e rouxidão na pele
Bioestimuladores e preeenchimentos	Restauração de volume, rejuvenescimento facial	Trate de forma conservadora; reduzir trauma ao injetar o mínimo de vezes possível na pele

Fonte: adaptada de Murad A, et al.[1]

Existem substâncias que auxiliam a uniformidade da pele, como o ácido dioico, o ácido ferúlico e a vitamina C, que auxiliam na uniformidade, vitalidade e viço da pele negra.[11]

Na pele negra os veículos mais utilizados são gel-creme e gel serum, pois a pele negra tende a ser mais oleosa. Não se deve esquecer de conversar com paciente sobre o tipo de pele e os veículos mais indicados.[10-12]

Descreveremos os tratamentos mais indicados, de acordo com as patologias, nos próximos capítulos específicos.

REFERÊNCIAS BIBLIOGRÁFICAS

1. Murad A, Bhatia AC, Kundu RV, Yoo SS, Chan HHL. Cosmetic dermatology for skin of color. McGraw-Hill; 2009.
2. Fitzpatrick TB, Ortonne J. Normal skin color and general consideration of pigmentary disorders. In: Freedberg IM, Eisen AZ, Wolff K, et al. (eds.). Dermatology in general medicine. 6. ed. New York: McGraw-Hill; 2003.
3. Kundu RV. Evaluation of the ethnic skin patient presenting for cosmetic procedures. In: Murad A, Bhatia AC, Kundu RV, Yoo SS, Chan HHL. Cosmetic dermatology for skin of color. McGraw-Hill; 2009.
4. Brasil. Departamento Intersindical de Estatística e Estudos Socioeconômicos (DIEESE). Proporção de negros por UF. São Paulo: Escritório Nacional; 2022. Disponível em: https://www.dieese.org.br/infografico/2022/populacaoNegra2022.html. Acesso em: 01 fev. de 2023.
5. Macedo O, Alster TS. Laser treatment of darker skin tones: a practical approach. Dermatologic Therapy. 2000;13:114-26.
6. Alchorne MMA, Abreu MAMM. Dermatologia na pele negra. Educação Médica Continuada. Anais Brasileiros de Dermatologia. 2008;83(1):7-20.
7. Borges HL, et al. População negra: o que não é ensinado sobre semiologia dermatológica na pele preta – Um relato de experiência. Brazilian Medical Students. 2021;5(8).
8. Taylor SC. Skin of color: biology, structure, function, and implications for dermatologic disease. J Am Acad Dermatol. 2002.
9. Ramos-e-Silva M, Castro M. Fundamentos de dermatologia. 2. ed. Atheneu; 2016.
10. Richards GM, Oresajo CO, Halder RM. Structure and function of ethnic skin and hair. Dermatol Clin. 2003;21:595.
11. Taylor S, Westerhof W, Im S, et al. Noninvasive techniques for the evaluation of skin color. J Am Acad Dermatol. 2006.
12. Miranda M. Classificação de raça, cor e etnia: conceitos, terminologia e métodos utilizados nas ciências da saúde no Brasil, no período de 2000 a 2009. Rio de Janeiro: s.n.; 2010.
13. Santiago S, et al. Modified Fitzpatrick Scale-Skin Color and Reactivity. Journal of Drugs in Dermatology. 2023;22.7:641-6.

2

Epidemiologia das dermatoses na pele negra

Maurício Mota de Avelar Alchorne
Marilda Aparecida Milanez Morgado de Abreu

À medida que o panorama racial e étnico se transforma, é importante determinar quais doenças dermatológicas afetam mais comumente pessoas de diferentes etnias e raças, para que o manejo adequado dessas doenças possa ser realizado. Entretanto, há falta de dados epidemiológicos sobre as dermatoses em populações com pele de cor.

A epidemiologia das doenças de pele em populações étnicas é monitorada por meio de pesquisas de prática dermatológica e da experiência clínica publicada por dermatologistas. Elas fornecem informações limitadas, mas úteis sobre o espectro da doença nessas populações.[1]

Um importante fator limitante é a dificuldade em definir e determinar a raça, especialmente em sociedades cada vez mais multiculturais, particularmente para bancos de dados de registros médicos eletrônicos que permitem a designação de apenas uma raça ou têm categorias raciais mal definidas. Também podem existir condições de pele que são de menor gravidade, para as quais não se procura atendimento.

A pesquisa mais antiga é a de Fox, que em 1908 relatou que negros não sofrem de doenças de pele tão frequentemente quanto os brancos. Entretanto, observou que os negros não procuravam atendimento com tanta frequência quanto os brancos, procurando tratamento apenas para afecções da pele que causavam incômodo ou dor, supondo então uma subnotificação.[2]

O espectro de doenças cutâneas que ocorrem em populações étnicas é amplo e diverso. Muitas doenças de pele são aparentemente comuns à maioria das populações étnicas. Elas incluem acne vulgar, distúrbios pigmentares, dermatite eczematosa e infecções causadas por bactérias, fungos e vírus.[1] Doenças de natureza mais cosmética são, principalmente, os distúrbios pigmentares, incluindo melasma e hiperpigmentação pós-inflamatória, além de acne queloideana da nuca, foliculite do couro cabeludo e facial, queloide, alopecia e fotoenvelhecimento.[1]

Os cinco principais diagnósticos dermatológicos feitos por dermatologistas dos Estados Unidos em populações negras são acne, dermatite, dermatite seborreica, dermatite atópica e discromia.[3-5] Em pacientes pediátricos, a frequência de vários diagnósticos diferiu de acordo com a raça; os três principais diagnósticos mais comuns em todos os pacientes, independentemente da etnia, representando dois terços das consultas, foram acne, dermatite e verrugas, sendo os três diagnósticos mais comuns em caucasianos acne, verrugas e dermatite; em afro-americanos, dermatite, seguida de acne e dermatofitose e, da mesma forma, a dermatite foi o diagnóstico mais frequente na população asiática.[6] Por outro lado, a análise de adultos e adolescentes afro-americanos revelou acne como o diagnóstico mais frequente, ocorrendo em 13,7% a 28,4%, enquanto em caucasianos ocorreu em 21,0%.[4,7]

Curiosamente, os tipos de lesões de acne são descritos de forma diferente entre os grupos étnicos, com pacientes brancos apresentando mais lesões inflamatórias e pacientes negros mais comedões.[8] Sensibilidade e práticas culturais podem contribuir para o desenvolvimento da acne, como o uso de pomadas para o cabelo e produtos comedogênicos para cuidados com a pele, os quais são considerações adicionais importantes no manejo da acne em várias populações.[9]

Eczema ocorreu em uma taxa 2,8 vezes maior em crianças afro-americanas do que em caucasianas.[10] Em crianças negras residentes em Londres, Inglaterra, eczema foi o diagnóstico mais frequente, representando 36,5% de todos os casos.[7] O número de visitas *per capita* para dermatite atópica entre afro-americanos e asiáticos e habitantes das ilhas do Pacífico nos Estados

Unidos é duas e seis vezes maior, respectivamente, do que entre caucasianos.[11-13]

As verrugas são mais comuns em pacientes caucasianos do que em pacientes afro-americanos de todas as idades, sendo o nono diagnóstico mais comum em pacientes caucasianos (5,1%), enquanto nos afro-americanos esse diagnóstico não está entre os 14 principais.[4]

Embora existam semelhanças em relação aos diagnósticos entre grupos étnicos, a diferença mais óbvia é observada na prevalência dos três principais cânceres de pele: carcinoma basocelular, carcinoma espinocelular e melanoma. A incidência dessas malignidades entre pessoas com cores de pele mais escuras é relativamente baixa em comparação com pacientes brancos, provavelmente devido ao aumento do conteúdo de melanina e ampla dispersão melanossomal, que fornece proteção contra a penetração da irradiação UV na pele.[14] Pessoas com pele de cor manifestam essas malignidades em taxas mais baixas, mas costumam estar mais avançadas no momento do diagnóstico.[15] Enquanto o carcinoma basocelular é o câncer de pele mais comum em indivíduos brancos, o carcinoma de células escamosas é o mais comum em negros, sendo o carcinoma basocelular o segundo.[16] A variante pigmentada do carcinoma basocelular se apresenta em 50% dos casos em negros, comparada a 5% em brancos.[16] A incidência do melanoma para cada 100.000 pessoas é de 4 pessoas em hispânicos, 1 em pretos e 1 em asiáticos.[16] O melanoma surge mais em áreas não expostas ao sol, como as palmas das mãos e as plantas dos pés em indivíduos negros, sendo o melanoma acral lentiginoso o tipo mais comum nessas populações e tem maior probabilidade de ser diagnosticado já com metástase.[15]

O conteúdo de melanina e o padrão de dispersão do melanossoma que protegem contra o desenvolvimento do câncer de pele também protegem contra o fotoenvelhecimento, o qual ocorre em uma idade mais avançada em pacientes negros do que em pacientes brancos.[17]

Os distúrbios da pigmentação afetam desproporcionalmente as populações de pigmentação mais escura, sendo a hiperpigmentação pós-inflamatória o mais comum.[18] O melasma é um distúrbio de pigmentação também mais prevalente na pele negra.[19] A pitiríase alba é um exemplo de distúrbio de hipopigmentação que ocorre comumente em indivíduos atópicos, mas que se apresenta com mais frequência para tratamento médico quando afeta aqueles com pele de pigmentação mais escura.

A incidência de queloides é maior em pacientes negros do que em pacientes brancos.[20]

Tem sido difícil determinar a diferença real na prevalência de dermatite de contato entre grupos étnicos, possivelmente devido à difícil análise do eritema na maioria dos estudos.[21]

Os distúrbios do cabelo e do couro cabeludo diferem em suas apresentações e etiologias entre populações de pele de cor e tipos de cabelo variados. As diferenças biológicas na estrutura das hastes e folículos capilares e sua configuração, combinadas com as práticas capilares culturais, podem contribuir para diferenças na prevalência de condições como pseudofoliculite da barba, celulite dissecante, alopecia centrífuga central, acne queloideana da nuca, alopecia por tração e *tinea capitis*.[22]

Especificamente no Brasil, uma análise do perfil nosológico e comportamental das consultas dermatológicas realizada pela Sociedade Brasileira de Dermatologia detectou acne, micose superficial, melasma, psoríase e dermatite atópica como as cinco dermatoses mais prevalentes em não brancos.[23]

Para oferecer um atendimento dermatológico de excelência a todos os pacientes, é de fundamental importância conhecer a epidemiologia e reconhecer as principais características clínicas das dermatoses em pacientes com pele de cor. Mais pesquisas devem ser conduzidas em relação às dermatoses em pacientes negros, especialmente devido à relativa falta de dados envolvendo tais pacientes.

REFERÊNCIAS BIBLIOGRÁFICAS

1. Taylor SC. Epidemiology of skin diseases in ethnic populations. Dermatol Clin. 2003;21(4):601-7.
2. Fox H. Observations on skin diseases in the Negro. J Cutan Dis. 1908;26:67-79.
3. Halder RM, Grimes PE, McLaurin CI, et al. Incidence of common dermatoses in a predominantly black dermatologic practice. Cutis. 1983;32:388.
4. Alexis A, Sergay A, Taylor S. Common dermatologic disorders in skin of color: a comparative practice survey. Cutis. 2007;80:387-94.
5. Davis SA, Narahari S, Feldman SR, Huang W, Pichardo-Geisinger RO, McMichael AJ. Top dermatologic conditions in patients of color: an analysis of nationally representative data. J Drugs Dermatol. 2012;11:466-73.
6. Henderson MD, Abboud J, Cogan CM, Poisson LM, Eide MJ, Shwayder TA, et al. Skin-of-color epidemiology: a report of the most common skin conditions by race. Pediatr Dermatol. 2012;29(5):584-9.
7. Child FJ, Fuller LC, Higgins EM, Du Vivier AW. A study of the spectrum of skin disease occurring in a black population in south-east London. Br J Dermatol. 1999;141:512-7.
8. Taylor SC, Cook-Bolden F, Rahman Z, Strachan D. Acne vulgaris in skin of color. J Am Acad Dermatol. 2002;46(2 suppl understanding):S98-106.
9. Plewig G, Fulton JE, Kligman AM. Pomade acne. Arch Dermatol. 1970;10:580-4.
10. Schachner L, Ling NS, Press S. A statistical analysis of a pediatric dermatology clinic. Pediatr Dermatol. 1983;1:157-64.

11. Janumpally SR, Feldman SR, Gupta AK, Fleischer AB Jr. In the United States, blacks and Asian /Pacific Islanders are more likely than whites to seek medical care for atopic dermatitis. Arch Dermatol. 2002;138:634-7.
12. Horii KA, Simon SD, Liu DY, Sharma V. Atopic dermatitis in children in the United States, 1997 2004: Visit trends, patient and provider characteristics, and prescribing patterns. Pediatrics. 2007;120:e527-34.
13. Blomberg M, Rifas-Shiman SL, Camargo Jr CA, Gold DR, Thyssen JP, Litonjua AA et al. Differences in incidence and persistence of atopic dermatitis by race/ethnicity. Dermatol Online J. 2016;22:9.
14. Halder RM, Bridgeman-Shah S. Skin cancer in African Americans. Cancer. 1995;75:667-73.
15. Cress RD, Holly EA. Incidence of cutaneous melanoma among non Hispanic whites, Hispanics, Asians, and Blacks: an analysis of California cancer registry data, 1988-93. Cancer Causes Control. 1997;8:246-52.
16. Hogue L, Harvey VM. Basal cell carcinoma, squamous cell carcinoma, and cutaneous melanoma in skin of color patients. Dermatol Clin. 2019;37(4):519-26.
17. Halder RM. The role of retinoids in the management of cutaneous conditions in blacks. J Am Acad Dermatol. 1998;39(2 Pt 3):S98-103.
18. Tomita Y, Maeda K, Tagami H. Mechanisms for hyperpigmentation in postinflammatory pigmentation. Urticaria pigmentosa and sunburn. Dermatologica. 1989;179(suppl 1):49-53.
19. Grimes PE, Stockton T. Pigmentary disorders in blacks. Dermatol Clin. 1988;6:271-81.
20. Oluwasanmi JO. Keloids in the African. Clin Plast Surg. 1974;1:179-95.
21. Deleo VA, Alexis A, Warshaw EM, Sasseville D, Maibach HI, DeKoven J, et al. The association of race/ethnicity and patch test results: North American Contact Dermatitis Group, 1998-2006. Dermatitis. 2016;27:288-92.
22. Jothishankar B, Stein SL. Impact of skin color and ethnicity. Clin Dermatol. 2019;37(5):418-29.
23. Sociedade Brasileira de Dermatologia; Miot HA, Penna GO, Ramos AMC, Penna MLF, Schmidt SM, et al. Profile of dermatological consultations in Brazil (2018). An Bras Dermatol. 2018;93(6):916-28.

3

Interesse da Dermatologia na pele negra – perspectiva histórica

Maurício Mota de Avelar Alchorne
Marilda Aparecida Milanez Morgado de Abreu

Um dos exemplos mais marcantes da variabilidade fenotípica humana é a variação da cor da pele. Entretanto, o determinismo genético da pigmentação cutânea ainda não é totalmente esclarecido. Combinações alélicas de genes específicos dão origem a cores que variam do extremo preto ao extremo branco, passando por tons intermediários.[1]

As chamadas "raças humanas" englobam as diferenças morfológicas entre os povos, cada uma com características particulares, como a cor da pele, o tipo do cabelo, a conformação cranial e facial, a ancestralidade e a genética, desenvolvidas em um processo de adaptação a determinado espaço geográfico e ecossistema ao longo de várias gerações. Porém, do ponto de vista biológico, não existem raças humanas, elas restringem-se a *Homo sapiens* – a espécie humana. O termo "raça" é construção social e divide a humanidade em cinco categorias: caucasoide, mongoloide, australoide, negroide e capoide. O conceito de raça associa-se ao de etnia, diferindo-se, entretanto, pelo fato de um grupo étnico ser uma comunidade humana definida por afinidades linguísticas e culturais e semelhanças genéticas.[1,2]

Enquanto nos Estados Unidos negro é aquele que tem um ancestral negro, mesmo em ponto remoto da árvore genealógica, independentemente do tom da pele, no Brasil levam-se em conta a cor da pele e a aparência física, não a ancestralidade.[1,2] Desse modo, a população brasileira divide-se em brancos, pretos, pardos, amarelos e indígenas. Pardos são aqueles que possuem a pele mais clara que os pretos e possuem ascendências étnicas diferentes, resultado da miscigenação entre brancos, pretos e índios, ou seja, pessoas com ancestralidade europeia, africana e indígena. Assim, uma pessoa parda pode apresentar traços atribuídos ao fenótipo de uma pessoa preta ou indígena.[1,2]

O Instituto Brasileiro de Geografia e Estatística (IBGE) considera como negros os indivíduos que correspondem ao grupo formado por pessoas pretas e pardas.[3] O termo "preto" remete à cor da pele e tem como referência aqueles que trazem na sua ascendência traços dos nativos da África, sendo as características fenotípicas representadas pela pele de cor mais escura e outras particularidades como traços faciais, do nariz, da boca e a textura dos cabelos. Devido ao alto grau de miscigenação da população brasileira, há pouca precisão em identificar quem pode ser chamado de negro, prevalecendo para fins estatísticos o critério da autodeclaração.[3]

De acordo com dados da Pesquisa Nacional por Amostra de Domicílios – PNAD Contínua 2022 (IBGE), 42,8% dos brasileiros se declararam brancos, 45,3% pardos e 10,6% pretos. Em dez anos (de 2012 a 2021), o número de pessoas que se declararam pretas aumentou em uma taxa superior à do crescimento do total da população do país. Em 2012, 7,4% dos brasileiros se autodeclaravam pretos. Já o número de pardos e brancos em 2012 era maior, 45,6% e 46,3%, respectivamente.[4]

Como não há consenso entre os países sobre o que é "pele negra", é difícil definir e afirmar qual grupo populacional tem "pele de cor". Por exemplo, um indivíduo negro nos Estados Unidos pode ser considerado branco no Brasil.[1]

Na Dermatologia, utilizam-se sistemas de classificação para a cor da pele para tentar criar uniformização, mas nenhum é ideal e todos possuem um fundo de subjetividade. O mais usado é o sistema de classificação de Fitzpatrick, que define o fototipo, desenvolvido para categorizar a pele branca, e toda pele escura foi classificada inicialmente como fototipo V, mas como ela abrange várias gradações de cores, foi subsequentemente dividida nos fototipos IV, V e VI, que raramente ou nunca queimam pelo sol e bronzeiam facilmente. Entretanto, esse sistema nunca pretendeu definir etnicidade. Ele foi desenvolvido para definir a resposta de tipos diferentes de pele à luz ultravioleta solar, através de queimadura ou de bronzeamento.[5-7]

O estudo da pele negra é um tópico importante e complexo no campo da Dermatologia. As manifestações da maioria das dermatoses são descritas em pacientes de pele clara, sendo escassas as descrições das suas nuances na pele negra. Isso também ocorre no Brasil, onde apenas artigos de revistas e capítulos de livros abordam a Dermatologia na pele negra.[1,8]

A maioria das doenças cutâneas vistas nos brancos também ocorrem nos negros. Entretanto, há alterações fisiológicas encontradas normalmente na pele negra que podem ser confundidas com condições de anormalidade, as quais devem ser reconhecidas para se evitar tratamentos desnecessários. Por outro lado, algumas dermatoses são mais frequentes ou praticamente exclusivas dos negros; outras apresentam-se de uma maneira atípica, devido às características inerentes à intensa pigmentação e à tendência da apresentação de padrões peculiares de reação.[9]

Portanto, é notável o contraste das lesões de doenças dermatológicas entre categorias raciais distintas. Os diferentes graus de pigmentação interferem sensivelmente nas lesões elementares da pele, de modo que o reconhecimento das dermatoses nas peles mais escuras, mesmo as mais comuns, pode ser desafiante na prática clínica diária. É necessário que o dermatologista conheça as diferenças estruturais, biológicas e funcionais da pele negra em relação à pele clara e tenha a habilidade mental de imaginar como ficariam as lesões elementares acrescidas de melanina, de modo que as descrições clássicas dos livros-texto de Dermatologia se tornem aplicáveis.[1,8,10,11]

Concluindo, é premente que haja mais literatura sobre a dermatologia em negros, uma vez que a escassez de publicações nesse perfil populacional não condiz com a realidade do Brasil, onde a população negra já predomina e, por isso, o dermatologista cada vez mais se deparará com quadros atípicos inerentes às características da sua pele.

REFERÊNCIAS BIBLIOGRÁFICAS

1. Alchorne MMA, Abreu MAMM. Dermatologia na pele negra. An Bras Dermatol. 2008;83(1):7-20.
2. Wikipédia, a enciclopédia livre [homepage]. Raça. Disponível em: http://pt.wikipedia.org/wiki/Ra%C3%A7a.
3. Wikipédia, a enciclopédia livre [homepage]. Raças e etnias. Disponível em: http://pt.wikipedia.org/wiki/Brasil.
4. Instituto Brasileiro de Geografia e Estatística. Cor ou raça. Disponível em: https://educa.ibge.gov.br/jovens/conheca-o-brasil/populacao/18319-cor-ou-raca.html#:~:text=O%20IBGE%20pesquisa%20a%20cor,10%2C6%25%20como%20pretos.
5. Fitzpatrick TB. The validity and practicality of sun-reactive skin types I through VI. Arch Dermatol. 1988;124:869-71.
6. Youn JI, Oh JK, Kim BK, Suh DH, Chung JH, Oh SJ, et al. Relationship between skin phototype and MED in Korean, brown skin. Photodermatol Photoimmunol Photomed. 1997;13:208-11.
7. Leenutaphong V. Relationship between skin color and cutaneous response to ultraviolet radiation in Thai. Photodermatol Photoimmunol Photomed. 1996;11:198-203.
8. Alchorne MM, de Abreu MA. Dermatoses na pele negra. In: Rotta O. Guia de dermatologia: clínica, cirúrgica e cosmiátrica. Barueri: Manole; 2008. p. 593-608.
9. McLaurin CI. Unusual patterns of common dermatoses in blacks. Cutis. 1983;32:352-5, 358-60.
10. Taylor SC. Skin of color: biology, structure, function, and implications for dermatologic disease. J Am Acad Dermatol. 2002;46(2 Suppl Understanding):S41-62.
11. Alchorne MM, de Abreu MA. Aspectos dermatológicos na pele negra. In: Lugo AR. Dermatologia Íbero-Americana Online. 1a ed. Caracas – Venezuela: Libreria Online; 2011. Cap. 137.

Seção 2

Morfologia da pele, mucosa e aspectos genéticos

4

Estrutura, função e histologia da pele – epiderme e derme

Thiago Jeunon de Sousa Vargas
Maria Auxiliadora Jeunon Sousa

A influência étnica na estrutura e nas funções da pele é um tema cujos dados científicos ainda são divergentes. Não obstante, é mister o estudo dessas diferenças étnicas para a personalização dos cuidados da pele, da prevenção e do tratamento das doenças cutâneas. Todavia, a interpretação dos fenômenos fisiopatológicos deve considerar não apenas as características anatômicas e funcionais dos grupos étnicos, mas também fatores econômicos, culturais e nutricionais.[1] Este capítulo tem como objetivo detalhar e discutir os conhecimentos mais recentes sobre particularidades estruturais, funcionais e histológicas da pele negra.

EPIDERME

A epiderme é a porção mais superficial da pele, repousa sobre a derme e é um dos tipos de epitélio com camadas sobrepostas – epitélio escamoso estratificado queratinizado – e, por isso, suas células são denominadas queratinócitos. Ela é constituída por quatro camadas de queratinócitos: basal, espinhosa, granulosa e córnea. A camada basal, mais profunda, é formada por uma única fileira de células de citoplasma escasso, perpendiculares à junção dermoepidérmica, cujos núcleos se dividem e geram as células das camadas superiores. Essas células se diferenciam, tornando-se incapazes de se multiplicar, e passam a produzir substâncias precursoras da queratina, razão pela qual, à medida que são empurradas para cima, tornam-se cada vez maiores. A configuração poliédrica dessas células se deve à forte união entre elas por estruturas de adesão intercelular denominadas desmossomos, semelhantes a espinhos, daí o nome de camada espinhosa. São, em média, 5 a 10 fileiras de células espinhosas que também secretam os grânulos lamelares, ricos em lipídios. O conteúdo dos grânulos lamelares quando os queratinócitos alcançam a camada córnea é extruído para o espaço intercelular, promovendo a barreira de permeabilidade cutânea. Antes disso, os queratinócitos espinhosos mais superficiais se modificam, passam a sintetizar grânulos azuis de querato-hialina para formar as células da camada granulosa onde assumem formato losangular.[2] Para as células granulosas se transformarem em células córneas, é necessário que percam seus núcleos e todas as organelas. A filagrina, uma das proteínas dos grânulos de querato-hialina, tem a capacidade de agregar e compactar os filamentos de queratina que acabam por preencher toda a célula córnea com a queratina dita mole (impermeável, mas maleável), inexistente nas hastes pilosas e nas unhas, onde não há interposição de camada com grânulos, sendo compostas por queratina dura.

A camada córnea tem como função formar a interface entre o meio externo e a pele, desempenhando função de barreira, controlando a perda transepidérmica de água, garantindo uma hidratação natural, evitando a penetração de substâncias tóxicas e protegendo contra agressões mecânicas e actínicas pela radiação ultravioleta. Ela está estruturada em 12 a 16 camadas de corneócitos (queratinócitos anucleados) compostos por filamentos intermediários de queratina envoltos por um envelope celular composto por proteínas loricrina e involucrina. Entre esses corneócitos existem substâncias derivadas dos grânulos lamelares compostos por lipídios incluindo ceramidas, colesterol e ácidos graxos que promovem uma barreira que controla a permeabilidade cutânea.

Uma comparação do estrato córneo das populações étnicas revelou que o estrato córneo é igualmente espesso na pele negra e na branca.[1,3,4] No entanto, Weigand et al. demonstraram que o estrato córneo da pele negra contém mais camadas celulares e requer mais tiras de fita de celofane para removê-lo. O método para avaliar a espessura e a resistência da barreira do estrato córneo foi aplicar e remover fita adesiva na pele, um teste denominado descamação da fita.[5] Muizzuddin et al. relataram que um maior número de fitas foi necessário para romper a barreira da pele negra, um indicador da força da barreira, da coesão entre as células e compacidade[6] e recuperação mais rápida de dano à barreira. Os brancos tiveram valores intermediários e os asiáticos exigiram o menor número de "remoções" de fita, indicando força de barreira mais fraca e recuperação mais lenta de danos na barreira. Johnson e Corah encontraram que a resistência elétrica média da pele de adultos negros é o dobro da pele branca adulta, sugerindo uma maior coesão do estrato córneo.[7]

Corcuff et al.[8] investigaram a área de superfície dos corneócitos e a descamação espontânea e não encontraram evidências de diferenças na área de superfície dos corneócitos entre as peles negra, branca e asiática. No entanto, um aumento da descamação espontânea (aproximadamente 2,5 vezes) foi encontrado em negros. Eles concluíram que as diferenças podem estar relacionadas a uma composição diferente do cimento intercelular do estrato córneo. No maior estudo de seu tipo, envolvendo 341 indivíduos saudáveis nos EUA, Muizzuddin et al. descobriram que os afro-americanos tinham significativamente menos ceramidas em comparação com indivíduos caucasianos e asiáticos-americanos.[6] Em um estudo com 71 estudantes voluntários saudáveis residentes na Dinamarca, os perfis lipídicos do estrato córneo em indivíduos asiáticos, negros e brancos foram avaliados por cromatografia de camada fina de alto desempenho. A relação ceramida/colesterol mais alta foi observada no grupo asiático, enquanto a mais baixa foi observada nos africanos.[9] As ceramidas ajudam a mediar uma forte barreira de permeabilidade contra a perda excessiva de água e eletrólitos. Os níveis de ceramida foram mais baixos em negros e mais altos em brancos e asiáticos orientais, apoiando que a xerose cutânea seja mais frequente na pele negra.[10] A diminuição dos níveis de ceramida e o aumento da perda transepidérmica de água na pele negra reforçam ainda mais a manifestação clínica de xerose. A maior densidade de corneócitos e as taxas de descamação observadas na pele negra também corroboram as manifestações comuns de xerose e aparência de pele acinzentada.[10]

Diferenças na barreira cutânea entre populações étnicas podem contribuir para variações na prevalência e gravidade da dermatite atópica, xerose e prurido.[10] Vários estudos mostraram uma maior prevalência de dermatite atópica (DA) em crianças de pele negra em comparação com crianças de pele branca, além de maior gravidade da DA em crianças negras em comparação com crianças brancas.[10] A prevalência e o impacto do prurido também foram maiores em negros do que em populações de pele branca.[10] Em um estudo transversal de uma população de meia-idade e idosos, a pigmentação da pele (bem como idade, sexo feminino, índice de massa corporal, temperatura externa, eczema e quimioterapia) foi determinante significativo para maior xerose cutânea.[11]

Por enquanto, os dados sobre o pH, o teor de água e a perda de água transepidérmica entre vários grupos étnicos ainda permanecem contraditórios e inconclusivos.

TABELA 1 Diferenças estruturais da epiderme da pele negra

▪ Maior número de camadas de células córneas
▪ Maior coesão entre as células
▪ Maior resistência elétrica
▪ Maior descamação
▪ Menor quantidade de ceramidas

Melanina

Entre os queratinócitos basais da epiderme se encontram os melanócitos, células dendríticas produtoras da melanina, substância agregada em estruturas denominadas melanossomas que são transferidas através dos dendritos para os queratinócitos basais, recobrindo o núcleo dessas células e, assim, protegendo a divisão celular do efeito deletério da irradiação ultravioleta. Embora o número real de melanócitos possa variar de um local anatômico para outro, não há evidências de diferenças no número de melanócitos entre as etnias. A proporção média entre melanócitos e queratinócitos costuma ser de 1 melanócito a cada 10 queratinócitos basais. As variações no número, tamanho e agregação dos melanossomas e a proporção entre os dois tipos distintos de melanina (feomelanina e eumelanina) é que resultam nas diferenças da cor da pele.[12]

Melanossomas são organelas intracelulares que armazenam e transportam a melanina dos melanócitos para os queratinócitos. Os melanossomas observados na pele branca são pequenos, agregados e são degradados mais rapidamente no estrato espinhoso.[12] Melanossomas normalmente vistos em asiáticos, são maiores, mas ainda agrupados e estão mais próximos em comparação com os melanossomas vistos na pele branca. Melanossomas em indivíduos negros são maiores, dispersos individualmente e degradam-se mais lentamente, permanecendo no estrato córneo por mais tempo. Na pele negra, os melanossomas estão dispersos por toda a epiderme, em oposição à pele branca não exposta ao sol, onde os melanossomas estão confinados ao estrato basal e estão ausentes nas camadas epidérmicas superiores.[12] Os melanócitos sintetizam dois tipos de melanina, a eumelanina e a feomelanina. A eumelanina é a forma marrom-escura da melanina em comparação com a feomelanina, que é a forma amarelo-avermelhada da melanina.[12] O componente primário da melanina epidérmica em indivíduos de ascendência africana e brancos é a eumelanina em comparação à dos indivíduos de pele ruiva, que contém maior proporção de feomelanina.

A quantidade de melanina na pele aumenta a propensão para distúrbios pigmentares que se manifestam como máculas escuras ou manchas, comumente surgindo após uma condição inflamatória da pele ou trauma. Distúrbios pigmentares são comumente observados em populações negras, especialmente naquelas de ascendência africana, que têm grandes melanossomas contendo grandes quantidades de melanina.[12]

O câncer de pele originário de queratinócitos é menos comum nos indivíduos de pele negra pela proteção que a melanina que recobre os núcleos das células basais promove. Entretanto, quando ocorre, costuma ser diagnosticado mais tardiamente, o que interfere no prognóstico. O melanoma que tem origem nos melanócitos também é menos comum em pacientes com tons de pele mais escuros em comparação com tons de pele mais claros. Especula-se que a melanina contida na pele mais escura fornece maior proteção contra a radiação ultravioleta (RUV), que causa tanto a queimadura da pele como a indução de carcinogênese. Além disso, o fotoenvelhecimento que resulta do efeito cumulativo da RUV ocorre muito mais tarde nas populações de pele negra em contraste com as populações de pele branca.[13]

Anexos cutâneos

Em um estudo com mulheres negras e brancas, os anexos, como glândulas sudoríparas e folículos pilosos, geralmente eram semelhantes, mas continham mais pigmento no primeiro grupo. Os bulbos dos folículos pilosos velos também estavam frequentemente pigmentados, enquanto na pele branca não foi observado depósito de melanina.[14]

A variação na quantidade, estrutura e função das glândulas sudoríparas écrinas entre diferentes grupos étnicos é controversa. Nenhuma diferença significativa em relação a esses anexos foi encontrada.[15]

Alguns estudos sugeriram diferenças étnicas no tamanho e na atividade das glândulas sebáceas;[16] no entanto, nenhuma diferença significativa foi demonstrada na produção de sebo entre peles negras e brancas. Em outro estudo com indivíduos negros e brancos, foi descrito que os negros tinham glândulas sebáceas estruturalmente maiores do que os brancos.[17]

Cabelo

De acordo com as características macroscópicas, o cabelo humano foi classificado em três grandes grupos: africano, asiático e caucasiano. Embora a composição bioquímica da haste pilosa seja semelhante nos três grupos, as suas morfologias diferem. A haste pilosa do cabelo africano é mais encaracolada, mais seca e mais suscetível a danos químicos e físicos. O comprimento e o grau de ondulação são determinados geneticamente. Acredita-se que a natureza encaracolada seja causada pelo formato do folículo piloso.[18] O tipo de cabelo asiático tem a maior área de secção transversal e o dos europeus ocidentais tem a menor área.[19] Em um estudo comparativo de diferentes grupos étnicos, não houve diferença significativa na espessura da cutícula, tamanho e formato das escamas e células corticais.

Em estudos dos folículos capilares, descobriu-se que os negros tinham menos fibras elásticas ancorando os folículos capilares à derme. O cabelo dos indivíduos de pele negra também tem mais pigmento e na microscopia tem grânulos de melanina maiores em comparação com o cabelo de indivíduos de pele clara e asiáticos.[15]

Não há diferença nos tipos de queratina entre cabelos de etnias diferentes,[20] embora um estudo tenha encontrado variação nos níveis de alguns aminoácidos. Indivíduos de pele negra tinham níveis significativamente maiores de tirosinase, fenilalanina e amônia no cabelo, mas eram deficientes em serina e treonina. Além disso, o cabelo é mais quebradiço e mais suscetível à quebra e a nós espontâneos.[16]

A densidade do cabelo no couro cabeludo tem sido investigada. Lee et al.[21] determinaram a densidade do cabelo em coreanos a partir de uma amostra de biópsia do couro cabeludo, que revelou uma densidade menor em asiáticos do que em brancos e afro-americanos. Um estudo para determinar a densidade do cabelo do couro cabeludo em afro-americanos foi realizado por Sperling e Leonard.[22] Comparado com os resultados relatados anteriormente em caucasianos, o número total de folículos pilosos, assim como o número de folículos terminais e anagênicos, foi significativamente menor. Essas diferenças devem ser consideradas ao avaliar amostras de biópsia para fins de diagnóstico, embora esses achados possam ser questionados.

TABELA 2 Características dos cabelos em indivíduos de pele negra

▪ Folículo piloso curvo
▪ Folículo piloso pigmentado com grânulos de melanina maiores
▪ Fio de formato elíptico achatado
▪ Rico em tirosinase, fenilalanina e amônia
▪ Deficiente em serina e treonina
▪ Menos fibras elásticas ancorando o folículo à derme
▪ Maior predisposição a quebra e nós espontâneos
▪ Menor número total de folículos pilosos e de folículos terminais e anagênicos

DERME

A derme é a camada situada sob a epiderme e que compõe a maior parte da pele. É um tecido conjuntivo produzido por fibroblastos e constituído por grande quantidade de matriz extracelular, por fibras finas e espessas de colágeno, por fibras reticulares e por fibras elásticas. A substância extracelular é removida durante o processamento histológico e só se torna visível quando aumentada em processos patológicos. Além dos fibroblastos situados esparsamente por entre as fibras que eles produzem, veem-se células de defesa residentes como os macrófagos e mastócitos. Nessa camada se encontram os vasos sanguíneos e linfáticos, responsáveis por nutrir as camadas da epiderme, remover os detritos do metabolismo e transportar as células de defesa. Os vasos estão divididos em dois plexos, o superficial e o profundo. A derme alberga, também, os anexos cutâneos, os nervos e os músculos lisos, sejam eles eretores do pelo, da musculatura dartoica ou na parede de vasos de maior calibre. Na face, ainda se veem músculos estriados acima da hipoderme.

A derme da pele negra é geralmente espessa e compacta quando comparada com a derme de pele branca.[13] Fragmentos de fibras colágenas são mais proeminentes e em maior número na pele negra. Fibroblastos são numerosos, grandes e multinucleados, o que confere uma chance maior de cicatrização hipertrófica e queloides em comparação com as outras etnias. Os melanófagos também são maiores na pele negra e os vasos linfáticos mais dilatados.[13]

Devido à fotoproteção da melanina distribuída na epiderme, o fibroblasto também é mais protegido, fazendo com que ele produza menor quantidade de elastose solar, um material basofílico amorfo ou fibroso reticulado que vai substituindo as fibras colágenas na derme papilar e reticular superficial. O nome deriva do fato da elastose ser corada pelas colorações utilizadas para a visualização das fibras elásticas. A maior quantidade de elastose é vista em áreas expostas de indivíduos com fotodano acentuado.

Em resumo, além da diferença do grau de pigmentação observado na pele das populações étnicas, existem diferenças nos componentes estruturais e funcionais que explicam as manifestações comumente associadas à pele negra. As manifestações clínicas do aumento do tamanho do melanossoma e do conteúdo de melanina incluem hiperpigmentação, menor risco de melanoma e início tardio do fotoenvelhecimento. Manifestações comuns na pele negra associadas a um estrato córneo mais espesso e níveis mais baixos de ceramida incluem xerose, descamação e pele acinzentada. Na pele negra, os fibroblastos são numerosos, grandes e multinucleados, provavelmente explicando a manifestação de cicatrizes queloides. Essas distinções estruturais orientarão uma abordagem mais individualizada e incentivarão novos *insights* sobre os possíveis tratamentos.

REFERÊNCIAS BIBLIOGRÁFICAS

1. Berardesca E, Maibach H. Ethnic skin: overview of structure and function. J Am Acad Dermatol. 2003 Jun;48(6 Suppl):S139-42.
2. Manabe M, O'Guin WM. Keratohyalin, trichohyalin and keratohyalin-trichohyalin hybrid granules: an overview. J Dermatol. 1992 Nov;19(11):749-55.
3. Freeman RG, Cockerell EG, Armstrong J, Knox JM. Sunlight as a factor influencing the thickness of epidermis. J Invest Dermatol. 1962;39:295-7.
4. Thomson ML. Relative efficiency of pigment and horny layer thickness in protecting the skin of European and Africans against solar ultraviolet radiation. J Physiol (Lond). 1955;127:236-46.
5. Weigand DA, Haygood C, Gaylor JR. Cell layers and density of Negro and Caucasian stratum corneum. J Invest Dermatol. 1974;62:563-8.
6. Muizzuddin N, Hellemans L, Van Overloop L, Corstjens H, Declercq L, Maes D. Structural and functional differences in barrier properties of African American, Caucasian and East Asian skin. J Dermatol Sci. 2010;59(2):123-8.
7. Johnson LC, Corah NL. Racial differences in skin resistance. Science. 1963 Feb 22;139(3556):766-7.
8. Corcuff P, Lotte C, Rougier A, Maibach HI. Racial differences in corneocytes. Acta Derm Venereol. 1991;71:146-8.
9. Jungersted JM, Høgh JK, Hellgren LI, Jemec GB, Agner T. Ethnicity and stratum corneum ceramides. Br J Dermatol. 2010 Dec;163(6):1169-73.
10. Alexis AF, Woolery-Lloyd H, Williams K, Andriessen A, Desai S, Han G, et al. Racial/ethnic variations in skin barrier: Implications for skin care recommendations in skin of color. J Drugs Dermatol. 2021 Sep 1;20(9):932-8.
11. Mekić S, Jacobs LC, Gunn DA, Mayes AE, Ikram MA, Pardo LM, et al. Prevalence and determinants for xerosis cutis in the middle--aged and elderly population: A cross-sectional study. J Am Acad Dermatol. 2019 Oct;81(4):963-969.e2.
12. Richards GM, Oresajo CO, Halder RM. Structure and function of ethnic skin and hair. Dermatol Clin. 2003 Oct;21(4):595-600.

13. Iwuala C, Taylor SC. Structural and functional differences in skin of colour. Clin Exp Dermatol. 2022 Feb;47(2):247-50.
14. Montagna W, Carlisle K. The architecture of black and white facial skin. J Am Acad Dermatol. 1991;24:929-37.
15. Taylor SC. Skin of color: biology, structure, function, and implications for dermatologic disease. J Am Acad Dermatol. 2002;46:S41-62.
16. Nicolaides N, Rothman S. Studies on the chemical composition of human hair fat: the overall composition with regard to age, sex and race. J Invest Dermatol. 1952;21:90.
17. Kligman AM, Shelley WB. An investigation of the biology of the sebaceous gland. J Invest Dermatol. 1958;30:99-125.
18. Brooks G, Lewis A. Treatment regimens for "styled" black hair. Cosmetics and Toiletries. 1983;98:59-68.
19. Vernall DG. Study of the size and shape of hair from four races of men. Am J Phys Anthropol. 1961;19:345.
20. Gold RJM, Schriver CH. The amino acid composition of hair from different racial origins. Clin Chim Acta. 1971;33:465-6.
21. Lee HJ, Ha SJ, Lee JH, et al. Hair counts from scalp biopsy specimens in Asians. J Am Acad Dermatol. 2001;46:218-21.
22. Sperling MD, Leonard C. Hair density in African Americans. Arch Dermatol. 1999;135:656-8.

5

Morfologia das mucosas

Heloisa Helena Gonçalves de Moura

INTRODUÇÃO

A mucosa é o tipo de tecido epitelial de revestimento interno do corpo que tem contato com o meio externo. É formada por uma camada de tecido conjuntivo e outra de tecido epitelial de revestimento. A estrutura morfológica da mucosa varia em cada área do corpo, refletindo a adaptação funcional e influências mecânicas que atuam sobre essa área.

O conhecimento dos fenótipos étnicos das mucosas é de extrema importância. Ele pode influenciar a investigação de patologias, achados clínicos e a escolha dos tratamentos. São raros os trabalhos que tentam demonstrar características estruturais e moleculares específicas na mucosa dos pacientes com pele negra. A compreensão dessas características ajuda a entender possíveis diferenças na patogenia e manifestações clínicas em pessoas negras, sendo essencial para a prática da dermatologia das mucosas.

MUCOSA ORAL

Os tecidos que compõem a cavidade oral possuem características distintas para realizar as funções em que as células teciduais estão envolvidas. Podem ser distinguidos três tipos de mucosa bucal:

- Mucosa de revestimento.
- Mucosa mastigatória.
- Mucosa especializada.

A mucosa de revestimento possui epitélio estratificado pavimentoso não queratinizado e é encontrada nas regiões onde é necessária certa elasticidade, como na mucosa labial, jugal, alveolar, do palato mole, do assoalho bucal e da porção ventral da língua.

A mastigatória apresenta epitélio estratificado pavimentoso queratinizado, compreendendo a mucosa gengival e a que recobre o palato duro.

A mucosa especializada, presente no dorso da língua, é constituída de epitélio estratificado pavimentoso queratinizado, adaptado ao constante atrito dos alimentos. No dorso da língua também existem as papilas filiformes, valadas e fungiformes, responsáveis pela sensibilidade gustativa.

Com relação à barreira epidérmica, o estrato córneo tem espessura semelhante em brancos e negros. No entanto, o estrato córneo de indivíduos de pele negra contém mais camadas de células do que o estrato córneo dos indivíduos de pele clara. Também foi observada maior coesão intercelular de corneócitos em pessoas com pele negra.[1,2] Esses achados podem explicar algumas características clínicas distintas nesses pacientes.

Os melanócitos foram identificados pela primeira vez no epitélio oral por Becker em 1927 e anos mais tarde no epitélio gengival por Laidlaw e Cahn. Durante o início da vida intrauterina, os precursores dos melanócitos, melanoblastos, migram da crista neural para a epiderme, tornando-se células dendríticas diferenciadas. Embora a função dos melanócitos na mucosa oral seja incerta, eles são encontrados dentro da camada basal e produzem melanina que pode ser absorvida pelas células epiteliais e/ou derramada no tecido conjuntivo subjacente. Possuem núcleo pequeno e redondo e uma pequena quantidade de citoplasma claro, com dendritos delgados estendendo-se entre queratinócitos. Os melanócitos são desprovidos de desmossomos ou placas de fixação.[2,3]

Pigmentação da mucosa oral

A mucosa oral humana possui coloração variada. Os subsítios orais são caracterizados por diferentes cores, que refletem as diferenças estruturais, grau de queratinização, número e atividade melanogênica dos melanócitos, vascularização e tipo de tecido submucoso (músculo, osso, cartilagem). A cor fisiológica da mucosa oral varia do branco ao vermelho-púrpuro e, nos negros, a mucosa gengival e a bucal podem apresentar coloração do marrom ao preto.[2]

A pigmentação é definida como o processo de deposição de pigmentos nos tecidos. Lesões pigmentadas na mucosa oral podem ser fisiológicas ou sinal de patologias graves, como o melanoma oral.[3] A pigmentação da mucosa oral é frequentemente subdividida em condições relacionadas à melanina e não associadas a esse pigmento, como alterações metabólicas ou relacionada a drogas. A etiologia das alterações melânicas pode ser fisiológica, reativa, neoplásica, idiopática ou um sinal de doença sistêmica.[3]

O reconhecimento da pigmentação fisiológica na mucosa oral é muito importante para evitar erros diagnósticos.[3] A pigmentação oral em pessoas com pele de cor escura não é rara nem necessariamente indicativa de uma condição grave. Pode ser vista em qualquer localização oral, mas na gengiva inserida é mais comum (Figura 1) e geralmente exclui a borda marginal.

Outros locais envolvidos em ordem decrescente de frequência incluem a mucosa bucal, lábios e palato. Nesses locais, a pigmentação tende a ter uma forma irregular com bordas menos definidas e ser bilateral. A cor da pigmentação pode variar de bronzeado claro, marrom escuro ao quase preto azulado.[3]

No dorso da língua, a pigmentação pode envolver apenas as pontas das papilas fungiformes (Figura 2). Geralmente aparecem na infância como lesões marrons monomórficas na ponta e lateral do dorso da língua. As áreas de pigmentação são bem demarcadas e confinadas às papilas fungiformes individualmente.[4,5]

O aumento da intensidade do pigmento na mucosa oral pode ocorrer quando fatores como tabagismo, alterações hormonais e medicamentos sistêmicos estão envolvidos.

Quando examinadas microscopicamente, observa-se aumento de melanina dentro da camada epitelial basal e incontinência de melanina dentro da camada superficial da lâmina própria.

É importante obter um histórico médico adequado, principalmente no que diz respeito ao início do quadro, sinais ou sintomas associados para excluir outros diagnósticos, como melanose do fumante, pigmentação relacionada a medicamentos, doença de Addison, síndrome de Peutz-Jeghers.[2,3,6]

No cenário de inflamação crônica, os melanócitos geralmente reagem com aumento da produção de melanina e hiperpigmentação. A mucosa oral não é exceção a esse fenômeno. A hiperpigmentação pós-inflamatória oral pode ser difusa ou localizada, dependendo do padrão inflamatório. Gatilhos potenciais incluem dermatites como líquen plano ou fenômenos induzidos externamente, como radioterapia.[7]

MUCOSA GENITAL

Os tecidos da região genital possuem características distintas para realizar as funções que estão envolvidas.

A vulva e o pênis possuem áreas recobertas por epitélio estratificado queratinizado e outras por epitélio não queratinizado, correspondentes às diferentes funções a que estão designadas.

Na mulher, nos grandes lábios, monte pubiano e região perineal, o epitélio é escamoso estratificado e

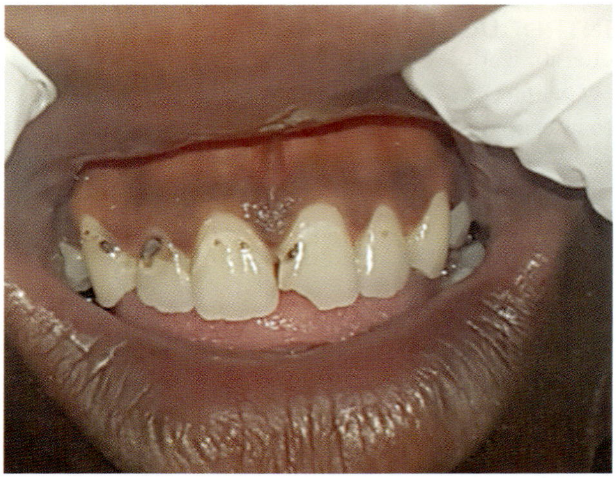

FIGURA 1 Pigmentação marrom escura na porção inserida da gengiva.
Fonte: acervo da Dra. Heloisa Moura/Instituto Dermatologia Prof. Rubem David Azulay.

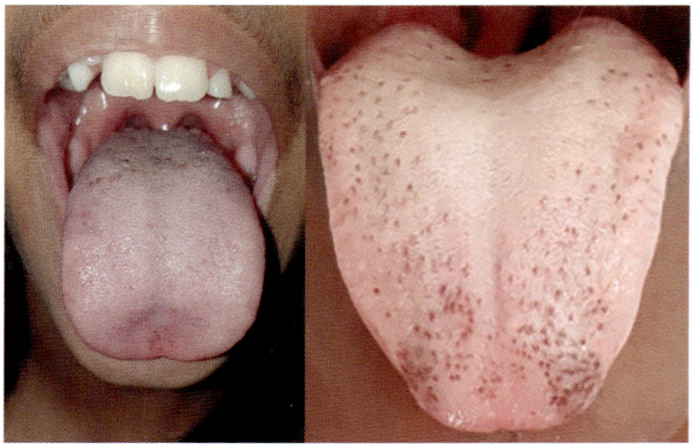

FIGURA 2 Pápulas bem delimitadas de coloração marrom escura acometendo o dorso da língua. Correspondem às papilas fungiformes típicas da mucosa lingual pigmentadas.
Fonte: acervo da Dra. Heloisa Moura/Instituto Dermatologia Prof. Rubem David Azulay.

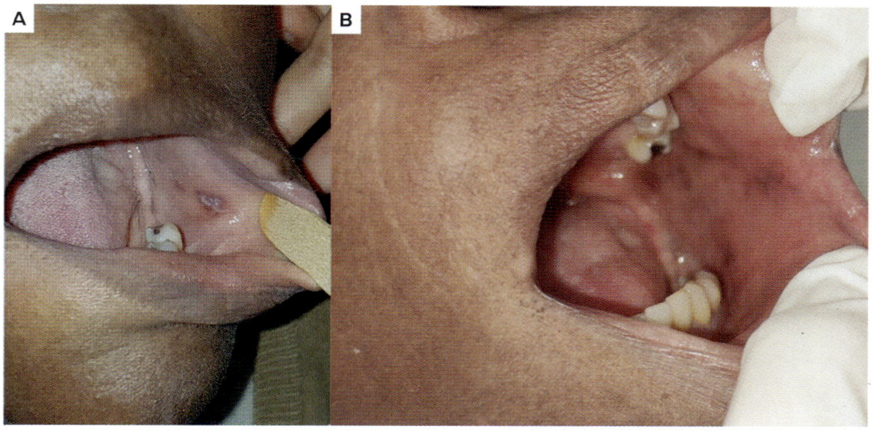

FIGURA 3 (A) Lesão acastanhada e a presença de estrias esbranquiçadas (estrias de Wickham) na mucosa jugal em paciente com líquen plano oral. A paciente queixava-se de ardência na mucosa jugal. (B) Mesma área, agora com hiperpigmentação residual após o tratamento com corticoide tópico.
Fonte: acervo da Dra. Heloisa Moura/Instituto Dermatologia Prof. Rubem David Azulay.

queratinizado, semelhante à pele em outros locais do corpo. O epitélio que recobre o hímen, o vestíbulo e as superfícies internas dos pequenos lábios é do tipo escamoso estratificado não queratinizado.

No homem, a porção externa do prepúcio apresenta características típicas de uma pele verdadeira com algumas particularidades: derme papilar rica em nervos e células linfoides, redes capilares densas nas zonas dérmicas superior e inferior, escassos folículos pilosos lanugos, glândulas sudoríparas e sebáceas, feixes musculares lisos dispersos localizados na zona dérmica reticular inferior, fibras e feixes de elastina muito abundantes e densos. A superfície interna do prepúcio é revestida por epitélio escamoso variável, sendo o mesmo tecido que recobre a glande. O tecido estromal ou "corial" é rico em nervos, células de Schwann, células linfoides e capilares e as papilas são contínuas com uma camada de tecido frouxo altamente vascularizado, que se assemelha ao cório da mucosa oral.[8]

Os melanócitos estão presentes na camada basal do epitélio vulvar e peniano e são mais escassos no epitélio não queratinizado da glande e vestíbulo vaginal.[9]

Pigmentação da vulva e pênis

Tanto o corpo do pênis, no homem, como os pequenos lábios vaginais, nas mulheres, tende a apresentar coloração escura intensa. (Figura 4). A pigmentação da região genital também pode ser aumentada ou diminuída, assim como ocorre em outros locais, por diversos fatores, e varia com a idade. Na gravidez, por exemplo, há aumento da melanogênese, que dá origem à linha negra do abdome e escurecimento da vulva. Além disso, também é mais comum a hiperpigmentação após qualquer processo inflamatório, principalmente o líquen plano e o eritema pigmentar fixo.

O reconhecimento da pigmentação normal da vulva e do pênis de pacientes negros é de extrema importância para diminuir a desigualdade no prognóstico observada em algumas patologias.

Diferenças na pigmentação podem modificar a maneira com que algumas doenças dermatológicas se manifestam e contribuir para o atraso do diagnóstico. O eritema descrito em pacientes de pele clara pode não ser visível em pacientes de pele negra, embora os mesmos achados histopatológicos estejam presentes na biopsia.[6] A hiperpigmentação ou a tonalidade arroxeada de lesões inflamatórias e de tons de pele mais escuro também podem ser confundidas com doenças que causam dermatite de interface.

A maioria das imagens de alterações vulvares ou penianas em livros didáticos representam tons de pele mais claros, e mulheres e homens com pele mais escura são menos representadas em livros e artigos científicos. Isso promove e propaga as desigualdades raciais na assistência médica.[10]

Por isso, ao examinar a região genital dos pacientes de pele negra, devemos reconhecer a pigmentação fisiológica e que alguns sinais podem estar mascarados.

Características especiais

Alguns artigos científicos demonstraram que existem diferenças biomecânicas entre a pele clara e a negra.[11] Foi demonstrado que não apenas os negros não hispânicos tinham mais camadas na porção córnea, mas também que essa camada era mais densa e compacta. Também se tem aventado que existam diferenças na condutância, na extensibilidade, na recuperação elástica

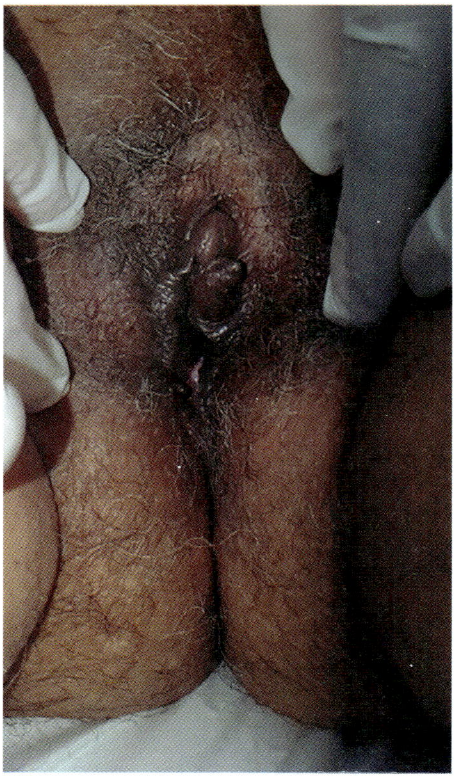

FIGURA 4 Coloração escura da região vulvar em paciente negra que pode dificultar a visualização de alguns tipos de sinais, como eritema.

Fonte: acervo da Dra. Heloisa Moura/Instituto Dermatologia Prof. Rubem David Azulay.

e viscoelasticidade entre a pele de negros não hispânicos, brancos não hispânicos e hispânicos/latinos. Dessa forma, o grau de proteção da pele pode variar conforme o tom étnico e a pele negra ser mais resistente que as demais. Esses achados são importantes tanto para área da saúde como para o sistema de justiça criminal quando estamos avaliando a mucosa genital.[12]

A mucosa genital das mulheres negras parece ser mais resistente ao trauma se comparada com a de mulheres com pele clara. Uma série de estudos sugerem que as mulheres brancas não hispânicas tenham significativamente mais lesões do que mulheres negras não hispânicas após agressão sexual e relação sexual consensual. As possíveis explicações para esse achado incluem que as lesões podem ser mais visíveis na pele clara em comparação com a pele escura, que as técnicas de coloração histopatológicas possam ser mais eficazes em peles de tons mais claros, além das características já citadas no parágrafo anterior.[12]

Apesar dessas observações, ainda existem contradições. Muitas variáveis de confusão experimentais afetam a quantificação dos dados analisados, como local anatômico, tamanho da amostra e falta de padronização do método.[13] Dessa forma, novos estudos são importantes para a caracterização de achados específicos da mucosa genital de pessoas negras.

CONCLUSÃO

O conhecimento das características das mucosas em pacientes negros é importante para ajudar no diagnóstico e na decisão do melhor tratamento. Essas descrições são tão importantes que podem influenciar até mesmo decisões judiciais. É imprescindível que a medicina amplie seus conhecimentos para diminuir as desigualdades nos cuidados da saúde, independentemente da cor da pele.

REFERÊNCIAS BIBLIOGRÁFICAS

1. Darlenski R, Fluhr JW. Influence of skin type, race, sex, and anatomic location on epidermal barrier function. Clinics in Dermatology. 2012;30(3):269-73.
2. McColl M, Boozalis E, Aguh C, Eseonu AC, Okoye GA, Kwatra SG. Pruritus in black skin: Unique molecular characteristics and clinical features. J Natl Med Assoc. 2021;113(1):30-8.
3. Meleti M, Vescovi P, Mooi WJ, van der Waal I. Pigmented lesions of the oral mucosa and perioral tissues: a flow-chart for the diagnosis and some recommendations for the management for the management. Oral Surg Oral Med Oral Pathol Oral Radiol Endod. 2008;105(5):606-16.
4. Rosebush MS, Briody AN, Cordell KG. Black and brown: Non--neoplastic pigmentation of the oral mucosa. Head Neck Path. 2019;13(1):47–55.
5. Mangold AR, Torgerson RR, Rogers RS 3rd. Diseases of the tongue. Clin Dermatol. 2016;34:458-69.
6. Surboyo MDC, Samaranayake L, Santosh ABR, Ayuningtyas NF, Wati SM, Rahayu RP, Urbina F, et al. Pigmented fungiform papillae (PFP) of the tongue: A systematic review of current aetiopathogenesis and pathophysiology. Pathophysiology. 2022;29(3):555-69.
7. High WA, et al. Special considerations in skin of color. In: High WA, Prok LD. Dermatology secrets. Elsevier. p. 569-81.
8. Maymone MBC, Larson AR. Mucosal lesions in skin of color. In: Vashi NA, Maibach HI (eds.). Dermatoanthropology of ethnic skin and hair. Springer; 2017.
9. Fahmy MAB. Histology of the prepuce. In: Fahmy MAB. Normal and abnormal prepuce. Springer, Cham; 2020. p. 59-65.
10. Lewis F, Bogliatto F, van Beurden M. Basic histology of the vulva. In: Lewis F, Bogliatto F, van Beurden M. A practical guide to vulval disease: Diagnosis and management. John Wiley & Sons Ltd.; 2017.
11. Gwan A, Tanner-Sanders L, Nair N, Chapple AG, Jernigan A. Equity in visual representation of vulvar conditions in major gynecology textbooks. J Natl Med Assoc. 2022;114(3):314-23.
12. Weigand DA, Haygood C, Gaylor JR. Cell layers and density of Negro and Caucasian stratum corneum. J Investig Dermatol. 1974;62(6):563-8.
13. Sommers MS, Regueira Y, Tiller DA, Everett JS, Brown K, Brignone E, et al. Understanding rates of genital injury: Role of skin color and skin biomechanics. J Forensic Leg Med. 2020;66:120-8.
14. Peer RP, Burli A, Maibach HI. Did human evolution in skin of color enhance the TEWL barrier? Arch Dermatol Res. 2022;314(2):121-32.

Seção 3

Peculiaridades na pele negra

6

Peculiaridades fisiológicas da pele negra

Maurício Mota de Avelar Alchorne
Marilda Aparecida Milanez Morgado de Abreu

LEUCOEDEMA ORAL

Introdução

Leucoedema é uma lesão branca da mucosa oral que afeta especialmente a mucosa jugal bilateralmente.

Epidemiologia

Ocorre com maior frequência em negros do que em brancos, em 70 a 90% dos negros adultos e em 50% das crianças, e é mais comum nos homens.[1]

Etiopatogenia

A causa do leucoedema é desconhecida, mas apesar de ser uma condição fisiológica, a irritação por fumo e a má higiene oral precária são fatores implicados.[2]

Quadro clínico e diagnóstico

O leucoedema geralmente começa a aparecer por volta dos 2 a 5 anos de idade; manifesta-se por placas branco-acinzentadas, edematosas, semitransparentes, na mucosa jugal, bilateralmente, que desaparecem se a mucosa é distendida.[1,2] Pode se estender para a mucosa labial, assoalho da boca e áreas faríngeas. Outras superfícies mucosas podem ser afetadas, como vagina e laringe.[1] Dobras ou linhas brancas podem cruzar a área afetada.[1,2] O leucoedema pode ser facilmente diagnosticado clinicamente.[1] A histopatologia evidencia hiperparaceratose, acantose e edema intracelular das células epiteliais da camada espinhosa.[2]

Diagnóstico diferencial

Os principais diagnósticos diferenciais do leucoedema incluem: nevo branco esponjoso, estomatite por tabaco, ceratose friccional, candidíase, líquen plano e disceratose intraepitelial benigna hereditária.[1]

Tratamento

Nenhum tratamento é necessário para essa condição.[1]

DISCROMIAS

Hiperpigmentação perioral

Introdução

A hiperpigmentação perioral é uma hipercromia localizada na região dos ângulos da boca, comumente encontrada em indivíduos negros.[3]

Epidemiologia

A hiperpigmentação perioral ocorre em negros e mais em mulheres.[4]

Etiopatogenia

A etiopatogenia é desconhecida. Parece não ser sequela de inflamação.[3]

Quadro clínico e diagnóstico

Manifesta-se por hipercromia simétrica na pele adjacente aos ângulos da boca, causando transtorno estético.[4]

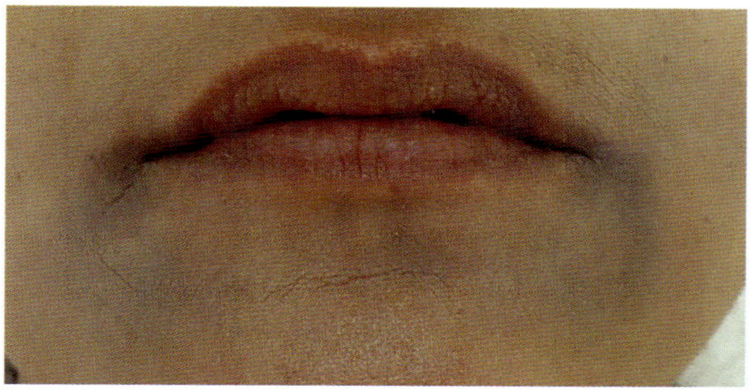

FIGURA 1 Hiperpigmentação perioral: hipercromia na pele adjacente aos ângulos da boca. Fonte: acervo da Dra. Marilda Aparecida Milanez Morgado de Abreu, com permissão.

Diagnóstico diferencial

Os principais diagnósticos diferenciais da hiperpigmentação perioral incluem a hiperpigmentação pós-inflamatória e a acantose nigricante.

Tratamento

Não requer tratamento, porém, devido à aparência inestética, podem ser utilizados agentes despigmentantes e fotoprotetores.

Linhas de Voigt-Futcher

Sinonímia

Linhas de demarcação pigmentar.

Introdução

As linhas de Voigt-Futcher são linhas fisiológicas de transição abrupta entre áreas de maior e de menor pigmentação da pele e que ocorrem em diferentes locais do corpo.

Epidemiologia

As linhas de Voigt-Futcher afetam entre 17 e 40% dos negros, sendo mais frequentes em mulheres, talvez pela maior procura por atendimento devido à maior preocupação entre elas.[4,5]

Etiopatogenia

A etiopatogenia é desconhecida, existindo as formas congênita ou adquirida. Podem corresponder a áreas de inervações cutâneas periféricas, com inflamação neurogênica, mosaicismo pigmentar ou distribuição do nervo cutâneo.[4,5] Às vezes relacionam-se a fatores hormonais, incluindo a gravidez. Na gravidez, com base na hiperpigmentação de áreas nervosas periféricas, há várias hipóteses tentando explicá-las, como compressão de nervos periféricos originários nos níveis S1 e S2 da coluna vertebral, obstruindo a microvasculatura cutânea inervada, devido ao aumento uterino; inflamação dos nervos cutâneos; e secreção de hormônios, como o hormônio estimulante de melanócitos.[4,5] Nos casos de lesões faciais, em cerca de 83% das pacientes do sexo feminino foram encontradas anormalidades nos hormônios, incluindo os níveis de estrogênio e de progesterona, com a diminuição de FSH e de estrogênio sendo as mais comuns.[4,5]

Quadro clínico e diagnóstico

Manifestam-se por linhas bem demarcadas bilaterais (cerca de 2% delas sendo unilaterais), que separam áreas mais pigmentadas de áreas mais claras. Geralmente, são mais definidas de um lado e quase indistinguíveis do outro. Podem ocorrer nos membros, no tórax ou no abdome, seguindo dermátomos, sendo 6% delas faciais. São, principalmente, um problema cosmético.

Conforme a localização, são classificadas em oito tipos, de A a H (Tabela 1).

TABELA 1 Classificação das linhas de Voigt-Futcher

▪ Grupo A: linhas ao longo do membro superior, com extensão transpeitoral variável
▪ Grupo B: ao longo do membro inferior
▪ Grupo C: linhas pareadas em curso mediano ou paramediano no tórax, com extensão na linha média do abdome
▪ Grupo D: demarcação posteromediana
▪ Grupo E: máculas hipopigmentadas, bilateralmente, simétricas e orientadas obliquamente no tórax
Linhas faciais:
▪ F: representam um remendo em forma de cone invertido, estendendo-se da borda orbital lateral e apontando inferiormente ou inferolateralmente
▪ G: semelhante, mas com dois cones invertidos, com uma borda de pigmentação normal no meio, formando uma mancha em forma de W
▪ H: lineares e hiperpigmentadas, estendendo-se desde os cantos laterais da boca

Em alguns casos, as linhas faciais podem se fundir com o círculo pigmentado periorbital. Quase 10% dos indivíduos com linha facial também têm uma linha corporal (linhas A a E), sugerindo uma possível origem comum. Os grupos A e C tendem a ser distintos e evidentes. As linhas do tipo B são comumente associadas à gravidez e regridem espontaneamente após o parto, sendo descritas em neonatos; as outras são persistentes. O tipo menos comum é o D.[4]

O exame histopatológico pode mostrar leve infiltração de linfócitos ao redor dos vasos na derme superior, com leve hiperpigmentação da camada basal e suprabasal e leve incontinência pigmentar na derme papilar; pode haver apenas melanização aumentada. Existem melanócitos clinicamente inconspícuos em áreas inervadas por nervos periféricos. Não são encontrados melanócitos atípicos.[4,5]

Diagnóstico diferencial

Os diagnósticos diferenciais incluem vitiligo, nevo despigmentoso, nevo anêmico, hanseníase, manchas de Fitzpatrick da esclerose tuberosa, hiperpigmentação pós-inflamatória, melasma, nevo de Ota, nevo de Ito, nevo melanocítico e melanose periorbital.[4,5]

Tratamento

O tratamento visa minimizar a preocupação cosmética; às vezes, podem regredir espontaneamente. *Laser* de alexandrita *Q-switched*, fórmula de Kligman ou *peelings* de ácido glicólico ou mesmo camuflagem podem ser empregados.[4]

Hipopigmentação da linha média

Introdução

A hipopigmentação da linha média é uma faixa linear hipocrômica localizada na região mediana do tórax, comumente encontrada em indivíduos negros.

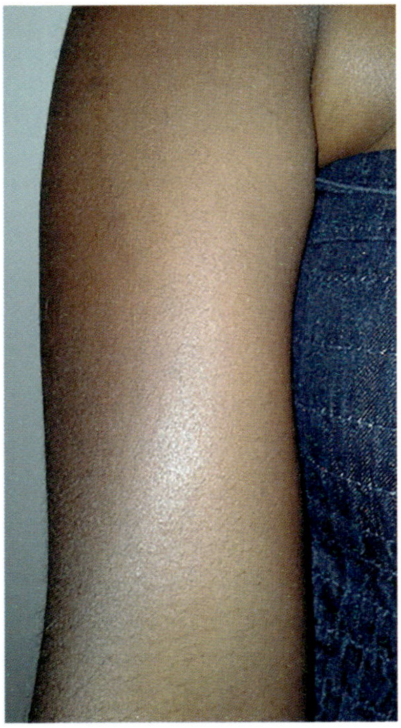

FIGURA 2 Linhas de Voigt-Futcher: linha bem demarcada, separando área mais pigmentada de área mais clara. Fonte: acervo da Dra. Marilda Aparecida Milanez Morgado de Abreu, com permissão.

Epidemiologia

A hipopigmentação da linha média é frequente em negros, mais em homens (42%) do que em mulheres (33% a 36%), sendo menos visível com a idade.[6,7]

Etiopatogenia

É decorrente de herança autossômica dominante.[6,7]

Quadro clínico e diagnóstico

Manifesta-se por linha ou faixa linear ou máculas ovais hipocrômicas por toda a extensão mediana do esterno, podendo estender-se até o pescoço, a linha alba e a região infraclavicular. A linha pode ser bem marcada, com muito menos pigmentação do que na área circundante, mas em outros casos a linha é tênue e quase imperceptível. No entanto, pode haver arqueamento da linha média do tórax. Assim, o termo medioesternal não é aplicável a algumas das variações, mas em parte de seu curso, a faixa hipopigmentada fica sobre o esterno. É assintomática e não está associada a outros distúrbios.[6,7]

Diagnóstico diferencial

Os diagnósticos diferenciais incluem incontinência pigmentar acromiante, vitiligo, hipopigmentação pós-inflamatória, manchas em forma de "folha de freixo" da esclerose tuberosa, hipomelanose gutata idiopática, nevo hipocrômico e anêmico, cicatrizes hipopigmentadas lineares, piebaldismo, estrias e pitiríase alba.[6,7]

Tratamento

Não requer tratamento.

Hiperpigmentação palmoplantar

Introdução

São manchas hipercrômicas localizadas nas regiões palmoplantares, comumente encontradas em indivíduos negros.

Epidemiologia

A hiperpigmentação palmoplantar é comum, sendo mais frequente quanto maior a pigmentação da pele. Ocorre em 60% dos adultos negros.[8]

Etiopatogenia

A etiopatogenia da hiperpigmentação palmoplantar é desconhecida.

Quadro clínico e diagnóstico

Manifesta-se por máculas hipercrômicas, de configuração e contornos variáveis, frequentemente ovoides, com bordas regulares e bem delimitadas, em número e tamanho variável, de alguns milímetros a dois ou mais centímetros de diâmetro, localizadas nas superfícies palmoplantares. São assintomáticas. A histopatologia evidencia epiderme normal, com hiperpigmentação epidérmica, sem aumento no número de melanócitos, e macrófagos pigmentados na derme. A distribuição dos grânulos de melanina pode exibir três tipos distintos: nos queratinócitos basais, em todas as camadas epidérmicas ou apenas em melanócitos grandes.[8]

Diagnóstico diferencial

Os diagnósticos diferenciais incluem nevo juncional, sífilis, doença de Addison, hiperpigmentação pós-inflamatória e melanoma maligno lentiginoso.[8,9]

Tratamento

Não requer tratamento.

Hiperpigmentação da mucosa oral

Introdução

São manchas hipercrômicas localizadas na mucosa oral, comumente encontradas em indivíduos negros.

Epidemiologia

A hiperpigmentação da mucosa oral acomete mais comumente indivíduos de pele mais escura.[10,11] Desenvolve-se durante as duas primeiras décadas de vida e aumenta com a idade.[10,11] Nenhuma predileção por gênero foi relatada.[11]

Etiopatogenia

A pigmentação fisiológica resulta do aumento da atividade dos melanócitos, com aumento da produção de melanina no epitélio.[10,11] A intensidade da cor pode ser influenciada pelo fumo, hormônios e medicamentos sistêmicos.[10,11]

Quadro clínico e diagnóstico

Manifesta-se por manchas hipercrômicas, que podem variar de marrom claro a quase preto, de formas e tamanhos variados, localizadas ou disseminadas.[10,11] Podem ser notadas em qualquer parte da cavidade oral, incluindo as pontas das papilas fungiformes no dorso da língua, mas são mais comuns e inestéticas na gengiva inserida, especialmente em indivíduos que apresentam a linha do sorriso alta.[10,11] Em ordem decrescente de fre-

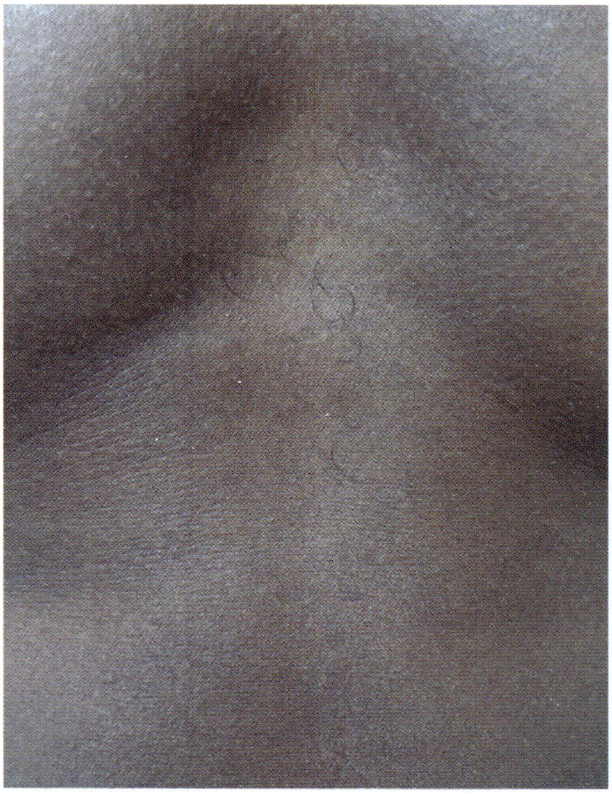

FIGURA 3 Hipopigmentação da linha média: faixa linear hipocrômica na região esternal. Fonte: acervo da Dra. Marilda Aparecida Milanez Morgado de Abreu, com permissão.

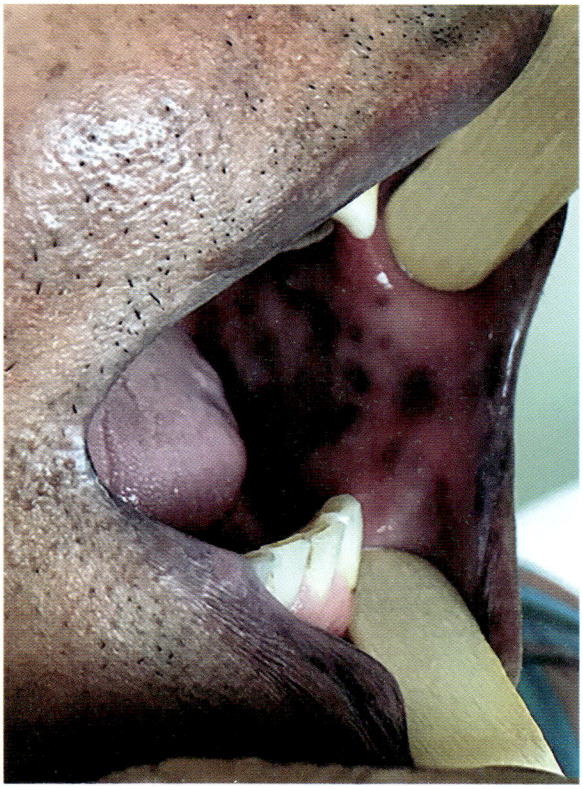

FIGURA 4 Hiperpigmentação da mucosa oral: manchas hipercrômicas na mucosa jugal. Fonte: acervo da Dra. Marilda Aparecida Milanez Morgado de Abreu, com permissão.

quência, atingem a mucosa jugal, lábios e palato.[11] Em locais não gengivais, a pigmentação tende a ser de forma irregular, com bordas menos definidas.[11] O diagnóstico da pigmentação fisiológica normalmente é feito clinicamente.[10,11] O exame histopatológico, quando realizada a biópsia, demonstra aumento da pigmentação melânica da camada basal, bem como eventual incontinência de melanina e/ou melanófagos na lâmina própria superficial sem aumento do número de melanócitos.[10,11]

Diagnóstico diferencial

Os diagnósticos diferenciais incluem as pigmentações causadas por doenças sistêmicas ou drogas, tatuagens, nevos melanocíticos, melanoma, mácula melanótica, hiperpigmentação pós-inflamatória, melanose do fumante, língua negra pilosa, síndrome de Peutz-Jeghers, síndrome de Laugier-Hunziker. É comumente vista dentro ou adjacente a lesões de líquen plano.[10,11]

Tratamento

Não necessita de nenhum tratamento.[10,11]

LINHAS PEROLADAS JUSTACLAVICULARES

Introdução

As linhas peroladas justaclaviculares representam uma variante anatômica da hiperplasia sebácea, com lesões localizadas nas áreas claviculares, particularmente frequentes entre indivíduos negros.

Epidemiologia

As linhas peroladas justaclaviculares são encontradas em 40% dos negros em comparação com 24,7% dos caucasianos, com ligeira predominância em mulheres (1,4:1) e na faixa etária de 11 a 40 anos. Geralmente se desenvolvem durante a puberdade, quando se inicia o aumento hormonal dos andrógenos; no entanto, a idade de início foi relatada de 1 a 80 anos. É ocasionalmente encontrada em crianças e pode ser frequente em neonatos.[12,13]

Etiopatogenia

As linhas peroladas justaclaviculares parecem ser uma variante do normal. Os fatores etiológicos podem ser múltiplos, incluindo idade, hormônios, luz solar, terapia imunossupressora ou outros fatores externos. Podem ser classificadas como uma variante rara de hiperplasia sebácea ou uma condição malformativa que afeta as glândulas sebáceas. Noventa e seis por cento da população tem um arranjo linear de suas unidades folículo-sebáceas da axila, do pescoço ou da virilha. Quando essas glândulas sebáceas hipertrofiam, assumem um padrão de linha de contas.[12,13]

Quadro clínico e diagnóstico

Caracterizam-se clinicamente por pequenas pápulas, em forma de contas, da cor da pele ou levemente amareladas, orientadas ao longo das linhas de tensão de Langer do pescoço, da área clavicular e, menos comumente, das axilas. Essas pápulas medem de 0,5 a 2 mm, ocasionalmente coalescem, mas o padrão permanece como faixas pontilhadas paralelas. Muitas delas são perfuradas por um cabelo fino. A condição é assintomática e não se associa a nenhuma outra subjacente. As características histopatológicas consistem em um lóbulo de glândula sebácea aumentado, associado a um pelo velo. Alargamento do infundíbulo, com hiperceratose moderada dos folículos pilossebáceos, foi observado em alguns casos. Ocasionalmente, espongiose e exocitose da porção superior da bainha radicular externa também foram detectadas.[12,13]

Diagnóstico diferencial

Os diagnósticos diferenciais incluem pseudoxantoma elástico, acantose nigricante, elastólise dérmica ou mucinose papular, hiperplasia sebácea, *cutis punctata linearis colli*, hamartoma papular ectodérmico mesodérmico linear e linhas em contas estriadas.[12,13]

Tratamento

Não requerem tratamento.[12,13]

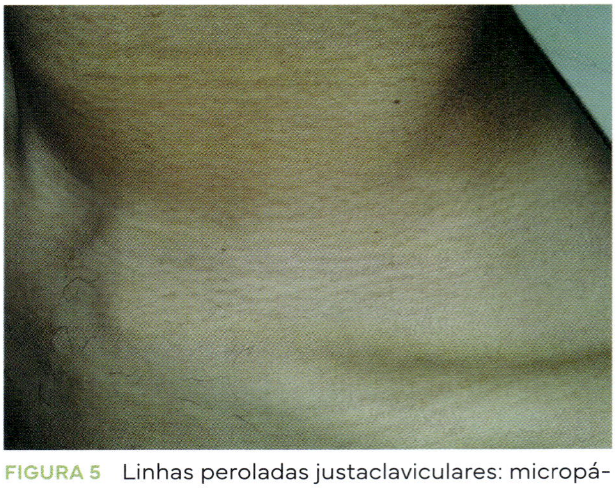

FIGURA 5 Linhas peroladas justaclaviculares: micropápulas, em forma de contas, amareladas, ao longo das linhas de tensão no pescoço e na área clavicular. Fonte: acervo da Dra. Marilda Aparecida Milanez Morgado de Abreu, com permissão.

REFERÊNCIAS BIBLIOGRÁFICAS

1. Madani FM, Kuperstein AS. Normal variations of oral anatomy and common oral soft tissue lesions: evaluation and management. Med Clin North Am. 2014;98(6):1281-98.
2. Huang BW, Lin CW, Lee YP, Chiang CP. Differential diagnosis between leukoedema and white spongy nevus. J Dent Sci. 2020;15(4):554-5.
3. Alchorne MMA, Abreu MAMM. Dermatologia na pele negra. An Bras Dermatol. 2008;83(1):7-20.
4. Zieleniewski Ł, Schwartz RA, Goldberg DJ, Handler MZ. Voigt-Futcher pigmentary demarcation lines. J Cosmet Dermatol. 2019;18(3):700-2.
5. Russo F, Flori ML, Taddeucci P, Rubegni P, Cinotti E. Pigmentary demarcation lines of Voigt-Futcher: Dermoscopic and reflectance confocal microscopy features. Skin Res Technol. 2020;26(3):440-2.
6. Selmanowitz VJ, Krivo JM. Hypopigmented markings in Negroes. Int J Dermatol. 1973;12(4):229-35.
7. Zaid Z. Skin of colour: characteristics and disease. J Pak Med Assoc. 2017;67(2):292-9.
8. Chapel TA, Taylor RM, Pinkus H. Volar melanotic macules. Int J Dermatol. 1979;18(3):222-5.
9. Nieuweboer-Krobotova L. Hyperpigmentation: types, diagnostics and targeted treatment options. JEADV. 2013;27(Suppl.1):2-4.
10. Gondak RO, da Silva-Jorge R, Jorge J, Lopes MA, Vargas PA. Oral pigmented lesions: clinicopathologic features and review of the literature. Med Oral Patol Oral Cir Bucal. 2012;17(6):e919-24.
11. Rosebush MS, Briody AN, Cordell KG. Black and Brown: non-neoplastic pigmentation of the oral mucosa. Head Neck Pathol. 2019;13(1):47-55.
12. Woldow AB, Houk LD, Samie FH. Juxtaclavicular beaded lines: a presentation of sebaceous gland hyperplasia. Dermatol Online J. 2009;15(4):14.
13. Lee SE, Kim YC, Lee SH. Juxta-clavicular beaded lines. J Dermatol. 2007;34(6):407-9
14. Vashi NA, Wirya SA, Inyang M, Kundu RV. Facial hyperpigmentation in skin of color: special considerations and treatment. Am J Clin Dermatol. 2017;18(2):215-30.

7

Pseudofoliculite da barba

Cauê Cedar Borges da Silva Reis
Katleen da Cruz Conceição

INTRODUÇÃO

A pseudofoliculite da barba, comumente referida como "pelos encravados", "alergia à lâmina de barbear" ou "bolinhas no rosto", é uma condição cutânea comum que se desenvolve como resultado da remoção de pelos faciais. Ocorre mais frequentemente em associação com o barbear – lâmina ou máquina –, mas também atrelada a outros métodos de extração como depilação com cera, pinça e linha, e resulta de uma resposta inflamatória ao aprisionamento cutâneo de pelos curtos recém-cortados. O desconforto e a desfiguração associados à condição cutânea podem afetar negativamente a autoestima e a qualidade de vida. Além disso, as expectativas da sociedade e empregos que favorecem uma aparência "barbeada" colocam os indivíduos com pseudofoliculite da barba em risco de limitações e discriminação na carreira. Hiperpigmentação pós-inflamatória, infecção bacteriana secundária, cicatrização e formação de queloide são complicações potenciais.

EPIDEMIOLOGIA

Como condição associada à remoção de pelos faciais, a pseudofoliculite da barba é mais prevalente em homens pós-púberes, com predileção por populações com cabelos naturalmente crespos.[1] Não há estatísticas que definam a prevalência dessa condição na população brasileira. Em um estudo nas forças armadas dos Estados Unidos, instituição na qual o barbear é um componente dos padrões de higiene, a pseudofoliculite da barba foi detectada em 45% dos 50 homens negros hospitalizados por outras indicações, uma taxa considerada maior do que a prevalência em membros brancos do serviço militar.[2] A pseudofoliculite da barba também pode ocorrer em mulheres que removem os pelos faciais e em associação com o barbear facial frequente na população transexual masculina, como resultado da hormonização, e feminina, como processo de modificação corporal e adequação a convenções sociais.[3]

ETIOPATOGENIA

Os achados clínicos resultam de uma reação inflamatória cutânea contra os pelos que penetraram na pele interfolicular. Isso pode ocorrer por dois mecanismos: penetração extrafolicular e transfolicular na pele.

- Penetração extrafolicular: a penetração extrafolicular descreve a entrada da extremidade distal de um fio de cabelo na pele interfolicular após já ter saído do orifício folicular.[4] Isso ocorre quando a extremidade distal de um cabelo entra em contato com a superfície da pele. O barbear contribui para a penetração extrafolicular, criando pelos curtos e pontiagudos que são capazes de penetrar na pele.
- Penetração transfolicular: a penetração transfolicular ocorre quando a extremidade distal de um fio de cabelo penetra na derme antes de sair pelo orifício folicular.[4] Foi postulada como resultado de técnicas de barbear que resultam em retração da borda cortada do cabelo para dentro do folículo, o que pode ocorrer quando a pele é esticada durante o barbear. Outra teoria é que o uso de lâminas de dois ou múltiplos gumes pode contribuir para a penetração transfolicular. O primeiro fio da navalha puxa os pelos para cima, e o fio da navalha subsequente corta os pelos, resultando na retração dos pelos cortados para dentro da pele após o barbear.[4]

Após a entrada na pele interfolicular, a extremidade distal do cabelo pode penetrar 2 a 3 mm na derme.[5]

Eventualmente, o crescimento contínuo do cabelo leva à liberação espontânea da ponta distal do cabelo e isso geralmente ocorre dentro de três a seis semanas.[5,6]

A predominância de pseudofoliculite da barba em indivíduos negros é considerada atribuível à prevalência de cabelos crespos nessa população. Além do fato de o folículo piloso ficar em um ângulo oblíquo em relação à pele, o que pode contribuir para a formação de pelos com pontas afiadas durante o barbear, as pontas dos cabelos crespos têm uma tendência maior de curvar-se para trás em direção à superfície da pele.[4] Um estudo identificou um defeito no gene da queratina do folículo piloso (K6hf) como um potencial fator de risco adicional para essa condição.[7]

Os achados histopatológicos da pseudofoliculite da barba incluem neutrófilos intraepidérmicos, focos de formação de abscesso na derme e inflamação granulomatosa com células gigantes do tipo corpo estranho envolvendo a ponta dos pelos penetrantes.[4]

QUADRO CLÍNICO E DIAGNÓSTICO

Pápulas e pústulas em locais de depilação são as lesões características da pseudofoliculite da barba. As pápulas firmes de 2 a 5 mm podem ser normocrômicas, eritematosas ou hiperpigmentadas. Em algumas condições e pacientes, pelos reentrantes no orifício folicular podem ser visíveis na superfície da pele. Novas pápulas podem se desenvolver um a dois dias após o barbear incitante.[2] Pápulas individuais podem persistir por várias semanas, até desaparecerem após a liberação espontânea ou intencional de pelos encravados. Já as pústulas podem se desenvolver como resultado de uma resposta estéril, aguda e inflamatória ao cabelo embutido ou como uma manifestação de infecção secundária.[4]

A extensão do envolvimento varia amplamente; já quanto à distribuição, a região anterior do pescoço, mandíbula, bochechas e queixo são os locais mais comuns de envolvimento. As regiões do bigode e das costeletas são normalmente poupadas.[5] Indivíduos que removem pelos de locais como axila, região pubiana e pernas podem desenvolver pseudofoliculite nessas áreas.[4,8]

O diagnóstico de pseudofoliculite da barba é feito com base na história e no exame físico, dispensando, usualmente, a biópsia de pele.

A anamnese deve incluir uma revisão das práticas de depilação, bem como uso de dermocosméticos, atividade laboral, relações sociais e quaisquer associações observadas entre o desenvolvimento da lesão e a depilação. O prurido é comum e o ato de coçar pode sobrepor infecção bacteriana. Os achados esperados do exame físico incluem pápulas e/ou pústulas normocrômicas, eritematosas ou hiperpigmentadas limitadas a locais de depilação terminal anterior. O exame dermatoscópico facilita a visualização de pelos inclusos característicos.

DIAGNÓSTICO DIFERENCIAL

O diagnóstico diferencial de pseudofoliculite da barba inclui outras condições que podem resultar em pápulas ou pústulas em áreas de crescimento de pelos terminais, a saber:

- **Foliculite bacteriana**: a foliculite bacteriana geralmente se apresenta como uma condição aguda com pápulas e pústulas eritematosas, o que contrasta com o curso crônico, reentrante e as pápulas firmes características da pseudofoliculite da barba. As culturas são úteis para o diagnóstico de foliculite bacteriana, apesar de pouco custo-efetivas na prática diária e fortemente indicadas em condições refratárias. Na pseudofoliculite da barba, as culturas geralmente são negativas ou demonstram flora cutânea normal na ausência de infecção secundária.[4,6]

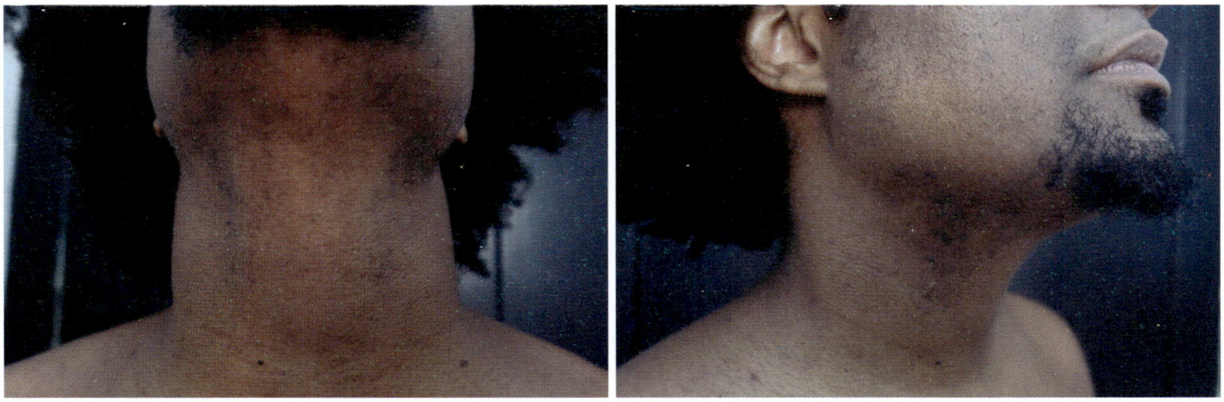

FIGURA 1 Pseudofoliculite da barba.
Fonte: acervo da Dra. Katleen da Cruz Conceição.

- **Foliculite traumática**: a foliculite traumática descreve a inflamação transitória do folículo piloso devido à irritação causada pelo barbear muito próximo.[5] Os pacientes apresentam pápulas eritematosas perifoliculares e escoriações. Ao contrário da pseudofoliculite da barba, a condição geralmente desaparece em poucos dias se o barbear for interrompido.
- ***Tinea barbae:*** nessa condição, há a infecção por dermatófitos envolvendo a área da barba. Os pacientes podem apresentar pústulas, pápulas e nódulos inflamatórios ou, mais habitualmente, placas eritematoescamosas. A detecção de formas fúngicas ocorre por exame micológico direto e cultura e, raramente, por biópsia.
- ***Acne keloidalis nuchae:*** *acne keloidalis nuchae* ou acne queloideana da nuca é uma desordem do cabelo e couro cabeludo que pode se apresentar com pápulas cupuliformes, pústulas e placas queloidais no couro cabeludo occipital. A localização da acne queloidal no couro cabeludo distingue essa condição da pseudofoliculite da barba.
- **Sarcoidose cutânea:** a sarcoidose cutânea pode se apresentar com uma variedade de manifestações, incluindo pápulas ou placas firmes que podem ser normocrômicas, marrom-amareladas, marrom-avermelhadas, violáceas ou hipopigmentadas. Ao contrário da pseudofoliculite da barba, os pelos embutidos não são uma característica da sarcoidose cutânea e as lesões podem ser vistas fora da área da barba.

TRATAMENTO

A abordagem é guiada principalmente pela experiência clínica, visto não haver estudo nível A que qualifique os tratamentos. A abordagem primária à terapia para pseudofoliculite da barba consiste em intervenções para minimizar a entrada de pelos na pele interfolicular, que é considerada o principal fator contribuinte para a pseudofoliculite da barba. A intervenção mais eficaz é a interrupção permanente do barbear ou de outras práticas de depilação que contribuam para a condição.

No entanto, demandas ocupacionais, valores culturais e preferências individuais impedem que muitos pacientes interrompam a depilação indefinidamente. Para esses pacientes, ajustar as práticas de depilação e incorporar a terapia tópica pode ajudar a melhorar o controle da condição.[1,9]

Basicamente, a abordagem pode ser dividida em pacientes para os quais o crescimento do pelo é aceitável e para os quais não é aceitável.

- **Crescimento do pelo aceitável:** a interrupção do fator e permitir que o pelo permaneça em um comprimento que torne improvável a penetração na pele é o tratamento de escolha. Dependendo da gravidade da condição, uma melhora acentuada nas pápulas e pústulas geralmente é observada dentro de um a seis meses após cessar a depilação.[4] Os pacientes podem continuar a pentear a barba com uma tesoura ou um aparador elétrico, sugerindo-se, inicialmente, aparar o cabelo a um comprimento não inferior a 0,5 cm. Testes de comprimentos de corte mais curtos podem ser realizados após o paciente atingir a eliminação da lesão. A pseudofoliculite pode continuar a progredir durante as primeiras semanas após a interrupção do barbear devido à incorporação contínua de pelos previamente raspados na pele.[5,6] Nesse ínterim, as pontas distais dos pelos encravados visíveis podem ser cuidadosamente desalojadas pelo paciente com um palito ou agulha estéril. O cabelo não deve ser arrancado do folículo pelo potencial de causar irritação adicional.[5] Em caso de lesões agudas, os corticosteroides tópicos de baixa potência podem ser úteis para reduzir a inflamação, bem como corticoide intralesional, a depender do acometimento. Se houver infecção bacteriana secundária, o uso de antibioterapia adequada é mandatório.
- **Crescimento de pelos não é aceitável:** a terapia para esses pacientes envolve: 1) a cessação de curto prazo do processo desencadeante de remoção de pelos; 2) ajustes nos métodos de remoção de pelos; e 3) terapia anti-inflamatória para lesões agudamente inflamadas. Além disso, o tratamento adjuvante de longo prazo com agentes antimicrobianos tópicos e retinoides tópicos é frequentemente incorporado com base em dados limitados que sugerem benefício na pseudofoliculite da barba. A depilação a *laser* é uma opção para os pacientes que não conseguem melhorar com essas medidas ou preferem prosseguir diretamente para esse procedimento como uma solução de longo prazo.

Tal qual um passo a passo, a rotina de cuidados do paciente pode ser organizada segundo este caminho:

1. **Suspensão da depilação a curto prazo:** sempre que possível, incentivar os pacientes que não conseguem parar de se barbear permanentemente a interromper o barbear até que a condição melhore, geralmente em um a seis meses. Posteriormente, mudanças nas práticas de depilação que podem reduzir o risco de pseudofoliculite recorrente devem ser implementadas. Tais medidas, caso os pacientes não possam seguir o primeiro passo, se tornam, automaticamente, o ponto de partida.

2. **Ajustando os métodos de depilação:** mudanças que podem ser úteis incluem ajustes no procedimento de barbear e substituição do uso de lâminas de barbear por aparadores elétricos ou depilatórios. A eficácia relativa dessas intervenções não é clara; assim, a seleção entre essas medidas é baseada na preferência do paciente. Se uma determinada intervenção não produzir melhora, uma das outras abordagens pode ser implementada.
   A. **Pré e pós-barbear:** a experiência clínica sugere que ajustes na rotina de barbear, particularmente intervenções pré e pós-barba, podem ser úteis para pseudofoliculite da barba.
      i. A aplicação de quantidades generosas de creme ou gel de barbear altamente lubrificante por 5 a 10 minutos antes do barbear amacia o pelo e pode ajudar a reduzir a formação de pontas afiadas durante o barbear. A aplicação de compressas mornas antes do barbear é uma abordagem alternativa.[5]
      ii. Lavar suavemente a área da barba em movimentos circulares com um pano levemente abrasivo, esponja ou escova de barbear por alguns minutos diariamente pode ajudar a liberar pelos encravados.[4,10,11] Alguns autores defendem o uso de um espelho de aumento para identificar os pelos encravados, após o que as pontas distais embutidas podem ser desalojadas com um palito ou agulha estéril.[4] Deve-se evitar arrancar os cabelos do folículo, pois pode levar à inflamação folicular e ao subsequente crescimento de cabelos que penetram na parede folicular e, eventualmente, à hipopigmentação residual.[5,6]
   B. **O ato de barbear:** as recomendações usuais de barbear na direção do crescimento do pelo e de reduzir a frequência do barbear não têm eficácia comprovada e há algumas sugestões opostas na literatura.[1] O estiramento da pele durante o barbear e o uso de lâmina com protetor de pele também têm sido sugeridos.[10]
      i. **Máquina de cortar cabelo:** máquina elétrica pode ser usada para cortar o pelo de uma maneira que deixe o cabelo restante em um comprimento maior do que o barbear. Os pacientes devem ser encorajados a deixar o cabelo restante em um comprimento de pelo menor que 1 mm para reduzir o risco de recorrência da lesão.[4] Contudo, a aparência de barba por fazer associada a pelos curtos residuais pode não ser aceitável para alguns pacientes.
      ii. **Depilatórios químicos:** a experiência clínica sugere que alguns pacientes com pseudofoliculite da barba melhoram quando o uso de depilatórios químicos substitui o barbear. Os depilatórios químicos contêm substâncias como sulfeto de bário ou tioglicolato de cálcio e removem os pelos induzindo a lise das pontes dissulfeto no pelo.[6] Os cremes depilatórios químicos são geralmente aplicados na pele por vários minutos e os pelos longos na área de tratamento devem ser cortados antes do uso. A irritação é um efeito colateral potencial e alguns pacientes são incapazes de tolerar esses produtos na pele facial. Assim, recomenda-se que os pacientes testem o produto em uma área não facial e acompanhem o local de irritação por 48 horas antes do seu uso.[5] Se ocorrer irritação significativa, descontinuar o uso ou limitar a frequência a dias alternados ou menos pode ajudar a minimizar a irritação.[2,4]
3. **Tratamento de lesões agudas:** a experiência clínica sugere que os corticosteroides tópicos de baixa potência são úteis para lesões inflamadas.[5] A recomendação de uso é de 1 a 2 vezes ao dia e, devido ao potencial de efeitos adversos na pele, o curso de tratamento geralmente é limitado a menos de três a quatro semanas em uma área específica. Atenção para o risco de atrofia cutânea e hipopigmentação em paciente negros, principalmente com fototipo VI. Uma injeção intralesional de corticosteroides (por exemplo, acetonido de triancinolona em uma concentração de 2 a 3 mg/mL) é uma abordagem alternativa para pápulas maiores e altamente inflamadas, seguindo o mesmo cuidado da terapia tópica e atentando-se ao fato de observar a evolução das lesões antes de indicar sessões em número definido. Tetraciclinas orais são ocasionalmente incorporadas para pacientes com inflamação acentuada com base no benefício anti-inflamatório observado em outros distúrbios cutâneos.[1,9] A infecção secundária deve ser tratada com antibioticoterapia adequada.

Quanto à terapia tópica adjuvante, a prescrição de antimicrobianos e retinoides tópicos é habitual na tentativa de obter benefícios adicionais, apesar da falta de evidência científica sólida. Se a tolerância for uma preocupação ou a apresentação for leve, uma abordagem alternativa é iniciar com um antimicrobiano ou retinoide, com adição subsequente do segundo agente, se necessário.

O peróxido de benzoíla 2,5 a 6% é comumente usado sozinho ou em conjunto com um antibiótico tópico, como clindamicina 1% ou eritromicina 2%. O uso prolongado de antibióticos tópicos na ausência de peróxido de benzoíla não é recomendado com base na preocupação de promover resistência bacteriana.[1]

Retinoides tópicos, como tretinoína, adapaleno ou tazaroteno, este não disponível no Brasil, são aplicados na região afetada uma vez ao dia à noite. Começar com uma concentração mais baixa de um retinoide específico e/ou uma frequência de aplicação de noites alternadas a três noites pode ajudar a minimizar a irritação da pele induzida por essa classe de medicamentos.

Produtos tópicos à base de ácido glicólico, como a loção de ácido glicólico a 10% em pH 3,75, podem ser aplicados diariamente na área da barba. Semelhante aos retinoides tópicos, o mecanismo de benefício na pseudofoliculite da barba não é claro.

Em caso de doença refratária, os pacientes que desejam ou precisam continuar a depilação, mas não respondem às intervenções de primeira linha, podem se beneficiar da depilação a *laser*. Ela funciona por meio da destruição seletiva dos folículos pilosos e resulta na redução da densidade e espessura dos pelos. Múltiplas sessões de tratamento geralmente são necessárias para alcançar uma grande redução no crescimento do cabelo, porque apenas uma minoria de folículos pilosos é destruída durante cada tratamento. Como a melanina é o componente folicular visado pelos *lasers* de depilação, os pacientes com pelos de pigmentação escura são os melhores candidatos para esse procedimento O tratamento é pouco eficaz para cabelos brancos ou grisalhos. Múltiplos *lasers* demonstraram benefícios para o tratamento da pseudofoliculite da barba, incluindo Nd:YAG de pulso longo, diodo, alexandrita e *lasers* de rubi. Os *lasers* devem ser selecionados cuidadosamente para minimizar o risco de efeitos adversos. *Lasers* de comprimento de onda longo, como o *laser* Nd:YAG, são geralmente uma opção mais segura para pacientes com pele altamente pigmentada. Em caso de desconhecimento quanto ao operacional do aparelho, iniciar com baixa fluência e progredir parâmetros em sessões mensais conforme devolutiva do paciente e resposta clínica. Além disso, a realização de um ponto de teste em uma área discreta pode reduzir o risco de efeitos colaterais desfigurantes, permitindo que o clínico ajuste as configurações do *laser* adequadamente antes do tratamento.

Os riscos da depilação a *laser* incluem alterações pigmentares transitórias ou permanentes, bolhas e cicatrizes. O risco de anormalidades pigmentares é maior em indivíduos com pele negra, principalmente nos mais retintos, pela menor diferença entre as tonalidades da pele e do pelo.

Tratamentos adicionais que têm sido usados para pseudofoliculite da barba incluem eflornitina e terapia fotodinâmica. A eflornitina, medicação pouco disponível no Brasil e vendida sob o nome comercial Vaniqa®, é um agente tópico que retarda o crescimento do cabelo inibindo a ornitina descarboxilase e é aplicada nas áreas de crescimento do cabelo duas vezes ao dia. Pequenos estudos randomizados sugerem que a eflornitina tópica pode ajudar a acelerar a melhora em pacientes que recebem terapia a *laser*.[12] Já a terapia fotodinâmica foi proposta como um tratamento potencial com base em um relato de caso que descrevia o benefício em um paciente com foliculite da barba estafilocócica refratária e pseudofoliculite da barba.[13]

Por fim, a eletrólise como alternativa à depilação a laser geralmente não é recomendada por ser um procedimento doloroso, de execução pouco prática e muitas vezes sem sucesso. A exacerbação da pseudofoliculite da barba também é uma preocupação porque a falha da agulha de eletrólise em alcançar o bulbo capilar de um folículo piloso curvo poderia, teoricamente, resultar em um risco aumentado de penetração transfolicular subsequente durante o crescimento. Hiperpigmentação nos locais de inserção da agulha e cicatrização são efeitos adversos potenciais adicionais da eletrólise.[4]

REFERÊNCIAS BIBLIOGRÁFICAS

1. Nussbaum D, Friedman A. Pseudofolliculitis barbae: A review of current treatment options. J Drugs Dermatol. 2019;18:246.
2. Tshudy MT, Cho S. Pseudofolliculitis barbae in the U.S. Military, a review. Mil Med. 2021;186:e52.
3. Yeung H, Kahn B, Ly BC, Tangpricha V. Dermatologic conditions in transgender populations. Endocrinol Metab Clin North Am. 2019;48:429.
4. Perry PK, Cook-Bolden FE, Rahman Z, et al. Defining pseudofolliculitis barbae in 2001: A review of the literature and current trends. J Am Acad Dermatol. 2002;46:S113.
5. Kelly AP. Pseudofolliculitis barbae and acne keloidalis nuchae. Dermatol Clin. 2003;21:645.
6. Klingman AM, Strauss JS. Pseudofolliculitis of the beard. AMA Arch Derm. 1956;74:533.
7. Winter H, Schissel D, Parry DA, et al. An unusual Ala12Thr polymorphism in the 1A alpha-helical segment of the companion layer-specific keratin K6hf: Evidence for a risk factor in the etiology of the common hair disorder pseudofolliculitis barbae. J Invest Dermatol. 2004;122:652.
8. DeMaria AL, Flores M, Hirth JM, Berenson AB. Complications related to pubic hair removal. Am J Obstet Gynecol. 2014;210:528.e1.
9. Ogunbiyi A. Pseudofolliculitis barbae; current treatment options. Clin Cosmet Investig Dermatol. 2019;12:241.
10. Alexis A, Heath CR, Halder RM. Folliculitis keloidalis nuchae and pseudofolliculitis barbae: are prevention and effective treatment within reach? Dermatol Clin. 2014;32:183.
11. Cowley K, Vanoosthuyze K. Insights into shaving and its impact on skin. Br J Dermatol. 2012;166 Suppl 1:6.
12. Xia Y, Cho S, Howard RS, Maggio KL. Topical eflornithine hydrochloride improves the effectiveness of standard laser hair removal for treating pseudofolliculitis barbae: A randomized, double-blinded, placebo-controlled trial. J Am Acad Dermatol. 2012;67:694.
13. Diernaes JE, Bygum A. Successful treatment of recalcitrant folliculitis barbae and pseudofolliculitis barbae with photodynamic therapy. Photodiagnosis Photodyn Ther. 2013;10:651.

8

Cicatrização – cicatriz hipertrófica e queloide

Marcela Duarte Benez Miller
Nicole Fernandez Rodriguez

INTRODUÇÃO

A cicatrização é um processo complexo que envolve a reparação do tecido cutâneo danificado. Em alguns indivíduos, esse processo pode resultar em anormalidades como a formação de cicatrizes hipertróficas ou queloides (Figuras 1 e 2). Embora essas condições possam afetar pessoas de diferentes origens étnicas, elas são mais prevalentes e frequentes em pacientes de pele negra.[1-3]

Embora a pele negra apresente benefícios como maior tônus, elasticidade e envelhecimento mais lento, essas características contribuem para um risco aumentado de desenvolver cicatrizes inestéticas. Nessa população, os fibroblastos são maiores e produzem uma quantidade maior de colágeno, o que pode prejudicar a cicatrização.[1] Por esse motivo, os procedimentos que traumatizam a derme devem ser bem planejados.

Quando há história pessoal, familiar e/ou dúvidas quanto à propensão em gerar cicatrizes queloidiformes, faz-se necessária a substituição de técnicas invasivas por não invasivas, quando possível, e o uso de técnicas de prevenção ou que minimizem o crescimento exagerado do tecido.[4]

A maioria das lesões superficiais não deixa cicatrizes significativas, porém manchas hiper ou hipocrômicas podem acontecer. Já lesões cutâneas profundas, que atingem a derme reticular, podem causar lesões na pele e consequentes problemas cicatriciais como cicatrizes hipertróficas e queloides.[5]

O queloide foi descrito pela primeira vez nos papiros de Smith por volta de 1700 a.C. Já no século X, foram relatadas tribos nigerianas (Yorubá) que provocavam o aparecimento de queloides em forma de símbolos (tatuagens). Porém, o primeiro a referir dentro da literatura científica sobre lesão "cancroide" (lesão semelhante ao câncer) foi Jean Louis Alibert em 1806. Esse termo foi substituído posteriormente por "queloide", que vem do grego "*kelth*" (tumor) + "*eidoz*" (forma). Essa mudança ocorreu para prevenir associações com o câncer e suas conotações negativas.[6]

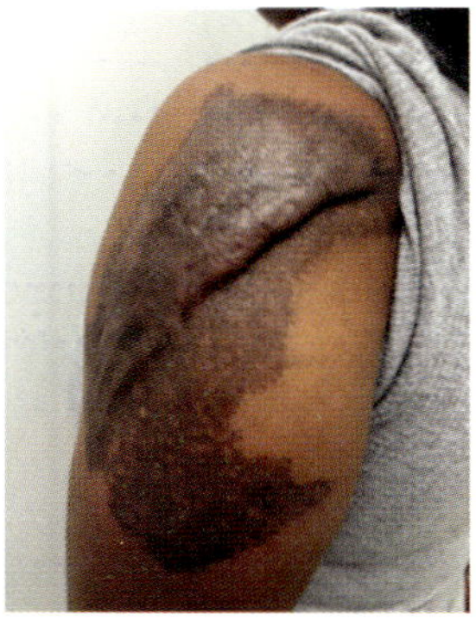

FIGURA 1 Queloide após queimadura – cicatriz ultrapassa os limites da ferida e apresenta hipercromia.

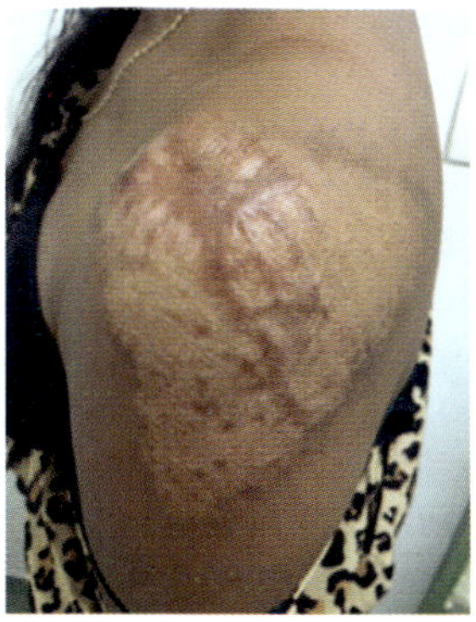

FIGURA 2 Cicatriz hipertrófica após queimadura – lesão sobrelevada e que permanece dentro do limite da cicatriz.

EPIDEMIOLOGIA

A cada ano, aproximadamente 100 milhões de pessoas sofrem de problemas relacionados às cicatrizes.[7] Queixas cosméticas e funcionais, como contraturas e sintomas subjetivos, incluindo prurido e dor, são frequentes e afetam drasticamente a qualidade de vida, o estado físico e a saúde psicológica dos pacientes.[8]

Não existem dados estatísticos no Brasil sobre esse tipo de cicatriz, porém, devido à grande miscigenação da população brasileira, percebe-se uma demanda aumentada e procura frequente por tratamento nos consultórios dermatológicos e de cirurgia plástica.

A incidência de queloide é altamente variável e depende da população em questão. Na Inglaterra, a incidência é uma das mais baixas, com 0,09%, enquanto que no Congo se registra em torno de 16% de casos.[7] Essa grande diferença é explicada por inúmeras variáveis, incluindo raça e grau de pigmentação da pele. Com base em pesquisas norte-americanas de 1990 a 2009, o risco é 3 vezes mais alto em indivíduos com ascendência africana ou asiática.[9]

ETIOPATOGENIA

Cicatrizes hipertróficas e queloides são distúrbios fibroproliferativos que resultam da cicatrização anormal de feridas e do desequilíbrio entre a fase proliferativa (fase 2 da cicatrização – aumento da atividade dos fibroblastos) e a fase de remodelação (fase 3 da cicatrização – maturação do colágeno). A fisiopatologia desse processo permanece extremamente complexa, porém a compreensão dos principais mecanismos subjacentes à cicatrização anormal de feridas e sua evolução para queloide é importante para criar estratégias preventivas e um tratamento mais eficaz.

A origem da cicatriz hipertrófica e do queloide é multifatorial, porém existe uma lacuna em relação à causa e aos mecanismos de seu desenvolvimento. No entanto, sabe-se que há fortes componentes ambientais e genéticos envolvidos, sendo mais vistos em asiáticos e afrodescendentes, não sendo descritos em albinos.[9] Sabe-se que portadores de HLADRB1*15, HLADQA1*0104, DQB1*0501 e DQB1*0503 são mais susceptíveis ao desenvolvimento de queloides.[10]

Existe maior prevalência na idade fértil e baixa incidência ou resolução após a menopausa, o que sugere uma relação com fatores hormonais.[2] Além disso, feridas cirúrgicas com alta tensão e com fechamento contra as linhas de tensão da pele predispõem ao surgimento dessas cicatrizes.[4]

Elas possuem como causas insultos da derme reticular, como: traumas físicos, incisões cirúrgicas, queimaduras, vacinação, foliculite, acne, cistos, *piercings* na pele, infecções por herpes e até mesmo picadas de insetos.[5] A gravidade das lesões não parece se correlacionar com o tamanho do queloide, de modo que pequenas lesões podem resultar em queloides de grande porte.[11]

A cicatrização resulta de um processo fisiológico dinâmico e simultâneo que envolve várias etapas interligadas e seu objetivo principal é restaurar a integridade da pele após um ferimento. O resultado final desse processo é a formação de uma cicatriz que passa por três fases:

- Fase 1: inflamatória/vascular.
- Fase 2: proliferativa/fibroblástica.
- Fase 3: remodelação/maturação.

Durante esse processo, várias citocinas são liberadas pelas células inflamatórias produzindo angiogênese, colagênese, granulação, epitelização, contração da lesão, crescimento de fibroblastos com formação de matriz extracelular e glicosaminoglicanos.[7] Na fase de remodelação, sinais são enviados para os fibroblastos para retornarem ao seu estado pré-lesão, por meio da apoptose de células excessivas. Acredita-se que anormalidades nesses sinais, particularmente naqueles que indicam redução na produção de colágeno, sejam responsáveis pelo crescimento da hipertrofia ou queloide.[5]

Existe, portanto, uma cicatrização patológica, desproporcional e exagerada que resulta de um desequilíbrio em alguma das três fases do processo de cicatrização marcada por estado inflamatório crônico e exacerbado, fibroproliferativo e síntese aumentada de fibras de colágeno hialinizadas.[5]

No queloide, os fibroblastos estão histologicamente normais e não há aumento do seu número absoluto, porém ocorre aumento da sua atividade mediada pela prolina-hidroxilase de forma crônica. Isso leva ao aumento das fibras de colágeno que se tornam mais desorganizadas e espessadas. Já na cicatriz hipertrófica, essa atividade aumentada dos fibroblastos dura por um período limitado e as fibras de colágeno se dispõem de forma mais organizada e menos espessa. Embora a colagenase também esteja aumentada, a degradação do colágeno não está, possivelmente devido a um aumento do depósito de alfa-globulinas (inibidoras da colagenase) no interior do queloide.[7]

QUADRO CLÍNICO E DIAGNÓSTICO

O diagnóstico geralmente é clínico, sendo necessário diferenciar cicatrizes hipertróficas de queloides, por isso, um exame físico detalhado e a história clínica são fundamentais para estabelecer um diagnóstico preciso. Enquanto a cicatriz hipertrófica surge após trauma, não excede os limites da lesão prévia e pode regredir espontaneamente, o queloide se caracteriza pelo surgimento após vários meses de um trauma, com um crescimento prolongado, contínuo e costuma exceder os limites da lesão inicial.[1] Seu crescimento se dá até atingir uma estabilidade, porém pode atingir grandes dimensões, muitas vezes deformantes.

A presença de sintomas como prurido, ardência e dor indica crescimento e atividade da lesão.[12] Algumas partes do corpo são mais acometidas, como tronco, membros e orelhas. A melhora dos sintomas durante o tratamento é indicativa de resposta terapêutica.[12]

DIAGNÓSTICO DIFERENCIAL

O diagnóstico diferencial se faz com tumores cutâneos e outras lesões proliferativas, como dermatofibrossarcoma *protuberans*, siringoma condroide, xantogranuloma juvenil, esclerodermia nodular, lobomicose, pseudolinfoma, tumores anexiais e carcinoma de células escamosas.[13] Nos casos duvidosos, é indicado realizar biópsia e estudo histopatológico de uma parte da lesão.

TRATAMENTO

É importante conversar com o paciente e explicar sobre recidiva, adesão ao tratamento, necessidade de várias sessões e combinação de técnicas para atingir melhora clínica. Além disso, deve-se prezar pela personalização do tratamento, adaptação das técnicas às características da pele negra, prevenção de complicações pigmentares, necessidade de manutenção e acompanhamento a longo prazo.

Um manejo adequado e eficaz se tornou um desafio no dia a dia do dermatologista, pois a falta de clareza na etiopatogenia do queloide e nos principais alvos a serem tratados também repercute no seu manejo terapêutico e taxa de recorrência.

Os tratamentos disponíveis visam melhorar o aspecto da cicatriz queloide em relação à sua dureza, superfície, altura e pigmentação, assim como o controle da dor e prurido, que causam grande desconforto aos pacientes. Diversas propostas terapêuticas ainda apresentam graus variados de sucesso e recorrência. Dentre todas as medidas terapêuticas, a compressão deve ser a base do tratamento. Pode-se usar placas de silicone, placa de hidrocoloide, malhas compressivas, faixas, brincos de pressão e até pregador de roupa.[14] Além disso, a combinação de diferentes terapias apresenta melhores resultados, mais duradouros e com menos relatos de recorrência.

Pode-se lançar mão de corticosteroide ou imiquimoide tópicos, infiltração intralesional de medicamentos de forma isolada ou em combinação (corticosteroides 5-fluorouracil, bleomicina, interferon e verapamil), *laser*, crioterapia de superfície ou intralesional, radioterapia, excisão cirúrgica e microagulhamento.[14,20]

- **Corticosteroide:** usado em cremes, fitas adesivas ou intralesionais [acetonida de triancinolona (ACT) e dipropionato de betametasona], reduz depósitos de alfa-globulina, aumentando a colagenase e reabsorção do colágeno em excesso. ACT é um glicocorticoide de longa duração, cuja dose é de 10-40 mg/mL em intervalo de 2 a 6 semanas até a cicatriz se nivelar. Pode apresentar efeitos colaterais como: atrofia da pele, telangiectasias e hipopigmentação no local da injeção.[14,15]
- **5-fluorouracil:** é um análogo de pirimidina com atividade antimetabólito, que inibe a enzima timidilato sintetase e interfere na síntese de RNA, inibe a proliferação de fibroblastos, angiogênese, expressão de colágeno tipo I e aumenta a apoptose de fibroblastos sem necrose. A dose é de 50 mg/mL, sendo administrado 1 mL com intervalo 1-2 vezes por semana ou a cada 15 dias. Pode ser usado isoladamente ou em associação com ACT (0,1 mL de 10 mg/mL de ACT adicionada a 0,9 mL de 5-FU). Isso melhora a eficácia e diminui os efeitos colaterais. Os principais efeitos colaterais são: eritema cutâneo, dor, ulceração e hiperpigmentação que melhoram espontaneamente mesmo na pele negra.[14,16,17] Além disso, funciona como estímulo da pigmentação em áreas de cicatrizes hipocrômicas, como ocorre nas cicatrizes de queimaduras.[17]
- **Cirurgia:** tem por finalidade diminuir o tamanho da cicatriz e não retirá-la completamente. A técnica varia de acordo com o tamanho, formato e localização dela. Pode-se utilizar excisão com fechamento direto *debulking* (Figura 3), *shaving*, técnica seriada e retalhos.[4,14]
- ***Laser:*** o *Pulse-dye laser* de 585 nm (PDL) tem demostrado resultados promissores no tratamento de cicatrizes hipertróficas mais jovens e queloides. Age destruindo os vasos sanguíneos, levando à isquemia local e induzindo neocolagênese.[7,14] Lasers ablativos como *laser* de dióxido de carbono fraccionado (CO_2) e o *laser* Er:YAG têm sido utilizados para aumentar a penetração de medicações tópicas.[14,18] Os efeitos adversos incluem hiper ou hipopigmentação transitória e formação de bolhas. No caso de PDL de 585, o efeito colateral adverso mais

comum é a púrpura pós-operatória, que pode persistir por 7 a 10 dias.[7,14,18] Por isso, deve ser usado com cautela em fototipos altos.

- **Radioterapia:** é mais comumente usada 24-48 horas após a excisão cirúrgica e demonstrou ser mais eficaz como terapia adjuvante à excisão cirúrgica em comparação com a monoterapia. Atua suprimindo a angiogênese e inibindo a atividade de fibroblastos. Diferentes modalidades de radioterapia, interna e externa, podem ser usadas incluindo radioterapia com feixe de elétrons, braquiterapia intersticial, de baixa e alta taxa de dose, com graus variados de sucesso.[14,19] A aplicação é feita em dose única ou fracionada para evitar reações cutâneas agudas como edema, necrose, ulceração, descamação, eritema e alterações pigmentares, sendo as duas últimas as mais comuns.[19]
- **Microagulhamento:** é uma técnica promissora, composta por microagulhas que fazem perfurações na pele, podendo associar uso de drogas que inibem as cicatrizes hipertróficas ou queloideformes. Os autores possuem experiência com a técnica de MMP (microinfusão de medicamentos na pele).[20] São necessárias múltiplas sessões e anestesia local antes do procedimento. As vantagens são que são injetadas microdoses dos medicamentos, diminuindo seus efeitos colaterais, ocorre remodelamento do colágeno e pode ser usado em todos os fototipos de pele (Figuras 2 e 4).[20]

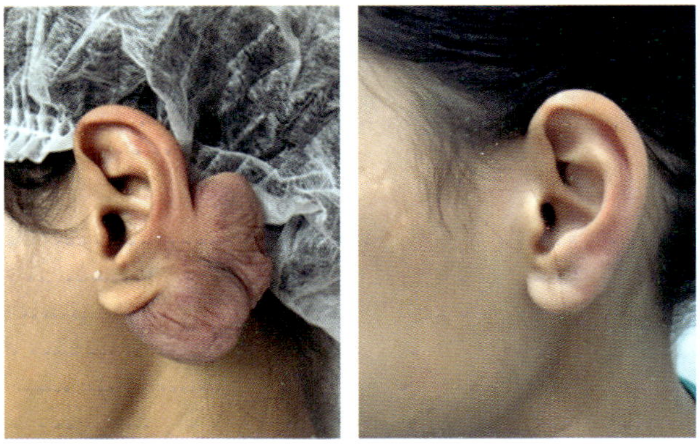

FIGURA 3 Antes e depois de cirurgia com *debulking*.

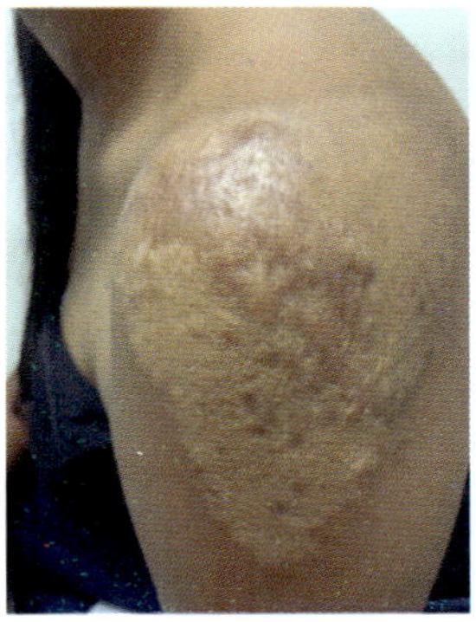

FIGURA 4 Mesma paciente da Figura 2. Cicatriz após tratamento com MMP e 5-fluorouracil.

REFERÊNCIAS BIBLIOGRÁFICAS

1. Alchorne MM. Dermatologia na pele negra. An Bras Dermatol. 2008 Feb;83(1):7-20.
2. Yedomon GH, et al. Keloids on dark skin: A consecutive series of 456 cases. Med Sante Trop. 2012 Jul;22(3):287-91.
3. Hochman B, et al. Distribuição de queloide e cicatriz hipertrófica segundo fototipos de pele de Fitzpatrick. Rev Bras Cir Plást. 2012;27(2):185-9.
4. Obi E. Surgical considerations in skin of colour. Clinical and Experim Dermatol. 2022;47(8):1429-37.
5. Ogawa R. Keloid and hypertrophic scars are the result of chronic inflammation in the reticular dermis. Int J Mol Sci. 2017;18(3):606.
6. Alibert JLM. Quelques recherches sur la cheloide. Mem Soc Med d'Emul. 1817;744.
7. Gauglitz GG, Korting HC, Pavicic T, et al. Hypertrophic scarring and keloids: Pathomechanisms and current and emerging treatment strategies. Mol Med. 2011;17(1-2):113-25.
8. Sitaniya S, et al. Quality-of-life of people with keloids and its correlation with clinical severity and demographic profiles. Wound Repair Rege. 2022 Apr 15;30(3):409-16.
9. Davis SA, Feldman SR, McMichael AJ. Management of keloids in the United States, 1990-2009: An analysis of the national ambulatory medical care survey. Dermatologic Surg. 2013;39(7).
10. Brown JJ, Bayat A. Genetic susceptibility to raised dermal scarring. Br J Dermatol. 2009;161.
11. Jfri A, Alajmi A. Spontaneous keloids: A literature review. Dermatology. 2018;234(3-4):127-30.
12. Hawash AA, Ingrasci G, Nouri K, Yosipovitch G. Pruritus in keloid scars: Mechanisms and treatments. Acta Dermato-Venereologica. 2021 Oct 28;101(10).
13. Ogawa R, Akaishi S, Hyakusoku H. Differential and exclusive diagnosis of diseases that resemble keloids and hypertrophic scars. Ann Plast Surg. 2009;62(6):660-4.
14. Walsh LA, et al. Keloid treatments: An evidence-based systematic review of recent advances. Systematic Reviews. 2023 Mar 14;12(1).
15. Jiang Z-Y, et al. Efficacy and safety of intralesional triamcinolone versus combination of triamcinolone with 5-fluorouracil in the treatment of keloids and hypertrophic scars: A systematic review and meta-analysis. Ann Plast Surg. 2020 Oct ;44(5):1859-68.
16. Hietanen K, et al. Treatment of keloid scars with intralesional triamcinolone and 5-fluorouracil injections: a randomized controlled trial. Plast Reconstr Surg. 2019 Jan;72(1):4-11.
17. Shah VV, et al. 5-Fluorouracil in the treatment of keloids and hypertrophic scars: A comprehensive review of the literature. Dermatol Ther (Heidelb). 2016 Jun;6(2):169-83.
18. Leszczynski R, et al. Laser therapy for treating hypertrophic and keloid scars. Cochrane Database Syst Rev. 2022 Sep 26;2022(9).
19. Liu EK, Cohen RF, Chiu ES. Radiation therapy modalities for keloid management: A critical review. Plast Reconstr Surg. JPRAS. 2022 Aug 1;75(8):2455-65.
20. Arbache S, Godoy CE de. Microinfusão de medicamentos na pele através de máquina de tatuagem. J Cosmet Dermatol. 2013;5(1):70-4.

9

Dermatose papulosa nigra

Buelvas Lobo Jairo de Jesús
Buelvas Lobo Gina
Katleen da Cruz Conceição

INTRODUÇÃO

A dermatose papulosa nigra (DPN), também chamada de dermatose papulosa nigricans e papulose nigra, é uma condição dermatológica relativamente comum em pacientes de pele negra, caracterizada pelo aparecimento de pequenas pápulas de superfície rugosa que podem ser marrons ou pretas. Acometem, em geral, a região do pescoço, rosto, axilas, tronco e virilha. Embora seja benigna e não cause sintomas significativos, a doença pode ter impacto na qualidade de vida dos pacientes, em relação à autoestima e à imagem corporal. Afeta na sua maioria indivíduos de pele negra e existem algumas particularidades na sua apresentação clínica e no diagnóstico. Neste capítulo, abordaremos a epidemiologia, etiopatogenia, quadro clínico, diagnóstico diferencial e tratamento dessa dermatose, com ênfase nas manifestações na pele negra.[1-3]

EPIDEMIOLOGIA

A dermatose papulosa nigra é mais prevalente em pessoas de origem africana e afrodescendentes. A condição pode ocorrer em qualquer idade, mas é mais comum o aparecimento na adolescência e prevalece nos adultos entre 30 e 60 anos, com um pico marcado na sexta década da vida, com aumento do número das lesões.[1-4]

A DPN afeta entre 35% e 77% dos indivíduos com pele negra, e cerca de 50% deles têm história familiar da condição. A condição pode ser mais prevalente em mulheres do que em homens, mas a diferença de gênero não é significativa. Fatores como obesidade, resistência à insulina, diabetes *mellitus* e uso de certos medicamentos também podem estar associados ao seu desenvolvimento.[1,3,5-7]

ETIOPATOGENIA

Apresenta uma influência genética, mas fatores como a exposição solar podem acelerar o surgimento das lesões. Por isso, é recomendável sempre explicar para os pacientes sobre a proteção solar para evitar o agravamento da condição. Enquanto algumas pessoas apresentam apenas algumas lesões, outras podem desenvolver até centenas delas. Embora a DPN seja geralmente benigna, pode ser preocupante do ponto de vista estético para o paciente. Em alguns casos, há a necessidade de tratamento para remover as lesões sintomáticas pelo tamanho ou localização ou até por serem excessivas.[1,7,8]

A causa exata não é completamente compreendida, mas há evidências de que a resistência à insulina e a hiperinsulinemia podem estar envolvidas no desenvolvimento da doença.[1,4,6,8]

Atualmente, estão em curso estudos que investigam possíveis mutações genéticas na DPN e sua relação com outras doenças de pele similares, como a estucoceratose (STK). De acordo com os resultados desses estudos, as mutações nos genes FGFR3 e PIK3CA podem estar envolvidas na sua patogênese. A pesquisa sobre as mutações em amostras de lesões de DPN e ST mostrou mudanças nos genes FGFR3 e PIK3CA em ambas as condições, sugerindo uma possível associação entre elas. Além disso, os achados genéticos moleculares apoiam o conceito de que ambas as lesões cutâneas são variantes específicas da ceratose seborreica.[1,7,8]

QUADRO CLÍNICO E DIAGNÓSTICO

A DPN é caracterizada pela presença de pápulas hiperpigmentadas, sésseis e pedunculadas com superfície aveludada ou verrucosa. Essas lesões geralmente aparecem na face e no tronco e nas áreas de dobras da pele, como pescoço, axilas, virilhas e região inframamária. Em pessoas de pele negra, as lesões podem ser mais proeminentes e ter uma cor mais escura, o que pode dificultar o diagnóstico clínico, com algumas lesões parecidas com as ceratose seborreicas.[1,4,7,9]

Com o tempo, as lesões atingem de 1 a 3 mm de diâmetro. Se não forem tratadas, aumentam de tamanho e se multiplicam, deixando a pele marcada. Não há como prevenir o seu aparecimento. Mesmo em peles protegidas do sol, não se pode garantir que a doença não vá se desenvolver. O diagnóstico geralmente é baseado na aparência clínica das lesões, mas biópsia de pele pode ser necessária para confirmar o diagnóstico em casos atípicos.[1,4,7,10]

Embora a dermatoscopia da DPN possa não ser conclusiva, é possível observar certas características que auxiliam no diagnóstico. É comum encontrar uma textura aveludada com sulcos irregulares e pigmentação acastanhada ou preta, bem como folículos pilosos dilatados e uma rede de sulcos finos. Do ponto de vista histopatológico, há hiperceratose e papilomatose em estroma fibroso, sendo similar à da ceratose seborreica do tipo hiperceratótico. Na maioria dos casos, o diagnostico dessa enfermidade é clínico. [1,6,7,9,11]

DIAGNÓSTICO DIFERENCIAL

Em termos de diagnóstico diferencial, é importante distinguir a DPN de outras condições que podem apresentar lesões semelhantes, como estucoceratose, nevos melanocíticos compostos, verrugas vulgares, ceratoses seborreicas, acrocórdon e nevos verrucosos. O diagnóstico é feito clinicamente com base na aparência típica das lesões, mas em alguns casos pode ser necessário realizar uma biópsia para confirmar o diagnóstico.[6,7,9,11]

TRATAMENTO

A DPN é uma condição de pele que pode ser difícil de tratar em pessoas de pele negra. O foco do tratamento é a remoção das lesões existentes.

Tratamentos tópicos, como retinoides, ácido salicílico, ácido glicólico e ácido tricloroacético 50%, podem ser eficazes. Tratamentos cirúrgicos, como *shaving* com tesoura cirúrgica *castroviejo*, curetagem, crioterapia, eletrocoagulação, dermoabrasão e tecnologias a laser são as opções mais utilizadas.[4,7,9,12]

No entanto, é importante ter em mente que alguns tratamentos podem não ser eficazes em todos os casos e que as lesões podem reaparecer. Alguns tratamentos podem causar cicatrizes e alterações na pigmentação da pele, especialmente na pele negra, como hipopigmentação e hiperpigmentação residual, sendo esta última mais comum.[13]

Em pessoas de pele negra, essa dermatose pode estar associada à resistência insulínica, síndrome metabólica e obesidade. Portanto, é importante que os pacientes passem por uma avaliação médica completa para detectar qualquer fator subjacente que possa estar contribuindo para a doença.[6,11]

Entre os tratamentos descritos na literatura, existem várias opções, como a **eletrodissecção**, que foi comprovada como o método com maior eficácia e satisfação do paciente, com uma taxa de sucesso de 90%. No entanto, foram observadas taxas mais altas de hiperpigmentação pós-inflamatória em pacientes tratados com eletrodissecção em comparação com aqueles tratados com outras opções de tratamento. O ***laser* KTP** (do in-

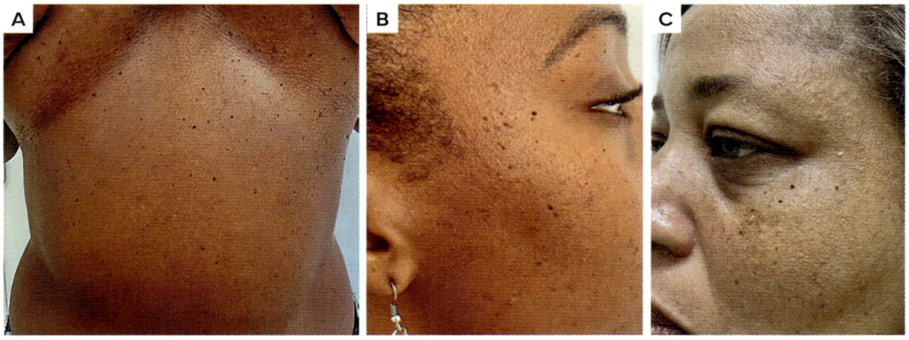

FIGURA 1 (A) Fotografia clínica de uma mulher jovem com dermatose papulosa nigra (DPN) no tronco, incluindo a região inframamária. Essa condição é uma queixa estética para a paciente devido à sua localização. (B) Fotografia clínica que mostra o acometimento da região lateral do rosto de uma mulher jovem com DPN sem comorbidades. (C) Fotografia clínica que mostra o acometimento do rosto de uma mulher melanodérmica com DPN e diabetes *mellitus* tipo II de base.

Fonte: acervo do Dr. Jairo Buelvas.

glês *potassium titanyl phosphate*) é outra modalidade de tratamento eficaz que tem sido associada a uma taxa menor de complicações e recuperação mais rápida, embora tenha um custo maior. A curetagem pode ser uma opção adequada para lesões de DPN menores e superficiais, mas pode ser menos eficaz para lesões maiores ou mais profundas e pode estar associada a um risco maior de hiperpigmentação pós-inflamatória.[5,7,12]

Estudos têm mostrado que a eletrodissecção e o *laser* KTP são os tratamentos mais eficazes para a sua remoção. Além disso, tratamentos com *laser* CO_2 e *Pulsed dye laser* (PDL) também são eficazes e foram usados com sucesso, porém são custosos.[3,5,7,12]

É importante lembrar que o tratamento da DPN pode deixar cicatrizes e hiperpigmentação residual. Para minimizar essas complicações, recomenda-se a aplicação de agentes despigmentantes ou uniformizadores tópicos. Alguns exemplos desses agentes incluem hidroquinona, ácido kójico, ácido azelaico, ácido fítico, arbutina e vitamina C, que podem ser utilizados sozinhos ou em combinação. Em casos mais graves, pode ser necessária a combinação dos tratamentos uniformizadores em casa com a terapia com *peelings* químicos como os de ácido retinóico com concentração de 5% e 10% ou microagulhamento. Todos os tratamentos devem ser acompanhados de proteção com filtros solares, de preferência com cor. Pode-se complementar com filtros solares orais tais como *Polypodium leucotomos* e *Picnogenol,* entre outros.[2-4,12,13]

Em resumo, a dermatose papulosa nigra é uma condição benigna da pele que afeta principalmente pessoas de pele negra. Embora não cause sintomas significativos, pode afetar a autoestima dos pacientes. O diagnóstico é clínico e existem várias opções de tratamento disponíveis, como descrito durante o capítulo. É importante que os pacientes recebam uma avaliação médica completa para detectar fatores subjacentes associados à doença. Alguns tratamentos podem causar cicatrizes e alterações na pigmentação da pele, mas o uso de técnicas menos invasivas e agentes despigmentantes pode minimizar essas complicações.[2-4,7,12]

REFERÊNCIAS BIBLIOGRÁFICAS

1. Metin SA, Lee BW, Lambert WC, Parish LC. Dermatosis papulosa nigra: A clinically and histopathologically distinct entity. Clin Dermatol. 2017 Sep-Oct;35(5):491-6.
2. Cestari TF, Dantas LP, Boza JC. Acquired hyperpigmentations. An Bras Dermatol. 2014;89(1):11-25.
3. Ali FR, Bakkour W, Ferguson JE, Madan V. Carbon dioxide laser ablation of dermatosis papulosa nigra: High satisfaction and few complications in patients with pigmented skin. Lasers Med Sci. 2016 Apr;31(3):593-5.
4. Alexis AF, Sergay AB, Taylor SC. Common dermatologic disorders in skin of color: A comparative practice survey. Cutis. 2007 Nov;80(5):387-94.
5. Garcia MS, Azari R, Eisen DB. Treatment of dermatosis papulosa nigra in 10 patients: A comparison trial of electrodesiccation, pulsed dye laser, and curettage. Dermatol Surg. 2010 Dec;36(12):1968-72.
6. Hairston MA Jr, Reed RJ, Derbes VJ. Dermatosis papulosa nigra. Arch Dermatol. 1964 May;89:655-8.
7. Xiao A, Muse ME, Ettefagh L. Dermatosis papulosa nigra. 2022 Sep 22. In: StatPearls [Internet]. Treasure Island (FL): StatPearls Publishing; 2023.
8. Hafner C, Landthaler M, Mentzel T, Vogt T. FGFR3 and PIK3CA mutations in stucco keratosis and dermatosis papulosa nigra. Br J Dermatol. 2010 Mar;162(3):508-12.
9. Alchorne MMA, Abreu MAMM. Dermatologia na pele negra. An. Bras. Dermatol. 2008;83(1):7-20.
10. Tran M, Richer V. elective treatment of dermatosis papulosa nigra: A review of treatment modalities. Skin Therapy Lett. 2020 Sep;25(4):1-5.
11. Bhat RM, Patrao N, Monteiro R, Sukumar D. A clinical, dermoscopic, and histopathological study of Dermatosis Papulosa Nigra (DPN) – An Indian perspective. Int J Dermatol. 2017 Sep;56(9):957-60.
12. Kundu RV, Joshi SS, Suh KY, Boone SL, Huggins RH, Alam M, et al. Comparison of electrodesiccation and potassium-titanyl-phosphate laser for treatment of dermatosis papulosa nigra. Dermatol Surg. 2009 Jul;35(7):1079-83.
13. Callender VD, St Surin-Lord S, Davis EC, Maclin M. Postinflammatory hyperpigmentation: Etiologic and therapeutic considerations. Am J Clin Dermatol. 2011 Apr 1;12(2):87-99.
14. Dunwell P, Rose A. Study of the skin disease spectrum occurring in an Afro-Caribbean population. Int J Dermatol. 2003 Apr;42(4):287-9.
15. Carter EL, Coppola CA, Barsanti FA. A randomized, double-blind comparison of two topical anesthetic formulations prior to electrodesiccation of dermatosis papulosa nigra. Dermatol Surg. 2006 Jan;32(1):1-6.

10

Psoríase

João Carlos Regazzi Avelleira
Mayara Hamilko de Barros
Analia Luiza Porto Viana

INTRODUÇÃO

Psoríase é uma doença de ocorrência universal, inflamatória, imunomediada, poligênica, de curso crônico, que pode ser desencadeada ou exacerbada por uma série de estímulos e associada a múltiplas comorbidades. A doença é caracterizada por um amplo espectro de apresentações clínicas e com grande impacto funcional e social na qualidade de vida do paciente.

EPIDEMIOLOGIA

A prevalência de psoríase varia globalmente, com maiores taxas relatadas em latitudes mais altas e países ocidentais em pessoas brancas em comparação com outros grupos étnicos,[1] parecendo estar relacionada ao histórico genético e à região geográfica.[2] Em pacientes de pele negra, a doença tem sido descrita muitas vezes como rara. Entretanto, os dados epidemiológicos são coletados com várias metodologias (registros governamentais e de seguradoras de saúde, ambulatórios gerais ou de especialidades, diagnóstico por autodeclaração, em pesquisa telefônica ou por exame realizado por médico generalista ou dermatologista) e todos podem apresentar viés de seleção com as amostras, nem sempre refletindo toda a população de uma região ou país. Vale ressaltar que, tratando-se de uma doença crônica, a prevalência aumenta com a idade e é influenciada pela faixa etária predominante no momento da coleta dos dados, e, por último, em muitos países esses dados não são conhecidos. Parisi et al. referem que 81% dos países carecem de informações sobre a epidemiologia da psoríase.[1]

Estimativas da prevalência global mostram que cerca de 2 a 3% da população mundial é portadora da doença, com variações de 0,91 a 8,5% em adultos e de 0,0 a 2,1% em crianças, com estudos efetuados principalmente na Europa e América do Norte. A prevalência de psoríase entre adultos americanos com 20 anos ou mais foi de 3,0% (95% CI, 2,6%-3,4%), com 3,2% (95% CI, 2,6%-3,8%) em mulheres e 2,8% (95% CI, 2,4%-3,3%) em homens.[3] Com base nos dados do censo dos Estados Unidos de 2020, esse resultado se traduz em cerca de 7,55 milhões de adultos americanos com psoríase. Estudos populacionais mais recentes nos Estados Unidos – apesar de mostrar uma menor prevalência de psoríase em negros em comparação com os caucasianos – observaram uma maior prevalência de psoríase entre negros do que o relatado anteriormente. Na Pesquisa Nacional de Saúde e Nutrição de 2009-2010 (NHANES), que estimou a prevalência de psoríase em adultos americanos com 20 anos ou mais em 3,2%, a psoríase foi mais comum em caucasianos (3,6%), seguidos por afro-americanos (1,9%) e hispânicos (1,6%), sendo a prevalência aferida ligeiramente maior do que a relatada em um estudo anterior de Gelfand et al. (1,3% em afro-americanos vs. 2,5% em caucasianos)[4] e consideravelmente maior do que na Pesquisa Nacional de Saúde de 1996 (0,22% em afro-americanos vs. 1,28% em caucasianos).[5] No entanto, diferentes metodologias, bem como a inclusão variável de crianças e adolescentes, limitam a comparação das taxas de prevalência citadas. Embora estudos populacionais sobre a prevalência da psoríase não tenham sido conduzidos na África, estudos clínicos isolados encontraram diferentes taxas de prevalência dependendo da localização: mais altas (2,6-3,3%) nos países da África Oriental (Quênia, Uganda e Tanzânia), em comparação com os países da África Ocidental (0,05-0,3% na Nigéria, Mali, Angola). É importante citar que em trabalhos como os realizados no Quênia e em Angola as referências são do século passado, 1957 e 1967, respectivamente.[2] Fatores ambientais (níveis de chuva ou umidade) ou frequências HLA não podem explicar essas diferenças; no entanto, é possível que fatores genéticos ainda não identificados entre países orientais e ocidentais possam determinar essa diferença da prevalência da psoríase.[6]

GENÉTICA E ETIOPATOGENIA

A patogênese da psoríase envolve uma interação complexa entre fatores genéticos e ambientais, sendo o fator genético de maior contribuição.[7] Parentes de primeiro e segundo grau de pacientes com psoríase apresentam maior probabilidade de desenvolver a doença, enquanto gêmeos monozigóticos têm um risco duas a três vezes maior em comparação com gêmeos dizigóticos.[8]

Em indivíduos predispostos, alguns gatilhos como trauma, infecções (principalmente a estreptocócica), tabagismo, determinadas medicações (p. ex., lítio) e estresse podem levar à ativação de células dendríticas plasmocitoides que passam a secretar excessivamente as interleucinas 12 (IL-12) e 23 (IL-23). A IL-12 induz a diferenciação de células T *naïve* em T *helper* 1 (Th1), enquanto a IL-23 é importante na ativação de células Th17 e Th22, levando à produção de IL-17, IL-22 e TNF-α. Entre essas vias, a da IL-23/Th17 é reconhecida como predominante na doença e gera proliferação de queratinócitos, aumento de mediadores angiogênicos, além de recrutamento e infiltração de células inflamatórias, que são responsáveis pelas manifestações clínicas da doença psoriásica.[9]

O gene HLA-Cw6, associado à psoríase, tem prevalência maior em africanos do que em caucasianos.[2] Isso sugere que existem outros fatores genéticos envolvidos nessas populações.[10] Polimorfismos genéticos nos genes do envelope cornificado tardio (LCE) também podem estar relacionados ao desenvolvimento da psoríase em populações não brancas. Estudos mostraram que a falta de LCE3B e LCE3C está associada a um maior risco de psoríase em diferentes grupos étnicos.[10] O HLA-Cw1 também pode ter um papel importante em pacientes asiáticos com psoríase, sugerindo que marcadores genéticos podem ser dependentes da etnia.[11] A compreensão do papel da genética na psoríase tem sido desafiadora, mas estudos de associação do genoma completo têm ajudado a melhorar o conhecimento sobre as formas clínicas da doença, acometimento articular e resposta a medicamentos. Até agora, foram identificados cerca de 65 *loci* genômicos independentes relacionados à psoríase em populações europeias, mas há poucos dados disponíveis para populações de descendência africana.[12] Juntos, os fatores genéticos e ambientais provavelmente contribuem para as diferenças epidemiológicas observadas na psoríase e podem potencialmente ter implicações na apresentação clínica e nas respostas ao tratamento.

QUADRO CLÍNICO

A psoríase, uma condição inflamatória crônica, pode parecer diferente em pessoas com diferentes tons de pele. Os indivíduos com pele mais escura podem apresentar dificuldade diagnóstica devido à sobreposição de características com outras doenças papuloescamosas e eritema menos evidente. Na pele mais clara, a psoríase em placas pode ter o eritema realçado; na pele mais escura, um tom roxo ou acinzentado (Figura 1). As placas de psoríase na pele negra podem se apresentar mais espessas e descamativas, quando comparadas às da população de pele branca (Figura 2). Kerr et al. referem ser o acometimento articular menos frequente na população de pele negra,[13] entretanto é possível que esse fato se deva em parte ao menor acesso ao sistema de saúde, que acaba por acarretar atraso no diagnóstico e tratamento. É extremamente importante reconhecer que os determinantes sociais da saúde muitas vezes desempenham um papel maior do que os fatores biológicos ou genéticos atribuídos à cor da pele nos resultados dos cuidados de saúde.[14]

A psoríase de couro cabeludo parece ser mais comum em pacientes negros em comparação aos caucasianos e pode ser de apresentação mais grave em mulheres negras, em parte por causa de práticas capilares que geram dificuldades do tratamento[2] (Figura 3).

A despigmentação é uma preocupação comum entre os pacientes com pele negra e deve-se aos efeitos dos mediadores inflamatórios na melanogênese. Os mecanismos subjacentes à despigmentação associada à psoríase, que pode ser hipo ou hiperpigmentação pós-inflamatória, não foram totalmente elucidados. No entanto, novos dados sugerem que a IL-17 e o fator de necrose tumoral (TNF) trabalham sinergicamente para inibir a melanogênese, ao mesmo tempo em que induzem numerosos mitógenos de melanócitos.[15] Esses achados sugerem que, na psoríase, a despigmentação possa estar relacionada a alterações na produção de melanina, mas também ao aumento do número de melanócitos. Placas de psoríase em pacientes com pele negra tendem a se converter em manchas hiper ou hipopigmentadas que podem levar de 3 a 12 meses para resolver, dependendo da gravidade e localização anatômica (Figura 4). O desenvolvimento destas anormalidades pigmentares pode ser uma preocupação igual ou maior para o paciente do que a própria psoríase.

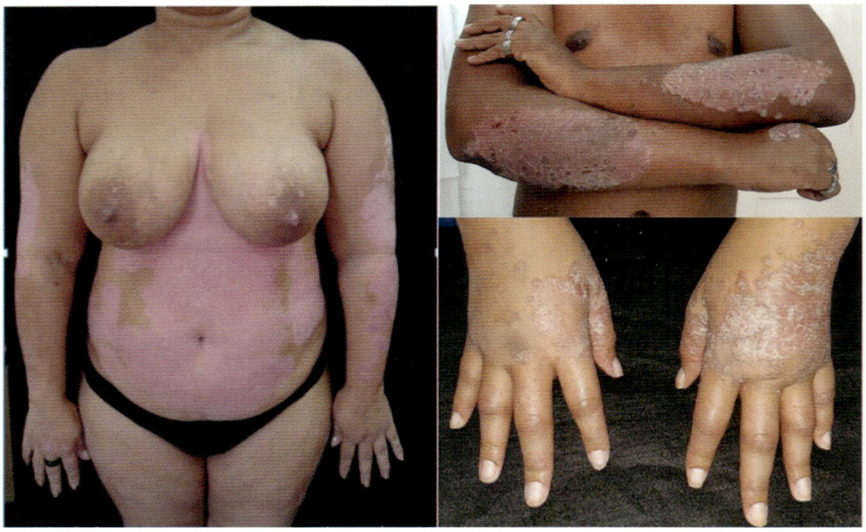

FIGURA 1 Psoríase em placas no tronco, braços e mãos. Presença de artrite psoriásica bilateral nas mãos e quirodáctilos.
Fonte: acervo do Dr. João Carlos Regazzi Avelleira – IDPRDA/HFL.

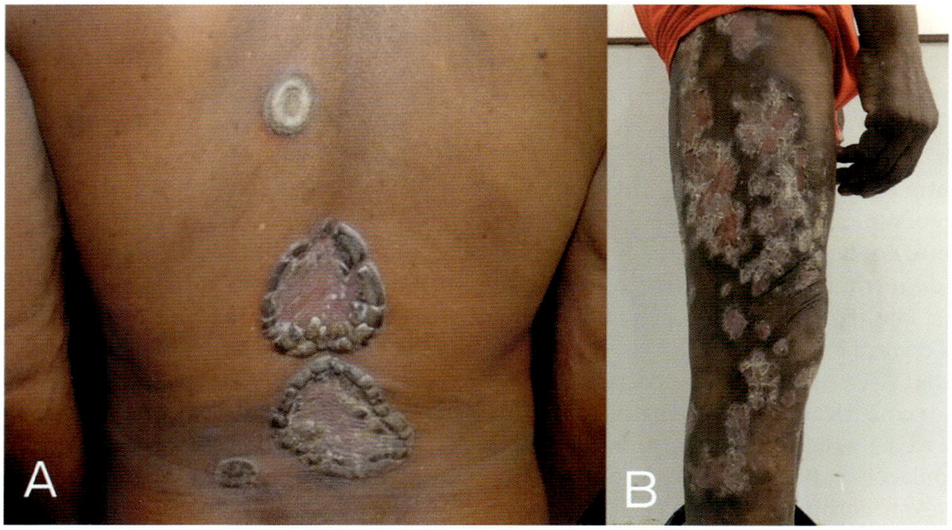

FIGURA 2 Apresentação clínica de psoríase em pele negra: (A) placas eritematovioláceas no dorso, com bordas muito espessadas; (B) placas eritematosas e hiperceratósicas nos membros inferiores com halos de hiperpigmentação.
Fonte: acervo do Dr. João Carlos Regazzi Avelleira – IDPRDA/HFL.

DIAGNÓSTICO

O diagnóstico da psoríase é clínico, independentemente da cor da pele, e a correta percepção ou graduação do eritema pode oferecer certa dificuldade na elaboração do PASI (*Psoriasis Area and Severity Index*, escore de avaliação de gravidade), que serve para decisão da terapêutica a ser instituída e o acompanhamento dos pacientes. Em alguns casos, métodos propedêuticos como a curetagem metódica de Brocq ou a biópsia serão necessários, ajudando no diagnóstico definitivo. Deve-se lembrar que o comprometimento articular pode acometer até 30% dos pacientes com psoríase e é posterior às lesões cutâneas. Portanto, dores articulares de caráter inflamatório ou sinais de artrite, dactilite ou entesite devem ser pesquisados e confirmados por imagens ou por especialistas já que podem influenciar a escolha da terapêutica.

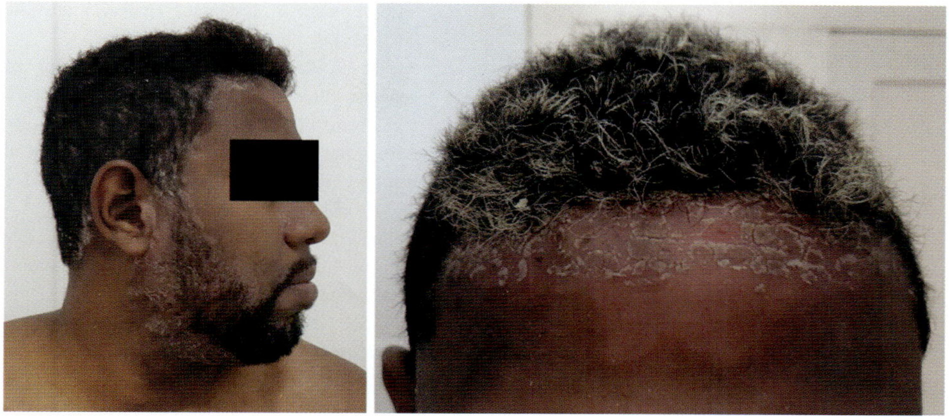

FIGURA 3 Apresentação clínica de psoríase na face e no couro cabeludo em pacientes negros representada por placas eritematosas e acinzentadas descamativas acometendo além da linha de implantação capilar. Nota-se hipocromia residual de lesões prévias presentes em região frontal.
Fonte: acervo do Dr. João Carlos Regazzi Avelleira – IDPRDA/HFL.

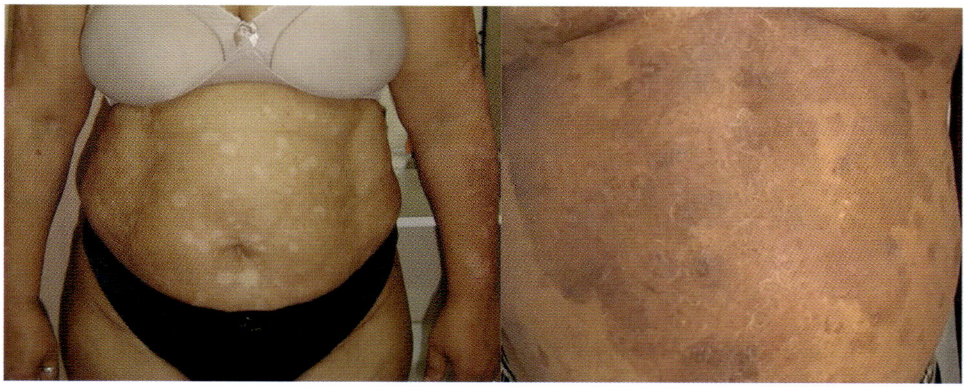

FIGURA 4 Discromias residuais comuns em pacientes negros com psoríase. À esquerda, hipocromia; à direita, hipercromia.
Fonte: acervo do Dr. João Carlos Regazzi Avelleira – IDPRDA/HFL.

DIAGNÓSTICO DIFERENCIAL

Além das dermatoses eritemato-descamativas em pacientes com pele tipos V ou VI Fitzpatrick, o líquen plano, em especial na forma hipertrófica, o lúpus cutâneo e a sarcoidose podem exigir a realização de coleta de fragmento de pele para o exame histopatológico.

TRATAMENTO

O tratamento da psoríase utiliza basicamente as mesmas modalidades e drogas independentemente do grupo racial/etnia ou tom da pele, devendo ser orientado pela gravidade, comorbidades presentes, o impacto na qualidade de vida da doença e, por fim, pelas preferências do paciente. Entretanto, é reconhecido que a maioria dos estudos de eficácia e segurança realizados tem sido com amostras cuja proporção de pacientes não brancos é muito pequena e só mais recentemente há trabalhos com populações de asiáticos, hispânicos ou negros.[10] Essa avaliação é importante pela possibilidade de reconhecimento de diferenças na resposta terapêutica e segurança, fato que já foi observado em drogas para insuficiência cardíaca e diabetes, como no estudo do uso combinado de dinitrato de isossorbida/hidralazina em pacientes com insuficiência cardíaca congestiva (ICC) que demonstrou benefício na sobrevida de pacientes negros com ICC avançada, resultando na aprovação da combinação pela *Food and Drug Administration* (FDA),[16] e no estudo que encontrou maior eficácia da metformina em diabéticos afro-americanos em comparação com europeus-americanos.[17]

No tratamento tópico, são utilizadas as mesmas drogas: corticoides, análogos da vitamina D, formulações à base de coaltar. Inibidores da calcineurina são usados na face e nas áreas genitais. No couro cabeludo dos pacientes de pele negra podem ser encontradas dificuldades em conciliar o tratamento tópico com preferências individuais e culturais (uso de tranças, apliques de cabelo, *dreads*, técnicas de alisamento e frequência de lavagem do cabelo). Portanto, o paciente deve ser esclarecido sobre os resultados das limitações na terapêutica nessas condições e a decisão deve ser compartilhada.

Entre as drogas sistêmicas tradicionais, acitretina, metotrexate e ciclosporina, esta, por sua vez, merece atenção pelo fato de a etnia negra ser um forte fator predisponente à hipertensão arterial essencial grave em comparação às pessoas de etnia branca.

Embora os principais ensaios com drogas biológicas (adalimumabe, etanercepte, ustequinumabe) tenham incluído indivíduos pertencentes a vários grupos raciais/étnicos, suas proporções não foram representativas da população dos EUA[2] ou europeias. Mesmo no estudo com o etanercepte, que se propôs a investigar a variável raça/etnia, esses grupos representavam apenas 13,4% da amostra e não foram encontradas diferenças na eficácia e segurança das drogas biológicas entre os grupos.[18]

Uma revisão sistemática de 626 ensaios clínicos de doenças dermatológicas, incluindo psoríase, mostrou que 74,4% dos pacientes incluídos eram brancos. Entre as doenças avaliadas, a psoríase apresentava a menor diversidade em ensaios clínicos, com 84,3% dos participantes brancos.[19] Outro desafio é a falta de informação da cor da pele/raça nos ensaios clínicos. Um estudo transversal de 82 ensaios clínicos de fase III para psoríase em placas mostrou que apenas 65% dos ensaios reportaram dados de cor da pele/raça ou etnia.[20] Por último, mas não menos importante, foi a verificação da insatisfação dos pacientes com as discromias nas lesões residuais da psoríase, isto é, a hipocromia que ocorre com a regressão das lesões pelo tratamento tópico ou sistêmico, mais evidente em pacientes de pele parda ou preta, e a hipercromia e bronzeamento que podem ser visualizados após o controle da psoríase com a fototerapia. A informação prévia da duração dessas discromias (semanas ou meses) e da característica transitória dessas lesões pode ter impacto na qualidade de vida do paciente.

REFERÊNCIAS BIBLIOGRÁFICAS

1. Parisi R, Iskandar IYK, Kontopantelis E, Augustin M, Griffiths CEM, Ashcroft DM. National regional, and worldwide epidemiology of psoriasis: Systematic analysis and modelling study. BMJ. 2020;28:369.
2. Alexis AF, Blackcloud P. Psoriasis in skin of color: Epidemiology, genetics, clinical presentation, and treatment nuances. J Clin Aesthet Dermatol. 2014 Nov;7(11):16-24.
3. Armstrong AW, Mehta MA, Schupp CW, et al. Psoriasis prevalence in adults in the United States. JAMA Dermatol. 2021 Aug 1;157(8):940-6.
4. Gelfand JM, Stern RS, Nijsten T, et al. The prevalence of psoriasis in African Americans: Results from a population-based study. J Am Acad Dermatol. 2005;52(1):23-6.
5. Kurd SK, Gelfand JM. The prevalence of previously diagnosed and undiagnosed psoriasis in US adults: Results from NHANES 2003-2004. J Am Acad Dermatol. 2009;60(2):218-24.
6. Leder RO, Farber EM. The variable incidence of psoriasis in sub-Saharan Africa. Int J Dermatol.1997;36(12):911919.
7. Tsoi LC, Stuart PE, Tian C, et al. Large scale meta-analysis characterizes genetic architecture for common psoriasis associated variants. Nat Commun. 2017;8:15382.
8. Rendon A, Schäkel K. Psoriasis pathogenesis and treatment. Int J Mol Sci. 2019 Mar 23;20(6):1475.
9. Armstrong AW, Read C. Pathophysiology, clinical presentation, and treatment of psoriasis: A review. JAMA. 2020;323(19):1945-60.
10. Kaufman BP, Alexis AF. Psoriasis in skin of color: Insights into the epidemiology, clinical presentation, genetics, quality-of-life impact, and treatment of psoriasis in non-white racial/ethnic groups. American Journal of Clinical Dermatology. 2017;19(3):405-23.
11. Huang YW, Tsai TF. HLACw1 and psoriasis. Am J Clin Dermatol. 2021;22:339-47.
12. Dand N, Mahil SK, Capon F, Smith CH, Simpson MA, Barker JN. Psoriasis and genetics. Acta Derm Venereol. 2020 Jan 30;100(3):adv00030.
13. Kerr GS, Qaiyumi S, Richards J, Vahabzadeh-Monshie H, Kindred C, Whelton S, et al. Psoriasis and psoriatic arthritis in African-American patients – The need to measure disease burden. Clin Rheumatol. 2015 Oct;34(10):1753-9.
14. Brown-Korsah JB, McKenzie S, Omar D, Syder NC, Elbuluk N, Taylor SC. Variations in genetics, biology, and phenotype of cutaneous disorders in skin of color – Part I: Genetic, biologic, and structural differences in skin of color. J Am Acad Dermatol. 2022 Dec;87(6):1239-58.
15. Wang CQ, Akalu YT, Suarez-Farinas M, et al. IL-17 and TNF synergistically modulate cytokine expression while suppressing melanogenesis: Potential relevance to psoriasis. J Invest Dermatol. 2013;133:2741-52.
16. Taylor AL, Ziesche S, Yancy C, et al. Combination of isosorbide dinitrate and hydralazine in blacks with heart failure. N Engl J Med. 2004;351:2049-57.
17. Keoki Williams L, Padhukasahasram B, Ahmedani BK, et al. Differing effects of metformin on glycemic control by race-ethnicity. J Clin Endocrinol Metab. 2014 jc20141539.
18. Shah SK, Arthur A, Yang YC, Stevens S, Alexis AF. A retrospective study to investigate racial and ethnic variations in the treatment of psoriasis with etanercept. J Drugs Dermatol. 2011;10:866-72.
19. Charrow A, Xia FD, Joyce C, Mostaghimi A. Diversity in dermatology clinical trials: A systematic review. JAMA Dermatol. 2017;153(2):193-8.
20. Reddy VD, Myers BA, Chan SY, et al. A review of current phase III clinical trials of plaque psoriasis: Under-representation of nonwhite participants and need for reform. Br J Dermatol. 2021;184(2):348-50.

11

Líquen plano e variantes

Ana Carolina Galvão dos Santos de Araujo
Fernanda Altoé Stringuini
Katleen da Cruz Conceição
Renata Miguel Quirino

INTRODUÇÃO

Líquen plano (LP) é uma condição inflamatória crônica que pode se manifestar na pele, nas unhas, nas mucosas e também nas regiões extracutâneas (por exemplo, o esôfago).[1] As manifestações clínicas são polimórficas e a doença é subdividida em variantes de acordo com sua morfologia e topografia. Até o momento, entende-se a doença como autoimune, tendo alguns fatores que podem precipitar as lesões – por exemplo, neuropsicológicos, virais e metabólicos. Entretanto, a etiopatogenia ainda não se encontra completamente elucidada.[2] Este capítulo discorre brevemente acerca dos subtipos de LP, realçando as variantes de maior importância na pele negra.

EPIDEMIOLOGIA

No geral, não apresenta predomínio étnico, porém algumas variantes, como o líquen plano pigmentoso, são mais comuns nessa população. O comprometimento das crianças é incomum. Embora não haja relato de predominância racial do líquen plano, observa-se mais comumente nas crianças afro-americanas.[2,3]

ETIOPATOGENIA

O exato mecanismo do líquen plano ainda não foi completamente elucidado, embora desregulação imune, fatores infecciosos, ambientais e genéticos possam desempenhar um papel na etiopatogenia. Entende-se que a doença ocorra devido a uma resposta autoimune mediada por células T levando ao dano dos queratinócitos da camada basal.[4]

A histologia das lesões do LP clássico apresenta ortoqueratose compacta, hipergranulose, acantose irregular, degeneração vacuolar da camada basal e infiltrado inflamatório linfocitário em faixa na derme papilar.[5] Certos distúrbios e infecções, como hepatite C, hepatite B, vacinação contra hepatite B e cirrose biliar primária, já foram associados ao líquen plano.[1]

VARIANTES DE LÍQUEN PLANO

Líquen plano clássico

Classicamente o líquen plano se apresenta como pápulas achatadas, poligonais, violáceas, de tamanhos variados, pruriginosas, que apresentam estrias esbranquiçadas no topo, chamadas estrias de Wickham (Figura 1). O diagnóstico do líquen é clínico na maioria das vezes, mas os casos atípicos ou refratários ao tratamento devem ser biopsiados. As alterações histopatológicas são semelhantes, independentemente do tom da pele.[4,6]

Nos pacientes com pele negra existem algumas particularidades no diagnóstico do LP. As pápulas violáceas típicas podem aparecer mais escuras, assumindo uma aparência marrom ou azul-acinzentada. Além disso, as lesões podem ser menos visíveis devido à maior pigmentação da pele. A dermatoscopia pode ajudar no diagnóstico subclínico e precoce das lesões, mas existem variações. As estrias de Wickham, que representam histologicamente o espessamento focal da camada granulosa da epiderme, podem apresentar diversos padrões na pele negra, incluindo circular, reticular e radial. Diferente das estrias branco-reticulares observadas nas estrias de Wickham da pele clara, observamos estrias azul-acinzentadas ou castanhas.[6]

Apesar da alta prevalência da doença e da variedade de opções terapêuticas disponíveis, existem poucas diretrizes baseadas em evidências para o tratamento. O obje-

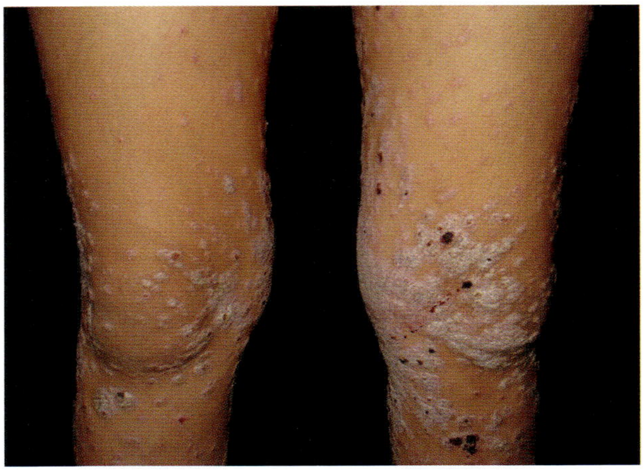

FIGURA 1 Líquen plano. Pápulas poligonais, eritematosas, algumas confluentes, na região extensora dos membros inferiores.
Foto cedida pela Dra. Luna Azulay Abulafia.

tivo primário é diminuir sintomas. Todos os medicamentos, exceto os corticosteroides tópicos, são tratamentos *off-label*, sendo esses o tratamento de primeira escolha.[1]

Nos casos pouco responsivos ou que apresentam lesões atróficas desde o início da doença, é possível utilizar os corticosteroides orais. O uso de sintomáticos também é bem-vindo, como, por exemplo, anti-histamínicos orais para o controle do prurido. Já os agentes antipruriginosos tópicos, como mentol, cânfora, doxepina e polidocanol, podem ser prescritos como adjuvantes ao tratamento principal, ajudando a aliviar os sintomas. Os tratamentos de segunda linha incluem fototerapia UVB, uso combinado de acitretina com radiação ultravioleta, inibidor de calcineurina tópico (tacrolimus, pimecrolimus) e sulfassalazina. Existem inúmeras outras intervenções que são consideradas de terceira linha.[1]

Líquen plano pigmentoso

O líquen plano pigmentoso (LPPig) foi descrito por Bhutani et al. em 1974.[7] É uma variante rara do líquen plano. Mais comum em pacientes negros, o LPPig é caracterizado por máculas hiperpigmentadas (marrom-acinzentadas), frequentemente pruriginosas, atingindo principalmente a face e região cervical, podendo se localizar em outras áreas da superfície corporal, porém, em geral, poupa palmas, plantas e unhas (Figura 2). Predomina no sexo feminino. A histologia mostra infiltrado liquenoide com degeneração vacuolar da basal e incontinência pigmentar.[8]

Existe também a forma de líquen pigmentoso invertido que afeta áreas intertriginosas e poupa áreas fotoexpostas. Nesses casos, o atrito parece ser um gatilho.[8]

O LPPig pode ocorrer concomitantemente com outras formas de líquen plano, como, por exemplo, a associação já conhecida com alopecia fibrosante frontal. Por isso, recomenda-se a avaliação clínica do couro cabeludo nos casos em que há suspeita de LPPig. O LPPig já foi associado ao vírus da hepatite C, exposição solar, contato com níquel e com doenças do sistema endócrino, como as doenças da tireoide e diabetes *mellitus*.[8]

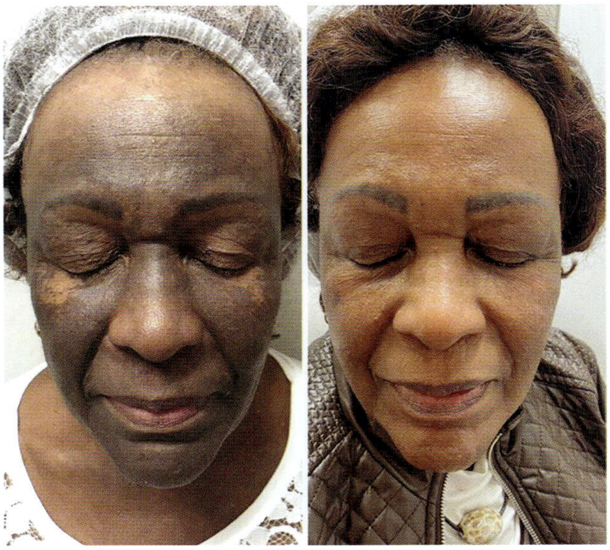

FIGURA 2 Líquen plano pigmentoso. (A) Paciente de fototipo VI com quadro extenso de líquen plano pigmentoso, acompanhado de rarefação da sobrancelha. (B) Melhora do quadro após 6 sessões de microagulhamento, 6 sessões de *laser* Nd-Yag, 6 sessões de *laser* fracionado não ablativo 1927 e 3 sessões de *laser* picossegundos.
Fonte: acervo da Dra. Katleen da Cruz Conceição.

Os principais diagnósticos diferenciais são hipercromia pós-inflamatória e melasma. Gavazzoni Dias et al. (2018) publicaram em um relato de caso a hiperpigmentação palpebral superior como pista diagnóstica na diferenciação com o melasma, já que essa área, em geral, é anatomicamente fotoprotegida.[9]

A literatura é escassa e baseia-se em relatos de casos e ensaios clínicos pequenos. Entretanto, é recomendada a fotoproteção, para evitar o estímulo à melanogênese. Além disso, o uso do tacrolimus 0,03 ou 0,1% aplicado duas vezes ao dia auxilia modulando a reação inflamatória e reduzindo a pigmentação. Outra opção terapêutica são os corticosteroides tópicos de média potência de 1 a 2 vezes por dia, que devem ser usados com cautela na face e flexuras.[8] Outras alternativas de tratamento são: isotretinoína em baixas doses (20 mg/dia ou 0,3 mg/kg/dia por 6 meses), dapsona e *peelings* químicos.[8,10] Alguns estudos mencionam resultados promissores com o uso do *laser Q-switched* Nd-YAG combinado com tacrolimus 0,1% para hipercromia residual e também *laser* picossegundos 1064 nm. No entanto, são necessários ensaios clínicos mais robustos e prospectivos comparando as opções terapêuticas.[11-13]

Líquen escleroso

O líquen escleroso (LS) é uma doença mucocutânea inflamatória crônica, predominante no sexo feminino, que pode apresentar atrofia, hipopigmentação, erosões e prurido intenso. Afeta a área anogenital em 85% dos casos e causa significativo desconforto e morbidade (Figura 3). As lesões da mucosa oral no LS são raras e, no geral, as lesões extragenitais costumam ocorrer em 15-20% dos casos. Alguns fatores causais têm sido sugeridos, incluindo autoimunidade, suscetibilidade genética, trauma e irritação crônica, alterações hormonais e infecções. Nos homens, acomete mais frequentemente o prepúcio e a glande, podendo nos casos mais graves acometer a uretra.[14]

O tratamento de primeira linha inclui:

- Propionato de clobetasol (0.05%) tópico diariamente por até 3 meses em homens e nas mulheres recomenda-se um esquema de desmame: 1 vez ao dia por 1 mês, em dias alternados por 1 mês e 2 vezes por semana durante 1 mês. A terapia de manutenção deve ser feita 1 a 2 vezes por semana.
- Corticoide intralesional: triancinolona acetonida mensal intra/subdérmica por 3 a 4 meses seguida de terapia de manutenção.

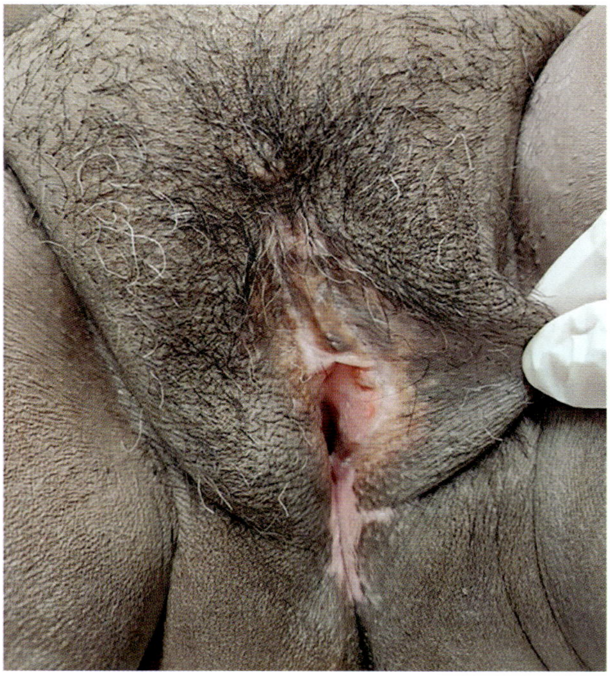

FIGURA 3 Líquen escleroso. Paciente de fototipo VI apresentando mancha acrômica na vulva, com áreas de erosão.

Outras opções são imunomoduladores tópicos como tacrolimus e pimecrolimus. Nos casos resistentes, os retinoides sistêmicos podem ser uma boa opção.[14] Nas lesões genitais erosivas, é fundamental a prevenção de cicatrizes. É recomendado o uso de dilatadores vaginais e esteroides vaginais em mulheres e retração do prepúcio em homens não circuncidados. Em casos raros, a cirurgia pode ser necessária para restaurar funções sexuais, podendo ser necessária a circuncisão e nesse caso é recomendado o envio do prepúcio excisado para estudo histopatológico.[15]

Líquen actínico

Esta variante também é conhecida como LP trópico/subtrópico e melanodermatite liquenoide. Apresenta maior incidência em indivíduos com fototipo mais alto e ocorre com maior frequência em locais de clima tropical/subtropical do Oriente Médio, África e Ásia. Além disso, tem maior predileção por mulheres. As lesões acometem exclusivamente áreas fotoexpostas, como face, tronco e dorso das mãos. Comporta-se com três formas clínicas:[2]

- Anular: placas anulares eritematosas acastanhadas com ou sem atrofia, sendo esse o tipo mais comum.
- Pigmentado: máculas pigmentadas semelhantes ao melasma no rosto.
- Discrômico: é a forma mais rara e caracteriza-se por pequenas pápulas esbranquiçadas e achatadas coalescentes.

Histologicamente, apresenta as mesmas características do LP clássico, somando-se a incontinência de melanina com a presença de melanina dérmica, que corresponde tipicamente a hiperpigmentação azul-acinzentada. [5]

O tratamento fundamentalmente deve envolver o uso de proteção solar e os corticoides tópicos são uma escolha terapêutica comum, entretanto associados com recorrência após nova exposição solar. Outros tratamentos descritos são: infiltração de corticoide intralesional, uso de hidroxicloroquina e combinação de acitretina com corticoide oral. [2]

Líquen plano ungueal

Caracteriza-se tipicamente por sulcos longitudinais e fissuras da lâmina ungueal com afinamento e divisão distal, sendo sinais de envolvimento da matriz. A alteração mais típica do LP ungueal é o pterígio dorsal. Outras alterações também podem ser encontradas (onicólise, *pitting*, traquioniquia, entre outras) (Figura 4). A hiperpigmentação subungueal pós-inflamatória pode aparecer em afro-caribenhos. Atinge principalmente pacientes entre a quinta e sexta décadas de vida. Alterações ungueais podem ser mais proeminentes em indivíduos não caucasianos.[16]

Líquen plano agudo

Também chamado de líquen exantemático ou eruptivo, esta forma incomum tem aparecimento súbito e disseminado. Caracteriza-se por lesões polimórficas, podendo ser desde pápulas eritematosas poligonais ou máculas que podem se tornar violáceas e que se disseminam rapidamente, podendo evoluir com hiperpigmentação residual. O curso clínico é autolimitado, mas, caso necessário, o tratamento pode ser realizado com corticosteroides sistêmicos ou PUVA.[2]

Líquen plano hipertrófico

Pode ser caracterizado por pápulas ou placas liquenificadas ou verrucosas, muito pruriginosas, acometendo principalmente as pernas em regiões anteriores e em torno dos maléolos. Quando ocorre a melhora da lesão, pode apresentar cicatriz atrófica e hiperpigmentação, sobretudo em pacientes com fototipos mais altos.[2]

Líquen plano linear

Esta forma é considerada por alguns autores como uma blaschkite, devido ao fato de poder seguir as linhas de Blaschko. Além disso, com frequência surge após fenômeno de Koebner, evento traumático. Tem tendência à apresentação unilateral com arranjo linear nas extremidades e à regressão espontânea, podendo deixar como sequela a hiperpigmentação.[2]

Líquen plano palmoplantar

Apresentação incomum, caracteriza-se por placas eritematosas, hiperceratósicas e descamativas bem delimitadas e pruriginosas. Quando comprometem os dedos, as lesões mostram-se mais individualizadas como pápulas hiperceratósicas, sobretudo localizadas nas margens laterais dos dedos. Raramente encontram-se erosão ou exulceração.

Líquen plano anular

Encontrado em cerca de 10% dos pacientes com líquen plano, apresenta-se como lesões anulares formadas por pápulas eritêmato-purpúricas nas bordas e área central esmaecente com tendência a serem assintomáticas ou com pouco prurido. Com maior frequência ocorre nas axilas e na região genital, sobretudo na glande.

Líquen plano medicamentoso

Existem indícios clínicos e histopatológicos que diferem o diagnóstico de LP da erupção liquenoide associada a drogas. Do ponto de vista clínico, podemos observar a ausência de estrias de Wickham, bem como a presença de lesões eczematosas e psoriasiformes, juntamente com as lesões de líquen. Costuma se manifestar de forma simétrica em áreas fotoexpostas. Sob um exame histológico, é possível identificar a presença de eosinófilos na derme. [4]

Exemplos de medicações que podem estar relacionadas são: penicilamina; alopurinol; anti-inflamatórios não esteroidais; antifúngicos, como cetoconazol; anti-hipertensivos, como inibidores da enzima conversora de angiotensina e betabloqueadores; estatinas; sais de ouro e materiais usados para restauração dentária. O período entre a exposição à droga e o surgimento das lesões varia de droga para droga.[17]

Líquen plano bolhoso/penfigoide

O líquen plano penfigoide (LPPenfigoide) é uma doença bolhosa autoimune rara ocasionada por um "espalhamento de epítopos", em que ocorre uma resposta autoimune direcionada contra proteínas da membrana basal epidérmica, incluindo o colágeno tipo XVII (antígeno BP180).[18] No líquen plano bolhoso (LPB), a inflamação e a destruição dos queratinócitos que ocorrem no processo autoimune do LP levam à formação das bolhas características.[19]

Clinicamente, observam-se no LPPenfigoide pápulas e placas liquenoides e bolhas subepidérmicas tensas localizadas nas placas liquenoides e na pele sã. No LPB, as bolhas estão limitadas às lesões de LP crônicas. As características histológicas em conjunto com a imunofluorescência negativa indicam que o LPB é uma forma de "líquen plano hiper-reativo" em vez de uma entidade distinta. Não há tratamento padronizado. Para o LPPenfigoide opta-se pelo tratamento com corticosteroides sistêmicos e os esteroides tópicos potentes são indicados no LPB.[18,19]

Líquen plano folicular/pilar

O líquen plano pilar (LPP) é uma das causas de alopecia cicatricial. É comum afetar a região do vértice, mas também pode ocorrer em outras partes do couro cabeludo. Além da forma típica, o LPP pode se apresentar como alopecia frontal fibrosante, alopecia fibrosante em padrão de distribuição e a síndrome de Graham Little-Piccardi-Lassueur.[17]

Líquen plano oral

O líquen plano oral (LPO) é uma manifestação comum em pacientes com a doença clássica. Existem diferentes subtipos de LPO, incluindo: reticular, erosivo, atrófico, papular, tipo placa e bolhoso. A forma mais comum de LPO é a reticulada e a forma erosiva costuma ser mais sintomática, levando à dor e afetando a qualidade de vida. Além da mucosa oral, pode afetar órgãos genitais, região perianal, conjuntiva, nariz, laringe e esôfago.[2,17]

DIAGNÓSTICO DIFERENCIAL POR VARIANTE

QUADRO 1 Principais diagnósticos diferenciais por variante de líquen plano (LP)[1,2,9,19]

Variante de LP	Diagnósticos diferenciais
LP actínico	Varia conforme a subvariante. Pigmentados: melasma; discrômico: ceratose actínica
LP agudo	Pitiríase rósea e outras doenças exantemáticas
LP anular	Poroceratose e granuloma anular
LP clássico	Líquen nítido, doença do enxerto contra o hospedeiro (DECH), líquen estriado e nevo epidérmico linear
LP escleroso	Buloses, psoríase, DECH, tinea e dermatite seborreica
LP hipertrófico	Epidermolise bolhosa pré-tibial e carcinoma espinocelular
LP linear	Nevo epidérmico verrucoso inflamatório linear, líquen estriado, psoríase linear e doença linear de Darier-White
LP palmo plantar	Sífilis, psoríase, verruga vulgar, poroqueratose, eczema, pitiríase rubra pilar, tinea e farmacodermia
LP penfigoide e LP bolhoso	Buloses subepidérmicas
LP pigmentoso	Hipercromia pós-inflamatória e melasma

Líquen nítido

Trata-se de uma dermatose inflamatória idiopática rara. Sobre a epidemiologia, não apresenta predileção por etnia e sexo. Preferencialmente, acomete mais crianças e indivíduos jovens. Na histopatologia, pode-se observar diferenças para o LP, colaborando a hipótese de se tratar de duas entidades distintas. No líquen nítido, observamos infiltrado granulomatoso de células mistas circunscrito próximo à superfície inferior da epiderme; degeneração por vacuolização da camada basal; formação de prolongamentos de cones epidérmicos, que se estendem em torno dos linfócitos formando uma "bola na mão em garra"; e raras células gigantes multinucleadas.[5,20]

Caracteriza-se por pequenas pápulas medindo cerca de 1 mm de aspecto brilhante pouco pruriginosas ou assintomáticas com tendência a conglomerar. Apresentam predileção por tronco, região genital e extremidades e é incomum o acometimento ungueal (Figura 4). O envolvimento das palmas e plantas pode resultar em leve hiperceratose. Apresenta excelente prognóstico, involuem espontaneamente sem deixar cicatrizes, entretanto o tratamento com corticosteroides tópicos pode acelerar a resolução.[20]

Líquen nítido actínico (erupção liquenoide actínica de verão)

A nomeação de erupção liquenoide actínica de verão deve contemplar apenas quadro com apresentação clínica de pápulas liquenoides do tamanho de cabeças de alfinetes em áreas fotoexpostas, que ocorre com maior incidência em indivíduos jovens com fototipos IV ou V após exposição solar prolongada. Para corroborar sua classificação, Hussain destaca ainda que achados histopatológicos da erupção liquenoide actínica de verão assemelham-se ao líquen nítido. Já as características histopatológicas do LP actínico seriam semelhantes ao LP clássico.[20,21]

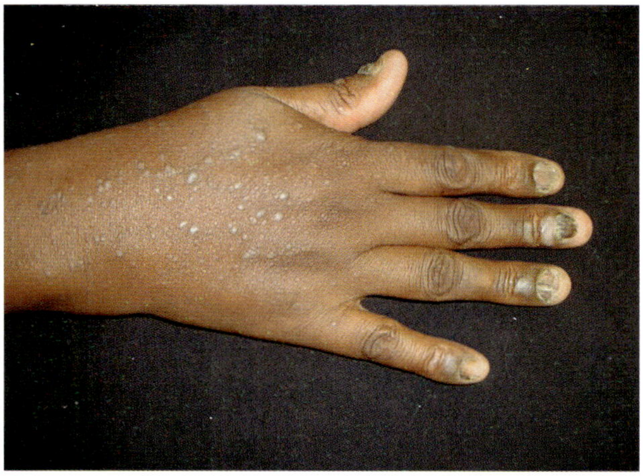

FIGURA 4 Pápulas com aspecto brilhante no dorso da mão associadas à onicodistrofia correspondentes aos quadros de líquen nítido e líquen plano ungueal, respectivamente.
Foto cedida pela Dra. Luna Azulay Abulafia.

Líquen estriado

Dermatose benigna autolimitada, que acomete principalmente a faixa pediátrica entre 5 e 15 anos. Não há relatos de predileção por etnia.[4] Apresenta quadro histológico variável, mas em geral apresenta infiltrado inflamatório perivascular superficial de linfócitos e histiócitos. Focalmente, na derme papilar, o infiltrado pode ter distribuição em faixa com extensão para a porção inferior da epiderme, onde há alteração vacuolar da camada basal e queratinócitos necróticos. Nessas áreas, a derme papilar ocasionalmente contém melanófagos.[5]

Apresenta-se como pápulas descamativas lineares, seguindo as linhas de Blaschko. Nos pacientes de fototipo alto, podem ser vistas lesões hipopigmentadas. Em geral, apresenta distribuição unilateral, raramente ocorre bilateralmente ou com mais de uma lesão. Tem predileção por membros e pescoço. O prurido é incomum.[4,5]

Os diagnósticos diferenciais são feitos principalmente com as dermatoses de padrão linear, como líquen plano linear, psoríase linear e nevo epidérmico verrucoso inflamatório linear.[17]

REFERÊNCIAS BIBLIOGRÁFICAS

1. Ioannides D, Vakirlis E, Kemeny L, Marinovic B, Massone C, Murphy R, et al. European S1 guidelines on the management of lichen planus: a cooperation of the European Dermatology Forum with the European Academy of Dermatology and Venereology. J Eur Acad Dermatol Venereol [Internet]. julho de 2020 [citado 11 de maio de 2023];34(7):1403-14. Disponível em: https://onlinelibrary.wiley.com/doi/10.1111/jdv.16464.
2. Weston G, Payette M. Update on lichen planus and its clinical variants. Int J Womens Dermatol [Internet]. agosto de 2015 [citado 27 de abril de 2023];1(3):140-9. Disponível em: https://linkinghub.elsevier.com/retrieve/pii/S2352647515000301.
3. Walton KE, Bowers EV, Drolet BA, Holland KE. Childhood lichen planus: Demographics of a U.S. population. Pediatr Dermatol [Internet]. janeiro de 2010 [citado 11 de maio de 2023];27(1):34-8. Disponível em: https://onlinelibrary.wiley.com/doi/10.1111/j.1525-1470.2009.01072.x.
4. Tziotzios C, Lee JYW, Brier T, Saito R, Hsu CK, Bhargava K, et al. Lichen planus and lichenoid dermatoses. J Am Acad Dermatol [Internet]. novembro de 2018 [citado 1o de maio de 2023];79(5):789-804. Disponível em: https://linkinghub.elsevier.com/retrieve/pii/S0190962218301889.
5. Mobini N, Caire ST, Hu S, Kamino H. Noninfectious erythematous, papular, and squamous diseases. In: Elder DE (ed.). Lever's histopathology of the skin. 11. ed. Wolters Kluwer; 2015.
6. Chung IY, Wong CC, Rodrigues MA. The importance of dermoscopy in subclinical lichen planus in skin of color. Int J Womens Dermatol [Internet]. março de 2021 [citado 11 de maio de 2023];7(2):205-6. Disponível em: https://linkinghub.elsevier.com/retrieve/pii/S2352647520301842.
7. Bhutani LK, Bedi TR, Pandhi RK, Nayak NC. Lichen planus pigmentosus. Dermatology [Internet]. 1974 [citado 27 de abril de 2023];149(1):43-50. Disponível em: https://www.karger.com/Article/FullText/251470.
8. Robles-Méndez JC, Rizo-Frías P, Herz-Ruelas ME, Pandya AG, Ocampo Candiani J. Lichen planus pigmentosus and its variants: review and update. Int J Dermatol [Internet]. maio de 2018 [citado 27 de abril de 2023];57(5):505-14. Disponível em: https://onlinelibrary.wiley.com/doi/10.1111/ijd.13806.
9. Gavazzoni Dias MFR, Rezende HD, Lofeu Cury A, Trüeb RM, Vilar E. Hyperpigmented upper eyelid: a clue to the diagnosis of facial lichen planus pigmentosus in a patient with frontal fibrosing alopecia. Skin Appendage Disord [Internet]. 2018 [citado 27 de abril de 2023];4(4):335-8. Disponível em: https://www.karger.com/Article/FullText/487338.
10. Wolff M, Sabzevari N, Gropper C, Hoffman C. A case of lichen planus pigmentosus with facial dyspigmentation responsive to combination therapy with chemical peels and topical retinoids. J Clin Aesthetic Dermatol. novembro de 2016;9(11):44-50.
11. Shah DrSD, Aurangabadkar DrS, Nikam DrB. An open-label non-randomized prospective pilot study of the efficacy of Q-switched Nd-YAG laser in management of facial lichen planus pigmentosus. J Cosmet Laser Ther [Internet]. 17 de fevereiro de 2019 [citado 21 de maio de 2023];21(2):108-15. Disponível em: https://www.tandfonline.com/doi/full/10.1080/14764172.2018.1469770.
12. Belzer A, Swallow MA, Gowen M, Suozzi KC. Picosecond neodymium-doped yttrium-aluminum-garnet laser therapy for pigmentation due to lichen planus pigmentosus in a patient with skin of color. JAAD Case Rep [Internet]. abril de 2023 [citado 21 de maio de 2023];34:45-7. Disponível em: https://linkinghub.elsevier.com/retrieve/pii/S2352512623000449.
13. Wu C, Lin F. A successful combination therapy of tacrolimus, hydroxychloroquine and picosecond laser for lichen planus pigmentosus. Australas J Dermatol [Internet]. novembro de 2019 [citado 21 de maio de 2023];60(4). Disponível em: https://onlinelibrary.wiley.com/doi/10.1111/ajd.13060.
14. De Luca DA, Papara C, Vorobyev A, Staiger H, Bieber K, Thaçi D, et al. Lichen sclerosus: The 2023 update. Front Med [Internet]. 16 de fevereiro de 2023 [citado 1o de maio de 2023];10:1106318. Disponível em: https://www.frontiersin.org/articles/10.3389/fmed.2023.1106318/full.
15. Kirtschig G, Becker K, Günthert A, Jasaitiene D, Cooper S, Chi CC, et al. Evidence-based (S3) Guideline on (anogenital) Lichen sclerosus. J Eur Acad Dermatol Venereol [Internet]. outubro de 2015 [citado 1o de maio de 2023];29(10):e1-43. Disponível em: https://onlinelibrary.wiley.com/doi/10.1111/jdv.13136.
16. Holzberg M, Baran R. The nail in dermatologic diseases. In: Baran R, de Barker DAR, Holzberg M, Piraccini BM, Richert B, Thomas L (ed.). Baran & Dawber's diseases of the nails and their management. 4. ed Wiley-Blackwell; 2012. p. 282-9.
17. Gorouhi F, Davari P, Fazel N. Cutaneous and mucosal lichen planus: a comprehensive review of clinical subtypes, risk factors, diagnosis, and prognosis. Sci World J [Internet]. 2014 [citado 30 de maio de 2023];2014:1-22. Disponível em: http://www.hindawi.com/journals/tswj/2014/742826/.
18. Li SZ, Xie YH, Wang SH, Fang RY, Jin HZ, Zuo YG. Case report: Successful treatment of non-bullous lichen planus pemphigoides with dupilumab. Front Med [Internet]. 16 de dezembro de 2022 [citado 30 de maio de 2023];9:1023458. Disponível em: https://www.frontiersin.org/articles/10.3389/fmed.2022.1023458/full.
19. Liakopoulou A, Rallis E. Bullous lichen planus – a review. J Dermatol Case Rep [Internet]. 9 de maio de 2017 [citado 30 de maio de 2023];11(1):1-4. Disponível em: http://www.jdcr.eu/index.php?journal=jdcr&page=article&op=view&path%5B%5D=10.3315/jdcr.2017.1239.
20. Tilly JJ, Drolet BA, Esterly NB. Lichenoid eruptions in children. J Am Acad Dermatol [Internet]. outubro de 2004 [citado 31 de maio de 2023];51(4):606-24. Disponível em: https://linkinghub.elsevier.com/retrieve/pii/S019096220400235X.
21. Bedi TR. Summertime actinic lichenoid eruption. Dermatology [Internet]. 1978 [citado 31 de maio de 2023];157(2):115-25. Disponível em: https://www.karger.com/Article/FullText/250816.

12

Dermatite atópica

Ana Maria Mósca de Cerqueira
Juliany Estefan

INTRODUÇÃO

A dermatite atópica (DA) é uma das doenças inflamatórias crônica da pele mais comuns e com maior impacto negativo na vida dos pacientes. A etiologia dessa doença complexa não é completamente compreendida.[1] Acomete aproximadamente 15% a 30% das crianças e 1 a 3% dos adultos e sua prevalência contínua aumentando.[2,3] Os indivíduos diagnosticados com DA geralmente apresentam antecedente familiar ou pessoal de atopia.[4]

Possui três manifestações clínicas clássicas (aguda, subaguda e crônica) e cursa com xerodermia e lesões cutâneas pruriginosas e cíclicas com períodos de remissão e recidiva. A apresentação clínica da DA varia de acordo com a idade de início. A DA infantil, que é observada antes dos 2 anos de idade, apresenta-se tipicamente como uma doença eczematosa aguda e/ou subaguda. Os locais comuns de envolvimento incluem face, pescoço, couro cabeludo e superfícies extensoras.[2,5]

A DA é uma doença heterogênea, podendo se apresentar de diferentes formas de acordo com a faixa etária. Geralmente tem início na infância e alguns pacientes apresentam melhora até a adolescência, enquanto outros mantêm doença crônica ao longo da vida ou iniciam na vida adulta.[6]

Atualmente é descrita a heterogeneidade da doença relacionada à raça do paciente. Apesar de ser altamente prevalente em pacientes negros, que podem apresentar quadro mais resistente ao tratamento, existem poucos dados sobre a eficácia da terapêutica nesse grupo.[6]

Pode levar à piora da qualidade de vida e perda de horas de sono à noite, além de comorbidades como asma, rinite, alterações de comportamento, depressão, ansiedade, baixa autoestima, conflitos familiares, disfunção cognitiva e doenças cardiovasculares.[3]

ETIOLOGIA

A patogênese da DA é complexa e a etiologia não é completamente compreendida, apresentando características genéticas, ambientais, imunológicas e disfunção da barreira cutânea. Os metabólitos da filagrina são responsáveis pela hidratação da pele e sugere-se que uma redução nos metabólitos da filagrina e nas variantes incomuns da filagrina contribuem para a DA em crianças afro-americanas. Nesse grupo de pacientes também se observou redução dos níveis de ceramida e aumento da perda de água transepidérmica, o que contribui para a xerose.[5]

DIAGNÓSTICO

O diagnóstico é essencialmente clínico, realizado através de sinais e sintomas que são definidos por critérios primários e secundários estabelecidos por Hanifin e Hajka (1980). Os achados histopatológicos são inespecíficos e não há um marcador laboratorial específico.

Embora a apresentação clínica geral seja semelhante entre todas as raças e etnias, os indivíduos de pele negra apresentam algumas características clínicas distintas. Pacientes afro-americanos geralmente apresentam uma variante mais papular nos braços, pernas e área periumbilical.[5]

Dentre os critérios primários se incluem: prurido cutâneo, dermatite crônica, antecedente pessoal de atopia, antecedente familiar de atopia e localização típica das lesões. Nos critérios secundários estão presentes: tendência a infecções cutâneas, palidez ou eritema facial, pregas anteriores no pescoço, alopecia areata, ceratocone, eczema de mamilo, xerose, ictiose vulgar, aumento de IgE total, escurecimento infraorbitário, linhas de Dennie Morgan, queratose pilar, ptiríase alba, prurido ocular, queilite, hiperlinearidade palmar e sinal de Hertogue. Hanifin e Rajka (1980) estabeleceram a presença de três dos quatro critérios maiores (prurido; morfologia e distribuição típicas; evolução crônica e recorrente; história pessoal ou familiar de atopia), além de três critérios menores.

As lesões cutâneas são pruriginosas, crônicas e cíclicas, com períodos de remissão e recidiva. As manifestações clínicas da DA variam de acordo com a faixa etária e podem ser localizadas ou disseminadas. Até o sexto mês de vida se caracteriza por lesões eritematosas, vesículas e formação de crostas principalmente na face e superfícies extensoras; a partir dos 2 anos observamos principalmente lesões nas superfícies flexoras, que se tornam gradativamente liquenificadas. O prurido é característico em todas as fases, com piora noturna.[7] A xerose é característica da DA, e observada na pele lesionada e não lesionada redução das proteínas estabilizadoras de barreira e dos lipídios.[8]

É de extrema importância a avaliação precisa da extensão, intensidade e gravidade do quadro da DA, pois além de classificar a forma inicial, auxilia na avaliação da resposta terapêutica. Existem ferramentas para a avaliação da gravidade da DA, como o SCORAD (*Severity Scoring of Atopic Dermatites*), que tem como pontuação máxima 103, sendo os valores abaixo de 25 classificados como casos clínicos leves; entre 25 e 50, moderados, e valores maiores que 50 são considerados casos graves. Outra ferramenta de avaliação é o EASI (*Eczema Area and Severity Index*), que avalia os principais sinais agudos e crônicos de inflamação (eritema, pápulas, escoriação e liquenificação) e a área de superfície corpórea acometida. Por outro lado, exclui parâmetros subjetivos como prurido e perda de sono, avaliados no SCORAD. Para o cálculo, o corpo é dividido em quatro áreas anatômicas: cabeça e pescoço, membros superiores, membros inferiores e tronco e é atribuído um percentual de extensão, que pode variar de 0 a 100%. De acordo com a porcentagem da área envolvida para cada uma das quatro regiões do corpo é atribuída uma pontuação proporcional de 0 a 6 durante a análise: 0 = sem erupção; 1 = < 10%; 2 = < 10%-29%; 3 = < 30%-49%; 4 = < 50%-69%; 5 = < 70%-89%; e 6 = > 90%-100%.

Cada área é avaliada em uma escala de 0 a 3 para eritema, edema ou pápulas, escoriação e liquenificação. A pontuação pode variar de 0 a 72, apresentando correlação proporcional entre uma maior pontuação e a gravidade da doença. A somatória resulta em uma pontuação que classifica a doença em: muito leve (0,1 a 1); leve (1,1 a 7); moderada (7,1 a 20); grave (21,1 a 50); ou muito grave (50,1 a 72).[9]

DERMATITE ATÓPICA EM NEGROS

A literatura descreve que existem diferenças na incidência, prevalência, gravidade e persistência da DA entre grupos raciais e étnicos nos EUA. Foi descrito que as crianças negras têm aproximadamente 1,7 a 2,1 vezes mais chances de receber um diagnóstico de DA quando comparadas às crianças brancas. Além disso, há uma probabilidade duas vezes maior de apresentar DA grave do que as crianças brancas. Crianças negras têm probabilidade três vezes maior de ter DA persistente em comparação com crianças brancas. Diferenças fenotípicas adicionais relatadas entre raça e etnia na DA incluem vias de sinalização de citocinas Th2 e imunoglobulina E (IgE) sérica. Alguns estudos relataram diferenças na ativação de citocinas na pele e/ou IgE no sangue entre raça e etnia em pessoas com DA. É importante observar que os fenótipos imunológicos, como os baseados em perfis de citocinas ou concentrações de IgE, podem ter influência de outros fatores que podem afetar sua ativação ou expressão.[3] Foram descritas variações na epidemiologia, apresentação clínica, curso da doença e impacto na qualidade de vida nos pacientes negros.[10]

A DA em pacientes negros frequentemente apresenta maior envolvimento das superfícies extensoras, alterações da pigmentação e apresentações mais papulosas e liquenificadas. Além disso, pode ser mais difícil de se detectar o eritema, pois pode apresentar tonalidade mais violácea, acinzentada ou marrom, o que pode dificultar a avaliação e subestimar a gravidade da doença. Pacientes negros podem apresentar tendência aumentada à hiperlinearidade das palmas das mãos, hiperpigmentação periorbital, linhas de Dennie-Morgan e prurigo nodular.[11,12]

TRATAMENTO

A DA pode impactar de maneira significativa a qualidade de vida dos pacientes e familiares, sendo imperativos o diagnóstico precoce e o início do tratamento adequado e imediato.[5]

Os objetivos do tratamento da DA permanecem os mesmos, independentemente do tipo de pele: prevenir, controlar as crises e reparar a barreira cutânea. Um ponto importante no tratamento dos pacientes negros é o impacto das alterações pigmentares pós-inflamatórias; frequentemente, após a melhora das lesões agudas, observamos hiper ou hipopigmentação pós-inflamatória. Essa despigmentação pode gerar grande impacto na autoestima desses pacientes, assim como as lesões ativas da DA. Ao indicar o tratamento deve-

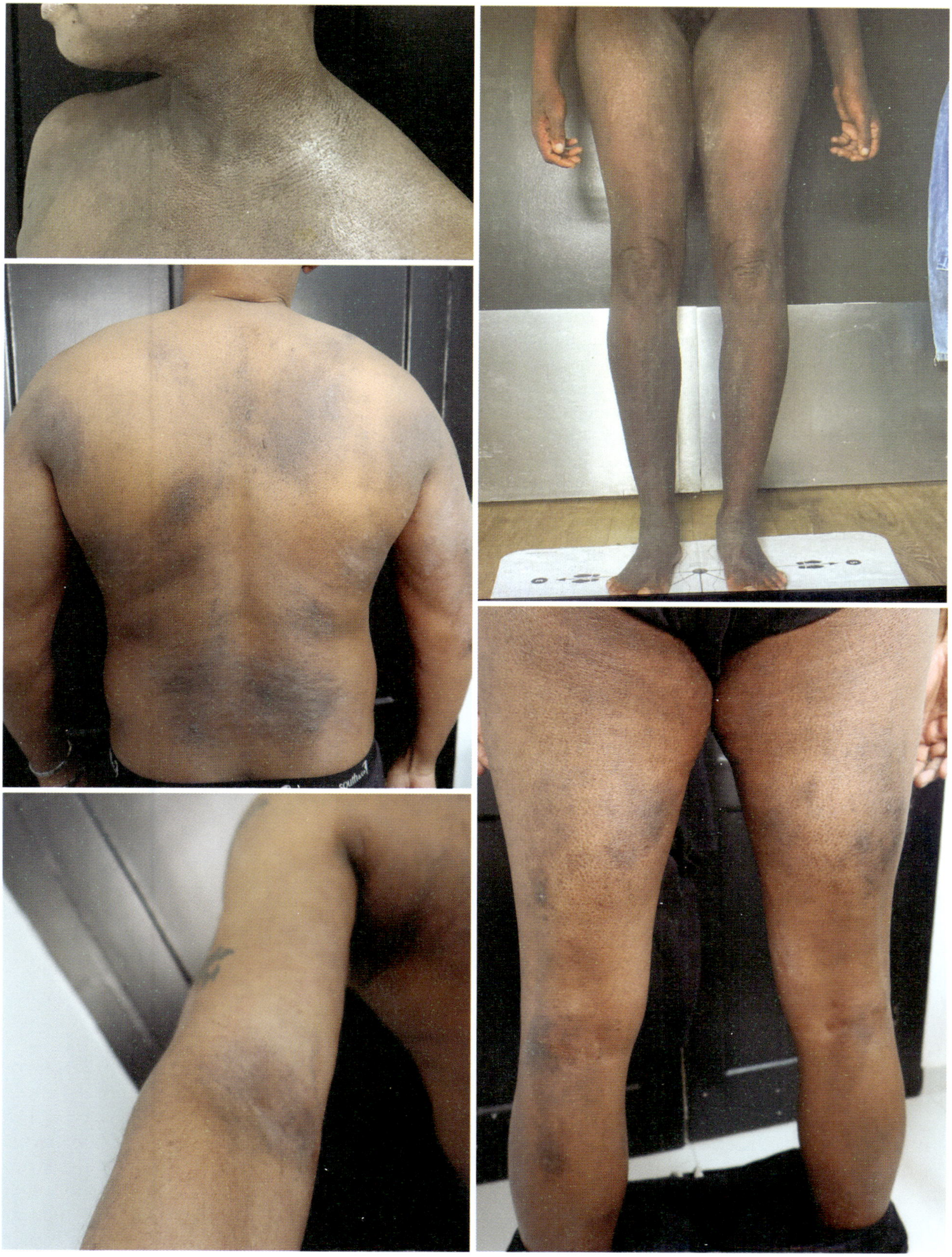

FIGURA 1 Dermatite atópica.
Fonte: acervo da Dra. Katleen da Cruz Conceição.

mos considerar a possibilidade de eventos adversos de hipocromia que alguns medicamentos podem desencadear, como por exemplo o uso crônico e inadequado de corticosteroides tópicos.[12] Além disso, é importante avaliar o sono, a presença e intensidade do prurido e o impacto na vida diária.[5]

O tratamento baseia-se na reparação da barreira cutânea, através da utilização de emolientes e cuidados gerais com a pele, controle da inflamação da pele, com corticosteroides tópicos ou inibidores da calcineurina. Além de controlar o prurido e tratar as infecções secundárias da pele quando presentes. A DA moderada a grave recalcitrante pode requerer tratamento sistêmico com imunossupressores e biológicos ou fototerapia.[5]

Sendo assim, o tratamento da DA nos pacientes negros deve ser proativo para minimizar a inflamação, com consequente melhora e prevenção da fase aguda, melhora da barreira cutânea e prevenção de hipo e/ou hiperpigmentações. Mais pesquisas são necessárias para individualizar o tratamento.[10]

REFERÊNCIAS BIBLIOGRÁFICAS

1. Arndt J, Smith N, Tausk F. Stress and atopic dermatitis. Curr Allergy Asthma Rep. 2008;8(4):312-7.
2. Bieber T. Atopic dermatitis. N Engl J Med. 2008;358(14):1483-94.
3. Croce EA, Levy ML, Adamson AS, Matsui EC. Reframing racial and ethnic disparities in atopic dermatitis in Black and Latinx populations. J Allergy Clin Immunol. 2021;148(5):1104-11.
4. Addor FA, Aoki V. Skin barrier in atopic dermatitis. An Bras Dermatol. 2010;85(2):184-94.
5. Maymone MBC, Watchmaker JD, Dubiel M, Wirya SA, Shen LY, Vashi NA. Common skin disorders in pediatric skin of color. J Pediatr Health Care. 2019;33(6):727-37.
6. Brunner PM, Guttman-Yassky E. Racial differences in atopic dermatitis. Ann Allergy Asthma Immunol. 2019;122(5):449-55.
7. Eichenfield LF, Tom WL, Chamlin SL, Feldman SR, Hanifin JM, Simpson EL, et al. Guidelines of care for the management of atopic dermatitis: section 1. Diagnosis and assessment of atopic dermatitis. J Am Acad Dermatol. 2014;70(2):338-51.
8. Kim HJ, Baek J, Lee JR, Roh JY, Jung Y. Optimization of cytokine milieu to reproduce atopic dermatitis-related gene expression in HaCaT keratinocyte cell line. Immune Netw. 2018;18(2):e9.
9. Hanifin JM, Thurston M, Omoto M, Cherill R, Tofte SJ, Graeber M. The eczema area and severity index (EASI): Assessment of reliability in atopic dermatitis. EASI Evaluator Group. Exp Dermatol. 2001;10(1):11-8.
10. Alexis AF, Woolery-Lloyd H, Andriessen A, Heath C, Han G. Individual article: An algorithm for the management of atopic dermatitis in people with skin of color. J Drugs Dermatol. 2023;22(8):SF386361s3-SFs10.
11. Adawi W, Cornman H, Kambala A, Henry S, Kwatra SG. Diagnosing atopic dermatitis in skin of color. Dermatol Clin. 2023;41(3):417-29.
12. Sangha AM. Dermatological conditions in skin of color: Managing atopic dermatitis. J Clin Aesthet Dermatol. 2021;14(3 Suppl 1):S20-S2.

13

Pitiríase alba

Ana Maria Mósca de Cerqueira

INTRODUÇÃO

É uma doença cutânea benigna comum que ocorre predominantemente em crianças e adolescentes. O nome refere-se à sua aparência: *pitiríase* refere-se às suas escamas finas e *alba* à sua cor pálida (hipopigmentação). A maioria dos pacientes tem história de atopia, e a pitiríase alba (PA) pode ser uma manifestação secundária e menor das manifestações da dermatite atópica.

ETIOLOGIA

Acredita-se que represente uma dermatite inespecífica com hipopigmentação pós-inflamatória residual e achados associados em alguns estudos incluem glândulas sebáceas atróficas, anemia por deficiência de ferro e baixos níveis de cobre sérico. O significado desses achados e sua relação com a pitiríase alba são incertos.[1]

EPIDEMIOLOGIA

A PA é mais comum em crianças de 3 a 16 anos, com 90% dos casos ocorrendo em crianças menores de 12 anos. Estudos demonstraram prevalência de 5% das crianças nos Estados Unidos, 18% no Egito e 20% no Mali. A pitiríase alba é mais comum em pacientes com história de atopia e uma leve predominância masculina foi observada. Não há predominância racial clara, embora as lesões possam ser mais perceptíveis naqueles com tipos de pele mais escuros.[2]

FISIOPATOLOGIA

Várias características histopatológicas inespecíficas foram descritas A histopatologia mostra diminuição da produção de melanina nas áreas afetadas. Essas incluem hiperqueratose, paraqueratose, acantose, espongiose e infiltrados perivasculares. Embora não haja critérios diagnósticos específicos, certas características em uma amostra de biópsia retirada de uma lesão cutânea característica são sugestivas do diagnóstico. Elas incluem melanina irregular ou acentuadamente reduzida na camada basal, sem diminuição significativa na contagem de melanócitos e número reduzido de melanócitos ativos com número e tamanho reduzidos de melanossomas.[3,4]

CLÍNICA

Na maioria das vezes, como as lesões iniciais da pitiríase alba são levemente eritematosas, o estágio eritematoso pode passar despercebido. A apresentação mais comum é assintomática (ou levemente pruriginosa), com lesões hipopigmentadas, geralmente na face, ao redor da região perioral. O histórico do paciente ou familiar pode incluir dermatite atópica, rinite alérgica ou asma.[5]

As lesões podem ser um achado incidental no exame físico, embora a preocupação com a aparência cosmética das lesões por parte do paciente ou dos pais muitas vezes leve a uma consulta com um profissional de saúde. As manchas, de uma maneira geral, são mal definidas ou placas finas, redondas ou ovais, muitas vezes com descamação leve e, às vezes, com prurido leve. Pode haver eritema leve e/ou descamação. As lesões mais comumente somam 4 a 20, medem de 0,5 a 5 cm de tamanho e são distribuídas predominantemente na face, pescoço, parte superior dos braços e parte superior do tronco.[2,6]

Nos pacientes melanodérmicos, essas lesões hipocrômicas podem ser mais evidentes no verão, já que o sol escurece a pele normal, porém ao redor da pitiríase alba, não. Muitas vezes essas manchas podem ser confundidas com as lesões acrômicas observadas nos indivíduos com vitiligo. Esse achado contrasta com o vitiligo, que terá uma fluorescência mais intensa e terá bordas com demarcação mais nítida.[2,7]

DIAGNÓSTICO DIFERENCIAL

O diagnóstico diferencial da PA inclui hipopigmentação pós-inflamatória de qualquer causa, infecções fúngicas (*tinea versicolor* e *tinea corporis*), vitiligo, nevo despigmentoso (uma leucodermia congênita estável), psoríase, seborreia, máculas em folha de freixo da esclerose tuberosa, micose fungoide (linfoma cutâneo de células T) e hipopigmentação secundária a medicamentos tópicos, como ácido retinoico, peróxido de benzoíla e corticosteroides. No contexto geográfico e clínico adequado, o diagnóstico de hanseníase também deve ser considerado.

Como esclarecimento diagnóstico, vários procedimentos podem ser úteis. Ao exame com lâmpada de Wood, as lesões de pitiríase alba podem ser acentuadas, mas não fluorescentes. Esse achado contrasta com o vitiligo, que terá uma fluorescência mais intensa e terá bordas com demarcação mais nítida. A preparação de hidróxido de potássio (KOH) de uma raspagem da pele será negativa para elementos fúngicos. Esse resultado contrasta com *tinea versicolor* ou *tinea corporis*, que serão positivas para elementos fúngicos. A biópsia de pele geralmente não é necessária, mas, quando realizada, pode diferenciar a pitiríase alba da micose fungoide.[2,7]

TRATAMENTO

A chave é educar o paciente sobre a natureza benigna do distúrbio. Os pacientes e seus pais podem ficar tranquilos quanto à natureza benigna e autolimitada da PA. No entanto, eles também devem estar cientes de que sua resolução é lenta e pode levar de vários meses a alguns anos, embora a maioria dos casos se resolva espontaneamente em 12 a 24 meses. Nenhum tratamento é necessário e a condição regride naturalmente. [2]

Como medidas gerais, as áreas afetadas devem ser protegidas da exposição ao sol, tanto para ajudar a prevenir as lesões de queimaduras solares quanto para evitar o escurecimento da pele ao redor das lesões, o que poderia piorar a aparência cosmética.[2]

Emolientes suaves, como vaselina e cremes, podem reduzir a descamação, agir como cicatrizantes e na recuperação da barreira cutânea, principalmente nos casos de paciente adenoideanos com rinite intratável. Portanto, outra boa medida é o controle do ambiente nos pacientes alérgicos. O uso de amaciante de roupas em contato direto com as mucosas, uso exagerado de produtos de limpeza contendo substâncias voláteis como cloro e formol, dentre outros, podem agravar os problemas respiratórios desses pacientes.[2]

Tratamento com inibidores tópicos de calcineurina, como pomada de tacrolimo entre 0,03% a 0,1% e creme de pimecrolimo a 1% também foram relatados como eficazes no estímulo à hipopigmentação e do tratamento do eczema.[2]

O uso de esteroides tópicos de baixa potência, como creme ou pomada de hidrocortisona a 1%, podem reduzir o eritema e o prurido e acelerar a repigmentação.[2]

O calcitriol, um análogo tópico da vitamina D, mostrou eficácia comparável em comparação com o tacrolimus.[2]

Outras opções de tratamento, geralmente reservadas para casos extensos, incluem fotoquimioterapia com psoraleno mais ultravioleta A (PUVA) e fototerapia direcionada com excimer laser de 308 nm.[2,8]

REFERÊNCIAS BIBLIOGRÁFICAS

1. Fenner J, Silverberg NB. Skin diseases associated with atopoic dermatitis. Clin Dermatol. 2018;36(5):631-40.
2. Jadotte YT, Janniger CK. Pityriasis alba revisited: Perspectives on an enigmatic disorder of childhood. Cutis. 2011;87(2):66-72.
3. Patel AB, Kubba R, Kubba A. Clinicopathological correlation of acquired hupopigmentary disorders. Indian J Dermatol Venereol Leprol. 2013;79(3):376-82.
4. Em SI, Yi SW, Kang HY, Lee ES, Sohn S, Kim YC. Clinical and histopathological characteristics of pityriasis alba. Clin Exp Dermatol. 2009;34(5):591-7.
5. Plensdorf S, Livieratos M, Dada N. Pigmentation disorders. Am Fam Physician. 2017; 96 (12):797-804.
6. Miazek N, Michalek I, Pawlowska-Kisiel M, Olszewska M, Rudnicka L. Pityriasis alba – Common disease, enigmatic entity: Up-to--date review of the literature. Pediatr Dermatol. 2015;32(6):786-91.
7. Gameiro A, Gouveia M, Tellechea Ó, Moreno A. Childhood hypopigmented mycosis fungoides: a commonly delayed diagnosis. BMJ Caso Rep. 2014;2014:bcr2014208306.
8. Givler DN, Basit H, Givler A. Pitiriasis alba. Disponível em: https://www.ncbi.nlm.nih.gov/books/NBK431061.

14

Hidradenite supurativa

Luiza Ferreira Vieira d'Almeida
Marcos Paulo Godinho Guimarães Bouchuid
Mariana Marques Rechuan

INTRODUÇÃO

A hidradenite supurativa (HS) é uma doença inflamatória crônica, imunomediada e recorrente que causa grande impacto na qualidade de vida. Acomete o folículo piloso, gerando nódulos, abscessos e fístulas, e requer predisposição genética e gatilhos ambientais, tais como estresses físico e emocional e tabagismo. Os pacientes com HS apresentam maior risco de eventos cardiovasculares precoces, tendo menor expectativa de vida quando comparados a portadores de outras doenças inflamatórias. Dentro deste contexto, encontramos a população de pele negra como sendo aquela com maior prevalência da doença, assim como tendo uma maior morbidade.[1-5]

A HS afeta dramaticamente a qualidade de vida dos seus portadores, tanto por sua cronicidade e recorrência, quanto por seu impacto psicológico. A dor, a depressão e a ansiedade são os fatores mais relacionados a incapacidades sociais e físicas desses pacientes, sendo importante ressaltar que a depressão pode acometer até 42,5% dos pacientes de HS, com uma elevada taxa de suicídios. Compondo esse quadro, há a alta incidência de desemprego dentre esses pacientes, variando de 9,4 a 17,28%. Com estas considerações em vista, devemos enfatizar que a HS apresenta uma das piores ou mesmo a pior qualidade de vida dentre as dermatoses na atualidade, sendo de relevância o uso de ferramentas como o questionário de Qualidade de Vida em Dermatologia (*Dermatology Life Quality Index* – DLQI) em seu acompanhamento, assim como a atenção à saúde mental dos pacientes.[3,6]

EPIDEMIOLOGIA

A prevalência da HS não é bem elucidada. Estima-se que ela acometa de 0,00033% a 4,1% da população, sendo mais frequente entre adultos jovens e duas vezes mais comum em mulheres. No Brasil, estima-se que 0,42% da população seja afetada, sem diferença estatística entre as diversas regiões do país, o que pode estar relacionado à miscigenação étnica da população.[1,4,7]

A população negra apresenta prevalência e morbidade mais elevadas na HS, com estudos estadunidenses recentes apontando uma frequência 2,5% maior, além de um risco mais elevado para o desenvolvimento de formas mais graves, o que gera maior exposição a cirurgias e hospitalizações.[2,4]

ETIOPATOGENIA

O mecanismo patogênico da HS está centrado na unidade folicular. Acreditava-se que o acometimento da glândula apócrina era primordial na HS. No entanto, atualmente ele é compreendido como secundário à inflamação dérmica. O primeiro evento na patogênese da doença é a hiperqueratose folicular com oclusão folicular, seguida da dilatação e ruptura da unidade pilossebácea com extravasamento do seu conteúdo para a derme. Neste momento, ocorre uma reação inflamatória secundária, com afluxo leucocitário e liberação de citocinas que perpetuam o processo inflamatório local. O TNF-alfa (*Tumor Necrosis Factor*, em inglês) e as interleucinas IL-10 e IL-17 são as chaves da patogenia da HS. O TNF-alfa é secretado pelo sistema imune inato e está significativamente elevado nos pacientes com HS, sendo sua disponibilidade tecidual diretamente relacionável à maior gravidade da doença.[1,9]

A HS demonstra estreita relação com desordens inflamatórias sistêmicas, sobretudo a síndrome metabólica (obesidade, hipertensão arterial sistêmica, diabetes *mellitus* e dislipidemia), sendo a obesidade e a hipertensão as correlações mais prevalentes na população negra, além do tabagismo. Este atua no gatilho genético, estimulando a formação do *plug* folicular e perpetuação da resposta inflamatória. É importante destacar que 30-40% dos pacientes têm ao menos um familiar acometido, o que reforça a ideia de uma predisposição genética para o desenvolvimento e curso da doença.[3,8,9]

Há também importante relação patogênica e epidemiológica com as doenças inflamatórias intestinais, mais especificamente a doença de Crohn.[9]

Os esteroides sexuais surgidos com a puberdade parecem influenciar a sua evolução, ideia reforçada pelo agravo perimenstrual da HS, a qual predomina na população feminina. A síndrome dos ovários policísticos apresenta-se nesse âmbito como um fator independente associado à HS. Apesar dessa relação se encontrar bem descrita na literatura, sua patogênese não é bem definida.[10]

Quanto à manutenção da inflamação, a presença de disbiose cutânea já foi descrita como fator contribuidor, embora o tema seja controverso.

QUADRO CLÍNICO, DIAGNÓSTICO E CLASSIFICAÇÃO

Quadro clínico

Embora a apresentação clínica da HS possa ser variável, as lesões características são nódulos, abscessos e fístulas. Os locais de acometimento preferencial são as axilas, região inguinal, pré-esternal e glútea, podendo também ocorrer em localizações atípicas, como face, pescoço, dorso e coxas. A evolução típica consiste no surgimento de nódulos intensamente dolorosos, por vezes de forma desproporcional à lesão clínica aparente, que aumentam de volume e supuram, originando abscessos que terminam por drenar espontaneamente. Ao longo dos diversos ciclos de inflamação e supuração, originam-se trajetos fistulosos locais, os quais costumam estar revestidos por biofilme microbiano e intensa fibrose tecidual, ocasionando cicatrizes inestéticas e limitação do movimento, a qual é intensificada pela dor aguda ou crônica que pode advir.[9,13]

A alternância entre períodos de exacerbação e quiescência é característica da doença. Os períodos de exacerbação podem ter relação com aumento da sudorese, fricção ou raspagem do pelo, além de alterações hormonais e emocionais.[1,13]

Diagnóstico

O diagnóstico de HS é baseado em apresentação e história clínica, sendo mais demorado na população negra quando comparada à população branca, porém com atraso médio de aproximadamente 7 anos na população em geral. Esse atraso pode estar relacionado ao período de intervalo entre uma crise e outra, além do desconhecimento da HS pelos profissionais médicos e sua confusão por furunculose de repetição, foliculite e pseudofoliculite.[16]

Define-se o diagnóstico, portanto, pela presença das lesões típicas, bem como sua localização típica, devendo estar associadas a um quadro de recorrência ou cronicidade. Este pode ser traduzido para ao menos dois surtos em seis meses. A maioria dos pacientes tem mais de uma lesão no momento do diagnóstico, que normalmente vem acompanhada de dor e sintomas prodrômicos. A confirmação histopatológica é resguardada para casos de dúvida diagnóstica.[1]

Classificação

A classificação correta é essencial para a escolha do tratamento adequado. A classificação pelo *Hurley Staging System* é a mais tradicional e antiga, além de a mais utilizada atualmente, e gradua a HS em três graus de acometimento. É rápida, intuitiva e considera a presença de abscessos e fistulas, bem como sua correlação anatômica. Os exames de imagem, como ultrassonografia e ressonância magnética, podem influenciá-la, uma vez que detectam fístulas não percebidas ao exame físico. Ela não reflete, no entanto, o estado inflamatório da doença, e por isso não permite o acompanhamento da melhora clínica dos pacientes.[1,13]

Nos pacientes negros, os níveis de Hurley II e III são os mais frequentemente encontrados, sendo a doença mais grave nessa população. Apesar disso, não foram observadas diferenças étnicas, quando considerado o tipo de apresentação clínica.[1,7]

DIAGNÓSTICO DIFERENCIAL

O diagnóstico diferencial baseado na lesão pode ser, muitas vezes, um desafio à prática diária, motivo

TABELA 1 Classificação de Hurley para hidradenite supurativa

Estágio I	Abscesso único ou abscessos múltiplos, porém sem túneis ou cicatrizes
Estágio II	Abscesso recorrente único ou abscessos múltiplos, separados, com formação de túneis e cicatrizes
Estágio III	Múltiplos túneis interconectados e abscessos envolvendo ao menos uma área anatômica completa

pelo qual é importante estar atento à história clínica do paciente. Dentre os principais diagnósticos diferenciais, doença de Crohn, linfogranuloma venéreo, acne queloidiana e furunculose estafilocócica.[9,12]

TRATAMENTO

O objetivo do tratamento é controlar a inflamação e as infecções intercorrentes, evitando a progressão da doença e melhorando a qualidade de vida. Para isso, é essencial classificar adequadamente os pacientes e então definir a conduta. O controle da inflamação é o primeiro passo para o tratamento dessa condição, pois esta fase precede a destruição tecidual e constitui uma janela de oportunidade. Em segunda instância, deve-se considerar a correção das lesões persistentes e cicatrizes, o que inclui abordagens mais invasivas.[5,13]

As intervenções iniciais para controle inflamatório incluem medidas gerais como controle de peso, sobretudo em pacientes obesos, cessação do tabagismo e epilação por métodos não traumáticos. Do contrário, há perpetuação de um maior grau inflamatório sistêmico, além de alterações hormonais e efeitos mecânicos, como atrito e fricção na haste do pelo com o epitélio infundibular. A cessação do tabagismo e a redução do atrito mostraram impacto positivo inibitório na formação do *plug* folicular. A epilação também deve ser considerada por ocasionar redução do número de folículos pilosos, tendo demonstrado melhora em 65% de pacientes Hurley II e III após três sessões mensais, com *laser* Nd:Yag.[1,5]

O tratamento tópico mostrou limitações em pacientes moderados a graves, mas segue importante nos estágios iniciais da doença. A assepsia local adequada é importante a fim de evitar a colonização bacteriana, que pode gerar resposta exacerbada à microbiota local. No entanto, não há necessidade de degermação ou sabão com alta concentração de clorexidina para preservar a microbiota cutânea. A clindamicina tópica a 1% também é uma alternativa terapêutica e está indicada para pacientes Hurley I ou em casos de lesões superficiais em período de exacerbação. A triancinolona acetonida de 5 a 10 mg/mL é recomendada para uso injetável local, no tratamento de abscessos e inflamações agudas, nódulos recalcitrantes e fístulas.[1,5]

O uso de antibióticos e imunobiológicos pode contribuir para o controle da inflamação e redução de complicações. Em relação ao uso de antibióticos sistêmicos com maiores evidências científicas, deve-se considerar o uso por 10-12 semanas em um ou dois ciclos de uso. As tetraciclinas, na dose de 500 mg duas vezes ao dia, levaram à redução de aproximadamente 30% da gravidade da doença, mas pode-se considerar o uso de sulfametoxazol + trimetoprim, doxicilina, clindamicina com ofloxacina ou com rifampicina. No Brasil, devido à alta prevalência de tuberculose, reservamos a rifampicina para ser usada em casos extraordinários.[1,14]

Nos casos moderados e graves que apresentaram falha terapêutica ao tratamento convencional, deve-se considerar o uso de imunobiológicos. Das drogas disponíveis no mercado, podemos considerar o uso daquelas inibidoras do TNF-alfa, sobretudo o adalimumabe, que apresenta evidências científicas consistentes para HS (I/A). Além disso, neutralizadores da IL-17, como o secuquinumabe, também apontam boas respostas terapêuticas nesses pacientes. Eles devem ser mantidos por pelo menos um ano para definir se o paciente é um bom respondedor.[1,15]

O tratamento cirúrgico é indicado para pacientes Hurley II e III, casos moderados e graves. Nesses casos, há dano tecidual importante que perpetua o processo inflamatório apesar do tratamento sistêmico. A formação de biofilme nessas lesões é um fator que impede sua cicatrização e causa infecções recorrentes. O planejamento cirúrgico deve ser avaliado caso a caso, podendo ser realizada excisão total ou parcial em uma ou mais etapas. A ultrassonografia e a ressonância magnética podem ser usadas para programação cirúrgica ou para melhor caracterização das lesões. O maior desafio em relação à cirurgia é a reconstrução do defeito cirúrgico, podendo-se considerar a cicatrização por segunda intenção, o fechamento primário e o emprego de enxertos e retalhos.[1,15]

REFERÊNCIAS BIBLIOGRÁFICAS

1. Magalhães RF, Rivitti-Machado MC, Duarte GV, Souto R, Nunes DH, Chaves M, et al. Consensus on the treatment of hidradenitis suppurativa – Brazilian Society of Dermatology. Anais Brasileiros de Dermatologia. 2019 Apr;94(2 suppl 1):7-19.
2. Ulschmid C, Serrano L, Wu R, Roth GM, Sokumbi O. African American race is a risk factor for severe hidradenitis suppurativa. International Journal of Dermatology [Internet]. 2023 May 1 [cited 2023 Jun 5];62(5):657-63.
3. Miller IM, McAndrew RJ, Hamzavi I. Prevalence, risk factors, and comorbidities of hidradenitis suppurativa. Dermatologic Clinics. 2016 Jan;34(1):7-16.
4. Byrd AS, Rosenberg AZ, Shipman WD, Okoh UJ, Mazhar M, Okoye GA, et al. Hidradenitis suppurativa in Black and White patients – a clinical study. European Review for Medical and Pharmacological Science [Internet]. 2023 [cited 4AD Jun 23];27 (3 suppl):92-8.
5. Zouboulis CC, Bechara FG, Dickinson-Blok JL, Gulliver W, Horváth B, Hughes R, et al. Hidradenitis suppurativa/acne inversa: a practical framework for treatment optimization – systematic review and recommendations from the HS ALLIANCE working group. Journal of the European Academy of Dermatology and Venereology. 2018 Oct 23;33(1):19-31.
6. Kirby JS, Thorlacius L, Villumsen B, Ingram JR, Garg A, Christensen KB, et al. The Hidradenitis Suppurativa Quality of Life (HiS-

QOL) score: development and validation of a measure for clinical trials. British Journal of Dermatology. 2019 Dec 26;183(2):340-8.

7. Reeder VJ, Mahan M, Hamzavi IH. Ethnicity and hidradenitis suppurativa. 2014 Nov 1;134(11):2842-3.
8. Kelly G, Prens EP. Inflammatory mechanisms in hidradenitis suppurativa. Dermatologic Clinics. 2016 Jan;34(1):5-8.
9. Ballard K, Shuman VL. Hidradenitis suppurativa [Internet]. Nih. gov. StatPearls Publishing; 2019. Disponível em: https://www.ncbi.nlm.nih.gov/books/NBK534867/.
10. Chen WT, Chi CC. Association of hidradenitis suppurativa with inflammatory bowel disease. JAMA Dermatology. 2019 Sep 1;155(9):1022.
11. Garg A, Neuren E, Strunk A. hidradenitis suppurativa is associated with polycystic ovary syndrome: a population-based analysis in the United States. Journal of Investigative Dermatology. 2018 Jun;138(6):1288-92.
12. Azulay-Abulafia L, et al. (eds.). Atlas de Dermatologia: da semiologia ao diagnóstico. 3. ed. Rio de Janeiro: GEN Grupo Editorial Nacional S.A.; 2020.
13. Alikhan A, Sayed C, Alavi A, Alhusayen R, Brassard A, Burkhart C, et al. North American clinical management guidelines for hidradenitis suppurativa: A publication from the United States and Canadian Hidradenitis Suppurativa Foundations. Journal of the American Academy of Dermatology [Internet]. 2019 Jul [cited 2019 Dec 17];81(1):76-90.
14. Alikhan A, Sayed C, Alavi A, Alhusayen R, Brassard A, Burkhart C, et al. North American clinical management guidelines for hidradenitis suppurativa: A publication from the United States and Canadian Hidradenitis Suppurativa Foundations. Journal of the American Academy of Dermatology [Internet]. 2019 Jul;81(1):91-101.
15. Shukla R, Karagaiah P, Patil A, Farnbach K, Ortega-Loayza AG, Tzellos T, et al. Surgical treatment in hidradenitis suppurativa. 2022 Apr 21;11(9):2311-1.
16. Saunte DML, Jemec GBE. Hidradenitis suppurativa: Advances in diagnosis and treatment. JAMA [Internet]. 2017 Nov 28 [cited 2023 Jan 26];318(20):2019-32.

15

Acne na pele negra

Marco Alexandre Dias da Rocha

INTRODUÇÃO

A acne é uma das doenças mais comuns entre todas as patologias que afetam os seres humanos. Sua etiopatogenia é complexa, envolvendo diversos fatores, com intensa interação entre eles. Até hoje não sabemos ao certo qual o primeiro evento que desencadeia todo esse processo e por que, ao final da adolescência, para a maior parte dos pacientes, a acne desaparece.[1]

Dados epidemiológicos recentes, relacionados ao aumento da população mundial, revelaram que a população das regiões da África subsaariana, da Ásia central e meridional e do leste e sudeste Asiático foram as que apresentaram o maior crescimento, sendo a região da África subsaariana aquela com a maior tendência de continuar seu aumento proporcional.[2]

Quando olhamos para as doenças dermatológicas, sabemos que a acne é uma das mais frequentes[1] e que na população de fototipos de III a VI de Fitzpatrick há importantes pontos a serem considerados. Entre eles podemos citar a necessidade do rápido e efetivo tratamento clínico das lesões primárias (comedões, pápulo-pústulas e nódulos); o desafio da presença frequente de hipercromia inflamatória induzida pela acne, em especial na pele negra; o impacto negativo psicossocial causado pela doença e sua cronicidade; e a dificuldade de acesso ao especialista.[3]

PARTICULARIDADES

Existem algumas particularidades que merecem a nossa atenção: a população de pele negra, fototipos V e VI, é a que apresenta o maior diâmetro dos poros (Figura 1), com produção sebácea elevada (Figura 2) e diretamente relacionada ao maior número de lesões inflamatórias (Figura 3).[4-6]

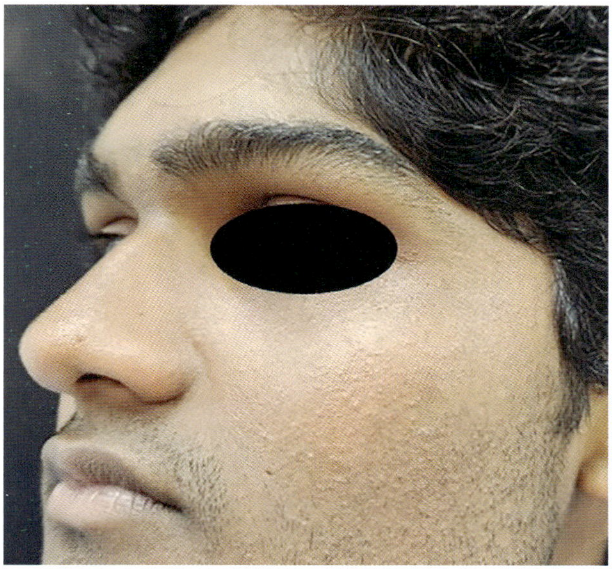

FIGURA 1 Acne grau 1 em paciente masculino indiano. Destacamos a presença de comedões abertos na região malar.

Além do tratamento das lesões primárias, mais frequentes na face, a discromia induzida pela acne, neste caso a hipercromia, é extremamente comum nessa população e muitas vezes é fonte de maior impacto negativo na qualidade de vida do que a própria acne.[7]

Dados epidemiológicos revelaram que pacientes de descendência afro-americana e hispânica apresentam, respectivamente, 65% e 48% de prevalência de hipercromia induzida pela acne, enquanto em caucasianos esses números não são superiores a 25% (Figura 4).[5]

Os resultados clássicos da pesquisa realizada por Falder et al., em 1996, nos ajudaram a entender um pouco mais os motivos dessa alta prevalência. Em biópsias de lesões acneicas consideradas iniciais, como

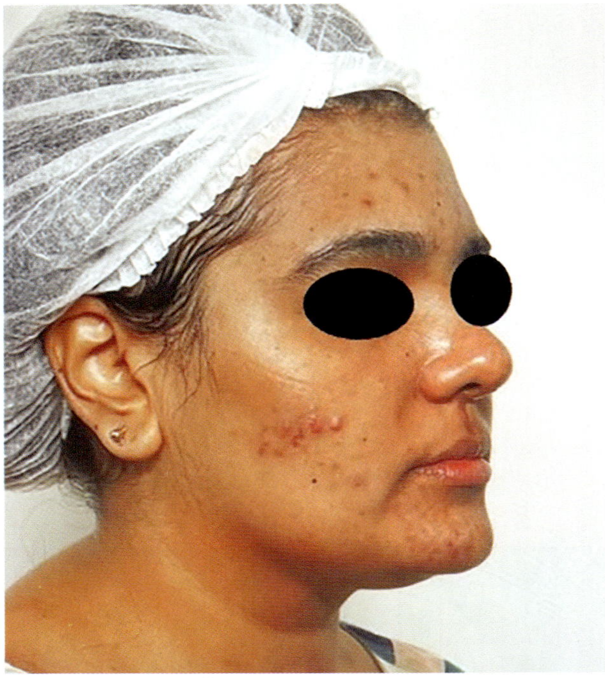

FIGURA 2 Acne grau 2 em paciente feminina com fototipo Fitzpatrick V.

Fonte: acervo da Dra. Katleen da Cruz Conceição.

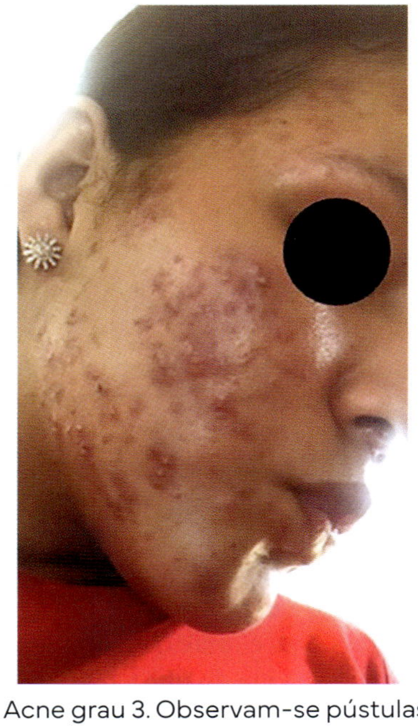

FIGURA 3 Acne grau 3. Observam-se pústulas e nódulos em região malar e mandibular.

Fonte: acervo da Dra. Maria Auxiliadora Imbeth.

comedões ou pequenas pápulas, foi encontrada, nas análises histológicas, uma reação inflamatória intensa e não proporcional ao grau de acometimento clínico.[8]

Na hipercromia induzida pela acne, dois principais fatores conhecidos estão envolvidos. A sinalização imunoinflamatória precoce, um dos pilares fundamentais da fisiopatologia da dermatose, ativa a produção dos melanócitos e a consequente transferência dos melanossomos, principalmente via ácido araquidônico e pelo aumento de interleucinas.[9] Por outro lado, a inflamação crônica e a manipulação das lesões têm como consequência a deposição de melanina na derme e o subsequente aparecimento de melanófagos. Essa combinação de fatores determina ainda uma duração da discromia mais prolongada do que as próprias lesões acneicas.[10] A depender da localização principal do depósito de melanina, as manchas escuras podem durar de semanas a meses, quando epidérmicas, ou mesmo anos, quando existe grande quantidade de melanófagos.[11-12]

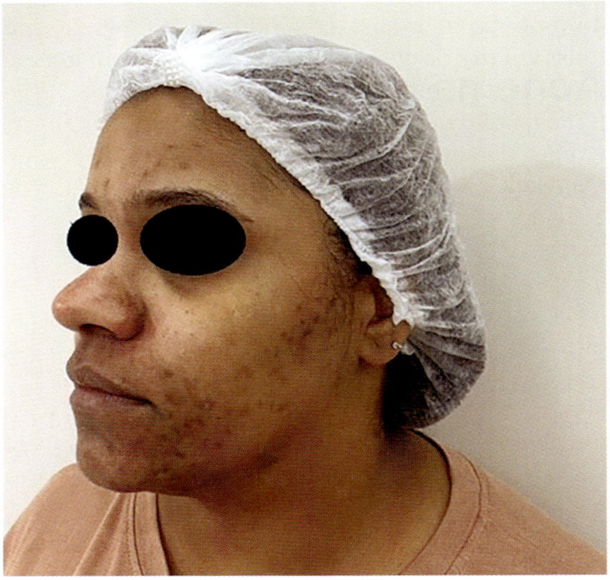

FIGURA 4 Hipercromia pós-inflamatória. Principal sequela nesses casos.

A presença de cicatrizes queloideanas é um achado frequente em pacientes negros e asiáticos. Sua ocorrência é cerca de 5 a 16 vezes maior em indivíduos pertencentes a esses grupos étnicos em comparação aos de ascendência caucasiana. Os queloides são encontrados predominantemente na região do tórax, do dorso e na linha mandibular. Sua presença pode ser considerada permanente e causar intenso impacto negativo na qualidade de vida dos pacientes.[13-15]

TRATAMENTO

O tratamento rápido e efetivo da acne é importante não só para levar à melhora clínica das lesões ativas, mas também como estratégia para prevenir e tratar as sequelas da doença, em especial a hipercromia pós-inflamatória. Seu foco principal deve ser o controle do processo imunoinflamatório que está presente em todas as fases da doença mesmo na região sem lesões.[9]

O uso diário de filtro solar regular pode ajudar no tratamento da acne e reduzir a intensidade da hipercromia pós-inflamatória, sendo então recomendado para todos os pacientes. Além da proteção solar, os cuidados com a pele devem incluir um higienizador suave com pH ao redor de 5.0.[16]

A escolha medicamentosa dependerá de vários fatores, entre eles o histórico de tratamentos prévios, a intensidade da acne e a sensibilidade da pele.[16] Com relação a esse último ponto, a abordagem deve ser equilibrada em relação ao risco de irritação relacionado ao tratamento, podendo resultar em discromias e/ou piora da hiperpigmentação preexistente. Deve-se optar por tratamentos que sejam menos irritantes tanto para a acne quanto para o clareamento da hiperpigmentação.[17]

Evidências obtidas por ensaios clínicos indicam que os retinoides tópicos devem ser considerados como uma das terapias de primeira linha em pacientes com acne, com ou sem hiperpigmentação, a menos, é claro, que contraindicados, como por exemplo nos casos de gravidez.[17]

Essas moléculas singulares, que encontram receptores próprios nas células cutâneas, atuam em diferentes pontos da fisiopatologia da acne, reduzindo a hiperqueratose folicular ao mesmo tempo que possuem efeito anti-inflamatório.[18]

Com relação à prevenção e/ou ao tratamento da hipercromia, eles são capazes de inibir a transferência dos melanossomos e estimular o *turnover* da epiderme. Em estudos clínicos, tanto a tretinoína quanto o adapaleno foram considerados seguros e efetivos para o tratamento da pele negra.[19]

Para pacientes com pele sensível, os retinoides de terceira geração, como o adapaleno, são as melhores opções. Ainda podemos selecionar aqueles em concentrações menores, formulações com hidratantes e ainda de liberação lenta.[7] Como em todas as medicações com potencial de causar irritabilidade cutânea, é sugerido que sua introdução seja realizada em noites alternadas, por 2 a 4 semanas, para depois então ser prescrita todas as noites; sempre em quantidades reduzidas que não excedam o tamanho de uma pequena ervilha para aplicação em toda a face.[16]

O ácido azelaico é outra opção para o tratamento tópico, não só para a melhora da acne, como também para a hipercromia. Sua posologia usual é de duas vezes ao dia e seu efeito colateral mais descrito é a parestesia do tipo pinicação, presente nas primeiras semanas de uso.[20]

Combinações fixas de peróxido de benzoíla com adapaleno ou com antibiótico também foram estudadas em peles com tendência à hipercromia e apresentaram bons resultados, com início de ação mais rápida.[21]

Quando necessário, os antibióticos sistêmicos podem ser prescritos, devendo seu uso ser evitado por períodos prolongados, maiores que 3 meses. A primeira escolha são as ciclinas (doxiciclina, minociclina ou limeciclina), sendo os macrolídeos a segunda opção. A terapia combinada de antibióticos orais associados a um retinoide tópico para reduzir a inflamação, seguida pelo uso continuado do retinoide para manutenção, tem sido um regime de tratamento bem estabelecido na população em geral, particularmente para pacientes com fototipos altos.[21]

A isotretinoína é mais comumente prescrita para acne nodular grave ou como uma opção de tratamento precoce naqueles que apresentam um aumento do risco de cicatrizes ou ainda nas situações em que houve falha terapêutica. Atualmente recomenda-se o seu início com doses mais baixas (0,3 mg/kg/dia) com aumento gradual conforme a necessidade. Com relação ao tempo de tratamento, a informação mais atual recomenda não só a atenção à dose cumulativa de 120-150 mg/kg, mas também o acompanhamento clínico, devendo ser aguardado um período de 8 semanas sem novas lesões antes de sua suspensão.[22] Existem vários efeitos colaterais que podem ocorrer com o seu uso, mas os mais relevantes para a população aqui estudada são os mucocutâneos, como a xerose e a dermatite, os quais podem aumentar o risco de hiperpigmentação pós-inflamatória. Assim, deve-se ter atenção especial aos cuidados adicionais com a barreira cutânea, como o uso de hidratantes e protetor solar.[20]

Para mulheres, sem contraindicação, o tratamento com bloqueadores hormonais também pode ser utilizado, sempre em combinação ao tratamento tópico. Nessa categoria encontram-se os contraceptivos orais combinados e a espironolactona na dose de 50 a 100 mg ao dia. Estudos de especificidade para a pele negra ainda não foram realizados, sendo esse um ponto importante a ser considerado.[20]

Por fim, também podemos realizar tratamentos adjuvantes como os *peelings*. Os mais estudados na literatura para pele negra com acne e discromia são os de ácido glicólico, de ácido salicílico e a solução de Jessner. Porém, hipercromia pós-inflamatória também pode ocorrer transitoriamente após um *peeling*; portanto, abordagens comuns para minimizar esse risco incluem: pré-tratamento ou pós-tratamento com hidroquinona, início dos *peelings* em concentrações baixas, repetição em intervalos mais longos, interrupção dos retinoides 7 dias antes do *peeling* e o aconselhamento do paciente sobre a importância da proteção solar.[20]

REFERÊNCIAS BIBLIOGRÁFICAS

1. Moradi Tuchayi S, Makrantonaki E, Ganceviciene R, Dessinioti C, Feldman SR, Zouboulis CC. Acne vulgaris. Nat Rev Dis Primers. 2015 Sep 17;1:15029.
2. Gu D, Andreev K, Dupre ME. Major trends in population growth around the world. China CDC Wkly. 2021 Jul 9;3(28):604-13.
3. Taylor SC, Cook-Bolden F, Rahman Z, Strachan D. Acne vulgaris in skin of color. J Am Acad Dermatol. 2002 Feb;46(2 Suppl Understanding):S98-106.
4. Young K, Pagan AD, Yoon J, Getachew E, Leung B, Nguyen N, et al. Differences in risk of tetracycline-associated hyperpigmentation between racial and ethnic groups in patients with acne vulgaris: A national US retrospective study. J Am Acad Dermatol. 2023 Apr;88(4):872-5.
5. Perkins AC, Cheng CE, Hillebrand GG, Miyamoto K, Kimball AB. Comparison of the epidemiology of acne vulgaris among Caucasian, Asian, Continental Indian and African American women. J Eur Acad Dermatol Venereol. 2011 Sep;25(9):1054-60.
6. Davis EC, Callender VD. A review of acne in ethnic skin: pathogenesis, clinical manifestations, and management strategies. J Clin Aesthet Dermatol. 2010 Apr;3(4):24-38.
7. Callender VD, Baldwin H, Cook-Bolden FE, Alexis AF, Stein Gold L, Guenin E. Effects of topical retinoids on acne and post-inflammatory hyperpigmentation in patients with skin of color: A clinical review and implications for practice. Am J Clin Dermatol. 2022 Jan;23(1):69-81.
8. Falder RM, Holmes YC, Bridgeman-Shah S, et al. A clinicohistopathological study of acne vulgaris in black females. Journal of Investigative Dermatology. 1996;4(106):888.
9. Rocha MA, Costa CS, Bagatin E. Acne vulgaris: an inflammatory disease even before the onset of clinical lesions. Inflamm Allergy Drug Targets. 2014;13(3):162-7.
10. Lacz NL, Vafaie J, Kihiczak NI, Schwartz RA. Postinflammatory hyperpigmentation: a common but troubling condition. Int J Dermatol. 2004;43(5):362-5.
11. He L, Yang Z, Yu H, et al. The relationship between CYP17-34T/C polymorphism and acne in Chinese subjects revealed by sequencing. Dermatology. 2006;212(4):338-42.
12. He L, Wu W-J, Yang J-K, et al. Two new susceptibility loci 1q24.2 and 11p11.2 confer risk to severe acne. Nat Commun. 2014;5:2870.
13. Callender VD. Acne in ethnic skin: special considerations for therapy Ther. 2004;17(2):184-95.
14. Kelly AP. Update on the management of keloids. Semin Cutan Med Surg. 2009;28(2):71-6.
15. Kelly AP. Keloids: pathogenesis and treatment. Cosmetic Dermatol. 2003;16:29-32.
16. Layton AM, Alexis A, Baldwin H, Bettoli V, Del Rosso J, Dirschka T, et al. The personalized acne treatment tool – Recommendations to facilitate a patient-centered approach to acne management from the Personalizing Acne: Consensus of Experts. JAAD Int. 2023 Apr 26;12:60-9.
17. Alexis AF, Woolery-Lloyd H, Williams K, Andriessen A, Callender VD, Kang S, et al. Racial/ethnic variations in acne: implications for treatment and skin care recommendations for acne patients with skin of color. J Drugs Dermatol. 2021;20(7):716-25.
18. Dreno B, Kang S, Leyden J, York J. Update: Mechanisms of topical retinoids in acne. J Drugs Dermatol. 2022 Jul 1;21(7):734-40.
19. Tan MG, Kim WB, Jo CE, Nabieva K, Kirshen C, Ortiz AE. Topical treatment for postinflammatory hyperpigmentation: a systematic review. J Dermatolog Treat. 2022 Aug;33(5):2518-26.
20. Kircik LH. Efficacy and safety of azelaic acid (AzA) gel 15% in the treatment of post-inflammatory hyperpigmentation and acne: a 16-week, baseline-controlled study. J Drugs Dermatol. 2011;10(6):586-90.
21. Chiang C, Ward M, Gooderham M. Dermatology: how to manage acne in skin of colour. Drugs Context. 2022 May 31;11:2021-10-9.
22. Layton AM, McDonald BS, Mohd Mustapa MF, Levell NJ. National Institute for Health and Care Excellence (NICE) acne guideline: What's the latest for dermatologists? Br J Dermatol. 2022 Mar;186(3):426-8.

16

Dermatite de contato

Cláudia Soïdo Falcão do Amaral

INTRODUÇÃO

Em geral, os estudos sobre doenças dermatológicas são focados nos pacientes brancos, sendo ainda escassas as publicações específicas sobre manifestações cutâneas na pele negra, que representa cerca de 55% das peles no Brasil.[1] A maior parte das dermatoses que acometem a pele branca também acometem a negra, entretanto, em função das características peculiares de cada tipo, pode haver diferentes manifestações clínicas.[1] Os eczemas, onde a dermatite de contato (DC) se inclui, são comuns em todos os tipos de pele, mas dados referentes à raça e à etnia muitas vezes não são valorizados, o que pode dificultar o manejo das condições específicas de cada tipo.[2]

A DC é uma reação inflamatória cutânea que ocorre em função da exposição a substâncias estranhas ao organismo, ou seja, a algum agente externo, com a participação ou não de luz ultravioleta na superfície da pele. Ela pode ser alérgica (dermatite de contato alérgica – DCA), quando há resposta imunológica mediada pelos linfócitos T, ou ocorrer por mecanismo de irritação primária (dermatite de contato por irritante primário – DCI).[3,4] As diferenças estruturais entre as peles negra e branca, descritas ao longo desta obra, devem ser sempre levadas em consideração e isso faz com que o estudo da pele negra especificamente represente um importante capítulo dentro do estudo das doenças de pele como um todo.

EPIDEMIOLOGIA

A DC é uma das patologias de pele mais comuns. A forma mais prevalente de DC é a DCI, que representa cerca de 80% dos casos. Geralmente a DCI é causada pela exposição contínua a irritantes fracos como sabões e água, mas outros irritantes podem estar envolvidos, como cosméticos, desengordurantes e alimentos, por exemplo. Os estudos sugerem que 20% da população tem chance de desenvolver um quadro de DCA ao longo da vida. É menos frequente na pele negra. Pode ocorrer em qualquer idade, mas apresenta maior prevalência nos adultos e menor prevalência nas crianças e idosos. Nas crianças os dados são subestimados, supondo que tenham menos contato com substâncias sensibilizantes, mas por outro lado, os testes de contato são menos realizados nessa faixa etária, ficando restritos aos casos em que há grande suspeita clínica, o que dificulta o conhecimento da prevalência real. Entretanto, há trabalhos demonstrando taxas de positividade entre 54% e 65% dos testes realizados. A DC aos cosméticos é mais comum no sexo feminino e as dermatites profissionais são mais prevalentes no sexo masculino. Porém, existe a tendência à alteração nessas prevalências, pois hoje temos mais mulheres exercendo trabalhos que antes eram restritos ao sexo masculino e, por outro lado, mais homens utilizando cosméticos e se submetendo aos procedimentos estéticos. A DC é a mais comum das dermatoses profissionais, especialmente nos países onde os equipamentos de proteção individual são pouco utilizados. No Brasil, um estudo realizado em um centro de atendimento terciário entre 2000 e 2014 mostrou que a dermatite de contato profissional foi cinco vezes mais comum nos homens do que nas mulheres, principalmente entre trabalhadores da construção civil. Entre as mulheres, a ocupação mais frequentemente relacionada à dermatite profissional foi a de doméstica.[5-9]

ETIOPATOGENIA

A DC pode ocorrer pela exposição a alérgenos que induzem respostas imunológicas, caracterizando a DCA, ou por substâncias que promovem efeitos tóxicos, caracterizando a DCI.[10]

Na DCI, as substâncias entram em contato direto com a pele, sem que haja sensibilização prévia. Causam danos na epiderme e na barreira cutânea, ativando o sistema imune inato.[10] Os fatores irritantes podem ser de natureza física (calor, frio, fatores mecânicos, fricção etc.), química (alcalinos e ácidos – sabões, detergentes, metais, solventes, oxidantes, ésteres hidrocarbonetos, produtos derivados do petróleo etc.) ou biológica (produtos vegetais e animais) e ainda ser desencadeada por agentes fototóxicos. Pode se manifestar de forma aguda ou crônica, sendo essa causada pela exposição repetida à substância, mesmo que em pequenas proporções.[10,11] A maior incidência de DCI é por irritantes primários relativos (sabões e detergentes, por exemplo), mas uma parcela das DCI pode ser causada por irritantes primários absolutos (pH alto – substância básica ou alcalina ou pH baixo – substâncias ácidas) que danificam a pele logo no primeiro contato, provocando o surgimento de bolhas ou ulcerações com aspecto semelhante ao de queimadura.[4]

A DCA é uma reação clássica do tipo IV de Gell e Coombs, reação de hipersensibilidade tardia mediada por linfócitos T.[10] Consiste em duas fases: sensibilização com duração de 10 a 15 dias e a fase efetora que ocorre quando há a reexposição ao alérgeno que desencadeou a resposta imune e que será reconhecido pelas células T específicas.[10,12]

O desenvolvimento das lesões de DCA envolve vias imunes complexas influenciadas por fatores genéticos, ambientais, além do comprometimento da barreira cutânea.[11] A sensibilização ao alérgeno ocorre quando o indivíduo entra em contato pela primeira vez com o hapteno, que é um antígeno incompleto (peso molecular < 500 daltons) que se liga a uma proteína carreadora e se transforma em um antígeno completo com capacidade imunogênica. Desse processo participam alarminas, padrões moleculares associados a danos, células de Langerhans, células dendríticas e queratinócitos. Uma vez ativado, o complexo hapteno-proteína é fagocitado e carreado pelas células de Langerhans e dendríticas para os linfonodos regionais onde ativará as células T virgens. As células T específicas vão proliferar e circular no sangue e na pele. Na reexposição ao alérgeno, há liberação de citocinas pró-inflamatórias e ativação das células T efetoras, ocorrendo então o processo inflamatório cada vez mais intenso. Uma vez sensibilizado, mesmo que o indivíduo demore a entrar em contato novamente com o antígeno, as células T específicas que permanecem na pele serão responsáveis pela recidiva do quadro.[10] A fisiopatologia da DCA é complexa, envolvendo uma série de células e mediadores pró-inflamatórios.

QUADRO CLÍNICO E DIAGNÓSTICO

O quadro clínico da DC varia em função da fase da lesão. Na fase aguda, as lesões apresentam edema e pápulas e aspecto mais úmido com a presença de vesículas. O prurido é intenso. Na subaguda, as lesões são mais xeróticas, ainda com pouco eritema e edema, vesículas normalmente rotas, com mais crostas. Na fase crônica, a pele estará liquenificada, podendo apresentar fissuras. O prurido também é intenso. A DC na pele negra apresenta algumas peculiaridades. É uma pele com mais melanina e uma boa parte dos processos inflamatórios sofre alterações pigmentares. Além disso, as diferenças estruturais da pele negra parecem torná-la mais resistente à penetração de alérgenos, fazendo com que haja menor resposta tanto aos agentes sensibilizantes quanto aos irritantes.[13] Na pele negra não há eritema e pode haver evolução para discromias. Vesículas e exsudação são mais comuns na pele branca. Nos negros há mais liquenificação, além das possíveis alterações pigmentares.[13] Quanto ao diagnóstico, muitas vezes a localização da lesão sugere um agente causal para a DC, entretanto o padrão-ouro para o diagnóstico etiológico é o teste de contato (TC), também denominado teste epicutâneo ou *patch test*.

O TC é um método auxiliar e sua indicação será baseada na história clínica e no exame físico. Normalmente é realizado nas dermatoses crônicas sem etiologia conhecida, nos eczemas que não melhoram ou que recidivam após a interrupção do tratamento e nas dermatites crônicas que limitam as atividades diárias do paciente.[4] Nas dermatites palmoplantares normalmente o TC é indicado para afastar possíveis diagnósticos diferenciais. É um teste *in vivo* aplicado diretamente na pele do paciente, normalmente no dorso. Consiste na colocação das substâncias específicas e padronizadas que produzem uma provocação no local.[5] Existem no mercado diversos tipos de baterias padronizadas e diferentes tipos de contensores e a padronização é importante para que possamos conhecer as concentrações das substâncias testadas. As duas leituras (48 e 96 horas após a colocação do TC) e a interpretação dos resultados são baseadas nos critérios do Grupo Internacional de Dermatite de Contato (ICDRG) (Figuras 1, 2 e 3).

Não deve ser aplicado no paciente com lesões extensas e com a doença ativa. Também não deve

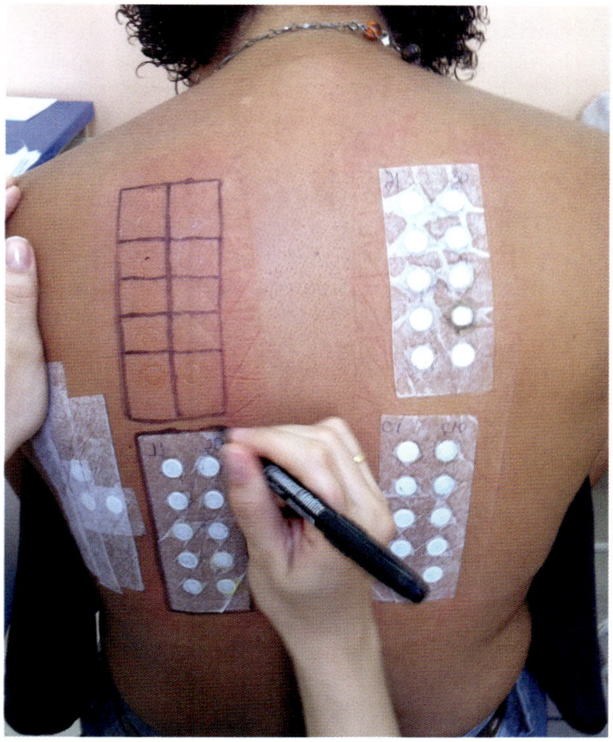

FIGURA 1 Marcação de teste de contato.
Fonte: acervo da Dra. Cláudia Soïdo Falcão do Amaral.

ser aplicado no paciente em uso de corticoide em altas doses e de medicações imunossupressoras. O uso de anti-histamínicos não contraindica a realização do TC.[4] Quando houver a suspeita da participação da luz ultravioleta desencadeando uma DC fotoalérgica ou mesmo fototóxica, pode ser indicado o *photopatch test*.[4] Haverá positividade ao TC ou ao *photopatch test* quando houver mecanismo imunológico envolvido. Na pele negra, a leitura pode ser dificultada, em alguns casos, pela ausência do eritema, especialmente nas reações fracas.[13] O sulfato de níquel parece ser o grupo com maior prevalência de positividade na pele negra, à semelhança do que ocorre na pele branca (Figura 4).[13]

DIAGNÓSTICO DIFERENCIAL

Muitas são as doenças que fazem diagnóstico diferencial com a DC. Entre as doenças eczematosas podemos citar: dermatite atópica, dermatite seborreica, eczema numular, disidrose e erupção eczematosa por fármacos. Psoríase e líquen plano são exemplos de dermatites não eczematosas que fazem diagnóstico di-

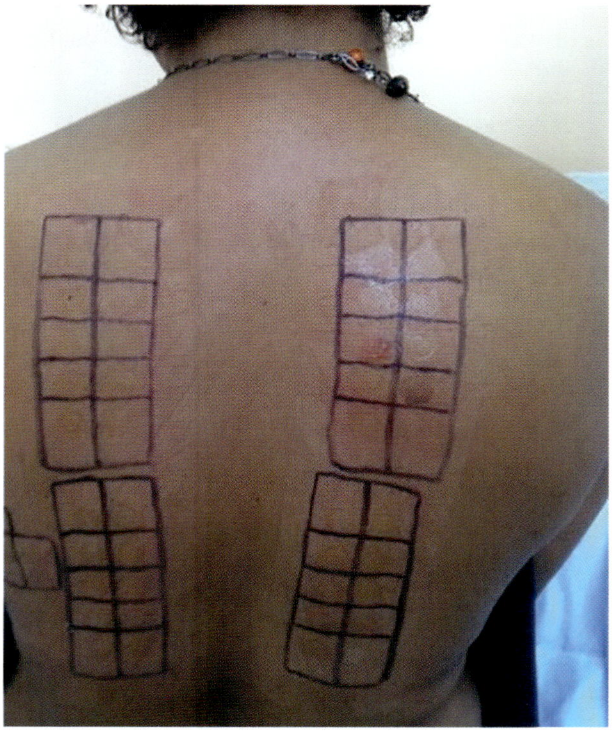

FIGURA 2 Leitura do teste de contato.
Fonte: acervo da Dra. Cláudia Soïdo Falcão do Amaral.

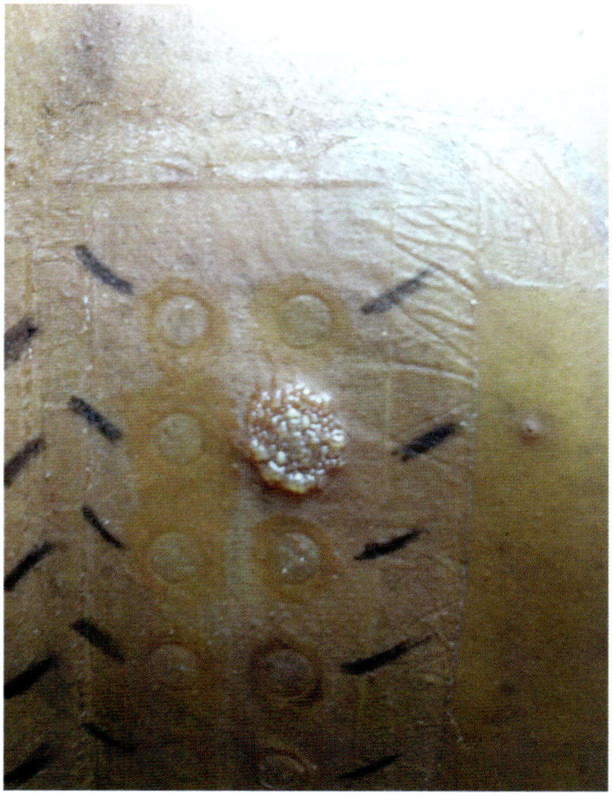

FIGURA 3 Reação fortemente positiva na leitura do teste de contato para sulfato de níquel.
Fonte: acervo da Dra. Cláudia Soïdo Falcão do Amaral.

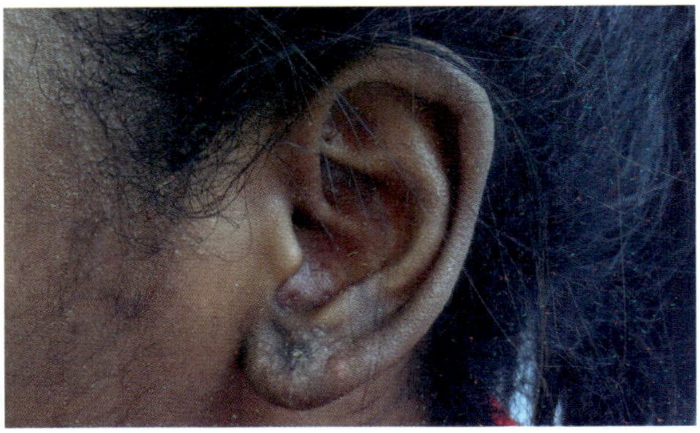

FIGURA 4 Dermatite de contato no lóbulo da orelha pelo sulfato de níquel.
Fonte: acervo da Dra. Cláudia Soïdo Falcão do Amaral.

ferencial com DC. Em relação às infecções, podemos citar: herpes, tinhas, celulites e impetigo.[4,14]

TRATAMENTO

Uma vez identificado o agente causal, seja um alérgeno ou irritante primário, o paciente deve ser orientado a evitá-lo, assim como evitar também outras substâncias que podem fazer reações cruzadas.[4] O tratamento medicamentoso consiste na utilização de agentes anti-inflamatórios, tópicos ou sistêmicos, ficando estes últimos restritos aos casos de maior extensão e gravidade. Os medicamentos mais utilizados são os corticoides tópicos, mas devemos ter cuidado com a potência, especialmente nas áreas de grande absorção, com o tempo de uso e extensão. Os inibidores da calcineurina (pimecrolimus e tacrolimus) são uma opção para as dermatites extensas e duradouras, em especial nas áreas onde a absorção é maior, como face e genitália.[4,14,15] Outros medicamentos e outras medidas como imunossupressores e fototerapia são citados na literatura, mas não são empregados de forma rotineira. Anti-histamínicos não têm eficácia na DC e antibiótico pode ser prescrito quando houver infecção secundária associada.

REFERÊNCIAS BIBLIOGRÁFICAS

1. Borges HL, Feitosa ASF, Andretta G, Fogaça NS, Agulham AP, et al. População Negra: o que não é ensinado sobre semiologia dermatológica na pele preta: um relato de experiência. Brazilian Medical Students Journal. 2021;5(8).
2. Okeke CAV, Malik OM, Atwater AR, Powell DL, Czajkowski G, et al. American Contact Dermatitis Society Position statement: Dermatitis and skin of color. Dermatitis. 2022;33(1):3-9.
3. Bau A-RLW. Introdução. In: Sarinho ESC, Sales VSF, Rubini NPM, Weber CW, Belluco PES, Mendes KAP. Dermatite de contato. 1. ed. Atheneu; 2022. p. 1-6.
4. Andrade MEB, Grecco O. Dermatite de contato. In: Fernandes FR. Manual prático de alergia e imunologia. 1. ed. Atheneu; 2023. p. 157-72.
5. Carvalho LCP, Rios JBM. Dermatite de contato – Diagnóstico e tratamento. 1. ed. Livraria e Editora Revinter; 2004. p. 1-3.
6. Scheinman PL, Vocanson M, Thyssen JP, Johansen JD, Nixon RL, et al. Contact dermatitis. Nature Reviews – Primer. 2021;7(38):1-26.
7. Bains SN, Nash P, Fonacier, L. Irritant contact dermatitis. Clin Rev Allergy Immunol. 2019;56(1):99-109.
8. Zug KA, Pham AK, Belsito DV, DeKoven JG, DeLeo VA, et al. Patch testing in children from 2005 to 2012: Results from the North American Contact Dermatitis Group. Dermatitis. 2014;2596:345-55.
9. Melo MGM, Villarinho ALCF, Leite IC. Sociodemographic and clinical profile of patients with occupational contact dermatitis seen at a work-related dermatology service, 2000-2014. An Bras Dermatol. 2019;94(2):147-56.
10. Bau A-R LW, Mendes AP. Fisiopatologia. In: Sarinho ESC, Sales VSF, Rubini NPM, Weber CW, Belluco PES, Mendes KAP. Dermatite de contato. 1. ed. Atheneu; 2022. p. 7-13.
11. Novak-Bilić G, Vučić M, Japundžić I, Meštrović-Štefekov J, Stanić-Duktaj S, et al. Irritant and allergic contact dermatitis – skin lesion characteristics. Acta Clin Croat. 2018;57(4):713-20.
12. Martin SF. New concepts in cutaneous allergy. Contact Dermatitis. 2015;72(1):2-10.
13. Alchorne MMA, Abreu MAMM. Dermatologia na pele negra. An Bras Dermatol. 2008;83(1):7-20.
14. Motta AA, Grecco O. Dermatite de contato. In: Sole D, Rosário Filho NA, Rubini NPM. Compêndio de alergia e imunologia clínica – do básico à prática clínica. São Paulo: Editora dos Editores; 2021. p. 407- 17.
15. Weber CW, Batigália VA. Tratamento. In: Sarinho ESC, Sales VSF, Rubini NPM, Weber CW, Belluco PES, Mendes KAP. Dermatite de contato. 1. ed. Atheneu; 2022. p. 209-14.

17

Dermatite seborreica

David Rubem Azulay
Vitória Azulay

INTRODUÇÃO

A dermatite seborreica (DS) é uma doença crônica caracterizada por lesões eritemato-descamativas e, menos caracteristicamente, maculopapulosas.[1] A localização preferencial é nas áreas ditas seborreicas, como couro cabeludo, face, região pré-esternal e interescapular, entre outras; podendo ter algumas variações clínicas conforme o fototipo do paciente.[2-4] É associada à hiperproliferação epidérmica, com possível participação da *Malassezia* spp.[1,5]

Em relação à pele negra, há poucos artigos na literatura que abordam o tema. Sendo assim, é importante que os dermatologistas estejam aptos a reconhecer e tratar corretamente essa enfermidade, visto que a apresentação clínica nesse grupo pode ser peculiar.[6]

EPIDEMIOLOGIA

Ocorre em pelo menos 5% da população em geral, com maior incidência nos pacientes portadores do vírus HIV.[1] Pode estar aumentada em indivíduos de pele negra, como nos afro-norte-americanos, com prevalência de 6,5%.[2]

ETIOPATOGENIA

Ocorre alteração na dinâmica epidérmica com aumento de mitoses e hiperproliferação de queratinóticos. Em relação a *Malassezia* spp., há uma certa dualidade no assunto: enquanto alguns afirmam que o número desses microrganismos está aumentado devido ao aumento de nutriente lipídico na escama, outros acreditam que seja o principal fator patogênico dessa enfermidade.[1,5]

Em relação aos indivíduos de pele negra, acredita-se que a incidência possa estar aumentada por uso excessivo de óleos capilares, baixa frequência de lavagem capilar, uso de apliques de cabelo e de alisantes químicos.

CLÍNICA E DIAGNÓSTICO

A DS é caracterizada por lesões eritemato-descamativas em áreas como couro cabeludo, face, regiões pré-esternal, interescapular e com menor frequência nas flexuras axilares e anogenitais.[1] Prurido habitualmente está presente, sobretudo nas lesões do couro cabeludo. Na face, é frequente o envolvimento da parte interna dos supercílios, glabela, sulco nasogeniano, asa nasal e região paranasal.[1,5]

Em indivíduos de pele negra, a DS pode se apresentar também como máculas e placas hipopigmentadas, podendo ter ou não descamação associada. São comuns nesses indivíduos lesões arqueadas, anulares e petaloides, em geral acometendo a linha de implantação capilar. Recém-natos não apresentam aquele clássico aspecto "craquelado" com escamas amareladas aderidas no couro cabeludo, como ocorre nos caucasianos.[2-4,6]

O diagnóstico é clínico. Deve-se considerar a possibilidade de infecção pelo HIV nos casos mais intensos e abruptos ou não responsivos ao tratamento.[1,2]

DIAGNÓSTICO DIFERENCIAL

O diagnóstico diferencial se faz, no couro cabeludo, com psoríase, pediculose e *tinea capitis*; nas flexuras, com candidíase, dermatofitose, eritrasma e dermatite de contato a componentes do vestuário ou produtos de higiene como desodorantes; lesões úmidas na face, in-

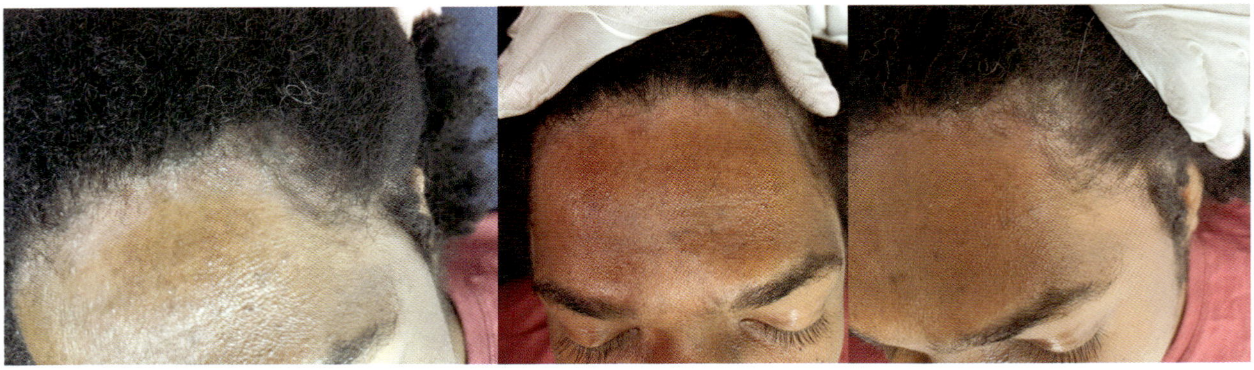

FIGURA 1 Placa eritemato-descamativa e com discreta hipopigmentação na linha de implantação capilar.

terescapulares e pré-esternais, com pênfigo foliáceo; lesões axilares, interescapulares e inguinais, com doença de Hailey-Hailey, também com pitiríase rósea, pitiríase versicolor, rosácea, lúpus eritematoso, doença de Darier, acrodermatite enteropática e farmacodermias.[1,2,5]

TRATAMENTO

É uma doença crônica que tem controle, mas não se pode falar em cura. Pode-se usar xampu à base de *liquor carbonis detergens* (LCD) de 5-8% associado ou não ao ácido salicílico de 1-3%, piritionato de zinco de 1-2,5% e cetoconazol de 1-2%, entre outros. Na face e no tronco podem ser utilizados cremes com cetoconazol e eventualmente corticoide de baixa potência, associado ou não. Casos extensos podem se beneficiar de antifúngico oral como o itraconazol 100 mg/dia por duas semanas. Os imunomoduladores como tacrolimo a 0,1% têm ação anti-inflamatória, sendo bastante efetivos no tratamento.[1,2,6]

REFERÊNCIAS BIBLIOGRÁFICAS

1. Cestari SCP, Cestari MCP, Azulay DR, Azulay RD. Eczemas. In: Azulay RD, Azulay DR, Azulay-Abulafia L. Dermatologia. 8. ed. Rio de Janeiro: Guanabara-Koogan; 2022. p. 202-24.
2. Elgash M, Dlova N, Ogunleye T, Taylor SC. Seborrheic dermatitis in skin of color: Clinical considerations. J Drugs Dermatol. 2019 Jan 1;18(1):24-7.
3. Jackson JM, Alexis A, Zirwas M, Taylor S. Unmet needs for patients with seborrheic dermatitis. J Am Acad Dermatol. 2022 Dec 17:S0190-9622(22)03307-2.
4. Taylor SC, Barbosa V, Burgess C, et al. Hair and scalp disorders in adult and pediatric patients with skin of color. Cutis. 2017;100(1):31-5.
5. Karakadze MA, Hirt PA, Wikramanayake TC. The genetic basis of seborrheic dermatitis: A review. J Eur Acad Dermatol Venereol. 2018;32(4):529-36.
6. Chatrath S, Bradley L, Kentosh J. Dermatologic conditions in skin of color compared to white patients: Similarities, differences, and special considerations. Arch Dermatol Res. 2022 Dec 1. Epub ahead of print.

18

Pápulas peroladas

Myrna Parra
Leonardo Lora Barraza

DEFINIÇÃO

As pápulas peroladas penianas são variações anatômicas da genitália masculina, também conhecidas como papilomatose coronária do pênis, glândulas de Tyson, papilomas hirsutoides, papilas na coroa da glande do pênis e pápulas peroladas rosadas, que devem ser incluídas entre os diagnósticos em estudo em pacientes com lesões na glande, pois tendem a ser diagnosticadas erroneamente como infecções sexualmente transmissíveis.[1-3]

Descrita desde 1981 por Altmeyer,[4] a papilomatose vestibular vulvar é uma variação anatômica da mucosa vestibular da genitália feminina, equivalente às pápulas penianas peroladas, embora estas últimas permaneçam controversas. Foi nomeada por sua semelhança com as papilas da língua, também conhecida como pseudocondiloma, papilomatose hirsutoide da vulva ou papilomatose escamosa da vulva.[1,5,6]

EPIDEMIOLOGIA

A prevalência das lesões é de 14 a 48%, em uma faixa etária entre 20 e 30 anos,[4] regredindo, geralmente, após os 40 anos.[8] É mais comum em negros, sendo prevalente em 1-33% da população mundial feminina.[9-11]

ETIOPATOGENIA

Existem múltiplas hipóteses sobre a origem dessas lesões, sendo inclusive relacionadas ao aumento da atividade sexual. Embora controverso, alguns autores as associam à exposição ao trauma frequente. A circuncisão tem sido descrita como fator protetor.[2] Quanto à sua relação com o papilomavírus humano (HPV), vários estudos foram realizados, inclusive o de Cronelis et al., os quais não encontraram relação com o aparecimento de pápulas peroladas.[11]

QUADRO CLÍNICO E DIAGNÓSTICO

As lesões caracterizam-se por pápulas normocrômicas ou hipocrômicas, filiformes, medindo de 1-2 mm de largura a 1-4 mm de comprimento, assintomáticas, localizadas em fileira simples ou dupla na coroa da glande, sendo mais proeminentes no dorso. Lesões com localização atípica têm sido descritas, como na parte ventral do pênis.[12,13] À dermatoscopia, assemelham-se aos angiofibromas acrais, cujos achados típicos são pápulas peroladas, em forma de uva ou em forma de paralelepípedo, de cor branca ou rosada com vasos centrais em forma de vírgula, forquilha ou pontos, ao contrário das verrugas, que apresentam o mesmo padrão vascular, mas com descamação. A histopatologia mostra ortoceratose, hipergranulose e aumento do número de melanócitos na base. Na derme papilar, há vasos dilatados nas cristas reticulares; e na derme reticular, as fibras de colágeno distribuem-se perpendicularmente à superfície e os fibroblastos têm forma estrelada.[2,14]

DIAGNÓSTICO DIFERENCIAL

Basicamente, os diagnósticos que devem ser distinguidos são as verrugas genitais, a hiperplasia sebácea do pênis, o molusco contagioso e o líquen nítidus.

As verrugas clinicamente são pápulas e, ocasionalmente, placas de tamanhos e formatos variados. Na histopatologia, tem-se o achado característico de coilócitos. Quanto à hiperplasia, as pápulas costumam ser amareladas, diferentes do molusco contagioso, em que as mesmas são normocrômicas e umbilica-

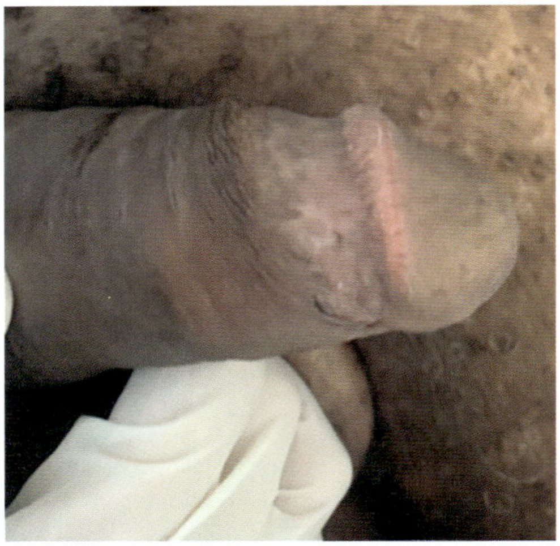

FIGURA 1 Pápulas peroladas no pênis de paciente fototipo V, distribuídas no sulco balanoprepucial e em menor tamanho na glande.

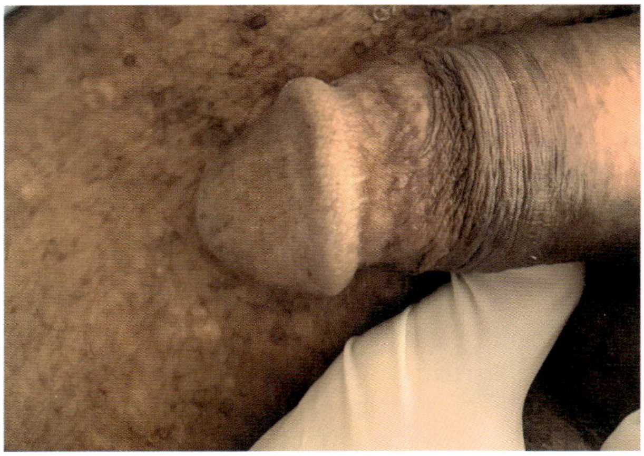

FIGURA 2 Detalhe das lesões no mesmo paciente da Figura 1.

das. Por último, na apresentação do líquen nítidus, as lesões são pápulas translúcidas que formam placas no eixo peniano.

TRATAMENTO

As pápulas peroladas são lesões benignas, de bom prognóstico, que se resolvem espontaneamente com a idade. Por isso, seu tratamento só é necessário se forem sintomáticas ou por desconforto do paciente. Para a ressecção das lesões existem métodos ablativos como a crioterapia, com melhora de 80-90% em duas sessões, e a cauterização química ou elétrica, embora esses métodos tenham maior risco de complicações como cicatrizes acrômicas ou hipercrômicas, relevantes em fototipos mais escuros.[15]

Outras opções são o uso de tecnologias como o *laser* de CO_2, com resolução completa em alguns estudos com 2 a 3 sessões, porém com maior risco de hiperpigmentação pós-inflamatória.[16] Em paralelo, o *laser* Erbium Yag 2940nm tem se mostrado eficaz na resolução completa das lesões sem efeitos adversos e sem recorrência,[2,17] sendo, portanto, a melhor opção dentre aquelas para exérese e dentre as tecnologias, devido à sua eficácia e aos resultados cosméticos adequados.[18]

PÁPULAS PEROLADAS NOS ÓRGÃOS GENITAIS FEMININOS

Definições

Descrita desde 1981 por Altmeyer,[16] a papilomatose vestibular vulvar tem variações anatômicas na mucosa vestibular dos órgãos genitais femininos, o equivalente às pápulas peroladas do pênis. Chamada assim por sua semelhança com as papilas da língua, é conhecida também como pseudocondilomas, papilomatose hirsutoide da vulva e papilomatose escamosa da vulva.[1,17,18]

Epidemiologia

Prevalência de 1 a 33% da população mundial feminina. Embora por sua semelhança com as pápulas peroladas do pênis sua prevalência deveria ser maior na população negra, não há maiores relatos de caso.[18,19]

Etiopatogenia

Sua causa é desconhecida. Embora tenham sido descritas várias teorias, como irritação, medicamentos ou alguma síndrome associada, não foi evidenciada uma grande força de associação. É controversa sua correlação com o vírus do papiloma humano. Estudos recentes a descartaram, mas estudos mais antigos como os realizados por Jan et al. defendem essa associação.[17,20,21]

Quadro clínico e diagnóstico

Da mesma forma que as lesões nos homens, são caracterizadas por pápulas filiformes de consistência lisa, que medem 1-2 mm de diâmetro, normocrômicas, distribuídas de forma linear e simétrica nos lábios menores ou no introito vaginal.[17] As lesões na região genital são caracterizadas na dermatoscopia por pápulas simétricas, translúcidas com múltiplos vasos irregulares. Cada lesão é monomórfica, o que as diferencia dos condilomas.[1,17]

Diagnóstico diferencial

A primeira patologia que deve ser considerada como diagnóstico diferencial no caso de lesões na vulva é o condiloma acuminado produzido pelo papilomavírus. Contudo, as pápulas peroladas vaginais só se apresentam no vestíbulo, com distribuição simétrica, coloração normocrômica e como lesões em forma de lágrima. À diferença do condiloma, essas lesões não apresentam coloração branca com uso de ácido acético a 5%.[1]

Tratamento

Quando as lesões são sintomáticas e associadas a prurido, dispareunia ou vulvodínia que interferem na qualidade de vida do paciente, podemos optar por uso de laser ablativo como o CO_2 ou por crioterapia.

REFERÊNCIAS BIBLIOGRÁFICAS

1. Mathew J, Kutty SM. Cryosurgical management of symptomatic vulvar vestibular papillomatosis. J Cutan AesthetSurg. 2020 Jul--Sep;13(3):259-60.
2. Love LW, Badri T, Ramsey ML. Pearly Penile Papule. [Updated 2023 Apr 14]. In: StatPearls [Internet]. Treasure Island (FL): StatPearls Publishing; 2023. Disponível em: https://www.ncbi.nlm.nih.gov/books/NBK442028/.
3. Agrawal SK, Bhattacharya SN, Singh N. Pearly penile papules: A review. Int J Dermatol. 2004 Mar;43(3):199-201.
4. Prieto MA, Gutiérrez JV, Sambucety PS. Vestibular papillae of the vulva. Int J Dermatol. 2004 Feb;43(2):143-4.
5. Pardo-Zamudio, Plaza-Arteaga N. Papilomatosis vestibular: Variante anatómica de la vulva. Piel (Barc). 2017.
6. Wollina U, Verma S. Vulvar vestibular papillomatosis. Indian J Dermatol Venereol Leprol. 2010;76:270-2.
7. Kakkar S, Sharma PK. Monomorphic papillae on inner labia and vulvar vestibule. Indian J Dermatol. 2016 Jul-Aug;61(4):460-1.
8. Hogewoning CJ, Bleeker MC, van den Brule AJ, Voorhorst FJ, van Andel RE, Risse EK, et al. Pearly penile papules: Still no reason for uneasiness. J Am Acad Dermatol. 2003 Jul;49(1):50-4.
9. Rehbein HM. Pearly penile papules: Incidence. Cutis. 1977;19:54-7.
10. Johnson BL Jr, Baxter DL. Pearly penile papules. Arch Dermatol. 1964;90:166-7.
11. Rane V, Read T. Penile appearance, lumps and bumps. Aust Fam Physician. 2013;42(5):270-4.
12. Neri I, Bardazzi F, Raone B, et al. Ectopic pearly penile papules: A pediatric case. Genitourin Med. 1997;73:136.
13. O'Neil CA, Hansen RC. Pearly penile papules on the shaft. Arch Dermatol. 1995;131:491-2.
14. Honigman AD, Dubin DP, Chu J, Lin MJ. Management of pearly penile papules: A review of the literature. J Cutan Med Surg. 2020 Jan/Feb;24(1):79-85.
15. Ocampo-Candiani J, Cueva-Rodriguez JA. Cryosurgical treatment of pearly penile papules. J Am Acad Dermatol. 1996;35(3 pt 1):486-7.
16. Gan SD, Graber EM. Treatment of pearly penile papules with fractionated CO2 laser. J Clin Aesthet Dermatol. 2015;8(5):50-2.
17. Aldahan AS, Brah TK, Nouri K. Diagnosis and management of pearly penile papules. Am J Mens Health. 2018 May;12(3):624-7.
18. Maranda EL, Akintilo L, Hundley K, Nguyen AH, Moore KJ, Zullo J, et al. Laser therapy for the treatment of pearly penile papules. Lasers Med Sci. 2017 Jan;32(1):243-8.
19. Kakkar S, Sharma PK. Monomorphic papillae on inner labia and vulvar vestibule. Indian J Dermatol. 2016 Jul-Aug;61(4):460-1.
20. Welch JM, Nayagam M, Parry G, Das R, Campbell M, Whatley J, et al. What is vestibular papillomatosis? A study of its prevalence, aetiology and natural history. Br J Obstet Gynaecol. 1993 Oct;100(10):939-42.
21. Origoni M, Rossi M, Ferrari D, Lillo F, Ferrari AG. Human papillomavirus with co-existing vulvar vestibulitis syndrome and vestibular papillomatosis. Int J Gynaecol Obstet. 1999 Mar;64(3):259-63.

19

Siringoma

Katleen da Cruz Conceição

CONCEITO

O termo "siringoma" vem da palavra grega *siringe*, que significa tubo. São tumores anexiais benignos que derivam suas características histopatológicas dos ductos écrinos.[1,2]

A proliferação de células na luz do canal leva à formação de estruturas espirais, onde o suor não consegue mais se movimentar livremente e atingir a superfície da pele.

Clinicamente, consistem em pápulas pequenas, firmes, amareladas ou cor de carne, de 1 a 3 mm, geralmente encontradas na região periorbital inferior e causando problemas estéticos.

Embora sejam a variação palpebral mais comum em mulheres de meia-idade, muitas outras variações clínicas foram descritas na literatura, que variam de acordo com a idade, início, localização e apresentação clínica.[1,2]

Os siringomas são tumores anexiais benignos cujas características histopatológicas sugerem surgir da parte intradérmica dos ductos écrinos e são frequentemente encontrados na região orbitária, mas podem ser encontrados na vulva, pênis, couro cabeludo e axilas.[2,3]

Os siringomas desenvolvem-se durante a puberdade e são mais comuns nas mulheres do que nos homens. Existem formas familiares e eruptivas. Os siringomas eruptivos são mais comuns em homens negros e envolvem frequentemente o tórax ou o pênis.[11]

O diagnóstico de siringoma pode ser favorecido pela apresentação clínica, mas a avaliação histológica é necessária para o diagnóstico definitivo. Os siringomas são lesões benignas sem verdadeira capacidade proliferativa.[4,7]

O tratamento dessas lesões potencialmente desfigurantes é frequentemente efetuado por razões estéticas, embora alguns pacientes com um grande número de lesões possam se queixar de comichão, especialmente após a transpiração. Várias modalidades têm sido utilizadas no tratamento de siringomas, com resultados variáveis.[5-7] As lesões isoladas podem ser excisadas cirurgicamente. Os pacientes que apresentam a forma eruptiva podem ser tratados com ablação por *laser*. A eletrodissecação com curetagem também é útil para o tratamento de lesões múltiplas.[5,7]

CLÍNICA

O siringoma afeta cerca de 1% da população geral. As lesões são caracteristicamente assintomáticas e ocorrem como pápulas discretas ou agrupadas, da cor da pele ou ligeiramente amarelas, com 1-4 mm de diâmetro.[5-7]

Predomina em mulheres jovens, com uma proporção de 2:1, sendo rara em mulheres na pós-menopausa e em crianças.[1,4,5]

A localização periocular é a mais frequentemente relatada e, por sua vez, os siringomas vulvares são mais evidentes em adolescentes, mulheres em idade reprodutiva e gestantes, razão pela qual há possível ligação etiológica. A ligação hormonal é considerada como uma possível hipótese etiológica.[1,5,7]

Existem quatro tipos principais de siringomas, classificados com base na localização e associação: localizada, familiar/hereditária, uma forma associada à síndrome de Down, e uma forma generalizada que incorpora o envolvimento de múltiplos corpos e o siringoma eruptivo. As formas familiares são aquelas com uma história familiar positiva de siringoma.[5-7]

A natureza eruptiva dos siringomas foi descrita pela primeira vez por Jacquet e Darier em 1887 e refere-se ao fato de ocorrerem em grande número e em sucessivas colheitas na superfície anterior do corpo. As superfícies normalmente envolvidas incluem o pescoço, as axilas, a parte superior do tórax e o abdome, bem como a área periumbilical.[1,6,7]

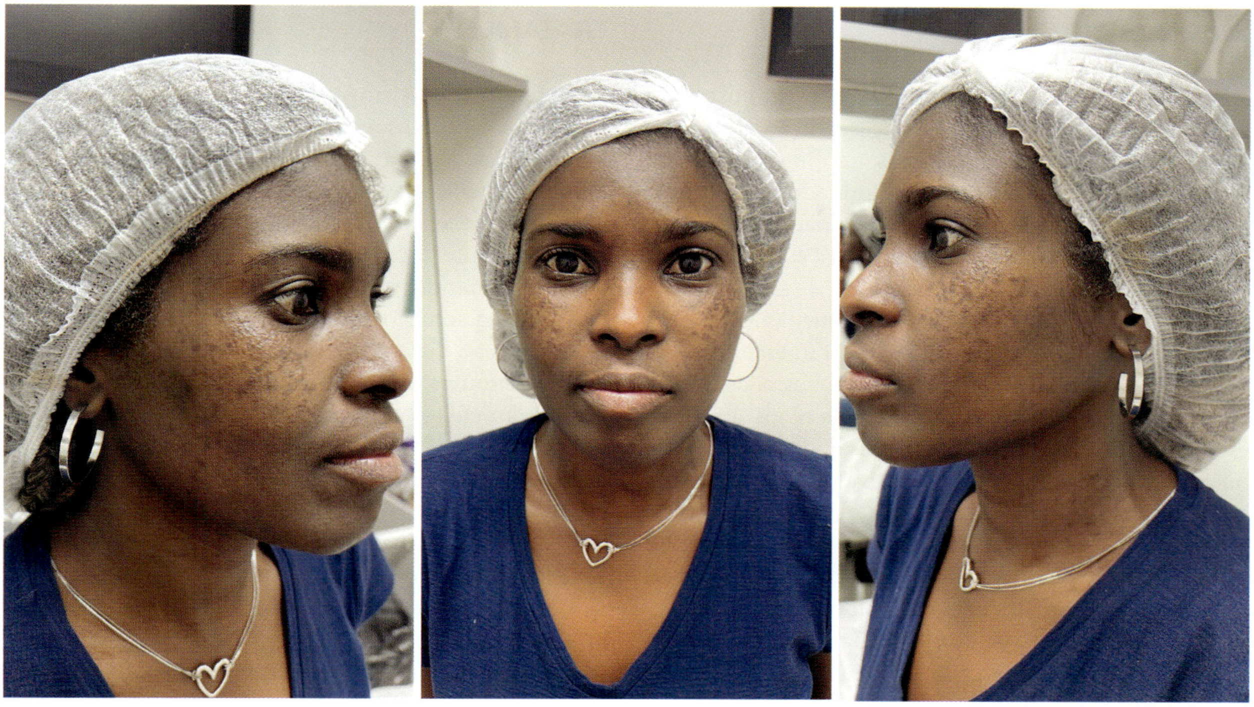

FIGURA 1 Siringoma.
Fonte: acervo da Dra. Katleen da Cruz Conceição.

O siringoma eruptivo familiar (SEF) é uma combinação das formas eruptivas familiar e generalizada.

Há várias hipóteses que tentam explicar a origem dessa patologia:

- **Teoria hormonal:** de acordo com essa teoria, durante a gravidez um aumento nos receptores de progesterona com ação hipertérmica no hipotálamo causa um aumento na temperatura corporal, um fator predisponente para o aparecimento de siringomas ou um aumento no tamanho dos siringomas e intensificação do prurido, especialmente o prurido genital.
- **Teoria hereditária:** descreve um padrão de herança autossômico dominante, o mosaicismo somático tipo 1, no qual a mutação é do tipo pós-zigótico nos estágios iniciais de desenvolvimento em um embrião saudável.[1]
- **Teoria da dermatite siringomatosa:** os siringomas eruptivos são o resultado de um processo inflamatório crônico da pele que afeta os anexos.

As variantes clínicas podem ser classificadas como localizadas (solitárias e múltiplas – unifocais) e generalizadas (multifocais e eruptivas) (Tabela 1).

TABELA 1 Variantes clínicas dos siringomas (modificado de Friedman e Butler)

Localizados	
a. Solitário	
b. Múltiplo – unifocal	1. Papular a) Infraocular b) Genital c) Acral d) Nevoide linear unilateral e unilateral e) Frontal 2. Oculto Couro cabeludo: alopecia 3. Simulação de líquen plano Genital 4. Simulação de cistos de milia a) Infraocular b)Perianal 5. Placa unilateral
Generalizados	
a. Multifocal	
b. Eruptivo	1. Simulação de líquen plano 2. Simulação de urticária pigmentosa 3. Simulação de cistos de milia

Fonte: adaptada de Morelo, 2015.[1]

DIAGNÓSTICO

Vários diagnósticos diferenciais são propostos de acordo com sua localização e apresentação clínica. A gama terapêutica é variada, mas nenhum dos tratamentos é realmente eficaz. A benignidade dos tumores é uma das razões pelas quais alguns pacientes optam por não tratá-los; entretanto, a melhora estética das lesões é uma preocupação crescente.[6,7,9]

Essa doença é caracterizada por pequenas lesões (2-5 mm) da cor da pele ou amareladas, ligeiramente elevadas e ligeiramente endurecidas. Elas são encontradas principalmente nas pálpebras e ao redor dos olhos. Elas não estão associados a nenhum sintoma. Podem ser poucas ou muitas. Existe uma forma eruptiva mais rara que surge repentinamente na idade adulta e forma um grande número de lesões que afetam o tórax e/ou abdome.[9]

O siringoma pode ser confundido com xantelasma (depósitos de colesterol nas pálpebras), tricoepiteliomas ou câncer de pele basocelular. A aparência da biópsia de pele ao microscópio é característica. Existem pequenos ductos com caudas semelhantes a vírgulas, parecendo girinos na pele.

DIAGNÓSTICO DIFERENCIAL E ARMADILHAS

- **Carcinoma basocelular nodular:** pápula nacarada com telangiectasia e erosões em um fundo de pele danificada pelo sol.
- **Milia:** pequenas pápulas císticas brancas cheias de queratina.
- **Xantelasma palpebral:** favorece as pálpebras superiores; placas brancas a amarelas.
- **Hiperplasia sebácea:** pápula umbilicada amarela com coroa de vasos.
- **Esteatocistoma múltiplo:** pápulas e nódulos lisos brancos a amarelos.
- **Verruga lisa:** pápulas caracteristicamente de topo plano.
- **Tricoepitelioma:** favorece as pregas alares; pápulas cor de pele, emborrachadas.
- **Triquilemoma:** comum nos lábios; pode ser verrucoso.
- **Sarcoidose:** pápulas e placas infiltrativas que podem ser vistas ao redor das narinas. A variante micropapular pode assemelhar-se a siringomas.
- **Carcinoma anexial microcístico:** deve ser considerado se aparecer uma lesão solitária semelhante a um siringoma no lábio.

TRATAMENTO

A remoção de siringomas pode incluir: corte (excisão) com bisturi, tesoura ou lâmina de barbear flexível; queima com agulha elétrica (eletrodissecação); tratamento a *laser*; congelamento (criocirurgia) com nitrogênio líquido; excisão cirúrgica; eletrocoagulação.[5,8,9]

Tratamento com retinoides tópicos: tretinoína 0,05% e retinoides sistêmicos; atropina tópica sistêmica 1%. Uma solução aquosa tópica a 1% administrada duas vezes ao dia a pacientes com prurido intenso alivia os sintomas e reduz ligeiramente o tamanho das lesões sem efeitos colaterais. O uso de atropina é mais eficaz no alívio de lesões sem efeitos colaterais locais ou sistêmicos.[9-11]

Pesquisas relataram tratamentos que incluíam métodos destrutivos convencionais, como *lasers*, *peelings* e eletrocauterização, e métodos cirúrgicos. Embora existam vários *lasers* para o tratamento de siringomas, não há consenso sobre a configuração ideal do *laser* e os efeitos colaterais dessas terapias.

O *laser* de CO_2 é a terapia *laser* ablativa mais utilizada, mas está normalmente associada a eventos adversos. A perfuração múltipla utilizando o *laser* de CO_2 produzirá excelentes resultados cosméticos, porém com efeitos adversos como a hiperpigmentação (comum na pele negra).

Os *lasers* fracionados não ablativos podem ser vantajosos em termos de fácil operação, efeitos secundários mínimos e período de recuperação moderado em comparação com os *lasers* ablativos.[9-11]

Na literatura foram descritos casos tratados com eletrocoagulação em baixa voltagem. Em alguns deles, a dissecção intralesional do eletrodo foi descrita com resolução completa e nenhuma recorrência foi relatada. Em pacientes com siringoma periorbital, o tratamento com *laser* CO_2 e o combinado com toxina botulínica mostrou-se eficaz, conforme exemplo na Figura 2, além da eletrocoagulação associada ao *laser* fracionado não ablativo, este último para evitar possível hiperpigmentação.[9-11]

A satisfação de todos os pacientes melhorou em mais de 50% após a primeira sessão e 89,5% após a segunda sessão. Eritema foi observado em 63,2% dos pacientes e hiperpigmentação pós-inflamatória. O *laser* ND YAG de 1.444 nm é considerado uma boa opção de tratamento quando utilizado em parâmetros baixos, mas estudos prospectivos precisam ser realizados com maior número de pacientes e outros fototipos de pele.[9-11]

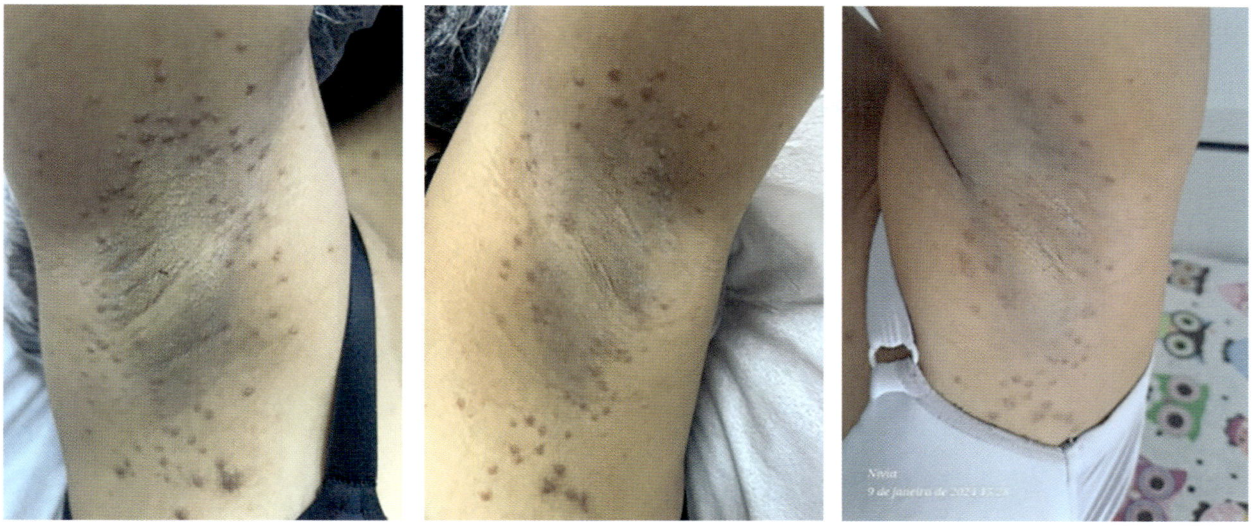

FIGURA 2 *Laser* ND-YAG de 1.444 nm.
Fonte: acervo da Dra. Katleen da Cruz Conceição.

REFERÊNCIAS BIBLIOGRÁFICAS

1. Morelo MTR, et al. Siringomas: Presentación de casos clínicos y revisión de la bibliografía. Arch Argent Dermatol. 2015;65(1):1-8.
2. Ibekwe P. Familial eruptive syringoma in a Nigerian girl. Clinical and Experimental Dermatology. 2016;41(4):383-5.
3. Huang A, Taylor G, Liebman TN. Generalized eruptive syringomas. Dermatology Online Journal. 2017;23(9).
4. Frazier CC, Camacho AP, Cockerell CJ. The treatment of eruptive syringomas in an African American patient with a combination of trichloroacetic acid and CO2 laser destruction. Dermatologic Surgery. 2001;27(5):489-92.
5. Claro KTV, et al. Tratamento de siringomas periorbitários: Revisão da literatura científica nos últimos 5 anos. Revista Brasileira de Cirurgia Plástica. 2022;37:80-8.
6. Alsaidan MS. Efficacy and safety of lasers in treating syringomas: A review of the literature. Journal of Dermatological Treatment. 2022;33(8):3127-35.
7. Hunt KM, Michelson KA, Balamuth F, Thompson AD, Levas MN, Neville DN, et al. Racial differences in the diagnosis of Lyme disease in children. Clinical Infectious Diseases. 2023;76(6):1129-31.
8. Taha OMH, Diab NA, Khater E-SMG. Laser therapy for treatment of syringoma. The Egyptian Journal of Hospital Medicine. 2023;90(1):1651-4.
9. Kang S, Amagai M, Bruckner AL, et al. Fitzpatrick's Dermatology. 9. ed. Nova Iorque: McGraw-Hill Education; 2019.
10. Negretti CMH, Sgarbi CR, Rodrigues VMCB, Villa RT, Bedi V. Acrodermatitis chronica atrophicans: A case report and review of the literature. Med Cutan Iber Lat Am. 2015;43(S1):S28-S31.
11. Ezzat NA, et al. An overview about treatment lines of syringoma. Tobacco Regulatory Science (TRS). 2023;6141-7.

Seção 4

Tricologia

Subseção 4.1 – Cuidado capilar no afrodescendente, tratamento e prevenção

20 Práticas capilares

Giselle Martins
Patricia Damasco

INTRODUÇÃO

O cabelo, para os afrodescendentes, tem sido uma fonte de orgulho e autoexpressão por séculos.[1] A compreensão das práticas culturais negras é frequentemente negligenciada pela sociedade, com as práticas capilares não sendo exceção. Afrodescendentes, em algum momento das suas vidas, experimentarão quadros de alopecia ou alterações das hastes capilares e faz-se necessário ao médico ser capaz não só de diagnosticar as doenças, mas também entender os princípios gerais dos cuidados capilares, assim como das suas terminologias, tipos de penteados, métodos de lavagem e seleção dos produtos.

Neste capítulo abordaremos as principais práticas capilares nos afrodescendentes.

PECULIARIDADES DOS CABELOS DOS AFRODESCENDENTES

O grau de curvatura do cabelo africano varia, sendo normalmente de cacheado a crespo e, dependendo do grau de ondulação, é mais suscetível a danos devido ao aumento da fragilidade mecânica.[2] Há ainda uma maior tendência a formar nós e fissuras ao longo da haste capilar, propiciando uma maior quebra da fibra, mesmo com a manipulação simples do cabelo. Quanto ao crescimento, o cabelo africano cresce mais lentamente do que o cabelo asiático e caucasiano. Ele também tem uma concentração de água mais baixa e não fica coberto de sebo tão naturalmente quanto o cabelo liso.[3]

ALISAMENTO CAPILAR

O termo alisamento capilar refere-se ao processo de converter os cabelos ondulados e crespos em cabelos lisos. Esses métodos de modelagem dos fios podem ser temporários ou permanentes, utilizando-se produtos químicos ou de forma física, como secadores e chapinhas.

Para entender como os métodos de modelagem funcionam, é importante lembrar da estrutura da haste capilar e da sua composição. Basicamente, o cabelo pode ser dividido em três camadas: a cutícula, o córtex e a medula.[4] A camada mais externa, a cutícula, é composta principalmente de queratina, formada por escamas que se sobrepõem, resultando em uma barreira de proteção ao córtex. A porção intermediária da haste capilar, o córtex, é a responsável pela maior parte da massa do fio. O córtex é composto por filamentos de queratina que se mantêm unidos por ligações entre os átomos que compõem os aminoácidos da queratina, proporcionando resistência à fibra capilar e manutenção do cabelo no seu formato original. As ligações iônicas e as pontes de hidrogênio são facilmente rompidas quando os cabelos estão molhados, enquanto as ligações entre dois átomos de enxofre da cisteína são rompidas somente utilizando-se produtos químicos, como ocorre nos alisamentos alcalinos.[5] Além da cisteína, outro componente estrutural importante é o ácido 18-metil-eicosanoico (18-MEA), que forma uma camada hidrofóbica, retardando a penetração da água na fibra capilar.[6]

Como a forma espiral da haste capilar é determinada pela expressão proteica assimétrica no folículo piloso e por ser impossível modificar o formato do folículo, a única forma de mudar a aparência do cabelo é modificando as suas propriedades físico-químicas.

Métodos de modelagem temporários

Pente quente ("*hot comb*")

Esse método atualmente está em desuso, mas é importante mencionar, pois foi uma das primeiras formas de alisamento capilar, no final do século XIX. Ela foi desenvolvida pela Madame C.J. Walker, com a combinação de pente quente com óleo, levando a uma quebra nas pontes de hidrogênio (hidrólise da queratina), sendo, portanto, um método de alisamento temporário.[5]

Secador e chapinha

As técnicas que combinam alisamento mecânico (com uso de secadores) e térmico (chapinhas) são formas de alisamento temporárias, em que a quebra das pontes de hidrogênio torna a estrutura do cabelo modificada momentaneamente, permitindo que ele seja estilizado de uma forma mais lisa, até a próxima lavagem.

As altas temperaturas do secador de cabelos e da chapinha podem desnaturar as proteínas da haste capilar, promovendo um dano à sua estrutura.[5]

Métodos de modelagem permanentes

Alisamentos alcalinos

Hidróxidos

Os hidróxidos promovem alisamento permanente devido à quebra das pontes dissulfídicas no córtex do cabelo. Estes potentes álcalis reagem com a cistina da queratina, em um processo conhecido por lantionização, em que 1/3 dos aminoácidos cistina são trocados pela lantionina, que é um análogo da cistina, contendo, no entanto, somente um átomo de enxofre, o que contribui para uma maior fragilidade da fibra capilar.[5,7]

O hidróxido de sódio, conhecido também por *lye*, é indicado para alisar cabelos com graus de curvaturas maiores, como os cabelos crespos, enquanto os alisantes *no-lye*, como hidróxido de guanidina, são indicados para alisamentos de cabelos cacheados a crespos e para pessoas com couro cabeludo mais sensível, devido à menor faixa de pH em que eles atuam (pH em torno de 11). Os hidróxidos também não são compatíveis com outros alisamentos, como tioglicolatos.[5,7] Na Tabela 1 temos exemplos de compatibilidade entre os diferentes tipos de alisamento.

Tioglicolatos

Os tioglicolatos, incluindo tioglicolatos de amônio, aminometil propanol tioglicolatos e tioglicolato etanolamina, têm um menor poder de alisamento, comparados aos hidróxidos, e um custo mais elevado, sendo indicados para alisamento em cabelos ondulados a cacheados. Eles agem penetrando no córtex, quebrando as pontes dissulfídicas entre os átomos de cisteína, com posterior neutralização, utilizando-se um agente oxidante (em geral, o peróxido de hidrogênio).[4] Quando essa técnica não envolve o uso de chapinha, ela é conhecida também por relaxamento.

Alisamentos ácidos

Brazilian Keratin Treatment/formol

A técnica foi introduzida no Brasil em 2003 e posteriormente outros países a adotaram, com a promessa de relaxamento e redução da eletricidade estática do fio.[8]

O formol é utilizado como preservativo em vários produtos de uso diário, sendo o uso para finalidades de alisamento proibido em vários países, inclusive no Brasil. Os liberadores de formol (por exemplo, metilenoglicol e óxido de metileno) são substâncias que, em altas temperaturas, têm o formaldeído como um de seus produtos finais.[5] O modo de ação é diferente de outros relaxantes, pois não se trata de um produto para alisar os cabelos. O formaldeído reticula os filamentos de queratina do cabelo em um aspecto alinhado, conferindo o brilho característico do uso do formol.[6]

A restrição ao uso do formaldeído ocorre devido ao seu potencial carcinogênico, especialmente se submetido a altas temperaturas, sendo associado a malignidades nos sistemas respiratório e hematológico, representando um risco não só ao usuário como ao profissional que o aplica, devido à sua alta volatilidade. A exposição aguda também pode levar a diferentes graus de eczemas cutâneos e até mesmo a queimaduras, além de adenomegalia, enxaqueca, conjuntivite alérgica, lesões no trato respiratório, sendo relatados casos de morte devido à

TABELA 1 Incompatibilidade entre as diferentes químicas capilares

	Tioglicolato	Guanidina	Hidróxido de sódio	Tinturas	Progressiva
Tioglicolato	C	NC	NC	A	A
Guanidina	NC	C	C	NC	A
Hidróxido de sódio	NC	C	C	NC	A
Tinturas	A	NC	NC	C	A
Descoloração	NC	NC	NC	A	A

A: atenção; C: compatível; NC: não compatível.
Fonte: Martins G, Damasco P.[10]

sua exposição. No couro cabeludo pode haver lesões de origem irritativa ou alérgica.[5,6]

PRÁTICAS CAPILARES EM AFRODESCENDENTES

Práticas de cuidados e penteados em cabelos afrodescendentes podem ser muito diferentes do que comumente se observa em literatura voltada a cabelos caucasianos e asiáticos, por exemplo. O objetivo deste capítulo é informar acerca das principais práticas de penteados vistos nesta população e quais as melhores técnicas de cuidados capilares em cabelos ondulados, cacheados e crespos.

Penteados capilares

Dreadlocks

A prática de *dreadlock*, rasta ou simplesmente *dread* se tornou popular desde os tempos do movimento conhecido como rastafári, e o astro jamaicano Bob Marley na década de 70 o tornou conhecido mundialmente. No entanto, seu uso é muito mais antigo, como observado em culturas africanas e no hinduísmo, ao ponto que não podemos precisar exatamente quando começou a ser realmente utilizada.

TABELA 2 Tipos de *locks*

Dread de agulhas	É o mais utilizado atualmente, feito com agulha de crochê e pode ser feito em qualquer tipo de cabelo
Dread de linha ou lã	Também muito utilizado atualmente, usa lã e linhas para se fazer a base do *dread*; em geral, a duração é de 3 meses
Dread de cera	Método mais antigo, no qual os cabelos eram emaranhados formando estruturas cilíndricas e depois eram cobertos por uma cera para unir os fios. Hoje podemos utilizar óleos naturais como óleo de coco, jojoba, oliva e castor, além de cera de abelha
Dread removível	Utilizado principalmente em pessoas que não querem que seus cabelos naturais formem os *dreads* e por isso utilizam *dreads* removíveis que se prendem aos cabelos naturais

- **Tipos de *locks*:** trata-se de um estilo ou penteado capilar na qual um emaranhado de fios apresenta o formato cilíndrico. Podem ser feitos por diferentes técnicas e utilizados diferentes instrumentos. Além disso, podem ser feitos também em cabelos não afrodescendentes, porém em cabelos curtos necessitam ser colocados apliques naturais ou sintéticos.
- **Cuidados com os *dreads***: lavagem com xampus suaves, com pH perto de 5, ou seja, perto do fisiológico, e sua aplicação deve ser restrita ao couro cabeludo para não prejudicar o processo de dreadagem. Algumas pessoas acabam lavando 1-2 vezes ao mês e aplicando óleos nos fios 2-3 vezes na semana.[9,10] No entanto, essa prática deve ser muito individualizada e o couro cabeludo sempre examinado para que essa redução no número de lavagens não prejudique o couro cabeludo e a saúde dos fios como um todo. Para secar, recomenda-se utilizar toalha seca para remover delicadamente o excesso de água e deixá-los secar naturalmente. Caso se opte pelo uso de secador, manter em temperatura inferior a 80°C e distância de cerca de 8-10 cm.[10] A manutenção pode ser a cada 30 dias ou até 3 meses, dependendo da técnica utilizada ou do tempo em que já estão presentes. No entanto, a técnica conhecida como *freeform* não necessita manutenção. Além disso, precisamos ter cuidado com o efeito *buildup*, quando há acúmulo de cremes, óleos e pomadas, que não são removidos e ficam nos *dreads*.[10] Dependendo da intensidade, a remoção torna-se difícil e orienta-se o corte dos *dreads*. Os óleos naturais que são líquidos em temperatura ambiente podem ser efetivos no processo de hidratação dos *locks* e têm menos risco de efeito *buildup*.[10,11]
- **Riscos:** como todas as técnicas de tração mais prolongadas, podemos observar um risco aumentado de alopecia de tração mais comumente na população afrodescendente, com risco de perda permanente por se tratar de uma alopecia cicatricial. Orienta-se manter uma manutenção apropriada, que os *dreads* não sejam colocados com muita tração ou apertados, ou que não sejam tão longos e pesados.

Tranças e *twists*

Outra técnica de penteado bastante popular em cabelos afrodescendentes são as tranças. Muito popular em todas as faixas etárias, essa técnica tem diversas apresentações e técnicas. Os *twists* são conhecidos como as torções que se fazem nos fios, ou seja, torção de duas ou três mechas, e pode-se também adicionar elementos extras.

- **Riscos:** como todas as técnicas de tração, podemos observar um risco aumentado de alopecia de tração mais comumente na população afrodescendente, com risco de alopecia cicatricial. Orienta-se manter uma manutenção apropriada, que não sejam feitas com muita tração ou apertadas, e que o peso das extensões não seja elevado.

PRODUTOS CAPILARES PARA AFRODESCENDENTES

Xampus

A função primária do xampu é a limpeza do couro cabeludo, removendo sujidade e resíduos oleosos. É importante entender que não existe uma diferença na taxa de produção de sebo entre os diferentes grupos raciais, porém em cabelos crespos a sua distribuição ao longo da haste é prejudicada, por isso esse tipo de cabelo é mais suscetível a danos de haste com as práticas de cuidados diários.

- **Recomendações**: não existe uma frequência diária na qual cabelos ondulados, cacheados e crespos devam ser lavados, e sua indicação deve ser individualizada de acordo com doenças de couro cabeludo que estejam associadas, produtos cosméticos utilizados e medicamentos. No entanto, o bom senso sempre deve prevalecer e sugere-se a frequência de 1-2 vezes na semana até 1 vez ao mês, de acordo com a literatura.[9-11] O uso do xampu deve ser focado ao couro cabeludo e delicadamente removido ao longo dos fios.
  - Lavagens com xampu quando necessário para remoção de agentes condicionantes.
  - Uso da técnica de pré-*poo* com aplicação de óleos vegetais como coco e argan nas hastes capilares antes do uso de xampus.
  - Aplicar xampu no couro cabeludo, de preferência sem sulfato.
  - Evitar uso de xampus com surfactantes aniônicos.

Condicionadores

Em função da haste capilar ser uma estrutura sem vida, a total recuperação dos danos nas hastes capilares não é possível.[9] Assim, evitar o dano é a melhor escolha. Ações de danos repetidas com exposição ao calor de secadores e chapinhas, escovações, processos químicos de alisamentos, colorações e descolorações podem levar à quebra e queixas de *frizz*.[10,11]

- **Recomendações**: utilize sempre após o enxágue dos xampus e deixe agir pelo tempo orientado pelo fabricante, lembrando sempre de removê-los. Os condicionadores usuais agem por cerca 2-3 minutos, já os condicionadores conhecidos como máscaras ou *deep* condicionadores precisam de tempo de ação de 10 minutos ou mais.[10,12,13] As máscaras, além dos agentes conhecidos como composto amônio quaternário, possuem também proteínas e óleos em suas formulações.
  - Os condicionadores e máscaras são aplicados nas hastes capilares e removidos.
  - Os cremes sem enxágue ou *leave-in* são aplicados após a remoção dos condicionadores e não são removidos.
  - Máscaras são indicadas 1-4 vezes no mês conforme necessidade.
  - Produtos contendo proteínas como queratina, colágeno e elastina podem ser associados a rotinas capilares 1 vez ao mês ou de 2 em 2 meses, conforme necessidade.

Óleos

O mercado oferece atualmente uma variedade grande de óleos, desde sintéticos à base de petrolato ou óleo mineral até óleos naturais. Em geral, os sintéticos, muito presentes em produtos industrializados, apresentam-se na forma sólida como pomada ou aerossol. Os óleos sintéticos apresentam a função de selar as cutículas dos fios, mas não de penetrarem na haste capilar, ou seja, evitam a perda dos agentes hidratantes dos fios. Já os óleos vegetais como de coco, jojoba, castor, oliva, amêndoas, abacate, girassol e semente de uva são os mais frequentemente utilizados para o propósito capilar. No entanto, exceto o óleo de coco, existem poucos estudos com os demais óleos vegetais. O óleo de coco mostrou-se capaz de prevenir a perda proteica das hastes capilares.[9,13]

PRÁTICAS NATURAIS/TRANSIÇÃO CAPILAR

O termo transição capilar refere-se ao processo de mudança de um penteado quimicamente ou termicamente alisado para um penteado natural.

Existem vários métodos que os pacientes podem usar para fazer essa transição. Uma das opções a considerar é o "*big chop*" ou cortar todo o cabelo quimicamente tratado. Essa opção normalmente deixa as mulheres com penteados muito curtos até o novo

TABELA 3

Xampus	Condicionadores	Óleos
Lavagens com xampu quando necessário para remoção de agentes condicionantes	Os condicionadores e máscaras são aplicados nas hastes capilares e removidos	Aplicação de óleos vegetais como óleo de coco, antes e após cada lavagem, e diariamente conforme necessidade
Uso da técnica de pré-*poo* com aplicação de óleos vegetais como de coco e argan nas hastes capilares antes do uso de xampus	Os cremes sem enxágue ou *leave-in* são aplicados após a remoção dos condicionadores e não são removidos	Na aplicação pré-lavagem pela técnica conhecida como pré-*poo* orienta-se aplicar nos fios secos antes do xampu
Aplicar xampus no couro cabeludo e de preferência sem sulfato	Máscaras são indicadas a 1-4x no mês conforme necessidade	Após o enxague do condicionador pode-se aplicar nos fios úmidos imediatamente ou após uso de cremes sem enxágue ou *leave-in*
Evitar uso de xampus com sulfactantes aniônicos	Produtos contendo proteínas como queratina, colágeno e elastina podem ser associados a rotinas capilares 1 vez ao mês ou de 2 em 2 meses, conforme necessidade	

crescimento, ou com os cabelos que cresceram desde o último relaxante químico. Outros métodos comumente usados durante a fase de transição incluem penteados protetores (por exemplo, tranças, tramas, extensões) ou simplesmente deixar crescer o cabelo quimicamente tratado.[2]

Normalmente, os estilos de proteção podem ser usados por semanas a meses, permitindo o crescimento do cabelo. No entanto, é importante informar aos pacientes que o uso excessivo de tranças apertadas e colas para apliques e extensões pode levar a um dano no couro cabeludo e na fibra capilar. Alguns dos ingredientes naturais comumente usados (azeite de oliva, óleo de jojoba, óleo de coco, óleo de rícino e glicerina, por exemplo) podem causar lesões acneiformes, que devem ser reconhecidas e tratadas. Além disso, apliques e extensões longas podem ocasionar um peso no cabelo natural em que estão fixadas, causando quebra dos fios e podendo levar a uma alopecia por tração.[10]

À medida que o cabelo natural cresce, o paciente experimentará diferentes texturas de cabelo, desde o crespo natural até o alisado previamente processado; como resultado, o cabelo pode emaranhar com mais facilidade, com aumento do risco de quebra. A orientação quanto ao desembarace dos fios, com uso de condicionadores e repartindo o cabelo em seções, utilizando-se os dedos ou pentes de dentes largos, em movimento retrógrado da ponta do cabelo até a raiz, auxilia a minimizar a quebra durante o processo de desembaraçar os fios, prevenindo danos. É importante nessa fase evitar traumas. Usar toucas, fronhas de cetim e penteados protetores durante o sono também pode diminuir a quebra e a queda do cabelo.[2]

O corte frequente do cabelo, variando de 4 a 6 semanas a cada 2 a 4 meses, deve ser recomendado para pacientes que estão com quebra dos fios ou desejam evitar danos. Aparar o cabelo danificado pode aliviar o excesso de peso no cabelo natural, remover as pontas duplas, além de ajudar na eliminação dos cabelos quimicamente processados.[2]

CONCLUSÃO

Reconhecendo as peculiaridades das práticas capilares, incluindo as diferentes formas de estilização e do uso de produtos, podemos chegar a um diagnóstico preciso, com tratamento adequado, maior adesão do paciente à terapia proposta, podendo ainda orientar o paciente no que diz respeito a minimizar os danos que eventuais práticas capilares possam estar causando.

REFERÊNCIAS BIBLIOGRÁFICAS

1. Omosigho UR. Changing practices of hair relaxer use among black women in the United States. Int J Dermatol. 2018 Feb;57(2):e4-e5.
2. Bosley RE, Daveluy S. A primer to natural hair care practices in black patients. Cutis. 2015 Feb;95(2):78-80,106
3. Kelly AP, Taylor S (eds.). Dermatology for skin of color. New York: McGraw-Hill; 2009.
4. Abraham LS, Moreira AM, Moura LH, Dias MFRG. Tratamentos estéticos e cuidados dos cabelos: uma visão médica (parte 1). Surg Cosmet Dermatology. 2009;3.

5. Barreto T, Weffortb F, Frattini S, Pinto G, Damasco P, Melo D. Straight to the point: What do we know so far on hair straightening? Skin Appendage Disord. 2021;7(4):265-71.
6. Tosti A, Asz-Sigall D, Pirmez R. Tratamentos capilares e do couro cabeludo. Um guia prático. São Paulo: DiLivros; 2020.
7. Miranda-Vilela AL, Botelho AJ, Muehlmann LA. An overview of chemical straightening of human hair: Technical aspects, potential risks to hair fiber and health and legal issues. Int J Cosmet Sci. 2014 Feb;36(1):2-11.
8. Weathersby C, McMichael A. Brazilian keratin hair treatment: A review. J Cosmet Dermatol. 2013 Jun;12(2):144-8.
9. Aguh C, Okoye GA. Fundamentals of ethnic hair. The dermatologist's perspective. Switzerland: Springer; 2017.
10. Martins G, Damasco P. Cosméticos capilares: Muito além de shampoos e condicionadores. São Paulo: DiLivros; 2020.
11. Gavazzoni Dias MF. Hair cosmetics: An overview. In J Trichol. 2015;7(1): 2-15.
12. Draelos ZD. Hair care: An illustrated dermatologic handbook. London: CRC Press; 2004.
13. Martins G, Damasco P. Cosméticos capilares: O que mais precisamos saber. São Paulo: DiLivros; 2022.

Subseção 4.2 – Alopecia

21
Alopecia androgenética

Corina Isabel Salas-Callo
Lara Franceschetto Milleri

INTRODUÇÃO

Alopecia androgenética (AGA) é a alopecia não cicatricial mais frequente na população geral,[1] com impacto negativo na autoestima e qualidade de vida dos pacientes.[2] Embora alopecia de tração e alopecia cicatricial central centrífuga (ACCC) sejam as alopecias mais típicas nos indivíduos negros, a AGA também representa um diagnóstico diferencial diante um quadro de rarefação capilar.[3-5]

EPIDEMIOLOGIA

A incidência de AGA aumenta com a idade e estima-se que na população caucasiana cerca de 50% dos homens e até 30% das mulheres adultas apresentem algum grau de AGA.[6] Existem poucos dados epidemiológicos sobre a frequência na população negra. Recentemente, Tsutsui et al. avaliaram a prevalência de AGA feminina (AGAF) em uma população multirracial e observaram que é altamente prevalente, sem diferença entre brancos e pardos.[6] Outro estudo observou que a prevalência de AGA na população africana foi de 14,6% em homens e 3,5% em mulheres.[7]

ETIOPATOGENIA

A etiologia da AGA é multifatorial, em que fatores genéticos e androgênicos desempenham papéis fundamentais na fisiopatologia.[1,8] Acredita-se que a AGA apresente um padrão de herança poligênico.[8] Pesquisas recentes avaliaram genes específicos com funções relevantes para o crescimento capilar e com estudos de associação genômica ampla (GWAS) para identificar polimorfismos nos genomas de pacientes com AGA *versus* sem AGA. A análise do receptor de andrógeno revelou polimorfismos genéticos associados à AGA.[1]

Diferente da participação genética, o papel dos andrógenos está bem estabelecido na AGA masculina. A enzima 5-alfa-redutase (5-AR) é responsável pela conversão intrafolicular da testosterona em 5-alfa-di-hidrotestosterona (DHT). A DHT se liga ao receptor de andrógeno com 5 vezes mais avidez do que a testosterona, causando miniaturização folicular. A enzima 5-AR possui duas isoformas, 1 e 2, que desempenham um papel importante no metabolismo androgênico.[1,8] Na AGA feminina, a participação androgênica não está bem documentada, uma vez que alguns estudos mostraram que nem sempre é dependente de andrógenos.[9] Por exemplo, na síndrome de ovários policísticos, apesar do hiperandrogenismo, a AGA feminina não é um sinal comum.[10]

QUADRO CLÍNICO E DIAGNÓSTICO

AGA é caracterizada pela diminuição da densidade capilar associada à miniaturização dos folículos pilosos. O quadro clínico nos homens caracteriza-se pela rarefação capilar nas áreas andrógeno-dependentes como a região frontal, parietal e vértex, diferente do que ocorre das mulheres, onde a rarefação capilar é difusa com predomínio na região frontoparietal[7] (Figuras 1A e B). O padrão de Olsen ou em árvore de Natal caracterizado pelo alargamento da risca central com base anterior na região frontal é considerado característico da AGAF.[11] Existem diversas escalas para avaliar o grau de acometimento de AGA. A escala de Norwood-Hamilton é a mais utilizada para classificar a AGA masculina, com sete graus de gravidade.[12] Na AGAF a escala de Ludwig considera 3 graus e a escala de Sinclair 5 graus de acometimento, relacionados ao alargamento da risca central dos cabelos.[11]

A densidade capilar nos indivíduos negros é significativamente menor do que nos caucasianos e, adicionalmente, apresentam hastes capilares helicoidais de formato plano.[4,13] O diagnóstico é realizado através do quadro clínico e tricoscópico.[4,8,13] A variação no diâmetro das hastes > 20% por campo avaliado é o achado tricoscópico característico. Diminuição de hastes por unidade folicular, pontos amarelos e sinal peripilar são outros achados tricoscópicos descritos.[13,14] Nos pacientes com fototipos altos é possível observar com maior facilidade a rede pigmentada perifolicular com padrão em favo de mel. Outra característica é a presença de pontos brancos diminutos, chamados *pinpoint white dots*, que representam a abertura dos acrossiríngeos[13] (Figura 1C). Por outro lado, raramente é necessário realizar uma biópsia. O achado histopatológico clássico nos cortes horizontais das biópsias do couro cabeludo com *punch* 4 mm é a miniaturização folicular com uma relação hastes terminais:velus < 4:1 e a proporção de anágenos:telógenos < 5:1.[15]

DIAGNÓSTICO DIFERENCIAL

Um dos diagnósticos diferenciais mais importantes de AGA na população negra é ACCC, que é um tipo de alopecia cicatricial frequente em mulheres negras

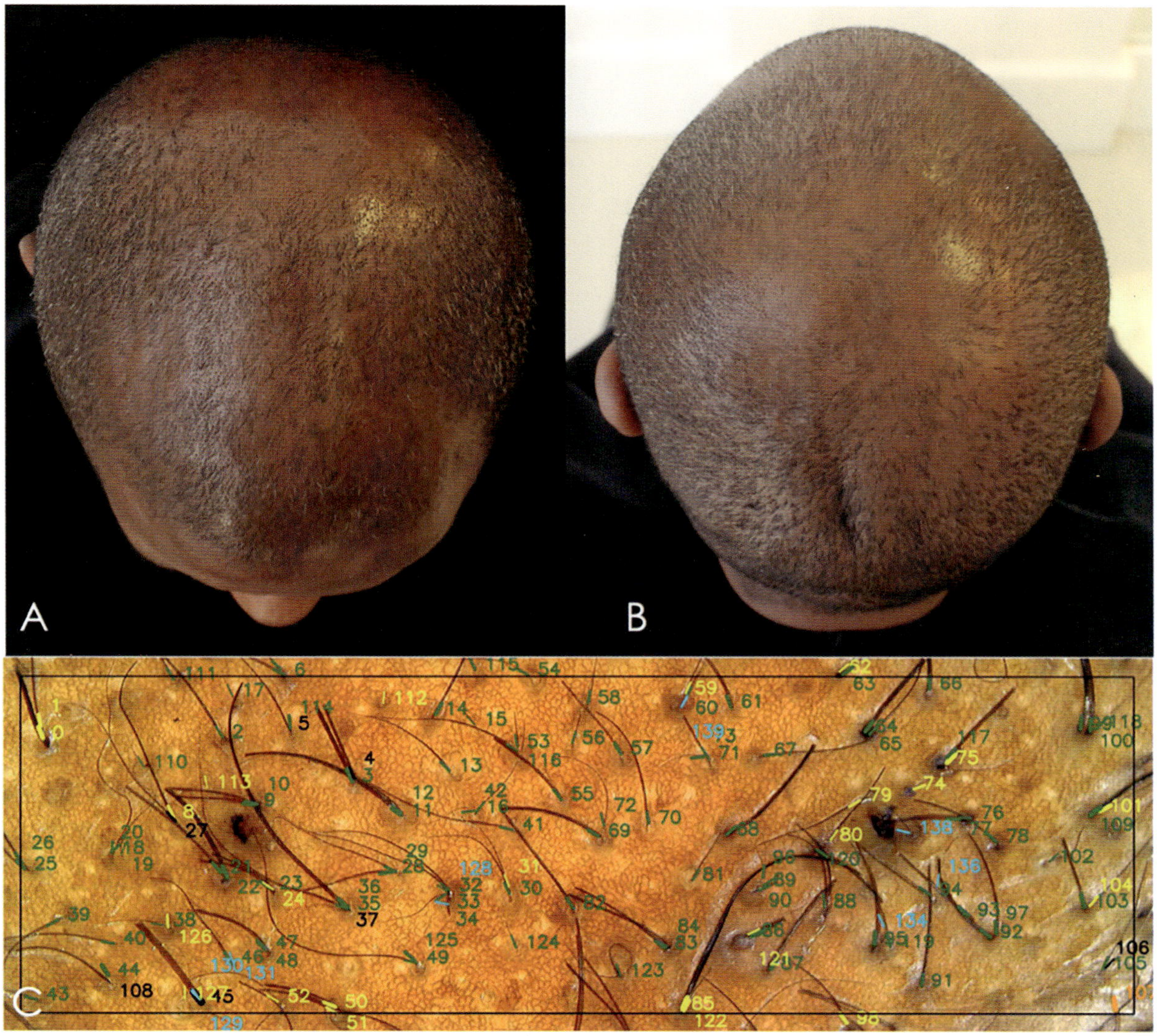

FIGURA 1 (A e B) Paciente com alopecia androgenética masculina, grau V na escala de Norwood-Hamilton. (C) Na tricoscopia observam-se variação no diâmetro das hastes > 20%, rede pigmentada perifolicular com padrão em favo de mel e *pinpoint white dots*.

Fonte: acervo da Dra. Corina Salas.

que se caracteriza por perda capilar na região do vertex com progressão periférica. Na tricoscopia observam-se áreas de atriquia com ausência de óstios foliculares, descamação e eritema perifolicular. O achado tricoscópico mais característico é a presença de halos branco-acinzentados perifoliculares associados na histopatologia à fibrose lamelar e que representam o local ideal para a realização da biópsia (Figura 2).[16]

Nos pacientes caucasianos, o diagnóstico diferencial mais importante da AGA é alopecia fibrosante em padrão de androgenética (FAPD), uma forma de alopecia cicatricial com escassas descrições em pacientes negros. Recentemente, uma série de casos que incluiu 16 mulheres negras com FAPD sugeriu que a dermatite liquenoide de interface vacuolar permitiria a diferenciação com CCCA na histopatologia, uma vez que o quadro clínico e a tricoscopia são similares.[17] Alopecia fibrosante frontal (AFF) atualmente é a alopecia cicatricial primária mais frequente no mundo e acomete principalmente mulheres. Caracteriza-se pelo recesso da linha de implantação capilar frontotemporal, e em alguns casos menos típicos o recesso pode ocorrer em padrão de AGA masculina, representando um diagnóstico diferencial (Figura 3).[11] Outro diagnóstico diferencial é a alopecia areata (AA) difusa que cursa com rarefação capilar difusa sem formação de placas. No entanto, a tricoscopia da AA difusa é clássica de AA com presença de pontos pretos, pelos fraturados e pontos de exclamação.[11]

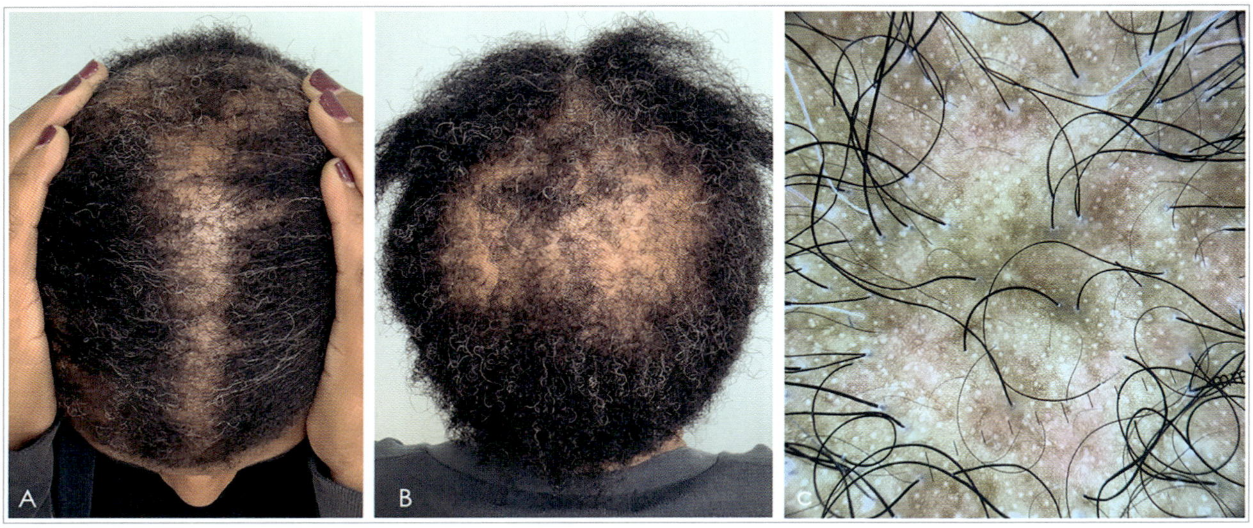

FIGURA 2 (A e B) Paciente com alopecia cicatricial central centrífuga. (C) Na tricoscopia observam-se halos perifoliculares branco-acinzentados, eritema peri e interfolicular, áreas de atriquia, pontos brancos e rede pigmentada desestruturada.

Fonte: acervo da Dra. Corina Salas.

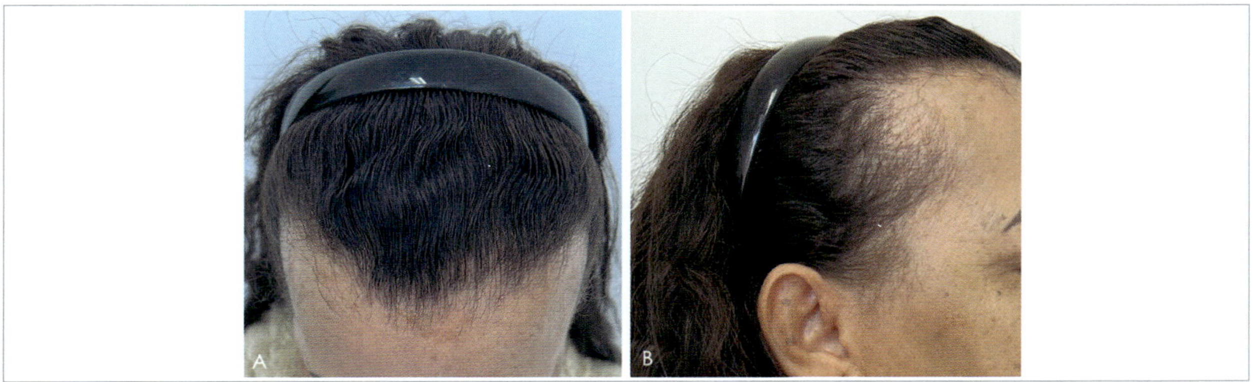

FIGURA 3 (A e B) Paciente com alopecia fibrosante frontal com recesso da linha de implantação capilar em padrão de alopecia androgenética masculina.

Fonte: acervo da Dra. Corina Salas.

TRATAMENTO

O tratamento padrão-ouro para AGA é constituído por medicamentos antiandrogênicos que bloqueiam a miniaturização das hastes associados ao Minoxidil, que estimula a fase anágena e o aumento do diâmetro das hastes capilares. Atualmente, os únicos medicamentos aprovados pela *Food and Drug Administration* (FDA) são a finasterida 1 mg/dia e minoxidil tópico 5% 2x/dia para AGA masculina e minoxidil 2% para AGAF.[7] A dutasterida recentemente foi aprovada pela Anvisa para AGA masculina.

As medicações antiandrogênicas orais podem ser classificadas em antagonistas do receptor androgênico, utilizadas apenas em mulheres com AGAF, e os inibidores da enzima 5-alfa-redutase utilizadas na AGA masculina e feminina com diferentes posologias (Tabelas 1 e 2).[18]

Tratamentos complementares realizados no consultório como microinfusão de medicamentos na pele (MMP capilar), intradermoterapia ou *lasers* podem ser utilizados como técnicas de *drug delivery* – entrega de medicamentos, os quais também possuem efeitos colaterais e devem respeitar as indicações e contraindicações do tratamento sistêmico. Terapia de fotobiomodulação com luz de baixa intensidade [*Low Level Laser Therapy* (LLLT)] é também uma alternativa adjuvante.[19] Recentemente tem sido descrito o tratamento de AGA com toxina botulínica[20] e terapias regenerativas com células-tronco com resultados promissores, no entanto, ainda são necessários estudos robustos sobre a eficácia e segurança.

TABELA 1 Tratamento sistêmico para alopecia androgenética (AGA) masculina

Medicamento	Mecanismo de ação	Dose	Posologia
Finasterida	Inibidor da 5-alfa-redutase tipo 2	1 mg	24/24 h
Dutasterida	Inibidor da 5-alfa-redutase tipos 1 e 2	0,5 mg	24/24 h
Minoxidil	Vasodilatador periférico	2,5-5 mg	24/24 h

Tratamento sistêmico para AGA masculina. A escolha entre finasterida e dutasterida dependerá do grau de acometimento, tratamentos prévios e idade do paciente.

TABELA 2 Tratamento sistêmico para alopecia androgenética (AGA) feminina

Medicamento	Mecanismo de ação	Dose	Posologia
Espironolactona	Antagonista do receptor androgênico	25-200 mg	24/24 h
Bicalutamida	Antagonista do receptor androgênico	25-50 mg	24/24 h
Finasterida	Inibidor da enzima 5-alfa-redutase tipo 2	5 mg	24/24 h
Dutasterida	Inibidor da enzima 5-alfa-redutase tipos 1 e 2	0,5 mg	24/24 h
Minoxidil	Vasodilatador periférico	0,25-2,5 mg	24/24 h

Tratamento sistêmico para AGA feminina. A escolha entre as terapias antiandrogênicas dependerá principalmente da idade da paciente, desejo de engravidar e grau de acometimento. Mulheres em idade fértil devem estar em uso de método contraceptivo durante o tratamento com antiandrógenos.

REFERÊNCIAS BIBLIOGRÁFICAS

1. Sennet R, et al. Androgenetic alopecia. In: Miteva M. Alopecia. St. Louis, Missouri: Elsevier; 2019. p. 67- 81.
2. Han SH, et al. Quality of life assessment in male patients with androgenetic alopecia: Result of a prospective, multicenter study. Ann Dermatol. 2012 Aug;24(3):311-8.
3. Petit A, Reygagne P. Alopécies particulières aux femmes noires. Annales de Dermatologie et de Vénéréologie. 2006;133(11):891-8.
4. Salam A, Aryiku S, Dadzie OE. Hair and scalp disorders in women of African descent: An overview. British Journal of Dermatology. 2013;169:19-32.
5. Khumalo NP, et al. Hairdressing and the prevalence of scalp disease in African adults. British Journal of Dermatology. 2007;157(5):981-8.
6. Tsutsui GM, Ramos PM, Miot HA. Prevalence of female pattern hair loss in a multiracial population. Journal of the American Academy of Dermatology. 2022;86(4):962-4.
7. Kelly Y, Blanco A, Tosti A. Androgenetic alopecia: An update of treatment options. Drugs. 2016 Sep;76(14):1349-64.
8. Asfour L, Cranwell W, Sinclair R. Male androgenetic alopecia. 2023 Jan 25. In: Feingold KR, et al. (eds.). Endotext [Internet]. South Dartmouth (MA): MDText.com, Inc.; 2000–.
9. Langan EA, Paus R. Female pattern hair loss: beyond an androgenic aetiology? Br J Dermatol. 2010 Nov;163(5):1140-1; author reply 1141-2.

10. Carmina E, Rosato F, Jannì A, Rizzo M, Longo RA. Relative prevalence of different androgen excess disorders in 950 women referred because of clinical hyperandrogen- ism. J Clin Endocrinol Metab. 2006;91(1):2-6.
11. Starace M, Orlando G, Alessandrini A, et al. Female androgenetic alopecia: An update on diagnosis and management. Am J Clin Dermatol. 2020;21:69-84.
12. Norwood OT. Male pattern baldness: Classification and incidence. South Med J. 1975 Nov;68(11):1359-65.
13. Ocampo-Garza J, Tosti A. Trichoscopy of dark scalp. Skin Appendage Disord. 2018 Nov;5(1):1-8.
14. Rudnicka L, Olszewska M, Rakowska A, Slowinska M. Trichoscopy update 2011. J Dermatol Case Rep. 2011 Dec 12;5(4):82-8.
15. Miteva M. Androgenetic alopecia. In: Hair pathology with trichoscopic correlations. CRC Press; 2022. p. 176-84.
16. Miteva M, Tosti A. Dermatoscopic features of central centrifugal cicatricial alopecia. J Am Acad Dermatol. 2014 Sep;71(3):443-9.
17. Teixeira MS, Gavazzoni Dias MFR, Trüeb RM, Rochael MC, Vilar EAG. Fibrosing Alopecia in a Pattern Distribution (FAPD) in 16 african-descent and hispanic female patients: A challenging diagnosis. Skin Appendage Disord. 2019 Jun;5(4):211-5.
18. Vañó-Galvan S, et al. Androgenetic alopecia. In: Manual práctico de tricología. Cuquerella Medical Communications; 2019. p. 43-65.
19. Liu KH, Liu D, Chen YT, Chin SY. Comparative effectiveness of low-level laser therapy for adult androgenic alopecia: A system review and meta-analysis of randomized controlled trials. Lasers Med Sci. 2019 Aug;34(6):1063-9.
20. Ruiz S. Use of botulinum toxin for androgenic alopecia: A systematic review. Skin Appendage Disord. 2022 Mar;8(2):93-100.

22 Alopecia areata

Bruna Duque Estrada
Yanna Kelly Barros
Carolina Argenta Dal Vesco

INTRODUÇÃO

Alopecia areata (AA) é uma forma de alopecia não cicatricial e autoimune caracterizada pela invasão de células T no folículo piloso.[1] Apresenta-se com perda repentina dos pelos do couro cabeludo, envolvido em 90% dos casos, e, frequentemente, de outras regiões pilosas, como barba, supercílio, membros superiores e inferiores, axilas e região pubiana.[1] Estudos tradicionais revelam que afeta igualmente os grupos étnicos, homens e mulheres e todas as idades.[1] O risco estimado de desenvolvimento da doença ao longo da vida é de aproximadamente 2%.[1] Com frequência está relacionada com outras desordens autoimunes, como tireoidite de Hashimoto.[1]

É uma condição com grande impacto na qualidade de vida e no bem-estar psicológico dos pacientes e seus familiares, devido ao início abrupto, curso imprevisível e gatilhos nem sempre conhecidos.[1]

EPIDEMIOLOGIA

A alopecia areata possui uma prevalência de aproximadamente 0,1 a 0,2% na população em geral.[1] Acomete todas as idades e não possui preferência por sexo ou etnia.[1] Pode iniciar em qualquer momento da vida, porém as crianças constituem aproximadamente 20% dos pacientes com AA[4] e até 60% dos pacientes apresentam a primeira placa de alopecia dentro das primeiras três décadas de vida.[3]

Em relação à população de pele negra, estudos recentes demonstram um aumento na incidência de alopecia areata em negros em comparação com brancos.[2,10] Além disso, apresenta predominância feminina e ocorre mais frequentemente em pacientes mais jovens.[2,10] Outro achado nos pacientes de pele negra são o aumento de prevalência de comorbidades atópicas, principalmente dermatite atópica.[2,10]

ETIOPATOGENIA

Diversos fatores etiológicos estão envolvidos no desenvolvimento da AA, como fatores genéticos, fatores hormonais, agentes infecciosos e vacinas. No entanto, a causa exata ainda não foi identificada.[1,3]

A teoria mais aceita na literatura é a autoimune, uma vez que a presença de infiltrado inflamatório linfocítico peribulbar, autoanticorpos específicos contra o folículo no sangue dos pacientes e associação com outras desordens autoimunes sustentam essa hipótese.[1,3,4] Um estudo de associação genômica em AA identificou pelo menos oito regiões no genoma com evidências da relação com AA, o que comprovou a hipótese de distúrbio autoimune com predisposição genética.[3]

A perda do privilégio imunológico folicular é o marco mais importante para o desenvolvimento de AA, porém seus mecanismos ainda não estão completamente elucidados. Nesse contexto, a região peribulbar da unidade pilossebácea apresenta um infiltrado inflamatório composto predominantemente por linfócitos T CD8+, que levam à interrupção do ciclo capilar normal.[1,3,4] A inflamação peribulbar pode manter os folículos na fase anágena distrófica, interromper a fase anágena, ciclar prematuramente para a fase telógena ou, nos casos crônicos, mantê-los em uma fase telógena prolongada.[4]

Pacientes com AA apresentam um risco geral aumentado de associação com outras doenças autoimunes.[3,4] A doença autoimune da tireoide é a condição mais comumente associada, afetando entre 8 e 28% dos pacientes com AA.[1,3] No entanto, os anticorpos antitireoidianos parecem não estar correlacionados com a gravidade da doença.[3] O vitiligo associa-se em 3 a 8% dos casos e atopia é duas vezes mais comum nos pacientes com a AA do que na população em geral.[3]

Outras doenças e distúrbios genéticos estão associados à AA como: síndrome de Down, doença de Addison, anemia perniciosa, psoríase, lúpus, síndrome de Sjögren, artrite reumatoide, doença celíaca, colite ulcerativa, diabetes tipo I, miastenia *gravis* e esclerose múltipla, dentre outras.[1,3]

Além disso, condições psiquiátricas são descritas na AA, especialmente ansiedade e alteração do humor.[3] Porém, é importante ressaltar que as evidências atuais não conseguem atribuir a tais condições uma relação de causalidade, e sim de associação – apenas temporal ou até mesmo como consequência da perda de cabelos ou do medo da perda –, não como uma causa efetivamente envolvida na patogênese da doença. O que se observa é que, por vezes, um fator estressante emocional agudo pode ser, no máximo, gatilho para o início de uma crise/atividade da AA em pessoas geneticamente predispostas. Pelo fato de gatilhos de crises não configurarem causa da doença, é de suma importância que todos os médicos dermatologistas que tratam de pacientes com AA não atribuam ao estresse emocional um *status* de causa da AA no paciente, que pode vir a se culpar por ser portador da condição. Oferecer e encaminhar para suporte emocional/psicoterápico ou terapias de grupo são parte importante na jornada de tratamento dos pacientes portadores de AA.

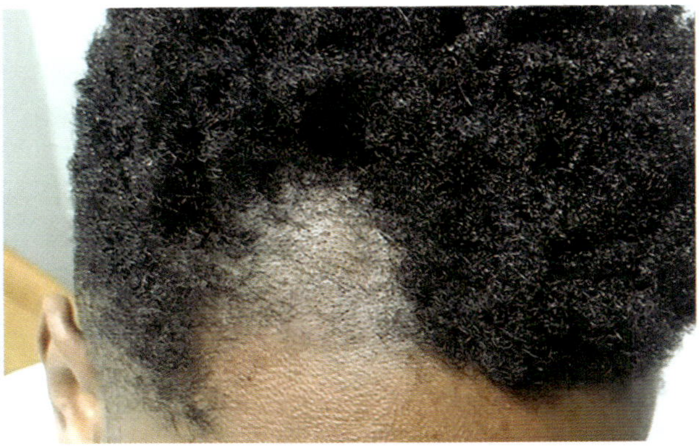

FIGURA 1 Placa alopécica na região frontal de paciente masculino.

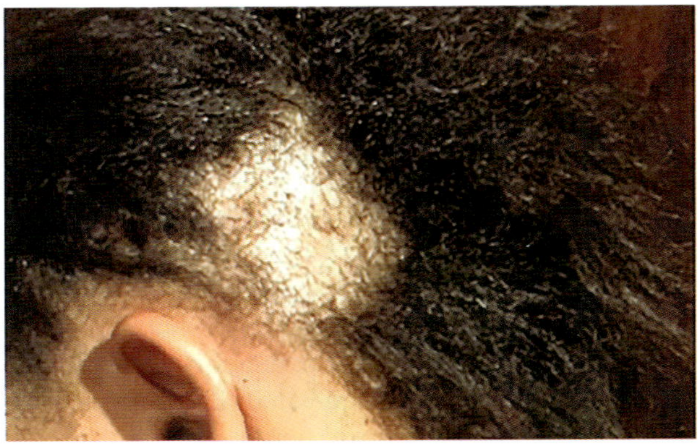

FIGURA 2 Placa alopécica na região retroauricular esquerda de paciente feminina.

QUADRO CLÍNICO E DIAGNÓSTICO

Alopecia areata pode acometer qualquer pelo do corpo, mas o couro cabeludo é o local mais afetado em 90% dos casos.[1] O quadro clínico mais comum caracteriza-se por queda repentina dos fios do couro cabeludo em forma de placas bem circunscritas e sem sintomatologia associada na maior parte dos casos (Figuras 1 e 2).[1,3] Prurido, disestesia e sensação de formigamento podem ser sintomas relatados precedentes ao quadro clínico.[1]

O exame clínico dos pacientes com doença ativa apresenta teste de tração positivo principalmente na periferia da placa.[11] Pode evoluir para alopecia total, quando acomete todos os fios do couro cabeludo, ou para AA universal, quando afeta todos os pelos do corpo.

Além disso, podem ocorrer outras formas de apresentações clínicas que são: ofiásica, sisaifo e difusa. A ofiásica caracteriza-se por alopecia em faixa nas regiões laterais e occipital do couro cabeludo, ao passo que a sisaifo refere-se à alopecia na área frontoparietal (linha de implantação), poupando as regiões laterais e occipital. Na AA difusa ocorre uma diminuição global da densidade, sem formação de placas.

Na avaliação tricoscópica visualizam-se pelos em ponto de exclamação, sinal patognomônico, e representam um fio curto com o diâmetro distal maior. Na patologia ela apresenta um fio telógeno, mas que durante a fase anágena III ou IV passou prematuramente para fase catágena.[6,18] Outros achados da tricoscopia na fase aguda são os pelos curtos fraturados, pontos pretos, pontos amarelos e pelo velus.[3,7]

Importante destacar que, muitas vezes, os pontos de exclamação no couro cabeludo de pacientes de pele negra podem ser difíceis de visualizar devido à própria curvatura do fio, tornando a ponta do cabelo com a extremidade distal mais angulada.[18]

Além disso, na emergência do óstio folicular, os cabelos com textura afro possuem mais de um fio emergindo na sua superfície. Dessa forma, quando surgem pelos em ponto de exclamação é comum que possuam uma ou duas hastes terminais inteiras ou interrompidas.[18]

Nos pacientes com quadro crônico é mais comum se observar pontos amarelos na tricoscopia que traduzem o óstio folicular vazio preenchido por queratina e a presença de pelos velos curtos e finos.[1,3]

Tratando-se de pacientes de pele negra, até o momento somente um estudo descreveu os achados tricoscópicos vistos nessa população com AA, que são a presença de rede pigmentar difusa com aumento dos *pinpoint white dots*, pelos fraturados e ausência de pontos amarelos devido à dificuldade de distinguir essa cor em um couro cabeludo pigmentado.[6,7]

Alterações ungueais são outros achados clínicos que os pacientes com AA podem apresentar. Os mais típicos são *pittings* pungueais que são depressões cupuliformes, além de traquioníquia, linhas de Beau, onicorrexe, coloníquia, espessamento ou afinamento das unhas, onicomadese, leuconíquia puntata ou transversa e pontos vermelhos na lúnula. As alterações ungueais são encontradas em 7 a 66% dos casos.

O diagnóstico é baseado na avaliação clínica e dermatoscópica e nos casos duvidosos pode ser realizada a biópsia com estudo anatomopatológico. Importante ressaltar que o exame tricoscópico auxilia a determinar o melhor sítio para biópsia.

Na histopatologia da AA aguda observa-se infiltrado linfocítico peribulbar (enxame de abelhas), infundíbulo folicular dilatado e aumento do percentual de fios telógenos.[15] Deve-se ressaltar que o padrão da histologia muda conforme o estágio da doença.[15] Na fase crônica temos um aumento dos fios velus e ausência do infiltrado linfocitário.[15]

DIAGNÓSTICOS DIFERENCIAIS

No que tange ao diagnóstico diferencial de AA, o dermatologista deve atentar para os seguintes: tricotilomania, alopecia triangular congênita e eflúvio telógeno.[1]

O diagnóstico de tricotilomania pode coexistir com AA, tornando difícil sua distinção.[1] Na clínica observa-se perda incompleta dos cabelos da placa e a área da perda de cabelo com um formato mais irregular quando comparada com a AA. Na dermatoscopia podem ser observados pelos quebrados em diferentes níveis, tricoptilose, cabelos em chama, pontos pretos e pontos amarelos.[1,16]

A alopecia triangular congênita característica de criança apresenta placa única na região frontotemporal, unilateral, persistente, não aumenta de tamanho como na AA e tende a não responder ao tratamento.[17] Na dermatoscopia visualizam-se fios finos e pelos velus com aberturas foliculares normais e folículos vazios.[17]

O efluvio telógeno pode confundir o diagnóstico da AA difusa e essa distinção com frequência necessita de biópsia ou da identificação de um fator desencadeante na história do paciente.[1,3]

Outros diagnósticos que devem ser considerados caso o quadro clínico seja suspeito são sífilis ou lúpus eritematoso sistêmico. Dessa forma, indica-se exame sorológico para descartar a suspeita.[1,3]

Quando avaliamos os pacientes de pele negra, outros diagnósticos diferenciais devem ser considerados, como: alopecia cicatricial central centrífuga e alopecia de tração.[18,19]

A alopecia central cicatricial centrífuga na sua fase inicial pode mimetizar um quadro de AA em paciente de pele negra.[18] É o tipo mais comum de alopecia cicatricial em mulheres afro-americanas e a tricoscopia auxilia a diferenciar de AA e visualiza-se rede pigmentar interrompida com *pinpoint white dots* distribuídos irregularmente, halos brancos peripilares e pelos fraturados.[18]

A AA de padrão ofiásico ou sisaifo pode ser confundida com alopecia de tração, principalmente nos pacientes com fototipo alto.[19] A população mais afetada pela alopecia por tração nos Estados Unidos são mulheres de pele negra.[19] A alopecia de tração geralmente envolve as regiões frontal, temporal e occipital do couro cabeludo.[19] No exame físico é possível observar rarefação capilar nessas regiões e na tricoscopia observa-se uma escassez de fios terminais com predominância de pelos velus.[19]

TRATAMENTO

A falta de estudos controlados e randomizados para o tratamento da AA torna o seu tratamento um desafio para o dermatologista. É de fundamental importância o paciente entender o curso crônico e imprevisível de sua condição e as opções terapêuticas disponíveis conforme a gravidade do quadro clínico. Além disso, é de suma importância o paciente estar ciente da eficácia variável dos tratamentos e dos possíveis efeitos colaterais de cada um deles.[8]

O paciente deve saber que na AA o tratamento não é imprescindível, de modo que a decisão terapêutica deve ser discutida e compartilhada com o paciente.[2]

A conduta terapêutica deve ser individualizada e considerar a faixa etária do paciente e a extensão da doença.[20] O tratamento é dividido nas seguintes modalidades: terapia tópica, corticosteroide intralesional e terapia sistêmica.[14,20]

Terapia tópica

Corticosteroides tópicos

A corticoterapia tópica é uma das modalidades de tratamento mais utilizadas em AA. Como monoterapia, é recomendada apenas em sua forma limitada – em placas (única ou poucas), podendo, contudo, ser associada ao corticoide intralesional e a todas as terapias sistêmicas nas diversas formas clínicas de AA, inclusive em casos mais graves e extensos.[20,21]

Quanto à escolha da potência do corticosteroide tópico, estudos evidenciam que opções de muito alta potência, como o clobetasol, são mais eficazes quando comparadas às de menor potência. Deve ser aplicado de 1-2x/dia nas áreas afetadas e, quando sob oclusão, pode ter sua eficácia aumentada, sendo útil em casos de AA extensa – total e universal, principalmente naqueles de início recente. Entretanto, é necessário atentar que a oclusão aumenta não apenas a eficácia, mas também a chance de efeitos colaterais. A corticoterapia tópica deve ser mantida até a próxima consulta (4-12 semanas), podendo ser reavaliada nessa ocasião quanto à resposta terapêutica, presença de efeitos colaterais locais e possibilidade de redução na frequência do uso.[20,21]

As vantagens da corticoterapia tópica incluem menor impacto sistêmico e possibilidade de uso de vários veículos diferentes. Os pacientes com cabelos cacheados geralmente se beneficiam do veículo creme ou emulsão; já aqueles de cabelos crespos podem aderir melhor ao veículo em pomada. Veículos alcoólicos podem ressecar a haste e o couro cabeludo desses pacientes, dificultando a adesão ao tratamento.

Em crianças, devido à maior chance de efeitos sistêmicos por absorção da corticoterapia tópica, é recomendado diminuir a potência, sendo o dipropionato de betametasona uma boa opção, na experiência dos autores.

Os efeitos colaterais mais frequentes com uso de corticosteroides tópicos na AA são atrofia cutânea local, formação de telangiectasias, foliculite, erupção acneiforme e raramente supressão adrenal.[20,21] Diante da presença de efeitos colaterais locais, recomenda-se a diminuição da frequência do uso (de diário para 3-5x/semana), assim como reforçar orientações quanto à quantidade aplicada.

Inibidores da calcineurina

Estudos que avaliaram o uso de tacrolimo 0,1% pomada e pimecrolimo 1% creme em pacientes com AA não demonstraram eficácia dessas medicações como opção de terapia tópica. Portanto, em geral, não há benefício do seu uso, sendo seu uso rotineiro não recomendado.[21]

Antralina

A antralina é usada no tratamento da AA com o intuito de provocar uma dermatite de contato irritativa – não alérgica – o que, teoricamente, desviaria o infiltrado inflamatório linfocítico do bulbo. É opção segura em crianças e em pacientes com AA extensa associada a outras modalidades terapêuticas.[14,22]

No Brasil, é disponível apenas por manipulação. As autoras costumam prescrever de 1-2% em creme. A aplicação deve iniciar-se como curta terapia de contato – deixando agir por 30 minutos, sendo retirada, após esse tempo, com lavagem efetiva da região. O tempo de contato com a pele pode ser aumentado por 15 minutos a cada 3 dias, podendo chegar até 2 horas. O objetivo é que a medicação fique em contato o tempo suficiente para obter o *end point* que é uma irritação leve no local afetado. O tempo de resposta terapêutica é relativamente lento, podendo ser de 3-15 meses.[14]

A antralina pode pigmentar os óstios foliculares de marrom, podendo essa alteração ser confundida, na tricoscopia, com os pontos pretos vistos em AA. Contudo, a pigmentação da antralina difere dos pontos pretos por se concentrar na periferia do óstio e não no centro. Inclusive, pode-se usar essa alteração como um marcador de correta utilização da medicação, uma vez que, se não é observada na tricoscopia, a antralina pode estar sendo aplicada irregularmente ou por um período insuficiente de contato. A pigmentação é reversível com a suspensão do tratamento.[14,20,21]

Minoxidil tópico

O minoxidil tópico, por teoricamente prolongar a fase anágena, pode ser utilizado na fase de repilação da AA, auxiliando nesse processo. Recente metanálise considerou minoxidil 5% eficaz em AA em placas, com evidência de moderada qualidade. No entanto, por não atuar no processo inflamatório da doença, não deve ser utilizada em monoterapia, principalmente em fase de atividade. Recomenda-se o uso de minoxidil 5% 1-2x/dia nas áreas afetadas em adultos e 2% em crianças. Em casos extensos, pode ser considerado o uso do minoxidil oral.[14,22]

Imunoterapia tópica

A imunoterapia tópica com sensibilizantes pode ser uma opção no tratamento de alopecia areata extensa, sem atividade, ou em casos de placas resistentes à corticoterapia tópica e/ou intralesional. O mecanismo de ação não é completamente esclarecido, porém a teoria mais aceita é de que o sensibilizante causa uma dermatite de contato alérgica no local da aplicação, o que levaria a um desvio do processo inflamatório linfocítico do bulbo para a região afetada pela dermatite de contato alérgica. Nesse processo, ocorre no local uma reação de hipersensibilidade do tipo IV tardia, onde são gerados linfócitos de memória que são reativados após reexposição ao sensibilizante, causando a dermatite de contato alérgica.[21]

No Brasil, a substância utilizada é a difenciprona (DFCP), sendo disponível apenas por manipulação. As concentrações variam desde 0,01%-1% para tratamento e 2% para sensibilização, sendo o veículo utilizado a acetona.[14]

A eficácia do tratamento varia entre 30-48% nos estudos e seu uso deve ser indicado levando em consideração não apenas a extensão e atividade da AA, mas também a capacidade de executar a aplicação da difenciprona e a disponibilidade de comparecimento à unidade de saúde, no caso de ser aplicado pelo dermatologista.[14]

A sensibilização é realizada com a difenciprona 2% aplicada numa área de 2 x 2 cm, deixando agir por 48 horas, em área não exposta, visto que pode deixar hipo ou hipercromia residual. As autoras escolhem geralmente a região temporal/retroauricular do couro cabeludo.

Após 2-3 semanas da sensibilização, inicia-se o tratamento propriamente dito, com a aplicação de concentração baixa – 0,01% – de DFCP embebido em um cotonete em metade do couro cabeludo. A concentração pode ser aumentada a cada 2 semanas, se o paciente relatar que não houve nenhuma reação após a aplicação. As concentrações seguintes sugeridas são: 0,02%, 0,05%, 0,1%, 0,2%, 0,5%, podendo chegar até 1%. O *endpoint* esperado é uma reação eczematosa leve a moderada (eritema, descamação, prurido e desconforto) que ocorre nas primeiras 48 horas após a aplicação. Atingido o *endpoint* em determinada concentração, essa será considerada a concentração ideal e será utilizada semanalmente até a resposta satisfatória.

Havendo repilação completa, pode-se tentar diminuir a frequência de aplicação para quinzenal e até, em algum dado momento, suspender o uso da DFCP. No caso de reativação, pode-se tentar voltar para a concentração e frequência utilizadas por último, antes da suspensão do tratamento. Quando houver falta de resposta clínica satisfatória por 6 meses, pode-se optar por suspender a DFCP e escolher outra opção terapêutica. Contudo, alguns autores relatam que pode levar até 12-24 meses para que se observe repilação.

As complicações mais frequentes do tratamento são discromias – hiper, hipo ou até acromia vitiligo-*like*. Inclusive, elas podem ser bem frequentes em pacientes de pele negra, o que dificulta considerar essa opção terapêutica nesse grupo de pacientes. Reação eczematosa intensa, com bolhas, exulceração, crostas e linfoadenomegalia também pode ocorrer.[14,21]

Corticoterapia intralesional

A via intralesional possibilita a entrega da medicação no local da inflamação, diminuindo a chance de efeitos colaterais com o uso de corticoide sistêmico.[14] Os corticosteroides intralesionais são a terapia de escolha para o tratamento de pacientes com placas de alopecia de tamanho < 3 cm, placas isoladas, de aparecimento recente ou lesões localizadas com até 25% de acometimento do couro cabeludo, apesar de não existirem ensaios randomizados sobre a eficácia dos corticosteroides intralesionais na AA.[8,14,22]

O acetonido de triancinolona é o mais estudado.[14] No Brasil, a forma mais utilizada é o hexadetonido de triancinolona, que é um derivado menos solúvel.[14] Nesse sentido, ao realizar corticoterapia intralesional com essa forma, deve-se atentar para o maior risco de atrofia cutânea.[14] A concentração varia de 2,5 a 10 mg/mL de acordo com o sítio a ser injetado.[14,21] Deve ser diluído em soro fisiológico e aplica-se 0,05 a 0,1 mL a cada 1 cm em múltiplas injeções intradérmicas.[14] Pode ser realizado no couro cabeludo, sobrancelhas, barba e outras áreas corporais que apresentem pelos.[14] O intervalo entre as sessões deve ser de 30 a 45 dias.[8] No entanto, estudo recente demonstrou que a concentração de 2,5 mg/mL, quando utilizada no couro cabeludo, é tão eficaz quanto 10 mg/mL, além de apresentar menor incidência de efeitos adversos locais.[14]

Dentre os efeitos colaterais possíveis, a atrofia dérmica transitória, discromia e telangiectasia são as mais comuns e podem ser minimizadas com o uso de concentrações e volumes menores, diminuindo o número de injeções por local e evitando injetar muito superficialmente.[14,21] Outro fator limitante à terapêutica intralesional é a dor na aplicação. Ela pode ser minimizada com o uso de anestésico tópico 30 minutos antes do tratamento ou com vibração ou resfriamento local antes da aplicação.[8,14,21] O tratamento deve ser reavaliado e alterado caso não haja repilação após seis meses de tratamento.[8,14,21]

Terapia sistêmica

Corticosteroides

Diversas formas de administração sistêmica de corticosteroides (CT) já foram descritas para tratamento da AA. O pulso oral de prednisolona 200 mg uma vez por semana por três meses apresentou taxa de resposta de 40% em pacientes com mais de 40% do couro cabeludo acometido ou mais de 10 placas no couro cabeludo ou corpo.[14] Outros regimes incluem prednisolona 80 mg/dia por três dias consecutivos a cada três meses e, para pacientes resistentes a outras modalidades terapêuticas, megapulso de 15 mg/kg, por dois dias a cada três semanas. Não há consenso na literatura sobre dose e tempo de uso da corticoterapia oral diária na AA. A prednisona pode ser usada em doses que variam de 0,1-1 mg/kg/dia. Sugere-se iniciar com doses maiores (0,5-1 mg/kg/dia) com redução gradual (ao longo de 6-12 semanas), após atingir repilação. Os autores têm ainda grande experiência com minipulso de prednisona 2x/semana (1 a 2 mg/kg/dia) e consideram uma modalidade segura para casos extensos ou com evolução rápida. Embora não descrito em diretrizes para AA e apesar de apresentar custo mais elevado, o Consenso sobre Tratamento da Alopecia Areata, publicado pela Sociedade Brasileira de Dermatologia,[14] considera o deflazacorte como a melhor opção de CT oral devido a seu perfil de segurança mais favorável. A substância tem alto índice terapêutico, potência entre 70%-90% da prednisona e apresenta menor impacto no metabolismo do cálcio, quando comparado a qualquer outro corticosteroide sintético. Além disso, apresenta menor efeito no metabolismo dos carboidratos, retenção hídrica e hipocalemia. Sugere-se iniciar com dose diária de 0,5 mg/kg tanto para adultos quanto crianças e lenta redução após repilacão satisfatória. Os CT de longa duração podem ser opções, administrados por via intramuscular ou intravenosa. A aplicação de 40 mg de acetonido de triancinolona intramuscular uma vez ao mês, por seis meses, mostrou-se superior à prednisolona em pulsoterapia (80 mg por três dias consecutivos a cada três meses) e à dexametasona (0,5 mg/dia por seis meses) em um ensaio clínico randomizado comparativo. Assim como para o uso intralesional, também se recomenda o acetonido em detrimento do hexacetonido de triamcinolona para o uso intramuscular, em função do maior risco de desenvolvimento de atrofia e telangiectasias em longo prazo. Há evidência crescente na literatura pelo uso da combinação do dipropionato de betametasona 5 mg/mL (ação rápida) com fosfato dissódico de betametasona 2 mg/mL (ação prolongada). As taxas de resposta com CT sistêmico são altas, porém muitos pacientes apresentam recaídas com a redução da dose ou logo após a retirada da medicação. Em se tratando de formas extensas e crônicas da doença, nos pacientes que respondem aos CT, mas que se tornam corticodependentes, a associação de outra medicação sistêmica se faz necessária. Para todas as modalidades de corticoterapia de longa duração, é importante classificar e monitorar o paciente em relação ao risco de efeitos colaterais, além de oferecer informação a respeito de interações medicamentosas e vacinação.

Metotrexato

Metotrexato é uma medicação quimioterápica que inibe competitivamente a deidrofolato redutase.[14] Seu principal mecanismo de ação é a supressão da via de sinalização JAK/STAT.[14] Na AA apresenta-se como alternativa para aqueles pacientes que falharam na terapia padrão.[20] Sabe-se que o uso dessa medicação nas doenças inflamatórias é em baixa dose e requer a suplementação com ácido fólico.[14] A dose recomendada na AA é de 10 a 25 mg/semana associado ao ácido fólico, e a frequência e dose possuem diversos esquemas que variam de 1-5 mg ao dia até 5 mg na semana.[8,14] Tem-se conhecimento que o ácido fólico, mesmo utilizado diariamente, não interfere na eficácia

TABELA 1 Equivalência dos corticosteroides

Substância	Dose equivalente (mg)	Potência anti-inflamatória	Potência mineralocorticoide	Meia-vida (h)
Cortisol (hidrocortisona)	20	1	1	8-12
Cortisona	25	0,8	0,8	8-12
Prednisona/prednisolona	5	4	0,8	12-36
Deflazacorte	7,4	4	0,5	2
Metilprednisolona	4	5	0,5	12-36
Triancinolona	4	5	0	12-36
Betametasona	0,75	25	0	26-72
Dexametasona	0,75	25	0	36-72
Fludrocortisona	–	10	125	12-36

Adaptada de Caplan et al. Prevention and management of glucocorticoid-induced side effects: A comprehensive review: A review of glucocorticoid pharmacology and bone health. J Am Acad Dermatol. 2017;76:1-9.

do metrotrexato.[14] A medicação é iniciada em doses de 5 a 10 mg por semana e é gradualmente titulada a cada quatro a seis semanas, conforme a tolerância e resposta do paciente.[14,22] Dentre os efeitos colaterais da medicação tem-se elevação transitória de transaminases, náuseas persistentes e pancitopenia.[14]

Estudos mostram eficácia variável da medicação com uma taxa de repilação maior quando associada com corticosteroides orais.[8,14,21,22] Pacientes nesse regime terapêutico necessitam de tratamento de manutenção para manter o crescimento capilar, pois quando retirado o tratamento, as taxas de recidivas são elevadas.[14]

Ciclosporina

Ciclosporina é uma medicação imunossupressora que inibe a ativação das células T auxiliares e suprime a produção de interferon-gama, diminuindo assim o infiltrado inflamatório perifolicular.[3,14,21] Dentre as medicações imunossupressoras disponíveis para AA, é a única que apresenta estudo robusto com evidência de eficácia.[14] É utilizada na posologia inicial de 2 mg/kg/dia divididos em três tomadas diárias, aumentando gradualmente até alcançar a dose de 5 mg/kg/dia.[14,22] Assim como o metotrexato, apresenta melhor taxa de repilação quando associada a corticoterapia sistêmica.[14,21]

Os efeitos colaterais incluem nefrotoxicidade, imunossupressão, hipertensão e hipertricose dos pelos do corpo.[14,21] Nesse sentido, a medicação apresenta limitação de uso devido à alta incidência dos efeitos colaterais, assim como a alta recorrência após a sua interrupção.[3,14,21]

Sulfassalazina

A sulfassalazina é uma pró-droga composta por ácido 5-aminossalicílico (5-ASA) associado à sulfapiridina.[14] Apresenta ações imunomoduladoras e imunossupressoras, que incluem a inibição da proliferação de células T, atividade de células *natural killer* e produção de anticorpos, de forma que é utilizada em diversas condições autoimunes.[14,21] Na AA, estudos apontam doses que variam de 500 mg 2 vezes/dia até 1 a 1,5 g duas vezes ao dia.[14,21] Pode ser utilizada de forma isolada ou em combinação com corticoterapia sistêmica.[14]

Estudos não controlados demonstram que mais de um terço dos pacientes apresentam efeitos colaterais decorrentes de seu uso.[14,21] Eles incluem cefaleia, anorexia, náuseas e vômitos, desconforto gastrointestinal, erupção cutânea e anormalidades laboratoriais.[14,21] Nesse sentido, a avaliação sanguínea com contagem completa de células sanguíneas e os testes de função hepática, bioquímica e dosagem de G6PD devem ser monitorados com certa frequência.[8,14] Assim, o perfil de efeitos colaterais dessa classe de medicamento é o grande limitador ao seu uso.

INIBIDOR DA JAK

Os inibidores da JAK são medicamentos da classe das pequenas moléculas e a primeira classe de medicamentos aprovada em bula para tratamento da AA grave pela Anvisa, em 2023. Como sabemos, a ativação imunológica e o ataque ao folículo piloso que ocorrem na AA envolvem as citocinas interferon-gama e interleucina-15. A sinalização dessas citocinas envolve as proteínas transmembrana da família JAK. Historicamente, AA moderada a grave é sabidamente refratária aos tratamentos disponiveis até o momento. Os inibidores da JAK (iJAKs) mudaram isso e têm se mostrado importantes na modulação dos gatilhos para atividade da AA, promovendo repilação em uma parcela considerável de pacientes com AA grave.[23]

Na literatura encontramos muitas séries de casos que utilizaram de maneira *off-label* o tofacitinibe e o ruxolitinib, os primeiros iJAKs aprovados. Apesar de muitos relatos positivos, faltam dados em larga escala e estudos randomizados e controlados (RCTs) que comprovem a eficácia global dessas medicacoes no tratamento da AA. Até o momento, foram publicados RCTs de fase 3 do baricitinibe, ritlecitinibe e deuruxolitinibe, com critérios de inclusão muito semelhantes: AA grave, considerada aquela com ≥ 50% do couro cabeludo afetado, e 60 a 70% dos pacientes também apresentavam envolvimento das sobrancelhas e cílios.[23]

O tratamento com baricitinib (adultos) 4 mg/dia atingiu repilação em > 80% do couro cabeludo (SALT20) em 39% dos pacientes e 23% dos pacientes com 2 mg/dia após 36 semanas (9 meses) de tratamento. Após 52 semanas, a proporção de pacientes com SALT20 continuou a crescer. Além disso, aproximadamente um terço dos pacientes com perda grave das sobrancelhas e cílios apresentaram repilação total ou próxima do total.[23]

O tratamento com ritlecitinibe 50 mg/dia atingiu repilação em mais de 80% do couro cabeludo (SALT20) em 23% dos pacientes, após 6 meses de tratamento. Após 48 semanas (1 ano), 40% dos pacientes apresentaram SALT20. Ainda mais interessante é que o ritlecitinibe já foi aprovado pelo FDA para tratamento de AA grave em pacientes acima de 12 anos e a aprovação na Anvisa está prevista para 2024.[23]

O deuruxolitinibe, apesar de ainda não estar aprovado em bula, está na lista dos iJAKs promissores para o tratamento da AA grave. O que impressiona é que, no RCT, 30-42% dos pacientes (adultos) apresentaram SALT20 a partir da segunda semana de tratamento.[23]

O ótimo perfil de segurança das pequenas moléculas iJAK estudadas, principalmente quando comparado ao perfil dos imunossupressores que utilizamos atualmente, reforça o futuro promissor dessa classe para o tratamento de pacientes com AA grave.[23]

REFERÊNCIAS BIBLIOGRÁFICAS

1. Strazzulla LC, Wang EHC, Avila L, et al. Alopecia areata: Disease characteristics, clinical evaluation, and new perspectives on pathogenesis. J Am Acad Dermatol. 2018;78(1):1-12.
2. Lee H, Jung SJ, Patel AB, Thompson JM, Qureshi A, Cho E. Racial characteristics of alopecia areata in the United States. J Am Acad Dermatol. 2020;83(4):1064-70.
3. Alkhalifah A. Alopecia areata update. Dermatol Clin. 2013;31(1):93-108.
4. Gilhar A, Etzioni A, Paus R. Alopecia areata. N Engl J Med. 2012;366(16):1515-25.
5. Waśkiel A, Rakowska A, Sikora M, Olszewska M, Rudnicka L. Trichoscopy of alopecia areata: An update. J Dermatol. 2018;45(6):692-700.
6. Yin NC, Tosti A. A systematic approach to Afro-textured hair disorders: Dermatoscopy and when to biopsy. Dermatol Clin. 2014;32(2):145-51.
7. de Moura LH, Duque-Estrada B, Abraham LS, Barcaui CB, Sodre CT. Dermoscopy findings of alopecia areata in an African-American patient. J Dermatol Case Rep. 2008;2(4):52-4.
8. Rossi A, Muscianese M, Piraccini BM, et al. Italian Guidelines in diagnosis and treatment of alopecia areata. G Ital Dermatol Venereol. 2019;154(6):609-23.
9. Olsen EA, Hordinsky MK, Price VH, et al. Alopecia areata investigational assessment guidelines – Part II. National Alopecia Areata Foundation. J Am Acad Dermatol. 2004;51(3):440-7.
10. Feaster B, McMichael AJ. Epidemiology of alopecia areata in Black patients: A retrospective chart review. J Am Acad Dermatol. 2022;87(5):1121-3.
11. Thompson JM, Park MK, Qureshi AA, Cho E. Race and alopecia areata amongst US Women. J Investig Dermatol Symp Proc. 2018;19(1):S47-S50.
12. McMichael AJ. Hair and scalp disorders in ethnic populations. Dermatol Clin. 2003;21(4):629-44.
13. Sy N, Mastacouris N, Strunk A, Garg A. Overall and racial and ethnic subgroup prevalences of alopecia areata, alopecia totalis, and alopecia universalis. JAMA Dermatol. 2023;159(4):419-23.
14. Ramos PM, Anzai A, Duque-Estrada B, Melo DF, Sternberg F, Santos LDN, et al. Consensus on the treatment of alopecia areata – Brazilian Society of Dermatology. An Bras Dermatol. 2020;95:39-52.
15. Whiting DA. Histopathologic features of alopecia areata: A new look. Arch Dermatol. 2003;139(12):1555-9.
16. Rakowska A, Slowinska M, Olszewska M, Rudnika L. New trichoscopy findings in trichotillomania: Flame hairs, V-sign, hook hairs, hair powder, tulip hairs. Acta Derm Venereol. 2014;94(3):303-6.
17. Fernandez-Crehuet P, Vano-Galvan S, Martorell-Calatayud A, Arias-Santiago S, Grimalt R, Camacho-Martinez FM. Clinical and trichoscopic characteristics of temporal triangular alopecia: A multicenter study. J Am Acad Dermatol. 2016;75(3):634-7.
18. Johnson CM, Miteva M. Alopecia areata on vertex as a potential pitfall for misdiagnosis of central centrifugal cicatricial alopecia in african-american women. Int J Trichology. 2017;9(2):73-5.
19. Heath CR, Taylor SC. Alopecia in an ophiasis pattern: Traction alopecia versus alopecia areata. Cutis. 2012;89(5):213-6.
20. Strazzulla LC, Wang EHC, Avila L, et al. Alopecia areata: An appraisal of new treatment approaches and overview of current therapies. J Am Acad Dermatol. 2018;78(1):15-24.
21. Alkhalifah A, Alsantali A, Wang E, McElwee KJ, Shapiro J. Alopecia areata update: Part II. Treatment. J Am Acad Dermatol. 2010;62:191-202.
22. Cranwell WC, Lai VW, Photiou L, et al. Treatment of alopecia areata: An Australian expert consensus statement. Australas J Dermatol. 2019;60(1):163-70.
23. King B, Ohyama M, Kwon O, et al. Two phase 3 trials of baricitinib for alopecia areata. N Engl J Med. 2022;386(18):1687-99.

23

Alopecia de tração na população afrodescendente

Hudson Dutra Rezende
Thais Costa Alves
Maria Fernanda Reis Gavazzoni Dias
Loanda Oliveira Fukuma

INTRODUÇÃO

O cabelo afro é parte estética importante e definidora de sua identidade negra. Dentre os principais recursos estéticos para manipulação temos a prática de trançar os cabelos. Esse costume, além de muito antigo, tem múltiplas funções socioculturais. Trançar os cabelos é considerado um ato artístico, político, estético, histórico e de resistência da população negra.[1]

Diante do entendimento do impacto e da importância desse hábito ancestral, o médico, ao identificar uma patologia associada a essa ou outras práticas capilares de uma pessoa com cabelo étnico, deve agir com muito respeito, empatia e com fundamento científico.

Dentre as principais doenças capilares com maior prevalência entre a população afrodescendente temos a alopecia de tração. A alopecia de tração é uma forma de perda de cabelo de origem mecânica crônica e progressiva, causada por tensão constante dos fios de cabelo.[2,3] O local mais comumente acometido é a linha de implantação capilar frontotemporal, mas também pode ocorrer em outras áreas do couro cabeludo e barba.[4]

ETIOPATOGENIA

A tração contínua e repetitiva nos folículos pilosos resulta em um dano mecânico local que induz resposta inflamatória perifolicular com ou sem sinais de foliculite.[2] Como resultado desse processo inflamatório nos folículos, pode haver miniaturização capilar, que se traduz clinicamente como fios curtos nas áreas marginais às de tração.[2,4]

Há necessidade de mais esclarecimentos para determinar o papel da interleucina 1-alfa. A exposição a penteados de tração é considerada o principal fator que contribui para o desenvolvimento de alopecia por tração.[5] Nos casos de doença de longa data, o processo inflamatório crônico e a tração sustentada sobre os fios é o que leva à alopecia cicatricial.[6]

EPIDEMIOLOGIA E FATORES DE RISCO

A alopecia de tração está entre as três principais causas de alopecia nas mulheres afrodescendentes.[7] Apesar de mais comumente vista na população citada, também há relato de casos em homens africanos, mulheres hispânicas, mulheres japonesas e homens *Sihk*.[6] Essa doença é mais frequentemente diagnosticada em mulheres negras e de cabelo com textura afro. Isso reforça a teoria de que se trata de uma doença relacionada aos hábitos culturais, especialmente ao costume de estilizar os cabelos. A realização de penteados com tração, como rabos de cavalo, coque, uso de grampos de cabelos, tranças, extensões capilares é um fator de risco importante para o desenvolvimento da doença (Figura 1).[8]

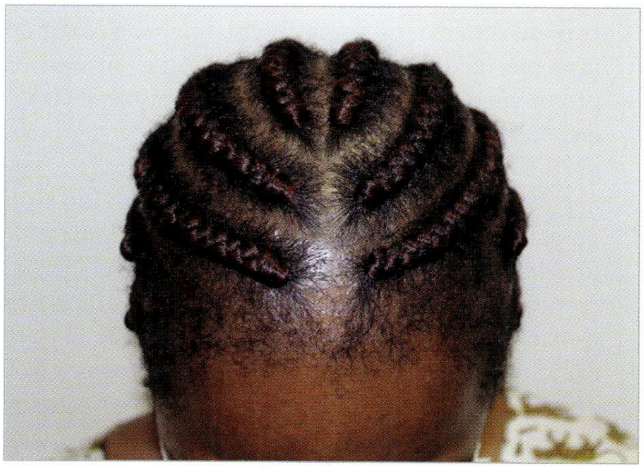

FIGURA 1 Alopecia de tração em uma paciente de 53 anos pela estilização capilar em tranças com corda.

É necessário citar também que algumas profissões ou hábitos são fatores de risco por exigirem que o cabelo seja ajeitado de uma maneira padronizada. Podemos citar o serviço militar para mulheres, que exige frequentemente coques ou penteados firmes, o mesmo para praticantes de balé e profissionais da área de enfermagem, com uso frequente de grampos e toucas.[9,10]

Tranças apertadas, rabos de cavalo, *dreads* e outros penteados com tração dos fios causam geralmente perda dos fios na linha de implantação frontal do cabelo, região temporal e occipital.[7] O uso de alongamentos de cabelo com extensores que depositam seu peso sobre as hastes naturais da paciente pode gerar alopecia de tração de padrão não marginal.[5] Estudos mostram que penteados que estejam associados a sintomas como dor, formação de pústulas ou crostas têm risco aumentado para o desenvolvimento de alopecia de tração. A realização de procedimentos químicos nos fios, como alisamentos e relaxamentos, também eleva este risco.[11]

O cuidado com o couro cabeludo e fios de um paciente com cabelo étnico tem uma complexidade extra, tanto pela variada morfologia e arquitetura das hastes capilares, quanto pelas diversas práticas culturais de penteados e modelagens dos cabelos. É importante considerar nesses pacientes que mais de uma condição pode estar presente no momento do diagnóstico, visto que há grande prevalência de algumas doenças do couro cabeludo, como, por exemplo, alopecia de tração, tricorrexe nodosa e alopecia cicatricial central centrífuga.[12]

Estilizações de cabelo com maior risco

- **Tranças e *dreads***: são penteados populares em mulheres por exigirem baixa manutenção e são uma alternativa à realização de química e uso de calor para estilização diária. As tranças podem ser feitas com ou sem extensões, individualmente a partir de uma mecha de cabelo que é entrelaçada entre si, ou presas seguindo o contorno da cabeça nas chamadas "tranças embutidas". Outros tipos e denominações incluem "tranças nagô", "*box braids*", "*kanekalon*" e "*twists* ou tornado". *Dreads* são um tipo de penteado permanente em que são entremeados fios de cabelo natural ou sintético e substâncias que compactam a estrutura, não permitindo que ela se desfaça. Apesar de práticos para a rotina, o peso exercido sobre os fios continuamente torna esses penteados de alto risco para a perda de cabelos permanentemente.[13]
- **Extensões em tela**: extensões de cabelo têm sido muito utilizadas por diversos grupos étnicos, com o objetivo de adicionar volume ou aumentar o comprimento dos cabelos. O principal método é através da costura de telas de cabelos sintéticos ou humanos em tranças do cabelo natural da pessoa. Outra técnica usa extensões com adesivos que são colados diretamente nas hastes. A cola utilizada pode conter látex e poliacrilato, que frequentemente causam dermatite de contato alérgica.[13]
- **Alisamento químico**: há maior prevalência de diagnóstico de alopecia de tração nas pessoas que combinam penteado com tensão sobre a haste e alisamento químico.[13]

APRESENTAÇÃO CLÍNICA

A apresentação clínica da alopecia de tração varia de acordo com o tempo de evolução e a gravidade do caso. Em um paciente com esse diagnóstico podem ser encontrados rarefação, afinamento, encurtamento das hastes, pápulas inflamatórias, pústulas ou áreas de alopecia que, classicamente, atingem a linha de implantação capilar nas regiões frontal, temporal e parietal. Um achado importante é o típico "sinal da franja" que consiste em pelos delgados e encurtados remanescentes ao longo da linha de implantação capilar, simulando a aparência de uma franja.[2,5] Além do couro cabeludo, a alopecia de tração pode acometer outros locais do corpo em que ocorra tracionamento sobre os pelos, como o que ocorre com os homens *Sikh* que têm a prática religiosa de realizar nós ou torções nos longos pelos faciais.[14]

O diagnóstico pode se tornar mais difícil quando há áreas de alopecia fora da topografia marginal. Isso ocorre porque de acordo com o tipo de penteado, tranças, acessórios utilizados ou maneira como a tração é realizada, pode haver variação no quadro clínico.[2]

Essa é uma doença de evolução crônica, com características clínicas que variam de acordo com seu estágio de progressão. Ela pode ser encontrada ainda como não cicatricial ou já em estágio bem definido, caracterizando uma alopecia cicatricial.[2] Na fase sem padrão cicatricial, pode haver a chamada "foliculite de tração" com a presença de pústulas e eritema ao redor dos folículos, sinais que, apesar de inespecíficos, nos indicam uma doença inicial (Figura 2). Ainda neste momento, a depender do tipo de tração exercido, o paciente evolui com rarefação marginal ou em placas. Até esse ponto há bom prognóstico e chance de recuperação da configuração original capilar do paciente.[2]

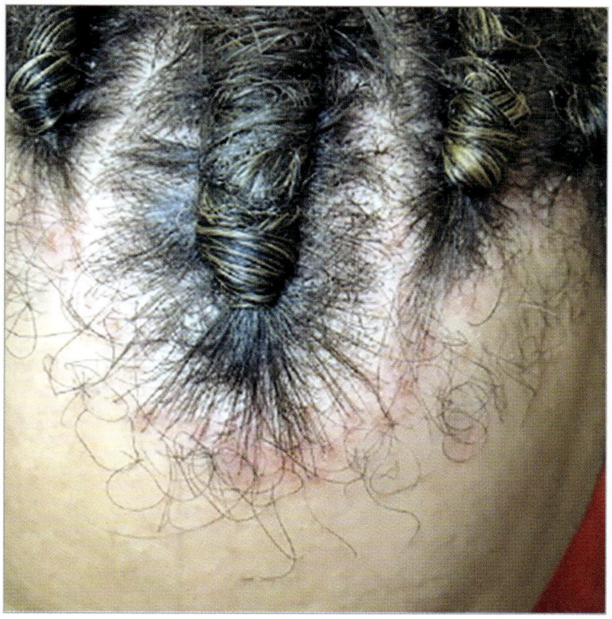

FIGURA 2 Alopecia de tração aguda em um paciente do sexo masculino de 32 anos.

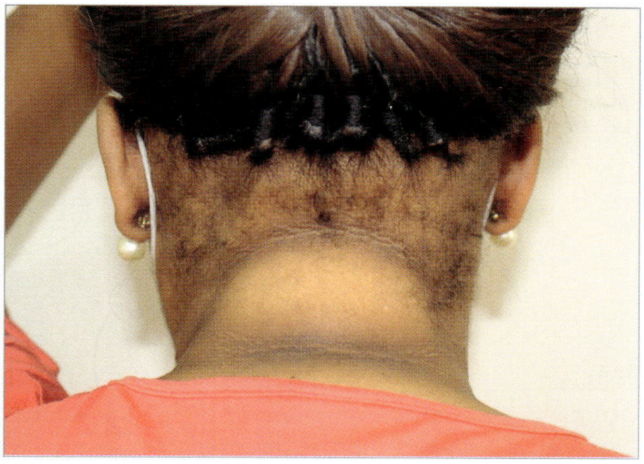

FIGURA 3 Alopecia de tração tardia da margem posterior do couro cabeludo.

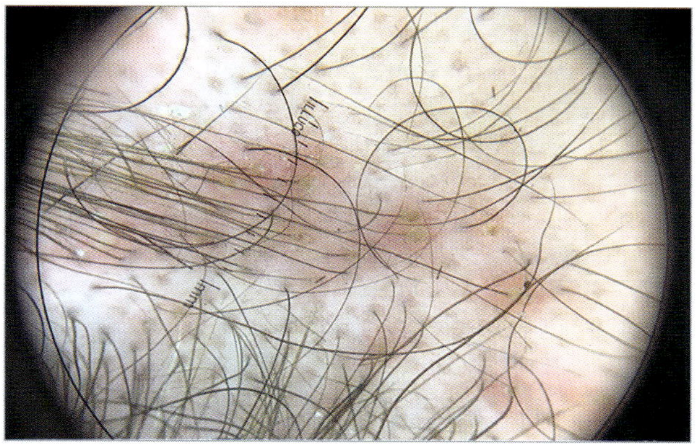

FIGURA 4 Dermatoscopia da alopecia de tração aguda com algumas pústulas e eritema peripilar.

Com a persistência do fator causal, a doença caminha para o estágio mais tardio, podendo chegar à alopecia cicatricial. Nessa circunstância, a perda capilar é facilmente notada (Figura 3), podendo apresentar um padrão marginal (linha de implantação frontal, temporal, parietal e/ou occipital) ou padrão não marginal (qualquer região do couro cabeludo). Desenhos gráficos de alopecia, como linha reta, curvas ou em ferradura, são visualizados em pessoas que realizam tranças firmes para aplicação de extensões de cabelo.[2,11] O dano contínuo é cumulativo, ou seja, quanto mais anos e maior a força exercida sobre o fio, mais avançada será a doença. Além disso, é importante ressaltar que tratamentos químicos, como alisamentos, podem se somar aos efeitos da tração e resultar na fratura da haste.[2]

TRICOSCOPIA

Em uma doença com evolução mais inicial, os achados na tricoscopia podem ser variados graus de eritema peripilar, pelos fraturados, pontos pretos e hastes fraturadas em diferentes alturas (Figura 4).[2]

Cilindros capilares (*hair cast*) são os achados mais característicos da alopecia de tração. São estruturas cilíndricas, gelatinosas, móveis e de cor amarelo-esbranquiçada ao redor das hastes capilares. Isso ocorre devido à tração forte e persistente do fio que resulta no carreamento e exposição da bainha radicular. Na visualização dos cilindros capilares podemos dizer, objetivamente, que o dano é recente ou está em curso, por isso dificilmente são encontrados em quadro mais avançados.[2]

Nas alopecias de tração de curso avançado há miniaturização dos fios, redução da densidade capilar, a rede pigmentar em favo de mel se torna mais evidente e as unidades foliculares vazias vão sendo substituídas por tecido fibrótico (Figura 5). Assim como em outras alopecias cicatriciais, podem ser encontrados os pontos brancos, que evoluem para a ausência de óstios foliculares nos locais de tração.[2]

HISTOPATOLOGIA

Na dúvida diagnóstica ou em casos desafiadores suspeitos de alopecia de tração, pode-se optar pela realização de biópsia do couro cabeludo. Nesse caso é recomendado coletar duas amostras com *punch* de 4 mm contendo o subcutâneo, que devem ser retiradas das áreas com atividade da doença.[15]

Assim como na sua apresentação clínica, a alopecia de tração tem achados histopatológicos de acordo com o tempo de evolução da doença. Nos estágios iniciais,

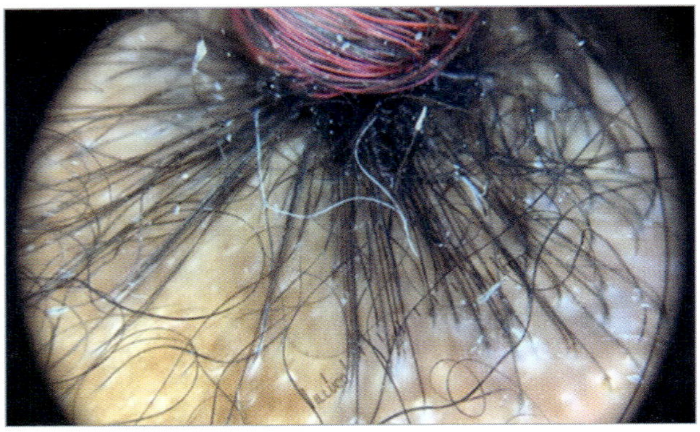

FIGURA 5 Dermatoscopia com resíduos de produtos cosméticos e sinais de fibrose peripilar.

TABELA 1 Pistas para o diagnóstico de alopecia de tração com base na anamnese

Questionamentos importantes na investigação de alopecia	Características da alopecia de tração
Tempo de evolução e instalação do quadro	O quadro é arrastado e gradual
Perda de fios difusa ou localizada?	Quadros de queda em localização específica ou de maneira global são atípicos na alopecia de tração
Presença de sintomas nas áreas de alopecia?	Alteração da sensibilidade, pústulas ou crostículas
Questionar hábitos de cuidado com o cabelo e práticas capilares diurnas e noturnas	Modeladores térmicos ou químicos, tranças, penteados, coques, acessórios...

geralmente o número total de folículos é normal e há aumento de pelos catágenos e telógenos, tricomalácia e glândula sebácea e pelos velus estão tipicamente preservados. Na derme pode haver infiltrado inflamatório perifolicular moderado.[2,15] São achados semelhantes aos da tricotilomania.[15]

Na alopecia de tração com maior progressão e lesão cicatricial, há perda de folículos terminais, com gradativa substituição para fibrose. Não há alteração na quantidade de pelos velus, pois não são acometidos pela tração.[2] A derme apresenta inflamação discreta ou ausente.[2]

DIAGNÓSTICO

O diagnóstico da alopecia de tração é baseado na história clínica de perda de cabelos nas regiões com tração por penteados ou outras causas de força exercida sobre a haste. É importante que o padrão de rarefação seja concordante com o tipo de tração realizada. Geralmente, a combinação de uma anamnese bem coletada e um exame físico atento são suficientes para a definição da maioria dos casos (Tabela 1).

DIAGNÓSTICOS DIFERENCIAIS

A alopecia de tração pode ser confundida com algumas outras doenças do couro cabeludo. Para definir quais os diagnósticos diferenciais, é importante delimitar qual a topografia e apresentação da alopecia de tração. Dessa maneira, dividimos a discussão em alopecia marginal, temporal bilateralmente e/ou em placas.[2]

Quando o principal local acometido é a linha de implantação capilar frontotemporal, devem ser consideradas também as outras alopecias de padrão marginal: alopecia fibrosante frontal e alopecia areata de padrão ofiásico. Há descrição na literatura de lúpus eritematoso cutâneo se manifestando como as alopecias de padrão marginal, apresentando, inclusive, o pseudossinal da franja (fina e irregular faixa de cabelo na margem distal da área de alopecia).[16] Mais sinais típicos da alopecia fibrosante frontal são atrofia da pele, pápulas faciais, rarefação ou perda das sobrancelhas e, de maneira mais exuberante, eritema e descamação peripilar.[2] A alopecia fibrosante frontal é o diagnóstico diferencial mais importante em relação à alopecia de tração, pois essas doenças possuem muitos comemorativos em comum e acometem o mesmo grupo, e, apesar de incomum, podem se sobrepor.

A alopecia androgenética pode ser lembrada nos casos de rarefação frontotemporal. Nesse caso, a tricoscopia torna-se essencial para diferenciação, apresentando variação na espessura das hastes, aumento de pelos velos, pontos amarelos, halo marrom e óstios foliculares com uma única haste.[2]

Se a rarefação acomete as regiões temporal direita e esquerda, deve ser considerado também o eflúvio telógeno. O quadro agudo, difuso, com fator desencadeante, teste de tração positivo e característica de alopecia não cicatricial favorece a indicação de eflúvio. Outra possibilidade é a alopecia triangular congênita, presente desde o nascimento ou iniciada nos primeiros anos de vida, que tem como característica uma área de alopecia estável e com aspecto típico de "tapete de velos".[2]

Nas apresentações focais em áreas circunscritas de alopecia, além da alopecia de tração, devem ser consideradas como diagnósticos diferenciais a alopecia areata, *tinea capitis*, sífilis e a tricotilomania. Na alopecia areata a área de rarefação terá na sua periferia teste de tração positivo e a tricoscopia pode ser rica, com presença de pontos em exclamação, pontos pretos, pelos fraturados e pontos amarelos. A tricotilomania tem como característica áreas acometidas irregularmente, com formatos anômalos e pelos fraturados em diferentes alturas e configurações variadas. A sífilis pode ser descartada com exames sorológicos negativos e a *tinea* com exame micológico direto e culturas negativos.[2]

TRATAMENTO

Sabendo que a alopecia de tração é uma condição relacionada aos hábitos que resultam em tração nas hastes capilares, como coques, extensões, tranças, rabo de cavalo, uso de turbantes e outros tipos de estilização do cabelo, a conscientização sobre a origem da doença e orientação sobre práticas capilares menos agressivas são medidas de prevenção essenciais na prática de todos os dermatologistas. Assim, ao realizar um diagnóstico de alopecia de tração ou compreender que o paciente apresenta fatores de risco, a interrupção das práticas que causem esse tipo de dano ao folículo deve ser imediata. Também devem ser desaconselhados escovação excessiva, dano térmico e procedimentos químicos (como alisamento, relaxamento e selagem). Considerando aspectos culturais e preferências individuais de caráter estético, o médico pode orientar estilos de penteados (Tabela 2) que causem menos tração, alternância frequente dos penteados, tranças mais frouxas e sem extensões e uso de acessórios mais leves e que não prendam de maneira excessiva os fios.[2] Toda essa abordagem deve ser feita com muito tato, diálogo e respeito com o paciente, pois mudar o cabelo traz consigo significados culturais e emocionais importantes.[1,6]

TABELA 2 Orientações para os pacientes com risco ou diagnóstico de alopecia de tração[13]

Principais recomendações para realização de penteados
▪ Quando fizer tranças, realizar o processo de maneira mais frouxa, especialmente na linha de implantação capilar
▪ Não manter o mesmo penteado por mais de 2 meses
▪ Se for realizar, optar por tranças e *dreads* com mechas mais largas
▪ Extensões capilares não devem ser mantidas por mais do que 2-3 meses e devem ser imediatamente removidas se causarem dor ou irritação
▪ Tenha períodos de descanso sem as tranças ou extensões
▪ Lembre-se de remover as extensões a cada 3-4 semanas
▪ Reduzir o hábito de alisamento térmico ou químico
▪ Qualquer penteado ou manipulação capilar que gerar dor deve ser evitado
▪ Se decidir utilizar extensões, evite adesivos e use método com costura frouxa

Se identificado que o paciente apresenta doença ainda na sua fase inicial, com inflamação na clínica ou tricoscopia, podem ser utilizados corticoide tópico ou intralesional a 2,5 mg/mL. Antibióticos tópicos ou orais podem ser usados devido à sua ação anti-inflamatória.[2] Neste estágio, após interrupção do fator causal, o tempo para crescimento e aparente resposta ao tratamento é de 2-3 meses.[3,6]

Dentre as possíveis opções terapêuticas temos:

- Fluocinolona 0,01% em óleo – 1 ou 2x/dia em oclusão até melhora.
- Minoxidil 2- 5% espuma ou solução 2x/dia por tempo indefinido.
- Clindamicina 1% 1x/dia até melhora clínica.
- Triancinolona injetável na linha de implantação 1x/mês e reavaliar mensalmente.
- Tetraciclina (doxiciclina ou minociclina) 2x/dia com dose inicial de 100 mg, após melhora reduzir a dose até 20 mg e por 3-4 meses.

Nos casos de evolução crônica e alopecia permanente há pouca possibilidade de resposta às medicações citadas anteriormente. Nesses casos pode ser avaliado o transplante capilar ou técnicas cosméticas de camuflagem.[2]

TRANSPLANTE CAPILAR NA ALOPECIA DE TRAÇÃO

Assim como as doenças apresentam singularidade na população afrodescendente, o tratamento também exige cuidados especiais, como entender a estrutura do folículo piloso, técnicas de cuidados com os fios e considerar fatores complicadores, como a formação de queloides.[7] Em relação ao cabelo de pessoas caucasianas, as pessoas com cabelo afro têm menor número de folículos por centímetro quadrado (menor densidade) e um número um pouco maior de fios por unidade folicular. Assim, a área receptora no transplante deve ser planejada de maneira diferente, ou seja, seguindo uma estratégia que seja coerente com mais fios por folículo. O próprio processo de definir quais pacientes são bons candidatos ao procedimento é importante, devido ao risco de formação de queloide.[7]

A escolha de *punchs* maiores no caso desses pacientes ocorre devido à natureza encaracolada dos fios e parece permitir uma melhor sobrevivência dos enxertos transplantados, principalmente em áreas de tecido cicatricial, e pode ajudar a melhorar a qualidade da área receptora ao permitir a transferência de células-tronco do tecido subcutâneo doado.[7]

A realização de um teste de transplante com a transferência de poucas unidades da região occipital para pontos diferentes do couro cabeludo pode ser um método válido, principalmente nas pacientes com história pessoal ou familiar importante de queloide. Com isso, é possível avaliar tanto a área doadora, quanto a área receptora. E é indicada para todas as pacientes com fator de risco importante para queloide, mesmo que não seja afrodescendente.[7]

Algumas recomendações para realização de transplante em afrodescendentes são:

- Garantir que o ângulo do *punch* esteja paralelo com o do fio de cabelo. Isso pode ser especialmente mais complicado nessas populações, pois fios com maior curvatura podem ter angulação de saída mais aguda.
- Usar ferramenta de perfuração com diâmetro adequado ao fio para reduzir o risco de transecção. Em geral, terá que ser maior dependendo da curvatura da haste do paciente.
- Realizar incisão com profundidade mínima, aproximadamente até a derme média, e extrair delicadamente a unidade folicular.
- Testar manualmente o tamanho mais adequado de *punch* para cada paciente até encontrar o mais apropriado.

Os resultados podem ser muito satisfatórios, mas são altamente dependentes da habilidade e experiência do cirurgião. As contraindicações para o transplante capilar são semelhantes a cicatrizes queloidianas, sinais de inflamação em doença ativa ou alopecia cicatricial sem estabilidade há menos de 9 meses.

REFERÊNCIAS BIBLIOGRÁFICAS

1. Santos LB. Entre tramas e adornos: O legado africano de trançar cabelos por uma perspectiva do patrimônio cultural. REPECULT – Revista Ensaios e Pesquisas em Educação e Cultura. 2019 [cited 2023 Nov 1];4(6):63-75. Disponível em: https://periodicos.ufrrj.br/index.php/repecult/article/view/494.
2. Dias MFRG, Rezende HD, Mateus A. Dermatologia das alopecias e estudo dos cabelos [Internet]. 1. ed. Vol. 1. São Paulo: Editora Clannad; 2021. Disponível em: https://www.dermatologiadasalopecias.com.br/.
3. Kim HS, Yang MY, Kim GW, Ko HC, Kim BS, Kim MB. Braids or pony-tail-associated traction alopecia in female children. Annals of Dermatology. 2019;31(1):117.
4. Fox G, Stausmire J, Mehregan D. Traction folliculitis: An under-reported entity [Internet]. Cutis. 2007;79(1):26-30. Disponível em: https://cdn.mdedge.com/files/s3fs-public/Document/September-2017/079010026.pdf.
5. Samrao A, Price VH, Zedek D, Mirmirani P. The "Fringe Sign" – A useful clinical finding in traction alopecia of the marginal hair line. Dermatology Online Journal. 2011 Nov 1;17(11).
6. Akintilo L, Yin L, Svigos K, Kakpovbia E, Shapiro J, Lo Sicco K. Management of traction alopecia: Our experience and a brief review of current literature recommendations [Internet]. JDDonline – Journal of Drugs in Dermatology. [cited 2023 Nov 2]. Disponível em: https://jddonline.com/articles/management-of-traction-alopecia-our-experience-and-a-brief-review-of-current-literature-recommendati-S1545961621P0578X/.
7. Rogers NE, Callender VD. Advances and challenges in hair restoration of curly afrocentric hair. Dermatologic Clinics. 2014 Apr;32(2):163-71.
8. Samrao A, McMichael A, Mirmirani P. Nocturnal traction: Techniques used for hair style maintenance while sleeping may be a risk factor for traction alopecia. Skin Appendage Disorders. 2021;7(3):220-3.
9. Samrao A, Chen C, Zedek D, Price VH. Traction alopecia in a ballerina: Clinicopathologic features. Arch Dermatol. 2010;146(8):918-35.
10. Renna FS, Freedberg IM. Traction alopecia in nurses. Arch Dermatol. 1973;108(5):694-5.
11. Khumalo NP, Jessop S, Gumedze F, Ehrlich R. Determinants of marginal traction alopecia in African girls and women. Journal of the American Academy of Dermatology [Internet]. 2008 Sep 1 [cited 2020 Nov 18];59(3):432-8.
12. Lindsey SF, Tosti A. Ethnic hair disorders. Alopecias – Practical evaluation and management [Internet]. 2015 [cited 2022 Mar 28];47:139-49. Disponível em: https://www.karger.com/Article/Abstract/369414.
13. Haskin A, Aguh C. All hairstyles are not created equal: What the dermatologist needs to know about black hairstyling practices and the risk of traction alopecia (TA). Journal of the American Academy of Dermatology [Internet]. 2016 Sep 1;75(3):606-11. Disponível em: https://www.jaad.org/article/S0190-9622(16)01398-0/fulltext.
14. James J, Saladi RN, Fox JL. Traction alopecia in sikh male patients. The Journal of the American Board of Family Medicine. 2007 Sep 1;20(5):497-8.
15. Stefanato CM. Histopathology of alopecia: A clinicopathological approach to diagnosis. Histopathology. 2010 Jan;56(1):24-38.
16. Rezende HD, Trüeb RM, Fernanda M, Perez B, Iglesias GA, Lopes S, et al. Pseudo-Fringe sign in frontal fibrosing alopecia-like cutaneous lupus erythematosus. Journal of the European Academy of Dermatology and Venereology. 2022 May 12;36(10):1871-2.

24 Alopecia fibrosante frontal

Hudson Dutra Rezende
Maria Fernanda Reis Gavazzoni Dias
Nadia Tavares El Kadi Monteiro Paiva

INTRODUÇÃO

A alopecia fibrosante frontal (AFF) é uma alopecia cicatricial primária linfocítica descrita por Kossard[1] em 1994. Segundo a classificação da *American Hair Research Society* (AHRS) de 2001, trata-se de um subtipo do líquen plano pilar, com semelhanças histopatológicas, porém com apresentação clínica diversa.[2]

EPIDEMIOLOGIA

Kossard descreveu a AFF como acometendo principalmente mulheres na pós-menopausa, sem predileção por etnia.[1,3]

Embora a AFF tenha sido inicialmente descrita em mulheres menopausadas, nos últimos anos muitos casos de mulheres jovens e homens têm sido descritos.[3-5]

Os primeiros casos de AFF em mulheres negras foram descritos por Chew et al.[6] e Samrao et al.[7] Em 2012, Miteva et al.[4] publicaram o relato uma série de casos de AFF, ratificando a sua ocorrência em mulheres negras e descrevendo o primeiro caso de AFF em homem negro.

Estudo multicêntrico realizado por Vano-Galvan et al.[8] em 2019, que incluiu 2.835 pacientes das Américas, Europa, África e Austrália, demonstrou que a AFF está entre as três principais alopecias cicatriciais mais frequentes no continente africano, representando 12,7% dos casos, ficando atrás somente do líquen plano pilar e da alopecia de tração (AT), 31 e 18%, respectivamente.[8]

ETIOPATOGENIA

Ainda que na última década tenha ocorrido um aumento do número de relatos de casos de AFF, a sua fisiopatogenia permanece desconhecida,[8,9] e acredita-se que alterações hormonais, autoimunidade, suscetibilidade genética e fatores exógenos como cosméticos estejam envolvidos na sua patogênese.[3]

Cerca de 9,7 a 30% dos casos de AFF têm associação com alguma doença autoimune, sendo a mais frequente a tireoidite de Hashimoto (8 a 44,6%).[3] Assim como as demais alopecias cicatriciais, a AFF caracteriza-se pela perda do privilégio imunológico do folículo piloso. Com a perda do privilégio imunológico, as células T citotóxicas iniciam uma reação autoimune contra o folículo piloso na região do istmo, em especial do bulge, ocasionando a perda do potencial regenerativo do folículo piloso e sua total destruição.[3,9,10]

Em 2019, Tziotzios et al. publicaram os resultados de estudos genéticos independentes realizados no Reino Unido e na Espanha com 1.016 mulheres com diagnóstico de AFF e 4.145 pacientes controles, que demonstraram quatro possíveis *loci* (6p21.1, 2p22.2, 8q24.22 e 15q26.1) associados à AFF, sendo o *locus* 6p21.1 o com maior suscetibilidade a desenvolver a doença.[11] A existência de casos familiares de AFF indica uma possível origem genética. Casos familiares em mulheres e homens negros foram descritos por Dlova et al. e Dias et al.[12,13]

A relação entre o uso de cosméticos faciais, em especial o protetor solar, e a gênese da AFF é controversa. Não existem evidências científicas robustas que estabeleçam uma relação causal direta entre a AFF e o uso do protetor solar.[14]

Ainda que se cogitem diversas possíveis causas, a etiologia da AFF permanece desconhecida.

QUADRO CLÍNICO E DIAGNÓSTICO – CLASSIFICAÇÃO

Clinicamente, caracteriza-se pelo recesso da linha de implantação capilar (LIC) na região frontotemporal e perda das sobrancelhas, a qual pode se manifestar antes do início da retração da LIC. Além da região frontotemporal, a AFF pode acometer toda a linha de implantação capilar, com caráter marginal, caracterizada pela ausência de pelos desde as costeletas até a região occipital.[3,15] Pode haver perda dos pelos dos membros superiores e inferiores, pelos axilares e faciais, podendo ser esses os primeiros sinais da doença.[15] Segundo Dlova et al., pessoas de pele negra tendem a ter menos pelos nos membros, quando comparados a caucasianos e indianos, o que justificaria a sua menor percepção de perda de pelos nessas áreas.[16] A perda de pelos nas pacientes com AFF pode ser repentina ou até mesmo indolente.[17]

Na área da LIC observa-se uma faixa hipocrômica que contrasta com o tom da pele normal do paciente. Essa hipocromia ocorre devido à fibrose decorrente do processo inflamatório.[3]

Outras características clínicas são a presença dos pelos solitários, que se caracterizam por pelos terminais isolados remanescentes na área da alopecia, e a perda dos pelos velos na LIC original, a presença de pápulas faciais e a atrofia das veias frontais.[3,18] Prurido e tricodinia associados à AFF são frequentes.[3]

As pápulas faciais associadas à AFF são decorrentes do infiltrado perifolicular dos pelos faciais.[19] Nas pacientes negras, o derrame de pigmento melânico decorrente dessa inflamação gera uma hiperpigmentação cutânea facial, em forma de máscara, conhecida como líquen plano pigmentoso (LPPig).[20]

Em pessoas de pele negra, a associação com o LPPig é comum, envolvendo não somente áreas da face como também pescoço e áreas de flexura, e foi descrita pela primeira vez por Dlova em 2012, porém não exclusivamente, uma vez que também foi descrita por Romiti et al. e Cappeta et al., em mulheres de pele clara.[3,21,22] Dias et al. descreveram a hiperpigmentação da pálpebra superior, sinal da pálpebra, com características do LPPig, como importante sinal clínico para o diagnóstico de AFF.[20] Dias et al. também descreveram a presença de pigmentação perifolicular assimétrica nos pelos velos da face em pacientes do sexo feminino com AFF e LPPig.[23] Dlova realizou um estudo com 20 mulheres africanas com AFF e LPPig, em que o LPPig antecedeu a perda de pelos na maioria das pacientes.[24] A presença de AFF associada a LPPig é sugerida por Dlova et al. como critério de gravidade da doença.[25]

A suspeita clínica inicial de AFF nas mulheres de pele negra pode ser desafiadora, pela superposição de AFF com AT.

Na AFF o recesso da LIC usualmente é descrito como bilateral e simétrico, no entanto outras formas

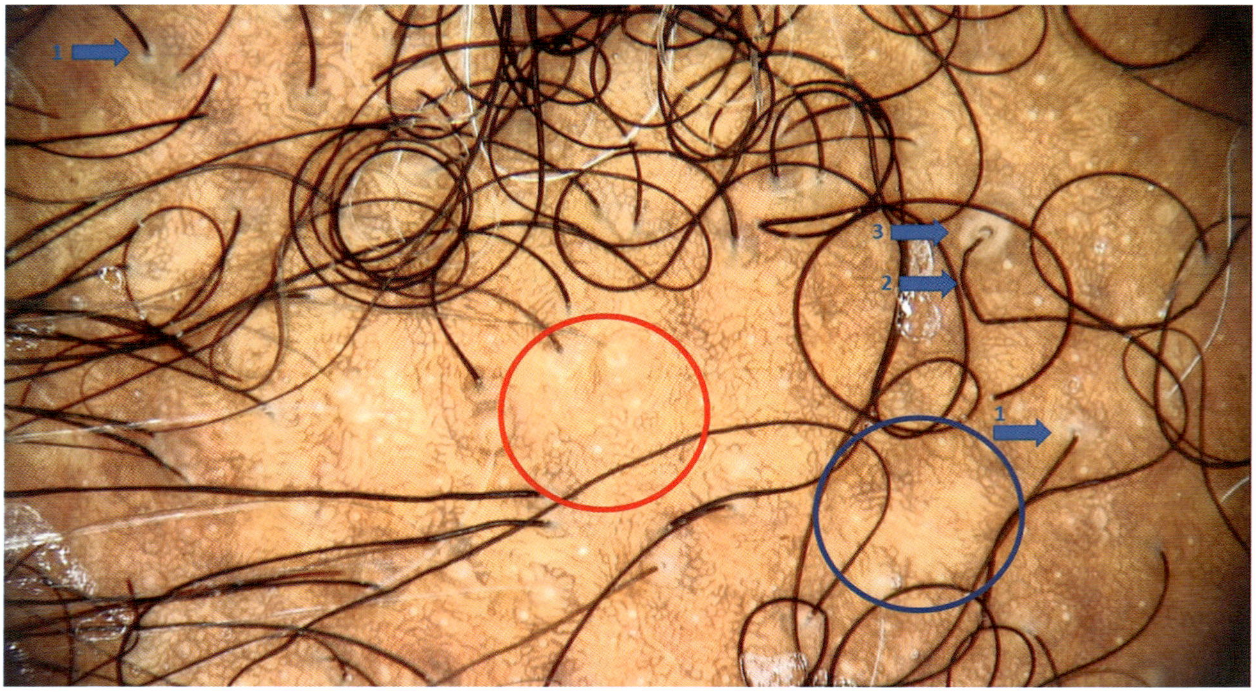

FIGURA 1 Achados dermatoscópicos da alopecia fibrosante frontal (AFF). Ausência de pelos velus, ausência de óstios foliculares (círculo vermelho). Descamação peripilar (seta 1), *pili torti* (seta 2), halo branco perifolicular (seta 3), rede pigmentar em padrão de favo de mel irregular e *pinpoint white dots* distribuídos irregularmente. Localização da imagem: linha de implantação capilar frontotemporal.

de apresentação foram descritas.[3] Moreno-Arrones et al. descreveram três padrões clínicos para o recesso da LIC na AFF: padrão linear, definido com recesso uniforme da linha de implantação capilar, padrão difuso, definido como recesso difuso ou em zigue-zague da linha e padrão em pseudofranja, definido com um padrão que mantém um linha de implantação primitiva ou frontal, com um aspecto de franja, formando sinal da "pseudofranja".[5] Outros padrões, não tão comuns, também foram descritos: padrão androgenético masculino-*like*, com recessão da LIC, mais intensa nas regiões temporais do que na região mediana da fronte, padrão ofiásico-*like*, no qual há o acometimento de toda a LIC desde a fronte até a região occipital, padrão tipo cocar (*cockade-like*), que se caracteriza por apresentar placas de alopecia na região temporal, poupando uma faixa de pelos,[26] e padrão da letra grega *upsilon* (Y) (*upsilon pattern*), no qual uma faixa de alopecia se estende da região frontotemporal para a região retroauricular até a parietal, formando dois triângulos simétricos.[27]

Adotama et al. publicaram em 2021 os resultados de um estudo que comparou as diferenças clínicas da AFF em pacientes mulheres de pele branca (118) e pele negra (22) atendidas no *NYU Grossman School of Medicine Ronald O. Perelman Department of Dermatology* entre 2007 e 2018. Dentre os resultados mais relevantes estão: a média de idade, que mostrou que a AFF acomete mulheres negras mais jovens do que as caucasianas e com menos descamação peripilar. Os autores da publicação cogitaram que o fato de as mulheres negras utilizarem com maior frequência óleos e pomadas capilares poderia camuflar a descamação. Na nossa experiência, discordamos dessa conclusão, haja vista que observamos com maior frequência descamação no couro cabeludo negro, o que associamos à confusão com presença de resíduos de cosméticos capilares. Ainda de acordo com a publicação, o recesso mais acentuado da LIC, assim como a presença da hiperpigmentação facial e prurido associado à AFF foram mais observados nas mulheres de pele negra. Cabe destacar a importância do trabalho em questão, mesmo com número limitado da amostra, pois no nosso conhecimento é o único trabalho em língua inglesa com foco na comparação das manifestações clínicas da AFF entre mulheres de pele branca e pele negra.[28]

Dermatoscopia

Nos afro-étnicos, tanto o fio como o couro cabeludo têm características únicas.

O exame do couro cabeludo normal das pessoas de pele negra evidencia estruturas que, em geral, não são vistas no couro cabeludo de pessoas caucasianas: a rede pigmentar com aspecto de favo de mel e os diminutos pontos brancos distribuídos entre as unidades foliculares, conhecidos como *"pinpoint white dots"*. A rede pigmentar é composta por linhas pigmentadas que, histologicamente, correspondem à concentração de melanina nas cristas epiteliais, enquanto os orifícios da rede correspondem às regiões acima da papila dérmica, onde há menor concentração de pigmento. Os *"pinpoint white dots"* correspondem às aberturas das glândulas écrinas no couro cabeludo.[29-31]

Na experiência dos autores, observamos que nos pacientes de pele negra com diagnóstico de AFF o padrão de favo de mel da rede pigmentar não está preservado, em especial nos casos mais avançados (Figura 1). Também observamos a presença de transparência das raízes das hastes capilares e pontos brancos, que correspondem aos folículos fibrosados, com diâmetro maior do que os dos *"pinpoint white dots"*. Outros achados de AFF no couro cabeludo negro são: distribuição irregular dos *"pinpoint white dots"* e placas brancas distribuídas irregularmente (Figura 2).[32]

A literatura, de uma maneira geral, relata a presença do eritema perifolicular como um dos sinais dermatoscópicos da AFF, no entanto, o eritema não é facilmente visto no couro cabeludo negro, apresentando-se de forma mais sutil. Comumente é observada uma hiperpigmentação perifolicular, descrita por Dias et al. como halo azul-acinzentado (Figura 2).

Dentre os achados dermatoscópicos comuns a todas as etnias na AFF temos: ausência dos pelos velos na LIC, sinal do pelo solitário,[31] ausência de óstios foliculares, *pili torti*, pontos pretos, pelos fraturados e descamação peripilar.

Nas sobrancelhas os achados tricoscópicos associados à AFF são: pelos distróficos, áreas brancas, ausência de aberturas foliculares, crescimento dos fios em diferentes direções, descamação perifolicular e eritema.[33,34]

Histopatologia

As biópsias de couro cabeludo são indicadas em especial para as alopecias cicatriciais e conforme preconizado na literatura devem ser realizadas com *punch* de 4,0 mm e contemplar o tecido subcutâneo.

É muito importante descrever no pedido os dados do paciente, como sexo, fototipo, comorbidades, histórico da alopecia em evolução, dados dermatoscópicos, hipóteses diagnósticas e local de realização da biópsia, para subsidiar a análise do patologista.

A biópsia quando guiada pela dermatoscopia tem sua acurácia aumentada, e deve ser realizada em áreas com atividade da doença, que contenham folículos

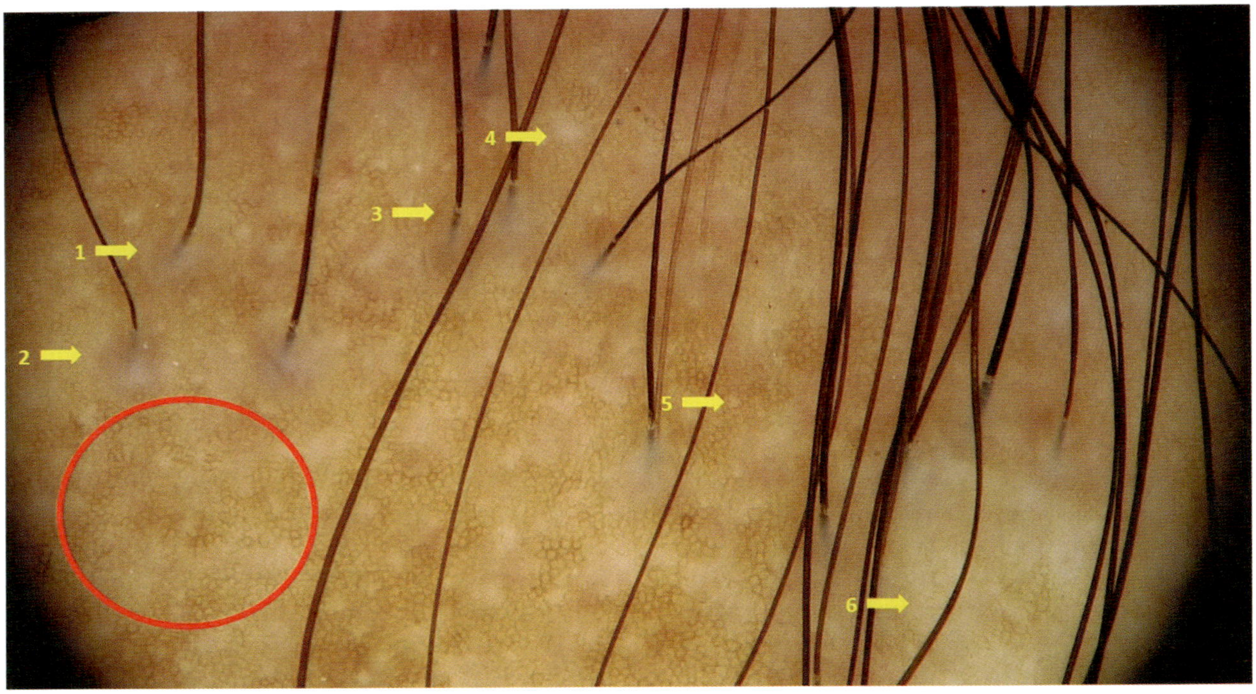

FIGURA 2 Achados dermatoscópicos da alopecia fibrosante frontal (AFF). Ausência de pelos velus, ausência de óstios foliculares (círculo vermelho). Transparência da raiz da haste capilar (seta 1), halo perifolicular azul-acinzentado (seta 2), descamação peripilar (seta 3), ponto branco (seta 4), *pinpoint white dots* (seta 5), placa branca (seta 6), rede pigmentar em padrão de favo de mel irregular e *pinpoint white dots* distribuídos irregularmente. Localização da imagem: linha de implantação capilar frontotemporal.

TABELA 1 Achados dermatoscópicos mais comumente encontrados na alopecia fibrosante frontal (AFF) em pessoas de pele negra

▪ Ausência de pelos velos
▪ Ausência de óstios foliculares
▪ Sinal do pelo solitário
▪ *Pili torti*
▪ Pontos pretos e pelos fraturados
▪ Rede pigmentar com padrão de favo de mel irregular
▪ *Pinpoint white dots* distribuídos irregularmente
▪ Descamação peripilar
▪ Halo azul-acinzentado peripilar
▪ Eritema perifolicular sutil
▪ Placas brancas distribuídas irregularmente

com descamação perifolicular, halo azul-acinzentado, e se possível, leve eritema.[10,15,35]

O diagnóstico histopatológico da AFF pode ser desafiador[15] e seus achados são similares aos do LPP e aos da alopecia fibrosante de padrão androgenético (FAPD), outra alopecia cicatricial, também considerada subtipo do LPP.[36] Dentre os achados histopatológicos destacam-se a diminuição do número de folículos pilosos, a perda das glândulas sebáceas e dos músculos eretores dos pelos, a presença do infiltrado linfocitário perifolicular, peri-ístmico e peri-infundibular, degeneração vacuolar do epitélio folicular, fibrose perifolicular concêntrica e tratos fibrosos.[10,36] Miteva et al. descreveram a tríade folicular como achado importante para o diagnóstico de AFF. A tríade folicular consiste no acometimento dos folículos nas diferentes fases, terminal, intermediária e velus, nas diferentes fases do ciclo, anágena, catágena e telógena, pelo infiltrado linfocítico liquenoide.[15]

Não há relatos de diferença nos achados histopatológicos na AFF entre negros, caucasianos e asiáticos.

DIAGNÓSTICO DIFERENCIAL

Dentre os diagnósticos diferenciais, estão as demais alopecias que afetam a LIC. Em mulheres negras, em razão dos hábitos culturais relacionados com o cabelo, como o uso de penteados que tracionam o couro cabeludo e técnicas de alisamento, a AFF é comumente associada com alopecia de tração,[17,25] a qual também é o seu principal diagnóstico diferencial, e afeta 31,7% das mulheres em algumas comunidades africanas.[37] Billero et al. descreveram a preservação do sinal da franja como uma característica de diferenciação clínica entre a alopecia de tração e a AFF, no entanto cabe destacar que enquanto a AT pode afetar qualquer área do couro cabeludo, a AFF pode afetar toda a LIC e cursa com uma evolução centrípeta.[38] Quanto à tricoscopia, Billero et al. destacaram a presença dos cilindros peripilares vistos na AT, enquanto que Yin et al. destacam a preservação dos fios velos na região da LIC na AT quando comparada à AFF.[35,38] No entanto, com base na experiência dos autores, observamos que devido às práticas relacionadas aos estilos de cabelos, pacientes negras com AFF também podem apresentar os cilindros peripilares, caracterizados por escamas tubulares que envolvem a haste capilar, à dermatoscopia.

Portanto, como bem destacado por Porrino et al., a contextualização de cada caso, em especial no que diz respeito ao uso de penteados apertados, é de suma para o diagnóstico diferencial dessas entidades em estágios iniciais.[3]

Outro importante diagnóstico diferencial é a alopecia areata no seu padrão ofiásico. Outras alopecias como líquen plano pilar, lúpus eritematoso, pseudopelada de Brocq e alopecia androgenética de padrão masculino, também devem ser consideradas como diagnósticos diferenciais.[3]

Não deve ser esquecido que algumas famílias, independentemente de casos de alopecia, normalmente apresentam a LIC alta.[3]

TRATAMENTO

O tratamento medicamentoso da AFF é desafiador, e é o mesmo independentemente da etnia. A maioria dos tratamentos descritos é baseada em estudos retrospectivos e relatos de caso, e todos eles têm como objetivo conter o avanço da AFF e estabilizar o quadro, uma vez que não é possível recuperar os folículos destruídos e é imprescindível diminuir o prejuízo causado pela doença à autoestima dos pacientes.[3,39]

A AFF é considerada uma doença crônica, e seu quadro clínico pode estabilizar-se espontaneamente ou em decorrência do tratamento instituído.[5]

Os tratamentos se baseiam em medicamentos tópicos, intralesionais e orais. Dentre os medicamentos tópicos destacamos os corticoides de alta potência, como o propionato de clobetasol, os inibidores da calcineurina, como o tacrolimo e o pimecrolimo, e o Minoxidil a 5% solução capilar. Dentre os medicamentos intralesionais, o acetonido de triancinolona é comumente usado. No que diz respeito aos medicamentos de uso oral, os inibidores da enzima 5-alfa-redutase, como finasterida, dutasterida, os antimaláricos, como a hidroxicloroquina, os antibióticos, como a tetraciclina e a doxiciclina, os retinoides sistêmicos como a isotretinoína e acitretina, e os agonistas da PPAR-gama, como a pioglitazona, têm sido descritos.[10]

Outros tratamentos como *Excimer laser*, transplante capilar e plasma rico em plaquetas também são descritos.[3,10.]

Além dos tratamentos medicamentosos e não medicamentosos, a orientação das pacientes com AFF quanto a práticas capilares, para reduzir a tração dos penteados, desencorajar o alisamento químico dos fios, em especial com formaldeídos, evitar uso de secadores, com prancha térmica capilar, é importante no entendimento dos autores para não contribuir com o agravamento do processo inflamatório do folículo piloso, e consequentemente com a piora da AFF. Outro ponto importante, observado na nossa prática clínica, é a baixa frequência semanal da higiene capilar, o que dificulta a adesão aos tratamentos tópicos como o Minoxil e o corticoide, o que pode ser revertido com o uso de cosméticos capilares *co-washing* e *low-poo* para a higiene, melhorando a adesão ao tratamento.[10]

REFERÊNCIAS BIBLIOGRÁFICAS

1. Kossard S. Postmenopausal frontal fibrosing alopecia. Scarring alopecia in a pattern distribution. Arch Dermatol. 1994 Jun;130(6):770-4. Erratum in: Arch Dermatol. 1994 Nov;130(11):1407.
2. Olsen EA, Bergfeld WF, Cotsarelis G, Price VH, Shapiro J, Sinclair R, et al.; Workshop on Cicatricial Alopecia. Summary of North American Hair Research Society (NAHRS)-sponsored Workshop on Cicatricial Alopecia, Duke University Medical Center, February 10 and 11, 2001. J Am Acad Dermatol. 2003 Jan;48(1):103-10.
3. Porriño-Bustamante ML, Fernández-Pugnaire MA, Arias-Santiago S. Frontal fibrosing alopecia: A review. J Clin Med. 2021 Apr 21;10(9):1805.
4. Miteva M, Whiting D, Harries M, Bernardes A, Tosti A. Frontal fibrosing alopecia in black patients. Br J Dermatol. 2012 Jul;167(1):208-10.
5. Moreno-Arrones OM, Saceda-Corralo D, Fonda-Pascual P, Rodrigues-Barata AR, Buendía-Castaño D, Alegre-Sánchez A, et al. Frontal fibrosing alopecia: Clinical and prognostic classification. J Eur Acad Dermatol Venereol. 2017 Oct;31(10):1739-45.
6. Chew AL, Bashir SJ, Wain EM, Fenton DA, Stefanato CM. Expanding the spectrum of frontal fibrosing alopecia: A unifying concept. J Am Acad Dermatol. 2010 Oct;63(4):653-60.
7. Samrao A, Chew AL, Price V. Frontal fibrosing alopecia: A clinical review of 36 patients. Br J Dermatol. 2010 Dec;163(6):1296-300.
8. Vañó-Galván S, Saceda-Corralo D, Blume-Peytavi U, Cucchía J, Dlova NC, Gavazzoni Dias MFR, et al. Frequency of the types of alopecia at twenty-two specialist hair clinics: A multicenter study. Skin Appendage Disord. 2019 Aug;5(5):309-15.
9. Kanti V, Constantinou A, Reygagne P, Vogt A, Kottner J, Blume--Peytavi U. Frontal fibrosing alopecia: Demographic and clinical characteristics of 490 cases. J Eur Acad Dermatol Venereol. 2019 Oct;33(10):1976-83.
10. Gavazzoni Dias MFR, Rezende HD, Matheus A. Dermatologia das alopecias e estudo dos cabelos. Ed. Clannad; 2021.

11. Tziotzios C, Petridis C, Dand N, Ainali C, Saklatvala JR, Pullabhatla V, et al. Genome-wide association study in frontal fibrosing alopecia identifies four susceptibility loci including HLA-B*07:02. Nat Commun. 2019 Mar 8;10(1):1150.
12. Dlova N, Goh C-L, Tosti A. Familial frontal fibrosing alopecia. Br J Dermatol. 2013;168(1):220-2.
13. Gavazzoni Dias, MFR et al. Case series of frontal fibrosing alopecia and fibrosing alopecia in a pattern distribution: Is there a familial correlation? Skin Appendage Disorders. 2023;9(3):230-4.
14. Robinson G, McMichael A, Wang SQ, Lim HW. Sunscreen and frontal fibrosing alopecia: A review. J Am Acad Dermatol. 2020 Mar;82(3):723-8.
15. Miteva M, Tosti A. The follicular triad: A pathological clue to the diagnosis of early frontal fibrosing alopecia. Br J Dermatol. 2012 Feb;166(2):440-2.
16. Dlova NC, Jordaan HF, Skenjane A, Khoza N, Tosti A. Frontal fibrosing alopecia: A clinical review of 20 black patients from South Africa. Br J Dermatol. 2013 Oct;169(4):939-41.
17. Tanus A, Oliveira CC, Villarreal DJ, Sanchez FA, Dias MF. Black women's hair: The main scalp dermatoses and aesthetic practices in women of African ethnicity. An Bras Dermatol. 2015 Jul-Aug;90(4):450-65.
18. Vañó-Galván S, Rodrigues-Barata AR, Urech M, Jiménez-Gómez N, Saceda-Corralo D, Paoli J, et al. Depression of the frontal veins: A new clinical sign of frontal fibrosing alopecia. J Am Acad Dermatol. 2015 Jun;72(6):1087-8.
19. Donati A, Molina L, Doche I, Valente NS, Romiti R. Facial papules in frontal fibrosing alopecia: Evidence of vellus follicle involvement. Arch Dermatol. 2011 Dec;147(12):1424-7.
20. Gavazzoni Dias MFR, Rezende HD, Lofeu Cury A, Trüeb RM, Vilar E. Hyperpigmented upper eyelid: a clue to the diagnosis of facial lichen planus pigmentosus in a patient with frontal fibrosing alopecia. Skin Appendage Disord. 2018 Oct;4(4):335-8.
21. Romiti R, Biancardi Gavioli CF, Anzai A, Munck A, Costa Fechine CO, Valente NYS. Clinical and histopathological findings of frontal fibrosing alopecia-associated lichen planus pigmentosus. Skin Appendage Disord. 2017 May;3(2):59-63.
22. Cappetta ME, Álvarez G, Noguera M, D'Atri G, Stengel F. Frontal fibrosing alopecia associated with lichen planus pigmentosus: Not only in dark phototypes. Skin Appendage Disord. 2020 Jul;6(4):235-9.
23. Dias MFRG, Dutra Rezende H, Furtado Cardoso de Moraes JR, Dlova N, Ekelem CN, Vilar EAG, et al. New insights into lichen planus pigmentosus associated with cicatricial alopecia. J Eur Acad Dermatol Venereol. 2021 Mar;35(3):e200-e203.
24. Dlova NC. Frontal fibrosing alopecia and lichen planus pigmentosus: Is there a link? Br J Dermatol. 2013 Feb;168(2):439-42.
25. Dlova NC, Dadzie OE. Frontal Fibrosing Alopecia Severity Index (FFASI): A call for a more inclusive and globally relevant severity index for frontal fibrosing alopecia. Br J Dermatol. 2017 Sep;177(3):883-4.
26. Rossi A, Grassi S, Fortuna MC, Garelli V, Pranteda G, Caro G, et al. Unusual patterns of presentation of frontal fibrosing alopecia: A clinical and trichoscopic analysis of 98 patients. J Am Acad Dermatol. 2017 Jul;77(1):172-4.
27. Goldman C, Diaz A, Miteva M. A novel atypical presentation of frontal fibrosing alopecia involving the frontoparietal scalp. Skin Appendage Disord. 2020 Jul;6(4):250-3.
28. Adotama P, Callender V, Kolla A, Young C, Jones P, Svigos K, et al. Comparing the clinical differences in white and black women with frontal fibrosing alopecia. Br J Dermatol. 2021 Nov;185(5):1074-6.
29. Ocampo-Garza J, Tosti A. Trichoscopy of dark scalp. Skin Appendage Disord. 2018 Nov;5(1):1-8.
30. Rudnicka L, Olszewska M, Rakowska A (Orgs.). Atlas of trichoscopy: Dermoscopy in hair and scalp disease. London: Springer London; 2012.
31. Abraham LS, Piñeiro-Maceira J, Duque-Estrada B, Barcaui CB, Sodré CT. Pinpoint white dots in the scalp: Dermoscopic and histopathologic correlation. J Am Acad Dermatol. 2010;63:721-2.
32. Tosti A (Org.). Dermoscopy of the hair and nails. 2. ed. Boca Raton: CRC Press; 2016.
33. Rudnicka L, Olszewska M, Rakowska A, Slowinska M. Trichoscopy update 2011. J Dermatol Case Rep. 2011 Dec 12;5(4):82-8.
34. Ferrari B, Vincenzi C, Tosti A. Pili torti as a sign of eyebrow involvement in frontal fibrosing alopecia. Skin Appendage Disord. 2019 Nov;5(6):393-5.
35. Yin NC, Tosti A. A systematic approach to Afro-textured hair disorders: Dermatoscopy and when to biopsy. Dermatol Clin. 2014 Apr;32(2):145-51.
36. Teixeira MS, Gavazzoni Dias MFR, Vilar EAG, Pantaleão L, Jourdan RFR, Ekelem C, et al. Histopathological differential diagnosis of frontal fibrosing alopecia and fibrosing alopecia in a pattern distribution. Br J Dermatol. 2021 Nov;185(5):1069-70.
37. Khumalo NP, Jessop S, Gumedze F, Ehrlich R. Hairdressing and the prevalence of scalp disease in African adults. Br J Dermatol. 2007 Nov;157(5):981-8.
38. Billero V, Miteva M. Traction alopecia: The root of the problem. Clin Cosmet Investig Dermatol. 2018 Apr 6;11:149-59.
39. Tan KT, Messenger AG. Frontal fibrosing alopecia: Clinical presentations and prognosis. Br J Dermatol. 2009 Jan;160(1):75-9.

25
Lúpus eritematoso discoide

Celso Sodré
Gecilene Seguins
Jéssica Faria Freitas

INTRODUÇÃO

O lúpus eritematoso discoide (LED) é uma apresentação crônica do lúpus eritematoso cutâneo e acomete frequentemente o couro cabeludo de mulheres afrodescendentes, sendo uma das causas mais comuns de alopecia cicatricial.[1] A idade de início predominante é entre os 20 e 40 anos.[2]

Os estágios iniciais do LED do couro cabeludo costumam apresentar poucos sinais inflamatórios e são reversíveis, contudo, até 60% dos pacientes evoluem com queda de cabelo permanente.[2] Aproximadamente 10 a 20% dos pacientes com LED desenvolvem lúpus eritematoso sistêmico (LES) e, quando as lesões são generalizadas, o risco é maior.[3]

Acredita-se que a destruição das células-tronco do bulge folicular seja o que leva à alopecia cicatricial. A luz ultravioleta é um fator desencadeante importante, provoca apoptose de queratinócitos e a liberação de substâncias pró-inflamatórias e o tabagismo foi associado a uma maior gravidade da doença e pior resposta ao tratamento, provavelmente por gerar radicais livres, citocinas inflamatórias e consequentemente a apoptose de queratinócitos.[4]

CLÍNICA

O quadro clínico pode ser assintomático ou apresentar sensação de queimação, prurido e sensibilidade nas regiões do couro cabeludo afetadas.[2]

As lesões do LED se iniciam como áreas eritematodescamativas que crescem de forma irregular formando placas arredondadas ou mal definidas (Figura 1), apresentando graus variados de descamação folicular e interfolicular e evoluindo, se não tratadas, com atrofia, telangiectasias, tampões córneos foliculares e discromia.[3,4] Essas placas mais tardiamente poderão apresentar hipocromia central e hipercromia periférica. Placas bem estabelecidas podem apresentar escamas aderentes que, ao se retraírem, revelam espículas ceratósicas na parte interna conhecidas como sinal das "tachas de carpete".[4]

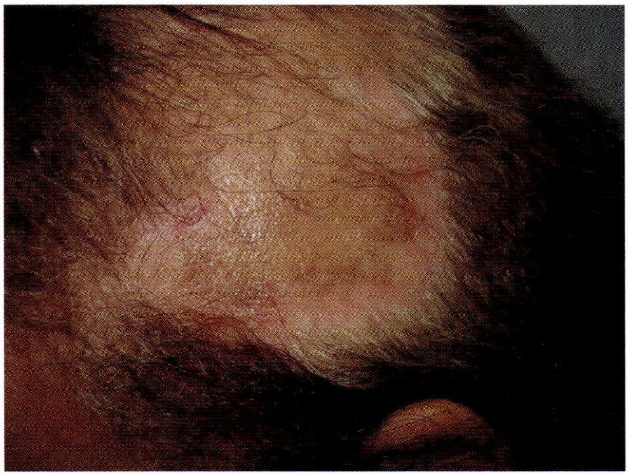

FIGURA 1 Apresentação clínica da alopecia do lúpus eritematoso discoide (LED).
Fonte: acervo da Dra. Bruna Duque-Estrada.

No início da doença, os óstios foliculares ainda estão presentes, mas desaparecem à medida que os folículos pilosos são destruídos de forma irreversível. Na doença avançada, as regiões acometidas são lisas, deprimidas, despigmentadas e sem pelos.[5]

TRICOSCOPIA

A dermatoscopia do couro cabeludo da pele negra apresenta uma rede pigmentada difusa (em favo de mel) que corresponde às áreas pigmentadas (represen-

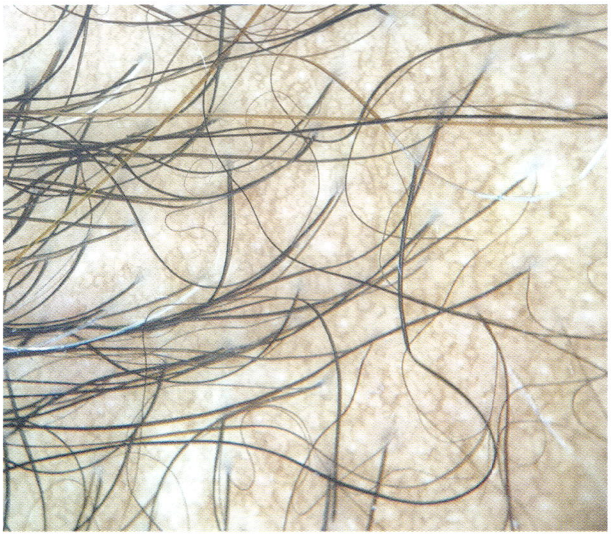

FIGURA 2 Couro cabeludo normal. Rede pigmentada em favo de mel e pontos brancos foliculares.

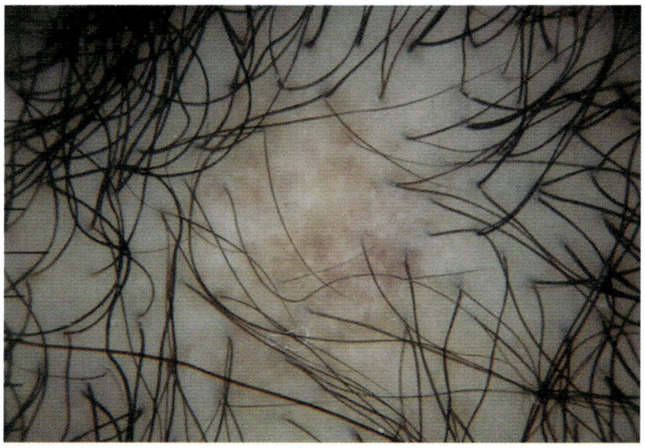

FIGURA 3 Lúpus eritematoso discoide (LED) – perda do padrão em favo de mel e presença de pontos brancos.
Fonte: acervo da Dra. Bruna Duque Estrada.

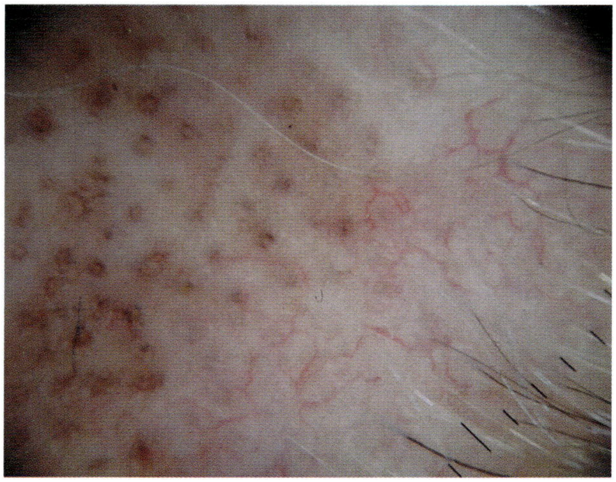

FIGURA 4 Telangectasias arboriformes, áreas de discromia, atriquia e tampões ceratóticos.
Fonte: acervo da Dra. Bruna Duque Estrada.

tando as cristas epidérmicas) cercando áreas arredondadas mais hipocrômicas (representando as papilas dérmicas onde a epiderme é mais fina e contém menos melanina)[6] (Figura 2).

A tricoscopia das áreas acometidas revela perda da pigmentação com ruptura do padrão em favo de mel (Figura 3). É comum a presença de cilindros peripilares e tampões ceratóticos (Figura 4) que representam histopatologicamente a hiperceratose e o tamponamento ceratótico dos óstios foliculares no nível do infundíbulo. Pontos azul-acinzentados dispostos de forma pontilhada resultantes da incontinência pigmentar são típicos do LED. Os pontos vermelhos, áreas arredondadas em correspondência aos óstios foliculares, embora não exclusivos do LED, representam a vasodilatação em torno do folículo e em geral significam a fase inicial do processo com grande chance de reverter com o tratamento. Pontos brancos podem representar fibrose do folículo (irreversível) ou os acrossiríngeos. Telangectasias arboriformes são comuns e fortes indicativos de LED.[6]

As características dermatoscópicas que direcionam o local ideal para a biópsia no LED incluem *plugs* ceratóticos, pontos vermelhos e cilindros peripilares.[6]

HISTOPATOLOGIA

As alterações histopatológicas encontradas dependem do local em que foi retirado o fragmento da biópsia, que deverá ser realizada onde ainda haja pelos com sinais de atividade da doença. Em geral isso está ocorrendo na borda da lesão, enquanto o centro atrófico da lesão apresenta mais fibrose, na maioria das vezes inespecífica.[4]

A alteração mais característica do LED é a dermatite de interface com alteração vacuolar da camada basal e apoptose de queratinócitos ao longo do folículo piloso e frequentemente na junção dermoepidérmica. O infiltrado inflamatório é tipicamente linfoplasmocitário e envolve a derme superficial e profunda ao redor de vasos sanguíneos, ductos e glândulas écrinas, podendo eventualmente se estender até a hipoderme e formar folículos linfoides. Há ainda atrofia da epiderme, hiperceratose variável com tampões foliculares, redução das glândulas sebáceas e a presença de mucina intersticial é comum. As unidades foliculares são reduzidas no início da doença e com a evolução são completamente destruídas.[5]

A apoptose de queratinócitos pode resultar na atrofia epidérmica e folicular com espessamento da camada basal, podendo ser observados edema dérmico e incontinência pigmentar seguida por vezes de esclerose dérmica e ectasia vascular. Há também perda de fibras elásticas na derme perifolicular e interfolicular e pode haver a formação de granulomas ao redor dos fragmentos das hastes capilares após a destruição do folículo.[5]

A imunofluorescência direta (IFD) pode ser somada à microscopia no diagnóstico de LED, revelando positividade para IgG (mais frequentemente), IgM e IgA na junção dermoepidérmica.[4]

Pequena porcentagem de lesões de LED apresenta hiperplasia ao invés de atrofia, sendo chamadas de LED hipertrófico que exibe papilomatose ou arquitetura crateriforme, mimetizando o carcinoma de células escamosas e o ceratoacantoma. Podem apresentar infiltrado liquenoide simulando o líquen plano. Nesses caso, a coloração com imunoperoxidase para CD123 é útil para o diagnóstico de LED hipertrófico revelando uma faixa densa de células CD123 positivas na junção dermoepidérmica, enquanto no carcinoma de células escamosas seriam vistos aglomerados pequenos e individuais de células CD123 positivas. A presença das células CD123 positivas aumenta a precisão do diagnóstico de LED hipertrófico, sendo usadas para diferenciar o LED de outras alopecias cicatriciais linfocíticas.[4]

Nas fases tardias das alopecias cicatriciais primárias ocorre a falência das células-tronco foliculares e consequentemente a perda do folículo piloso. Com isso, histopatologicamente as alopecias terminais não podem ser diferenciadas. Contudo, a presença de certa inflamação residual, de mucina dérmica, de alterações elásticas e os achados da IFD podem favorecer algum diagnóstico.[5]

DIAGNÓSTICO DIFERENCIAL

A depender do estágio clínico, o LED pode ter diferentes diagnósticos diferenciais. Em seu estágio inflamatório entram como diagnósticos diferenciais a alopecia areata e a infecção bacteriana ou fúngica. Já nos casos em que as placas do LED se unem formando áreas maiores de alopecia localizadas no vértice, temos a alopecia cicatricial centrífuga central (ACCC) como diagnóstico diferencial. Em seu estágio avançado não é possível diferenciar clinicamente o LED de outras alopecias cicatriciais como o líquen plano pilar, a ACCC e a pseudopelada de Brocq.[5]

TRATAMENTO

O primeiro passo é o correto aconselhamento sobre cessação do tabagismo e proteção UVA e UVB.[4]

Nos estágios iniciais, as lesões de LED podem apresentar uma excelente resposta ao tratamento e é possível o crescimento do cabelo. Nos estágios mais tardios, o tratamento deve estar de acordo com a atividade da doença e o risco de recidivas.[7]

Esteroides tópicos e intralesionais

Em lesões agudas pode-se utilizar o propionato de clobetasol 0,05% de 4 a 7 vezes por semana e/ou injeções intralesionais de triancinolona em concentrações de 4 a 10 mg/mL a cada 8 a 12 semanas até a melhora das lesões, mas mantendo acompanhamento regular e a curto prazo.[7]

Visando a prevenção de lesões crônicas ou a recidiva, pode ser usada a solução de propionato de clobetasol 0,05% 1 ou 2 vezes por semana por 3 a 4 meses ou ainda os inibidores da calcineurina.[7]

Inibidores de calcineurina

A aplicação tópica de tacrolimo ou pimecrolimo pode ser feita diariamente com o intuito de prevenir lesões crônicas ou recidivas.[7]

Antimaláricos

Quando não há resposta com a terapia tópica, os antimaláricos são a primeira linha no tratamento sistêmico do LED.[4]

A hidroxicloroquina é utilizada na dose diária de 5 mg/kg/dia por 6 a 12 meses ajustada de acordo com a resposta, podendo-se considerar o uso a longo prazo com base nas recaídas.[7]

Outras terapias sistêmicas

Em casos mais severos em que não há resposta aos tratamentos mais tradicionais, a isotretinoína, o metotrexate e a talidomida podem ser considerados, assim como outros imunossupressores e imunomoduladores como dapsona, micofenolato mofetila, azatioprina, clofazimina e o anticorpo monoclonal anti-CD4. Tratamentos com *laser* também têm sido utilizados e o tratamento cirúrgico pode ser feito na tentativa de reduzir a placa de alopecia.[8]

REFERÊNCIAS BIBLIOGRÁFICAS

1. Raffi J, Suresh R, Agbai O. Clinical recognition and management of alopecia in women of color. Int J Womens Dermatol. 2019 Aug 22;5(5):314-9.
2. Concha JSS, Werth VP. Alopecias in lupus erythematosus. Lupus Sci Med. 2018 Oct 25;5(1):e000291.
3. Azulay RD, Azulay DR, Azulay-Abulafia L. Dermatologia. 8. ed. Rio de Janeiro: Grupo GEN; 2022.

4. Miteva M. Alopecia. Rio de Janeiro: Elsevier; 2019.
5. Sperling LC, Cowper SE, Knopp EA. An atlas of hair pathology with clinical correlations. London: Informa Healthcare; 2012.
6. Ocampo-Garza J, Tosti A. Trichoscopy of dark scalp. Skin Appendage Disord. 2018 Nov;5(1):1-8.
7. Pirmez R, Tosti A, Asz-Sigall D. Tratamentos capilares e do couro cabeludo: Um guia prático. São Paulo: Di Livros; 2020.
8. Pereira JM, Pereira FCN, Pereira VCN, Pereira IJN. Tratado das doenças dos cabelos e do couro cabeludo: Tricologia. 1. ed. Rio de Janeiro: Di Livros; 2016.

26

Eflúvio telógeno agudo

Bárbara Wiese
Marinna Sampaio Campos
Patricia Fonseca Acevedo
Maria Fernanda Reis Gavazzoni Dias
Hudson Dutra Rezende

INTRODUÇÃO

O cabelo é uma estrutura ectodérmica com grande importância cosmética. Ajuda o indivíduo a manter a autoimagem e a manter interações sociais saudáveis e frutíferas. Os fios de cabelo são essenciais na identidade de muitas mulheres. Estão simbolicamente implicados na feminilidade, sexualidade, atratividade e personalidade da mulher. Elas são mais propensas a ter baixa qualidade de vida e contatos sociais restritos em comparação aos homens como resultado da alopecia.[1]

Além disso, como as mulheres ficam mais angustiadas com a queda de cabelo e procuram tratamento prontamente, elas tendem a ser super-representadas. No entanto, ambos os sexos podem sofrer com essa condição se houver fatores desencadeantes. Independentemente da idade e sexo, a queda de cabelo torna-se uma preocupação em todos os indivíduos.[1,2]

Além da preocupação do próprio paciente, é comum ocorrerem experiências frustrantes anteriores com outros médicos, que tendem a desvalorizar ou até mesmo ignorar por completo a queixa de queda de cabelo. Essa atitude dos profissionais de saúde pode ser resultado da falta de compreensão emocional em relação ao paciente ou do desconhecimento da patologia subjacente, bem como da falta de acesso a melhores evidências para tomada de decisões e tratamentos adequados.[3,4]

Pacientes com alopecia exigem uma abordagem completa, incluindo uma revisão detalhada da sua história patológica pregressa e medicamentos em uso, além de um exame físico minucioso do couro cabeludo e avaliação laboratorial apropriada para identificar a causa subjacente. Uma vez que o diagnóstico correto é estabelecido, o tratamento apropriado para essa condição provavelmente controlará o problema. Por fim, a melhor maneira de aliviar um sofrimento emocional relacionado à queda de cabelo é tratá-la com eficácia.[3,4]

DEFINIÇÃO

O eflúvio telógeno (ET) foi descrito pela primeira vez por Kligman em 1961 como um padrão comum de resposta dos folículos pilosos a uma variedade de insultos. Essa condição é a causa mais frequente de queda de cabelo difusa, de início abrupto, progressão rápida e não cicatricial, especialmente afetando mulheres, que procuram o dermatologista com maior frequência devido a esse problema.

A patogênese do eflúvio telógeno é complexa e diversos gatilhos potenciais estão implicados. Geralmente, a queda difusa de cabelos telógenos é observada entre 3 e 6 meses após o evento desencadeante. É importante notar que o aumento da queda de cabelo telógeno não fornece evidências suficientes para determinar a causa, e em aproximadamente 33% dos casos, a etiologia permanece desconhecida.

O diagnóstico preciso do eflúvio telógeno requer a obtenção de uma história clínica relevante e a realização de investigações laboratoriais apropriadas, visando excluir distúrbios endócrinos, nutricionais e autoimunes que possam estar contribuindo para o quadro clínico.

Para melhor entender o eflúvio telógeno, é essencial compreender o ciclo capilar e seus distúrbios. O ciclo capilar possui fases sequenciais de crescimento e repouso, através das quais cada folículo piloso passa. A fase anágena é responsável pelo crescimento ativo do cabelo e dura cerca de 2 a 8 anos. A fase catágena é a fase de involução e tem duração de 4 a 6 semanas, enquanto a fase telógena é a fase de repouso e dura de 2 a 3 meses. Em um couro cabeludo normal, a grande maioria dos folículos pilosos (90 a 95%) está na fase anágena, e o restante (5 a 10%) está na fase telógena, com uma queda diária de aproximadamente 100 a 150 fios.

O eflúvio telógeno (ET) resulta de um aumento patológico na queda de cabelos telógenos, que excede 20%. Esses fios telógenos podem ser observados no tricograma em formato de cotonete. A perda difusa de cabelo pode ocorrer em todo o couro cabeludo, mas é mais frequente na região bitemporal e não excede 50% do cabelo total.

CLASSIFICAÇÃO

Ainda que várias tentativas tenham sido feitas para compreender a dinâmica patológica subjacente do eflúvio telógeno e sua classificação, a classificação original proposta por Headington ainda permanece como a mais abrangente e mencionada em publicações recentes e livros relevantes sobre distúrbios do cabelo.[3]

Headington propôs uma classificação do eflúvio telógeno em cinco tipos funcionais, que dependem das alterações ocorridas nas diferentes fases do ciclo capilar.[3]

1. Liberação anágena imediata: esta é uma variante frequente do eflúvio telógeno que ocorre em resposta ao estresse fisiológico, inclusive episódios de febre elevada. Durante o estado febril, as citocinas desencadeiam a apoptose dos queratinócitos presentes no folículo piloso, começando pela fase catágena e progredindo para a telógena.[1]
2. Liberação anágena retardada: esse tipo de ET está mais relacionado à queda de cabelo pós-parto, também conhecido como telógeno gravídico. Ocorre como consequência do alto nível de estrogênio placentário circulante, que prolonga a fase anágena e leva a cabelos cheios no decorrer da gestação. A remoção desses hormônios durante o parto provoca a transição simultânea de todos os cabelos em fase anágena para a fase catágena. Após alguns meses, esse processo resulta em um aumento da queda de cabelo na fase telógena.[1]
3. Liberação telógena imediata: os folículos pilosos possuem uma programação natural para liberar o cabelo na fase catágena após um período típico de cerca de 100 dias. Esse processo é uma consequência do encurtamento do ciclo telógeno. Curiosamente, durante a terapia tópica com minoxidil, observa-se uma variação nesse padrão, geralmente manifestando-se entre 2 e 8 semanas após o início do tratamento. Esse fenômeno, aparentemente paradoxal, ocorre devido à estimulação da fase anágena, o que resulta na liberação de fios capilares exógenos que estavam em estado de repouso.[1]
4. Liberação telógena tardia: neste caso, os folículos pilosos permanecem em uma fase telógena prolongada, em vez de passarem pelo processo de eliminação e reciclagem para entrar na fase anágena. O indicativo clínico de um aumento na queda de cabelo se torna visível quando ocorre a teloptose, que marca o termo da fase telógena e resulta na queda dos cabelos.
5. Fase anágena curta: essa fase se caracteriza pela limitação do crescimento de cabelos longos, devido a uma fase anágena curta e de origem idiopática. Essa condição não está ligada à transitória do fio capilar nem à falta de disciplina do cabelo. Como consequência, é considerada uma variante resistente do ET. Esse fenômeno é observado em casos de hipotricose hereditária, displasia ectodérmica e também como um distúrbio isolado em crianças saudáveis.

CAUSAS DO EFLÚVIO TELÓGENO

Existem vários fatores que podem iniciar distúrbios no ciclo normal do cabelo. A Tabela 1 exibe algumas das principais causas de ET.

DIAGNÓSTICO E DIFERENCIAIS

O eflúvio telógeno é uma condição de queda capilar difusa, caracterizada pela redução da densidade capilar em todo o couro cabeludo, sendo mais intensa na região bitemporal e com teste de tração positivo. A obtenção de uma história clínica detalhada e a realização de um exame clínico minucioso são fundamentais para identificar a causa do ET. Além disso, alguns exames laboratoriais como hemograma, dosagem de ferritina sérica, TSH, T3 e T4 podem ser solicitados para auxiliar no diagnóstico. Existem também testes específicos que podem ser utilizados para auxiliar no diagnóstico, embora sua real utilidade seja questionada na prática, como o teste de lavagem do cabelo, tricograma, fototricograma e, em alguns casos, a biópsia do couro cabeludo. A realização da biópsia é medida de exceção na investigação dos casos de ET, mas pode ser útil para descartar condições menos frequentes que também causam queda importante dos cabelos, como na alopecia areata difusa, por exemplo.

A alopecia areata incógnita, descrita por Sato-Kawamora et al. em 2002, é um dos diagnósticos diferenciais da ET. Essa condição é caracterizada como uma alopecia inflamatória não cicatricial, predominante em mulheres de 40 anos, e pode ser erroneamente confundida com o ET devido ao seu comprometimento difuso. A tricoscopia pode mostrar pontos amarelos e pelos em recrescimento curtos e miniaturizados, mas é possível que seja inocente, sem comemorativos específicos. Essas características contrastam com as observadas no ET, no qual os pelos em recrescimento são cur-

TABELA 1 Causas de eflúvio telógeno

Causas fisiológicas	Eflúvio pós-parto (telógeno gravídico)
	Eflúvio fisiológico do recém-nascido
Estado febril	Tifoide
	Malária
	Tuberculose
	Infecção por HIV
Estresse	Doença febril grave
	Estresse emocional
	Lesões graves
	Cirurgia maior
	Trabalho difícil
	Hemorragia
	Inanição
	Dieta radical
Medicamentos	Retinoides orais (etretinato e acitretina)
	Contraceptivos orais
	Medicamentos antitireoidianos
	Anticonvulsivantes
	Medicamentos hipolipidêmicos
	Metais pesados
	Betabloqueadores
	Captopril
	Anfetaminas
Endócrino	Hipertireoidismo
	Hipotireoidismo
Disfunção orgânica	Falha renal
	Falha hepática
Distúrbio do ciclo capilar	Síndrome do anágeno curto
Nutricional	Anemia por deficiência de ferro
	Acrodermatite enteropática
	Deficiência de zinco adquirida
	Má nutrição
Causa local	Aplicação de tintura para cabelo
Outros	Sífilis
	Lúpus sistêmico eritematoso

tos, verticalizados e possuem uma base mais espessa que a extremidade distal. A confirmação diagnóstica é através da histopatologia e o tratamento com corticoides sistêmicos costuma apresentar uma boa resposta nesses casos.

Para diferenciar entre ET e a alopecia androgenética, foi desenvolvido o teste de lavagem modificado. Esse procedimento pode ser realizado no consultório médico e permite identificar pacientes com ET ou alopecia androgenética, além de avaliar a gravidade das doenças. O teste de lavagem modificado consiste em avaliar o número de cabelos perdidos e o percentual de cabelos em fase de velo: 5 dias após a última lavagem, o paciente é instruído a lavar o cabelo na pia com o ralo coberto por uma gaze. Em seguida, os cabelos são contados e divididos em duas categorias: aqueles com comprimento $\leq$ 3 cm e os com comprimento $\geq$ 5 cm. Na alopecia androgenética, a quantidade de fios caídos é menor e a proporção de cabelos em fase de velo tende a ser maior, o que pode auxiliar na distinção entre essa condição e a ET.

FORMAS ESPECIAIS DE EFLÚVIO TELÓGENO

Eflúvio telógeno actínico

Alguns estudos realizados no hemisfério norte demonstraram uma maior frequência de ET entre os meses de julho e outubro, período correspondente ao inverno nessas regiões, sendo levantada a possibilidade de ET induzido pela exposição à radiação ultravioleta, fenômeno semelhante ao que ocorre com os demais mamíferos na natureza.[3-7] Acredita-se que em pessoas predispostas, os cabelos expostos à luz solar sofrem danos nos componentes celulares bulbares, assim como no córtex e cutícula capilares, tendo como resultado a teloptose prematura.[5-7] A patogênese por trás dessa queda sazonal ainda não foi elucidada. Ademais, são necessários mais estudos para validar essa hipótese.[5,6]

Eflúvio telógeno inflamatório (ETI)

O subtipo ETI foi recentemente reconhecido e refere-se à queda de cabelo que está relacionada a doenças autoimunes (tireoidite de Hashimoto e colagenoses), disestesia no couro cabeludo (tricodinia) e melhora dos sintomas com a administração de corticoides tópicos ou orais. Outras doenças que causam inflamação do couro cabeludo e folículo piloso também entram nessa classificação. São elas: psoríase, dermatite seborreica grave, dermatite de contato alérgica aguda e eritrodermias.[3-5,7]

Embora estudos tenham demonstrado associação do neuropeptídeo P (substância responsável pela nocicepção) com a tricodinia, sua ação ainda não foi completamente esclarecida. Além disso, as análises estatísticas não conseguiram demonstrar associação significativa entre os sintomas disestésicos e a atividade da perda de fios. Entende-se que esses sintomas sensitivos sejam multifatoriais, podendo ser resultado de distúrbios psiquiátricos e somatoformes, assim como relacionados a doenças da coluna cervical. Apesar das incertezas, prioriza-se o tratamento da tricodinia visando a atenuação da preocupação do paciente quanto à perda dos cabelos.[3,7]

TRATAMENTO

O passo inicial no manejo do eflúvio telógeno agudo (ETA) se baseia no aconselhamento sobre a história natural da doença, incluindo a explicação sobre o ciclo capilar, a relação entre os gatilhos e a queda, além do seu caráter autolimitado. O acolhimento e a educação do paciente ajudam a identificar possíveis fatores causais, assim como minimizam a ansiedade. O impacto sobre a saúde mental varia de pessoa a pessoa, e o acompanhamento psicológico e psiquiátrico pode ser necessário.[2-6]

Fatores causais devem ser identificados a partir de uma boa história clínica e exames laboratoriais, devendo ser corrigidos a fim de reverter o quadro. Quando possível, deve ser realizada a troca de medicações indutoras da fase catágena (betabloqueadores, inibidores da enzima conversora da angiotensina, heparina, anticonvulsivantes, antidepressivos, retinoides, androgênicos, anticoagulantes e antitireoidianos) por outras drogas não relacionadas com ETA. O paciente também deve ser questionado sobre o uso de terapias hormonais, mudança de método contraceptivo e uso irregular de minoxidil tópico, os quais podem estar associados com a queda intempestiva dos fios. Ademais, distúrbios endócrinos como disfunções tireoideanas, hiperandrogenismo e hiperprolactinemia devem ser tratados.[1,4-7]

Uma dieta equilibrada e peso estável são fundamentais para o funcionamento adequado do ciclo capilar. As deficiências proteicas devem ser detectadas e corrigidas.[1,2,5,6] Não existe evidência científica para suplementação casual de vitaminas, que estarão recomendadas em caso de deficiências documentadas pelos exames laboratoriais.[6,7] Apesar das controvérsias a respeito dos níveis ideais dos micronutrientes na prevenção e correção da queda capilar, a maioria dos estudos recomenda uma ferritina sérica entre 40 ng/dL a 70 ng/dL, a qual pode ser alcançada com suplementação diária de 100 a 120 mg de Fe^{+3} (ferro elementar) ao dia, sendo o número de tomadas do comprimido de sulfato ferroso dependente da quantidade de Fe^{+3} presente nele (os comprimidos variam entre 40 mg e 60 mg). Eles devem ser tomados 60 minutos antes das refeições, de preferência, com sucos cítricos ou vitamina C para aumentar sua absorção e o tratamento deve ser realizado por um período de 3 a 6 meses ou até que os estoques sejam repostos.[1,3,4,6,7]

Alguns trabalhos sugerem a associação do ETA com a deficiência de vitamina D (25-hidroxivitamina D), vitamina B12 e zinco, assim como correlacionam a melhora da queda capilar com a suplementação desses micronutrientes.[2,5,6] Embora mais estudos precisem ser realizados para comprovar tal relação, na experiência dos autores, o ajuste dessas deficiências parece ser benéfico na atenuação da queda capilar. Não há evidências científicas sobre a suplementação de biotina na melhora do ETA.[2,5]

Na ocorrência de dermatite seborreica, psoríase, sífilis, foliculite ou outra doença que afete o couro cabeludo, o tratamento correspondente deve ser realizado, bem como deve ser dada importância ao manejo de colagenoses, lúpus eritematoso sistêmico e dermatomiosite, nas suas fases de atividade.[1,4,6,7]

Mesmo com um atendimento clínico e avaliação laboratorial minuciosos, em cerca de ⅓ dos casos de ETA não se identifica o fator causal. Nesses casos ou naqueles em que o paciente deseja uma melhora breve, pode ser usado o minoxidil tópico no intuito de prolongar a fase anágena devido à sua ação na dilatação dos vasos sanguíneos, os quais permitem um maior aporte de sangue com nutrientes e oxigênio aos folículos pilosos. Apesar do seu mecanismo de ação, seu uso ainda é controverso. O minoxidil oral fica reservado para casos de eflúvio telógeno crônico.[1,2,6]

Em casos dramáticos, associados a colagenoses ou quando não há melhora com as terapias previamente mencionadas, pode ser realizado o teste terapêutico com corticoides tópicos ou orais. Vale ressaltar que tal método é *off label* e deve ser considerado individualmente. Na vivência dos autores, o corticoide tópico mais comumente aplicado é o clobetasol solução 0,5 mg/g em quantidade aproximada de 20 gotas por um período de 30 dias a 60 dias. Outra alternativa é a aplicação de betametasona (dipropionato de betametasona + fosfato dissódico de betametasona) por via intramuscular em dose única.[3-7]

Ademais, é importante controlar o estresse, pois ele pode ser um fator perpetuador do ETA.[1,5] Uma vez estabelecido o tratamento, o paciente deve ter ciência de que a queda cessará em cerca 3 e 6 meses após a exclusão do gatilho, e que a melhora estética poderá demorar entre 12 e 18 meses para ser percebida.[1]

REFERÊNCIAS BIBLIOGRÁFICAS

1. Malkud S. Telogen effluvium: A review. Journal of Clinical and Diagnostic Research [Internet]. 2015;9(9). Disponível em: https://www.ncbi.nlm.nih.gov/pmc/articles/PMC4606321/.
2. Mysore V, Parthasaradhi A, Kharkar R, Ghoshal A, Ganjoo A, Ravichandran G, et al. Expert consensus on the management of Telogen Effluvium in India. International Journal of Trichology [Internet]. 2019 [cited 2021 Dec 15];11(3):107-12. Disponível em: https://www.ncbi.nlm.nih.gov/pmc/articles/PMC6580807/.

3. Dias MFRG, Rezende HD, Mateus A. Dermatologia das alopecias e estudos dos cabelos. São Paulo: Clannad; 2021.
4. Trüeb RM. Telogen effluvium: Is there a need for a new classification. Skin Appendage Disorders. 2016 Jan 1;2(1-2):39-44.
5. Asghar F, Shamim N, Farooque U, Sheikh H, Aqeel R. Telogen effluvium: A review of the literature. Cureus. 2020 May 27;12(5).
6. Grover C, Khurana A. Telogen effluvium. Indian Journal of Dermatology, Venereology, and Leprology. 2013;79(5):591.
7. Rebora A. Telogen effluvium: A comprehensive review. Clinical, Cosmetic and Investigational Dermatology. 2019 Aug; 12:583-90.
8. Cline A, Jacobs AK, Fonseca M, Wu J, Asrani F, Safai B, et al. Race, ethnicity, and comorbidities are critical factors in the diagnosis of telogen effluvium during the COVID-19 pandemic. Journal of the American Academy of Dermatology. 2021 Jul;85(1):209-11.
9. Chien Yin GO, Siong-See JL, Wang ECE. Telogen effluvium – A review of the science and current obstacles. Journal of Dermatological Science. 2021 Mar;101(3):156-63.

27

Alopecia cicatricial central centrífuga

Daniel Fernandes Melo
Ana Cecilia Studart
Luiz Paulo Rocha Zogob
Rita Fernanda Cortez de Almeida
Katleen da Cruz Conceição

INTRODUÇÃO

A alopecia cicatricial central centrífuga (CCCA) é uma alopecia cicatricial primária linfocítica, considerada a causa mais comum de alopecia permanente em mulheres afrodescendentes de meia-idade. Essa condição caracteriza-se por uma perda de cabelo cicatricial, que ocorre principalmente no vértice e progride em um padrão centrífugo e simétrico.[1] Em 1968, foi chamada de "alopecia do pente quente", pois essa era uma prática comum de cuidados com o cabelo em mulheres afro-americanas. Em 1992, recebeu o nome de síndrome da degeneração folicular, até que, no início dos anos 2000, foi renomeada pela atual *American Hair Research Society* (AHRS) como CCCA. Embora as peculiaridades do cabelo afro aparentemente predisponham à doença, o papel das práticas estéticas capilares como desencadeadoras ainda não está claro.[1,2]

EPIDEMIOLOGIA

A prevalência exata de CCCA ainda é incerta, mas um estudo norte-americano estimou em aproximadamente 5,6% nas mulheres afro-americanas. Outro estudo encontrou frequência de acometimento de CCCA de 2,7% em mulheres africanas, chegando a 6,7% na população feminina maior de 50 anos. Homens, crianças e outros grupos étnicos também podem ser afetados, porém com frequência menos expressiva. A CCCA já foi relacionada à miomatose uterina, ao diabetes e à síndrome metabólica.[1-4] De acordo com Brown-Korsah et al., mulheres com CCCA possuem três vezes mais chances de câncer de mama em histórico médico pessoal em comparação com controles pareados.[5]

ETIOPATOGENIA

Embora ainda não completamente elucidada, fatores genéticos e ambientais vêm sendo associados à etiopatogenia da CCCA. Em 2014, Dlova et al. estudaram casos familiares e aventaram uma possível relação de herança autossômica dominante com o surgimento da doença. Em seguida, outro estudo relatou uma associação entre mutações no gene PAD13 e CCCA, corroborando ainda mais a participação do componente genético na etiopatogenia da CCCA. PAD13 tem papel preponderante na formação da haste capilar. Mutações que reduzem a expressão desse gene podem resultar em um folículo piloso frágil, subsequentes malformações e quebras da haste capilar. Adicionalmente, foi encontrada presença de regulação positiva de genes fibroproliferativos, como fator de crescimento derivado de plaquetas (PDGF), gene de colágeno I e III (COL I e COL III) e genes de metalopeptidase de matriz 1, 2 e 7 (MMP1, MMP2, MMP7) em pacientes com CCCA. Esses genes foram associados à inflamação de baixo grau com subsequente progressão para fibrose.[1-4]

Fening et al. descreveram as semelhanças imuno-histoquímicas entre líquen plano pilar (LPP), lúpus eritematoso cutâneo crônico (LECC) e CCCA. O compartilhamento de características idênticas das células plasmocitoides CD123+ (PDC), a presença predominante de linfócitos TCD3+ e TCD4+ e a ausência da influência neutrofílica sugerem uma etiopatologia comum entre as três doenças.[6-7]

O real papel das práticas de penteados afroétnicos e alisamentos capilares (pentes quentes, relaxamentos químicos, géis, pastas, óleos capilares, entre outros) ainda não está claro. Embora a maioria dos estudos não tenha encontrado associação com CCCA, postula-se que essas práticas possam atuar como fatores desencadeantes ou agravantes da condição.[1,8]

QUADRO CLÍNICO E DIAGNÓSTICO

Clínica

Clinicamente, a CCCA inicia com áreas de perda de cabelo, sobretudo no vértice do couro cabeludo, progredindo de forma simétrica e centrífuga. Miteva et al. relataram o envolvimento da doença também nas porções lateral e posterior do couro cabeludo.[4] Nos estágios iniciais, os pacientes geralmente são assintomáticos ou apresentam sintomas mínimos, como prurido, queimação ou leve sensibilidade. Uma manifestação clínica precoce já descrita da CCCA é a tonsura das hastes e a alopecia pode progredir insidiosamente para as áreas periféricas.[1-4] Os casos graves apresentam alopecia cicatricial marcada, com couro cabeludo de aspecto liso e brilhante devido à perda definitiva das unidades foliculares e posterior substituição por tecido fibrótico. A inflamação na CCCA costuma ser menos intensa em comparação com outras alopecias cicatriciais. Politriquia pode estar presente em alguns casos, bem como pústulas, eritema e crostas.[1,2]

O diagnóstico costuma ser tardio, pois comumente os sintomas são inexistentes e a busca do paciente pelo tratamento é retardada. Com isso, por volta da quarta década de vida, os pacientes, em geral, apresentam alguma área de alopecia cicatricial já instalada.[2]

Classificação

Para determinar a gravidade da doença, Olsen et al. formularam uma escala fotográfica com dois subtipos, de acordo com a área clinicamente afetada: couro cabeludo frontal (subtipo A) ou vértice (subtipo B). A gravidade também foi mensurada com uma escala de 0-5; grau 0 indica normalidade, 1-2 representam os estágios iniciais e os graus 3-5 seriam os observados em pacientes com estágio avançado.[9]

Tricoscopia

A tricoscopia melhora a acurácia diagnóstica, atuando como uma ferramenta não invasiva para identificar as características da CCCA e selecionar o melhor local para biópsia do couro cabeludo. A presença de um halo peripilar branco ou acinzentado ao redor dos folículos pilosos é um dos sinais mais característicos da doença.[2]

Ao contrário dos caucasianos, a tricoscopia do couro cabeludo negro permite a observação de uma rede pigmentar em favo-de-mel fisiológica. Ademais, pequenos pontos brancos em cabeça de alfinete também podem ser vistos e representam as aberturas das glândulas sudoríparas écrinas. Pontos brancos de maiores dimensões têm correlação com substituição do folículo piloso por tecido fibrótico à histopatologia.[10-12]

Descamações peripilar e interfolicular podem ser encontradas e também são vistas em outras alope-

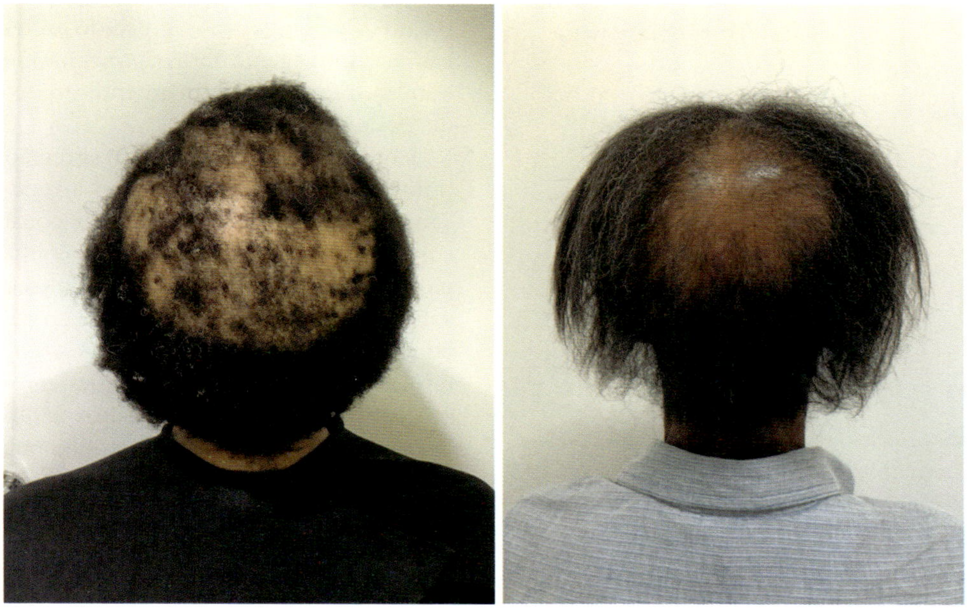

FIGURA 1 Pacientes do gênero feminino, com placas de alopecia cicatricial no topo e vértice do couro cabeludo de evolução centrífuga.
Fonte: acervo dos autores.

cias cicatriciais ou em virtude de dermatite seborreica. Manchas marrons estreladas em formato de asterisco (máculas interfoliculares escuras ou acastanhadas) foram encontradas em alguns casos. Eritemas difuso ou perifolicular são mais difíceis de serem observados, pois o fundo castanho do couro cabeludo negro diminui o contraste com a área avermelhada pela inflamação.[1-3]

Histopatologia

A correlação entre tricoscopia e histopatologia é fundamental para a confirmação do diagnóstico de CCCA. Recomenda-se que o fragmento de biópsia seja retirado da periferia da lesão que, por ser mais recente, contribuirá com maior riqueza de achados do que a porção central, mais antiga, da placa de alopecia.[10]

O achado histopatológico mais importante é a presença de descamação prematura da bainha radicular interna, abaixo do nível do istmo. Leve infiltrado linfocítico liquenoide perifolicular e perivascular podem estar presentes. Outra alteração descrita é a ausência completa ou persistência parcial da glândula sebácea do folículo acometido, principalmente em estágios tardios.[3,14] Os remanescentes da glândula sebácea fazem um padrão "em abraço" ao redor dos pelos velos. Os folículos pilosos podem se aglomerar, fundindo suas bainhas radiculares externas às de outros folículos adjacentes, em um padrão descrito como fibroplasia concêntrica.[1,3]

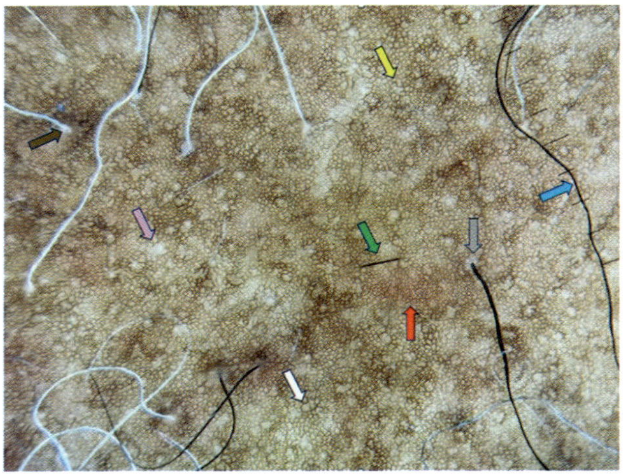

FIGURA 2 Hiperpigmentação perifolicular (seta marrom), ponto branco folicular (seta rosa), pontos brancos em cabeça de alfinete/aberturas da glândula écrinas (seta branca), rede pigmentar em favo-de-mel (seta amarela), pelos fraturados (seta verde), eritema (seta vermelha), halo acinzentado (seta cinza), *pili torti* (seta azul).
Fonte: acervo dos autores.

DIAGNÓSTICOS DIFERENCIAIS

As causas mais comuns de perda cicatricial de cabelo em mulheres negras incluem alopecia fibrosante frontal, CCCA, LECC, LPP, foliculite decalvante e a alopecia fibrosante em padrão de distribuição (FAPD). FAPD é o principal diagnóstico diferencial clínico morfotopográfico. A distinção da alopecia androgenética (AAG) é difícil, já que o afinamento do cabelo também é observado nos estágios iniciais da CCCA.[2] Ademais, as duas doenças podem coexistir. AAG habitualmente é assintomática, mas CCCA pode cursar com prurido, sensibilidade e ardor do couro cabeludo. Pústulas, quebra da haste capilar e escamas podem ser encontradas na CCCA, bem como na tinha do couro cabeludo. Portanto, é importante lançar mão do exame micológico direto ou da cultura fúngica para fazer apropriadamente essa distinção.[1,2]

TRATAMENTO

O tratamento deve ser iniciado o mais breve possível, preferencialmente na fase aguda da doença, a fim de evitar o avanço para a fibrose definitiva. Porém, é comum que os pacientes procurem ajuda médica apenas na fase crônica, quando grandes áreas de alopecia já se instalaram, tornando o tratamento ainda mais complexo.[2]

Um dos pilares da condução dos casos de CCCA é a orientação comportamental para os pacientes afetados. Alisamentos químicos devem ser evitados ao máximo, assim como penteados que envolvam intensa tração. Em alguns casos, o uso de próteses e/ou técnicas de camuflagem (fibras, *sprays*, bastões de cor, entre outros), além de micropigmentação do couro cabeludo, pode ser útil.[3]

Com o intuito de frear a progressão da doença, o tratamento visa primeiramente a reduzir a inflamação. A primeira linha terapêutica consiste no uso de corticosteroides tópicos de alta potência, como propionato de clobetasol 0,05%. Veículos em espuma ou soluções livres de propilenoglicol costumam ser mais bem tolerados no couro cabeludo negro. Corticosteroides intralesionais como triancinolona (2,5 mg/mL) ou betametasona (na equivalência de dose), a cada 4 a 6 semanas, por aproximadamente 3 a 6 meses, também podem ser usados. Está indicado reduzir a terapia com esteroides assim que possível, tendo em vista efeitos colaterais como atrofia cutânea, telangiectasias e hipopigmentação.[1,3]

Pacientes com sinais e sintomas inflamatórios como prurido, eritema, sensibilidade e descamação podem se beneficiar do uso de antibióticos orais com efeito anti-inflamatório, por exemplo as ciclinas (doxiciclina, limeciclina e tetraciclina). A terapia de segunda linha inclui hidroxicloroquina e inibidores de calcineurina e os casos recalcitrantes podem ser tratados com micofenolato de mofetil, ciclosporina ou talidomida.[2,3]

Quando há dermatite seborreica associada, convém adicionar xampu anticaspa semanalmente, como aqueles que contêm ciclopirox olamina 1% ou cetoconazol 2% na formulação. Orientação complementar sobre condicionamento dos fios pode aumentar a adesão do paciente a essa rotina.[3]

O minoxidil 5% tópico promove a conversão dos fios velos em pelos terminais, além de prolongar a fase anágena do ciclo capilar, redensificando a área acometida. Minoxidil oral (0,25-2,5 mg/dia) pode ser uma opção sinérgica ao tópico ou alternativa para aqueles que preferem a terapia oral pelo desconforto cosmético do tratamento local.[1,3]

Inibidores de 5-alfa redutase podem ser iniciados em casos de sobreposição da CCCA com a AAG. Recentemente, Araoye et al. relataram melhora em dois casos de CCCA com uso de metformina 10% tópica. A metformina demonstrou redução da fibrose em um modelo de camundongo com distúrbios fibroproliferativos (FPD). Porém, estudos mais robustos são necessários para validar essa observação.[15]

Além disso, é importante lembrar das opções cirúrgicas, como a cirurgia de restauração capilar (transplante de cabelos), usando a técnica de excisão individual das unidades foliculares (FUE), após pelo menos um ano de estabilidade clínica do quadro de CCCA. Assim como nas demais alopecias cicatriciais, é preciso trabalhar as expectativas dos pacientes sobre resultados, principalmente pelo perfil fibrótico da área receptora.[1-3]

CONCLUSÃO

A CCCA é uma doença desafiadora com importante impacto psicossocial nos pacientes afetados. Ainda há poucos estudos sobre etiopatogenia e tratamento dessa condição. É essencial que os médicos que lidam diariamente com a tricologia saibam suspeitar, diagnosticar, tratar precocemente e orientar seus pacientes pronta e adequadamente. Conscientização maciça da população também é um pilar indispensável para minimizar o impacto no bem-estar físico e emocional dos indivíduos envolvidos.

REFERÊNCIAS BIBLIOGRÁFICAS

1. George EA, Matthews C, Roche FC, Taylor SC. Beyond the hot comb: Updates in epidemiology, pathogenesis, and treatment of central centrifugal cicatricial alopecia from 2011 to 2021. Am J Clin Dermatol. 2023 Jan;24(1):81-8.
2. Herskovitz I, Miteva M. Central centrifugal cicatricial alopecia: Challenges and solutions. Clin Cosmet Investig Dermatol. 2016 Aug 17;9:175-81.
3. Lawson CN, Bakayoko A, Callender VD. Central centrifugal cicatricial alopecia: Challenges and treatments. Dermatol Clin. 2021 Jul;39(3):389-405.
4. Miteva M, Tosti A. Central centrifugal cicatricial alopecia presenting with irregular patchy alopecia on the lateral and posterior scalp. Skin Appendage Disord. 2015 Mar;1(1):1-5.
5. Brown-Korsah JB, Roche FC, Taylor SC. Association of breast and colorectal cancer in patients with central centrifugal cicatricial alopecia: A retrospective, cross-sectional pilot study. J Am Acad Dermatol. 2021. Mar;84(3):859-60.
6. Fening K, Parekh V, McKay K. CD123 immunohistochemistry for plasmacytoid dendritic cells is useful in the diagnosis of scarring alopecia. J Cutan Pathol. 2016 Aug;43(8):643-8. Erratum in: J Cutan Pathol. 2016 Dec;43(12):1250.
7. Jordan CS, Chapman C, Kolivras A, Roberts JL, Thompson NB, Thompson CT. Clinicopathologic and immunophenotypic characterization of lichen planopilaris and central centrifugal cicatricial alopecia: A comparative study of 51 cases. J Cutan Pathol. 2020 Feb;47(2):128-34.
8. Suchonwanit P, Hector CE. Bin Saif GA, McMichael AJ. Factors affecting the severity of central centrifugal cicatricial alopecia. Int J Dermatol. 2016;55:e338-e343.
9. Olsen EA, Callender V, Sperling L, McMichael A, Anstrom KJ, Bergfeld W, et al. Central scalp alopecia photographic scale in African American women. Dermatol Ther. 2008 Jul-Aug;21(4):264-7.
10. Miteva M, Tosti A. Dermatoscopic features of central centrifugal cicatricial alopecia, Journal of the American Academy of Dermatology. 2014;71(3):443-9.
11. Kinoshita-Ise M, Sachdeva M. Update on trichoscopy: Integration of the terminology by systematic approach and a proposal of a diagnostic flowchart. J Dermatol. 2022 Jan;49(1):4-18.
12. Felix K, De Souza B, Portilla N, Hogue L, Ahn CS, Sangueza O, et al. Dermatoscopic evaluation of central centrifugal cicatricial alopecia beyond the vertex scalp. JAMA Dermatol. 2020 Aug 1;156(8):916-8.
13. Stefanato CM. Histopathology of alopecia: A clinicopathological approach to diagnosis. Histopathology. 2010 Jan;56(1):24-38.
14. Miteva M, Tosti A. Pathologic diagnosis of central centrifugal cicatricial alopecia on horizontal sections. Am J Dermatopathol. 2014 Nov;36(11):859-64; quiz 865-7.
15. Araoye EF, Thomas JAL, Aguh CU. Hair regrowth in 2 patients with recalcitrant central centrifugal cicatricial alopecia after use of topical metformin. JAAD Case Rep. 2020 Jan 22;6(2):106-8.

28

Foliculite queloidiana da nuca

Bruna Bonamigo Thomé
Heboni Sabadin
Ana Letícia Boff
Leandro Damiani
Renan Minotto

INTRODUÇÃO

A foliculite queloidiana da nuca (FQN) foi descrita pela primeira vez por Kaposi em 1869 com a denominação *dermatitis papillaris capilliti*. Posteriormente foi renomeada por Bazin como "acne queloidiana" da nuca e depois tornou-se conhecida também como foliculite queloidiana da nuca.[1,2]

É considerada uma forma de foliculite crônica do couro cabeludo, com surtos episódicos de atividade inflamatória, que resulta na formação de cicatrizes e evolução para alopecia cicatricial, acometendo predominantemente indivíduos de pele negra do sexo masculino, na faixa etária jovem, após a puberdade.[3] Clinicamente caracteriza-se por pápulas, pústulas e placas semelhantes a queloides e achados tricoscópicos de alopecia cicatricial,[4] acometendo preferencialmente a região occipital e cervical posterior, embora não se restrinja somente a essas localizações.

A etiologia ainda não é completamente conhecida, mas atualmente há descrição de teorias envolvendo autoimunidade, genética, excesso e/ou aumento de sensibilidade a androgênios, hiperfunção de glândulas sebáceas, somados a fatores externos contribuintes como trauma, fricção repetida, calor e umidade local, infecção e medicamentos.[3] A predominância em afrodescendentes sugere que o fio ulotríquio seja mais sensível aos fatores externos relatados.[2]

Para controle da FQN é fundamental a participação ativa do paciente, que deve ser orientado a adotar medidas no cotidiano que reduzam a interferência de possíveis fatores contribuintes. O tratamento clínico deve ser individualizado, considerando-se instituição de tratamento de manutenção, com ajuste nos períodos de atividade.[5] Quanto mais cedo a terapia for iniciada, menor a probabilidade de desenvolver lesões desfigurantes.[6]

Dessa forma, classifica-se a FQN como alopecia cicatricial primária, visto que a patogênese exata permanece obscura[7] e, ainda que seja uma condição benigna, pode afetar negativamente a qualidade de vida dos indivíduos acometidos.

Neste capítulo, abordaremos os principais tópicos envolvendo epidemiologia, quadro clínico, diagnóstico e tratamento da foliculite queloidiana da nuca com enfoque na pele negra.

EPIDEMIOLOGIA

A FQN acomete predominantemente indivíduos de pele negra, em especial descendentes de africanos, seguidos por hispânicos, asiáticos e, mais raramente, caucasianos.[1,6] É considerada uma condição incomum, responsável por menos de 1% das dermatoses em afro-americanos. Dentre os pacientes com fototipo mais alto, há descrição de ocorrer principalmente nos indivíduos com cabelos cacheados ou crespos.[8]

Estudos relatam a incidência entre 0,45% e 9% da população.[8] Considera-se como uma patologia primariamente do sexo masculino, mas atualmente existem alguns relatos de acometimento no sexo feminino, com uma proporção de homem para mulher de aproximadamente 20:1.[7] Em estudo prospectivo, observou-se história familiar de FQN em 15% dos pacientes.[5,9]

A faixa etária de maior prevalência é de jovens pós-púberes, sendo raro seu desenvolvimento antes da puberdade ou após os 55 anos de idade.[7]

Embora denominada foliculite queloidiana da nuca, é importante ressaltar que o diagnóstico não é fator de risco para o desenvolvimento de queloides em outras áreas do corpo.[7,10]

ETIOPATOGENIA

A etiopatogenia da FQN ainda não é bem estabelecida, mas atualmente existem diversas teorias propostas sugerindo origem multifatorial.[12] Postula-se que tenha influência genética, autoimune, ação de andrógenos, trauma, inflamação, infecção e outros fatores externos.[1,7]

Classificada como uma forma de alopecia cicatricial primária, Sperlinget et al. sugerem um mecanismo baseado em antígenos localizados no epitélio ou canal folicular causando inflamação, que resulta em dano ou destruição da unidade pilossebácea.[1,7]

Possíveis antígenos intrafoliculares incluem sebo, flora normal da pele, *Demodex*, queratinócitos descamados e cosméticos, os quais seriam responsáveis por atrair as células inflamatórias ao nível do infundíbulo inferior, istmo ou ambos.[1,3] Assim iniciaria um processo inflamatório perifolicular com enfraquecimento e ruptura da parede do folículo. Com a cronicidade do processo inflamatório, ocorre destruição epitelial e acometimento da derme, resultando na formação de colágeno e levando à fibrose folicular.[8] A presença de fragmentos de haste e componentes epiteliais na derme é responsável pela formação das cicatrizes hipertróficas.[1,3,7] As glândulas sebáceas estão reduzidas em número, mas não está claro se são alvo inicial ou destruídas secundariamente pelo processo inflamatório.[7]

As práticas de corte de cabelo, trauma, calor, umidade local e fricção são identificadas como fatores predisponentes ou agravantes do quadro. O mecanismo exato desempenhado pelo corte de cabelo na patogênese permanece obscuro. A curvatura característica do cabelo afrotexturizado também foi implicada na indução de FQN, mas não existe nenhuma evidência clínica ou patológica para substanciar isso.[1,7,8,11]

O papel das bactérias na patogênese da foliculite queloidiana da nuca parece secundária.[7]

Outros possíveis fatores que contribuem para o quadro parecem estar associados a fatores hormonais como excesso e/ou sensibilidade aumentada a andrógenos,[7] que justificaria a ocorrência preponderante em homens.

A razão para a localização preferencial na região posterior do pescoço e occipital ainda não está clara.[12] Há relatos de aumento da densidade de mastócitos e dilatação dos capilares dérmicos localizados na área.

O uso de drogas antiepilépticas e ciclosporina foi descrito como contribuinte para a foliculite queloidiana da nuca envolvendo o mecanismo descrito.[9,13]

QUADRO CLÍNICO E DIAGNÓSTICO

A FQN apresenta-se inicialmente com pápulas e pústulas de tamanhos variados, no geral entre 2 e 4 mm, endurecidas,[1,3] localizando-se em região occipital e cervical posterior. Mais raramente pode acometer outras áreas do couro cabeludo.[7] Em pacientes com inflamação crônica, a doença se manifesta como pápulas rosadas ou eritematosas, sem pústulas ou secreção local.[11]

Conforme a doença progride, as lesões tendem a coalescer e formar placas queloidianas irregulares resultando em áreas de alopecia cicatricial, podendo ocorrer projeções volumosas deformantes, prejudicando muito a qualidade de vida do paciente, necessitando condutas terapêuticas mais invasivas[7] (Figuras 1 a 6). Podem estar presentes pelos em tufos, correspondendo a múltiplos cabelos emergindo de um único orifício folicular.[11,14]

Em casos mais graves, abscessos subcutâneos podem se desenvolver na área acometida.[7]

As lesões podem ser assintomáticas ou acompanhadas de prurido, dor e sangramento, presentes principalmente em períodos de atividade da doença.[1,7] O prurido costuma ser relatado principalmente após exposição a algum fator ou gatilho que possa causar irritação local como corte de cabelo e uso de capacetes, entre outros. Nesses casos, crostas e escoriações podem ser visualizadas. Não é incomum a identificação de infecção secundária sobreposta ao quadro.[8,13]

O diagnóstico da FQN é considerado clínico. Avaliando-se o perfil epidemiológico do paciente, somado à história evolutiva, apresentação clínica e exame tricoscópico, é possível realizar o diagnóstico na maioria dos quadros.

A dermatoscopia é uma ferramenta não invasiva com importante papel no auxílio ao diagnóstico clínico, possibilitando suspeitar da patologia já em fases precoces. Em estágio inicial, é possível encontrar sinais inflamatórios como pústulas e eritema perifoliculares.[2,14] Quando a doença progride para estágios mais avançados visualizam-se sinais de fibrose, como halo branco perifolicular, perda dos óstios foliculares e presença de tufos de pelos.[7,14] Outro sinal descrito é a dilatação dos óstios foliculares, que embora possa ocorrer em qualquer estágio da doença, é mais comum em fases avançadas.[14]

A biópsia de pele é útil em casos duvidosos e desafiadores, bem como quando o paciente necessita de comprovação sobre o diagnóstico. É essencial que a biópsia inclua a base do folículo e seja realizada em área de pápula queloidiana suspeita. Áreas com intensa inflamação podem não auxiliar no diagnóstico histológico.[7] Os achados histopatológicos são semelhantes aos encontra-

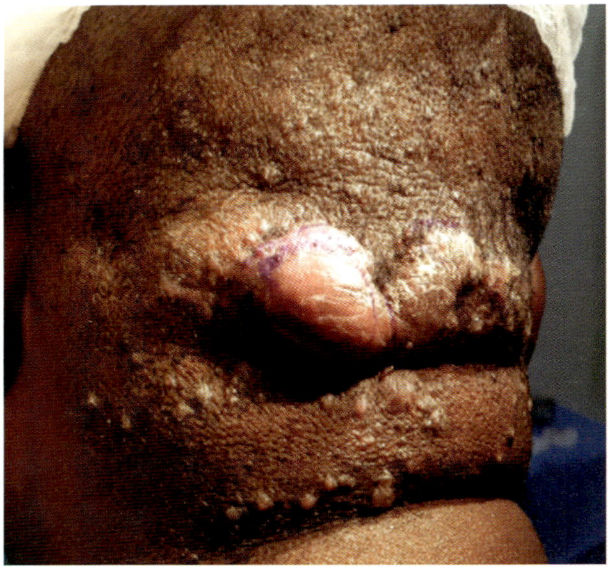

FIGURA 1 Volumosas lesões queloidianas.
Fonte: acervo do Dr. Renan Minotto.

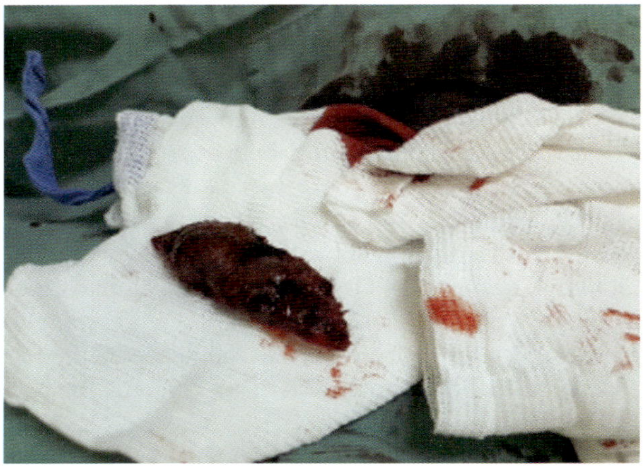

FIGURA 2 Exérese cirúrgica das lesões.
Fonte: acervo do Dr. Renan Minotto.

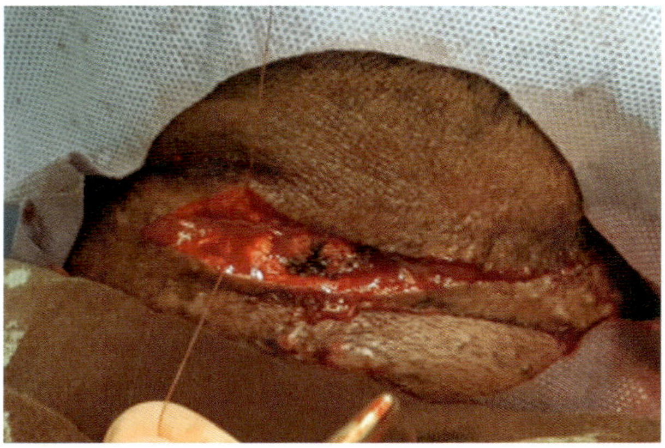

FIGURA 3 Sutura por planos.
Fonte: acervo do Dr. Renan Minotto.

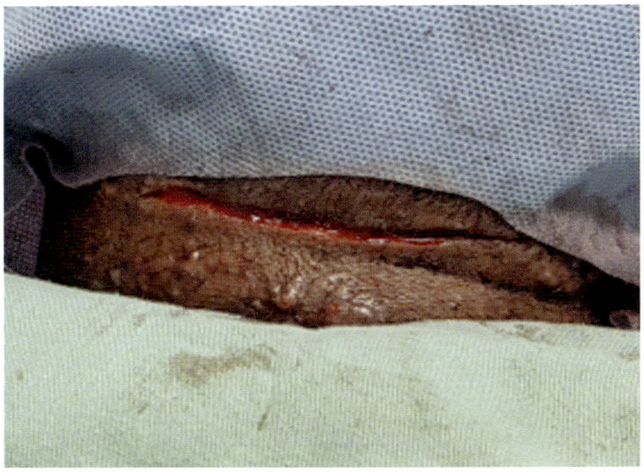

FIGURA 4 Fechamento interno realizado.
Fonte: acervo do Dr. Renan Minotto.

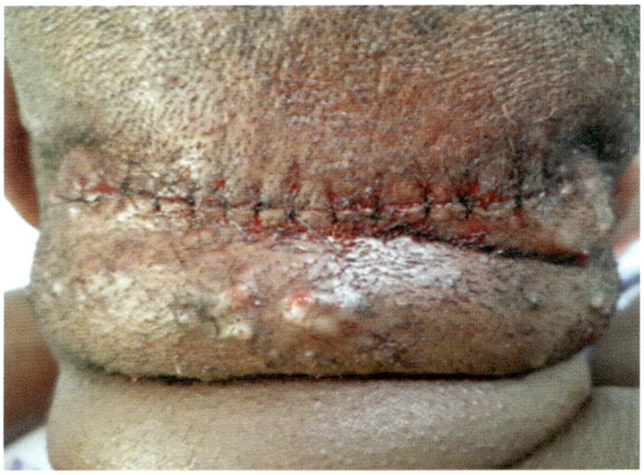

FIGURA 5 Fechamento externo realizado.
Fonte: acervo do Dr. Renan Minotto.

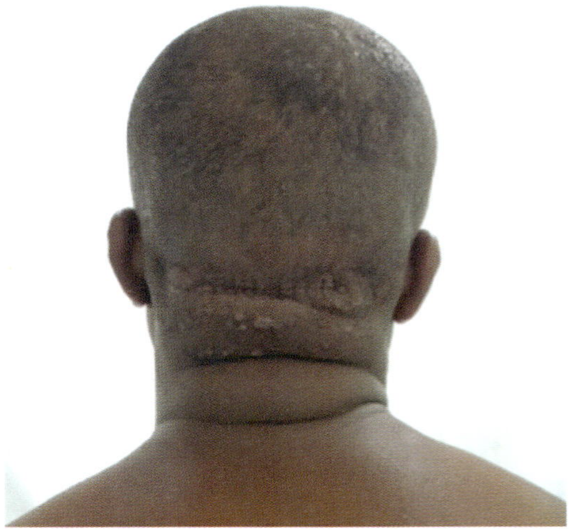

FIGURA 6 Pós-operatório recente.
Fonte: acervo do Dr. Renan Minotto.

dos em outras formas de alopecia cicatricial e até o momento não existem achados patognomônicos de FQN.

A histopatologia (Figuras 7 e 8) é variável conforme a duração e atividade da lesão no momento da biópsia.[7] Nos estágios iniciais há infiltrado inflamatório denso composto de neutrófilos, linfócitos ou plasmócitos localizados no infundíbulo inferior ou no istmo.[1] À medida que a doença progride, há destruição das glândulas sebáceas. O adelgaçamento do epitélio folicular e vários fios de cabelo podem ser vistos compartilhando o mesmo infundíbulo.[7] Os folículos acometidos são cercados por inflamação granulomatosa, formação de abscessos e fibrose dérmica. É importante ressaltar que as lesões não apresentam características histológicas compatíveis com queloide. [7] Fibrose concêntrica ao redor do folículo pode ser vista, o que pode tornar o diagnóstico diferencial com foliculite decalvante e com líquen plano pilar mais desafiador.

CLASSIFICAÇÃO

Em 2021, um estudo realizado por Umar et al. propôs um sistema de classificação para foliculite queloidiana da nuca, com o objetivo de avaliar os padrões clínicos da doença além dos resultados das terapias realizadas.[10]

Na classificação proposta, avalia-se a FQN em três níveis, *Tier* 1, 2 e 3, conforme dados sobre distribuições de lesões, tipo de lesão primária e doença associada do couro cabeludo.[10]

Tier 1

Avaliação da distribuição das lesões. Para definir *Tier* 1, primeiramente é traçada uma linha horizontal no nível da proeminência occipital e outra nos processos mastoides.

Classificações de *Tier* 1:

- Classe I: apresentam no máximo 3 cm de largura sagital.
- Classe II: > 3 cm e < 6,5 cm.
- Classe III: > 6,5 cm e ultrapassam os limites das demarcações.
- Classe IV: doença difusa.

Tier 2

O segundo passo da classificação é definido conforme a morfologia das lesões predominantes, variando conforme:

- Pápulas ou nódulos discretos.
- Pápulas ou nódulos agrupados.
- Placas.
- Massas tumorais.

Tier 3

Para finalizar, o *Tier* 3 destina-se a avaliar associação com doenças subjacentes do couro cabeludo, como foliculite decalvante ou dissecante, sendo classificado como:

- Positivo: FQN associada a doenças do couro cabeludo.
- Negativo: FQN isolada.

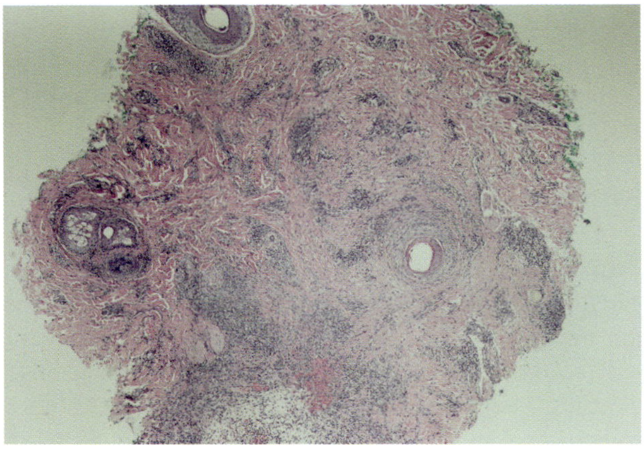

FIGURA 7 Hematoxilina-eosina (HE) 4x: no nível do istmo superior pode-se observar fibrose perifolicular discreta e óstios dilatados com infiltrado inflamatório difuso e destruição de unidades foliculares pela inflamação e fibrose dérmica.

Fonte: acervo do Dr. Renan Minotto.

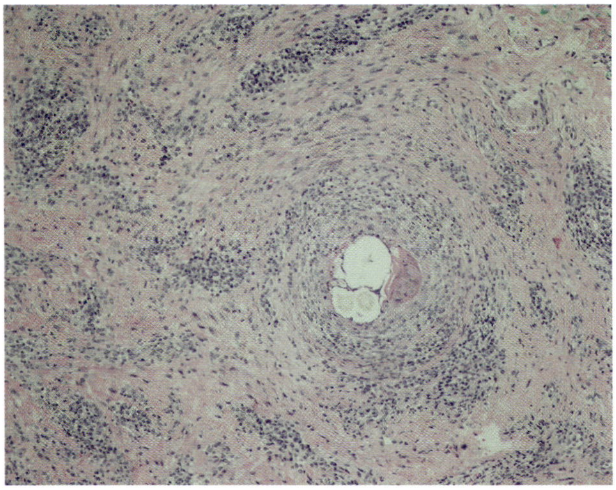

FIGURA 8 Hematoxilina-eosina (HE) 10x: infiltrado linfoplasmocitário difuso na derme associado a fibrose interfolicular e presença de fibrose concêntrica perifolicular no nível do istmo com destruição da bainha externa e exposição da haste à derme.

Fonte: acervo do Dr. Renan Minotto.

DIAGNÓSTICO DIFERENCIAL

Os principais diagnósticos diferenciais da FQN incluem foliculite decalvante, *tinea capitis*, líquen plano pilar, hidradenite supurativa, acne vulgar, acne conglobata e erupções acneiformes.[3]

O diagnóstico da FQN é majoritariamente clínico, sendo possível na maioria dos casos afastar as demais possibilidades diagnósticas por meio da história e manifestações clínicas, questionando o paciente sobre possíveis fatores desencadeantes, tempo de evolução, história de recorrências e sintomas associados. Em casos duvidosos, a realização de biópsia de pele para estudo histopatológico mostra-se útil.

TRATAMENTO

O objetivo do tratamento da FQN é controlar a inflamação e consequentemente evitar a cicatrização e formação de queloides. Até o momento não há diretrizes terapêuticas estabelecidas, sendo as decisões de tratamento guiadas pela experiência clínica e modificadas conforme a evolução clínica e o estágio da doença.[5] No geral, o tratamento da FQN é difícil e insatisfatório. Ao longo dos anos, muitos tratamentos foram usados, com graus variados de sucesso.[3]

A primeira etapa do tratamento consiste em orientações sobre a doença e fatores exacerbantes, sendo um pilar primordial no manejo da FQN. Medicamentos com propriedades anti-inflamatórias representam os principais agentes implicados no tratamento. A depender da clínica e do grau de inflamação do quadro, pode ser optado por terapia tópica e/ou oral. Nos casos de inflamação leve e moderada, medicamentos tópicos costumam ser eficazes, já em casos mais graves e refratários normalmente é necessário associar medicamentos orais e avaliar outras abordagens, como excisão cirúrgica, *laser*, fototerapia e radioterapia.

Medidas gerais

A educação do paciente e as modificações de comportamento visando minimizar a irritação no couro cabeludo são essenciais para a melhora da inflamação ativa e redução de recorrências.[1,3]

Recomenda-se evitar chapéus, capacetes, camisas com gola alta e colares apertados, a fim de reduzir a irritação mecânica local. Deve-se também orientar o paciente a não manipular as lesões.

Em relação aos cortes de cabelo, é importante desencorajar cortes em que o fio fique muito próximo ao couro cabeludo, uso de lâminas ou máquinas de cortar,[1,4] dando preferência para cortes com tesoura. Quanto aos produtos capilares, o paciente deve ser instruído a evitar pastas, ceras e pomadas gordurosas.[3]

Em algumas culturas, há o hábito de aplicação de produtos cáusticos e óleo de motor para tratar doenças cutâneas como FQN, o que deve ser fortemente evitado.[12]

Infecção secundária

É importante excluir a presença de infecção secundária associada, que pode ocorrer como complicação.[8] Manifesta-se por eritema extenso, supuração, dor, drenagem de secreção com odor fétido e febre.

Diante da suspeita, deve ser obtido material para cultura seguido da instituição de antibiótico sistêmico apropriado caso se confirme infecção secundária.[6] Nesse cenário, o tratamento com corticoide tópico ou intralesional deve ser adiado até controle da infecção.

Como forma de prevenção, pode ser útil prescrição de peróxido de benzoíla[3] e de xampus antissépticos ou contendo alcatrão.[4,7]

Terapia tópica

Corticosteroides tópicos

Corticosteroides tópicos são efetivos no controle da inflamação, sendo frequentemente incluídos no manejo da FQN.[4]

Quadros leves a moderados podem responder a esteroides tópicos de alta potência isoladamente, enquanto casos mais graves e extensos costumam necessitar de associação com tratamento sistêmico e outros agentes tópicos, como antibióticos e retinoides, na tentativa de aumentar a resposta ao tratamento.[1]

Efeitos adversos potenciais são atrofia cutânea e hipopigmentação local, relacionados principalmente ao uso por períodos prolongados. Na tentativa de minimizar os riscos, os esteroides podem ser prescritos em ciclos[4] e associados com terapias adjuvantes.

Retinoides tópicos

Devido ao mecanismo de ação na maturação e descamação dos queratinócitos, com redução da obstrução dos folículos, acredita-se que retinoides tópicos em baixas concentrações possam ser benéficos. Para avaliação da eficácia, são necessários 2-3 meses de uso contínuo. Se a resposta for satisfatória, os retinoides tópicos podem ser mantidos por tempo indefinido.[15,16]

O efeito adverso mais comum é irritação local, principalmente no início da terapia, podendo ser amenizada com orientação de uso em dias alternados e, conforme tolerância, progressão para uso diário.[15,16]

Antimicrobianos tópicos

O uso de agentes antimicrobianos tópicos pode auxiliar nos períodos de exacerbação da doença e na prevenção de infecções secundárias.[3] Os efeitos anti-inflamatórios associados aos antibacterianos também podem ser benéficos. Peróxido de benzoíla associado ou não a antibióticos costuma ser escolhido nesses casos.

Efeitos colaterais incluem reações alérgicas ou irritativas.

Terapia injetável

Injeções intralesionais de corticosteroides podem ser benéficas tanto em apresentações de FQN inflamatória quanto nos estágios de lesões queloidianas, sendo inclusive uma das principais opções terapêuticas em casos de cicatrizes queloidais, com bons resultados.

As apresentações com pápulas inflamatórias persistentes e refratárias ao tratamento tópico e/ou sistêmico costumam responder à infiltração de acetonido de triancinolona na diluição de 2,5-5 mg/mL. Referente ao tratamento das cicatrizes queloidianas resultantes da doença, as concentrações costumam ser maiores, existindo descrições de doses de acetonido de triancinolona variando de 5-40 mg/mL,[4] mas em geral opta-se por concentrações entre 5-10 mg/mL.

As infiltrações devem ser realizadas com intervalo aproximado de 4-6 semanas, e o número de sessões varia de acordo com a resposta clínica. As injeções de esteroides podem resultar em atrofia da pele e hipopigmentação, devendo haver cautela ainda maior em peles negras.[4,17] Concentrações maiores de esteroides fornecem respostas mais rápidas, no entanto tendem a apresentar maior risco de efeitos colaterais.

Antes da aplicação é necessário atentar-se para a possibilidade de infecção secundária sobreposta. Em cenário de quadro infeccioso, a infiltração deve ser adiada.

Crioterapia

A crioterapia é descrita como alternativa para tratamento de lesões queloidianas iniciais, podendo ser realizada em associação com as injeções intralesionais.[3,7] Causa amolecimento das lesões, facilitando as infiltrações. No entanto, também apresenta risco de hipopigmentação, em particular em peles negras, e costuma não ser bem tolerada por causa do desconforto do procedimento.[1,3]

Terapia sistêmica

Antibióticos

Antibióticos orais são particularmente úteis em casos de inflamação moderada a grave, sendo a classe das tetraciclinas preferencialmente usadas devido ao seu espectro de ação de germes gram-positivos e efeitos anti-inflamatórios, e entre eles, doxiciclina e minociclina são os mais utilizados. A duração é variável conforme resposta clínica, mas no geral orienta-se reavaliar o paciente em 6 a 8 semanas do início. As lesões no vértice tendem a responder mais rapidamente.[7,18] Após 2 meses com controle adequado da inflamação, deve-se iniciar redução gradual da dose. Se exacerbação, orienta-se reiniciar uso do antibiótico na posologia inicial.[18] Em casos de episódios recorrentes de inflamação pode ser considerado o uso de subdose por período prolongado.

Outros antibióticos citados são cefalosporinas, clindamicina, eritromicina, sulfametoxazol e trimetropima.[2]

Isotretinoína

Em casos de inflamação grave e resistente ao tratamento, isotretinoína oral em baixas doses (0,25-0,5 mg/kg/dia) demonstrou melhorar inflamação, mas teve efeito mínimo sobre os tufos foliculares.

Costuma ser uma boa opção principalmente em pacientes com quadro de foliculite decalvante associada.[7,8]

Terapia cirúrgica

Casos extensos e graves podem necessitar de manejo cirúrgico. As técnicas descritas são excisão com enxerto de pele, excisão com fechamento primário e excisão com cicatrização por segunda intenção.[1] Atualmente, não se recomenda fechamento com enxerto de pele, pois geralmente a pele enxertada fica com textura e coloração diferente da pele adjacente, com resultados inestéticos.[19]

A escolha da técnica cirúrgica pode ser guiada pelas dimensões das lesões. Para placas com diâmetro vertical de 1 a 1,5 cm, o tratamento cirúrgico de escolha é excisão com sutura primária. Em lesões com diâmetro vertical superior a 1,5 cm, recomenda-se excisão com fechamento por segunda intenção, por apresentar menos recorrências e melhores resultados estéticos em comparação às demais técnicas.[6] A excisão deve ser profunda, no nível da fáscia ou tecido subcutâneo e normalmente a cicatrização ocorre em 8 a 12 semanas.[1]

A profundidade da excisão deve se estender abaixo da base dos folículos pilosos para evitar recorrência.[6]

Há descrição de injeção de acetonida de triancinolona uma semana após a retirada dos pontos, podendo ser realizada mais três vezes em intervalos de 3 semanas.[6] Nos casos em que a técnica cirúrgica de escolha for excisão com cicatrização por segunda intenção, está contraindicada injeção de corticosteroides até completa cicatrização, visto que pode dificultar o fechamento da ferida.[6]

Também há relato de uso de imiquimode tópico, iniciado imediatamente no pós-operatório e mantido por 6-8 semanas na tentativa de reduzir risco de recorrência.[6] Se ocorrer irritação com o uso, orienta-se suspender por alguns dias e realizar nova tentativa em dias alternados por 8 semanas.[6]

Laser

Tratamentos com *laser* são alternativas não invasivas e geralmente bem toleradas, com resultados promissores nos estudos realizados.[3,7,8]

As modalidades mais eficazes são o *laser* Nd:YAG de 1.064 nm e o *laser* de diodo de 810 nm[3], com respostas terapêuticas de 82 a 95% em 1-5 sessões.[8] *Laser* de corante pulsado de 595 nm também tem sido usado na FQN, mas é menos eficaz do que os demais.[3] *Laser* de CO_2 como tratamento de cicatrizes queloidais é descrito com resultados satisfatórios,[8] mas menos eficaz em comparação à cirurgia.[3]

A vantagem desses *lasers* consiste na capacidade de penetrar profundamente o suficiente para atingir toda a profundidade dérmica do comprimento folicular médio de 2 a 4 mm.[20] No geral, parecem ter efeito a partir da diminuição da resposta inflamatória e pela destruição do folículo piloso, que prolongaria o círculo vicioso de inflamação e fibrose visto na FQN.[8] Em estudo realizado com Nd:YAG 1.064 nm, biópsias realizadas na área tratada mostraram reduções significativas no infiltrado inflamatório após o tratamento final.[8]

A combinação com esteroides ou retinoides tópicos pode potencializar a resposta e melhorar os resultados estéticos.[3,7] As lesões papulares e pustulosas costumam responder melhor do que as placas queloides.

A maioria dos pacientes requer várias sessões de *laser*, o que pode ser inviável financeiramente.

Os efeitos colaterais potenciais da terapia a *laser* incluem discromias, eritema transitório, bolhas e cicatrizes.[3]

Fototerapia

A fototerapia com radiação ultravioleta B é considerada terapia alternativa para tratamento de FQN, demonstrando resultados positivos, embora não tão eficaz quanto o *laser*.[4,7] Além das melhorias clínicas, a luz ultravioleta B pode induzir efeitos antifibróticos na pele, com produção de metaloproteinases da matriz (MMP1, MMP9, TGFB1 e COL1A1) conforme observado pela histologia, bem como efeitos anti-inflamatórios.[8] Os estudos costumam considerar protocolos de 16 semanas de tratamento.[4,7,8]

Efeitos colaterais descritos são eritema e queimaduras.

Radioterapia

A radioterapia foi utilizada em poucos casos até o momento, com resultados positivos. No entanto, deve ser reservada para apresentações mais graves e refratárias, considerando os efeitos colaterais da modalidade secundários à irradiação do sistema nervoso central e pele.[3,8]

TABELA 1 Terapêutica da foliculite queloidiana da nuca (FQN)

Todas as formas clínicas	▪ **Medidas de mudança comportamental:** evitar chapéus, capacetes, camisas com gola alta e colares apertados, não manipular as lesões, evitar cortes de cabelo rente ao couro cabeludo, realizar cortes de cabelo preferencialmente com tesoura, evitar produtos capilares gordurosos ▪ **Xampus antissépticos:** clorexedina 2%, triclosan 0,5%
Casos de inflamação leve/ moderados	▪ **Tratamento tópico:** - **Corticosteroides tópicos de alta potência:** 2x ao dia por 15 dias, suspender por 15 dias. Repetir ciclo conforme evolução clínica - **Antimicrobianos tópicos:** isolados ou em associação com corticosteroides: 1-2x ao dia a depender da evolução clínica - **Retinoides tópicos:** tretinoína tópica 0,025%-1% conforme tolerância; possibilidade de manter por período indefinido
Casos de inflamação moderados/ severos	▪ **Associar com:** ▪ **Corticosteroide intralesional:** acetonido de triancinolona 2,5-5 mg/mL a cada 4-6 semanas, de acordo com a resposta ▪ **Antibióticos sistêmicos:** até 3 meses; após controle, reduzir para menor dose necessária para manter resposta - **Tetraciclinas e derivados**, como doxiciclina e minociclina - **Alternativas:** sulfametoxazol-trimetoprima, clindamicina + ciprofloxacino ▪ **Isotretinoína oral:** 20 mg/dia ou 0,25-0,5 mg/kg/dia ▪ **Outras terapias:** *laser*, fototerapia, cirurgia
Casos de lesões queloidianas	▪ **Corticosteride intralesional:** acetonido de triancinolona 5-40 mg/mL, dependendo do tamanho da área cicatricial – em geral opta-se manter entre 5-10 mg/mL – a cada 4-6 semanas, de acordo com a resposta ▪ **Cirurgia** ▪ **Outras terapias:** *laser* ablativo, fototerapia, radioterapia

Dessa forma, o tratamento da FQN consiste em intervenções destinadas a reduzir a inflamação e deformidades de cicatrização, e em orientações com vistas a evitar fatores de exacerbação. A primeira linha para controle da doença é a prevenção. Ressalta-se a importância da instituição do tratamento precocemente, para evitar progressão para alopecia cicatricial com cicatrizes extensas e desfigurantes.

REFERÊNCIAS BIBLIOGRÁFICAS

1. Madu P, Kundu RV. Follicular and scarring disorders in skin of color: Presentation and management. Am J Clin Dermatol. 2014 Aug;15(4):307-21.
2. Dias, MFRG, Rezende HD, Mateus A. Dermatologia das alopecias e estudo dos cabelos. 1. ed. São Paulo: Clannad; 2021.
3. Al Aboud DM, Badri T. Acne keloidalis nuchae. 2022 Aug 1. In: Stat Pearls [Internet]. Treasure Island (FL): StatPearls Publishing; 2023 Jan.
4. Frazier WT, Proddutur S, Swope K. Common dermatologic conditions in skin of color. Am Fam Physician. 2023 Jan;107(1):26-34.
5. Quarles FN, Brody H, Badreshia S, et al. Acne keloidalis nuchae. Dermatol Ther. 2007;20:128.
6. Bolognia JL, Jorizzo JL, Schaffer JV. Dermatology. 3. ed. Philadelphia, PA: Elsevier Saunders; 2012.
7. Ogunbiyi A. Acne keloidalis nuchae: Prevalence, impact, and management challenges. Clin Cosmet Investig Dermatol. 2016 Dec 14;9:483-9.
8. Maranda EL, Simmons BJ, Nguyen AH, Lim VM, Keri JE. Treatment of acne keloidalis nuchae: A systematic review of the literature. Dermatol Ther (Heidelb). 2016 Sep;6(3):363-78.
9. Kelly AP, Taylor SC. Dermatology for skin of color. 1. ed. Philadelphia: McGraw-Hill Education; 2009.
10. Umar S, Lee DJ, Lullo JJ. A retrospective cohort study and clinical classification system of acne keloidalis nuchae. J Clin Aesthet Dermatol. 2021 Apr;14(4):61-7.
11. Kelly AP. Pseudofolliculitis barbae and acne keloidalis nuchae. Dermatol Clin. 2003;21:645.
12. Ogunbiyi A, Adedokun B. Perceived aetiological factors of folliculitis keloidalis nuchae (acne keloidalis) and treatment options among Nigerian men. Br J Dermatol. 2015 Jul;173 Suppl 2:22-5.
13. Ogunbiyi A, George A. Acne keloidalis in females: Case report and review of literature. J Natl Med Assoc. 2005 May;97(5):736-8.
14. Chouk C, Litaiem N, Jones M, Zeglaoui F. Acne keloidalis nuchae: Clinical and dermoscopic features. BMJ Case Rep. 2017 Sep 23;2017:20-6.
15. Nyirady J, Lucas C, Yusuf M, et al. The stability of tretinoin in tretinoin gel microsphere 0.1%. Cutis. 2002;70:295.
16. Nighland M, Yusuf M, Wisniewski S, et al. The effect of simulated solar UV irradiation on tretinoin in tretinoin gel microsphere 0.1% and tretinoin gel 0.025%. Cutis. 2006;77:313.
17. Ud-Din S, Bayat A. Strategic management of keloid disease in ethnic skin: A structured approach supported by the emerging literature. Br J Dermatol. 2013;169 Suppl 3:71.
18. Zaenglein AL, Pathy AL, Schlosser BJ, et al. Guidelines of care for the management of acne vulgaris. J Am Acad Dermatol. 2016;74(5):945-53.
19. Gloster HM Jr. The surgical management of extensive cases of acne keloidalis nuchae. Arch Dermatol. 2000;136:1376.
20. Umar S. Selection criteria and techniques for improved cosmetics and predictable outcomes in laser hair removal treatment of acne keloidalis nuchae. JAAD Case Rep. 2019;5:529.

29

Foliculite decalvante

Carolina Meert Merten
Letícia Toresan Mariani
Ana Letícia Boff
Leandro Damiani
Renan Minotto

INTRODUÇÃO

A foliculite decalvante (FD) é uma alopecia cicatricial neutrofílica primária que ocorre predominantemente em adultos de meia-idade[2] apresentando-se, amiúde, com placa de alopecia, politriquia e pústulas. Pode acometer qualquer região corporal com pelos, porém é mais encontrada no vértice e na região occipital do couro cabeludo.[5-10] A causa da FD é desconhecida, porém especula-se que a patologia envolva uma resposta anormal a bactérias, principalmente o *Staphylococcus aureus*, sendo a antibioticoterapia sistêmica a base do tratamento.[1-10] Neste capítulo, abordaremos a epidemiologia, etiopatogenia, quadro clínico, diagnóstico diferencial e tratamento da FD, com ênfase nas manifestações na pele negra.

EPIDEMIOLOGIA

A foliculite decalvante foi descrita pela primeira vez em 1888 por Quinquad como *foliculite epilante decalvans.*[1] Em 1905, Brocq et al. nomearam os achados clínicos de Quinquad como foliculite decalvante.[3,5] Estima-se que represente cerca de 11% das alopecias cicatriciais primárias.[5]

Estudos epidemiológicos demonstram que a FD é mais encontrada em adultos com idade média de 35 anos (variando de 15 a 75 anos) com uma prevalência maior no sexo masculino (proporção de 3:1-5:1).[3,5,7] A idade precoce de início se mostrou um fator independente associado a uma maior gravidade de apresentação.[1] A FD parece ocorrer com maior frequência em pessoas de origem africana e afrodescendentes quando comparados com caucasianos.[3,5]

ETIOPATOGENIA

A etiologia da FD não é totalmente esclarecida. Considera-se, nesta alopecia cicatricial neutrofílica, o envolvimento do *Staphylococcus aureus* (*S. aureus*), a predisposição genética, a resposta imune celular com disfunção leucocitária e, mais recentemente, alteração do microbioma normal pela quebra do biofilme formado por outras bactérias, incluindo *Cutibacterium acnes* (*C. acnes*).[3,8,9,16]

Desde 1963, *S. aureus* tem sido estudado na fisiopatologia da FD. Anteriormente, postulava-se que "superantígenos" do *S. aureus* poderiam ligar-se a moléculas do complexo de histocompatibilidade classe II, estimulando células T a desencadear uma migração de neutrófilos inflamatórios que destruiriam os folículos pilosos.[11,16] Entretanto, estudos recentes sugerem que o *S. aureus* desempenha apenas um papel oportunista em vez de um papel específico na FD, visto que as cepas amostradas não demonstraram nenhuma patogenicidade particular em análises realizadas.[9] Um estudo comparando 20 pacientes com FD com 20 pacientes saudáveis levantou a hipótese de que ocorra a organização de um biofilme ao redor do folículo formado predominantemente pelo *C. acnes*, conferindo proteção e estabilidade ao folículo piloso normal. Nos pacientes com FD, o estudo sugere que a quebra da integridade da barreira cutânea permite que bactérias oportunistas, incluindo *S. aureus*, invadam o compartimento subepidérmico, gerando uma disbiose na microbiota do folículo. Nesse cenário, o tratamento com antibioticoterapia atuaria reduzindo a carga bacteriana para um limiar que não incitaria resposta imunológica, porém não seria efetivo em restabelecer a microbiota folicular desequilibrada, explicando a cronicidade do quadro da FD.[9]

A teoria da predisposição genética é apoiada por diversos relatos de casos familiares de FD, com descrição de casos entre irmãos gêmeos idênticos e entre pais e filhos.[3,5,7] Um defeito na resposta imune do hospedeiro e/ou na função leucocitária é considerado um fator etiológico importante, o que corrobora o aparecimento de casos de FD na mesma família.[7]

QUADRO CLÍNICO E DIAGNÓSTICO

Uma anamnese bem detalhada é o primeiro passo para o diagnóstico da FD. É importante questionar o tempo de início, primeiros sinais e sintomas, história de outras infecções bacterianas, além de tratamentos prévios já realizados.[5,16] Quando a doença está ativa, o paciente pode apresentar sintomas de tricodinia (prurido, ardência e queixas de couro cabeludo sensível). Alguns pacientes ocasionalmente relatam sangramento espontâneo.[3] Além dos sintomas físicos, a FD tem grande impacto na qualidade de vida do paciente. O próximo passo é uma avaliação completa do couro cabeludo e da pele do paciente. Apesar da FD ser mais comumente encontrada nas regiões do vértice e occipital, ela também pode ocorrer em qualquer região do corpo que tenha pelos, como face, barba, áreas pubianas e extremidades, se apresentando como pápulas foliculares com crostas e cicatrizes atróficas.[16]

Seu espectro clínico pode variar desde manifestações mais frustras até exuberantes. A FD começa com áreas de eritema perifolicular e pequenas pústulas foliculares que evoluem centrifugamente para uma ou mais placas de alopecia cicatricial, irregulares, associadas com politriquia, pápulas, pústulas periféricas, escamas, erosões e crostas hemorrágicas (Figuras 1 a 5). A presença de pústulas pode indicar uma manifestação de superinfecção bacteriana ou até uma resposta imune intensa do hospedeiro contra os componentes foliculares, o que indica atividade clínica da doença.[4,5,16,17] Os pelos em tufos (politriquia) são uma característica importante da FD e são representados pelo surgimento de 5 a 20 fios de cabelo através de um único óstio folicular, dando uma aparência típica de "cabelos de boneca". Com as recidivas subsequentes, novos tufos aparecem na periferia das lesões, enquanto outros desaparecem devido à cicatrização progressiva.[4] Essa característica é encontrada na foliculite em tufos (FT), uma condição inflamatória do couro cabeludo caracterizada por tufos de cabelo em áreas de alopecia cicatricial e é considerada, por muitos autores, como uma variante clínico-histológica distinta da foliculite decalvante. A FT pode ser um processo inespecífico após uma variedade de condições inflamatórias do couro cabeludo e se mostra comum em pacientes afro-americanos com vários tipos de alopecias inflamatórias e pode ser considerada o resultado de estágios finais dessas condições.[4,17]

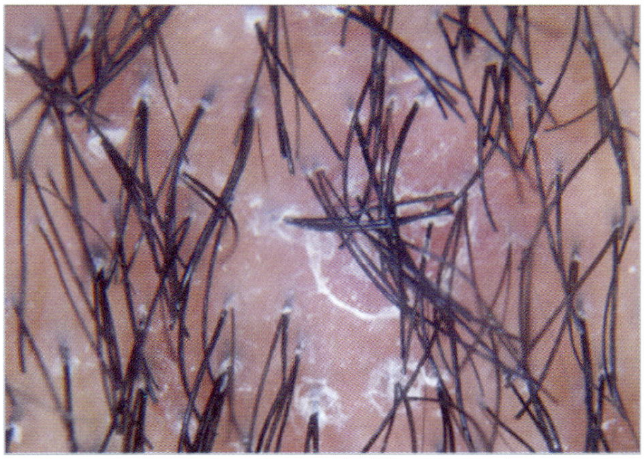

FIGURA 1 Escamas perifoliculares na foliculite decalvante.
Fonte: acervo do dr. Renan Minotto.

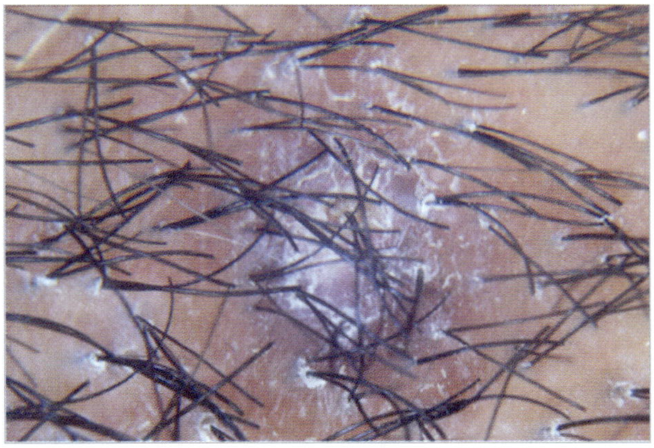

FIGURA 2 Quadro inflamatório com pústulas na foliculite decalvante.
Fonte: acervo do dr. Renan Minotto.

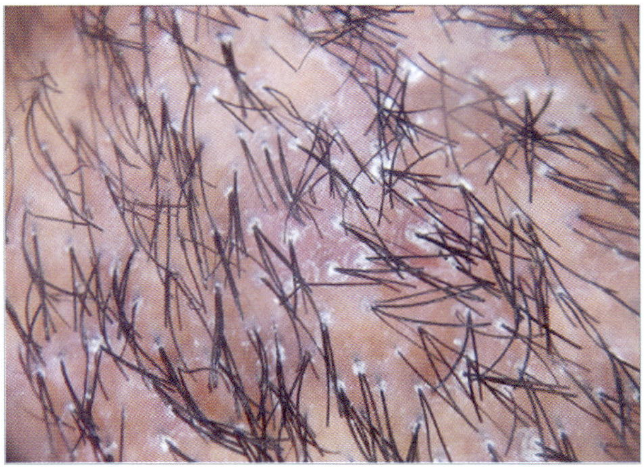

FIGURA 3 Quadro inflamatório difuso na foliculite decalvante.
Fonte: acervo do dr. Renan Minotto.

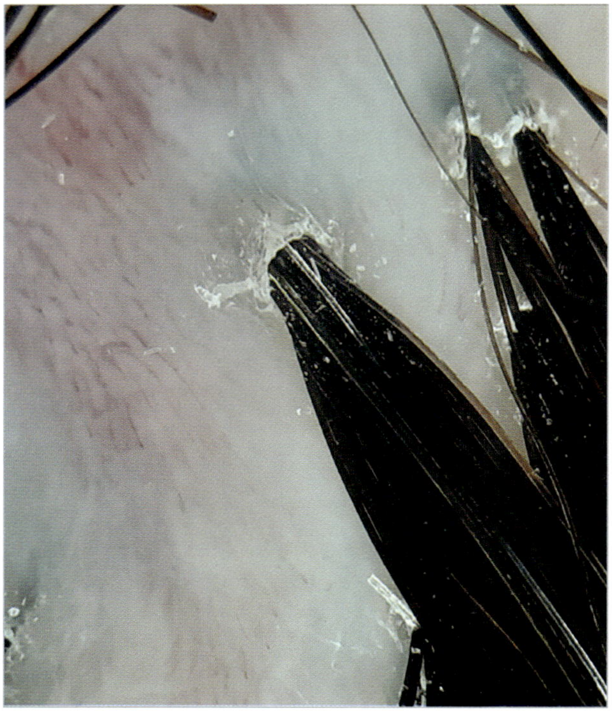

FIGURA 4 Politriquia exuberante e vasos lineares na foliculite decalvante.

Fonte: acervo do dr. Renan Minotto.

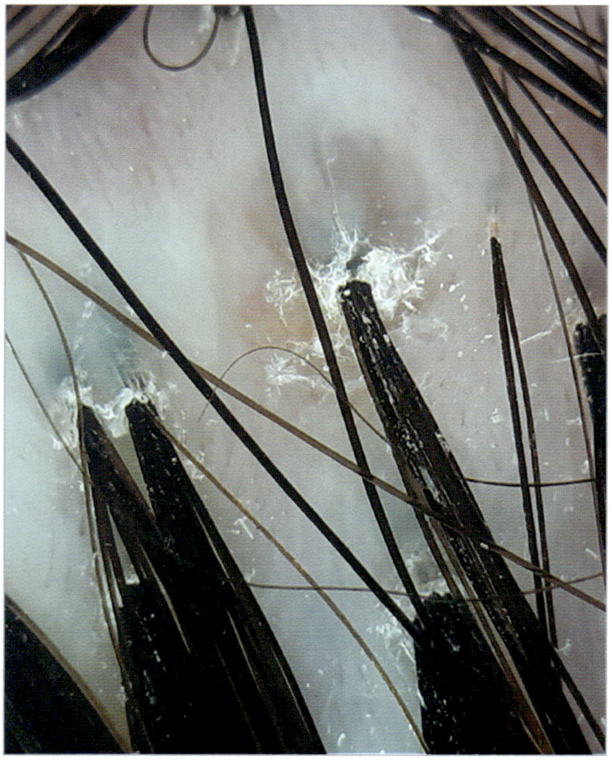

FIGURA 5 Politriquia e padrão *starburst* na foliculite decalvante.

Fonte: acervo do dr. Renan Minotto.

São descritos também casos de apresentação bifásica de um espectro fenotípico FD-LPP (foliculite decalvante–líquen plano pilar), em que essas duas patologias distintas podem se apresentar de forma concomitante em diferentes locais do couro cabeludo, ou ainda de forma sequencial, com fenótipo clínico alterado ao longo do tempo, principalmente após tratamento antimicrobiano. A hipótese levantada sobre o mecanismo patogênico dessa apresentação espectral foi a resposta inflamatória anormal e colapso do privilégio imunológico do folículo piloso em resposta à disbiose do microbioma.[14]

A tricoscopia do couro cabeludo da pele negra tipicamente mostra uma rede pigmentar perifolicular ou padrão em "favo de mel" e pontos brancos secundários às aberturas das glândulas écrinas (*pinpoints*).[12] A tricoscopia da FD mostra múltiplos fios de cabelo (normalmente 5 ou mais) emergindo de um único orifício folicular dilatado (politriquia), circundado por um colarinho de escamas com áreas interfoliculares espessadas.[6] Outros achados tricoscópicos incluem a perda focal do padrão de "favo de mel" com perda de pigmentação, redução dos *pintpoints*, descamação tubular branco-amarelada em padrão *starburst*, eritema, crostas e pústulas foliculares.[3,6,12,16] Achados tricoscópicos em lesões crônicas incluem áreas branco-marfim e vermelho-leitoso sem orifícios foliculares. Os pontos vermelhos são raros, presentes em menos de 20% dos pacientes, e parece não haver um padrão vascular característico.[3] Recentemente, foi descrito o achado tricoscópico de estruturas arredondadas, bem definidas, não inflamatórias e azuladas sobre a pele cicatricial, denominadas borrões azulados ou *novel blue botch*. O exame histopatológico revelou que esse achado representa melanócitos dérmicos na derme superior provavelmente secundários à ativação de melanócitos pelo processo inflamatório crônico fibrótico.[13]

Nas alopecias cicatriciais, a biópsia deve ser obtida da borda periférica da placa alopécica, por ter maior probabilidade de demonstrar características diagnósticas do que quando comparada à porção central, que corrobora apenas para confirmar o processo cicatricial. A dermatoscopia pode ser utilizada como uma ferramenta para aumentar a precisão diagnóstica das biópsias do couro cabeludo, selecionando o local correto da biópsia na alopecia cicatricial. O achado de pelos emergindo do mesmo óstio folicular circundado por escamas branco-amareladas permite a caracterização morfológica de estruturas foliculares compostas de 6 ou mais folículos pilosos circundados por inflamação densa com ou sem fibrose.[20]

Na histopatologia (Figuras 6 e 7), as lesões iniciais mostram dilatação do infundíbulo folicular com infiltrado predominantemente neutrofílico denso restrito às porções superiores do folículo e derme interfolicular.[2] Há uma inflamação perifolicular e intrafolicular com formação de abscessos na ausência de formação de trato sinusal.[6] Encontramos também folículos com fibrose perifolicular no nível do infundíbulo e istmo superior se unindo para formar estruturas compostas, em número usualmente maior do que o observado no líquen plano pilar, embora os tufos de cabelos não sejam específicos para FD, também podendo ser vistos em outros distúrbios, incluindo *tinea capitis*, celulite dissecante, líquen plano pilar e foliculite queloidiana.[4,6] Com a progressão da doença, o infiltrado passa a ser composto também por linfócitos e plasmócitos se estendendo para as porções mais inferiores. Além disso, podem ser

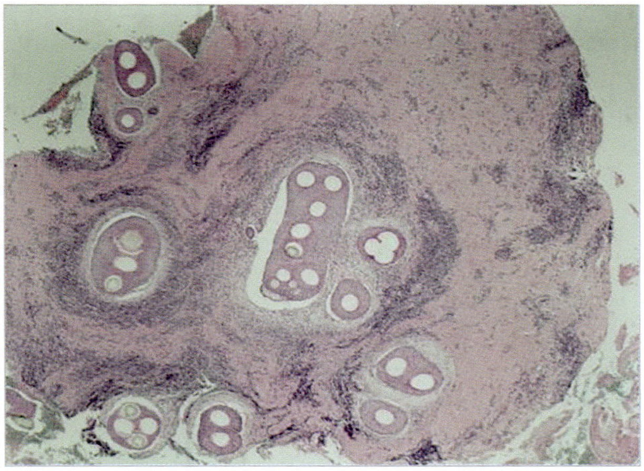

FIGURA 6 Hematoxilina-eosina (HE). Aumento de 4x. Fibrose perifolicular com formação de folículos compostos em grupos de sete hastes com infiltrado e fibrose interfolicular na derme superior.
Fonte: acervo do dr. Renan Minotto.

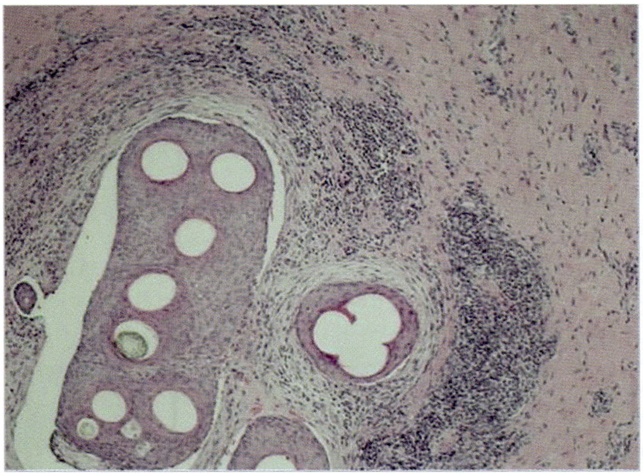

FIGURA 7 Hematoxilina-eosina (HE). Aumento de 10x. Folículos compostos com fibrose concêntrica unindo as estruturas e infiltrado linfoplasmocitário circunjacente.
Fonte: acervo do dr. Renan Minotto.

identificadas áreas de hastes nuas e folículos totalmente destruídos, provocando uma reação granulomatosa com presença de granuloma de células gigantes.[9] Em estágios avançados, a doença é caracterizada por fibrose dérmica, perda completa de unidades pilossebáceas e pelo padrão *starburst*, que corresponde a pelos em tufos com hiperceratose perifolicular e epiderme interfolicular deprimida.[2,6,11] O processo inflamatório envolve principalmente o folículo piloso e somente em estágios avançados se estende até a derme profunda.[2]

CLASSIFICAÇÃO

A gravidade da FD é classificada de acordo com o diâmetro máximo da maior placa alopécica. Assim, o grau I ou leve corresponde a uma placa menor que 2 cm. Placa de 2 a 4,9 cm é considerada grau II ou moderado, e placas com 5 cm ou mais, grau III ou grave.[7]

DIAGNÓSTICO DIFERENCIAL

É importante excluir outros diagnósticos diferenciais, como acne queloidiana da nuca, dermatose pustulosa erosiva do couro cabeludo, líquen plano pilar, pseudopelada de Brocq, lúpus eritematoso discoide, alopecia cicatricial centrífuga central e outras. Culturas bacterianas e fúngicas podem ser necessárias para excluir outros diagnósticos diferenciais como *tinea capitis* inflamatória (*Kerion*).[3]

TRATAMENTO

Diante de uma alopecia cicatricial, o objetivo do tratamento é controlar a doença ativa e evitar a progressão dela, visto que a alopecia é permanente onde os folículos foram destruídos. O impacto na qualidade de vida do paciente pode ser bem expressivo, principalmente em casos mais extensos e com sintomatologia importante.[5] Além de tratamentos não medicamentosos, podemos oferecer suporte para as questões de impacto na qualidade de vida e explicar de forma empática para o paciente sobre as áreas de alopecia cicatricial, nas quais não é esperado o crescimento dos fios.[5] Devemos explicar para o paciente que o tratamento da FD é difícil e muitas vezes é necessária a manutenção a longo prazo. Devemos explicar também que uso de bonés, chapéus e bandanas pode ser problemático se não for realizada uma boa higienização com trocas regulares devido ao risco de se tornarem reservatórios de *S. aureus*.[5]

O tratamento da FD é difícil na maioria dos casos, podendo ser necessários tratamentos prolongados com antibióticos por mais de 6 meses. Aproximadamente 50% dos pacientes se mantêm livres de lesões com antibioticoterapia oral prolongada, porém apresentam surtos quando o tratamento é descontinuado.[19] Como a etiologia exata da FD é desconhecida, é difícil estabelecer uma terapia bem-sucedida e duradoura. Os antibióticos orais são amplamente utilizados, porém com resposta muito variável. Diversos outros agentes já foram descritos na terapêutica na FD, como antifúngicos, dapsona, isotretinoína, corticosteroides, terapia fotodinâmica e tacrolimus tópico. Há relatos de casos na literatura descrevendo benefício clínico com o uso de adalimumabe, infliximabe e *laser* Nd:YAG. No entanto, a maioria mostrou progressão da doença após a suspensão dos tratamentos.[7]

Os antibióticos ainda são usados como pilares do tratamento, e os estudos mostram que o tratamento oral com a classe das tetraciclinas ainda é a opção com maior taxa de resposta e duração mais prolongada.[7] As tetraciclinas são opções terapêuticas por sua ação antibacteriana e também por suas propriedades anti-inflamatórias, atuando em vários níveis da cascata inflamatória.[18] Nas formas clínicas leves e moderadas, um curso de 8 a 12 semanas de doxiciclina ou minociclina 100 mg por dia mostrou uma taxa de resposta de 91%. Da mesma classe, a limeciclina, droga com maior penetração nos tecidos, mostrou benefício em estudo realizado recentemente em dose única diária de 300 mg por um período de 3 meses.[18] Azitromicina pode ser usada em casos de pacientes intolerantes ou com efeitos adversos relacionados à classe das tetraciclinas, na dose de 500 mg 3 vezes por semana por 3 meses.[7] Nas formas clínicas graves ou refratárias, a associação de rifampicina 300 mg e clindamicina 300 mg 2 vezes ao dia mostrou ser a opção mais eficaz.[1] Entretanto, no Brasil, o uso da rifampicina é desaconselhado pelo risco de resistência bacteriana do *Mycobacterium leprae* e *Mycobacterium tuberculosis*, sendo substituída pelo ciprofloxacino 500 mg 2 vezes ao dia.[16]

Além do tratamento oral, a terapia tópica deve ser associada. Antibióticos tópicos como mupirocina 2%, clindamicina 1%, ácido fusídico 1,5% ou eritromicina 2% podem ser usados isoladamente ou de forma combinada com corticosteroides tópicos classes I e II, 2 a 3 vezes por semana ou ainda diariamente, de acordo com a gravidade de apresentação.[1,5,16] Corticosteroides podem ainda ser usados de forma intralesional, como acetonido de triancinolona em concentrações de 2,5-10 mg/mL a cada 4 a 6 semanas.[5] O paciente também pode ser aconselhado a fazer uso de xampus antissépticos como clorexidina 2%[16] ou triclosan 0,5%, entretanto essa medida pode causar ressecamento significativo dos fios.[5] Outra associação descrita na literatura com ação antimicrobiana e anti-inflamatória é o peróxido de benzoíla 5% aplicado à noite após lavagem do couro cabeludo com clorexidina 2% em xampu.[16]

Em casos de inflamação grave e com rápida evolução, corticosteroides orais podem ser utilizados de forma associada por breve período pelo risco de efeitos adversos.[1,5] Também há relatos de resultados limitados com o uso da isotretinoína, que deve ser associada a outras terapias e quando a resposta não for mantida com o uso dos tratamentos anteriores.[1,5] A dapsona, uma droga reguladora imunológica, mostrou benefício no tratamento da FD, com taxa de remissão de 43%,[14] podendo ser substituída pela associação de sulfametoxazol-trimetoprim pelo seu poder anti-inflamatório.[16]

Em estudo realizado por Iorizzo et al., a terapêutica clínica com o anti-TNF adalimumabe administrado em injeções subcutâneas de 160 mg na semana 1, 0,80 mg na semana 2 e 80 mg a cada 2 semanas mostrou melhora clínica evidente em todos os pacientes desde o primeiro mês de uso e se manteve estável durante todo o tratamento, que variou de 6 a 24 meses. Entretanto, um maior acompanhamento é necessário para determinar a remissão prolongada da doença após interrupção do tratamento, visto que a literatura já demonstrou casos de recidiva após suspensão da terapêutica.[15]

TABELA 1 Quadro demonstrativo de opções terapêuticas

Tratamento tópico – para todas as formas clínicas	▪ Corticosteroides tópicos + antibióticos tópicos (isolados ou em associação): 2 a 3 vezes por semana ou diariamente, de acordo com gravidade da apresentação (dipropionato de betametasona + gentamicina ou valerato de betametasona + ácido fusídico) ▪ Xampus antissépticos (clorexidina 2% ou triclosan 0,5%) ▪ Clorexidina 2% xampu + peróxido de benzoíla 5% a noite ▪ Corticosteroides intralesionais (acetonido de triancinolona 2,5-10 mg/mL a cada 4 a 6 semanas)
Tratamento oral – casos leves a moderados	▪ Tetraciclinas (doxiciclina 100 mg ou limeciclina 300 mg – 1 cp ao dia por 8 a 12 semanas) ▪ Ou azitromicina 500 mg 3 vezes por semana por 12 semanas ▪ Ou sulfametoxazol-trimetoprim 800 mg + 160 mg de 12 em 12 horas por 12 semanas
Tratamento oral – casos graves	▪ Clindamicina 300 mg + ciprofloxacino 500 mg de 12 em 12 horas por 8 a 12 semanas ▪ Corticosteroides orais ▪ Outras opções: dapsona, isotretinoína, terapia fotodinâmica, adalimumabe

Adaptada de Miguel-Gómez L et al.[1] e Dias MFRG, Rezende HD, Mateus A.[16]

REFERÊNCIAS BIBLIOGRÁFICAS

1. Miguel-Gómez L, Rodrigues-Barata AR, Molina-Ruiz A, Martorell-Calatayud A, Fernández-Crehuet P, Grimalt R, et al. Folliculitis decalvans: Effectiveness of therapies and prognostic factors in a multicenter series of 60 patients with long-term follow-up. J Am Acad Dermatol. 2018 Nov;79(5):878-83.
2. Sellheyer K, Bergfeld WF. Histopathologic evaluation of alopecias. Am J Dermatopathol. 2006 Jun;28(3):236-59.
3. Fabris MR, Melo CP, Melo DF. Folliculitis decalvans: The use of dermatoscopy as an auxiliary tool in clinical diagnosis. An Bras Dermatol. 2013 Sep-Oct;88(5):814-6.
4. Annessi G. Tufted folliculitis of the scalp: A distinctive clinicohistological variant of folliculitis decalvans. Br J Dermatol. 1998 May;138(5):799-805.
5. Otberg N, Kang H, Alzolibani AA, Shapiro J. Folliculitis decalvans. Dermatol Ther. 2008 Jul-Aug;21(4):238-44.
6. Uchiyama M, Harada K, Tobita R, Irisawa R, Tsuboi R. Histopathologic and dermoscopic features of 42 cases of folliculitis decalvans: A case series. J Am Acad Dermatol. 2021 Nov;85(5):1185-93.
7. Vañó-Galván S, Molina-Ruiz AM, Fernández-Crehuet P, Rodrigues-Barata AR, Arias-Santiago S, Serrano-Falcón C, et al. Folliculitis decalvans: A multicentre review of 82 patients. J Eur Acad Dermatol Venereol. 2015 Sep;29(9):1750-7.
8. Matard B, Meylheuc T, Briandet R, Casin I, Assouly P, Cavelier-balloy B, et al. First evidence of bacterial biofilms in the anaerobe part of scalp hair follicles: A pilot comparative study in folliculitis decalvans. J Eur Acad Dermatol Venereol. 2013 Jul;27(7):853-60.
9. Matard B, Donay JL, Resche-Rigon M, Tristan A, Farhi D, Rousseau C, et al. Folliculitis decalvans is characterized by a persistent, abnormal subepidermal microbiota. Exp Dermatol. 2020 Mar;29(3):295-8.
10. Jahns AC, Lundskog B, Nosek D, Killasli H, Emtestam L, Alexeyev OA. Microbiology of folliculitis decalvans: A histological study of 37 patients. J Eur Acad Dermatol Venereol. 2015 May;29(5):1025-6.
11. Ross EK, Tan E, Shapiro J. Update on primary cicatricial alopecias. J Am Acad Dermatol. 2005 Jul;53(1):1-37; quiz 38-40.
12. Ocampo-Garza J, Tosti A. Trichoscopy of dark scalp. Skin Appendage Disord. 2018 Nov;5(1):1-8.
13. Doche I, Rebeis MM, Gerlero P, Valente NYS, Rivitti-Machado MC. Novel blue blotch lesions in folliculitis decalvans – A clinical, histopathological and immunohistochemical study of seven cases. J Eur Acad Dermatol Venereol. 2021 Mar;35(3):e203-e205.
14. Yip L, Barrett TH, Harries MJ. Folliculitis decalvans and lichen planopilaris phenotypic spectrum: A case series of biphasic clinical presentation and theories on pathogenesis. Clin Exp Dermatol. 2020 Jan;45(1):63-72.
15. Iorizzo M, Starace M, Vano-Galvan S, Piraccini BM, Reygagne P, Rudnicka L, et al. Refractory folliculitis decalvans treated with adalimumab: A case series of 23 patients. J Am Acad Dermatol. 2022 Sep;87(3):666-9.
16. Dias MFRG, Rezende HD, Mateus A. Dermatologia das alopecias e estudo dos cabelos. São Paulo: Clannad; 2021.
17. Kelly AP, Taylor SC. Dermatology for skin color. 1. ed. New York: McGraw-Hill Medical; 2009.
18. Melo DF, Jorge Machado C, Bordignon NL, da Silva LL, Ramos PM. Lymecycline as a treatment option for dissecting cellulitis and folliculitis decalvans. Dermatol Ther. 2020 Nov;33(6):e14051.
19. Aksoy B, Hapa A, Mutlu E. Isotretinoin treatment for folliculitis decalvans: A retrospective case-series study. Int J Dermatol. 2018 Feb;57(2):250-3.
20. Miteva M, Tosti A. Dermoscopy guided scalp biopsy in cicatricial alopecia. J Eur Acad Dermatol Venereol. 2013 Oct;27(10):1299-303.

30

Celulite dissecante

Violeta Tortelly

INTRODUÇÃO

A celulite dissecante (CD) ou foliculite dissecante, também conhecida como *perifoliculite capitis abscedens et suffodiens,* é uma doença inflamatória crônica caracterizada por foliculites e abscessos recidivantes no couro cabeludo que levam à formação de áreas de alopecia. Um achado clínico característico da CD é a perda de cabelo, inicialmente reversível. Devido à persistência da inflamação, surgem, abaixo dessa placa, nódulos e abscessos levando à alopecia permanente. Cicatrizes atróficas ou hipertróficas desfigurantes marcam uma fase avançada da doença. Lesões em diferentes estágios podem ser encontradas no mesmo paciente e persistir por anos.[1,2]

EPIDEMIOLOGIA

A doença tem sido historicamente citada como ocorrendo predominantemente em homens negros entre 18 e 40 anos.[3] As mulheres são mais raramente acometidas e há casos esporádicos relatados em crianças.[4]

ETIOPATOGENIA

A patogênese e a fisiopatologia exatas da CD não foram totalmente elucidadas. A incidência maior em negros permite suspeitar também de um mecanismo patogênico semelhante à pseudofoliculite da barba.[5] Ocorre inicialmente uma hiperqueratose folicular levando à oclusão da unidade pilossebácea com posterior dilatação e ruptura folicular. A liberação do conteúdo, como queratina e bactérias, deflagra uma resposta inflamatória e consequente formação dos abscessos.[6] A associação frequente e a semelhança com a hidradenite supurativa (HS) reforçam o protagonismo dos neutrófilos no aparecimento dessas doenças e, por isso, a CD é classificada como uma alopecia neutrofílica. A dominância masculina, iniciando durante a juventude, o uso de anabolizante como deflagrador e a predominância no vértice sugerem um fator de risco hormonal.[6,7] O componente genético parece estar envolvido na patogênese por alguns relatos familiares, incluindo a doença em gêmeos monozigóticos.[7] A maioria dos artigos cita possíveis alterações nas respostas imunes inatas e adaptativas com base nos conhecimentos da HS, no entanto, na CD essas vias ainda precisam ser mais exploradas.[2]

QUADRO CLÍNICO E DIAGNÓSTICO

O quadro clínico é muito variável conforme o estágio da doença. Inicialmente encontramos uma ou mais áreas de alopecia, em geral arredondada, mais localizada no vértice e na região occipital, ainda sem nódulos ou abscessos visíveis (Figuras 1A e B). Discreta foliculite ou pequenas pústulas podem ser observadas. Nessa fase a dermatoscopia auxilia muito no diagnóstico precoce. Os achados mais comuns são eritema, descamação perifolicular, pontos pretos, pelos fraturados em diferentes alturas e pontos amarelos, em particular o característico ponto tridimensional (3D) ou em bolha de sabão (Figura 2). Macrocomedões, pústulas, pontos de exclamação isolados também podem ser encontrados.[8,9] Esses achados ocorrem por uma telogenização e teloptose do fio em resposta ao infiltrado profundo que ocorre inicialmente na doença, e nessa fase o tratamento apropriado leva à repilação completa.[10] A típica recorrência da inflamação local gera uma alopecia cicatricial irreversível. Nesse estágio, lagos de pus, crostas hemáticas e melicéricas, ausência de óstios foliculares e a politriquia com pelos agrupados em pequenos tufos, gerados pela fibrose local, vão surgindo (Figura 3). A formação de abscessos e nódulos ocorre concomitante a essa fase (Figura 4). Uma leve pressão nessas lesões pode levar à liberação de secreção purulenta ou, em uma fase mais tardia, podemos sentir um abaulamento em outra região confirmando as fístulas subcutâneas. É comum observarmos os estágios diferentes clínicos e tricoscópicos refletindo o curso crônico da doença exacerbada por surtos inflamatórios agudos.[11] Com o avanço da CD, cicatrizes hipertróficas e queloides verdadeiras podem surgir, gerando importante prejuízo estético com impacto psicossocial ao paciente.

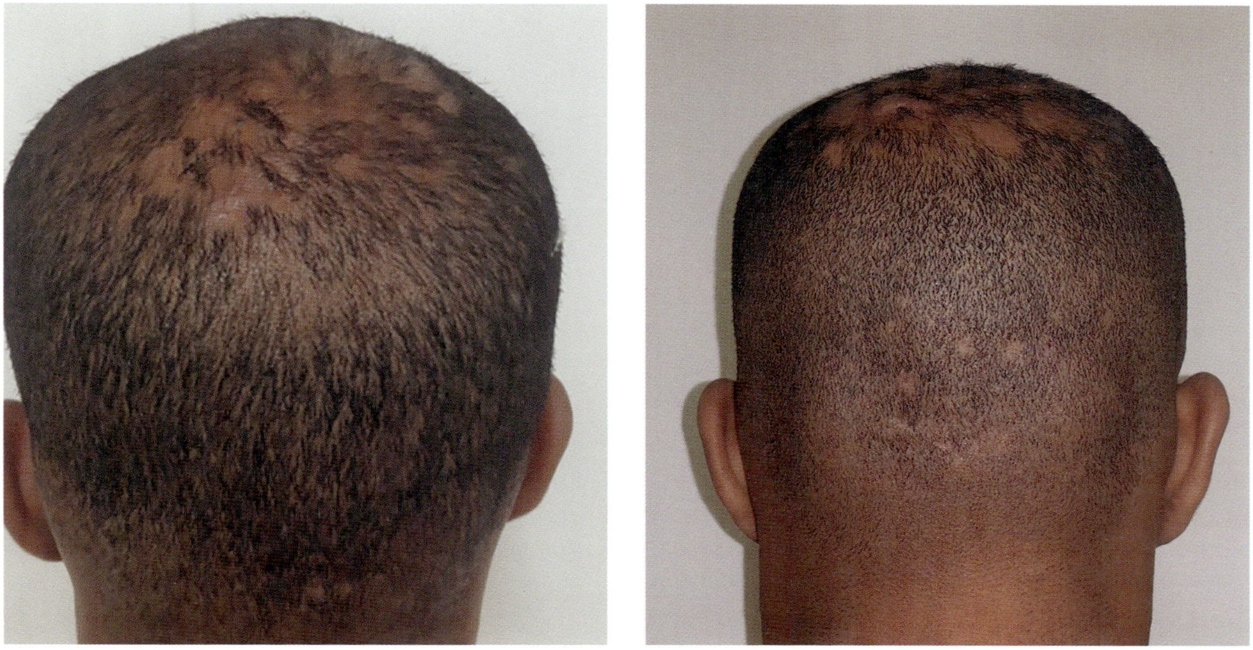

FIGURA 1 (A) Fase inicial "areata-*like*". (B) Fase inicial com nódulo começando a aparecer.

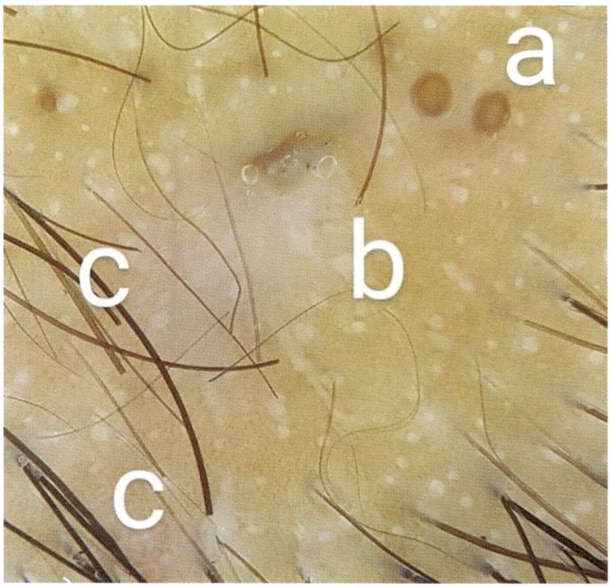

FIGURA 2 (a) Ponto 3D. (b) Fibrose: ausência de óstio folicular. (c) Eritema.

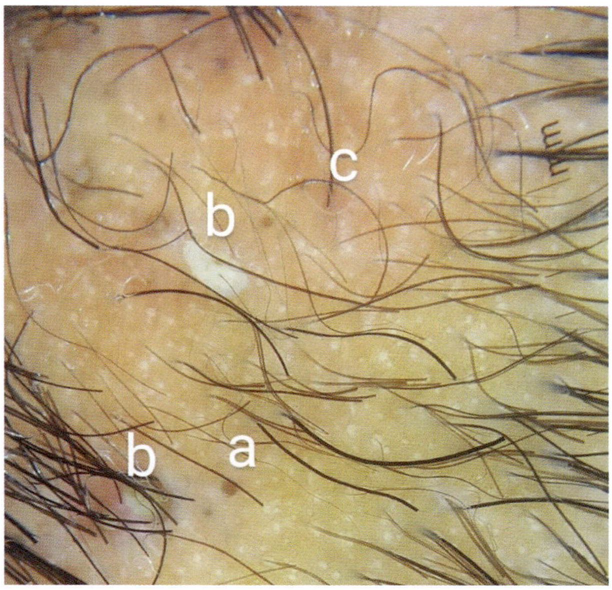

FIGURA 3 (a) Ponto 3D. (b) Lago pus. (c) Eritema.

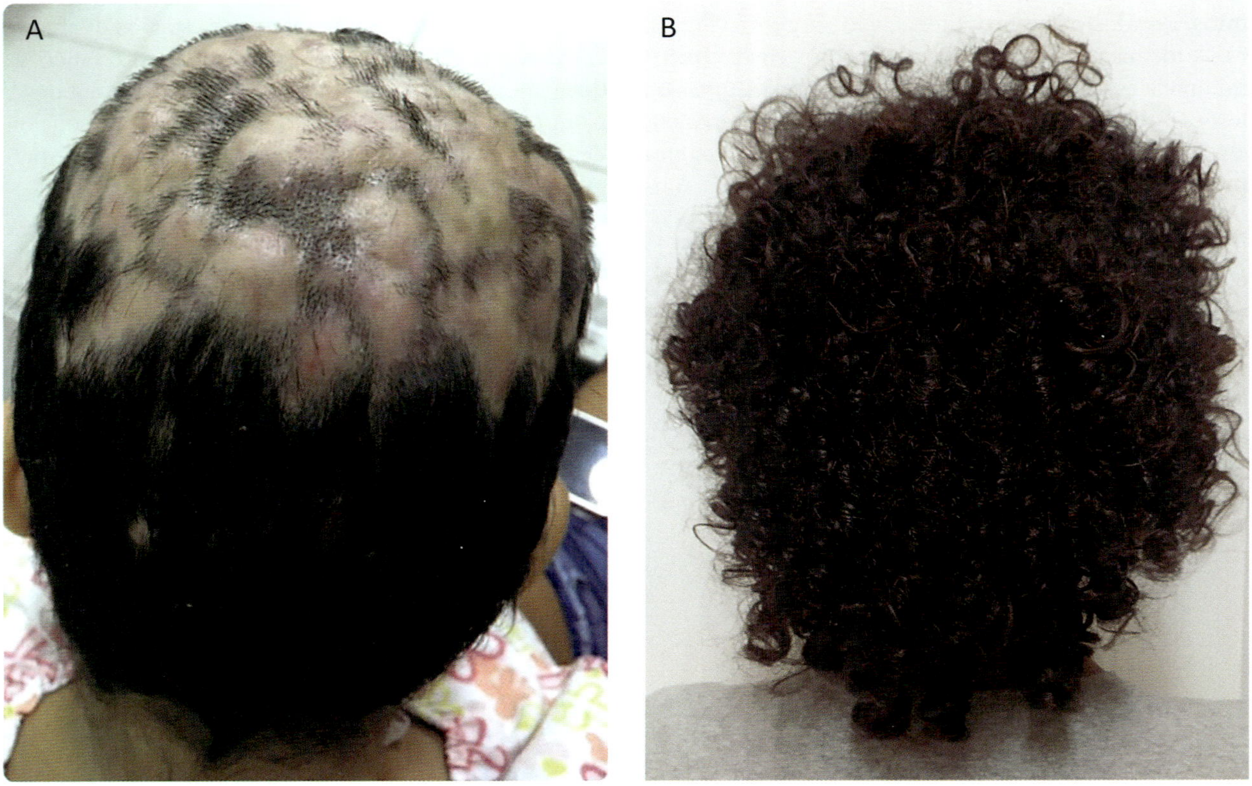

FIGURA 4 (A) Fase intermediária: abscessos e nódulos bem estabelecidos com eritema antes do tratamento com isotretinoína. (B) Repilação completa após isotretinoína.

Sintomas como prurido e dor são relatados em menos da metade dos pacientes.[3] Relatos de dificuldade para dormir devido à pressão exercida sobre os nódulos e abscessos são frequentes quando estão maiores.

A CD, a HS, a acne conglobata e o cisto pilonidal compõem a tétrade de oclusão folicular e podem coexistir. A anamnese e o exame físico ativo buscando essas outras doenças são importantes para o tratamento precoce e global do paciente.[12]

A recorrência da doença, mesmo com os tratamentos atualmente propostos, é uma característica da celulite dissecante.[3]

HISTOPATOLOGIA

O diagnóstico costuma ser clínico e tricoscópico, mas em casos específicos a biópsia é realizada. Os achados histopatológicos iniciais revelam a hiperceratose folicular que levará à oclusão e dilatação do folículo piloso seguida de inflamação profunda perifolicular e interfolicular composta principalmente por neutrófilos, mas também histiócitos, linfócitos e plasmócitos. A presença de numerosos folículos íntegros, ou aparentemente não afetados, nas fases catágena e telógena, confirma a reversibilidade da alopecia quando tratada logo no início do quadro. Em estágios posteriores, podem ser observados granulomas com linfócitos, plasmócitos e células gigantes de corpo estranho. Os abscessos podem estar presentes na derme e até mesmo no tecido subcutâneo. Após a destruição do folículo e das glândulas sebáceas, ocorre fibrose da derme e da gordura superficial. Os tratos fistulosos, parcialmente revestidos por epitélio escamoso e circundados por fibrose densa, caracterizam os estágios tardios.[4,5,12-14]

DIAGNÓSTICO DIFERENCIAL

Na CD os diagnósticos diferenciais vão variar conforme a fase da doença. No estágio inicial, a alopecia areata é o principal diagnóstico diferencial, porque a dissecante começa com áreas de alopecia arredondadas ainda sem nódulos muito visíveis e na tricoscopia ambas compartilham alguns achados como ponto preto, pelo fraturado e ponto amarelo, mas a presença de eritema, pústulas e pseudocomedões fala a favor de CD. Outro diagnóstico diferencial é a *tinea capitis*, em que a invasão do fungo no fio revela na tricoscopia achados como pelos em "código Morse" ou "código de barra", em saca-rolha e pelo em vírgula, que auxiliam na diferenciação. Quando suspeitamos dessa dermatofitose é importante solicitar o exame micológico direto e a cultura.

A foliculite decalvante (FD) é outra alopecia classificada como neutrofílica e deve ser lembrada nas fases mais inflamatórias da CD. A FD tem a tendência de gerar cicatrizes de forma mais precoce e na tricoscopia inicial já visualizamos pequenos tufos entre áreas de fibrose e pústulas que simulam a CD na fase intermediária. Com o curso das doenças, ambas formam cicatrizes hipertróficas e queloides, sendo que na dissecante essas cicatrizes serão acompanhadas de muitos nódulos e abscessos, enquanto na decalvante grandes tufos com descamação perifolicular retidos em uma pele muito fibrosada conhecidos como "cabelo de boneca" são a característica mais predominante. Quando a região occipital é mais acometida, o diagnóstico de foliculite queloidiana da nuca deve ser lembrado. Nódulos únicos ou esparsos da CD podem simular cisto triquilemal, lipoma ou metástase no couro cabeludo, e quando há múltiplos nódulos a doença assemelha-se à *cutis verticis gyrata*.[3] Outros diagnósticos diferenciais são micose fungoide foliculotrópica, nódulos assépticos do couro cabeludo e pustulose erosiva.[12]

TRATAMENTO

Durante décadas, diversos esquemas antibióticos foram propostos para o tratamento da CD pela presença dos abscessos e pústulas no couro cabeludo. Na maioria dos casos a ação anti-inflamatória dos antibióticos seria o principal mecanismo de ação, já que esses abscessos são geralmente estéreis. Os mais usados são as tetraciclinas, sulfametoxazol-trimetoprim, ciprofloxacino, clindamicina ou rifampicina. Na opinião da autora, os antibióticos são interessantes para diminuir as inflamações e sintomas agudos enquanto aguardamos exames e o momento ótimo para utilizar a isotretinoína. A escolha dos antibióticos segue a experiência pessoal, mas como o intuito final é tentar iniciar o retinoide oral, o sulfametoxazol-trimetoprim é uma das nossas primeiras escolhas. Além do efeito conhecido desse fármaco na diminuição da quimiotaxia de neutrófilos, há o risco de pseudotumor cerebral das tetraciclinas quando usadas concomitantes à isotretinoína. No Brasil, o uso da rifampicina deve ser desencorajado por ainda ser um país endêmico de hanseníase e tuberculose.[15]

O primeiro relato de isotretinoína como um tratamento eficaz para CD foi publicado em 1987 e, atualmente, é a medicação com melhores resultados.[16] O mecanismo proposto seria a normalização da queratinização folicular e consequente diminuição da resposta imune cutânea exagerada.[4] A dose ideal da isotretinoína ainda não foi definida, variando de 0,25 a 1 mg/kg/dia, mas assim como na acne, a tendência do uso de doses menores com o intuito de diminuir efeitos adversos potenciais da droga tem sido a nossa escolha.[4,15] Alguns autores advogam que doses cumulativas mais altas poderiam resultar em diminuição da recorrência, mas não temos estudos confirmando isso.[4] O tempo de uso também é controverso, variando de 6 a 18 meses de tratamento. Sugerimos utilizar conforme a melhora clínica e avaliar a suspensão ou o desmame após, pelo menos, três meses sem atividade inflamatória.

Com o intuito de aliviar sintomas mais rapidamente e diminuir o risco de *flare-up* nos casos mais extensos, podemos associar o corticoide oral, como prednisona 0,25 a 0,5 mg/kg/dia por 5-14 dias ou corticoides tópicos em casos mais leves. A incisão e a drenagem dos abscessos podem ser úteis se estiverem muito abaulados e/ou doloridos e a infiltração de corticoide intralesional pode ser feita nesse momento inicial ou em nódulos mais refratários.[14,17] Terapias complementares tópicas como peróxido de benzoíla de 5 a 10%, retinoides, resorcinol 15% e/ou antibióticos podem ser associadas. Alguns autores sugerem que o sulfato de zinco oral poderia também auxiliar.[13,18]

Não há tratamento bem estabelecido para celulite dissecante refratária aos antibióticos e à isotretinoína. Os inibidores de TNF como adalimumabe e infliximabe foram relatados como úteis nesses casos para suprimir o processo inflamatório e funcionar como uma ponte para a cirurgia.[4] Nos pacientes que apresentam efeitos adversos da isotretinoína como acne fulminante, pseudotumor cerebral, hepatotoxicidade ou nos alcoólatras e mulheres grávidas, também foram propostas múltiplas sessões de terapia fotodinâmica com ácido aminolevulínico.[3]

A recorrência é um resultado esperado mesmo após tratamento bem-sucedido com antibióticos e/ou isotretinoína e o paciente deve ser avisado. Esquemas de manutenção da medicação têm sido propostos. Na opinião da autora, educar o paciente sobre a cronicidade da doença, a procurar atendimento assim que iniciarem novas lesões e avaliar o retratamento com isotretinoína parece ser uma boa conduta.[3] Nos casos mais graves a depilação a *laser* e a excisão cirúrgica para remover as cicatrizes hipertróficas devem ser consideradas.[14]

REFERÊNCIAS BIBLIOGRÁFICAS

1. Verzì AE, Lacarrubba F, Micali G. Heterogeneity of trichoscopy findings in dissecting cellulitis of the scalp: Correlation with disease activity and duration. Br J Dermatol. 2017;177(6):e331-2.
2. Wu Q, Bu W, Zhang Q, Fang F. Therapeutic options for perifolliculitis capitis abscedens et suffodens: A review. Dermatol Ther. 2022;35(10):1-8.

3. Guo W, Zhu C, Stevens G, Silverstein D. Analyzing the efficacy of isotretinoin in treating dissecting cellulitis: A literature review and meta-analysis. Drugs R D [Internet]. 2021;21(1):29-37.
4. Scheinfeld N. Dissecting cellulitis (perifolliculitis capitis abscedens et suffodiens): A comprehensive review focusing on new treatments and findings of the last decade with commentary comparing the therapies and causes of dissecting cellulitis to hidradenitis suppura. Dermatol Online J. 2014;20(5).
5. Brănişteanu DE, Andreea M, Delia C, Aida B, Stoica LE, Brănişteanu D, et al. The importance of histopathologic aspects in the diagnosis of dissecting cellulitis of the scalp. Rom J Morphol Embryol. 2009;50(4):719-24.
6. Badaoui A, Reygagne P, Cavelier-Balloy B, Pinquier L, Deschamps L, Crickx B, et al. Dissecting cellulitis of the scalp: A retrospective study of 51 patients and review of literature. Br J Dermatol. 2016;174(2):421-3.
7. Segurado-Miravalles G, Camacho-Martínez FM, Arias-Santiago S, Serrano-Falcón C, Serrano-Ortega S, Rodrigues-Barata R, et al. Epidemiology, clinical presentation and therapeutic approach in a multicentre series of dissecting cellulitis of the scalp. J Eur Acad Dermatology Venereol. 2017;31(4):e199-200.
8. Segurado-Miravalles G, Camacho-Martınez F, Arias-Santiago S, Rodrigues-Barata R, Serrano-Falcón C, Moreno-Arrones OM, et al. Trichoscopy of dissecting cellulitis of the scalp: Exclamation mark hairs and white dots as markers of disease chronicity. J Am Acad Dermatol. 2016;75(6):1267-8.
9. Melo DF, Slaibi EB, Siqueira TMFM, Tortelly VD. Trichoscopy findings in dissecting cellulitis. An Bras Dermatol. 2019;94(5).
10. Melo DF, Lemes LR, Pirmez R. Estágios tricoscópicos da celulite dissecante: Uma potencial ferramenta complementar à avaliação clínica. An Bras Dermatol. 2020;95(4):514-7.
11. Verzì AE, Lacarrubba F, Micali G. Heterogeneity of trichoscopy findings in dissecting cellulitis of the scalp: Correlation with disease activity and duration. Br J Dermatol. 2017;177(6):e331-e332.
12. Madu P, Kundu R V. Follicular and scarring disorders in skin of color: Presentation and management. Am J Clin Dermatol. 2014;15(4):307-21.
13. Asemota E, Chang YC, Goldberg LJ. Innovative management of recalcitrant dissecting cellulites with compression therapy. JAMA Dermatology. 2016;152(11):1280-1.
14. Lee CN, Chen WC, Hsu CK, Weng TT, Lee JYY, Yang CC. Dissecting folliculitis (dissecting cellulitis) of the scalp: A 66-patient case series and proposal of classification. JDDG - J Ger Soc Dermatology. 2018;16(10):1219-26.
15. Melo DF, Trüeb RM, Dutra H, Lima MMDA, Machado CJ, Dias MFRG. Low-dose isotretinoin as a therapeutic option for dissecting cellulitis. Dermatol Ther. 2020;33(6):1-3.
16. Taylor AE. Dissecting cellulitis of the scalp: response to isotretinoin. Lancet. 1987;2(8552):225.
17. Nussbaum D, Desai S, Nelson K, Saardi K, Friedman A. An up-to-date approach to the management of dissecting cellulitis. J Drugs Dermatol. 2022;21(7):800-2.
18. Navarro-Triviño FJ, Almazán-Fernández FM, Ródenas-Herranz T, Ruiz-Villaverde R. Dissecting cellulitis of the scalp successfully treated with topical resorcinol 15%. Dermatol Ther. 2020;33(3):15-7.

31

Transplante capilar na pele negra

Corina Isabel Salas-Callo
Lara Franceschetto Milleri
Alex Ginzburg

INTRODUÇÃO

Ao avaliar pacientes de pele negra é importante considerar características particulares como o formato mesocefálico do crânio, o formato helicoidal das hastes capilares, a menor densidade capilar quando comparados com caucasianos e o maior risco de complicações como alterações da pigmentação cutânea e formação de queloides, características que representam um desafio na realização do transplante capilar.[1,2]

CARACTERÍSTICAS DAS HASTES CAPILARES E DENSIDADE CAPILAR

Ondulação e diâmetro

A ondulação dos folículos pilosos helicoidais em indivíduos negros estende-se até a derme (Figura 1) e foram descritos nove subtipos de ondulação, característica que aumenta o risco de transecção folicular durante a extração das unidades foliculares.[1,3] O diâmetro da haste capilar dos indivíduos negros é menor do que em outras etnias, aproximadamente (60 a 65 mcg), comparados com caucasianos (70 a 75 mcg) e asiáticos (100 mcg).[1]

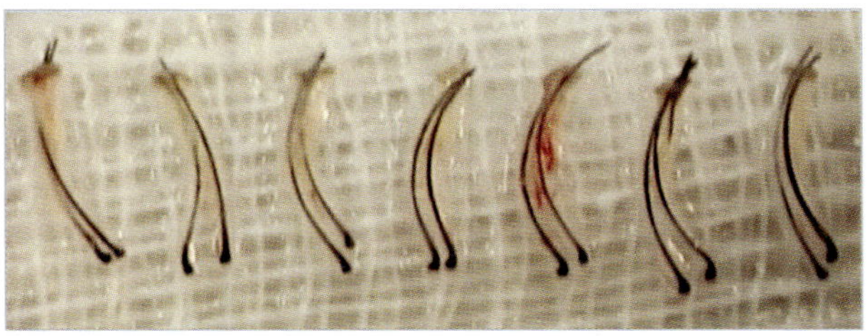

FIGURA 1 Unidades foliculares (UF) extraídas de um paciente de pele negra. Observa-se curvatura que se estende até a porção inferior do folículo piloso.
Fonte: foto realizada na clínica do Dr. Alex Ginzburg.

Densidade capilar

Indivíduos negros possuem menor densidade capilar (unidades foliculares [UF]/cm^2) e maior número de hastes por UF quando comparados com caucasianos.[2,4] A densidade capilar na área doadora em indivíduos negros (60 a 65 UF/cm^2) é significativamente menor quando comparados com caucasianos (100 FU/cm^2),[1] característica de extrema importância no momento do planejamento do transplante capilar.

SELEÇÃO DE PACIENTES

Durante a consulta pré-transplante capilar é importante avaliar o histórico de cicatriz hipertrófica, queloides e/ou alterações da pigmentação cutânea. Nesse sentido, alguns autores sugerem a realização de transplante-teste, 6 meses antes do procedimento completo.[1,2] Uma das indicações mais frequentes do transplante capilar é a alopecia androgenética masculina e feminina[5] (Figura 2). No entanto, outras alopecias, inclusive mais típicas nos pacientes negros, como alopecia cicatricial central centrífuga (ACCC) e alopecia de tração (Figura 3), representam potenciais indicações.[6] Pacientes com hipotricose constitucional da barba podem se beneficiar do transplante capilar (Figura 4). A consulta pré-cirúrgica é de extrema importância para avaliar a indicação, alinhar objetivos realistas, orientar o tratamento clínico concomitante[1,2,6] e registrar fotos clínicas para o acompanhamento.

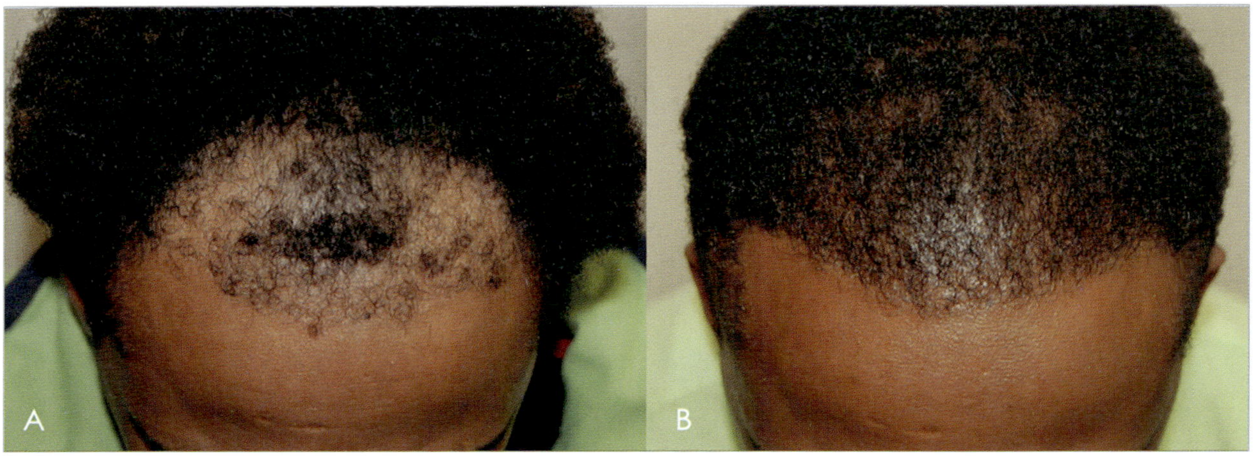

FIGURA 2 (A) Antes do transplante capilar. (B) Depois de 1 ano de transplante capilar de 2.500 unidades foliculares (UF) em paciente de sexo masculino com alopecia androgenética.
Fonte: acervo do Dr. Alex Ginzburg.

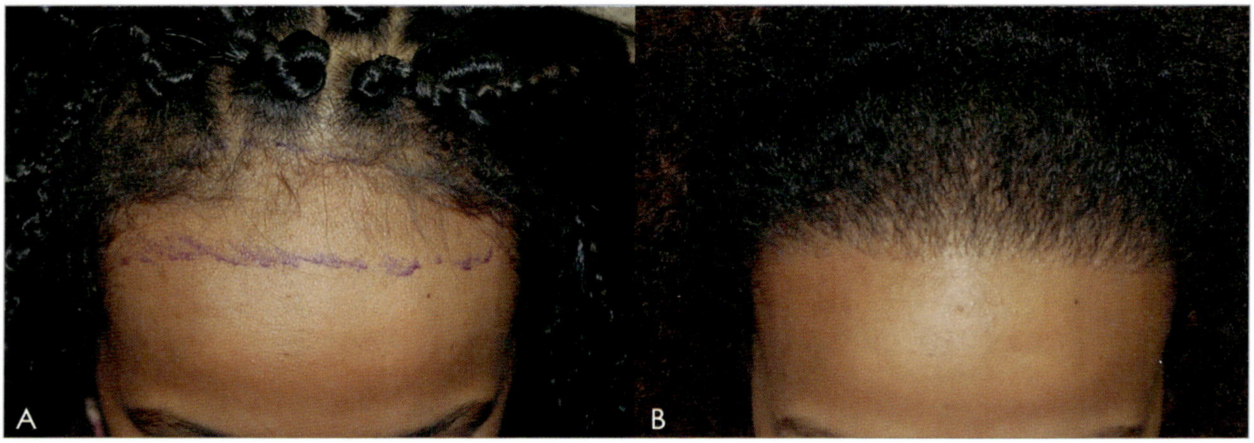

FIGURA 3 (A) Antes do transplante capilar. (B) Depois de 1 ano de transplante capilar de 2.000 unidades foliculares (UF) em paciente de sexo feminino com alopecia cicatricial secundária à tração. Além da cirurgia capilar, a paciente foi orientada a evitar penteados apertados.
Fonte: acervo do Dr. Alex Ginzburg.

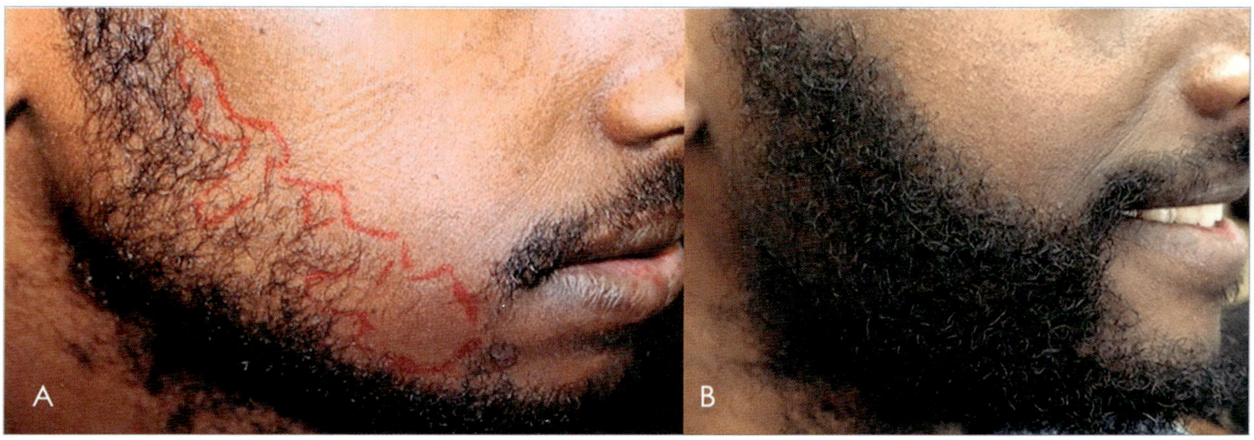

FIGURA 4 (A) Antes do transplante capilar. (B) Depois de 1 ano de transplante capilar de 1.200 unidades foliculares (UF) (600 UF em cada hemiface) na região da barba.
Fonte: acervo do Dr. Alex Ginzburg.

TÉCNICA

Área doadora

A técnica da tira, na sua sigla em inglês FUSS (*Follicular Unit Strip Surgery*), é caracterizada pela extração de uma faixa do couro cabeludo occipital e posterior dissecção em unidades foliculares, técnica que tem sido preconizada durante anos no transplante capilar em pacientes negros. No entanto, nos últimos anos, com o desenvolvimento de técnicas minimamente invasivas e de novos métodos de extração, a técnica FUE (*Follicular Unit Extraction*) ou extração de unidades foliculares tem se tornado cada vez mais frequente.[7,8] A maioria dos pacientes tolera o procedimento sob anestesia local. Em geral, lidocaína a 1% a 2% com epinefrina 1:100.000 pode ser utilizada na área doadora.

Na técnica da tira, volumes generosos de solução tumescente (60 a 90 mL) podem reduzir a transecção devido à maior separação dos folículos e retificação folicular parcial na região intradérmica.[1,2] A lâmina preconizada é de 10 ou 15, não ultrapassando mais do que 2 a 3 mm na derme. A largura da faixa doadora não deve ultrapassar 1,5 cm para evitar tensão no fechamento.[2] A remoção da sutura pode ocorrer de 7 a 10 dias após a cirurgia.[1]

Por outro lado, a técnica FUE é um método minimamente invasivo e evita cicatrizes lineares causadas pela técnica da tira, porém, devido às características particulares no formato das hastes capilares e estrutura da pele nos pacientes negros, essa técnica representa um desafio.[1,2,8] Na técnica FUE é realizada uma incisão circunferencial de espessura total de pele ao redor de uma unidade folicular. Pode ser feita de forma manual ou com assistência de um dispositivo robótico automatizado.[9] Para enxertos de haste única pode ser usado o *punch* de 0,8 a 1 mm.[2] *Punch* > 1,3 mm pode ser necessário para uma menor transecção. O ângulo de saída do FP é mais agudo e o dispositivo de extração deve imitar essa angulação.[7] Adicionalmente, pode ser utilizado o *punch* em formato de trompete, com diâmetro maior no extremo cortante (Figura 5).[10]

Recentemente, um estudo retrospectivo que incluiu 64 pacientes afrodescendentes descreveu o uso de um dispositivo para extração sensível à pele que acomoda a ondulação do cabelo, a espessura e firmeza da pele com uma taxa média de transecção do enxerto inferior a 10%. Nesse estudo foi observado que o tipo de pele é mais relevante na taxa de transecção do que o tipo de cabelo.[8]

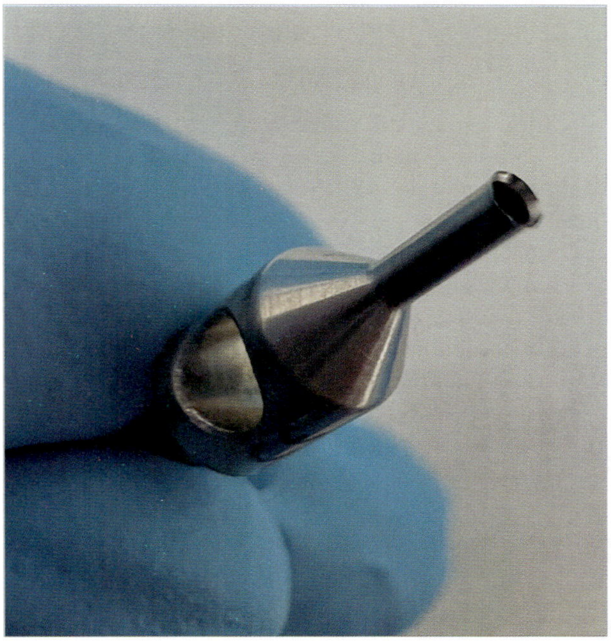

FIGURA 5 *Punch* trompete para FUE (*Follicular Unit Extraction*).
Fonte: foto realizada na clínica do Dr. Alex Ginzburg.

PREPARAÇÃO DAS UNIDADES FOLICULARES

Na preparação dos enxertos, na técnica da tira deve-se deixar mais tecido perifolicular para reduzir o risco de transecção, evitar a desidratação e o trauma. Durante todo o processo, os enxertos devem ser mantidos imersos em solução salina.[1,2]

Linha de implantação capilar

À diferença dos caucasianos com crânios longos e estreitos, os pacientes negros possuem o crânio mesocefálico, com comprimento e largura intermediários e consequentemente a linha de implantação ou *hairline* na maioria dos pacientes negros é mais plana, mas não tão plana quanto a encontrada na maioria dos asiáticos orientais.[1] O elemento mais importante para um resultado com naturalidade está no planejamento da *hairline*, de formato irregular e utilizando enxertos de UF com haste única e uma transição gradual para folículos mais densos.[11]

Área receptora e implantação

Na área receptora pode ser realizado um bloqueio em anel com lidocaína 2% na linha de implantação capilar frontotemporal antes das injeções subsequentes. A dose de lidocaína com e sem epinefrina não deve ultrapassar 7 mg/kg e 4,5 mg/kg, respectivamente.[2]

Como regra geral, os locais receptores são de 0,2 a 0,3 mm maiores para cabelos cacheados em comparação com cabelos lisos. Alguns autores realizam incisões de 0,9 a 1,25 mm para enxertos de uma haste (agulha 18G ou 19G, lâmina 88 ou 89 sp) e incisões de 1,25 a 1,5 mm para UF de duas a quatro hastes (lâmina 89 ou 90 sp). A visualização das incisões pode ser facilitada pela aplicação de violeta genciana ou azul de metileno antes da implantação. O topo dos enxertos colocados deve estar aproximadamente 1 mm acima da pele circundante. O cabelo crespo terá melhor cobertura do que o cabelo liso na área receptora.[1,2]

OUTRAS CONSIDERAÇÕES

Pacientes com ACCC estável com 1 a 2 anos de acompanhamento podem ser candidatos para transplante capilar. O local de maior atividade inflamatória é a periferia, portanto, podem ser os primeiros folículos a serem perdidos, pelo qual são de extrema importância o acompanhamento e a manutenção do tratamento clínico. Em pacientes com AGA, também é importante realizar tratamento clínico antes e após a cirurgia para obter um melhor resultado a longo prazo.[1,2,6]

REFERÊNCIAS BIBLIOGRÁFICAS

1. Mayer, ML. Hair transplantation in black patients. In: Unger WP, Shapiro R, Unger R, Unger M. Hair transplantation. 5. ed. London: Informa Healthcare; 2011. p 431- 5.
2. Rogers NE, Callender VD. Advances and challenges in hair restoration of curly Afrocentric hair. Dermatol Clin. 2014 Apr;32(2):163-71.
3. Krueger L, Aguh C, Peterson E, et al. Curl pattern classification: A potential tool for communication and risk stratification. Int J Womens Dermatol. 2022 Apr 5;8(2):e015.
4. Birnbaum MR, McLellan BN, Shapiro J, et al. Evaluation of hair density in different ethnicities in a healthy American population using quantitative trichoscopic analysis. Skin Appendage Disord. 2018;4(4):304-7.
5. True RH. Is every patient of hair loss a candidate for hair transplant? Deciding surgical candidacy in pattern hair loss. Indian J Plast Surg. 2021 Dec 20;54(4):435-40.
6. Okereke UR, Simmons A, Callender VD. Current and emerging treatment strategies for hair loss in women of color. Int J Womens Dermatol. 2019 Jan 23;5(1):37-45.
7. Singh MK, Avram MR. Technical considerations for follicular unit extraction in African-American hair. Dermatol Surg. 2013 Aug;39(8):1282-4.
8. Umar S, Khanna R, Lohlun B, et al. Follicular unit excision in patients of african descent: A skin-responsive technique. Dermatol Surg. 2023 Aug 1.
9. Bicknell LM, Kash N, Kavouspour C, Rashid RM. Follicular unit extraction hair transplant harvest: A review of current recommendations and future considerations. Dermatol Online J. 2014 Mar 17;20(3).
10. Garg AK, Garg S. Donor harvesting: Follicular unit excision. J Cutan Aesthet Surg. 2018 Oct-Dec;11(4):195-201.
11. Collins K, Avram MR. Hair transplantation and follicular unit extraction. Dermatol Clin. 2021 Jul;39(3):463-78.

32
Prótese capilar

Aline Tanus Luz
Camila Ferrer Stroligo

INTRODUÇÃO

Ao longo da história, perucas sempre tiveram uma importância cultural e social relevante, inclusive com conotações de riqueza e posição de poder. Elas originaram-se no Egito em 3000 a.C., para proteger o couro cabeludo raspado e sem pelos do sol. Outras culturas antigas, incluindo os assírios, fenícios, gregos e romanos, também usavam perucas.[1]

Após a queda do Império Romano, o uso da peruca foi suspenso por cerca de mil anos, até ser revivido no século XVI como forma de melhorar a aparência pessoal. Durante esse tempo, o capitalismo tornou-se mais importante e os homens ganharam *status* mais elevado ao lado de esposas que dispunham de tempo e fundos necessários para manter seus penteados ornamentados com auxílio de perucas.[2]

Na Dermatologia, não obstante, as perucas representam muito mais do que uma ferramenta "cosmética". Elas são amplamente utilizadas como opção de tratamento na alopecia induzida por quimioterapia (CIA), alopecia androgenética (AGA) avançada, alopecia areata (AA), alopecia frontal fibrosante (AFF) e outros tipos de perda de cabelo.[1-3]

Podemos assim assumir que "peruca" é um termo que inclui fins médicos e não médicos, já que pode se referir tanto a um acessório de moda quanto a um dispositivo terapêutico no manejo das alopecias. Por outro lado, "prótese capilar" é um termo mais específico, usado para descrever uma peruca destinada a cobrir uma ausência de pelos secundária a condições médicas (como CIA, AGA e AA).[3]

Reconhecendo que a compreensão das peculiaridades das próteses capilares pode ser útil para os médicos que cuidam de pacientes com alopecia, abordaremos neste capítulo diferentes tipos de fibras capilares, bases e os métodos de fixação mais comumente utilizados para confecção de perucas sintéticas e sistemas de cabelo não sintéticos feitos sob medida.[2]

PRÓTESE CAPILAR X QUALIDADE DE VIDA

O cabelo é frequentemente associado à identidade de um indivíduo e seu significado vai muito além da superfície. Ele carrega um ônus psicológico, social e, às vezes, espiritual. Portanto, a perda desse cabelo pode acarretar problemas multidimensionais que afetam o bem-estar do paciente.[2]

Em 2012, Unui et al. investigaram a aplicabilidade das perucas usando o PIADS (*Psychosocial Impact of Assistive Device Scale*), questionário de autoavaliação contendo 26 itens, projetado para avaliar o efeito de dispositivos de assistência sobre a qualidade de vida percebida por seus usuários.[4]

Vinte e seis homens com AAG e 49 mulheres com AA adeptos do uso de próteses capilares foram avaliados com relação ao grau de satisfação com a própria aparência ao utilizá-las.[4]

Os resultados mostraram que a pontuação total do PIADS aumentou significativamente ($P < 0,001$) em ambos os grupos. Melhorias foram demonstradas nos indicadores de qualidade de vida, como competência, adaptabilidade e autoestima.[4]

Até agora, nenhum trabalho publicado em inglês mostrou a utilidade das perucas quantitativa e estatisticamente, embora tenha havido um estudo qualitativo de uma série de casos de mulheres afetadas por alopecia induzida por quimioterapia. Esse estudo de série de casos indicou que as perucas são percebidas positivamente por reduzirem o "aspecto doentio".[4]

Os dados, ainda incipientes, sugerem que o grau de satisfação cosmética atingido através do uso das perucas nas situações de perda capilar é um importante aliado para autoaceitação e desopressão no curso das experiências de doença.

PARTICULARIDADES NA POPULAÇÃO NEGRA

Certos tipos de alopecia, como a alopecia por tração (AT), a alopecia como resultado do lúpus eritematoso discoide (LED) e o líquen plano pilar (LPP) ocorrem em taxas mais altas nas mulheres afro-americanas. Na verdade, em comparação com seus equivalentes caucasianos, asiáticos e hispânicos, os pacientes de cor são o único grupo étnico no qual a alopecia está entre as dez principais condições dermatológicas.[6]

Devemos, em vista disso, atentar nas qualidades intrínsecas do cabelo afro e no quanto suas práticas de cuidado desempenham papel no aumento das incidências comentadas.

Sabemos que diferenças bioquímicas e morfológicas na haste e no folículo contribuem para redução da resistência à tração basal, da densidade do cabelo e da velocidade de crescimento capilar nos pacientes negros, em comparação com caucasianos.[6]

Em termos culturais, as práticas de estilização predominantes nese grupo étnico, como uso de tranças de alta tensão, tramas, trancinhas, coques e rabos-de-cavalo apertados, *dreadlocks* e extensões de cabelo também corroboram com surgimento ou piora dos subtipos alopécicos citados.[5]

Por último, o risco de AT aumenta significativamente quando a tração é aplicada a cabelos quimicamente tratados com relaxantes, alisantes ou tinturas – produtos amplamente difundidos no cuidado estético com cabelos crespos ou cacheados.[5]

CLASSIFICAÇÃO DAS PRÓTESES CAPILARES

Por tipo de fibra capilar

Fibra capilar sintética

O cabelo sintético é fabricado a partir de várias fibras, incluindo acetato de náilon e *dynel*, que estão disponíveis em uma ampla variedade de cores e texturas.[1,3]

As perucas feitas de fibras sintéticas são mais fáceis de manter, pois são menos suscetíveis a fatores ambientais como chuva, vento e exposição solar. Além disso, costumam ser mais baratas.[1,3]

As principais desvantagens desse tipo de peruca incluem sua aparência não natural e a impossibilidade de modelar e expor a altas temperaturas, como o calor causado por secadores e chapas de cabelo.[1,3]

Fibra de cabelo humano

As perucas confeccionadas com fibras de cabelo humano proporcionam um aspecto mais natural devido à variação gradativa da cor e do diâmetro das fibras.[1,3]

Esses produtos se comportam como cabelos naturais; portanto, podem ser modelados, coloridos e resistem a altas temperaturas.[1,3]

Algumas desvantagens das perucas de cabelo humano incluem custo mais alto e maior suscetibilidade ao desbotamento causado pela luz solar e danos ambientais. Além disso, possuem necessidade de estilização e manutenção constantes.[1,3]

Por tipo de base

A base ou "*cap*" da peruca é o alicerce onde o cabelo é fixado. Pode ser moldado para cobrir toda a cabeça do paciente ou apenas uma área. Pode ser feito de diversos materiais e tenta simular o couro cabeludo. Os principais tipos de bases são os seguintes:

Base de micropele

As bases de peruca de micropele são assim chamadas por conta da sua semelhança com o couro cabeludo humano. São geralmente feitas de materiais duráveis, como poliuretano e silicone, que proporcionam uma aparência natural e uma peruca de longa duração.[1,3]

Base de tecido

As bases de tecido são feitas de uma rede de malha delicada, entre nós de cabelo sintético ou humano amarrados manualmente. Esses nós se camuflam facilmente junto ao couro cabeludo. São uma opção mais cara, menos durável, mas com aparência mais natural.[1,3]

Renda ("lace")

A "*lace*" é um tipo de base de tecido feita de monofilamento, que é um material náilon fino e transparente. Por se tratar se uma base delicada, resulta em uma peruca mais cara; porém, sem tanta durabilidade.[1,3]

As hastes do cabelo são amarradas individualmente à mão na renda, permitindo um movimento mais natural do cabelo, flexibilidade para estilização e maior visibilidade do couro cabeludo, o que proporciona uma aparência ainda mais natural.[1,3]

A linha de implantação da prótese é feita em um padrão irregular, assemelhando-se às linhas naturais do cabelo humano.[1,3]

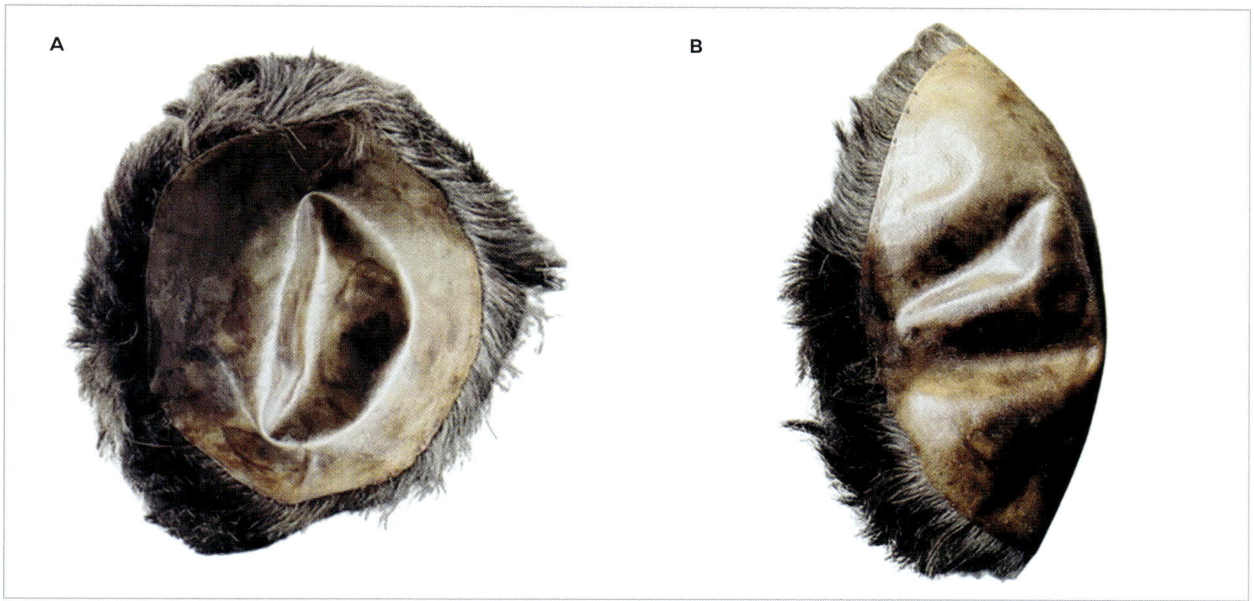

FIGURA 1 Base de micropele. (A) Visão inferior, plano axial; (B) visão lateral, plano sagital.
Fonte: cortesia de Luana Barbosa Moreira, profissional protética.

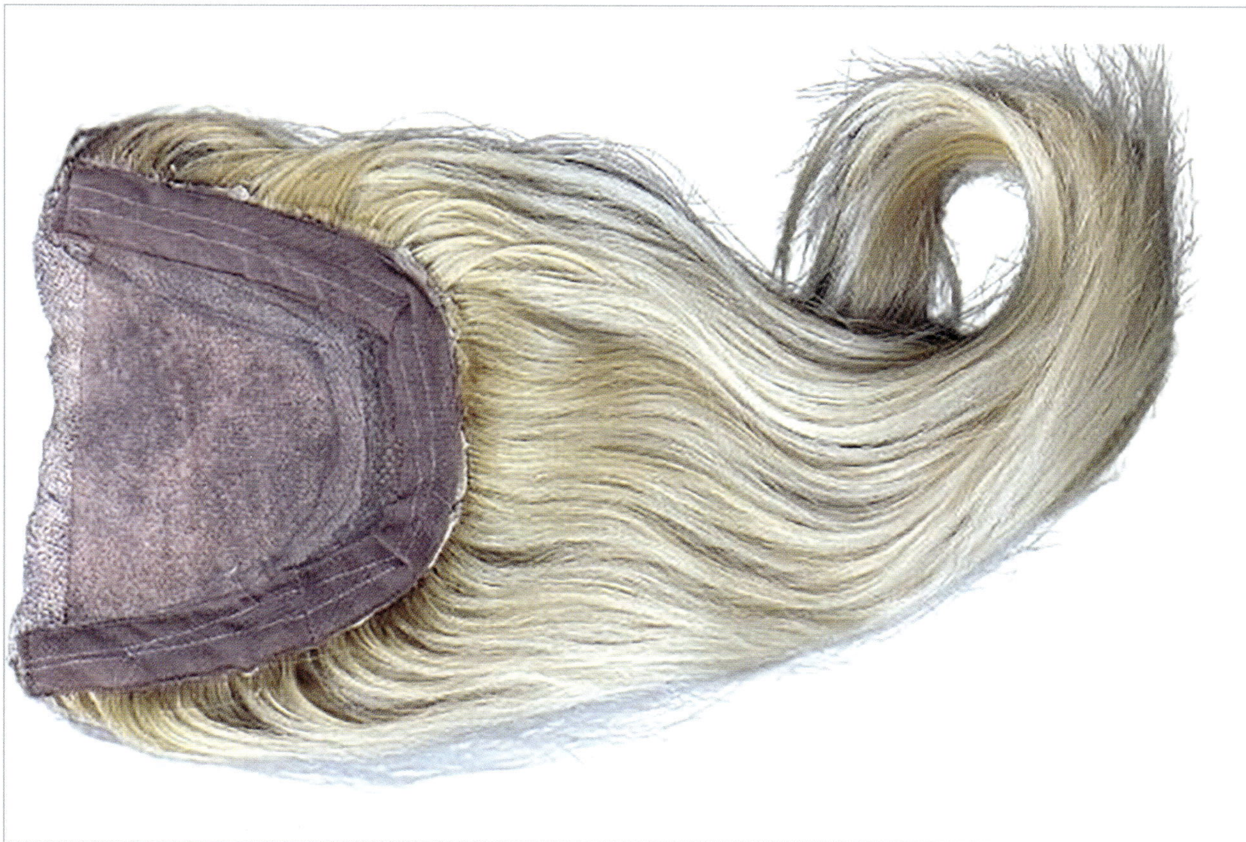

FIGURA 2 Base de tecido tipo "*lace*".
Fonte: cortesia de Luana Barbosa Moreira, profissional protética.

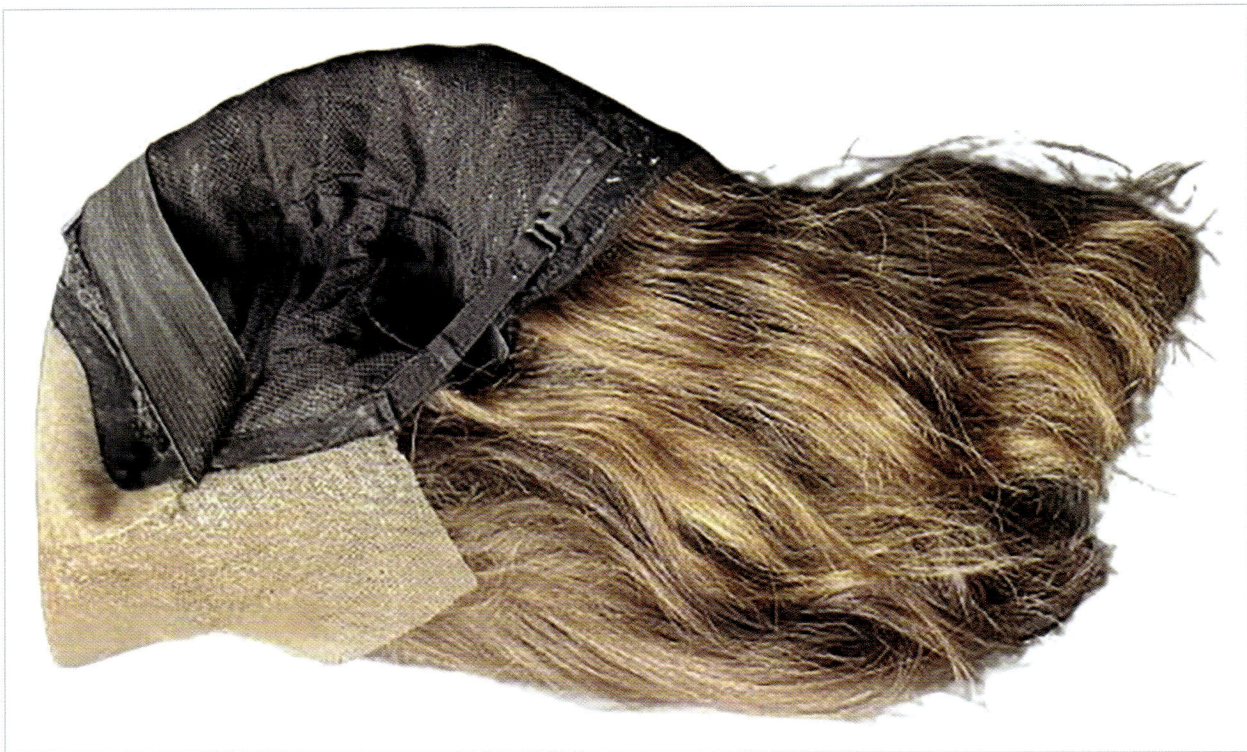

FIGURA 3 Base híbrida composta por tramas + "*lace*" na periferia.
Fonte: cortesia de Luana Barbosa Moreira, profissional protética.

Base de tramas

As tramas são "fileiras" de cabelos que são costuradas de maneira espaçada, manualmente ou à máquina, sobre uma touca de malha. São as perucas mais comuns e baratas.[1,3]

Base híbrida

A base híbrida utiliza poliuretano combinado com outros materiais, como seda, monofilamento e renda.[1,3]

Um exemplo é a peruca com renda na área central, permitindo uma fixação mais densa do cabelo, e poliuretano na periferia, para um frontal mais fino e natural.[1,3]

Por tipo de cobertura

Cobertura total

Peruca propriamente dita

Trata-se de qualquer uma das opções disponíveis comercialmente, em lojas e varejo, como proposta para cobrir ou mimetizar os cabelos de todo o couro cabeludo.[1,3]

Sistema de cabelo total ("full cap")

Embora as perucas em geral já sejam capazes de obter um bom ajuste, bem como de combinar textura, densidade e estilo do cabelo do paciente, há avanços na personalização que melhoram ainda mais esses recursos.[1,3]

Nesse sentido, o "*full cap*" é um sistema de cabelo avançado, feito sob medida e projetado para grau máximo de naturalidade e conforto. Esse produto atende pacientes com diversos tipos de alopecias que solicitam uma aparência mais realista, com próteses cranianas praticamente indetectáveis.[1,3]

Uma característica desse sistema é a diminuição da densidade do cabelo na prótese, o que permite que algum couro cabeludo fique evidente entre as fibras capilares. Isso pode ser atribuído a uma base de película muito fina, na qual os cabelos são "injetados" sem a confecção de nós – enquanto em uma peruca convencional, os nós são necessários, bem como uma densidade espessa para escondê-los, gerando aspecto mais grosseiro e não natural.[1,3]

Em termos de conforto, essas bases respiráveis finas são muito confortáveis de serem usadas e mimetizam uma segunda pele no couro cabeludo, de modo que, ao tocar a cabeça, não parece ter uma prótese craniana acoplada. O paciente sente que o sistema capilar se torna parte dele e não algo que está usando, como uma peruca.[1,3]

A determinação do tipo de material de base depende principalmente das necessidades específicas do usuário. O material mais utilizado hoje é o poliureta-

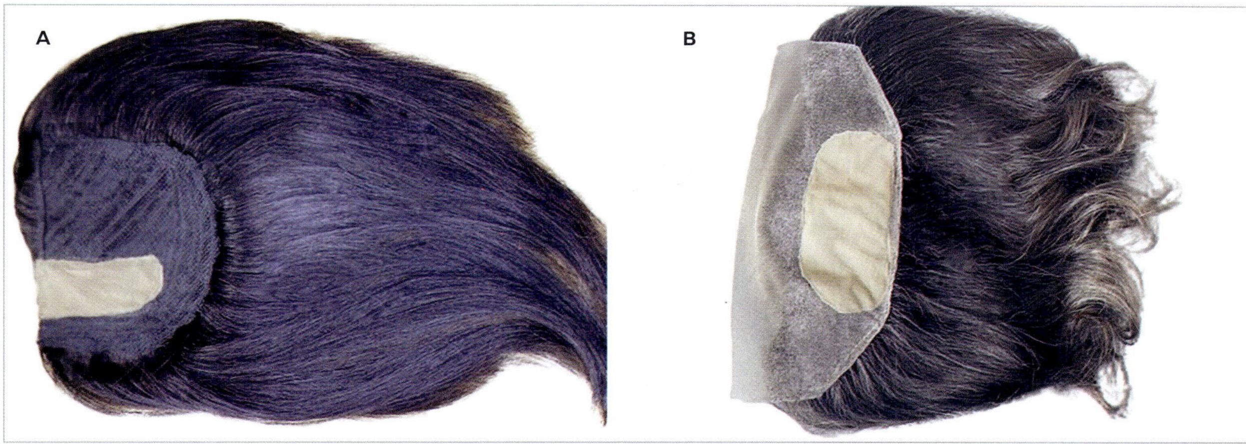

FIGURA 4 *"Hairpieces"*: (A) meia-peruca e (B) *"front lace"*.
Fonte: cortesia de Luana Barbosa Moreira, profissional protética.

no, que possui ampla gama de níveis de durabilidade e pode ter combinações possíveis com outros materiais como seda, monofilamento e renda.[1,3]

Cobertura parcial

Sistema de cabelo parcial ("hairpiece")

Existem muitos tipos de "*hairpieces*", dependendo das necessidades do paciente e da extensão da alopecia. Eles são projetados principalmente para cobrir áreas localizadas de perda de cabelo.[1,3]

- Meia-peruca ("*demi wig*" ou "*half wig*"): uma meia-peruca é uma peruca projetada para cobrir somente o ápice do couro cabeludo, em pacientes com linha frontal preservada.[1,3]
- "*Toupée*": é um tipo de meia-peruca projetada especialmente para pacientes do sexo masculino com rarefação na coroa devido a AAG.[1,3]
- "*Front lace*": são perucas frontais que utilizam um material de renda na linha anterior do cabelo. São particularmente úteis para pacientes com AFF.[1,3]

Sistema de integração capilar

Os sistemas de integração capilar são uma opção para pacientes com perda da densidade capilar, mas não com áreas de alopecia extensas.[1,3]

Isso porque esse sistema integra o cabelo do próprio paciente com fibras capilares sintéticas ou naturais, a fim de adicionar mais densidade na área calva.[1,3]

O paciente utiliza o sistema de integração sobre a área afetada do couro cabeludo e puxa o seu cabelo ainda existente através das fenestrações da rede. A peruca pode ser fixada com segurança no couro cabeludo, permitindo uma aparência natural.[1,3]

EXTENSÕES DE CABELO

As extensões são tiras de cabelo misturadas e presas ao cabelo real do paciente.[1,3]

Elas são projetadas para adicionar mais volume ou comprimento e podem ser "clipadas", coladas ou costuradas. Sendo assim, causam tração extra nos folículos pilosos existentes, podendo levar à alopecia por tração.[1,3]

Por tipos de fixação

Algumas perucas têm tiras de velcro ou faixas ajustáveis no seu perímetro para prendê-las ao couro cabeludo. No entanto, os sistemas de cabelo mais recentes usam adesão em toda a área de fixação da base, permitindo uma fixação mais estável, o que é importante para a confiança do paciente ao usar a peruca.[1,3]

Removível

Clipes

Para um sistema de cabelo que possa ser temporariamente preso e removido, o uso de grampos ou clipes é o mais adequado. A grande vantagem de usar esse método é a facilidade em manter um tratamento medicamentoso tópico, pela praticidade em remover a peruca. Já a desvantagem é a possibilidade de alopecia por tração ou quebra do cabelo pelo uso dos clipes.[1,3]

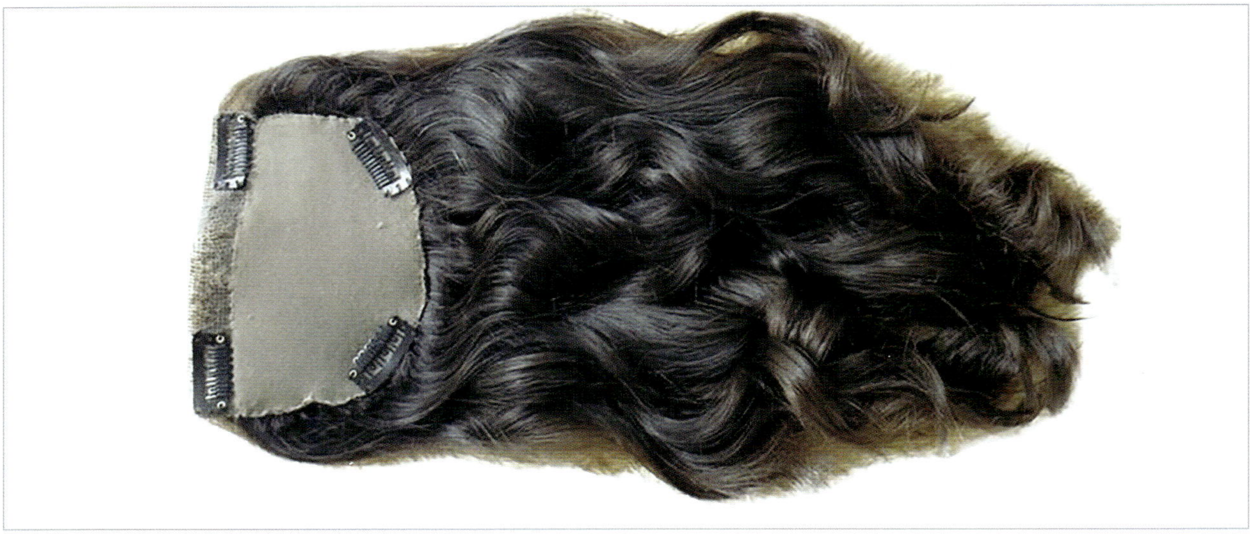

FIGURA 5 Presença de clipes para fixação da prótese.
Fonte: cortesia de Luana Barbosa Moreira, profissional protética.

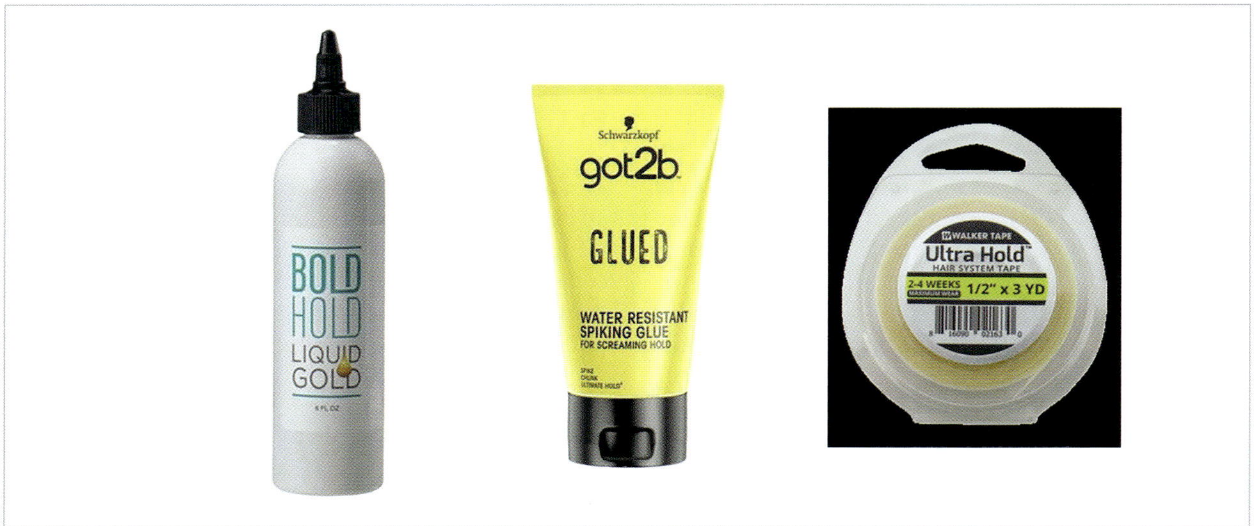

FIGURA 6 Exemplos de colas e fita adesiva.

Fixo

Colas ou fitas adesivas

Esse método é indicado para aquelas pessoas que necessitam que suas próteses cranianas permaneçam aderidas por mais tempo. Colas ou fitas adesivas são usadas para fixar perucas a serem usadas continuamente durante o sono, banho e prática de esportes.[1,3]

A cola adesiva geralmente usada para prender perucas e postiços é uma mistura de cianoacrilato, hidroquinona, polimetilmetacrilato e vestígios de ácido sulfônico orgânico. Esses tipos de adesivos podem durar até 30 dias.[1,3]

A colagem e a bandagem podem causar dermatite de contato, principalmente por adesivos que contêm cianoacrilato. Embora as reações às colas não sejam consideradas comuns, o uso mais generalizado desses produtos provavelmente está associado a um aumento na incidência de reações positivas nos testes.[1,3]

Para pacientes com suspeita de alergia a colas, o teste de contato com alérgenos específicos é indicado. Outros possíveis efeitos adversos do uso de cola são a queda por tração e/ou quebra do cabelo.[1,3]

Vácuo

Os tipos mais caros de perucas são as feitas sob medida com base a vácuo. A base a vácuo é feita primeiramente criando-se um molde de gesso personalizado do couro cabeludo do indivíduo. O molde é utilizado para formar uma base a vácuo de silicone ou poliuretano, processo que pode levar longos períodos para ser concluído de forma adequada. Essa prótese se ajusta perfeitamente ao couro cabeludo e não necessita de outra forma de adesivo para fixação.[1,3]

REFERÊNCIAS BIBLIOGRÁFICAS

1. Banka N, Bunagan MJ, Dubrule Y, Shapiro J. Wigs and hairpieces: Evaluating dermatologic issues. Dermatol Ther. 2012 May-Jun;25(3):260-6
2. Saed S, Ibrahim O, Bergfeld WF. Hair camouflage: A comprehensive review. Int J Womens Dermatol. 2017 Feb 16;3(1 Suppl):S75-S80.
3. Weffort F, Sales Martins S, Plata GT, Duraes CT, Melo DF. Do you know how to recommend a wig to your patient?. J Cosmet Dermatol. 2020;00:1-5.
4. Inui S, Inoue T, Itami S. Effect of wigs on perceived quality of life level in androgenetic alopecia patients. J Dermatol. 2013 Mar;40(3):223-5.
5. Raffi J, Suresh R, Agbai O. Clinical recognition and management of alopecia in women of color. Int J Womens Dermatol. 2019 Aug 22;5(5):314-9.

33

Tricoscopia na pele negra

Bruna Duque Estrada
Leonardo Spagnol Abraham
Maria Carolina Zafra

INTRODUÇÃO

A tricoscopia de pacientes com fototipos altos demonstra características únicas devido ao contraste da rede melanocítica e das unidades foliculares. Os dermatologistas devem estar cientes dos padrões distintos desse grupo, a fim de fornecer diagnóstico, acompanhamento e tratamento mais precisos para esses pacientes.

TRICOSCOPIA DO COURO CABELUDO NORMAL

O exame do couro cabeludo normal em fototipos IV, V e VI apresenta rede pigmentada perifolicular, o chamado padrão em "favo de mel" ("*honeycomb pattern*"). Do ponto de vista histológico, as linhas pigmentadas representam as cristas epidérmicas e os melanócitos localizados na região interpapilar, que fazem contraste com áreas hipopigmentadas formadas pela menor deposição de melanócitos na epiderme suprapapilar.[1] Pequenos pontos brancos em "cabeça de alfinete" (*pinpoint white dots*) (Figura 1), regularmente distribuídos entre as unidades foliculares, correspondem à abertura de glândulas écrinas.[2,3] O couro cabeludo de afrodescendentes frequentemente apresenta descamação e resíduos de cosméticos capilares.[4] É interessante ressaltar que a densidade capilar e o diâmetro das hastes são menores que em caucasianos, e as hastes têm formato mais plano e achatado.[5]

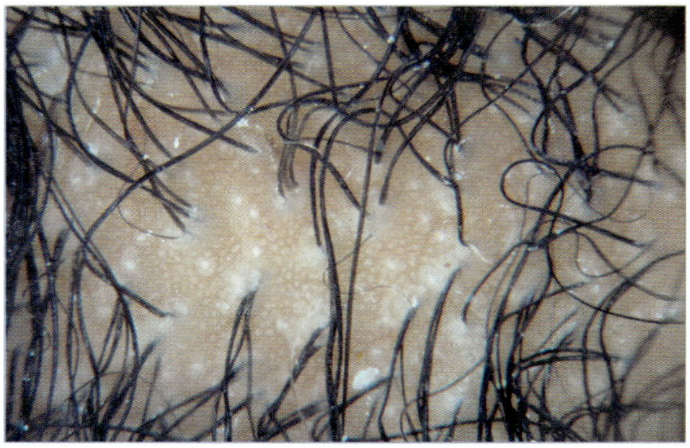

FIGURA 1 Tricoscopia do couro cabeludo normal em criança de pele negra. Notam-se rede pigmentada perifolicular (em "favo de mel") e os pequenos pontos brancos em "cabeça de alfinete" (*pinpoint white dots*), regularmente distribuídos entre as unidades foliculares.

ALOPECIA ANDROGENÉTICA (AAG)

Na alopecia androgenética, conforme a miniaturização folicular avança, a rede pigmentada torna-se mais proeminente, devido à maior fotoexposição do couro cabeludo. Os *pinpoint white dots* (Figura 2) estão regularmente distribuídos entre as unidades foliculares e podem ser confundidos com óstios foliculares miniaturizados e vazios (fase quenógena). Essa diferenciação, entretanto, só é possível com microscopia confocal.[3] Os critérios diagnósticos da AAG são os mesmos usados em caucasianos: variabilidade do diâmetro das hastes maior que 20% no campo analisado e a presença de pelos curtos e finos (0,03 mm de diâmetro) na região frontal.[6] Chiramel et al. relataram uma incidência muito baixa (6%) do sinal peripilar (halo marrom) em pacientes do norte da Índia. Esse sinal corresponde à inflamação perifolicular em pacientes caucasianos com AAG, e a baixa incidência em pacientes de pele negra deve-se, provavelmente, ao baixo contraste com o couro cabeludo pigmentado.[7,8]

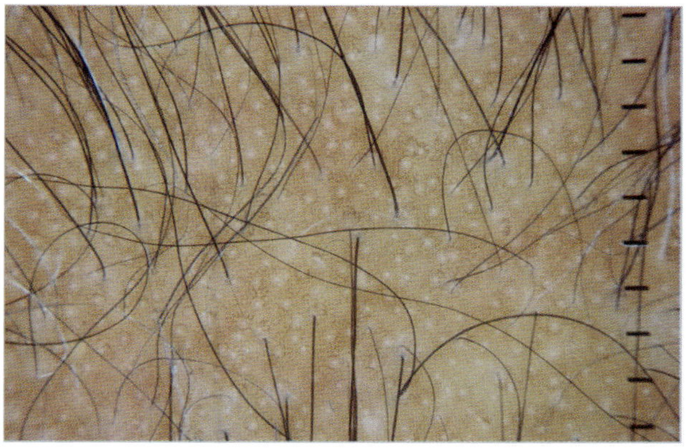

FIGURA 2 Tricoscopia de alopecia androgenética feminina. Nota-se a anisotriquia importante com acentuação da rede pigmentada em "favo de mel". É importante lembrar que pela miniaturização do folículo, os *pinpoint white dots* podem ser confundidos com os óstios foliculares miniaturizados e vazios.

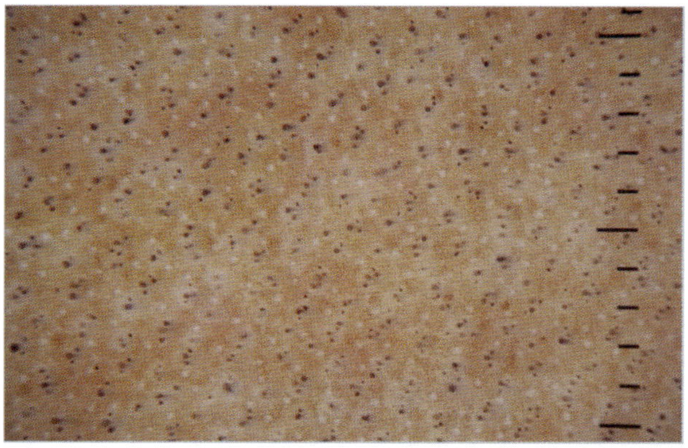

FIGURA 3 Tricoscopia de alopecia areata universal em tratamento com antralina. É possível notar a acentuação da rede em "favo de mel" e que os óstios foliculares vazios da alopecia areata estão preenchidos com a antralina, enquanto os *pinpoint white dots* não foram pigmentados.

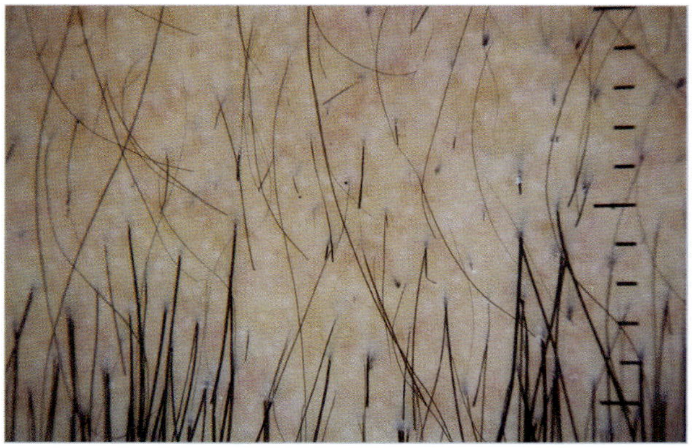

FIGURA 4 Tricoscopia de uma placa de alopecia areata. Notam-se os sinais tricoscópicos clássicos encontrados na alopecia areata: pelos em ponto de exclamação, pontos pretos, muitos pelos velus e alguns pelos quebrados, porém é difícil observar os pontos amarelos.

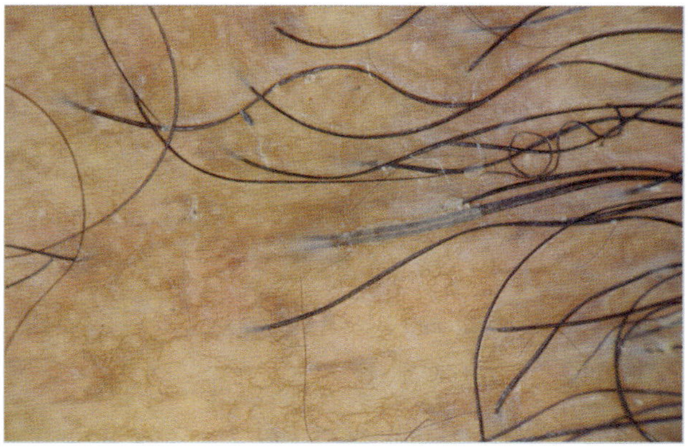

FIGURA 5 Tricoscopia da alopecia por tração aguda. Nota-se "*hair cast*" clássico, com escama cilíndrica exuberante, além de discreto eritema perifolicular e alguns pontos pretos (cabelos quebrados pela tração).

ALOPECIA AREATA

A rede pigmentada em "favo de mel" está presente tanto nas placas de alopecia areata como nas regiões não afetadas.[9] Os pontos amarelos, que representam óstios foliculares vazios, são pouco visualizados. Nesse caso, óstios vazios são, em sua maioria, brancos ao invés de amarelos.[8,9] Pelos distróficos, pelos em ponto de exclamação, pelos quebrados e pontos pretos são as características mais importantes para o diagnóstico em pacientes afrodescendentes.[9-11]

ALOPECIA POR TRAÇÃO

Muitos pacientes afro-americanos têm história de tração capilar pelo uso de penteados, bandas elásticas, tranças ou extensões capilares. É mais frequente na orla anterior do couro cabeludo, mas pode afetar qualquer região a depender do estilo do penteado. Na tricoscopia, o estágio inicial – não cicatricial – apresenta-se com redução da densidade capilar, eritema perifolicular e foliculite, com pápulas e pústulas. A presença de "*hair casts*" – descamação cilíndrica que envolve a haste – na periferia das placas de alopecia indica inflamação por tração aguda. Pelos fraturados e pontos pretos também podem estar presentes (Figura 5). Clinicamente, podemos observar o "sinal da franja", caracterizado por uma faixa de pelos finos e curtos localizados anteriormente à placa de alopecia, na linha de implantação capilar. Se a tração for muito intensa, ou mantida por longos períodos, alopecia cicatricial pode se desenvolver, caracterizada por áreas brancas que representam fibrose.[6,12,13]

ALOPECIA CICATRICIAL CENTRAL CENTRÍFUGA (ACCC)

A alopecia cicatricial central centrífuga é uma alopecia cicatricial predominante em mulheres afrodescendentes, que, em sua maioria, se inicia no vértex e progride de forma centrífuga no couro cabeludo. Recentemente, uma forma de ACCC em placas também foi descrita.[14] Na tricoscopia, o sinal mais característico é o halo peripilar branco-acinzentado, que representa a fibrose lamelar em torno da região do istmo folicular. A rede pigmentada está preservada, mas os pontos brancos em cabeça de alfinete distribuem-se de forma irregular, representando a fibrose folicular e a mudança na arquitetura dérmica. Manchas acastanhadas semelhantes a asteriscos podem estar presentes em até 24% dos casos.[15] Em fases iniciais, há eritema e descamação perifolicular, pontos pretos e pelos fraturados, que representam atividade de doença.[15]

LÍQUEN PLANO PILAR (LPP) E ALOPECIA FIBROSANTE FRONTAL (AFF)

Em pacientes de pele negra, o líquen plano pilar clássico apresenta com regularidade rede pigmentada e pontos brancos em cabeça de alfinete, uma vez que não há destruição da junção dermoepidérmica interfolicular e a fibrose é, predominantemente, perifolicular. Esse aspecto é descrito como padrão "em céu estrelado".[2] Os sinais típicos de atividade inflamatória são eritema e descamação perifolicular, além de pelos distróficos, como *pilli torti*.[6,16-19] A descamação perifolicular pode ser intensa e formar um cilindro em torno da haste: os "*haircasts*". A dermatite de interface perifolicular resulta em incontinência pigmentar, vista como pontos azul-acinzentados, os "*blue gray dots*", com um "padrão em alvo" em torno dos óstios foliculares.[17] Com a evolução do processo, ocorrem fibrose perifolicular e alopecia cicatricial. A fibrose perifolicular precoce aproxima as hastes foliculares, formando unidades foliculares dispostas em pequenos tufos de até seis hastes – os "*small tufts*" – e ocorre principalmente em regiões de maior densidade folicular, ou na periferia das placas de alopecia. Com a evolução do processo cicatricial, há perda definitiva dos óstios foliculares, representada pelas áreas brancas cicatriciais ("*white patches*").

A alopecia fibrosante frontal é a variante clínica mais comum do LPP.[20] Além do acometimento da linha de implantação, das sobrancelhas, pelos da face e corpo, em fototipos altos, a AFF apresenta algumas peculiaridades. Além da tricoscopia clássica de perda de velus, descamação e eritema perifolicular, estão presentes a rede pigmentada e os pontos brancos em cabeça de alfinete de distribuição irregular em alguns casos. Pontos pretos, *pili torti* e pelos fraturados estão ainda presentes (Figura 7). O eritema pode ser menos evidente, dando lugar a uma hiperpigmentação perifolicular.[17] Por conta da alopecia por tração ser muito comum nessa população, a AFF pode ser facilmente confundida com essa condição, especialmente quando se apresenta com pseudo "sinal da franja".[21] Nesse caso, na tricoscopia nota-se permanência de velus na linha de implantação, seguida de área de alopecia com ausência de velus, rede pigmentada, pontos brancos e áreas brancas cicatriciais na área alopécica posterior à franja. Além disso, pápulas faciais e líquen plano pigmentoso são frequentemente observados nessa população.[19,22] Na dermatoscopia, o líquen plano pigmentoso pode

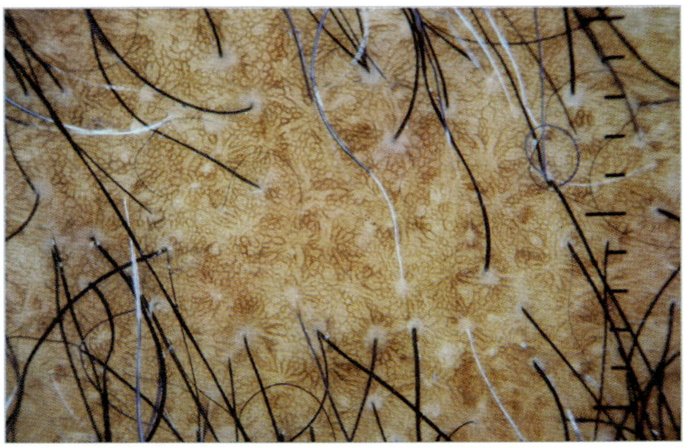

FIGURA 6 Tricoscopia da alopecia cicatricial central centrífuga. Notam-se áreas de atriquia, halo peripilar branco-acinzentado, manchas acastanhas semelhantes a asteriscos e distribuição irregular dos *pinpoint white dots*.

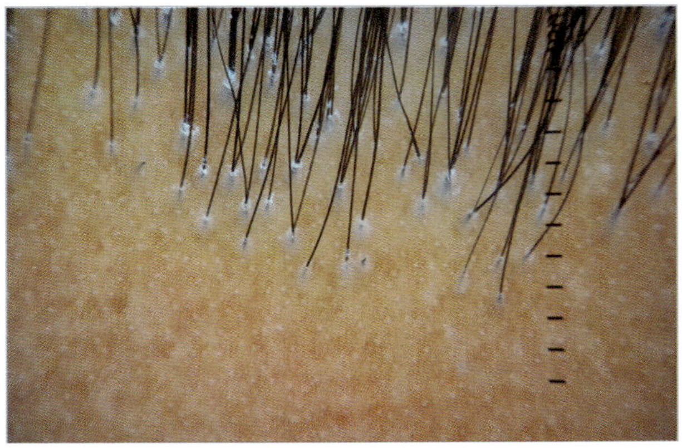

FIGURA 7 Tricoscopia de alopecia frontal fibrosante. Notam-se a característica ausência de pelos velus, descamação perifolicular, alguns pontos pretos e os *pinpoint white dots* bem definidos.

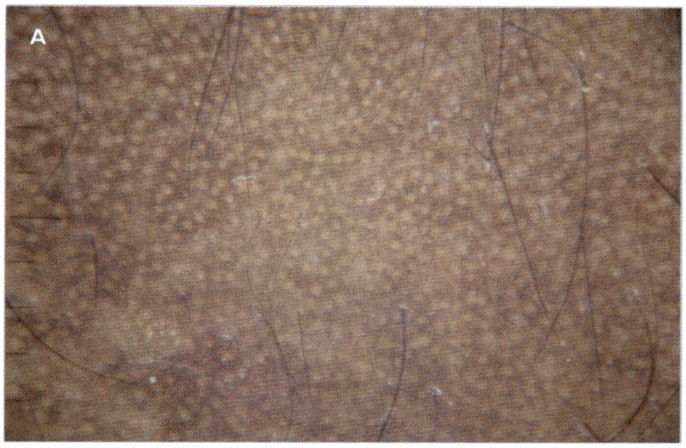

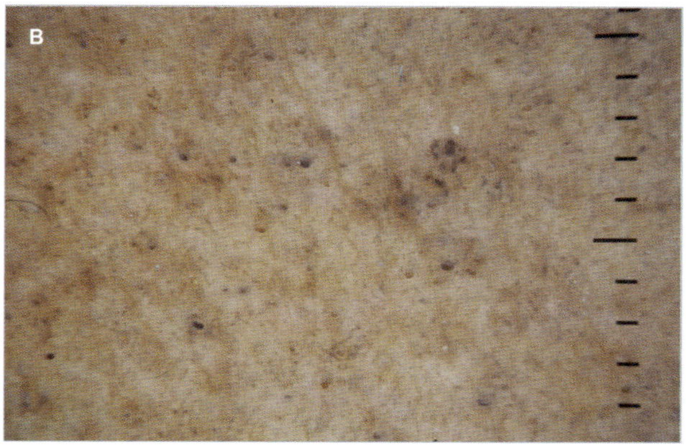

FIGURA 8 Dermatoscopia do líquen plano pigmentoso da face em (A) padrão em pseudorrede e (B) padrão pontilhado.

apresentar quatro padrões distintos: pseudorrede, padrão pontilhado, pontos cinza-azulados salpicados, pontos cinza-azulados dispostos em círculos, além da perda de pelos velus faciais, típica dessa condição.[19]

LÚPUS ERITEMATOSO DISCOIDE (LED)

No lúpus eritematoso cutâneo crônico o processo inflamatório liquenoide afeta a região peri e interfolicular e, na tricoscopia, observamos alterações epidérmicas e foliculares, o que auxilia no diagnóstico diferencial com o LPP. Dentre os achados epidérmicos, destaca-se a discromia (hiperpigmentação, hipopigmentação e acromia), além de eritema e descamação interfolicular.[17,18] Há perda do padrão de rede pigmentar em favo de mel, redução ou ausência dos pontos brancos em cabeça de alfinete e áreas brancas cicatriciais. As alterações foliculares são eritema e descamação perifolicular (que pode formar *casts*) e os *plugs* ceratósicos (rolhas córneas) característicos do LED.[16-18] Pontos azul-acinzentados estão tipicamente distribuídos de forma salpicada. Do ponto de vista vascular, pontos vermelhos, que representam óstios foliculares circundados por vasos dilatados, são menos visualizados em fototipos altos. Entretanto, quando presentes, representam doença inicial e chance de repilação.[23] Vasos tortuosos dilatados são comuns e sua presença sugere fortemente o diagnóstico de LED. Véu branco azulado foi descrito em pacientes afro-americanos com LED e representa incontinência pigmentar e melanófagos na derme, associadas a hiperceratose.[24]

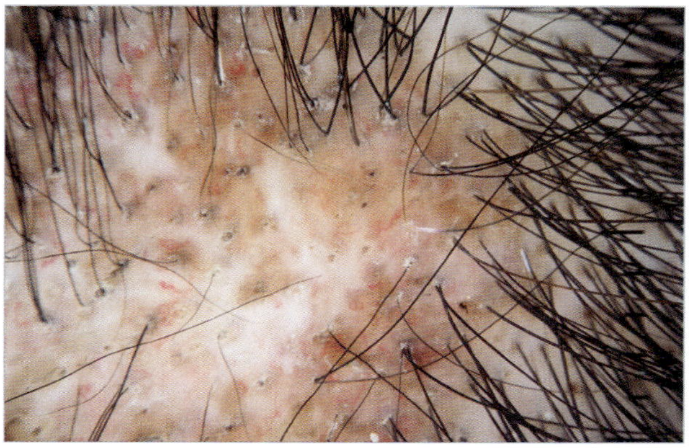

FIGURA 9 Tricoscopia do lúpus eritematoso discoide . Nota-se marcada discromia: hiperpigmentação, hipopigmentação e acromia, perda da típica rede em "favo de mel" e ausência dos *pinpoint white dots*. Os característicos *plugs* ceratósicos e vasos tortuosos dilatados também estão presentes.

FOLICULITE DECALVANTE

A tricoscopia da foliculite decalvante tipicamente mostra tufos verdadeiros, formados por seis ou mais hastes, emergindo de um único óstio folicular dilatado (politriquia) e envolto por um colarete descamativo. Es-

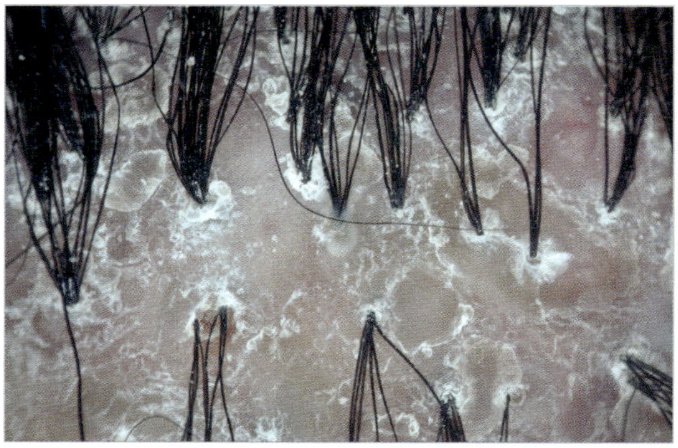

FIGURA 10 Tricoscopia da foliculite decalvante. Nota-se a típica politriquia com descamação peri e interfolicular, algumas áreas com pústulas foliculares, além da interrupção da rede em "favo de mel" e dos *pinpoint white dots* nas áreas doentes. O padrão vascular em alça, com muitos vasos dilatados ao redor do folículo, também é observado.

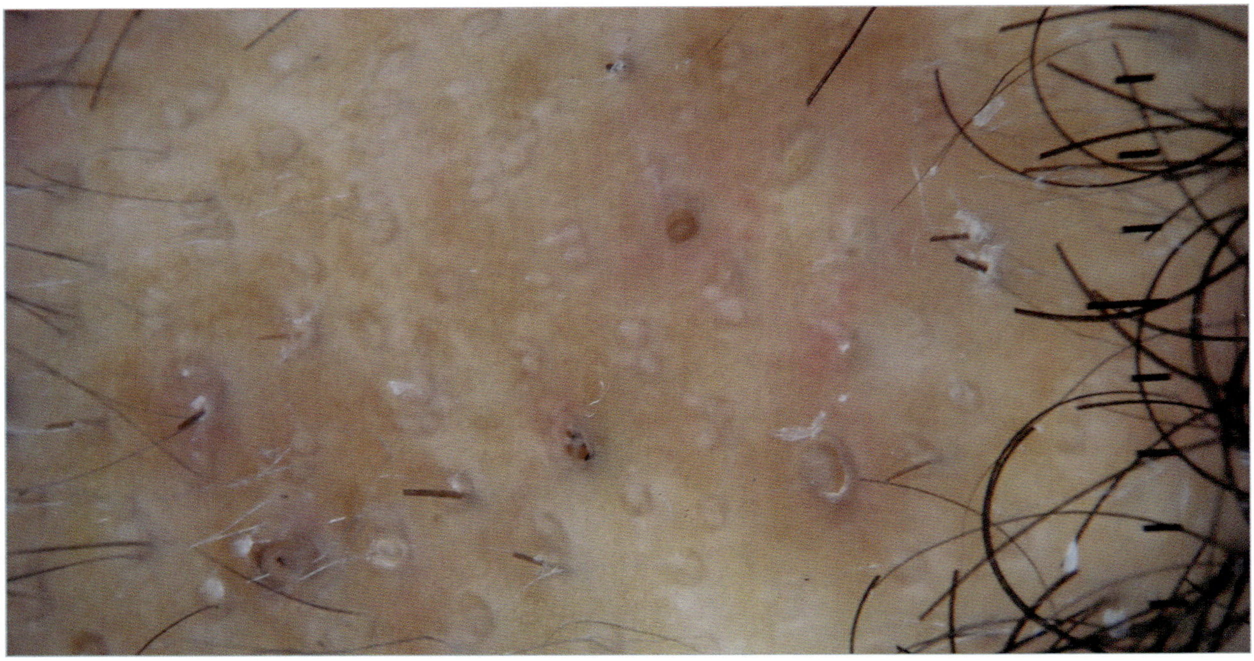

FIGURA 11 Tricoscopia da foliculite dissecante em placa de alopecia. Notam-se óstios vazios dilatados, pontos amarelos com aspecto em "bolha de sabão", fios velus na periferia, além de cabelos distróficos e discreto eritema.

ses tufos correspondem aos folículos agrupados envoltos por denso infiltrado inflamatório e fibrose concêntrica. Eritema folicular, vasos tortuosos, áreas vermelho-leitosas e áreas esbranquiçadas estão presentes, mesmo em fototipos mais altos. Pústulas foliculares e crostas amareladas tubulares ou hemorrágicas representam o infiltrado neutrofílico da doença.[25-27] Outros achados incluem interrupção da rede pigmentar e redução dos pontos brancos, além de áreas brancas cicatriciais.

FOLICULITE QUELOIDIANA DA NUCA

A foliculite queloidiana da nuca afeta principalmente homens jovens afrodescendentes e de cabelos crespos. Acredita-se que possa se iniciar com a raspagem dos cabelos curtos e crespos. A condição tem início com pápulas eritematosas na região occipital, que formam placas que enclausuram tufos de pelos em meio a tecido conjuntivo hipertrofiado, gerando reação de corpo estranho. A tricoscopia apresenta tufos, pelos encravados e descamação perifolicular. Pelos encravados devem-se à penetração transfolicular e extrafolicular da ponta da haste. Pústulas, perda de óstios foliculares e áreas brancas cicatriciais também são observadas.[28]

FOLICULITE DISSECANTE (FD)

A foliculite dissecante acomete predominantemente o vértice e a região occipital de homens jovens negros. Cursa com pápulas e pústulas que evoluem para nódulos, abscessos e, por fim, túneis fibróticos e alopecia cicatricial. Nos estágios mais precoces da doença, os achados tricoscópicos da FD podem simular aqueles encontrados na alopecia areata, com pontos pretos, pontos amarelos e pelos fraturados. Nessa fase, uma vez que o tratamento seja prontamente realizado, a repilação é possível. No estágio abscedante, a lesão torna-se nodular e flutuante. É possível observar áreas amarelas desestruturadas e pontos amarelos tridimensionais que contêm ou não pelos distróficos em seu interior. Esses pontos amarelos são grandes, com aspecto em "bolha de sabão". No estágio fibrótico, os achados são semelhantes aos encontrados nas fases finais de alopecias cicatriciais, com áreas brancas e perda das aberturas foliculares. Um achado característico são as fendas cutâneas de onde emergem hastes capilares em tufos.[29]

TINEA CAPITIS

A tricoscopia permite diagnóstico imediato e início do tratamento da *tinea capitis* antes mesmo do resultado da cultura micológica. Os agentes mais comuns no Brasil são *Microsporum canis* (parasitismo ectothrix) e *Trichophyton tonsurans* (parasitismo endothrix). Pelos em saca-rolhas são achados característicos em pacientes afrodescendentes, já que o formato tem relação com o pelo crespo africano e esse achado não foi observado

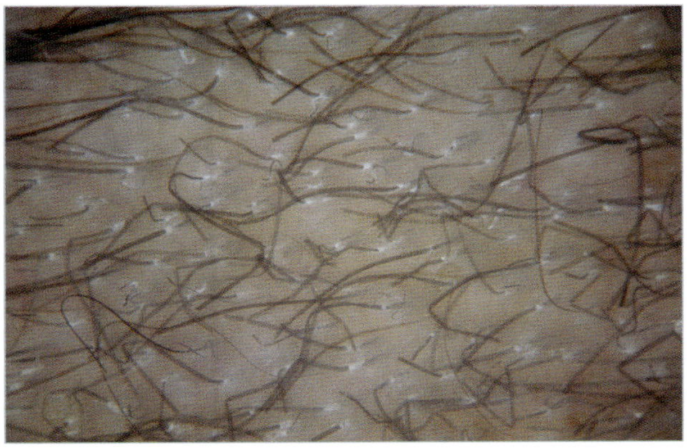

FIGURA 12 Tricoscopia da *tinea capitis* causada pelo gênero *Microsporum*. Nota-se a presença de pelos em código Morse, com bandas transversais brancas, além dos típicos pelos quebrados em diferentes direções, ou pelos em zigue-zague. Nota-se ainda descamação em todo o campo (visualização sem líquido de interface).

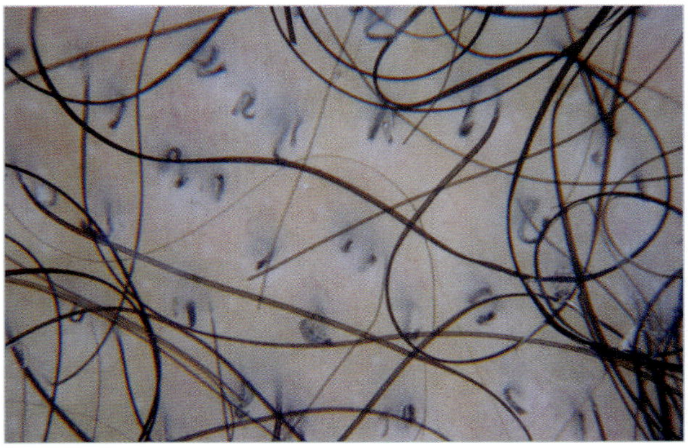

FIGURA 13 Tricoscopia da *tinea capitis* causada pelo gênero *Trichophyton*. Nota-se a prevalência dos pelos em vírgula e saca-rolhas, visualizados com líquido de interface.

em pacientes com *tinea capitis* e couro cabeludo negro de outras etnias.

Pelos em vírgula, pontos pretos, eritema e descamação estão presentes nas infecções pelas duas espécies. Pelos em código Morse e pelos em zigue-zague são mais comuns na presença do *Microsporum*, ao passo que pelos em saca-rolhas estão mais descritos nos casos em que a cultura é positiva para *Trichophyton*.

A tricoscopia é ainda uma ferramenta essencial para acompanhar a resposta ao tratamento. O desaparecimento dos pelos distróficos é marcador de boa resposta ao tratamento, e ocorre cerca de 4 semanas após início do tratamento. A descamação tende a melhorar mais lentamente, após 12 semanas de terapia.[30]

REFERÊNCIAS BIBLIOGRÁFICAS

1. Ross EK, Vincenzi C, Tosti A. Videodermoscopy in the evaluation of hair and scalp disorders. J Am Acad Dermatol. 2006;55:799-806.
2. Abraham LS, Pineiro-Maceira J, Duque-Estrada B, Barcaui CB, Sodre CT. Pinpoint white dots in the scalp: Dermoscopic and histopathological correlation. J Am Acad Dermatol. 2010;63:721-2.
3. Ardigò M, Torres F, Abraham LS, Piñeiro-Maceira J, Cameli N, Berardesca E, et al. Reflectance confocal microscopy can differentiate dermoscopic white dots of the scalp between sweat gland ducts or follicular infundibulum. Br J Dermatol. 2011;164(5):1122-4.
4. Miteva M, Tosti A. Dermatoscopy of hair shaft disorders. J Am Acad Dermatol. 2013;68:473-81.
5. Sperling LC. Hair density in African Americans. Arch Dermatol. 1999;135:656-8.
6. Yin NC, Tosti A. A systematic approach to Afro-textured hair disorders: Dermatoscopy and when to biopsy. Dermatol Clin. 2014;32:145-51.
7. Deloche C, de Lacharrière O, Misciali C, et al. Histological features of peripilar signs associated with androgenetic alopecia. Arch Dermatol Res. 2004;295(10):422-8.
8. Chiramel MJ, Sharma VK, Khandpur S, Sreenivas V. Relevance of trichoscopy in the differential diagnosis of alopecia: A cross-sectional study from North India. Indian J Dermatol Venereol Leprol. 2016;82:651-8.
9. de Moura LH, Duque-Estrada B, Abraham LS, Barcaui CB, Sodre CT. Dermoscopy findings of alopecia areata in an African-American patient. J Dermatol Case Rep. 2008;272(4):52-4.
10. Karadağ Köse Ö, Güleç AT. Clinical evaluation of alopecias using a handheld dermatoscope. J Am Acad Dermatol. 2012 Aug;67(2):206-14.
11. Inui S, Nakajima T, Nakagawa K, Itami S. Clinical significance of dermoscopy in alopecia areata: Analysis of 300 cases. Int J Dermatol. 2008;47:688-93.
12. Tosti A, Duque-Estrada B. Hair loss. In: Micali G, Lacarruba F (eds.). Dermatoscopy in clinical practice beyond pigmented lesions. London: Informa Healthcare; 2010. p.31-44.
13. Billero V, Miteva M. Traction alopecia: The root of the problem. Clin Cosmet Investig Dermatol. 2018 Apr 6;11:149-59.
14. Gomez-Zubiaur A, Saceda-Corralo D, Velez-Velázquez MD, Lario AR, Trasobares-Marugan L. Central centrifugal cicatricial alopecia following a patchy pattern: A new form of clinical presentation and a challenging diagnosis for the dermatologist. Int J Trichology. 2019 Sep-Oct;11(5):216-8.
15. Miteva M, Tosti A. Dermatoscopic features of central centrifugal cicatricial alopecia. J Am Acad Dermatol 2014;71:443-9.
16. Olszewska M, Rudnicka L, Rakowska A, Kowalska-Oledzka E, Slowinska M. Trichoscopy. Arch Dermatol 2008;144:1007.
17. Duque-Estrada B, Tamler C, Sodré CT, Barcaui CB, Pereira FB. Dermoscopy patterns of cicatricial alopecia resulting from discoid lupus erythematosus and lichen planopilaris. An Bras Dermatol. 2010;85:179-83.
18. Ankad BS, Beergouder SL, Moodalgiri VM. Lichen planopilaris versus discoid lupus erythematosus: A trichoscopic perspective. Int J Trichology. 2013;5:204-7.

19. Pirmez R, Duque-Estrada B, Donati A, et al. Clinical and dermoscopic features of lichen planus pigmentosus in 37 patients with frontal fibrosing alopecia. Br J Dermatol. 2016;175(6):1387-90.
20. Vañó-Galván S, Saceda-Corralo D, Blume-Peytavi U, et al. Frequency of the types of alopecia at twenty-two specialist hair clinics: A multicenter study. Skin Appendage Disord. 2019 Aug;5(5):309-15.
21. Pirmez R, Duque-Estrada B, Abraham LS, et al. It's not all traction: the pseudo "fringe sign" in frontal fibrosing alopecia. Br J Dermatol. 2015;173:1336-8.
22. Pirmez R, Duque-Estrada B, Barreto T, Quintella DC, Cuzzi T. Successful treatment of facial papules in frontal fibrosing alopecia with oral isotretinoin. Skin Appendage Disord. 2017;3:111-3.
23. Tosti A, Torres F, Misciali C, Vincenzi C, Starace M, Miteva M, et al. Follicular red dots: A novel dermoscopic pattern observed in scalp discoid lupus erythematosus. Arch Dermatol. 2009;145:1406-9.
24. Cervantes J, Hafeez F, Miteva M. Blue-white veil as novel dermatoscopic feature in discoid lupus erythematosus in 2 african-american patients. Skin Appendage Disord. 2017;3(4):211-4.
25. Saceda-Corralo D, Moreno-Arrones OM, Rodrigues-Barata R, et al. Trichoscopy activity scale for folliculitis decalvans. J Eur Acad Dermatol Venereol. 2020;34(2):e55-e57.
26. Uchiyama M, Harada K, Tobita R, Irisawa R, Tsuboi R. Histopathologic and dermoscopic features of 42 cases of folliculitis decalvans: A case series (Ahead of print). J Am Acad Dermatol. 2020; S0190-9622(20)30515-6.
27. Pincus LB, Price VH, McCalmont TH. The amount counts: Distinguishing neutrophil-mediated and lymphocyte-mediated cicatricial alopecia by compound follicles. J Cutan Pathol. 2011;38(1):1-4.
28. Ocampo-Garza J, Tosti A. Trichoscopy of dark scalp. Skin Appendage Disord. 2018;5(1):1-8.
29. Melo DF, Lemes LR, Pirmez R, Duque-Estrada B. Trichoscopic stages of dissecting cellulitis: A potential complementary tool to clinical assessment. An Bras Dermatol. 2020;95:514-7.
30. Waśkiel-Burnat A, Rakowska A, Sikora M, Ciechanowicz P, Olszewska M, Rudnicka L. Trichoscopy of tinea capitis: A systematic review. Dermatology and Therapy. 2020;10(1):43-52.

34
Líquen plano pilar

Katleen da Cruz Conceição
Leonardo Bianchini

INTRODUÇÃO

Líquen plano (LP) é uma condição crônica, inflamatória que pode se manifestar na pele, unhas, mucosas e também regiões extracutâneas (por exemplo, o esôfago).[1] Dessa forma, as manifestações clínicas são polimórficas, e a doença é subdividida em variantes de acordo com sua morfologia e topografia em: clássico, hipertrófico, actínico, anular, ungueal, bolhoso, penfigoide, mucoso, escleroatrófico, pilar, entre outras. Até o momento entende-se a doença como autoimune. No entanto, alguns fatores podem precipitar as lesões (como, por exemplo, neuropsicológicos, virais e metabólicos). Entretanto, a etiopatogenia ainda não se encontra completamente elucidada.[2]

O termo "líquen plano" é derivado da palavra grega *leichen*, que significa lamber ou comer em torno de si, desta forma descreve-se a característica como esta doença de pele aparece e evolui; e a palavra latina *planus*, que significa "achatado" e retrata a aparência específica desse distúrbio.[1]

O líquen plano pilar (LPP) é o protótipo da alopecia cicatricial linfocítica. O LPP é um mistério etiológico obscuro. Sabe-se que é uma forma folicular do líquen plano, uma doença rara, inflamatória mediada por linfócitos. Embora a fisiopatologia não seja clara, uma etiologia autoimune é geralmente aceita.

As mulheres são mais afetadas que os homens, e a idade típica de início é entre 40 e 60 anos. O LPP é uma alopecia cicatricial primária cujo diagnóstico é apoiado na fase inicial por achados clínicos e histopatológicos. Dentro das margens das áreas em expansão de eritema violáceo perifolicular e tampões queratóticos acuminados, a histologia pode mostrar a inflamação perifolicular liquenoide. A evidência sugerida, necessariamente circunstancial, é que o LPP, alopecia fibrosante e síndrome de Graham-Little são variantes do mesmo processo, já que as manchas sem pelos do couro cabeludo podem ser únicas ou múltiplas, podem apresentar um padrão reticular ou grandes áreas de cicatrizes. E estas condições afetam psicologicamente seus pacientes.[2]

O manejo terapêutico muitas vezes é bastante desafiador, pois as recidivas são comuns após tratamentos locais ou sistêmicos.

CARACTERÍSTICAS DOS CABELOS E SUAS TEXTURAS

As propriedades físicas e químicas de todos os tipos de cabelo humano são muito semelhantes. No entanto, existem diferenças biológicas e estruturais distintas em relação aos cabelos afro.

Estas incluem uma haste capilar elíptica ou em forma de feijão, situada excentricamente dentro do epitélio folicular que contrasta com a haste do cabelo circular ou ligeiramente oval do cabelo caucasiano; a retrocurvatura do folículo piloso (com bulbo em forma de taco de golfe) se opõe ao formato reto dos folículos caucasianos. O bulbo parece ser crucial na determinação do crespo do cabelo; isso tem se mostrado ligado a uma assimetria nos programas de diferenciação de estrutura; menor teor de umidade tem sido sugerido, embora a evidência para isso seja limitada; a formação tanto de nós complexos, que envolvem duas ou mais fibras capilares, como de nós simples; essas fibras capilares entrelaçadas são difíceis de pentear e, portanto, suscetíveis à quebra durante o penteado normal do cabelo e a taxa de crescimento do cabelo mais lenta em comparação com o cabelo caucasiano e asiático, aspecto relevante ao definir o limite quantitativo para diagnosticar alopecia em biópsias do couro cabeludo.[3]

PATOGÊNESE

Líquen plano pilar e alopecia frontal fibrosante são alopecias primárias mediadas por linfócitos, afetam homens e mulheres e apresentam-se com manchas múltiplas de alopecia cicatricial, uma área simétrica de recessão em forma de faixa na linha capilar frontotemporal, em alguns casos, crostas perifoliculares e eritema também podem se manifestar. Como na CCCA, o prurido é uma reação importante que pode ser relacionada com a doença. O "cabelo solitário", a ausência da franja (observado na AT) e a perda das sobrancelhas são indícios clínicos fundamentais para o diagnóstico de AFF e exclusão de outros diagnósticos diferenciais, por exemplo, AT.[4,5]

A patogênese da LPP é pouco compreendida, alguns autores a consideram como um distúrbio autoimune, no qual os linfócitos T destroem os antígenos foliculares e consequentemente as células-tronco do folículo piloso.

Os possíveis mediadores inflamatórios envolvidos incluem b-FGF e TGF-β. Evidências recentes apontam para um possível papel do PPAR-γ na destruição da unidade pilossebácea típica da LPP.[4,5]

Diante de avaliações criteriosas, a LPP manifesta-se como tampões queratóticos foliculares e/ou descamação perifolicular associada por eritema perifolicular com perda de cabelo subsequente e resulta-se em alopécicas irregulares. Nas fases agudas, os pacientes são acometidos por prurido, dor e sensação de queimação, diferente das alopecias cicatriciais primárias.[4,5]

Duas variantes clínicas principais também são relevantes ao estudo, além do LPP clássico, a alopecia frontal fibrosante, que se manifesta em mulheres na pós-menopausa, com uma parte progressiva de alopecia na linha do cabelo, e a síndrome de Graham-Little-Piccardi-Lasseur, que caracteriza-se pela tríade de alopecia cicatricial irregular do couro cabeludo, alopecia não cicatricial das axilas/região púbica e pápulas foliculares espinhosas do tronco/membros.[4,5]

A LPP ainda apresenta um padrão semelhante ao FPHL. Inicialmente pensava-se que a FFA atingia principalmente mulheres brancas na pós-menopausa, no entanto, inúmeros relatórios recentes elucidam sua presença em mulheres na pré-menopausa de ascendência africana.

A histopatologia mostra perda de folículos anágenos terminais, aumento do número de tratos fibrosos, perda de glândulas sebáceas, fibrose perifolicular (estágios avançados), além de alterações na interface liquenoide afetando o epitélio folicular (principalmente entre o istmo e o infundíbulo). Em casos avançados, o infiltrado "recua" do folículo, evidenciando uma fibrose perifolicular mixoide. O infiltrado localiza-se na derme periadventicial e diferencia-se do LPP do LECC, em que há extravasamento para a derme reticular. Pode ou não haver um infiltrado liquenoide em banda associado envolvendo a junção dermoepidérmica. A imunofluorescência direta mostra tipicamente uma deposição "desalinhada" ou linear de fibrinogênio ao redor das zonas da membrana basal das áreas afetadas. Distinguir os achados histopatológicos dos estágios avançados de CCCA e LPP pode se tornar dificultoso devido ao caminho comum compartilhado por todas as alopecias cicatriciais em "estágio final".[5,13]

AVALIAÇÃO CLÍNICA

Algumas prioridades são elementares na avaliação de mulheres afrodescendentes que apresentam alterações no couro cabeludo e no cabelo.

Primeiramente, pode haver mais de um diagnóstico em relação ao distúrbio, ou seja, CCCA e dermatite seborreica ou CCCA e AT. Deve-se avaliar que a cicatrização nem sempre pode ser apreciada clinicamente.

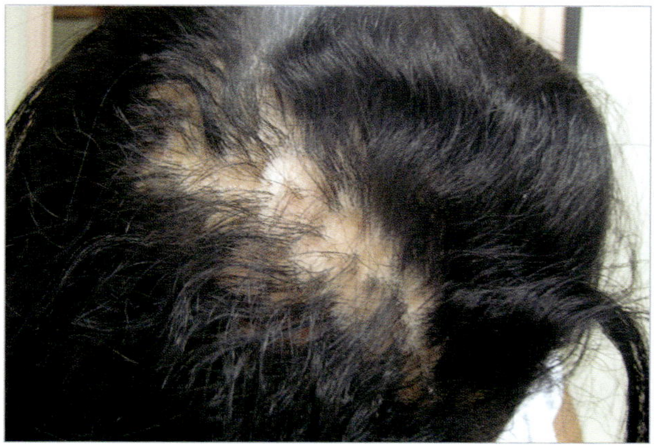

FIGURA 1 Líquen plano pilar.
Fonte: acervo da Dra. Katleen da Cruz Conceição.

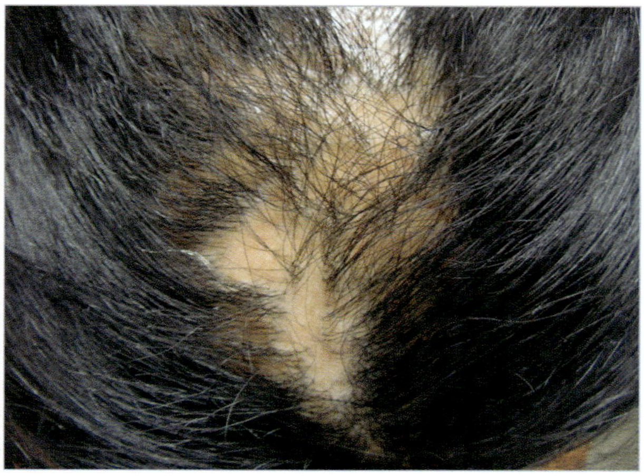

FIGURA 2 Líquen plano pilar.
Fonte: acervo da Dra. Katleen da Cruz Conceição.

Desta forma, aconselha-se um baixo limiar para a realização de biópsias de couro cabeludo e quando estas forem necessárias, devem ser relatadas por um patologista, especialista em dermatopatologia.

Além do histórico padrão dos casos de alopecia, faz-se essencial realizar perguntas pertinentes e específicas sobre as práticas de cuidados com o cabelo pelo paciente.[5,6]

Exame

O exame do couro cabeludo deve ser realizado com boa iluminação e deve incluir o exame físico completo do resto do tegumento, incluindo pele, unhas e mucosas. O exame do couro cabeludo deve incluir três etapas principais:

1. Inspeção minuciosa do couro cabeludo: pistas para ajudar a distinguir a perda de cabelo cicatricial da não cicatricial incluem a presença ou ausência de orifícios foliculares, tufos e alterações de textura.
2. Outros sinais clínicos úteis incluem eritema perifolicular, descamação, crostas, pústulas, despigmentação e atrofia. As áreas de alopecia devem ser quantificadas usando instrumentos validados, incluindo a *Central Scalp Alopecia Photographic Scale* e o *Marginal Traction Alopecia Severity Score*.
3. Biópsias do couro cabeludo podem ser usadas para confirmar o diagnóstico, além do exame das hastes capilares para avaliação do grau de quebra e envelhecimento do cabelo.

Torna-se fundamental que exames complementares sejam realizados para a anamnese e o exame clínico de rotina.[4,13]

INVESTIGAÇÕES

Outras investigações a serem consideradas incluem exames de sangue quando indicado e raspagens do couro cabeludo ao considerar infecções fúngicas no couro cabeludo. Há evidências inconclusivas para apoiar o uso de múltiplos exames de sangue genéricos no cenário de alopecia. É nossa opinião que a necessidade de exames de sangue deve ser guiada pelos achados clínicos. A biópsia do couro cabeludo é uma ferramenta auxiliar inestimável para a avaliação da alopecia; no entanto, deve ser realizada adequadamente para otimizar os resultados.

Biópsia de pele

Devido às semelhanças clínicas do plano pilar com outras alopecias, como o lúpus eritematoso discoide, uma biópsia de pele é essencial para o diagnóstico.[4,6]

TABELA 1 Índice de atividade do líquen plano pilar: pontos fortes e limitações

Pontos fortes	Limitações
Registra vários sinais e sintomas	Com base na impressão subjetiva do paciente e do médico
Fornece uma pontuação numérica geral para a atividade da doença	Diferença entre remissão clínica e histológica
Fácil de usar em estudos comparativos	Na prática clínica, é difícil atingir valores-limite predeterminados

Fonte: Naeini, 2021.[6]

A avaliação dos cortes verticais e horizontais é o melhor método para o diagnóstico histopatológico. Os achados patológicos variam em diferentes estágios da doença, desde infiltração linfocítica perifolicular, apoptose de queratinócitos e hiperplasia epidérmica reativa (estágio inicial) até oclusão folicular e perda de glândulas sebáceas com fibrose precoce (doença completa) e finalmente infiltração linfocítica mínima e perda de cabelo, volume dos folículos pilosos e músculos *arrector pili* (fase tardia).[7]

Na fase ativa da doença, o achado mais importante é o infiltrado perifolicular denso com queratinócitos necróticos. Por outro lado, o desaparecimento dos infiltrados perifoliculares e o aparecimento de fibrose são sinais de remissão da doença.[4,6]

Índice de atividade do líquen plano pilar

Em 2010, Chiang implementou um índice padronizado que registrou dados clínicos para cada visita de seus pacientes. Esse índice, denominado índice de atividade do líquen plano pilar, consistia nos sintomas do paciente (dor, coceira e queimação), sinais (vermelhidão e descamação do couro cabeludo), teste de retenção anágena e presença ou ausência de órbita. O sistema numérico facilitou a análise estatística em um estudo de tratamento comparativo, mas o índice de atividade do líquen plano pilar tem algumas desvantagens.[8] Na Tabela 1 pode-se observar os pontos fortes e as limitações do índice de atividade do líquen plano pilar.

Fotografia

A fotografia é outra ferramenta de avaliação não invasiva que pode ser usada para avaliar a resposta de pacientes com líquen plano pilar. Um dos métodos de imagem mais populares é o método de Canfield.

Nesse método, as mudanças no número de fios de cabelo na área indicada são medidas antes e depois do tratamento. Como o método é baseado em sinais objetivos (quantidade de cabelo), pode ser confiável e prático em ensaios clínicos.[6,11]

Dermatoscopia

A dermatoscopia do couro cabeludo (tricoscopia) foi recentemente usada para diagnosticar a perda de cabelo e monitorar o tratamento.

Descamação perifolicular e bloqueios foliculares ceratóticos são observados na doença ativa, e grandes manchas brancas irregulares, com pele pálida hiperlisa foram relatadas nos estágios tardios e fibróticos.

A seleção correta dos locais de biópsia é outra questão importante no diagnóstico de alopecia cicatricial (por exemplo, líquen plano pilar). Além disso, a aplicação de intervenções como mesoterapia ou corticosteroides intralesionais pode ser mais direcionada se áreas inflamatórias ativas puderem ser identificadas por dermatoscopia.[5,6]

A dermatoscopia pode detectar pequenas alterações não visíveis a olho nu, como estruturas subepidérmicas. Pode ser útil distinguir o líquen plano pilar de outras alopecias cicatriciais, como o lúpus eritematoso discoide.[5,6]

Na dermatoscopia de um paciente com líquen plano pilar crônico, são observadas características específicas que auxiliam no diagnóstico diferencial. Diferentemente da alopecia areata, o líquen plano pilar geralmente não apresenta pontos amarelos, o que facilita a distinção entre essas condições.[14] Além disso, é comum a presença de áreas com ausência de cabelos, onde os folículos pilosos parecem vazios, frequentemente associados a sinais de fibrose.[15]

Microscopia confocal de refletância

Pode ser usada para demonstrar o grau de infiltrados inflamatórios em doenças do couro cabeludo e para monitorar a resposta à terapia. No entanto, ainda há a necessidade de mais estudos para delinear o real papel e a eficácia da microscopia confocal de reflectância para monitorar pacientes com líquen plano pilar.[6]

TRATAMENTO

O tratamento de LPP e FFA tem por objetivo prevenir o avanço da área de alopecia cicatricial e minimizar os sintomas. A terapêutica adequa-se à idade do paciente, à lesão clínica, ao estágio da doença, à presença dos sintomas, comorbidades e inflamação histopatológica.[5,12]

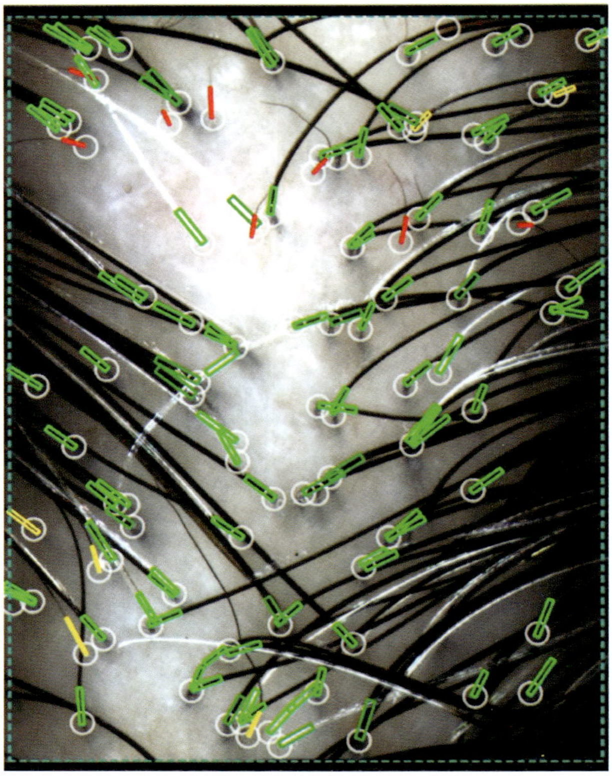

FIGURA 3 Equipamento: HairMetrix by Canfield Scientific.
Fonte: acervo do Dr. Leonardo Bianchini.

Ainda não é evidente a opinião de especialistas, estudos e pesquisas controladas. Não existem diretrizes substanciais para o tratamento específico de LPP e FFA.[8] No entanto, existem protocolos de considerados elementares, como aponta a Tabela 2.

Em nossa prática clínica, o uso *off label* do tofacitinibe tem demonstrado eficácia significativa no tratamento do líquen plano pilar. A dose diária para essa condição específica varia geralmente entre 5 mg a 10 mg por dia, conforme a resposta individual do paciente. Antes de iniciar a prescrição desse medicamento, é crucial descartar qualquer história prévia de trombose e tuberculose latente devido ao seu perfil de segurança. Tofacitinibe é geralmente bem tolerado pelos pacientes, apresentando resultados promissores e consistentes na melhoria dos quadros clínicos de líquen plano pilar.

Tofacitinibe é um inibidor da Janus Quinase (JAK), atuando sobre as vias de sinalização que medeiam a resposta inflamatória e imunológica, sendo eficaz em condições autoimunes. Estudos clínicos têm mostrado que tofacitinibe pode induzir remissão significativa em diversas doenças autoimunes dermatológicas, além do líquen plano pilar. No entanto, é importante monitorar o paciente para possíveis efeitos adversos, como infecções e alterações hematológicas. Recomenda-se a realização de exames laboratoriais periódicos, incluindo hemogra-

TABELA 2 Tratamento sugerido do líquen plano pilar (LPP)

LLP	Tratamentos sugeridos
Lesões de extensão limitadas	▪ Corticosteroides intralesionais e tópicos ▪ Acetonido de triancinolona 10 mg/mL, totalizando 2 mL, a cada 4 a 6 semanas
Caso extensos	▪ Corticosteroides tópicos de alta potência podem ser usados em conjunto com a terapia intralesional ▪ Loção ou creme de propionato de clobetasol, até duas vezes ao dia ▪ Prednisona na dose de 1 mg/kg/dia pode ser administrada com ajuste de dose após um mês ▪ Metotrexato, ponte para o efeito de medicamentos de maior duração
Casos mais extensos	▪ Hidroxicloroquina (400 mg por dia) *versus* metotrexato (15 mg semanalmente) administrado por seis meses ▪ Imunomoduladores: ciclosporina, 3-5 mg/kg/dia; micofenolato de mofetil, 500 mg duas vezes ao dia; e metotrexato oral, 15 mg/semana
Casos mais extensos	▪ Retinoides sistêmicos ▪ Tetraciclinas ▪ Talidomida ▪ Dapsona ▪ Pioglitazona ▪ Inibidores tópicos de calcineurina, griseofulvina
Generalizado e erosivo	▪ Isotretinoína ▪ Acitretina oral
Clássica	▪ Ciclosporina ▪ Metotrexato ▪ Micofenolato de mofetil ▪ Prednisolona ▪ Corticoide intralesional ▪ Hidroxicloroquina

Fonte: autoria própria.

ma completo, enzimas hepáticas e testes de função renal, para garantir a segurança do tratamento a longo prazo. Deve-se ter cautela ao associar tofacitinibe com outros medicamentos imunossupressores devido ao risco aumentado de infecções graves.

Pacientes com histórico de infecções recorrentes ou crônicas, bem como aqueles com comorbidades significativas, devem ser avaliados com rigor antes de iniciar o tratamento com tofacitinibe. O uso de tofacitinibe em populações especiais, como idosos, gestantes e lactantes, deve ser cuidadosamente ponderado, considerando a relação risco-benefício. Monitoramentos regulares são recomendados para avaliar eventuais efeitos adversos e ajustar a dosagem conforme necessário, garantindo um tratamento seguro e eficaz.

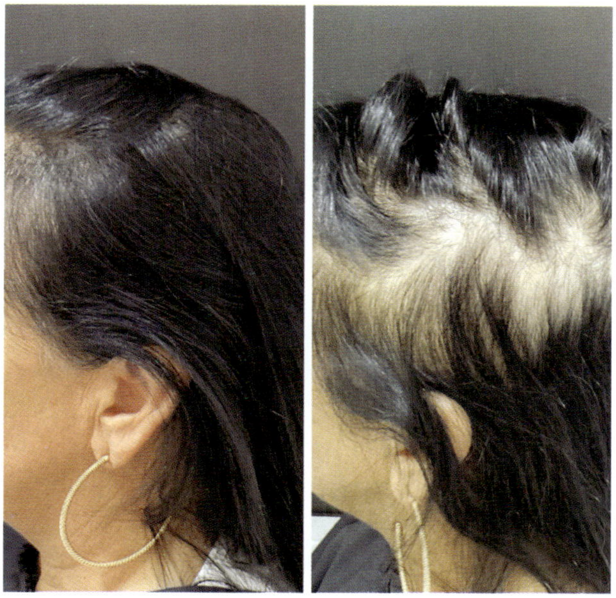

FIGURA 4 Paciente com 60 dias de uso do tofacitinibe.
Fonte: acervo do Dr. Leonardo Bianchini.

CONCLUSÃO

Por tudo que foi discutido, fica óbvio que o líquen plano é uma doença crônica que ainda exige muita pesquisa. Por ser uma condição crônica, inflamatória de regiões cutâneas e extracutâneas, gera transtorno físico e psicológico ao paciente e não é suficientemente elucidada, tornando imperiosa sua ampla divulgação e estudo.

Que esteja claro que tal distúrbio é extremamente doloroso e sua terapêutica é incerta, o que nos responsabiliza a um estudo e pesquisa específicos para o alento dos pacientes acometidos pela doença.

A elucidação da fisiopatologia da doença faz-se extremamente necessária para um diagnóstico preciso e específico para que sua terapêutica seja assertiva e não cause recidivas.

Este capítulo propõe o conhecimento do LPP, suas variantes, como se manifesta e diagnostica, possíveis tratamentos e a necessidade de estudos e pesquisas aprofundados para que se encontrem respostas claras e objetivas que tragam ao paciente uma melhor qualidade de vida.

REFERÊNCIAS BIBLIOGRÁFICAS

1. Ioannides D. et al. European S1 guidelines on the management of lichen planus: A cooperation of the European Dermatology Forum with the European Academy of Dermatology and Venereology. Journal of the European Academy of Dermatology and Venereology. 2020;34(7):1403-14.
2. Weston G, Payette M. Update on lichen planus and its clinical variants. Int J Womens Dermatol. 2015 Sep 16;1(3):140-9.
3. Lora-Barraza L, Gómez-Parra MB, da Cruz-Conceição K. Cuidados del cabello afroamericano. Revista de la Asociación Colombiana de Dermatología y Cirugía Dermatológica. 2021;29(4):269-81.
4. Silpa-Archa N, et al. Postinflammatory hyperpigmentation: A comprehensive overview: Epidemiology, pathogenesis, clinical presentation, and noninvasive assessment technique. Journal of the American Academy of Dermatology. 2017;77(4):591-605.
5. Fechine COC. Líquen plano pilar e alopecia frontal fibrosante: Correlação dos achados clínicos e dermatoscópicos com o grau de inflamação do exame histopatológico. Tese de Doutorado. São Paulo: Universidade de São Paulo; 2022.
6. Naeini FF, et al. Lichen planopilaris: a review of evaluation methods. Indian Journal of Dermatology, Venereology and Leprology. 2021;87(3):442-5.
7. Kang H, et al. Líquen plano pilar. Terapia Dermatológica. 2008;21(4):249-56.
8. Chiang C, Sah D, Cho BK, Ochoa BE, Price VH. Hydroxychloroquine and lichen planopilaris: Efficacy and introduction of Lichen Planopilaris Activity Index scoring system. J Am Acad Dermatol. 2010 Mar;62(3):387-92.
9. Babahosseini H, et al. Lichen planopilaris: Retrospective study on the characteristics and treatment of 291 patients. Journal of Dermatological Treatment. 2019;30(6):598-604.
10. Lachgar S, et al. Efeitos inibitórios do bFGF, VEGF e minoxidil sobre a síntese de colágeno por cultura de células da papila dérmica ciliar. Arquivos de Pesquisa Dermatológica. 1996;288:469-73.
11. Gerkowicz A, et al. Application of superluminescent diodes (sLED) in the treatment of scarring alopecia – A pilot study. Photodiagnosis and Photodynamic Therapy. 2019;28:195-200.
12. Fonda-Pascual P, et al. Effectiveness of low-level laser therapy in lichen planopilaris. Journal of the American Academy of Dermatology. 2018;78(5):1020-3.
13. Tziotzios C, et al. Lichen planus and lichenoid dermatoses: clinical overview and molecular basis. Journal of the American Academy of Dermatology. 2018;79(5):789-804.
14. Miteva M, Tosti A. Dermatoscopy of hair shaft disorders. Journal of the American Academy of Dermatology. 2011;64(2):364-74.
15. Errichetti E, Stinco G. (2015). Dermatoscopy of scalp disorders in children. Clinical and Experimental Dermatology. 2015;40(3):246-7.

Seção 5

Onicologia

35

Melanoníquia racial

Andreia Pizarro Leverone
Renata Brandão Villa Verde

INTRODUÇÃO

O termo melanoníquia estriada ou longitudinal é utilizado para denominar qualquer hipercromia linear de coloração amarronzada ou enegrecida da placa e/ou leito ungueal. Sua origem pode ser neoplásica ou não neoplásica. As causas são variadas e existe grande dificuldade em distingui-las apenas pela história ou exame físico. Pode afetar uma ou várias unhas.[1]

A melanoníquia racial é uma das causas benignas de melanoníquia estriada.

EPIDEMIOLOGIA

A melanoníquia racial é bastante comum em pessoas de fototipos elevados, com maior prevalência em indivíduos de fototipos IV, V e VI. Em pessoas do leste asiático, estima-se que afete de 10% a 20% da população. Entre os norte-americanos negros, 77% daqueles em torno de 20 anos de idade podem ser afetados e aproximadamente todos os indivíduos em torno de 50 anos. Em crianças, a melanoníquia é incomum, mesmo nos fototipos altos de pele.[2-4]

ETIOPATOGENIA

A melanoníquia estriada se origina mais comumente na matriz ungueal distal, pois apenas essa parte contém melanócitos ativos, dendríticos e mais numerosos. Esses melanócitos podem ser divididos em três grupos: um compartimento proximal e dois compartimentos distais. Os melanócitos da matriz proximal são L-DOPA negativos, contendo muito pouca tirosinase.[1]

Os melanócitos da matriz ungueal normalmente estão quiescentes, porém podem sofrer ativação com ou sem proliferação celular com produção de pigmentação na placa ungueal.[5] A etiologia das melanoníquias pode ser dividida em ativação melanocítica e hiperplasia melanocítica. Na hipermelanose (ativação melanocítica) observa-se aumento da melanina na camada basal, sem proliferação melanocítica e com ou sem melanófagos na derme papilar. Esse tipo de alteração é visto nas melanoníquias de origem racial, decorrentes do uso de medicações que induzem pigmentação (por exemplo, antimaláricos, tetraciclinas, zidovudina) ou pós-inflamatórias.[1]

QUADRO CLÍNICO E DIAGNÓSTICO

A melanoníquia racial afeta principalmente os primeiros dedos da mão, além de locais de trauma como o hálux. O envolvimento de múltiplos dígitos também é comumente encontrado e a largura da melanoníquia pode aumentar com a idade.[2,3] A maioria das lesões tem anos de evolução e história familiar positiva.[6]

Clinicamente se apresenta por uma faixa longitudinal pigmentada na placa ungueal. A dermatoscopia é muito utilizada para auxiliar no exame clínico, pois de acordo com a cor visualizada pode-se compreender a origem da lesão. A dermatoscopia para avaliação da coloração da lesão ungueal deve ser feita preferencialmente com gel de interface.[7] A hipermelanose que ocorre na melanoníquia racial é devida à ativação dos melanócitos na matriz distal; a pigmentação se expande apenas através da porção profunda da lâmina ungueal, usualmente apresentando coloração acinzentada. Entretanto, a cor observada na dermatoscopia depende da espessura da placa ungueal devido ao efeito Tyndall.[6] Inicialmente, os trabalhos de dermatoscopia foram feitos em populações de fototipos baixos, caracterizando a melanoníquia racial como uma faixa longitudinal regular, paralela, cinza sobre um fundo

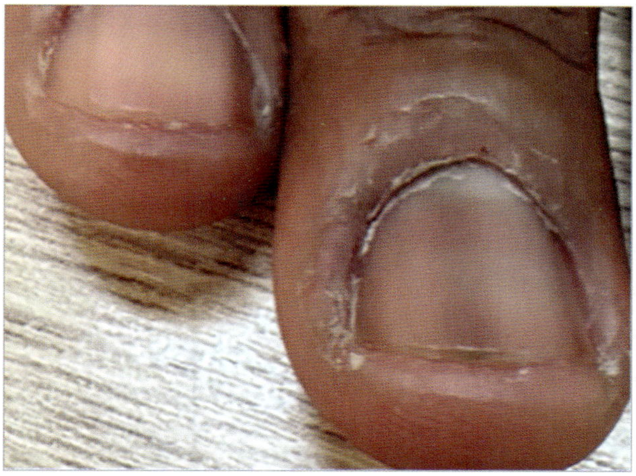

FIGURA 1 Fotografia clínica de melanoníquia racial no segundo (faixa regular amarronzada) e terceiro (faixa regular enegrecida) quirodáctilos.

Fonte: acervo Centro de Estudos das Unhas do Instituto de Dermatologia Professor Rubem David Azulay, Santa Casa de Misericórdia do Rio de Janeiro, com permissão.

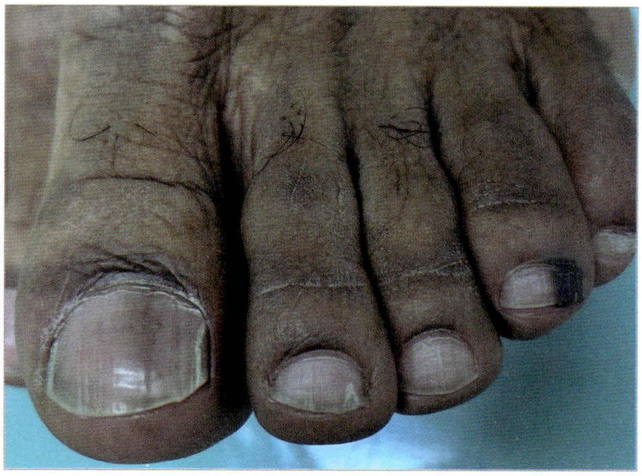

FIGURA 2 Fotografia clínica de melanoníquia racial no hálux (faixa regular enegrecida) e quarto (faixa regular enegrecida) pododáctilo, sinal de pseudo-Hutchinson no quarto pododáctilo, além de hipercromia na dobra ungueal proximal no primeiro e segundo pododáctilos.

Fonte: acervo Centro de Estudos das Unhas do Instituto de Dermatologia Professor Rubem David Azulay, Santa Casa de Misericórdia do Rio de Janeiro, com permissão.

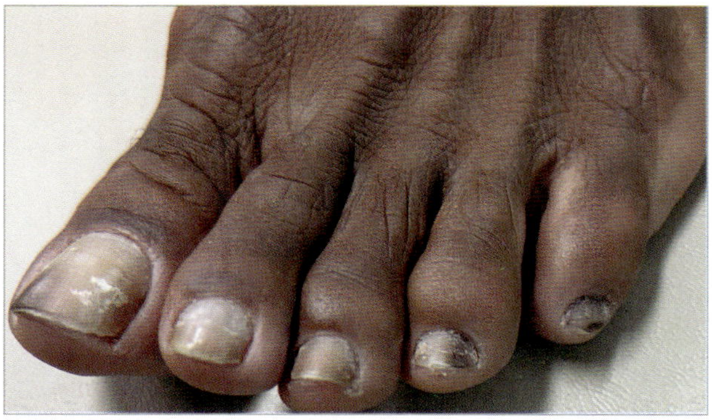

FIGURA 3 Fotografia clínica de melanoníquia racial no hálux, quarto e quinto pododáctilos (faixa regular enegrecida), além de hipercromia na dobra ungueal proximal do hálux.

Fonte: acervo Centro de Estudos das Unhas do Instituto de Dermatologia Professor Rubem David Azulay, Santa Casa de Misericórdia do Rio de Janeiro, com permissão.

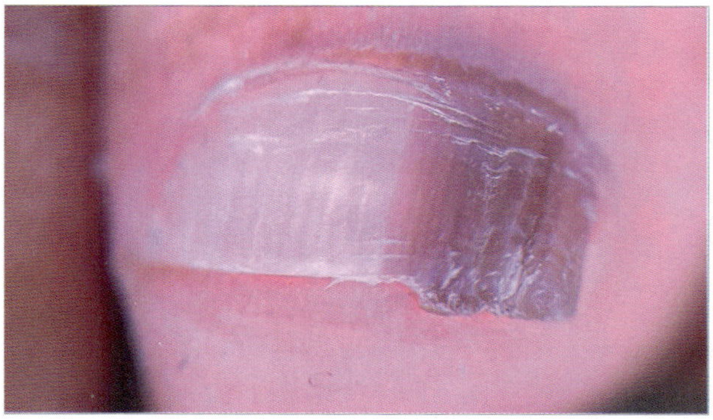

FIGURA 4 Dermatoscopia de melanoníquia racial com faixa regular de coloração marrom, presença do sinal de pseudo-Hutchinson.

Fonte: acervo Centro de Estudos das Unhas do Instituto de Dermatologia Professor Rubem David Azulay, Santa Casa de Misericórdia do Rio de Janeiro, com permissão.

acinzentado, podendo ter associação com aumento da pigmentação periungueal.[2,5] Estudo recente em população de fototipo elevado demonstrou que a melanoníquia racial também pode ser caracterizada por fundo de coloração marrom ou preta.[6]

O diagnóstico padrão-ouro das lesões pigmentares das unhas é a análise histopatológica. Nela evidenciamos hiperpigmentação epitelial, melanócitos sem alteração numérica ou estrutural, melanócitos dendríticos, melanófagos esparsos e ausência de mitoses.[3]

DIAGNÓSTICO DIFERENCIAL

O diagnóstico diferencial passa por algumas etapas. A primeira é excluir coloração da placa ungueal que não é de origem melânica, como as onicomicoses e os hematomas subungueais. Daí a importância de realizar o exame micológico direto e cultura além da dermatoscopia. Com o exame micológico pode ser excluída a infecção fúngica e na dermatoscopia o hematoma subungueal, que é caracterizado por visualização de sangue na lâmina ungueal. A segunda etapa consiste em distinguir a hiperplasia melanocítica da ativação melanocítica. Na primeira temos como exemplos os nevos e melanoma, que são diagnosticados com a ajuda da dermatoscopia intraoperatória. Dentro das alterações por ativação melanocítica os diagnósticos diferenciais são gestação, infecção por HIV, doenças inflamatórias cutâneas como psoríase e líquen plano, tumores benignos e malignos não melanocíticos, trauma, deficiência de vitamina B12, deficiência proteica, deficiência de vitamina D e uso de medicações como zidovudina e antimaláricos.[3]

TRATAMENTO

A melanoníquia racial é uma condição completamente benigna que não causa complicações para os pacientes, apesar de ser considerada em muitos casos esteticamente desagradável e socialmente embaraçosa, podendo causar baixa estima do paciente.[8] Não existe tratamento para a melanoníquia racial. Porém, o paciente deve ser orientado a evitar traumas, usar sapatos largos e luvas para lavagem de roupas. A melanoníquia deve ser acompanhada periodicamente e sempre que surgir alteração no padrão, ela deve ser biopsiada para confirmação diagnóstica e exclusão de neoplasias.[6]

REFERÊNCIAS BIBLIOGRÁFICAS

1. Nakamura R, Baran R. Doença das unhas. 2. ed. Rio de Janeiro: Elsevier; 2018.
2. Ezenwa E, Stein JA, Krueger L. Dermoscopic features of neoplasms in skin of color: A review. Int J Womens Dermatol. 2021;7(2):145-51.
3. Singal A, Bisherwal K. Melanonychia: Etiology, diagnosis and treatment. Indian Dermatol Online J. 2020;11:1-11.
4. Jefferson J, Rich P. Melanonychia. Dermatol Res Pract. 2012;2012:952186.
5. Starace M, Alessandrini A, Brandi N, Piraccini BM. Use of nail dermoscopy in the management of melanonychia: Review. Dermatol Pract Concept. 2019;31;9(1):38-43.
6. Astur MMM, Farkas CB, Junqueira JP, Enokihara MM, Enokihara MY, Michalany N, et al. Reassessing melanonychia striata in phototypes IV, V and VI patients. Dermatol Surg. 2016;42(2):183-90.
7. Alessandrini A, Starace M, Piraccini BM. Dermoscopy in evaluation of nail disorders. Skin Appendage Disord. 2017;3(2):70-82.
8. Leung AKC, Lam JM, Leong KF, Sergi CM. Melanonychia striata: Clarifying behind the Black Curtain. A review on clinical evaluation and management of the 21st century. Int J Dermatol. 2019;58(11):1239-45.

36

Manifestações dermatológicas nas unhas em pacientes negros

Miguel Ceccarelli
Stephanie Pastrana
Thiago Sebold

INTRODUÇÃO

As manifestações dermatológicas nas unhas são um importante indicador da saúde geral de um indivíduo. No entanto, a diversidade étnica pode influenciar a aparência e as características das unhas, incluindo pacientes de pele negra. Este capítulo abordará as doenças, achados clínicos e dermatoscópicos específicos observados nas unhas de pacientes negros, destacando suas particularidades e considerações clínicas relevantes.

ANATOMIA E FISIOLOGIA DAS UNHAS EM PACIENTES DE PELE NEGRA

Antes de discutir as doenças específicas, é crucial entender as características anatômicas e fisiológicas únicas das unhas em pacientes de pele negra. A densidade melanocítica é geralmente maior, o que pode afetar a coloração das unhas e influenciar o aparecimento de pigmentações.

A unha é uma placa de queratina endurecida localizada no extremo distal dos dedos com múltiplas funções, como proteção mecânica, funções sensoriais e estéticas. Ela possui diferentes estruturas originadas na matriz e fixadas no leito ungueal, terminando em uma borda livre distal. As partes anatômicas das unhas são as seguintes:

1. A matriz forma a placa ungueal e pode ser dividida em três partes: a matriz dorsal, onde ocorre a produção das células que formam a unha propriamente dita e onde ocorrem as modificações celulares; a matriz intermediária (germinativa), responsável por produzir a parte mais dura da placa ungueal; e a matriz ventral, que começa na borda da lúnula e também é conhecida como leito ungueal que termina distalmente pelo hiponíquio.[1]
2. A lúnula tem a forma de meia-lua e faz parte da matriz intermediária, apresentando uma cor mais clara que o leito ungueal adjacente.[1]
3. O eponíquio é o espaço entre a dobra proximal e a matriz dorsal.
4. A dobra proximal forma a borda proximal mais visível da unha e continua com a cutícula. Na parte inferior, ela se conecta com a matriz dorsal.
5. A cutícula é uma linha esbranquiçada delgada paralela à dobra proximal e faz parte da epiderme formada pela matriz dorsal.
6. O leito ungueal se encontra entre a borda distal da lúnula e a faixa onicodérmica; é um componente vascular que fixa a placa ungueal sobre a derme subjacente. É composto por um epitélio estratificado de espessura regular, com presença de cristas delgadas, pronunciadas e paralelas entre si. Nos indivíduos de pele negra ou asiáticos pode-se observar uma descoloração difusa ou com linhas cinza-pretas localizada no epitélio do leito que corresponde à cor da melanina, além da presença de maior número de melanócitos devido ao estado hiperativo deles, porém o número de melanócitos é sempre maior na matriz que no leito.[2]
7. As dobras laterais fazem parte da estrutura cutânea que forma as bordas laterais das unhas, ela confere apoio à lâmina ungueal e tem tendência à hiperqueratose.[1]
8. O hiponíquio é a transição entre a dissociação do leito ungueal com a placa até a pele da polpa digital.
9. A faixa ou banda onicodérmica corresponde à área mais distal do leito ungueal e apresenta uma tona-

lidade que muda dependendo do fototipo. Nas pessoas de pele negra, corresponde a uma faixa de 1 a 1,5 mm de cor marrom escura, diferente do rosa intenso das pessoas com fototipo menor. No entanto, a cor pode variar dependendo da doença ou compressão que afete o suprimento vascular.[1]

A matriz ungueal forma o epitélio germinativo, local onde os queratinócitos se diferenciam para formar o produto final, que é a placa ungueal. Em comparação com os queratinócitos epidérmicos, eles têm uma taxa de proliferação maior e são maiores em tamanho.[3]

A matriz ungueal contém até 300 melanócitos por mm^2; em pessoas de pele negra, esses melanócitos estão funcionalmente ativos, ao contrário das pessoas com pele clara, que produzem melanina para causar uma pigmentação fisiológica das unhas. Eles são muito mais numerosos na matriz do que no leito ungueal e mais ativos na matriz distal do que na matriz proximal, especialmente em capas suprabasais, assim como na camada basal.[3]

A taxa de crescimento das unhas pode variar entre 1,9 e 4,4 mm/mês, com uma média de 3 mm/mês ou 0,1 mm/dia. Estima-se que as unhas dos pés cresçam cerca de 1 mm/mês.[1] A melanina presente na lâmina ungueal é composta por grânulos derivados dos melanócitos da matriz. Esse processo pode ser benigno, especialmente em pessoas afro-caribenhas: 77% das pessoas negras terão melanoníquia aos 20 anos e quase 100% aos 50 anos. Essa coloração é adquirida gradualmente em forma de estrias.[1]

Existem várias teorias sobre a formação da lâmina ungueal, mas a mais aceita até o momento descreve que as células da metade proximal da matriz produzem cerca de 80% da lâmina ungueal, enquanto o leito contribui com apenas 1%.[1,4]

Estudos que marcaram imuno-histoquimicamente unhas humanas saudáveis com antígeno nuclear de células em proliferação ou Ki-67 confirmaram que a matriz é a fonte da lâmina ungueal. Isso também explica por que há uma maior probabilidade de distrofia ungueal quando são feitas biópsias ou cirurgias próximas à matriz proximal.[4]

Finalmente, os onicócitos migram vertical e distalmente ao longo de um eixo oblíquo durante a maturação e a diferenciação, resultando na produção da parte dorsal da lâmina ungueal pela matriz proximal e da parte ventral originada pela matriz distal.

O crescimento da unha geralmente leva em média 6 meses, mas pode demorar até 18 meses. A origem principal da lâmina ungueal é de fato a partir da matriz, no entanto, a compactação ocorre devido à compressão no sentido distal a proximal.[1,4]

DOENÇAS E SINAIS COMUNS DAS UNHAS EM PACIENTES DE PELE NEGRA

Melanoníquia racial

Uma das manifestações mais proeminentes em pacientes de pele negra é a melanoníquia racial, caracterizada por pigmentação escura ou listras nas unhas. É uma variante benigna da melanoníquia que ocorre devido à atividade melanocítica aumentada. Deve ser distinguida das causas patológicas de melanoníquia, como o melanoma subungueal, por meio de avaliação clínica e dermatoscópica.

A melanina na lâmina ungueal está disposta em bandas longitudinais pigmentadas, achado conhecido como melanoníquia longitudinal, comum em asiáticos, africanos, nativos americanos e afro-americanos. Ela pode variar em número, longitude e intensidade. A maioria dos casos é devida à ativação dos melanócitos, lentigo ou nevos juncionais na matriz. A melanoníquia longitudinal pode variar de marrom clara até escura, às vezes com fundo acinzentado e se desenvolve quando os queratinócitos da matriz são incapazes de desintegrar o excesso de melanina na matriz. A melanina é transferida para os queratinócitos da matriz, que migram obliquamente para cima e distalmente durante a gênese da placa ungueal.[5]

A avaliação da melanoníquia é feita por exame clínico e dermatoscópico para afastar os principais diagnósticos diferenciais, como hiperplasia melanocítica, hematoma subungueal, pigmentos exógenos, nevos ou melanomas malignos. Existem critérios para identificar potenciais casos de melanoma ungueal, incluindo características como a largura da lesão, mudanças na lesão, envolvimento de dedos específicos, extensão do pigmento para a dobra proximal (sinal de Hutchinson) e histórico familiar de melanoma ou nevos displásicos.

Levitt propôs a regra do ABCDEF para o estudo dos melanomas ungueais, que correspondem a 0,7 a 3,5% de todos os melanomas malignos do mundo. Essa regra considera os seguintes critérios:

A. Idade: os melanomas ungueais são mais comuns entre a 5ª e a 6ª décadas de vida, especialmente em pacientes afro-americanos, asiáticos e nativos americanos.
B. Largura da lesão: a largura da lesão é avaliada, considerando 3 mm ou mais, levando em consideração a coloração e as bordas da lesão.
C. Mudança na lesão: é observada a presença de mudanças na lesão ao longo do tempo.
D. Dedo envolvido: identificação do dedo envolvido, sendo o mais comum o hálux (dedão do pé) ou polegar, ou mesmo o envolvimento de vários dedos.

E. Extensão do pigmento para a dobra proximal: é observada a extensão do pigmento para a dobra proximal, conhecida como sinal de Hutchinson.
F. História familiar de melanoma ou nevos displásicos: avaliação da história familiar em relação ao melanoma ou a presença de nevos displásicos.

Esses critérios ajudam na avaliação e identificação de melanomas ungueais, auxiliando no diagnóstico precoce e no tratamento adequado.[6]

O uso da dermatoscopia ajuda a diferenciar doenças benignas de malignas, permitindo uma avaliação mais precisa da largura da banda de melanoníquia. Um estudo publicado no ano 2018 pela Academia Americana de Dermatologia mostrou que a melanoníquia com fundo marrom tende a ser benigna, enquanto melanoníquias de cor marrom-escuro ou preta com padrão irregular podem indicar risco de melanoma ungueal e devem ser acompanhadas e, em caso de mudanças, submetidas à biópsia.[6]

Outro estudo realizado pela Sociedade Americana de Cirurgia Dermatológica envolveu a análise de 482 pacientes com tipos de pele IV, V ou VI. O estudo se concentrou na análise da lâmina ungueal dos dedos das mãos e/ou dos pés e encontrou pigmentação na lâmina ungueal em 352 pacientes, o que representa 73% da amostra. A melanoníquia com fundo marrom foi a mais prevalente e estava associada a um padrão de linhas irregulares. A maioria dos pacientes relatou ter histórico familiar de melanoníquia; além disso, a análise histopatológica demonstrou hipermelanose, mas não estava associada à hiperplasia benigna atípica, nevos ou melanoma ungueal. Esses resultados levam a pensar que a melanoníquia estriada racial nesse grupo de pacientes tem um curso idiopático e natural, ou seja, não está relacionada a condições mais graves, como melanoma, e pode ser uma característica benigna e comum em suas unhas.[7]

É importante mencionar o sinal de Hutchinson, que corresponde à pigmentação marrom-escuro sobre a prega ungueal proximal e pregas laterais e é o melhor indicador de crescimento radial de melanoma subungueal, porém não é patognomônico. O pseudossinal de Hutchinson é produzido quando a pigmentação é visível através da cutícula translúcida da prega proximal e não devido à deposição de melanina nesses tecidos.[8]

Existem distintas entidades que podem gerar sinal de Hutchinson que ocorre em associação com melanoníquia longitudinal, por isso é importante fazer uma história detalhada da doença atual, o exame clínico cuidadoso da lesão, antecedentes do paciente, incluindo uso de medicações, tratamentos prévios, doenças, história familiar e origem racial.[8]

Dentro da pigmentação das unhas associada ao sinal de Hutchinson não melanoma, temos as seguintes entidades:[8]

- Pigmentação étnica.
- Hipercurvatura transversa.
- Síndrome de Laugier.
- Síndrome de Peutz-Jeghers.
- Doença de Bowen.
- Carcinoma basocelular.
- Epidermodisplasia verruciforme.
- Onicomatricoma.
- Fibromixoma superficial acral.
- Nevo congênito/nevo adquirido.
- Nevo de Spitz subungueal.
- Pigmentação após excisão de nevos.
- Melanose nevoide regressiva na infância.
- AIDS.
- Gravidez.
- Tumor hipofisário e doença de Addison.
- Desnutrição: deficiência de vitamina B12 ou folatos.
- Drogas.
- Infecção bacteriana e fúngica.
- Pigmentação induzida por trauma.
- Fricção.
- Hemorragia subungueal.
- Pigmentação pós-inflamatória.
- Radioterapia.
- Coloração das unhas com nitrato de prata.

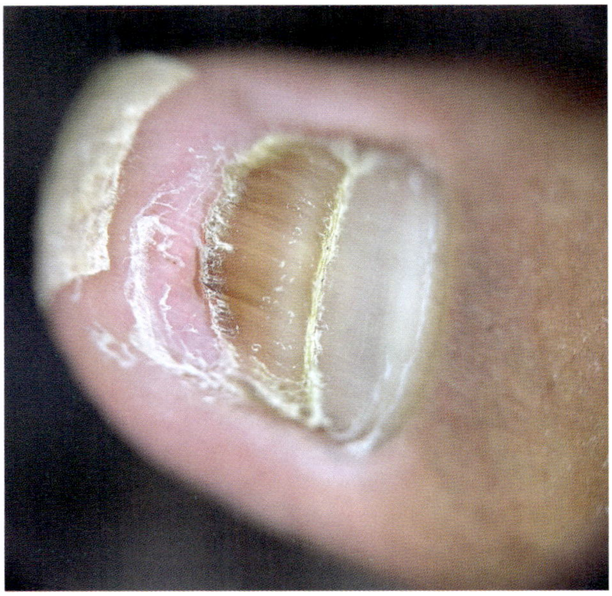

FIGURA 1 Melanoníquia longitudinal múltipla em toda a região distal de nova placa ungueal em crescimento, após avulsão traumática.

Melanoma

O melanoma subungueal tem origem na matriz ungueal e, na maioria das vezes, começa a se manifestar como melanoníquia longitudinal. Posteriormente, se propaga para a lâmina ungueal adjacente, o leito ungueal, o hiponíquio e as dobras ungueais, o que faz com que a hiperpigmentação seja visível até na ponta do dedo. Ele passa por várias etapas de evolução, começando como um nevo benigno, evoluindo para melanoma *in situ*, depois para melanoma invasivo e, por fim, para melanoma metastático. Durante esse processo, ele se expande inicialmente radialmente e, posteriormente, verticalmente, podendo também se disseminar por via linfática.[9]

A incidência de melanoma subungueal é semelhante em todas as raças, porém sua prevalência é significativamente maior em japoneses e nas populações afro-caribenhas, atingindo 23% e 25%, respectivamente. Esse tipo de melanoma é mais comum entre as idades de 50 e 70 anos, afetando igualmente homens e mulheres, com uma predileção pela ocorrência no polegar ou indicador.[9]

O melanoma lentiginoso acral representa menos de 1% dos casos na população em geral, no entanto, em populações não brancas, esse subtipo pode chegar a 75% dos casos. Ele é associado a uma maior taxa de mortalidade, possivelmente devido ao fato de que as lesões pigmentadas são menos visíveis e mais difíceis de distinguir em indivíduos de pele mais escura. Há estudos relatando uma significativa diminuição na taxa de sobrevivência de um ano em afro-americanos (59%), em comparação com uma taxa de sobrevivência de 85% em brancos ao longo de cinco anos.[9]

A avaliação clínica de melanomas, além de seguir o algoritmo anteriormente mencionado conhecido como ABCDEF, deve incluir exame dermatoscópico, entretanto, a biópsia de qualquer área pigmentada continua sendo o método padrão para estabelecer o diagnóstico de melanoma subungueal.

A literatura recomenda a realização de biópsias excisionais longitudinais de espessura total das áreas pigmentadas, incluindo as dobras ungueais ou a pele na ponta dos dedos.[9]

Outra causa não menos importante de lesão pigmentada dentro ou ao redor da unha é melanose tumoral, que corresponde a uma forma rara de regressão do melanoma. A maioria das células do melanoma são substituídas por melanófagos carregados de melanina; na dermatoscopia deve-se procurar um padrão de cristas paralelas de células residuais de melanoma, muitas vezes na borda distal do tumor. O tratamento recomendado para melanose tumoral é amputação e biópsia de linfonodo sentinela.[9]

Onicopapiloma

Corresponde a um tumor benigno do leito ungueal e da matriz distal localizado anatomicamente na prega lateral das unhas, mais comum no polegar e nas unhas das mãos. Caracteriza-se por uma faixa longitudinal de eritroníquia composta por hemorragias em estilhaços com área de onicólise sobre a lâmina ungueal distal e presença de hiperqueratose subungueal.

Dermatoscopicamente, a cor da eritroníquia pode variar entre vermelho, branco e marrom em pacientes caucasianos, enquanto a maioria dos casos de melanoníquia ocorreu em outros grupos étnicos, sugerindo que a apresentação clínica do onicopapiloma está fortemente ligada à cor de pele. O diagnóstico definitivo requer biópsia excisional e deve ser incluído dentro dos diagnósticos diferenciais de melanoníquia.[10]

Onicomatricoma

É um tumor benigno originado na matriz ungueal. Afeta tipicamente um dedo, porém é possível encontrar múltiplos onicomatricomas, especialmente em pacientes jovens, mais comuns em mulheres e quase exclusivos em pacientes de pele clara, porém podem cursar com melanoníquia. O exame clínico mostra espessamento da placa ungueal associado a hipercurvatura transversa e cor amarelo-esbranquiçada. Na dermatoscopia a lâmina ungueal apresenta-se com estrias longitudinais branco-amareladas e hemorragias em estilhaços, mais concentradas distalmente, além de múltiplos orifícios em sua margem livre espessada. Esses orifícios conhecidos como "favo de mel" correspondem a cavidades longitudinais produzidas pelo tumor ao descolar a lâmina ungueal do leito ungueal.[11]

Onicomicose

A onicomicose é uma infecção fúngica das unhas, comum em todas as populações, mas seu diagnóstico clínico pode ser mais desafiador em pacientes negros devido à hiperpigmentação da pele subjacente. O uso de dermatoscopia de unhas pode auxiliar na identificação de sinais de infecção fúngica, como o sinal da lua crescente.

A infecção fúngica da unha é causada por dermatófitos, leveduras ou fungos não dermatófitos, e é uma condição responsável por cerca de 50% de todos os problemas ungueais. As unhas dos pés têm maior probabilidade de serem infectadas do que as unhas das mãos, e existem vários tipos de onicomicose dependendo da localização sobre a lâmina ungueal, incluindo onicomicose subungueal distal e lateral, onicomicose superficial, onicomicose subungueal proximal, onicomicose *endonyx* e onicomicose distrófica total.[12]

Existem dois tipos de onicomicose superficial com base na pigmentação: onicomicose branca superficial e onicomicose preta superficial. A onicomicose branca superficial ocorre principalmente nas unhas dos pés e geralmente é causada por *T. mentagrophytes*, mas também pode ser causada por alguns fungos não dermatófitos, incluindo espécies de *Acremonium*, *Aspergillus terreus* e *Fusarium oxysporum*. A onicomicose negra superficial é geralmente causada por *T. rubrum* ou *Scytalidium dimidiatum* e causa uma pigmentação preta.[12]

A melanoníquia fúngica é causada principalmente por algumas espécies de fungos demáceos que têm a capacidade de produzir melanina e, raramente, por leveduras e fungos não dermatófitos. Entre os mais comuns, encontramos *Neoscytalidium dimidiatum*, *Trichophyton rubrum*, *Alternaria* e *Exophiala*. A melanina fúngica serve como uma barreira que protege o fungo de estresses ambientais, como temperatura, radiação e sistema imunológico do hospedeiro.[12]

A dermatoscopia nesses casos é descrita como um padrão multicolorido, com a presença de pelo menos três cores completamente diferentes entre preto, cinza, marrom, laranja e amarelo, e os padrões de pigmentação podem se apresentar como padrões homogêneos longitudinais e não longitudinais. Também foram relatados casos com a presença de estrias brancas e bordas irregulares, que foram descritas como sinais altamente sensíveis e específicos para onicomicose distal.[13]

A maioria dos estudos revela uma escassa notificação epidemiológica e estudos clínicos que representam a raça negra em pesquisas sobre onicomicose. No entanto, está comprovado que as pessoas de raça negra têm uma maior probabilidade de alcançar a cura micológica em tratamentos de onicomicose. Um estudo publicado em 2017 apresentou um grupo de pacientes latinos imigrantes na Carolina do Norte, onde a onicomicose prevalecia em 31,9% dos casos. Eles foram tratados com uma solução de efinaconazol a 10% uma vez ao dia, durante 48 semanas, com um período de acompanhamento pós-tratamento de 4 semanas. O estudo mostrou uma taxa de cura completa na semana 52% maior do que a observada em pacientes não latinos. No entanto, nesse estudo, não foi feita a distinção com relação à raça ou etnia dos participantes.[14]

Psoríase das unhas

A psoríase é uma doença inflamatória crônica que afeta pessoas de diferentes raças e etnias. As mulheres são afetadas com mais frequência do que os homens, no entanto, a prevalência em pessoas não brancas ainda não foi estimada, embora as características das unhas possam também apresentar diferenças em pacientes de pele negra. A presença de *pitting* ungueal e discromia deve ser avaliada cuidadosamente, uma vez que esses achados podem ser menos visíveis em comparação com pacientes de pele clara.[15]

As características clínicas são definidas de acordo com a área afetada, como, por exemplo, *pitting*, leuconíquia, manchas vermelhas sobre a lúnula, desintegração da lâmina ungueal (*crumbling*) e linhas de Beau e traquioníquia, encontradas como características da matriz. Já as alterações do leito ungueal correspondem a estrias hemorrágicas, mancha salmão, onicólise e hiperqueratose subungueal. O acometimento do hiponíquio se manifesta como onicorrexe e, finalmente, a prega ungueal proximal se manifesta como paroníquia, às vezes com acropústulas.

Para avaliar a gravidade do acometimento ungueal, é utilizada a escala de NAPSI – *Nail Psoriasis Severity Index*, que avalia as características clínicas descritas anteriormente e o grau de acometimento em cada unha, dividindo a unha em quatro quadrantes e somando um total de alterações para dar uma pontuação que varia de 0 a 160.[16]

A onicoscopia é bastante útil, principalmente para tentar definir a gravidade da doença. Podemos avaliar

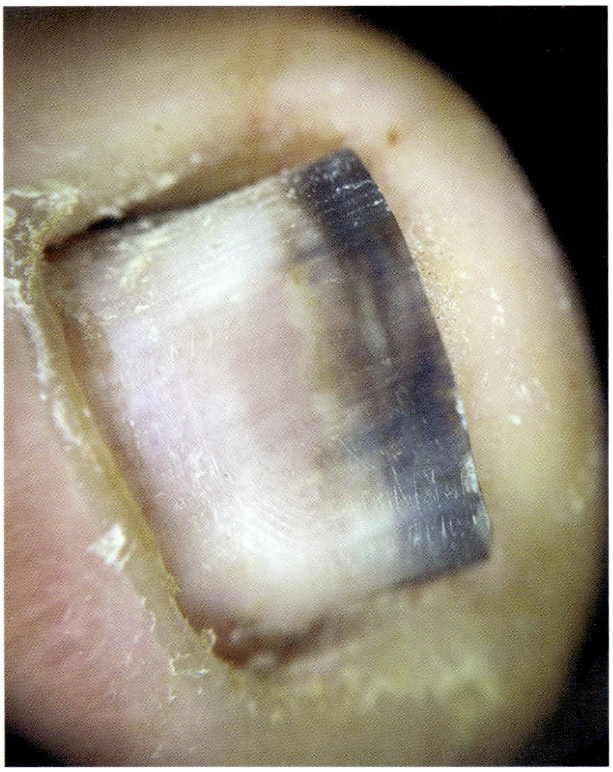

FIGURA 2 Melanoníquia na região distal da placa em paciente negro associada a infecção por *Neoscytalidium dimidiatum*.

os capilares do hiponíquio e o aumento deles, além do espessamento da placa ungueal, sendo possível afastar outros diagnósticos, como a onicomicose.

O tratamento é individualizado e consiste em tratamento tópico à base de cremes ou pomadas de forma oclusiva, corticoides, derivados da vitamina D, inibidores da calcineurina e tazaroteno. O tratamento intralesional é feito com acetato de triancinolona (0,4 mL) em cada dobra lateral das unhas afetadas. Medicações sistêmicas, como retinoides, metotrexato e ciclosporina, são indicadas para pacientes com acometimento de múltiplas unhas, manifestações cutâneas ou articulares. Finalmente, o tratamento biológico é usado para pessoas sem resposta a tratamentos anteriores ou com alguma indicação específica. A resposta é vista por volta da semana 12. Entre os mais conhecidos encontramos infliximabe, adalimumabe, etanercept e ustequinumabe.[16]

Líquen plano ungueal

O líquen plano corresponde a uma doença papulodescamativa que pode acometer as unhas principalmente de pessoas negras em comparação com pessoas de fototipo menor.

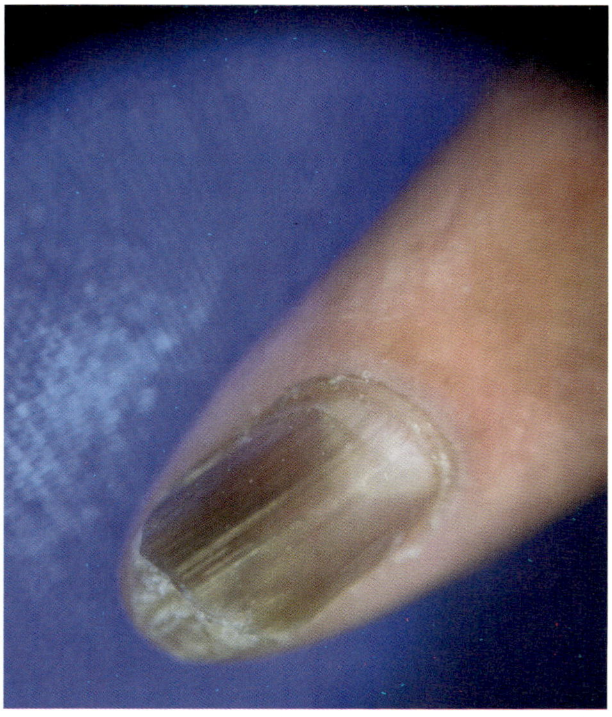

FIGURA 3 Onicoscopia de paciente negro com psoríase ungueal apresentando *pitting* (depressões cupuliformes), muito mais evidentes devido à melanoníquia, eritroníquia e cromoníquia amarelada, associadas à ceratose subungueal.

Acomete principalmente a matriz ungueal, apresentando clinicamente cristas longitudinais, fissuras e adelgaçamentos das unhas, associadas a hiperqueratose subungueal, onicólise e em alguns casos formação de pterígio. Em outra forma de líquen, pode se apresentar distrofia das 20 unhas com formação de estrias.

Essa doença pode provocar hiperpigmentação e hipopigmentação sobre as peles de fototipo alto, principalmente na dobra ungueal proximal, além de melanoníquia após o tratamento médico.

O tratamento é feito com injeções intralesionais de corticosteroides, porém, dependendo da gravidade do quadro, às vezes é necessário tratamento com corticoides sistêmicos.[19,20]

Dermatite atópica

O envolvimento das unhas nos casos de dermatite atópica é um tema que ainda requer estudo. Nesses casos, o principal comprometimento ocorre nas unhas das mãos, e a inflamação periungueal e na pele ao redor das unhas pode resultar em alterações na matriz ungueal, prega proximal, leito e hiponíquio. Entre as principais alterações, incluem-se a melanoníquia, principalmente na cor marrom ou preta, *pitting*, onicosquizia, paroníquia crônica e distorção da lâmina ungueal com a presença de cristas transversais. Tudo isso é resultado da pele seca e, em alguns casos, do hábito de roer as unhas.

A inflamação da pele ao redor da unha pode levar à onicodistrofia aguda e crônica, afetando a matriz ungueal e resultando em traquioníquia, estrias transversais (linhas de Beau), diminuição no crescimento das unhas e cromoníquia amarelada.[16]

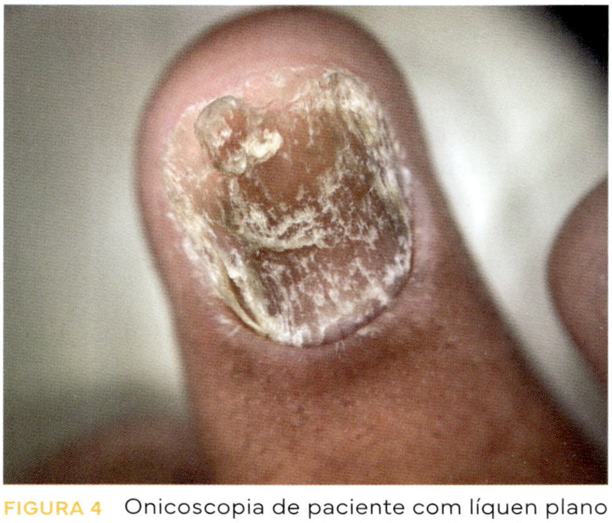

FIGURA 4 Onicoscopia de paciente com líquen plano ungueal, apresentando traquioníquia, melanoníquia, retração da placa e convergência de estrias longitudinais.

Paroníquia aguda e crônica

A paroníquia é um processo inflamatório que envolve o tecido circunjacente da unha, por ruptura da barreira protetora entre a placa ungueal e a prega ungueal adjacente. Pode ser classificada, de acordo com o tempo de evolução, em aguda, quando menor que seis semanas, e crônica, quando com mais de seis semanas de duração, além da forma relacionada à quimioterapia.

A paroníquia aguda é mais comumente relacionada à infecção bacteriana desencadeada por traumas, e a forma crônica, por irritantes no local. Ocorrem eritema, dor, edema e, por vezes, exsudato purulento. Na paroníquia crônica existe o processo de inflamação crônica que leva a fibrose e dano à cutícula e danos vasculares que perpetuam o ciclo desse distúrbio.

Os fatores de risco mais comumente relatados na literatura estão relacionados à exposição repetida a umidade, alérgenos, irritantes, podendo ainda ser desencadeada pela colonização secundária por vírus, bactérias e fungos.[17]

Em um estudo retrospectivo com 2.512 casos de paroníquia, dos pacientes com raça registrada, 644 (25,6%) eram brancos e 718 (28,6%) eram negros e muitos sem especificação.

Paroníquias associadas a manicure (25,9%), calçados (27,3%), facas (30,8%) e outras causas (29,1%) foram mais comuns em pessoas brancas, enquanto as causas associadas a portas/gavetas (40,2%), agulhas/unhas (33,6%), equipamentos esportivos (51,6%) e piscinas (50,0%) foram mais frequentes em pacientes negros.

Não foram identificados nos estudos disponíveis mudança nos tratamentos tradicionalmente propostos ou variações nas manifestações da doença relacionadas à pele negra em específico.

Os relatos sobre a prevalência e os aspectos da paroníquia na população de pele negra são ainda muito escassos, destacando-se a necessidade dessas informações demográficas para melhor compreensão da doença.[18]

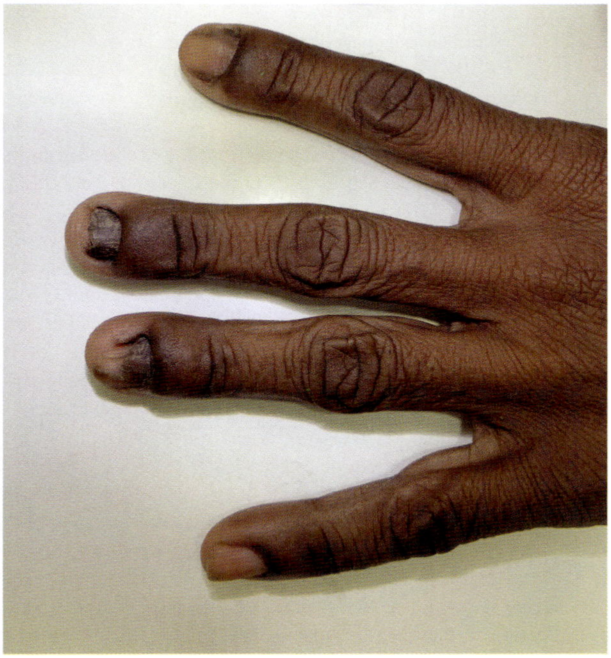

FIGURA 5 Paroníquia crônica apresentando hiperpigmentação da dobra ungueal proximal, além de melanoníquia e onicodistrofia.

Dermatite de contato aguda e crônica

Existem distintos relatos sobre dermatite de contato alérgica em pele negra, porém a literatura não fornece suficiente informação sobre alérgenos comuns nesses pacientes. Os mais conhecidos são: bálsamo de peru, bacitracina, fragrâncias e níquel. Os testes de contatos realizados apresentam sobre a pele de paciente comumente liquenificação e hiperpigmentação associadas a reação local de cor roxa diferente do eritema, vesículas e cor vermelho-brilhante que costumam ser vistos em pacientes de fototipos menores.[17]

Quanto às unhas, é importante falar do metilmetacrilato, material utilizado em distintas profissões como dentistas, trabalhadores que lidam com fibra de vidro ou pessoal dedicado à área da estética (unhas acrílicas), que gera dermatite de contato alérgica e irritativa. As manifestações clínicas são várias, como paroníquias transitórias e permanentes das unhas e distrofias.[18]

CONCLUSÃO

A análise das manifestações dermatológicas nas unhas de pacientes de pele negra requer uma compreensão cuidadosa das características anatômicas, fisiológicas e clínicas específicas. Através de avaliação clínica, onicoscopia e tratamentos adaptados, dermatologistas podem fornecer um atendimento de qualidade e personalizado para essa população diversificada, garantindo o diagnóstico precoce e a gestão adequada das condições ungueais.

REFERÊNCIAS BIBLIOGRÁFICAS

1. de Berker D, Ruben BS, Baran R. Science of the nail apparatus. In: Baran R, de Berker DAR, Holzberg M, Piraccini BM, Richert B, Thomas L (eds.). Baran and Dawber's diseases of the nails and their management. 5. ed. Standards Information Network; 2018. p. 1-58.
2. González-Serva A. Normal nail anatomy, normal nail histology, and common reaction patterns. In: Rubin AI, Jellinek NJ, Daniel CR III,

Scher RK (eds.). Scher and Daniel's nails: Diagnosis, surgery, therapy. 4. ed. Basilea, Suíça: Springer International Publishing; 2018. p. 39-82.

3. Haneke E. Development, structure, and function of the nail. In: Histopathology of the nail: Onychopathology. Londres: Routledge; 2017. p. 1-18.
4. Wang E, de Berker D, Christiano AM. Biología del pelo y de las uñas. In: Bolognia JL, Schaffer JV, Cerroni L (eds.). Dermatología. 4. ed. Elsevier; 2018. p. 1144-61.
5. de Berker D, Piraccini BM, Ruben BS, Baran R. Nail disorders in childhood. In: Baran R, de Berker DAR, Holzberg M, Piraccini BM, Richert B, Thomas L (eds.). Baran and Dawber's diseases of the nails and their management. 5. ed. Standards Information Network; 2018. p. 297-336.
6. Ko D, Oromendia C, Scher R, Lipner SR. Retrospective single-center study evaluating clinical and dermoscopic features of longitudinal melanonychia, ABCDEF criteria, and risk of malignancy. J Am Acad Dermatol. 2019 May;80(5):1272-83.
7. Astur MMM, Farkas CB, Junqueira JP, Enokihara MM, Enokihara MY, Michalany N, et al. Reassessing melanonychia striata in phototypes IV, V, and VI patients. Dermatol Surg. 2016 Feb;42(2):183-90.
8. Pasch M, Haneke E, Baran R, Thomas L, Richert B. Tumors of the nail apparatus and adjacent tissues. . In: Baran R, de Berker DAR, Holzberg M, Piraccini BM, Richert B, Thomas L (eds.). Baran and Dawber's diseases of the nails and their management. 5. ed. Standards Information Network; 2018. p. 675-824.
9. Littleton TW, Murray PM, Baratz ME. Subungual melanoma. Orthop Clin North Am. 2019;50(3):357-66.
10. Hashimoto H, Ito T, Yamada Y, Oda Y, Furue M. Onychopapilloma presenting as longitudinal melanonychia: A case report and literature review. Australas J Dermatol [Internet]. 2021;62(2):244-6.
11. Starace M. Nail dermoscopy. In: Rubin AI, Jellinek NJ, Daniel CR III, Scher RK (eds.). Scher and Daniel's nails: Diagnosis, surgery, therapy. 4. ed. Basilea, Suíça: Springer International Publishing; 2018. p. 509-35.
12. Gupta AK, MacLeod MA, Tosti A. Onychomycosis: Clinical aspects. In: Rubin AI, Jellinek NJ, Daniel CR III, Scher RK (eds.). Scher and Daniel's nails: Diagnosis, surgery, therapy. 4. ed. Basilea, Suíça: Springer International Publishing; 2018. p. 153-9.
13. Elmas Ö, Metin M. Dermoscopic findings of fungal melanonychia. Postepy Dermatol Alergol [Internet]. 2020;37(2):180-3.
14. Cook-Bolden FE, Lin T. Efinaconazole solution 10% for treatment of toenail onychomycosis in Latino patients. Cutis. 2017;99(4):286-9.
15. Ricardo JW, Qiu Y, Lipner SR. Racial, ethnic, and sex disparities in nail psoriasis clinical trials: A systematic review. Skin Appendage Disord. 2022;8(3):171-8.
16. Canal-García E, Bosch-Amate X, Belinchón I, Puig L. Nail psoriasis. Actas Dermosifiliogr. 2022 May;113(5):481-90.
17. Chng WQ, Yew YW. Nail manifestations in atopic dermatitis: A systematic review. Int J Dermatol [Internet]. 2020;59(6):670-6.
18. Relhan V, Bansal A. Acute and chronic paronychia revisited: a narrative review. J Cutan Aesthet Surg. 2022 Jan-Mar;15(1):1-16.
19. Desai AD, Wang Y, Nadarajah CC, Lipner SR. Cross-sectional analysis of paronychias in the national electronic injury surveillance system 1999-2018. Skin Appendage Disord. 2022 Nov;8(6):454-61.
20. Burli A, Vashi NA, Li BS, Maibach HI. Allergic contact dermatitis and patch testing in skin of color patients. Dermatitis. 2023 Mar-Apr;34(2):85-9.

Seção 6

Câncer na pele negra

37

Epidemiologia do câncer de pele na pele negra

Gabriella Campos-do-Carmo
Júlia Bozetti Lóss

INTRODUÇÃO

O câncer de pele é o tipo de malignidade mais comum no mundo e a expectativa é o aumento de sua incidência ao longo dos anos. A incidência do câncer de pele na população de pele negra é menor em relação à população caucasiana, resultado da fotoproteção conferida pelo aumento da melanina epidérmica, que será abordado ainda neste capítulo. Entretanto, embora seja menos frequente em negros, o câncer de pele nesses indivíduos é geralmente associado a altas taxas de morbidade e mortalidade. O pior prognóstico associado é multifatorial, porém muito relacionado ao diagnóstico tardio, em estágios mais avançados.[1,2]

Embora muito estudado em indivíduos de pele clara, ainda há uma escassez de dados quanto à morfologia da doença e aos fatores de risco relacionados à pele negra. A origem dessa escassez é complexa e pode ter várias explicações, desde a maior incidência da malignidade em pessoas de pele clara à ausência de registros e de acesso fácil a uma parte da população negra.[1,3]

A pele negra, ou pele de cor, também conhecida como pele étnica, refere-se tradicionalmente à pele de pessoas de origem africana, asiática, nativa americana, do Oriente Médio e hispânica. Apresentam, em geral, mais pigmento melânico e são categorizados como Fitzpatrick tipos IV a VI (Tabela 1)[4]. Esse sistema de classificação foi desenvolvido para definir a resposta de tipos diferentes de pele à luz ultravioleta solar, através de queimadura ou de bronzeamento, com base na propensão da pele a se tornar hiperpigmentada e sustentar essa hiperpigmentação por período prolongado.[5]

A pele negra possui algumas características estruturais e funcionais que resultam em diferentes apresentações das doenças da pele. O câncer de pele, por exemplo, pode apresentar características clínicas diferentes nessa população, assim como incidências e locais de surgimento diferentes. Portanto, devido à apresentação clínica muitas vezes atípica, a habilidade para reconhecê-lo e diagnosticá-lo é extremamente importante para a redução da morbidade e mortalidade associadas à doença.

TABELA 1 Escala de Fitzpatrick

Fototipo	Reação cutânea
I	Sempre queima, nunca bronzeia
II	Sempre queima, às vezes bronzeia
III	Às vezes queima, mas sempre bronzeia
IV	Nunca queima, sempre bronzeia
V	Pele moderadamente pigmentada
VI	Pele muito pigmentada

Fonte: adaptada de Hönigsmann H, et al., 2008.[4]

O PAPEL DA RADIAÇÃO ULTRAVIOLETA (RUV)

A RUV é o principal fator de risco externo para o surgimento do câncer de pele em indivíduos de pele clara. Nessa população, a maioria dos cânceres de pele surge em áreas da pele expostas ao sol e, quanto menor a pigmentação da pele, maiores os riscos de queimadura e de carcinogênese.

A melanina epidérmica confere um fator de proteção solar importante à pele negra, o que explica em parte a baixa incidência de malignidades cutâneas nesse grupo populacional. Observa-se um aumento na atividade do melanócito e os melanossomas são maiores e mais dispersos na epiderme, em contraste com os melanócitos menores, com menor atividade e melanossomas mais agrupados na pele clara.[1,3] Os melanossomas maiores e com mais melanina na epiderme absorvem e espalham mais energia luminosa do que os melanossomas menores dos caucasianos e, dessa forma, a pele dos indivíduos negros é capaz de filtrar duas vezes mais a radiação ultravioleta B (UVB) em relação à pele de indivíduos brancos. Além disso, está bem estabelecido que a melanina cutânea também possui atividades antioxidantes e de eliminação de radicais livres, levando a uma proteção ainda maior da epiderme. A RUV, portanto, embora seja importante fator de risco para o câncer de pele em caucasianos, desempenha um papel menor na carcinogênese em pessoas de cor.[6,7]

A RUV, no entanto, tem seu papel bem estabelecido em relação ao carcinoma basocelular (CBC) na pele negra (Capítulo 39). Observa-se que, assim como em indivíduos de pele clara, naqueles de pele negra o CBC também ocorre principalmente nas regiões expostas ao sol, o que não pode ser constatado em relação ao carcinoma espinocelular e ao melanoma, que tendem a ocorrer mais comumente em locais não expostos ao sol nessa população. Em um estudo, calculou-se que o CEC é 8,5 vezes mais frequente em áreas não expostas em negros, comprovando que a RUV na pele negra não exerce um papel de grande importância para esse tipo de câncer de pele.

Apesar de o melanoma na pele negra também ocorrer principalmente em regiões não expostas ao sol, há evidências de que a RUV exerça um papel sobre esse tipo de neoplasia. Alguns estudos experimentais demonstraram que o dano ao DNA induzido pela RUV ocorre em graus variados em todos os tipos de pele, porém, quanto maior o grau de pigmentação da pele, mais eficiente o reparo ao dano no DNA causado pela RUV.[6]

CARACTERÍSTICAS DO CÂNCER DE PELE EM INDIVÍDUOS NÃO CAUCASIANOS

A ocorrência e as consequências do câncer, em geral, variam consideravelmente entre os diferentes grupos raciais e étnicos, principalmente devido às desigualdades existentes em relação à saúde, que se refletem na diferença à exposição a fatores de risco, dificuldades e barreiras a medidas preventivas, à detecção e ao tratamento precoce.[7]

Em relação ao câncer de pele, existem notáveis diferenças na incidência, apresentação e tratamento do câncer de pele, relacionados ao tipo de pele. Os principais tipos de câncer de pele, que serão abordados ao longo do capítulo e mais detalhadamente em capítulos posteriores, são: carcinoma basocelular (CBC), carcinoma espinocelular (CEC) e melanoma. Enquanto nos caucasianos o mais comum é o CBC, em seguida o CEC e por último o melanoma, na pele negra o CEC ocupa o primeiro lugar, seguido do CBC e do melanoma. Além disso, em virtude da maior proteção conferida pela melanina, o câncer de pele ocorre principalmente nas regiões não fotoexpostas, diferente do observado nos caucasianos.[5]

OS PRINCIPAIS TIPOS DE CÂNCER DE PELE NA PELE NEGRA

Carcinoma espinocelular (CEC)

O CEC é o câncer de pele mais comum em indivíduos de pele negra, representando 30% da neoplasia nessa população. Em indivíduos de pele clara, é o segundo mais comum, representando cerca de 15 a 25%. Enquanto na pele clara ocorre principalmente nas áreas fotoexpostas, na pele negra é mais comum em locais protegidos do sol, principalmente os membros inferiores, locais protegidos do couro cabeludo, área anogenital e extremidades (Figuras 1 e 2).

Alguns fatores de risco descritos para o surgimento do CEC em negros incluem os processos cicatriciais e inflamatórios crônicos, cicatrizes de queimaduras e de traumas físicos, úlceras crônicas das pernas e locais submetidos a radioterapia. Inflamações crônicas, como lúpus eritematoso discoide, lúpus vulgar, granuloma anular, hanseníase, linfogranuloma venéreo, osteomielite e hidradenite supurativa também são descritos como possíveis fatores de risco.[2,3] Outros fatores de risco não associados com inflamações e cicatrizes incluem o albinismo, infecções pelo HPV, epidermodisplasia verruciforme, imunossupressão e exposição ao arsênico e alcatrão.

A doença de Bowen é pouco comum em negros e geralmente apresenta-se como uma lesão hiperceratósica ou descamativa, bem demarcada e pigmentada. Geralmente ocorre em indivíduos acima dos 60 anos, principalmente nos membros inferiores.

As lesões geralmente começam superficiais, discretas, com uma base endurecida. Os tumores que se desenvolvem em cicatrizes crônicas tendem a ser mais agressivos, com risco de metástase que varia entre 20 e 40%. Os CEC invasivos na população negra apresentam alto potencial metastático, em relação aos caucasianos. Isso pode refletir a tendência de pessoas de cor apresentarem doenças mais avançadas, como resultado de atrasos no diagnóstico, ou então pode estar relacionado à presença de tumores mais agressivos nessa população.[1,2] O CEC será mais detalhado no Capítulo 40.

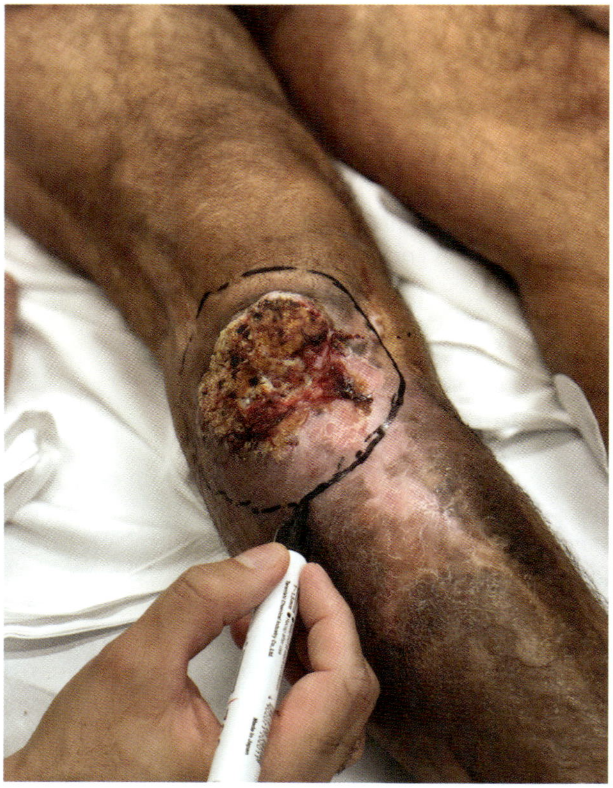

FIGURA 1 Carcinoma espinocelular sobre cicatriz em um paciente com fototipo V.

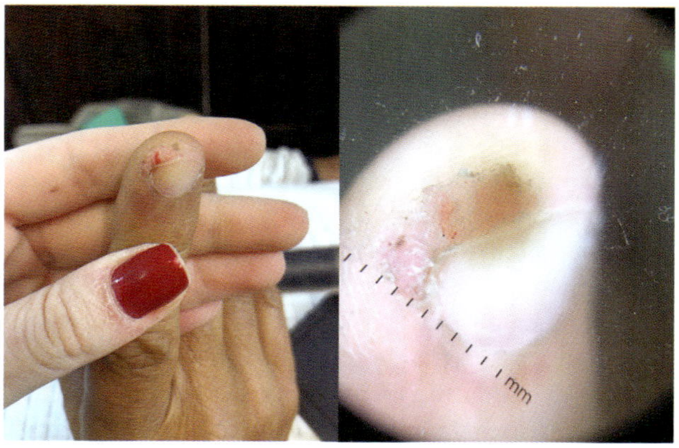

FIGURA 2 Doença de Bowen. Dermatoscopia apresenta área ulcerada com eritema, vasos puntiformes e escamas.

Carcinoma basocelular (CBC)

O CBC é o câncer de pele mais comum em caucasianos, hispânicos e asiáticos. Em negros e indianos é raro, considerado o segundo mais comum, devido ao papel importante da fotoproteção gerada pela melanina. No entanto, embora não seja tão comum, pode surgir na pele negra, sendo diretamente correlacionado com o grau de pigmentação na pele, diminuindo a incidência conforme o fototipo aumenta.[3] Assim como na população caucasiana, surge principalmente nas áreas expostas ao sol, sendo a RUV o principal fator de risco para esse tipo de câncer de pele em todos os grupos étnicos. Outros fatores de risco incluem albinismo, cicatrizes, úlceras, infecções crônicas, nevo sebáceo, ingestão de arsênio, imunossupressão, radioterapia e trauma. Desordens genéticas como o xeroderma pigmentoso e a síndrome do carcinoma basocelular nevoide também são fatores de risco.[1,2]

As características clínicas são similares entre os grupos étnicos, sendo a maioria em indivíduos acima de 40 anos. As lesões são geralmente assintomáticas, representadas por pápulas translucentes, às vezes ulceradas, e pigmentadas em 50% dos casos[2] (Figuras 3 e 4), diferente dos caucasianos, em que apenas 5% são pigmentadas. O CBC será abordado mais detalhadamente no Capítulo 39.

Melanoma

O melanoma é o terceiro tipo de câncer de pele mais comum em todos os grupos étnicos e o que mais leva ao óbito, devido ao seu alto risco de metástase, principalmente quando o diagnóstico é tardio. Representa cerca de 1 a 8% de todos os tipos de câncer de pele na pele negra.[1] Localiza-se principalmente em regiões fotoexpostas nos indivíduos caucasianos, enquanto nos indivíduos negros e asiáticos os principais locais de acometimento são áreas não fotoexpostas, principalmente as regiões acrais (palmoplantares e regiões subungueais) e mucosas. A região plantar é o local mais comumente observado, envolvido em 30 a 40% dos melanomas nesse grupo (Figura 5). A predominância do melanoma plantar em não caucasianos pode não ser devido a um aumento da incidência em comparação com os caucasianos, mas sim a uma diminuição da incidência de melanoma em outros locais.

Na população de pele negra, a idade de surgimento é entre 50 e 70 anos, geralmente, e é discretamente mais frequente entre homens negros do que mulheres negras. Em um estudo norte-americano, a porcentagem de melanomas diagnosticados em estágios III/IV foi duas vezes maior em negros, comparados aos caucasianos. Outros estudos apontam que a sobrevida em cinco anos para populações de pele não branca é menor, comparada à dos caucasianos. Esse fato está atrelado à maior espessura dos tumores nessas populações, quando diagnosticados.[2,9,10]

Os fatores de risco variam entre a população caucasiana e a negra. Nos indivíduos de pele clara, os principais fatores de risco são a RUV intensa e precoce, com queimaduras e bolhas, mas também a exposição crônica

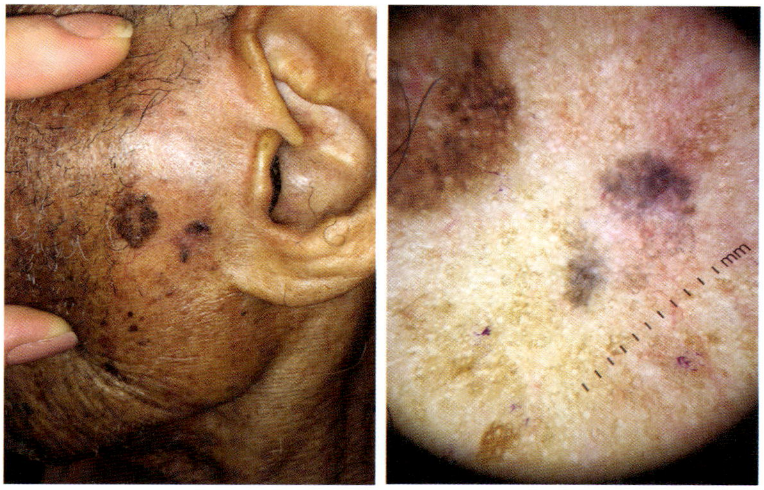

FIGURA 3 Carcinoma basocelular pigmentado. Dermatoscopia apresenta estruturas em folha de bordo e crisálidas.

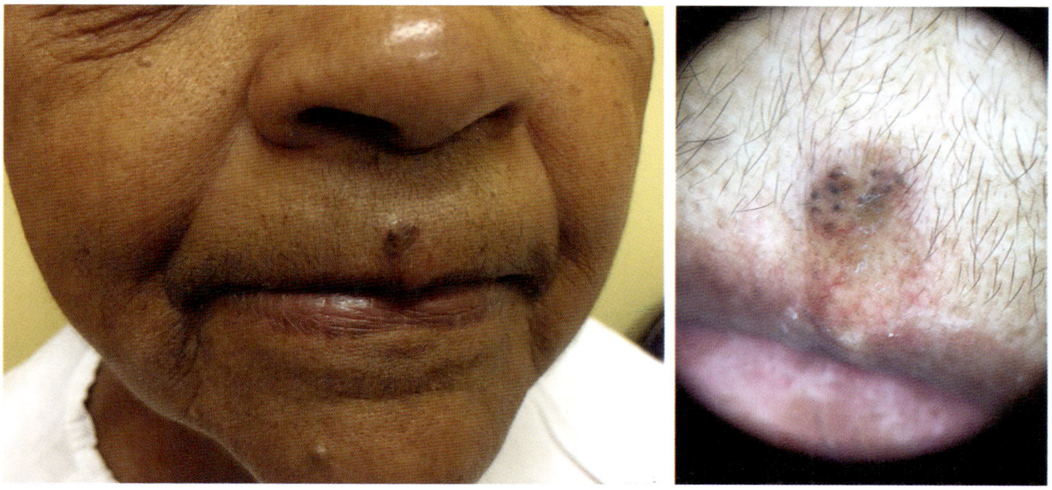

FIGURA 4 Carcinoma basocelular pigmentado. Dermatoscopia apresenta eritema e ninhos ovoides.

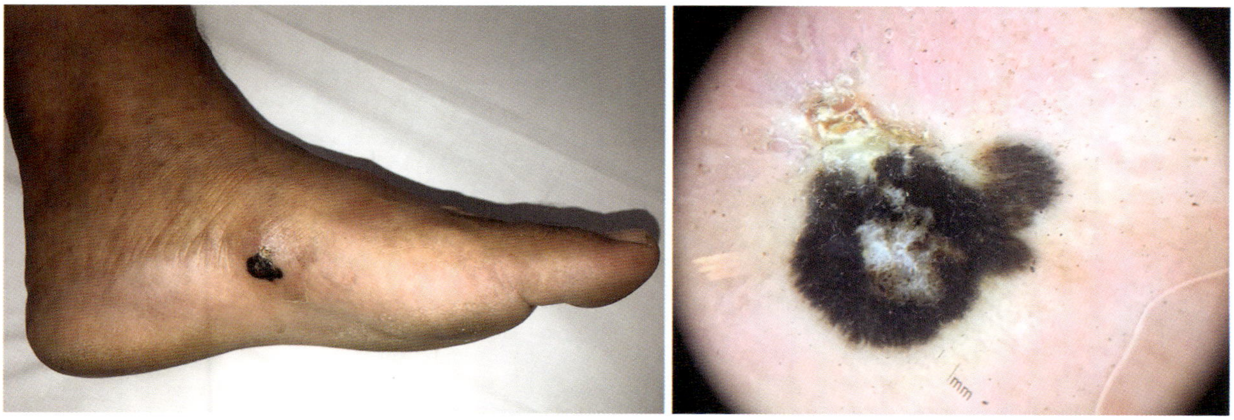

FIGURA 5 Melanoma plantar. Dermatoscopia apresenta borrão enegrecido com estrias na periferia e área ulcerada no centro.

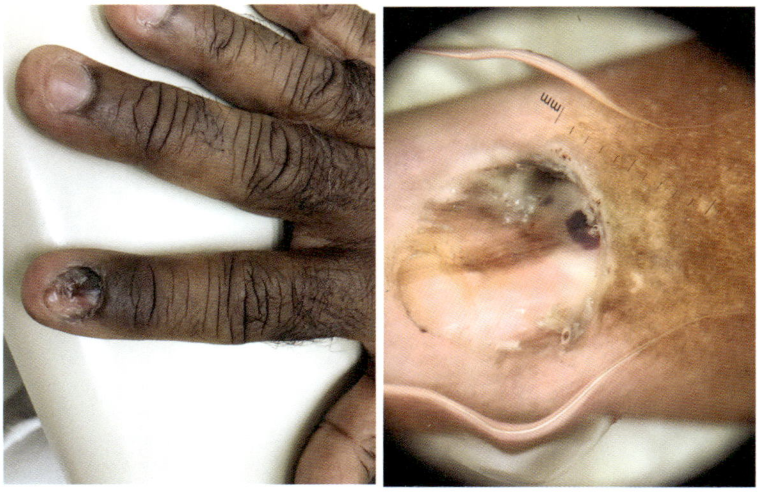

FIGURA 6 Melanoma no aparelho ungueal. Onicodistrofia e pigmentação da lâmina ungueal. Dermatoscopia apresenta linhas paralelas com diferentes tons de marrom na placa ungueal, heterogêneas, com interrupção do paralelismo.

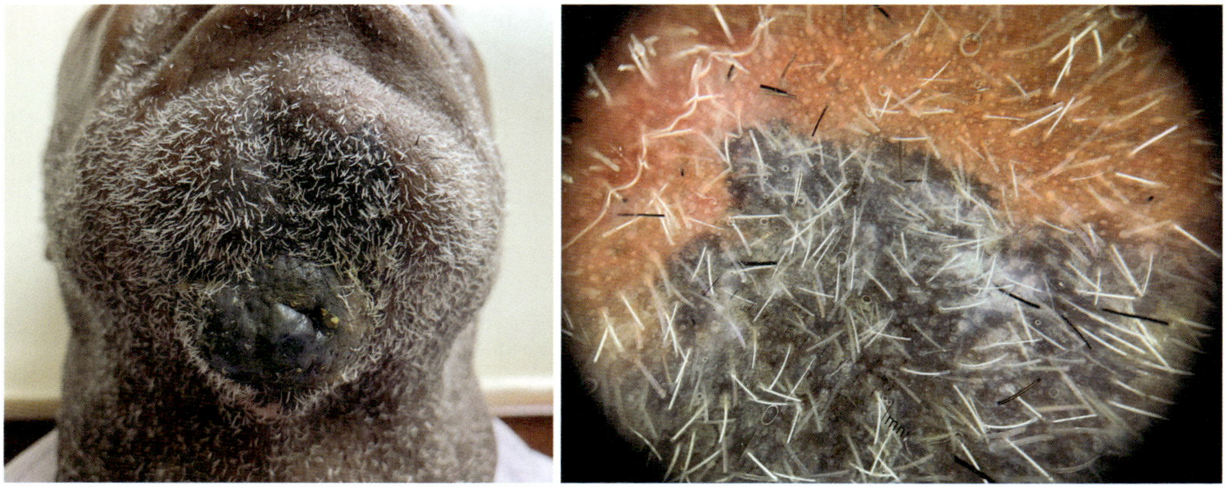

FIGURA 7 Melanoma nodular no mento. Dermatoscopia apresenta borrão enegrecido, obstrução dos óstios foliculares e área de ulceração.

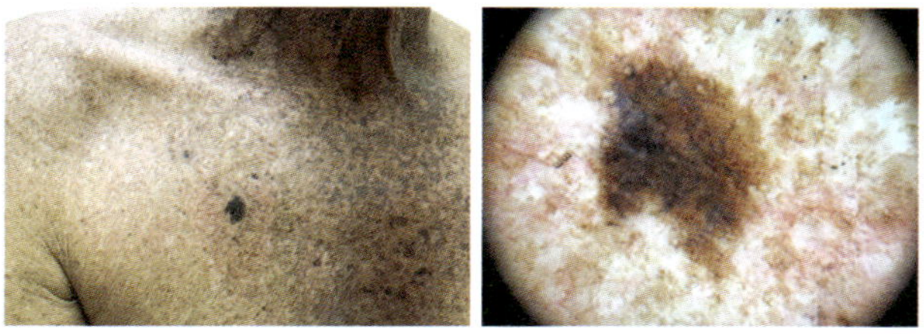

FIGURA 8 Melanoma extensivo superficial. Paciente de fototipo alto e com xeroderma pigmentoso. Dermatoscopia apresenta rede pigmentada alargada e assimétrica nos dois eixos, borrão enegrecido e véu cinza-azulado.

e cumulativa. A presença de múltiplos nevos melanocíticos, nevos melanocíticos atípicos, histórico familiar ou pessoal de melanoma e fototipos baixos (I e II) também são fatores de risco. Já na pele negra, a RUV é considerada um fator de risco, porém não exerce tanta influência. Os principais fatores de risco do melanoma na pele negra incluem albinismo, cicatrizes de queimaduras, radioterapia, trauma, imunossupressão e lesões preexistentes.[1-3]

O melanoma em indivíduos de pele negra geralmente apresenta-se em estágios mais avançados, com tumores espessos, sendo relacionados a um pior prognóstico, com alta mortalidade. Clinicamente, apresenta-se como lesões pigmentadas, geralmente diferentes das demais, com modificações ao longo de curto período (Figuras 5 a 8). O melanoma subungueal manifesta-se por linhas pigmentadas na lâmina ungueal, com cores variadas, crescimento rápido, podendo haver pigmentação periungueal (sinal de Hutchinson). O melanoma na pele negra será abordado com mais detalhes no Capítulo 38.

Outros tumores

Sarcoma de Kaposi (SK)

Existem quatro tipos de SK, o clássico, que ocorre principalmente em homens de meia-idade e idosos (Figura 9), no Mediterrâneo e entre judeus Ashkenazi, o endêmico, mais comum entre os nativos da África equatorial, o relacionado à imunossupressão, mais comum após transplantes de órgãos sólidos ou em tratamento com imunossupressores e o relacionado à epidemia da AIDS (Figura 9), que é o mais agressivo. O herpes-vírus humano tipo 8 é conhecido como causa do SK. A incidência em brancos e negros é semelhante. Geralmente surge como placas e nódulos indolores, violáceos, que podem em alguns casos ser difíceis de detectar na pele negra, levando à maior morbidade documentada nessa população (Figura 10).

Dermatofibrossarcoma protuberans (DFSP)

O DFSP é um tumor maligno raro e agressivo, caracterizado por um crescimento indolente e com tendência à recidiva após excisão. Ocorre geralmente no tronco ou nas extremidades, principalmente

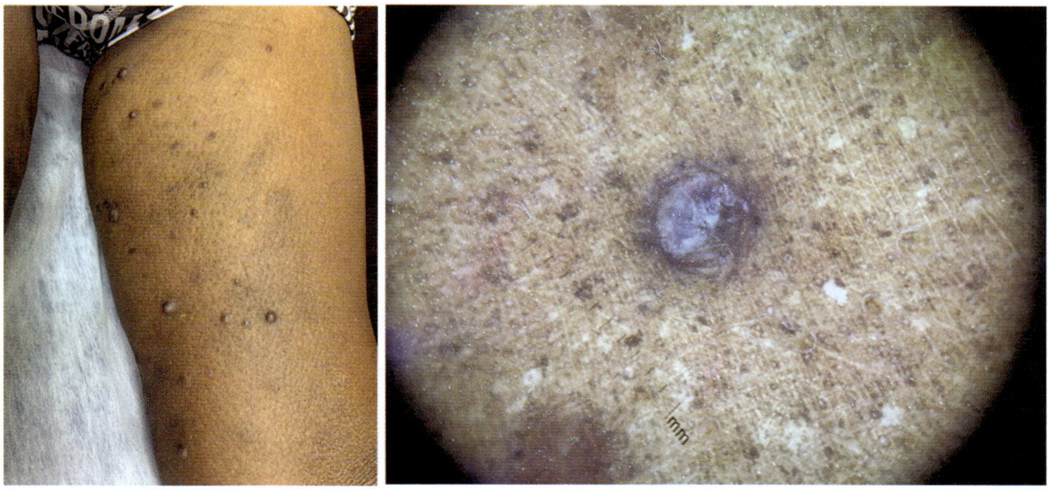

FIGURA 9 Sarcoma de Kaposi clássico. Dermatoscopia apresenta área violácea e crisálidas.

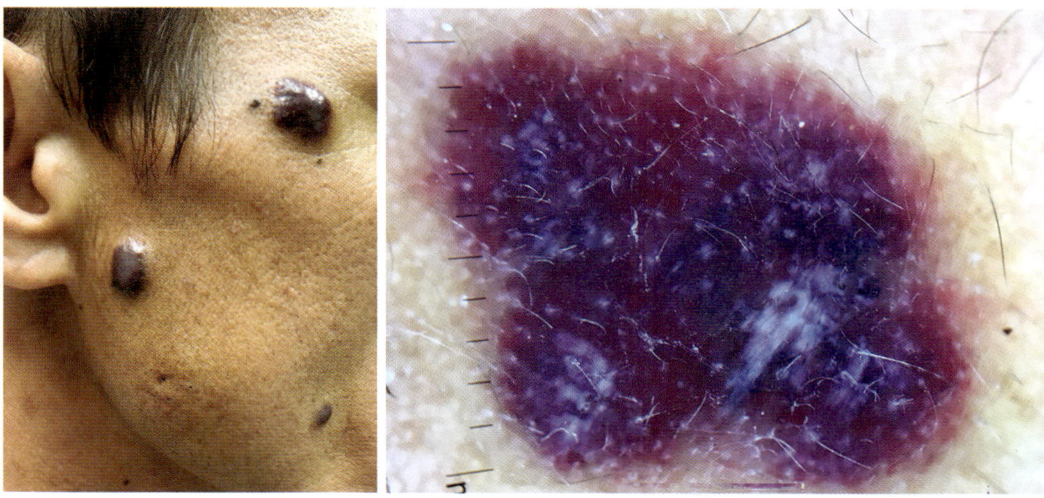

FIGURA 10 Sarcoma de Kaposi relacionado a imunossupressão. Dermatoscopia apresenta área violácea e crisálidas.

em adultos entre 20 e 50 anos, e clinicamente surge como uma placa endurecida com nódulos protuberantes. Em negros apresenta como diagnóstico diferencial os queloides de aparência atípica. Alguns estudos afirmam que o DFSP é mais frequente em negros,[2] porém é difícil determinar incidências raciais, devido à raridade da doença e da escassez de dados na literatura. A variante pigmentada, tumor de Bednar, descrita por Bednar em 1957, é considerada mais comum em negros.[10] O DFSP será melhor abordado no Capítulo 42.

Linfoma cutâneo de células T (LCCT)

O LCCT é o maior grupo de linfomas cutâneos, representando cerca de 65%. É duas vezes mais comum em negros do que em caucasianos, porém, a razão para essa diferença racial ainda é desconhecida. O LCCT inicial manifesta-se com placas eritematosas, discretamente descamativas, anulares, acometendo principalmente regiões não fotoexpostas. A forma hipopigmentada é mais comum em pele negra, muitas vezes confundida com outras afecções, como pitiríase alba, vitiligo, pitiríase versicolor e hipomelanose macular progressiva, entre outras. Em pacientes negros o linfoma cutâneo de células T pode apresentar uma forma mais agressiva do que nos caucasianos, o que pode ser explicado muitas vezes pelo atraso no diagnóstico.[1,2] O LCCT será mais bem abordado no Capítulo 41.

Outros tumores

Outros tumores também são descritos na pele negra, como carcinoma triquilemal, carcinoma de células de Merkel e carcinomas de anexos, entre outros. No entanto, a incidência desses tumores é baixa e não há muitos relatos na literatura.

Diagnósticos diferenciais

Algumas lesões benignas simulam tumores cutâneos malignos e, na pele negra, esse diagnóstico diferencial muitas vezes é um desafio. Alguns exemplos são: ceratose seborreica (Figura 11), poroma écrino (Figura 12), nevos melanocíticos (Figura 13), granuloma piogênico (Figura 14) e hemorragia subungueal (Figura 15), entre outros.

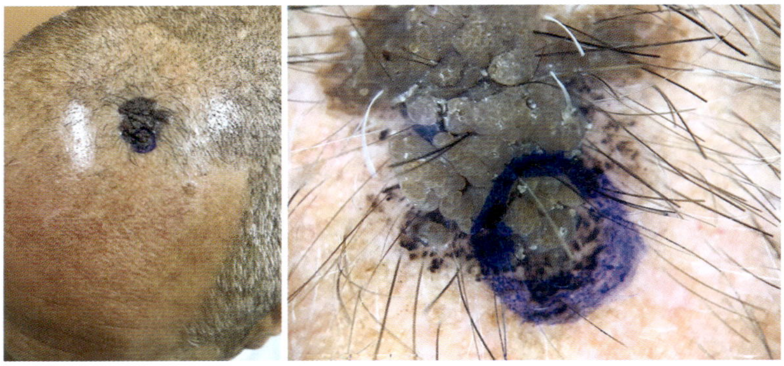

FIGURA 11 Ceratose seborreica. Dermatoscopia apresenta padrão cerebriforme e em detalhe um pontilhado acinzentado que representa uma área de ceratose liquenoide. Lesão simuladora de melanoma.

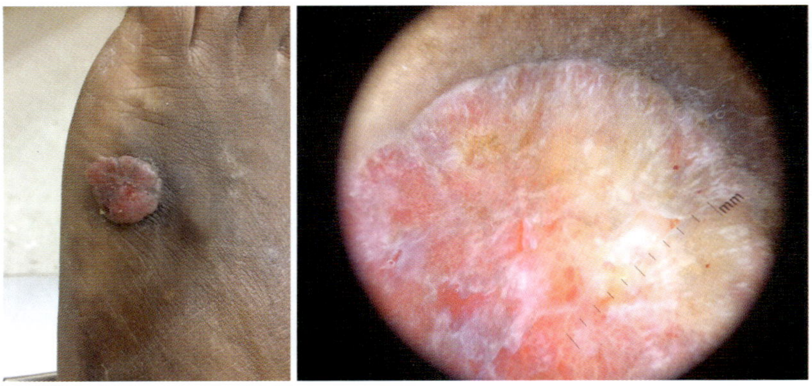

FIGURA 12 Poroma écrino. Dermatoscopia apresenta eritema, áreas amareladas sem estruturas, vasos polimórficos, áreas brancas ao redor dos vasos.
Fonte: imagens cedidas pelo Dr. Ayres Cunha.

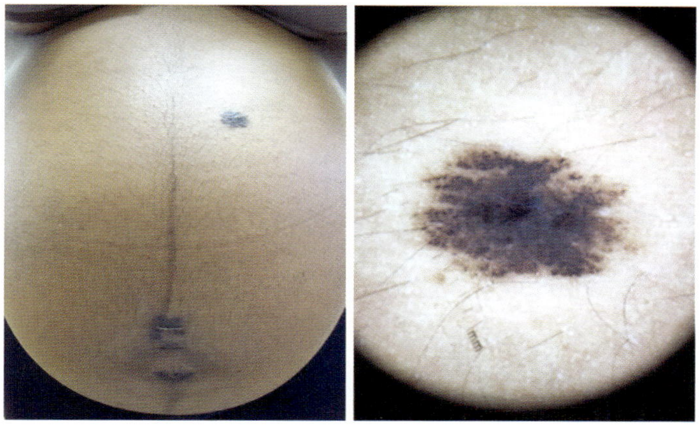

FIGURA 13 Nevo melanocítico congênito. Dermatoscopia apresenta padrão globular homogêneo.

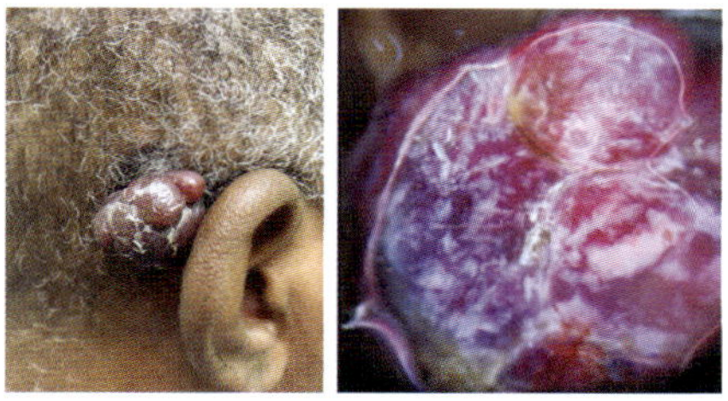

FIGURA 14 Granuloma piogênico. Dermatoscopia apresenta eritema e áreas brancas, com linhas brancas que interceptam a lesão.

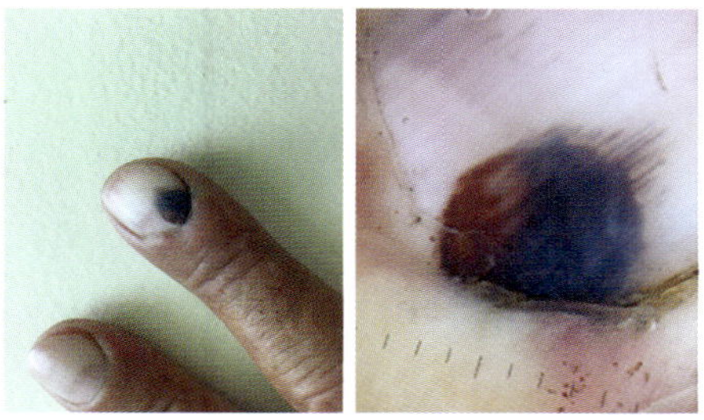

FIGURA 15 Hemorragia subungueal. Dermatoscopia apresenta borrão marrom-purpúrico, com estilhas hemorrágicas.

CONCLUSÃO

O câncer de pele é incomum na pele negra, quando comparada à dos caucasianos. No entanto, quando diagnosticado, geralmente associa-se a maior morbidade e mortalidade. As diferenças nas taxas de sobrevida podem ser relacionadas ao tempo para diagnóstico. Os tumores são descobertos em estágios avançados e mais agressivos. Fatores como dificuldade para diagnóstico, diferentes triagens, diferenças socioeconômicas, dificuldades com a medicina privada, entre outros, podem atuar como barreiras e fontes de atraso no diagnóstico e tratamento precoces.[9,11,12]

É essencial que os profissionais de saúde avaliem as lesões cutâneas levando em consideração os tipos de pele. Está claro que os fatores de risco e a morfologia do câncer de pele não são os mesmos em todos os tipos de pele, no entanto há poucos estudos específicos para a pele negra. Essa escassez dificulta a disseminação da informação, aumenta o risco de diagnósticos perdidos e pode aumentar a morbidade através das biópsias desnecessárias de lesões cutâneas benignas.

Vimos que o prognóstico nesse grupo em geral é pior, portanto, mais esforços de prevenção primária e secundária são necessários para o controle do câncer de pele em todas as raças/etnias, mesmo para aquelas pessoas que estão em menor risco de desenvolver a doença. É importante também orientar e estimular a educação pública, os exames de pele regulares com especialistas e os autoexames, que também podem ajudar no diagnóstico precoce do câncer de pele, diminuindo a morbidade e a mortalidade observadas.

REFERÊNCIAS BIBLIOGRÁFICAS

1. Gloster HM Jr, Neal K. Skin cancer in skin of color. J Am Acad Dermatol. 2006 Nov;55(5):741-60; quiz 761-4.
2. Bradford PT. Skin cancer in skin of color. Dermatol Nurs. 2009 Jul--Aug;21(4):170-7, 206; quiz 178.
3. Manci RN, Dauscher M, Marchetti MA, Usatine R, Rotemberg V, Dusza SW, Marghoob AA. Features of skin cancer in black individuals: A single-institution retrospective cohort study. Dermatol Pract Concept. 2022 Apr 1;12(2):e2022075.
4. Hönigsmann H, Schwarz T. Ultraviolet therapy. In: Bolognia JL, Jorizzo JL, Rapini RP (eds.). Dermatology. 2. ed. Spain: Mosby Elsevier; 2008.
5. Alchorne MM de A, Abreu MAMM de. Dermatologia na pele negra. An Bras Dermatol [Internet]. 2008Jan;83(1):7-20.
6. Hogue L, Harvey VM. Basal cell carcinoma, squamous cell carcinoma, and cutaneous melanoma in skin of color patients. Dermatol Clin. 2019 Oct;37(4):519-26.

7. LaBerge GS, Duvall E, Grasmick Z, Haedicke K, Galan A, Leverett J, et al. Recent advances in studies of skin color and skin cancer. Yale J Biol Med. 2020 Mar 27;93(1):69-80.
8. Siegel RL, Miller KD, Fuchs HE, Jemal A. Cancer statistics, 2021. CA Cancer J Clin. 2021 Jan;71(1):7-33. Erratum in: CA Cancer J Clin. 2021 Jul;71(4):359.
9. Shao K, Feng H. Racial and ethnic healthcare disparities in skin cancer in the United States: a review of existing inequities, contributing factors, and potential solutions. J Clin Aesthet Dermatol. 2022 Jul;15(7):16-22.
10. Kundu RV, Patterson S. Dermatologic conditions in skin of color: part I. Special considerations for common skin disorders. Am Fam Physician. 2013 Jun 15;87(12):850-6.
11. Bednar B. Storiform neurofibromas of the skin, pigmented and nonpigmented. Cancer. 1957;10:368-76.
12. Higgins S, Nazemi A, Chow M, Wysong A. Review of nonmelanoma skin cancer in african americans, hispanics, and asians. Dermatol Surg. 2018 Jul;44(7):903-10.

38

Melanoma na pele negra

Dolival Lobão Veras Filho
Leliane Peçanha Leite Froede

INTRODUÇÃO

O melanoma cutâneo é originário dos melanócitos epidérmicos localizados na camada basal, responsáveis pela produção de melanina, que fornece a cor do indivíduo e proteção à nossa pele dos raios ultravioletas (RUV).

É considerado um câncer raro, correspondendo a 5% dos cânceres de pele, porém é a neoplasia de pior prognóstico devido à sua alta mortalidade. Representa um grave problema mundial de saúde pública, com aumento da sua incidência a cada ano. Na pele negra, essa incidência é ainda mais baixa, representada somente por 1% dos indivíduos. No entanto, nessa população é frequentemente diagnosticado em estágios mais avançados, conferindo uma menor sobrevida.

Ainda existem poucos estudos sobre as particularidades dos cânceres de pele na pele negra, e por serem relativamente incomuns, esses estudos são muitas vezes discrepantes, principalmente para melanoma.[1]

O conhecimento por parte dos profissionais de saúde das lesões cutâneas conforme os diferentes tipos de pele é fundamental, visto que os fatores de risco, comportamento e morfologia do câncer de pele se mostram diferentes e com características peculiares a cada tipo de pele. Infelizmente, ainda há poucos estudos sobre a pele negra, o que confere risco de diagnósticos errados, tardios e biópsias desnecessárias para lesões benignas.[4]

RADIAÇÃO ULTRAVIOLETA

A pigmentação da pele sempre foi considerada um fator protetor da nossa pele, sendo os fototipos IV e V de Fitzpatrick de menor associação ao câncer de pele.

O fator de risco ambiental mais comum relacionado ao melanoma é a exposição solar e o aumento dessa exposição está diretamente relacionado ao aumento de sua incidência. Porém, os estudos em sua grande maioria foram feitos exclusivamente em pacientes de pele branca. Segundo publicações recentes no *JAMA Dermatology*, os RUV não foram considerados um fator de risco importante na pele negra por conta de poucas evidências, necessitando ainda de mais estudos para definir essa associação.[2]

APRESENTAÇÃO CLÍNICA

Existem diferenças relacionadas à localização, subtipo clínico e fatores prognósticos na pele negra.

O subtipo clínico de maior incidência na pele negra, podendo chegar a 75% dos casos, é o melanoma lentiginoso acral, lesão de regiões fotoprotegidas, como extremidades e aparato ungueal, subtipo descrito com menor associação aos RUV.[2]

As duas áreas de maior prevalência nesses indivíduos foram membros inferiores e quadril. Seu surgimento normalmente não está associado a lesões prévias, ou seja, na grande maioria surgem "de novo".

O diagnóstico em estágios mais avançados pode estar relacionado ao seu aspecto clínico, que difere dos critérios do "ABCDE" do melanoma em indivíduos de pele branca. Frequentemente se apresentam como lesões simétricas, com pigmentação homogênea regular.[4]

Melanoma extensivo superficial

É o subtipo mais frequente de uma forma geral, responsável por 75% dos casos. Tem crescimento mais lento, justificado pelo seu crescimento inicial radial (lateral) e depois vertical (invasivo).

Clinicamente se caracteriza por mácula ou placa com assimetria de cor, tamanho e irregularidade das bordas. Coloração azulada, preta, cinza, branca e vermelha pode estar presente. É o subtipo de maior associação com nevos preexistentes, aproximadamente 30% deles.

Nodular melanoma

É o segundo tipo mais frequente e de pior prognóstico, de acordo com sua definição de crescimento vertical inicial. Caracteriza-se por lesões nodulares, pedunculadas ou polipoides com pigmentação enegrecida simétrica. Raramente, pode ser amelanótico.

Lentigo maligno

Comumente surge em áreas de fotoexposição crônica em indivíduos mais idosos. Tem crescimento lento e progressivo, podendo se tonar invasivo (lentigo maligno melanoma).

Melanoma lentiginoso acral

Corresponde a 5% dos melanomas, porém é o de maior incidência em negros e asiáticos. Mais comum em indivíduos na sexta década de vida. Localizado nas superfícies palmar, plantar, periungueal e subungueal. Tem aspectos clínicos distintos para cada região. As lesões acrais podem se apresentar como mácula ou placa com pigmentação marrom e/ou preta, mas também com aspecto nodular, ulcerado, não pigmentado (amelanótico). A dermatoscopia de melanomas dessa região tem padrões específicos, definidos por cristas paralelas

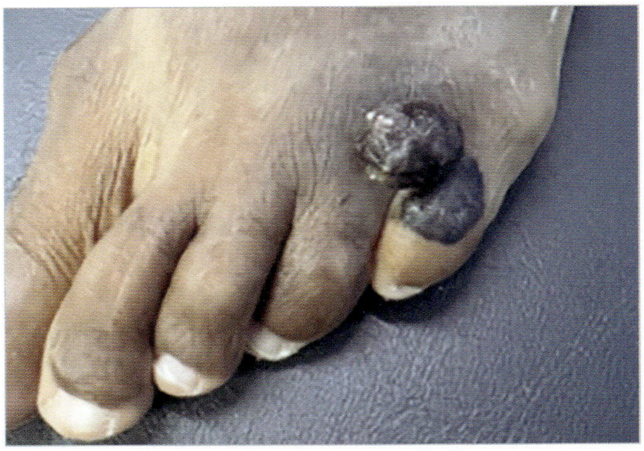

FIGURA 1 Melanoma lentiginoso acral invasivo.
Fonte: acervo da Dra. Leliane Peçanha Leite Froede.

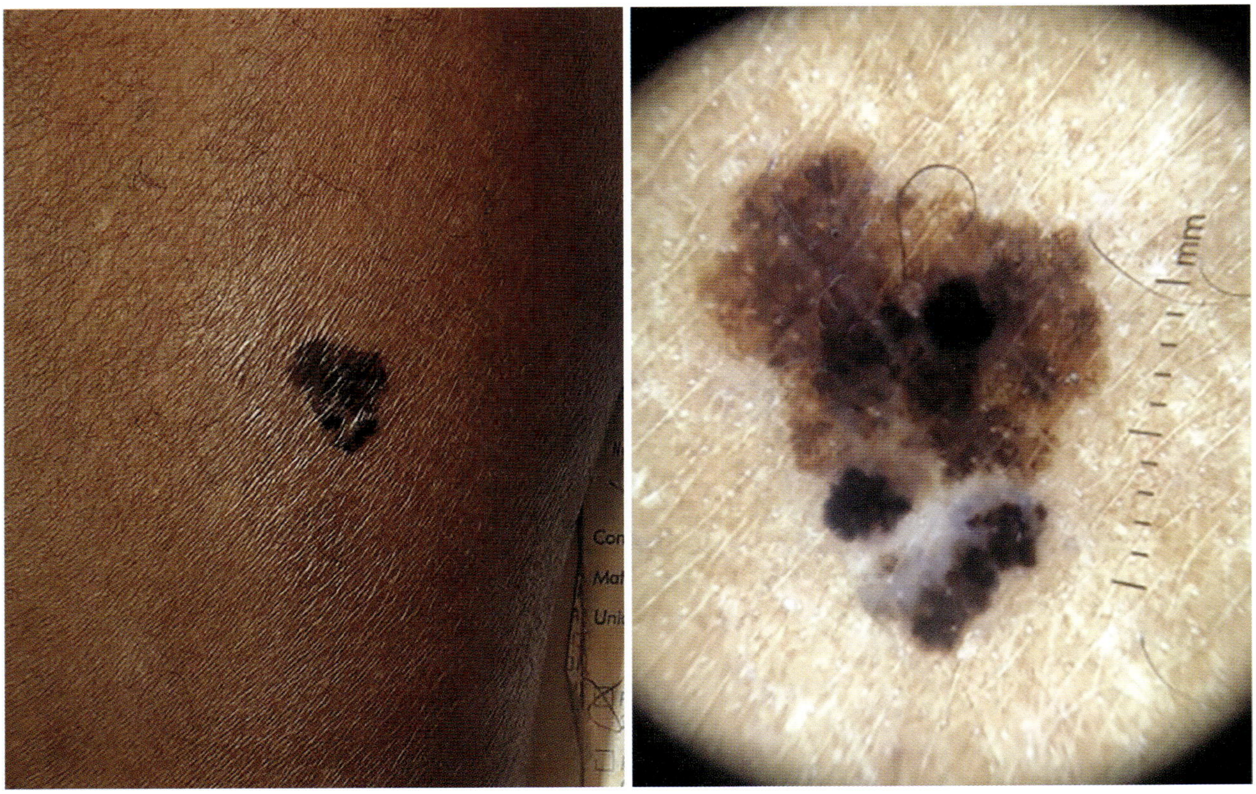

FIGURA 2 Melanoma extensivo superficial em membro inferior. Padrão multicomponente.
Fonte: acervo da Dra. Leliane Peçanha Leite Froede.

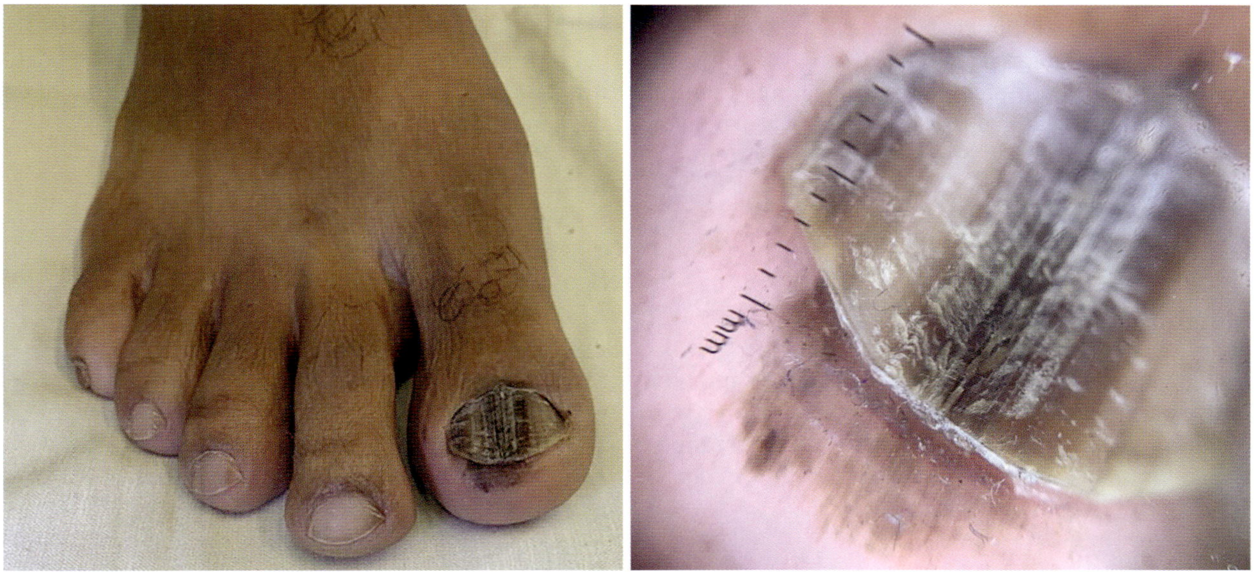

FIGURA 3 Melanoma lentiginoso acral subungueal com sinal de Hutchinson.
Fonte: acervo da Dra. Leliane Peçanha Leite Froede.

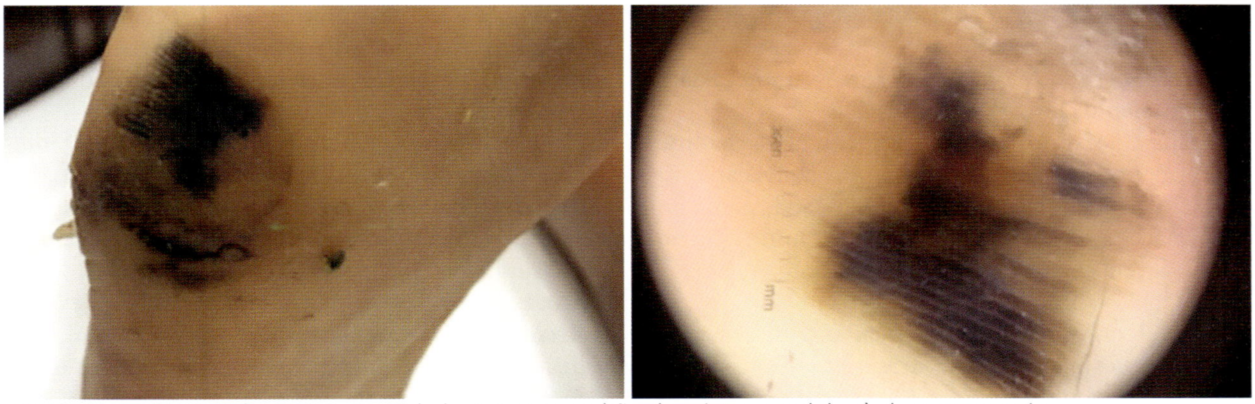

FIGURA 4 Melanoma lentiginoso acral plantar com padrão de cristas paralelas à dermatoscopia.
Fonte: acervo da Dra. Leliane Peçanha Leite Froede.

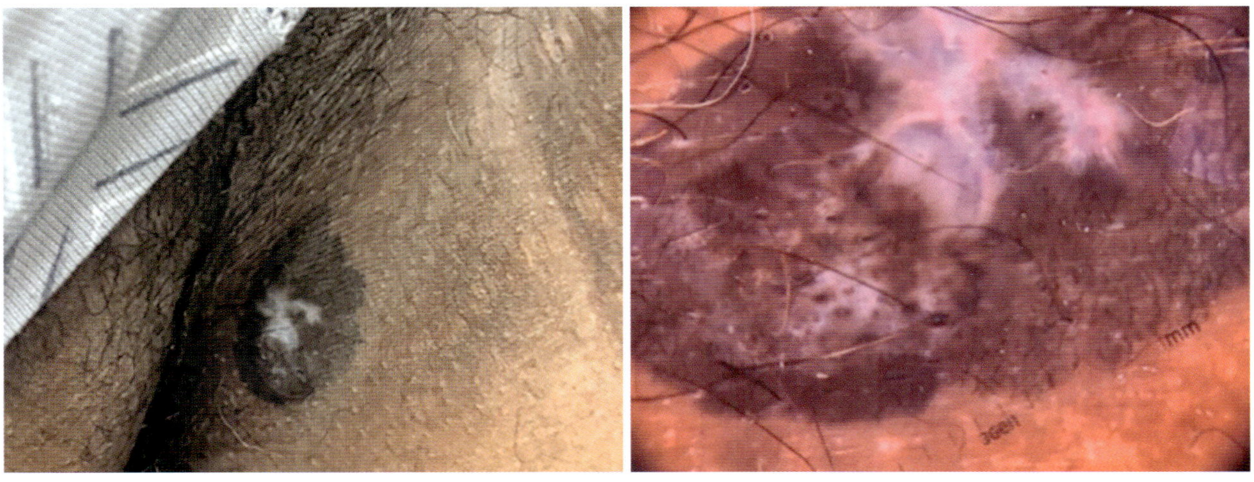

FIGURA 5 Melanoma extensivo superficial invasivo em região inguinal.
Fonte: acervo da Dra. Leliane Peçanha Leite Froede.

ou padrão multicomponente assimétrico. As lesões da região subungueal são originárias da matriz ungueal e são evidenciadas por pigmentação na lâmina ungueal como faixa longitudinal marrom ou preta, irregular, com ou sem distrofia.[5-7] Apresenta crescimento inicial horizontal, porém com alto risco para metástase.

DIAGNÓSTICO

Melanoma acral

Geralmente nessa população essas lesões apresentam quadros invasivos, na grande maioria por atraso diagnóstico. Diante do desafio diagnóstico nessa topografia, foram criados algoritmos para diagnóstico precoce e redução de biópsias desnecessárias.

O algoritmo tem três etapas:

- Etapa 1: avaliação dermatoscópica com padrão cristas paralelas ou padrão multicomponente assimétrico deve ser biopsiada.
- Etapa 2: para padrões dermatoscópicos descritos como típicos, benignos, ou seja, sulcos paralelos, treliça, padrão fibrilar regular não será necessário seguimento clínico.
- Etapa 3: lesões que não apresentam os padrões dermatoscópicos típicos, benignos com diâmetros maiores que 7 mm devem ser excisadas para confirmação histológica. Aquelas com 7 mm ou menores devem seguir em acompanhamento.

Esse algoritmo tem como objetivo a diferenciação entre os nevos melanocíticos acrais adquiridos e as lesões suspeitas de melanoma. Porém, lesões nodulares, ulceradas, hipopigmentadas, pigmentações irregulares e vasos polimórficos são considerados altamente suspeitos para melanoma, sem necessidade de aplicação desse tipo de algoritmo.[8]

Outra forma de avaliação das lesões acrais é o sistema de pontuação "BRAAFF", representado por seis variáveis. Em caso de pontuação igual ou maior 1, será necessária uma biópsia para confirmação de melanoma.[9]

- B: mancha irregular (1 ponto).
- R: padrão de crista paralela (3 pontos).
- Assimetria de estruturas (1 ponto).
- Assimetria de cores (1 ponto).
- F: padrão de sulco paralelo (-1 ponto).
- F: padrão fibrilar (-1 ponto).

Para melanomas subungueais foi proposto o ABCDEF alternativo, onde a biópsia da melanoníquia estaria indicada em caso de idade maior que 50 anos, pigmentação enegrecida, única, maior que 3 mm de largura, com pigmentação (banda) irregular, não homogênea, mudança na forma ou pigmentação e presença de pigmentação periungueal (sinal de Hutchinson).[10]

A. Idade, afrodescendentes, asiáticos.
B. Melanoníquia marrom a preta.
C. Mudança/irregularidade da pigmentação.
D. Acometimento do hálux ou polegar.
E. Pigmentação periungueal proximal e/ou lateral (sinal de Hutchinson).
F. História familiar ou pessoal de melanoma.

TRATAMENTO

A confirmação diagnóstica do melanoma primário por biópsia excisional profunda até tecido celular subcutâneo, com margens de 1 a 3 mm, deve ser realizada sempre que possível. Nas regiões acrais, subungueais ou em caso de lesão muito extensa, a biópsia incisional pode ser realizada, avaliando a região de maior profundidade. Importante ressaltar que nas lesões em membros a incisão deve ser sempre no sentido longitudinal.

O laudo histológico é fundamental para estadiamento e tratamento do paciente, avaliando espessura de Breslow, presença ou ausência de ulceração, invasão angiolinfática, microssatelitose. O melanoma pode surgir em qualquer área da pele, inclusive nas mucosas, por isso, o exame completo da pele deve ser realizado. Após a confirmação diagnóstica, avaliar as cadeias linfonodais cuidadosamente, a presença de lesões em trânsito ou satelitoses, outras lesões primárias e/ou metástase cutânea.

Através da avaliação do Breslow será definida a margem para ampliação das margens de segurança:

- Melanomas *in situ*, margem de 0,5 cm a 1,0 cm.
- Espessura < 1 mm, mínimo margem de 1,0 cm.
- Espessura 1 a 4 mm, mínimo de 2,0 cm.
- Espessura > 4 mm, mínimo de 2,0 cm.

Biópsia do linfonodo sentinela

Entende -se por linfonodo sentinela aquele que será o primeiro linfonodo que drena a lesão primária. Suas principais indicações são Breslow maior que 1 mm ou menor que 0,8 mm em caso de ulceração, invasão linfática e microssatelitose.

O tratamento do melanoma deve ser multidisciplinar e, com o advento das novas terapias, imunoterapia,

terapia-alvo, é fundamental que o médico dermatologista as conheça e saiba como conduzir, quando solicitar exames e quando encaminhar aos outros especialistas, como cirurgião oncológico e oncologista.[11]

REFERÊNCIAS BIBLIOGRÁFICAS

1. Hogue L, Harvey VM. Basal cell carcinoma, squamous cell carcinoma, and cutaneous melanoma in skin of color patients. Dermatologic Clinics. 2019;37(4):519-26.
2. Lopes FCPS, et al. UV exposure and the risk of cutaneous melanoma in skin of color: A systematic review. JAMA Dermatology. 2021;157(2):213-9.
3. Brunsgaard E, Wu YP, Grossman D. Melanoma in skin of color: Part I. Epidemiology and clinical presentation. Journal of the American Academy of Dermatology. 2023;89(3):445-56.
4. Manci RN, et al. Features of skin cancer in black individuals: A single-institution retrospective cohort study. Dermatology Practical & Conceptual. 2022;12(2):e2022075.
5. Hassel JC, Enk AH. Melanoma. In: Kang S, Amagai M, Bruckner AL, et al. (eds.). Fitzpatrick's dermatology. 9. ed. v. 1. McGraw-Hill Education; 2019. p. 1982.
6. Cohen LM. Lentigo maligna and lentigo maligna melanoma. Journal of the American Academy of Dermatology. 1995;33(6):923-36; quiz 937-40.
7. Saida T, et al. Dermoscopy for acral pigmented skin lesions. Clinics in Dermatology. 2002;20(3):279-85.
8. Koga H, Saida T. Revised 3-step dermoscopic algorithm for the management of acral melanocytic lesions. Archives of Dermatology. 2011;147(6):741-3.
9. Braun RP, Thomas L, Kolm I, et al. The furrow ink test: A clue for the dermoscopic diagnosis of acral melanoma vs nevus. Arch Dermatol 2008;144:1618.
10. Levit EK, et al. The ABC rule for clinical detection of subungual melanoma. Journal of the American Academy of Dermatology. 2000;42(2):269-74.
11. Bichakjian CK, et al. Guidelines of care for the management of primary cutaneous melanoma. Journal of the American Academy of Dermatology. 2011;65(5):1032-47.

39

Carcinoma basocelular

Gabriella Campos-do-Carmo
Júlia Bozetti Lóss
Elizabeth Leocadia Fernandes

INTRODUÇÃO

O carcinoma basocelular (CBC) é o tipo de câncer mais comum no mundo e representa 80% dos cânceres de pele.[1] Apresenta baixa taxa de mortalidade, no entanto, pode apresentar grande morbidade, principalmente devido à destruição tecidual local. A patogênese do CBC envolve uma interação entre características ambientais e individuais, dentre as quais o principal fator de risco é a exposição solar inadequada.

Apesar de sua incidência estar aumentando mundialmente, a incidência do CBC nos indivíduos de pele negra é baixa. É o segundo tipo de câncer de pele mais encontrado nessa população, atrás do carcinoma espinocelular (CEC).

FATORES DE RISCO

Os fatores de risco para o CBC na população geral envolvem o fenótipo do paciente, exposições ambientais e características genéticas. Muitos desses fatores de risco estão interligados por um fator patogênico comum, que é a exposição e a suscetibilidade à radiação ultravioleta (RUV). As características fenotípicas de risco incluem o sexo masculino e fototipos baixos. Em relação às exposições ambientais, a exposição solar intensa, com múltiplos episódios de queimaduras de primeiro e segundo graus, principalmente na infância e adolescência, é o principal fator.[2]

Em indivíduos de pele negra, o principal local de surgimento do CBC é a região da cabeça e do pescoço, sugerindo que a RUV é também um fator de risco mesmo em indivíduos com fototipos mais altos. Existe uma associação conhecida entre o tom de pele e o risco de CBC, em que indivíduos negros com pele mais clara são mais propensos a desenvolver CBC.[3]

Outros fatores de risco para o surgimento do CBC são exposição a outras radiações, como por radioterapia, albinismo, cicatrizes, úlceras, infecções crônicas, nevos sebáceos, ingestão de arsênico, síndromes genéticas, como o xeroderma pigmentoso e a síndrome de Gorlin Goltz, e transplante de órgãos sólidos.[1,4]

QUADRO CLÍNICO

O CBC pode ter diferentes apresentações clínicas e subtipos. O CBC pigmentado é o principal subtipo encontrado em indivíduos de pele negra, correspondendo a mais de 50% entre todos os subtipos (Figuras 1 a 3). Geralmente apresenta-se como uma pápula ou placa pigmentada, assintomática, translúcida e às vezes ulcerada.[1-6] Muitas vezes o diagnóstico diferencial com outros tumores cutâneos é um desafio na pele negra.

A faixa etária média do diagnóstico do CBC na pele negra é 60 anos. As principais localizações são áreas expostas áreas expostas à RUV, principalmente cabeça e pescoço, assim como observado nos indivíduos com fototipos baixos.

As características dermatoscópicas descritas são: estruturas em folha de bordo (linhas radiais voltadas para uma mesma base), múltiplos pontos e glóbulos (grumos) cinza-azulados, estruturas brancas brilhantes (linhas brancas), estruturas em raio de roda (linhas radiais voltadas para um grumo) e ulceração (Figuras 4 a 6). Outras características dermatoscópicas encontradas no CBC pigmentado em pele negra incluem a pigmentação reticular acentuada na pele não envolvida, ao redor da lesão (Figura 7), e hipopigmentação central, em alguns casos.[2]

O diagnóstico diferencial do CBC na pele negra inclui ceratose seborreica, nevo azul, trauma, lesões de lúpus eritematoso, nevo sebáceo, sarcoidose e melanoma, entre outros.[7]

DIAGNÓSTICO

O diagnóstico do CBC é clínico e histopatológico. Exames de imagem não invasivos, como a dermatoscopia e a microscopia confocal, associam-se a altas sensibilidade e especificidade no diagnóstico.[8] Os principais subtipos clínicos e histopatológicos descritos são:

- CBC superficial: as lesões são placas rosadas e escamosas. Podem ter como diagnóstico diferencial eczemas, lesões inflamatórias, melanoma amelanótico.
- CBC nodular: subtipo mais comum. São lesões bem definidas, translucentes, podem ser pigmentadas. A dermatoscopia pode apresentar vasos arboriformes (vasos ramificados), ninhos ovoides (grumos) cinza-azulados e múltiplos pontos cinza-azulados (Figuras 5 e 8).
- Esclerodermiforme: apresenta taxas maiores de recorrência local. Geralmente são placas deprimidas, semelhantes a uma cicatriz, e podem ulcerar.
- Micronodular: caracteriza-se por múltiplos micronódulos dispersos.
- Basoescamoso: apresenta comportamento semelhante ao CEC, com áreas de CBC e de CEC na histopatologia.

TRATAMENTO

A cirurgia é o tratamento padrão para a maioria dos CBCs. Podem ser realizadas a excisão padrão com margens apropriadas ou a cirurgia micrográfica de Mohs, de acordo com as características do tumor e os fatores de risco para recorrência (tamanho, localização, recorrências anteriores, histologia). Há também tratamentos alternativos, como a curetagem e a eletrocauterização, recomendada para tumores adequadamente selecionados com baixo risco de recidiva. Outras técnicas alternativas para a destruição do tumor podem ser empregadas, como a utilização de medicações tópicas, entre elas o imiquimod e 5-fluorouracil, a criocirurgia e a terapia fotodinâmica. A radioterapia pode também ser considerada para pacientes em que a cirurgia é contraindicada e para tumores não ressecáveis. O uso de medicações sistêmicas para o CBC pode ser indicado para casos avançados, refratários ao tratamento ou que não tenham indicação de cirurgia ou radioterapia. Entre eles, atualmente os mais utilizados são o vismodegib e o sonidegib.[2,8]

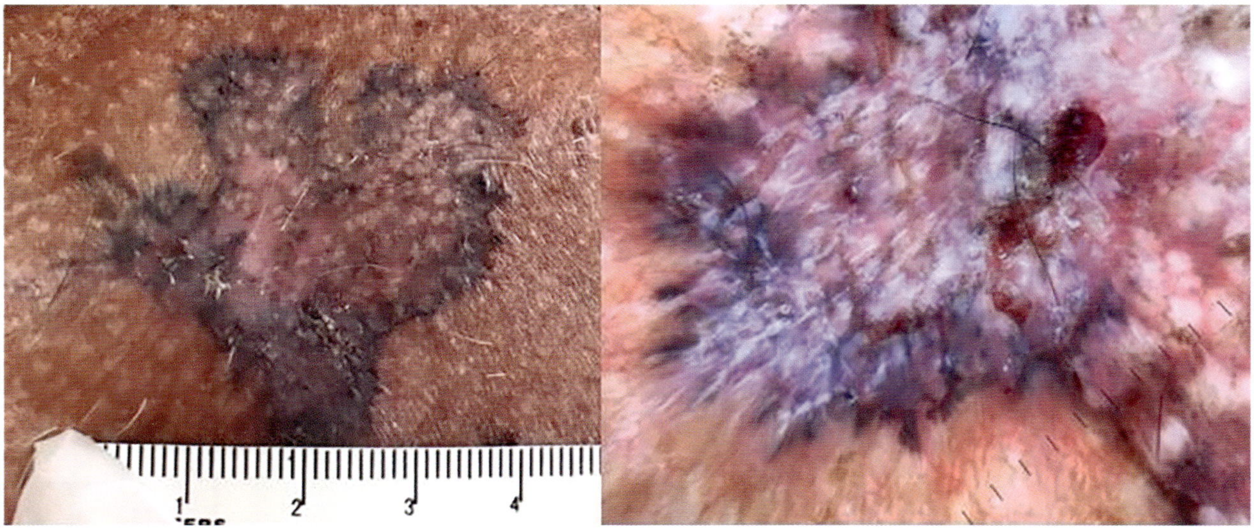

FIGURA 1 Carcinoma basocelular pigmentado em paciente de fototipo V. Dermatoscopia apresenta eritema, crisálida e estruturas em folha de bordo. *Chaos and clues*: lesão cutânea pigmentada, com caos; padrões: grumos e sem estruturas; cores: marrom claro, marrom escuro, preto, cinza, róseo e branco, assimetricamente distribuídos; pistas de malignidade: grumos acinzentados; linhas radiais voltadas para uma mesma base; linhas angulares; linhas brancas. Há ulcerações (áreas sem estruturas vermelhas).

Fonte: imagens cedidas pela Dra. Elizabeth Leocadia Fernandes.

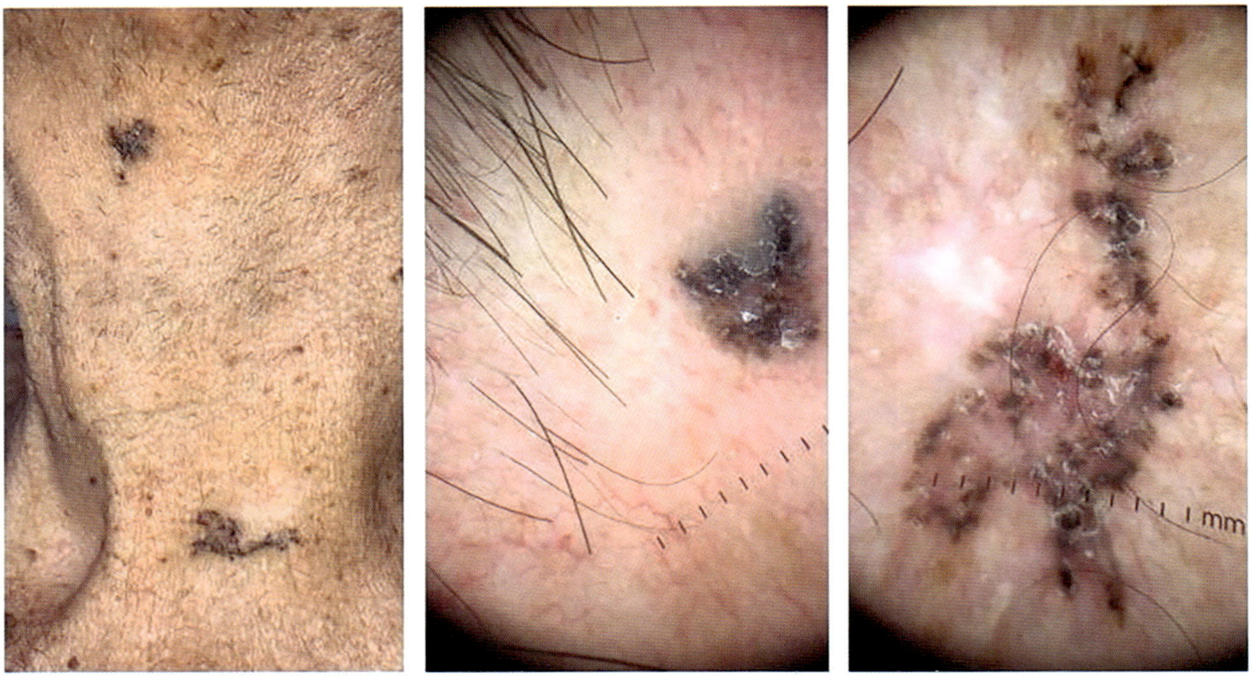

FIGURA 2 Carcinomas basocelulares. Lesões pigmentadas localizadas na região cervical de um paciente com fototipo IV. Dermatoscopia apresenta pigmentação acastanhada, estruturas em folha de bordo e estruturas em raio de roda. *Chaos and clues*: lesões cutâneas pigmentadas, com caos; padrões: grumos e sem estruturas; cores: marrom, cinza, preto e róseo, assimetricamente distribuídos; pistas de malignidade: linhas radiais voltadas para uma mesma base; grumos acinzentados.

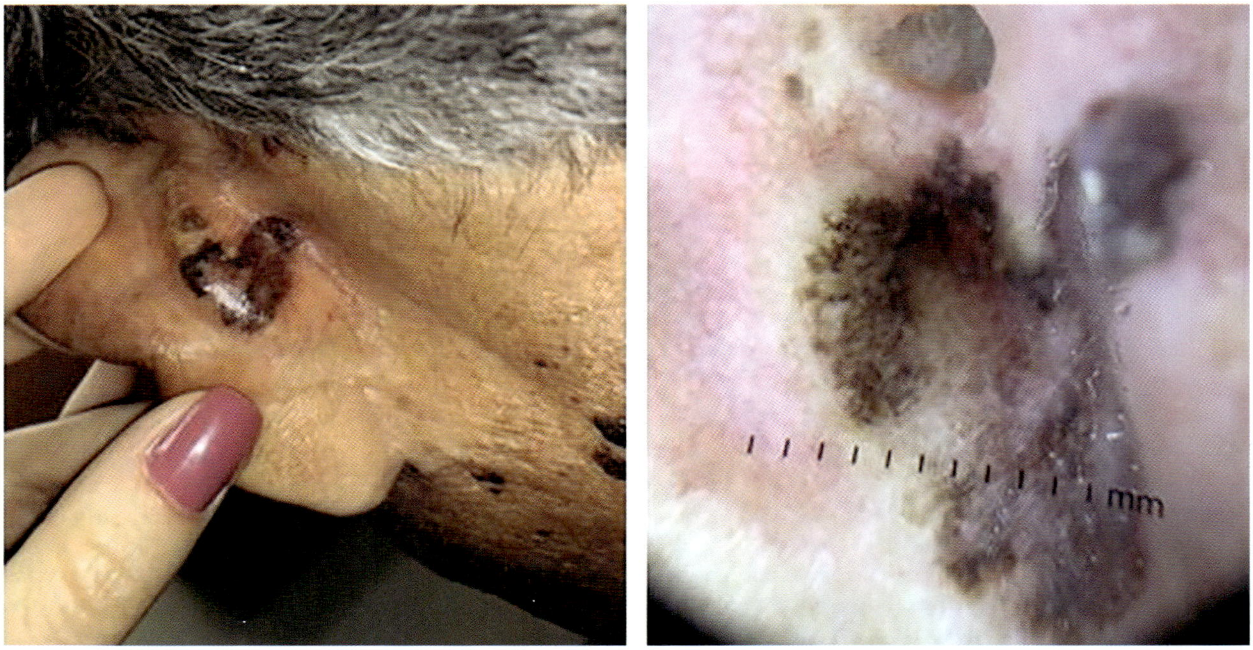

FIGURA 3 Carcinoma basocelular pigmentado retroauricular. Placa pigmentada com brilho perolado, bem delimitada. Dermatoscopia apresenta pigmentação acastanhada difusa, com estruturas em folha de bordo na periferia. Chaos and clues: lesão cutânea pigmentada, com caos; padrões: grumos e sem estruturas; cores: cinza, preto e róseo, assimetricamente distribuídos; pistas de malignidade: linhas radiais voltadas para uma mesma base; grumos acinzentados; linhas brancas.

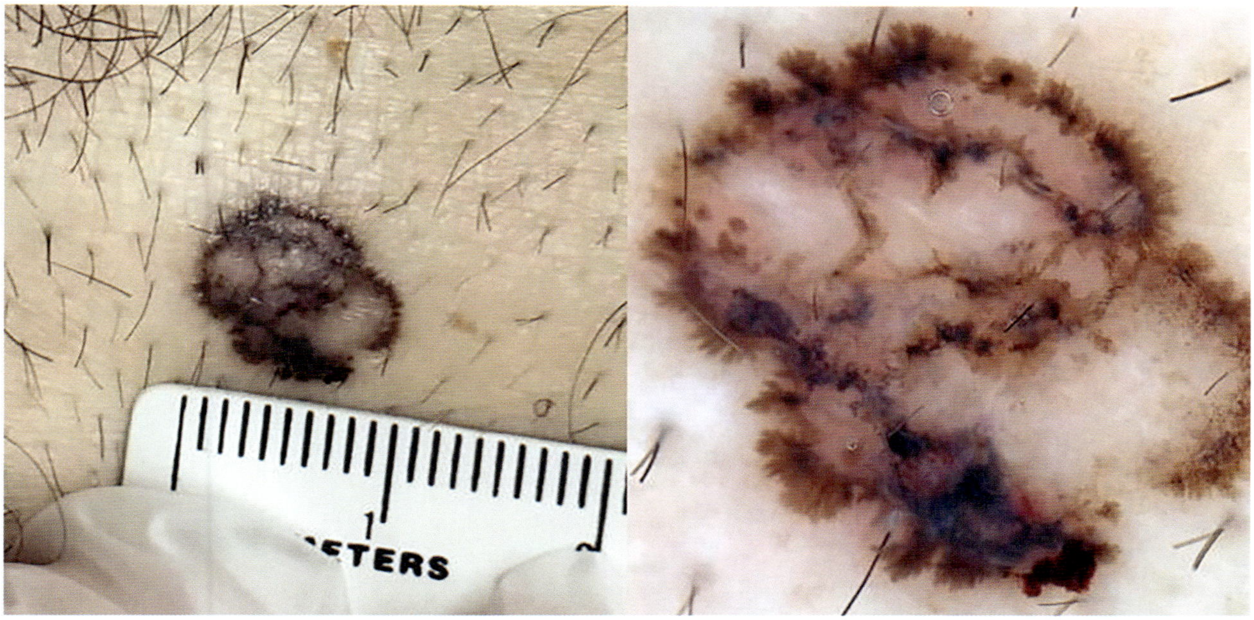

FIGURA 4 Carcinoma basocelular pigmentado em paciente de fototipo IV. Lesão pigmentada bem delimitada. Dermatoscopia apresenta eritema, estruturas em folha de bordo, estruturas em raio de roda, ninhos ovoides e pontos acastanhados. *Chaos and clues*: lesão cutânea pigmentada, com caos; padrões: linhas e sem estruturas; cores: marrom claro, marrom escuro, azul e róseo, assimetricamente distribuídos. Pistas de malignidade: linhas radiais voltadas para uma mesma base e para grumos; grumo dentro de outro grumo (pista específica para CBC pigmentado); linhas angulares. Há ulceração (área sem estruturas vermelho-escuras na extremidade inferior).

Fonte: imagens cedidas pela Dra. Elizabeth Leocadia Fernandes.

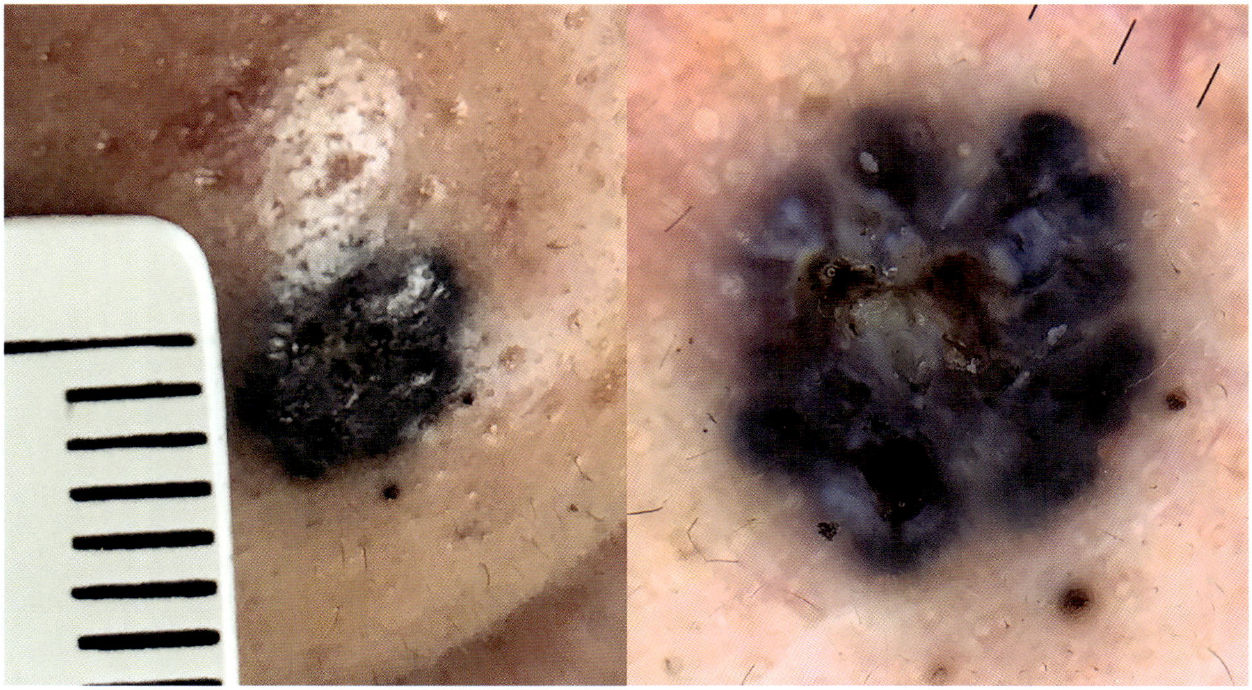

FIGURA 5 Carcinoma basocelular pigmentado ulcerado. Dermatoscopia apresenta ninhos ovoides e ulceração central. *Chaos and clues*: lesão cutânea pigmentada com caos; padrões: grumos e sem estruturas; cores: cinza, azul, preto e branco, assimetricamente distribuídos. Pistas de malignidade: grumos cinza-azulados; linhas brancas. Há ulcerações (áreas sem estruturas pretas).

Fonte: imagens cedidas pela Dra. Elizabeth Leocadia Fernandes.

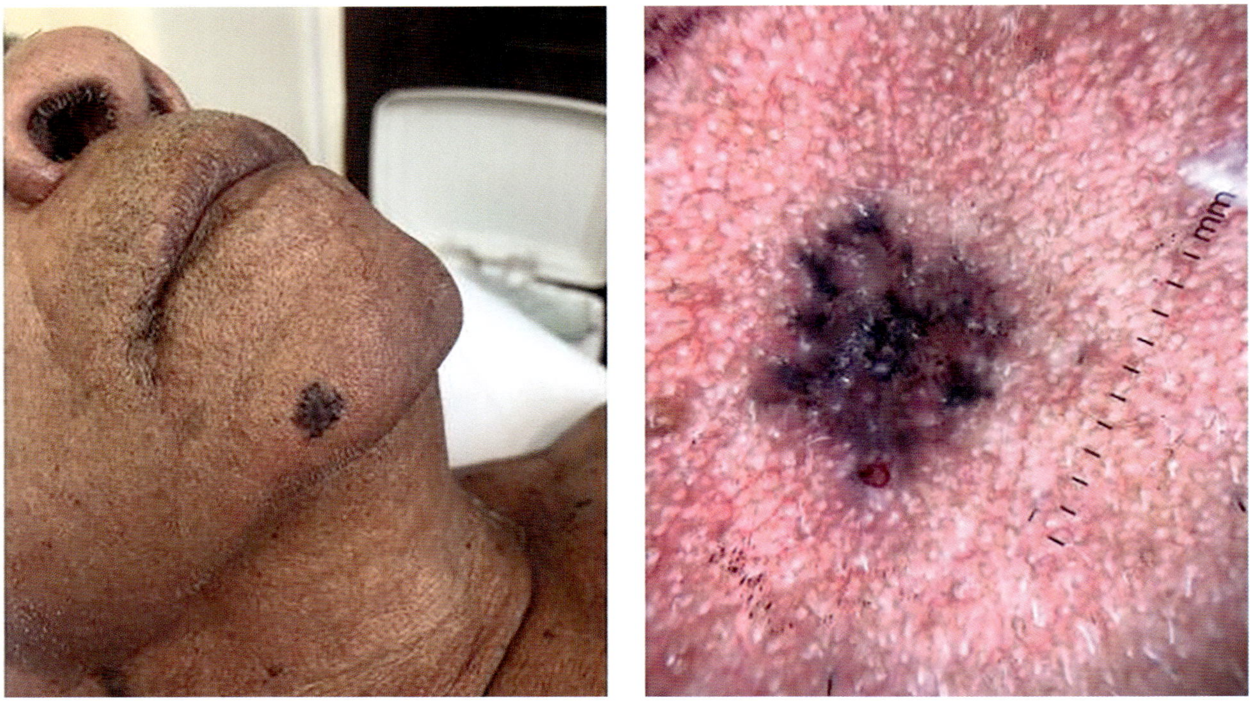

FIGURA 6 Carcinoma basocelular pigmentado. Dermatoscopia apresenta pseudorrede pigmentada com estruturas em folha de bordo. *Chaos and clues*: lesão cutânea pigmentada, com caos; padrões: grumos e sem estruturas; cores: cinza e preto, assimetricamente distribuídos; pistas de malignidade: linhas radiais voltadas para uma mesma base; grumos acinzentados.

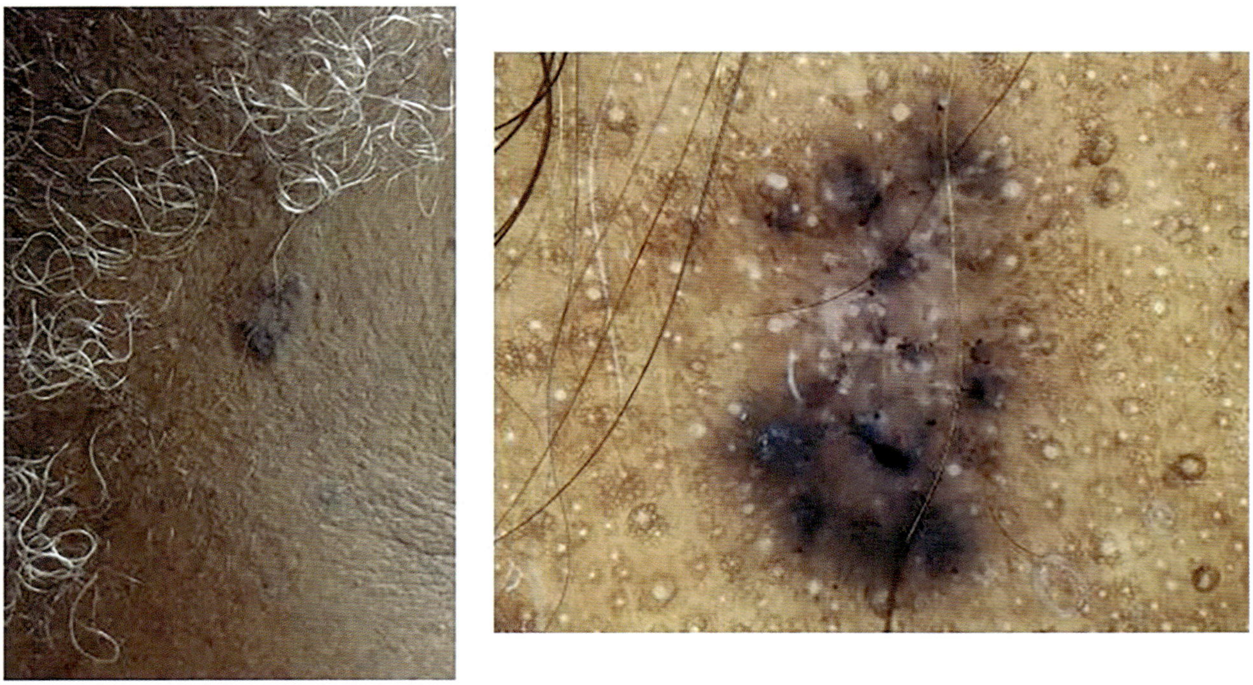

FIGURA 7 Carcinoma basocelular pigmentado na região temporal de um paciente com fototipo V. Dermatoscopia apresenta borrão enegrecido, estruturas em folha de bordo e área com hipopigmentação central. Observar a pigmentação reticular acentuada na pele ao redor da lesão. *Chaos and clues*: lesão cutânea pigmentada, com caos; padrões: grumos e sem estruturas; cores: cinza, branco e preto, assimetricamente distribuídos; Pistas de malignidade: grumos acinzentados.

Fonte: imagens cedidas pela Dra. Joyce Arnaut.

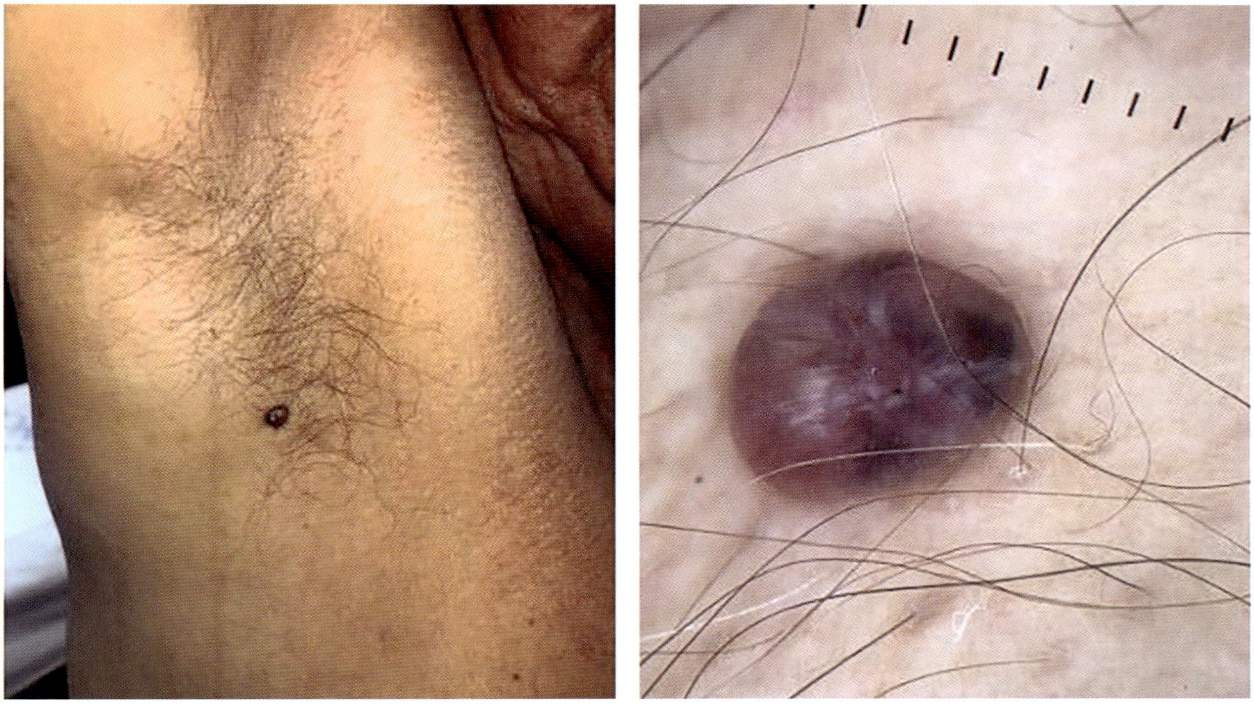

FIGURA 8 Carcinoma basocelular nodular pigmentado. Pápula pigmentada na axila. Dermatoscopia apresenta pigmentação acastanhada difusa, vasos arboriformes, crisálidas e ninhos ovoides. *Chaos and clues*: lesão cutânea pigmentada, com caos; padrões: grumos e sem estruturas; cores: cinza, róseo e branco, assimetricamente distribuídos; pistas de malignidade: grumos acinzentados; linhas brancas.

CONCLUSÃO

Não há diferenças na morbidade associada ao CBC quando comparado ao acometimento na pele clara. No entanto, muitas vezes ocorre atraso no diagnóstico e o tratamento envolve cirurgias maiores, com doença localmente avançada, levando a um pior prognóstico nesses pacientes.[1,5]

REFERÊNCIAS BIBLIOGRÁFICAS

1. Hogue L, Harvey VM. Basal cell carcinoma, squamous cell carcinoma, and cutaneous melanoma in skin of color patients. Dermatol Clin. 2019 Oct;37(4):519-26.
2. Heath MS, Bar A. Basal cell carcinoma. Dermatol Clin. 2023 Jan;41(1):13-21.
3. Manci RN, Dauscher M, Marchetti MA, Usatine R, Rotemberg V, Dusza SW, et al. Features of skin cancer in black individuals: A single-institution retrospective cohort study. Dermatol Pract Concept. 2022 Apr 1;12(2):e2022075.
4. Alchorne MMA, Abreu MAMM. Dermatologia na pele negra. Anais Brasileiros de Dermatologia. Sociedade Brasileira de Dermatologia. 2008;83(1):7-20.
5. Kundu RV, Patterson S. Dermatologic conditions in skin of color: Part I. Special considerations for common skin disorders. Am Fam Physician. 2013 Jun 15;87(12):850-6.
6. Higgins S, Nazemi A, Chow M, Wysong A. Review of nonmelanoma skin cancer in african americans, hispanics, and asians. Dermatol Surg. 2018 Jul;44(7):903-10.
7. Agbai ON, Buster K, Sanchez M, Hernandez C, Kundu RV, Chiu M, et al. Skin cancer and photoprotection in people of color: A review and recommendations for physicians and the public. J Am Acad Dermatol. 2014 Apr;70(4):748-62.
8. Kim DP, Kus KJB, Ruiz E. Basal cell carcinoma review. Hematol Oncol Clin North Am. 2019 Feb;33(1):13-24.

40
Carcinoma espinocelular

Dolival Lobão Veras Filho
Leliane Peçanha Leite Froede

INTRODUÇÃO

Segundo dados publicados pelo Instituto Nacional de Câncer (INCA), são esperados 704 mil casos novos de câncer no Brasil para o triênio de 2023 a 2025, sendo o câncer de pele responsável por 30% de todos os cânceres em brancos, 2 a 4% em asiáticos e 1 a 2% em negros.[1]

O carcinoma espinocelular (CEC) é um tumor maligno, de origem nos queratinócitos epidérmicos, representando a segunda neoplasia mais comum da pele, com incidência entre 20 e 50%. Na pele negra, o câncer de pele é considerado raro quando comparado com fototipos baixos tipos I e II de Fitzpatrick, sendo o carcinoma espinocelular o tipo mais frequente nessa população e preferencialmente localizado em áreas fotoprotegidas, reforçando a justificativa de alguns autores sobre a baixa associação entre a exposição à radiação ultravioleta (RUV) e o surgimento do CEC.[1,2]

Apesar de raro, normalmente apresenta alta mortalidade e morbidade e por isso há importância do conhecimento na pele negra como medida essencial para diagnóstico e tratamento precoce nessa população.[1]

EPIDEMIOLOGIA

O carcinoma espinocelular é descrito como a neoplasia cutânea mais comum na pele negra.[1,3-5] Os fatores de riscos associados são cicatriz e inflamação crônica.[1,3] O prognóstico dessas lesões é considerado ruim, com risco de metástase de 20% a 40% em comparação com 1 a 4% em fototipos baixos de CEC em áreas de extenso fotodano.[5] A explicação dessas diferenças de mortalidade e morbidade é considerada multifatorial, como diagnóstico tardio, fatores socioeconômicos e fatores ambientais, entre outros.[5]

QUADRO CLÍNICO

As apresentações clínicas do câncer de pele em pacientes de pele negra são uma das causas de atraso no diagnóstico, muitas vezes por serem distintas das apresentações na pele branca. Na população de pele negra o CEC se apresenta de variadas formas e comumente surge nas áreas fotoprotegidas, como membros inferiores e região anogenital.[6]

Clinicamente, pode se apresentar como placas hiperpigmentadas hiperceratóticas pretas ou marrons, podendo também ser pápulas ou nódulos com corno cutâneo associado. A região perilesional pode ser pigmentada, porém o eritema não é esperado.[5]

A apresentação clínica do CEC normalmente se baseia em sua diferenciação histológica. CEC bem diferenciados são descritos como pápulas, placas ou nódulos endurecidos ou firmes com hiperqueratinização central. Variam de tamanho, entre 0,5 e 1,5 cm de diâmetro, podendo ser maiores, ulcerados ou não. Em contraste, CEC pouco diferenciado são pápulas ou nódulos com aspecto friável e granulomatoso, semelhantes ao granuloma piogênico, sem hiperceratose. Podem apresentar ulceração, hemorragia ou áreas de necrose. Sintomas como dor, prurido e alterações neurológicas locais são queixas frequentes nas lesões invasivas.[7]

Segundo dados da literatura, na pele negra, esses tumores são frequentemente do subtipo superficial, de aspecto mais discreto, endurecido e que surgem de uma base hiperceratótica, arredondada e elevada.[3,8] As características dermatoscópicas descritas em artigos foram semelhantes às descritas em indivíduos brancos, com maior incidência de variantes com pigmentação.[3,8,9] Área perilesional pode apresentar halo de hipopigmentação com perda da rede pigmentar da pele normal.

O CEC sobre processos inflamatórios e cicatriciais corresponde a 20% a 40% dos casos, sendo esse o fator predisponente mais associado e responsável também por lesões de pior prognóstico, com risco para recorrência pós-tratamento e metástase, significativamente maior que na pele branca.[5,10] Segundo publicações de dados nacionais de câncer, o CEC peniano também está associado a pior prognóstico, e o risco em homens jovens é 2 vezes maior na pele negra.

As maiores mortalidade e a morbidade descritas para esse tipo de câncer são consideradas multifatoriais, incluindo fatores econômicos, ambientais, diferenças associadas à etiologia e biologia tumoral, além do diagnóstico tardio, por apresentação clínica atípica e desconhecimento do profissional médico.[5]

Variações clínicas comuns

- **Úlcera de Marjolin:** degeneração maligna que ocorre através de processos inflamatórios crônicos na pele, principalmente em áreas de queimadura prévia. Geralmente de surgimento tardio. O tumor pode se apresentar inicialmente como uma ulceração que não cicatriza ou nódulos com a progressão da lesão. Outros sinais clínicos incluem margens da ferida com hipergranulação, aumento rápido de tamanho e sangramento.[10,11]
- **Doença de Bowen (CEC *in situ*)**: carcinoma espinocelular *in situ*, apresenta-se clinicamente como mácula ou placa, com bordas bem definidas, eritematosa e descamativa. Normalmente pigmentada na pele negra. De crescimento lento, assintomática e localizada nas áreas fotoexpostas, cabeça, pescoço e extremidade.[2]
- **Carcinoma verrucoso anogenital (tumor de Bushke-Loewenstein):** variante rara e indolente de CEC, localizada na região genital (pênis, bolsa escrotal e perianal), de aspecto verrucoso, exofítica.

DIAGNÓSTICO

Devido às diferenças clínicas e ao aspecto pigmentado que difere nos indivíduos caucasianos, o reconhecimento precoce das lesões é extremamente necessário. Tanto o reconhecimento clínico quanto o dermatoscópico são fundamentais para o diagnóstico. A confirmação histológica para correta definição do estadiamento e tratamento adequado é um pilar para tratamento e prognóstico nessa população.[1,5]

Os critérios dermatoscópicos descritos na literatura nos caucasianos para diferentes apresentações clínicas no CEC foram os mesmos relatados para pele negra. A doença de Bowen pigmentada tipicamente apresenta área amorfa marrom, associada a áreas hipopigmentadas, muitas vezes localizadas excentricamente, e pontos marrons dispostos como linhas radiais na periferia. As principais características dermatoscópicas no CEC invasivo são círculos brancos, áreas brancas sem estrutura e vasos em grampo e lineares irregulares.[12,13]

BIÓPSIA E HISTOPATOLÓGICO

Biópsia incisional por *punch*, *shaving* e exérese são utilizadas para confirmação histológica. Preferencialmente para lesões com aspecto clínico sugestivo de invasividade devem ser utilizadas as técnicas que se estendem até a derme reticular para avaliação adequada. O tamanho e a profundidade da biópsia devem ser adequados para fornecer o diagnóstico histopatológico correto e preciso, permitindo um tratamento eficaz.[14]

Histologicamente, no CEC *in situ* (doença de Bowen) a displasia dos queratinócitos envolve toda a espessura da epiderme, porém sem infiltrar a derme. Os queratinócitos são pleomórficos, com núcleos hipercromáticos e múltiplas mitoses. Acantose epidérmica, hiperceratose e paraqueratose estão presentes. Nas lesões invasivas os queratinócitos displásicos se dispõem em toda a espessura da epiderme, invadindo tecidos mais profundos. O CEC bem diferenciado se caracteriza por queratinócitos atípicos grandes ricos em citoplasma. Geralmente a hiperceratose está presente.

Em tumores pouco diferenciados, os queratinócitos são anaplásicos, com pouca diferenciação ou queratinização. Múltiplas mitoses são frequentemente vistas. Ocasionalmente, a origem queratinocítica das células só pode ser confirmada com estudo imuno-histoquímico. Infiltração perineural pode estar presente nesses tumores, sendo um critério conhecido para maior recorrência local e metástase.[15]

CLASSIFICAÇÃO

Segundo dados do *National Comprehensive Cancer Network* (NCCN) podemos classificar como:

- **Baixo risco:** localização no tronco e extremidades ≤ 2 cm, margens bem definidas, sem história de recorrência, imunossupressão, radioterapia ou processos inflamatórios prévios, sem crescimento rápido ou sintomas neurológicos locais, histologicamente bem ou moderadamente diferenciada, sem padrões histológicos agressivos (acantolítico/adenoide, adenoescamoso ou metaplásico). Espessura 2 mm e sem invasão além do subcutâneo. Sem envolvimento perineural, linfático ou vascular.

- **Alto risco:** localização no tronco e extremidades > 2 cm e ≤ 4 cm. Cabeça, pescoço, mãos, pés, região pré-tibial e anogenital de qualquer tamanho. Margens mal definidas. Com história de recorrência, imunossupressão, radioterapia ou processos inflamatórios prévios, crescimento rápido ou sintomas neurológicos locais. Subtipos histológicos agressivos, espessura 2-6 mm. Com envolvimento perineural, linfático ou vascular.
- **Muito alto risco:** > 4 cm em qualquer localização, histologicamente indiferenciado, CEC desmoplásico, envolvimento neural mais profundo que a derme ou medindo 0,1 mm, comprometimento linfático ou vascular.

TRATAMENTO

O padrão-ouro no tratamento das lesões é excisão cirúrgica. As diretrizes do NCCN recomendam para CEC de baixo risco excisão com margens de 4 a 6 mm, curetagem e eletrocauterização ou excisão por *shaving* e cirurgia micrográfica de Mohs ou congelação e radioterapia para os pacientes não elegíveis para cirurgia. Para os casos de alto risco, excisão cirúrgica com margem ampla. Cirurgia micrográfica de Mohs ou congelação preferível para lesões de muito alto risco. Para aqueles não elegíveis à cirurgia, radioterapia ou terapia sistêmica quando radioterapia não é possível. Quando há margens comprometidas, avaliação multidisciplinar para definir a melhor conduta é necessária, ampliação das margens, radioterapia ou terapia sistêmica. Em casos de acometimento perineural ou outras características de mau prognóstico, avaliar radioterapia adjuvante.

Importante ressaltar que as lesões com confirmação histológica de alto risco e muito alto risco devem ter avaliação completa ao exame físico da palpação dos linfonodos regionais e sinais clínicos sugestivos de doença metastática.

REFERÊNCIAS BIBLIOGRÁFICAS

1. Halder RM, Bang KM. Skin cancer in blacks in the United States. Dermatol Clin. 1988 Jul;6(3):397-405.
2. Que SKT, et al. Cutaneous squamous cell carcinoma: Incidence, risk factors, diagnosis, and staging. Journal of the American Academy of Dermatology 2018;78(2):237-47.
3. Gloster Jr HM, Neal K. "kin cancer in skin of color. Journal of the American Academy of Dermatology. 2006;55(5):741-60; quiz 761-4.
4. Amonette RA, Kaplan RJ. Squamous-cell and basal-cell carcinomas in black patients. The Journal of Dermatologic Surgery and Oncology. 1976;2(2):158-61.
5. Higgins S, et al. Review of nonmelanoma skin cancer in african americans, hispanics, and asians. Dermatologic Surgery: official publication for American Society for Dermatologic Surgery. 2018;44(7):903-10.
6. Agbai ON, Buster K, Sanchez M, et al. Skin cancer and photoprotection in people of color: A review and recommendations for physicians and the public. J Am Acad Dermatol. 2014;70(4):748-62.
7. Reule RB, et al. Treatment of cutaneous squamous cell carcinoma with perineural invasion using Mohs micrographic surgery: Report of two cases and review of the literature. Dermatologic Surgery: official publication for American Society for Dermatologic Surgery. 2009;35(10):1559-66.
8. Manci RN, et al. Features of skin cancer in black individuals: A single-institution retrospective cohort study. Dermatology Practical & Conceptual. 2022;12(2):e2022075.
9. Kato J, Horimoto K, Sato S, Minowa T, Uhara H. Dermoscopy of melanoma and non-melanoma skin cancers. Front Med (Lausanne). 2019;6:180.
10. Tobin C, Sanger JR. Marjolin's ulcers: A case series and literature review. Wounds. 2014;26(8):248-54.
11. Kerr-Valentic MA, et al. Marjolin's ulcer: Modern analysis of an ancient problem. Plastic and Reconstructive Surgery. 2009;123(1):184-91.
12. Zalaudek I, et al. Dermatoscopy of facial actinic keratosis, intraepidermal carcinoma, and invasive squamous cell carcinoma: A progression model. Journal of the American Academy of Dermatology. 2012;66(4):589-97.
13. Rosendahl C, et al. Dermoscopy of squamous cell carcinoma and keratoacanthoma. Archives of Dermatology. 2012;148(12):1386-92.
14. Work Group, et al. Guidelines of care for the management of cutaneous squamous cell carcinoma. Journal of the American Academy of Dermatology. 2018;78(3):560-78.
15. Cassarino DS, et al. Cutaneous squamous cell carcinoma: a comprehensive clinicopathologic classification – Part two. Journal of Cutaneous Pathology. 2006;33(4):261-79.

41

Linfomas cutâneos (micose fungoide e síndrome de Sèzary)

Yung Gonzaga

INTRODUÇÃO

Linfomas são neoplasias originárias das células linfoides e se apresentam comumente com acometimento de linfonodos e outros órgãos linfoides, mas podem também envolver diversos sítios extranodais, sendo os mais frequentes o trato gastrointestinal e a pele.[1] O acometimento cutâneo pode ser classificado como primário ou secundário, dependendo se ocorre ou não no contexto de doença nodal ou sistêmica. Linfomas cutâneos primários (LCP) são, por definição, linfomas não Hodgkin que se apresentam na pele, sem evidência de doença extracutânea no momento do diagnóstico.[2] Neste capítulo, abordaremos apenas os dois principais subtipos de linfomas cutâneos primários de células T (micose fungoide e síndrome de Sèzary), buscando enfatizar particularidades dessas doenças nos pacientes de pele negra.

EPIDEMIOLOGIA

Os LCP são doenças raras (4-5% de todos os linfomas não Hodgkin) e incluem um grupo bastante heterogêneo de linfomas de células T e de células B (Tabela 1). Em contraste com os linfomas sistêmicos, que têm como célula de origem o linfócito B na grande maioria, aproximadamente 75% dos linfomas cutâneos primários originam-se da célula T. De acordo com um grande estudo populacional norte-americano, os linfomas de células T correspondem a cerca de 71% dos casos de LCP, com uma taxa de incidência ajustada por idade de 7,7/1.000.000 pessoas-ano, sendo a micose fungoide (MF) o principal subtipo, correspondendo a quase 60% dos casos de todos os linfomas cutâneos primários, com uma incidência de 4,1 casos/1.000.000 pessoas-ano. A doença tipicamente afeta adultos entre 50 e 60 anos, com incidência maior em homens (razão H/M = 1,72).[1] O acometimento étnico específico é difícil de ser avaliado, devido a diferentes características na composição populacional dos diferentes países. Um estudo multicêntrico internacional, englobando 19 países de 6 continentes, reportou um predomínio de acometimento em pacientes brancos (83%), provavelmente refletindo uma maior representatividade de centros europeus e norte-americanos no estudo.[3] A síndrome de Sezary (SS) é uma rara variante leucêmica e agressiva, correspondendo a apenas 1-5% dos linfomas cutâneos primários e que tipicamente acomete pacientes mais velhos, entre 60-65 anos.[4]

Dados brasileiros a respeito da epidemiologia da MF e da SS são escassos, mas um estudo conduzido na Universidade de São Paulo que avaliou 727 pacientes evidenciou idade mediana ao diagnóstico de 52 anos, com cerca de 52% dos pacientes do sexo masculino. Pacientes negros ou mestiços corresponderam a 26% do total.[5]

ACHADOS CLÍNICOS

Micose fungoide

A MF é uma doença de progressão lenta, da ordem de anos e até décadas. A apresentação clínica característica é a de manchas hipercrômicas, eritematosas, de limites bem definidos, muitas vezes pruriginosas, acometendo áreas não expostas ao sol. Locais de acometimento frequente são as mamas, axilas, nádegas, tronco e virilha. Essas lesões podem, com o tempo, evoluir para placas infiltradas e tumores e os três tipos de lesões podem coexistir no mesmo paciente. Importante ressaltar que nem todos os pacientes progridem do estágio de manchas para placas, mas as manchas sempre

TABELA 1 Classificação WHO-EORTC dos linfomas cutâneos primários, 2018

Células
Micose fungoide
Síndrome de Sèzary
Síndrome de Sèzary
Leucemia/linfoma de células T do adulto
Doenças linfoproliferativas cutâneas primárias CD30+
Linfoma de células T subcutâneo paniculite-*like*
Linfoma NK/T extranodal, tipo nasal
Infecção crônica ativa pelo EBV
Outros linfomas cutâneos primários de células T
Células B
Linfoma de zona marginal primário cutâneo
Linfoma de centro folicular primário cutâneo
Linfoma difuso de grandes células B primário cutâneo, *leg-type*
Úlcera mucocutânea EBV + (provisória)
Linfoma de grandes células B intravascular

estarão presentes. A presença de tumores cutâneos, na ausência de placas e manchas, deve fazer pensar no diagnóstico de outros linfomas cutâneos. O diagnóstico correto da MF pode ser desafiador e levar muito tempo para ser realizado. A mediana de tempo entre o início das lesões e o diagnóstico é de cerca de 3 anos. Isso se deve ao fato de as lesões da MF, principalmente em seus estágios iniciais, simularem outras doenças dermatológicas mais frequentes. As lesões podem simular a apresentação do eczema, psoríase e *tinea corporis*. Alguns casos simulam dermatite de contato, por sua localização axilar, sob as mamas ou virilha. É muito frequente que esses pacientes sejam tratados durante anos para essas condições até que seja realizada a biópsia cutânea. O diagnóstico da MF clássica pode ser ainda mais desafiador em pacientes de pele negra que se apresentem com esse tipo de lesão, pois a pigmentação cutânea pode tornar mais difícil a visualização dela. Entretanto, em pacientes de pele negra, a apresentação clínica mais comum pode ser com manchas hipocrômicas espalhadas, podendo simular pitiríase alba e vitiligo. Essa é, também, a apresentação clínica mais comum em pacientes pediátricos.[6-8]

Síndrome de Sezary

A SS é a variante leucêmica, eritrodérmica e agressiva dos LCP de células T. Ela se caracteriza pela presença de eritrodermia (eritema confluente acometendo mais de 80% da superfície corporal) e de células neoplásicas circulantes (células de Sèzary) no sangue periférico. Pode haver ou não linfonodomegalia associada. Costuma haver prurido grave e incapacitante, além de alopecia, onicodistrofia, ectrópio e blefaroconjuntivite. A apresentação cutânea pode variar de um leve eritema até eritrodermia esfoliativa grave (Figura 1), com múltiplas fissuras cutâneas, além de hiperceratose, especialmente nas palmas das mãos (Figura 2) e solas dos pés.

A apresentação clínica pode ser semelhante a quadros de farmacodermia, dermatite seborreica generalizada, psoríase e reações de fotossensibilidade crônica. A doença está associada com disfunção imunológica, com aumento do risco de infecções oportunistas e elevada incidência de sepse de origem cutânea. Diferente da MF em estágios iniciais, a SS apresenta prognóstico desfavorável, com uma sobrevida mediana em torno de 5 anos.[6-8]

ACHADOS MORFOLÓGICOS

Micose fungoide

Histologicamente, a MF se caracteriza por infiltrado dérmico composto por linfócitos de pequeno e médio tamanho, com núcleos hipercromáticos e cerebriformes e citoplasma claro (células halo), havendo importante correlação clínico-patológica. Nos estágios iniciais (manchas), tanto as lesões clínicas quanto os achados histopatológicos podem se assemelhar ao de doenças inflamatórias cutâneas, havendo muitas vezes discordância entre patologistas e necessidade de múltiplas biópsias até se chegar ao diagnóstico correto. O infiltrado nas fases iniciais (manchas) costuma ser discreto, em banda, sem muita atipia linfocitária, com presença de quantidade variável de células inflamatórias e epidermotropismo de células isoladas ou de pequenos grupamentos celulares (microabscessos de Pautrier). Esses achados, na ausência de espongiose, falam mais a favor do diagnóstico de MF do que de uma dermatose inflamatória. Os achados se acentuam nas lesões do tipo placa, em que o infiltrado dérmico é mais denso, composto predominantemente de linfócitos neoplásicos de pequeno e médio tamanho com núcleos cerebriformes e epidermotropismo acentuado. As lesões tumorais se caracterizam por infiltrado denso e profundo na derme, com perda do epidermotropismo. Pode haver transformação histológica para um linfoma de alto grau, que se caracteriza pela presença de > 25% de células grandes com características anaplásicas e que confere pior prognóstico, quando presente.[7]

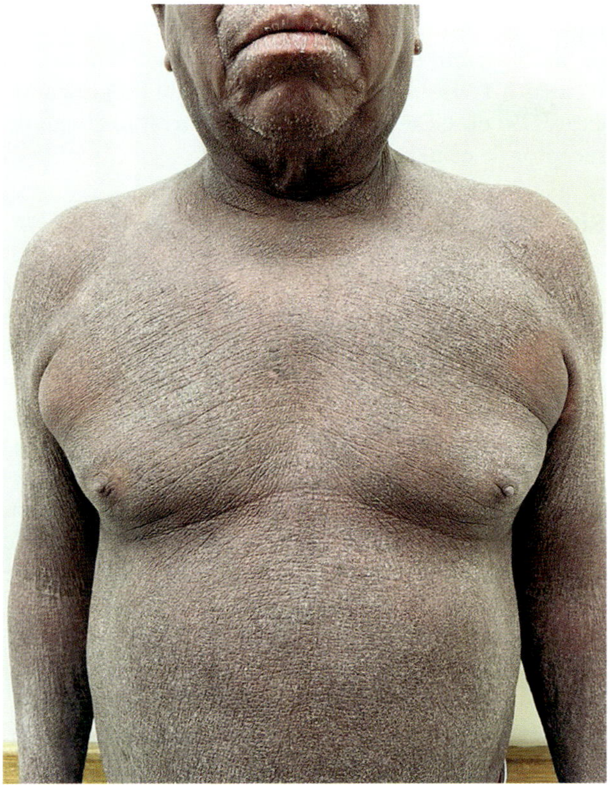

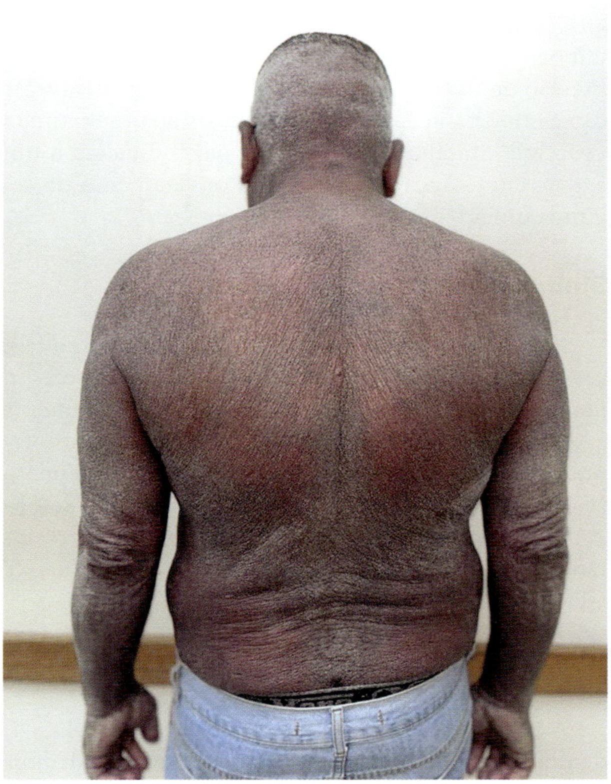

FIGURA 1 Eritrodermia esfoliativa.

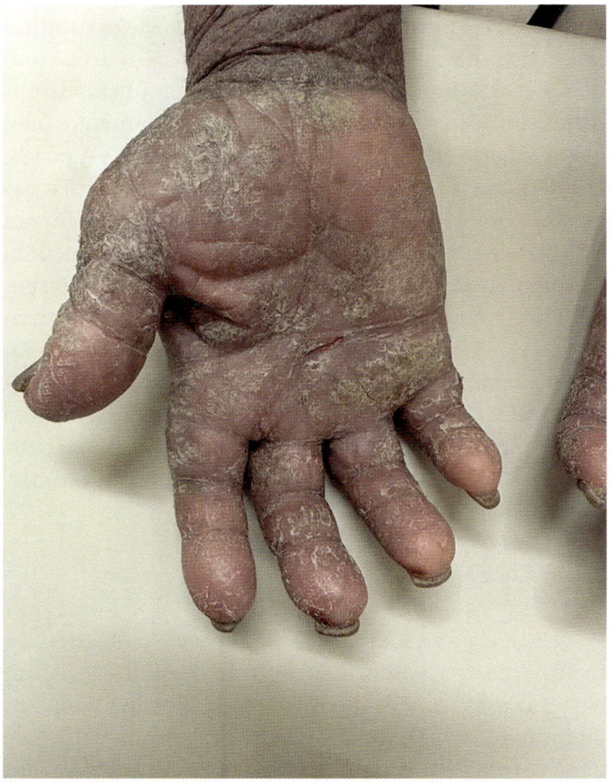

FIGURA 2 Hiperceratose palmar e fissuras cutâneas.

SÍNDROME DE SÉZARY

Apesar do quadro clínico exuberante, os achados histopatológicos na SS são variáveis, com características como epidermotropismo, microabscessos de Pautrier e células em halo menos proeminentes que na MF. Pode haver infiltrados perivasculares superficiais esparsos e é comum a presença de alguns eosinófilos de permeio. O achado morfológico mais característico da SS é a detecção de células linfoides patológicas com núcleo cerebriforme circulante no sangue periférico, as chamadas células de Sézary.[7]

ACHADOS IMUNO-HISTOQUÍMICOS E IMUNOFENOTÍPICOS

Micose fungoide

A MF se caracteriza por ser uma neoplasia de células T *helper* CD3+ CD4+ (CD8-), com raros casos CD8+ (CD4-) que correspondem a um fenótipo citotóxico/supressor. Essas células também expressam CD45RO, um marcador de célula T de memória. Costuma haver perda de expressão de antígenos da célula T, como CD2, CD5 e CD7. A perda de expressão do

CD7 é considerada característica, mas pode ocorrer também em algumas condições inflamatórias.[7] A expressão de CD30 pode ser encontrada e sua identificação é importante, pois prediz resposta ao brentuximab vedotina, um anticorpo monoclonal conjugado a um agente citotóxico, aprovado para o tratamento de segunda linha.[8]

Síndrome de Sezary

Na SS, uma vez que os infiltrados cutâneos podem ser discretos e inespecíficos e há células circulantes, o fenótipo da célula neoplásica é mais frequentemente analisado por meio de citometria de fluxo (imunofenotipagem) do sangue periférico. Esse envolvimento se caracteriza por uma contagem de células de Sezary ≥ 1.000/μL ou uma expansão de células T CD4+, resultando em uma razão CD4/CD8 ≥ 10, ≥ 30% células T CD4+/CD7- ou ≥ 40% células CD4+/CD26+.[2]

Clonalidade da célula T

A pesquisa pelo rearranjo do receptor de célula T, demonstrando proliferação clonal, pode contribuir para o diagnóstico. A detecção de monoclonalidade está associada ao tipo de acometimento, estando presente em 50% dos casos de manchas, 73% de placas, 83-100% das lesões tumorais e 77% dos casos de SS. A clonalidade pode ocorrer em alguns casos de dermatoses inflamatórias. A detecção do mesmo clone em diferentes sítios favorece o diagnóstico de linfoma cutâneo de células T.[4]

DIAGNÓSTICO

O diagnóstico dos linfomas cutâneos primários de células T se baseia em uma combinação de achados clínicos, morfológicos (histopatologia, sangue periférico), imuno-histoquímicos ou imunofenotípicos e moleculares. Um importante (e muitas vezes negligenciado) aspecto do processo diagnóstico é uma boa comunicação entre o clínico e o patologista. Todos os pacientes com diagnóstico de linfoma T (cutâneo ou sistêmico) devem realizar sorologia para HTLV, com o objetivo de excluir o diagnóstico de leucemia/linfoma de células T do adulto.

Micose fungoide

Não existe um achado patognomônico para o diagnóstico de MF e ele é dado pela combinação de achados clínicos (manchas/placas em áreas não fotoexpostas, com formas e tamanhos variados), histopatológicos (infiltrado linfoide atípico na derme, com epidermotropismo e ausência de espongiose), fenotípicos (células T CD4+, CD8-, com perda total ou parcial da expressão do CD7) e moleculares (rearranjo clonal do receptor de células T).

Síndrome de Sézary

Para o diagnóstico da SS, a *International Society for Cutaneous Lymphomas* (ISCL) propõe a detecção de uma população clonal de linfócitos T na pele e no sangue e uma das seguintes alterações fenotípicas: relação CD4/CD8 ≥ 10, ≥ 40% células CD4+/CD7- ou ≥ 30% células CD4+/CD26+ ou a detecção de ≥ 1.000 células de Sézary no sangue periférico.[9] A mais recente classificação da Organização Mundial da Saúde também exige a presença de eritrodermia, linfonodomegalia e presença de células malignas relacionadas clonalmente no sangue, na pele e nos linfonodos.[2]

ESTADIAMENTO E PROGNÓSTICO

O estadiamento da MF se baseia no sistema TNM, onde T representa o tipo de lesão cutânea, N a presença e o tipo de acometimento linfonodal e M a presença e o tipo de acometimento visceral.[11] Além disso, há uma customização do sistema com o objetivo de englobar também o acometimento do sangue periférico, representado pela letra B: TNMB. A descrição detalhada do sistema TNMB é complexa e vai além do escopo do capítulo, importando clinicamente a junção dessas características, resultando em um estadiamento final que se divide em IA, IB, IIA, IIB, IIIA, IIIB, IVA e IVB. O estadiamento é o principal fator prognóstico dos pacientes com MF, onde pacientes que se apresentam em estágio IA apresentam sobrevida prolongada, medida na ordem de décadas e comparável à da população sem doença, enquanto pacientes em estágio IV apresentam sobrevida bastante reduzida, com apenas cerca de 15% dos pacientes sobrevivendo até 5 anos após o diagnóstico.[11,12] Outros fatores relacionados a pior prognóstico em algumas séries são idade avançada, sexo masculino, presença de foliculotropismo e transformação histológica.[4,11]

TRATAMENTO

A MF e a SS são doenças incuráveis e o objetivo, na maioria dos pacientes, é o controle de sintomas. Com base no estadiamento, os pacientes são divididos em doença inicial (IA-IIA) e doença avançada (IIB-IV): para o primeiro grupo, a abordagem terapêutica baseia-se principalmente em tratamentos direcionados à pele, que têm como foco principal o controle de sintomas e a melhora da qualidade de vida, minimizando efeitos adversos. Já os pacientes em estágios avançados necessitam de tratamentos sistêmicos que, além de controlar sintomas, têm como objetivo modificar a história natural da doença e aumentar a sobrevida.[11] Independentemente do estadiamento, alguns princípios fundamentais se aplicam a todos os pacientes: utilizar a menor quantidade de tratamento necessária para a situação clínica específica, visando minimizar toxicidades e poupar recursos para o manejo subsequente; além do tratamento específico da doença, cuidados gerais com a pele são fundamentais; tratar adequadamente o prurido, que pode ser um sintoma grave e debilitante; manejo multidisciplinar (dermatologista, hematologista, radioterapeuta, enfermeiro, patologista, psicólogo e outros), liderado por dermatologista e/ou hematologista com *expertise* em linfomas cutâneos e que se comuniquem adequadamente entre si e com o restante da equipe. Pela raridade da doença e heterogeneidade da apresentação clínica, existe uma escassez de evidências científicas de boa qualidade e o tratamento baseia-se, principalmente, no estadiamento e nas características do acometimento cutâneo. Abordaremos de maneira geral as principais modalidades terapêuticas em primeira linha.

Doença inicial

Pacientes que apresentam menos de 10% da superfície corporal acometida por manchas (e eventualmente placas) são tratados predominantemente com corticoides tópicos. Em casos selecionados, considerados de baixo risco de progressão, pode-se optar por observação clínica. Quando o acometimento cutâneo é mais extenso (≥ 10% SC), alguma forma de fototerapia costuma ser necessária: a UVB costuma ser suficiente para tratar pacientes que apresentam apenas manchas, enquanto a PUVA (psoraleno + radiação UVA) pode ser necessária, devido à sua maior penetração na pele, para tratar pacientes que também se apresentam com placas. Os pacientes que apresentam foliculotropismo costumam se comportar clinicamente como pacientes em estágio IIB (que apresentam componente tumoral) e alguma forma de tratamento sistêmico, como o interferon, precisa ser associada a fototerapia. A radioterapia pode ser utilizada em situações de lesão única mais infiltrada.

Doença avançada

Pacientes com lesão tumoral são estadiados como IIB e correspondem a um grupo bastante heterogêneo do ponto de vista clínico. A escolha entre o uso da radioterapia ou alguma forma de tratamento sistêmico (que pode incluir o interferon ou quimioterapia) vai depender do número e da extensão do acometimento por lesões tumorais. Em lesões únicas ou pouco numerosas, a opção costuma ser pela radioterapia, que normalmente complementa o tratamento fototerápico, uma vez que pacientes com lesões tumorais apresentam manchas e placas concomitantes.

O tratamento de escolha da SS é a fotoférese extracorpórea (FEC),[13] um procedimento tecnicamente complexo, que envolve a coleta da fração mononuclear do sangue através de aférese e a realização de fototerapia (PUVA) no componente coletado. Isso induz apoptose dos linfócitos neoplásicos e fagocitose desse material apoptótico por parte dos monócitos/macrófagos, que se diferenciam em células apresentadoras de antígenos. Todo esse material é devolvido à circulação do paciente durante o procedimento e induz uma resposta imunológica contra a neoplasia e respostas clínicas muitas vezes dramáticas do quadro cutâneo. Esse tratamento costuma ser associado ao interferon, a droga com maior atividade individual nos pacientes com MF e SS. Pacientes com SS que não respondem ao tratamento ou que progridem após resposta inicial têm prognóstico muito reservado e morrem principalmente por sepse de origem cutânea.

Os pacientes que evoluem com acometimento sistêmico (linfonodal ou visceral) também apresentam prognóstico muito desfavorável e normalmente morrem por progressão de doença neoplásica. Felizmente correspondem a uma parcela pequena dos pacientes. São comumente tratados com quimioterapia e, apesar de poderem apresentar uma resposta inicial, ela costuma ser de curta duração e a progressão subsequente refratária a diversas modalidades terapêuticas.[11]

Casos muito selecionados de pacientes (jovens, sem comorbidades e com bom *performance status*) com doença avançada podem ser considerados para transplante alogênico de medula óssea como uma modalidade potencialmente curativa,[14] após cuidadosa discussão dos elevados riscos relacionados ao procedimento (incluindo elevada mortalidade precoce e morbidade decorrente de doença do enxerto versus hospedeiro) e benefícios (potencial cura da doença).

REFERÊNCIAS BIBLIOGRÁFICAS

1. Bradford PT, Devesa SS, Anderson WF, Toro JR. Cutaneous lymphoma incidence patterns in the United States: A population-based study of 3884 cases. Blood. 2009 May 21;113(21):5064-73.
2. Willemze R, Cerroni L, Kempf W, Berti E, Facchetti F, Swerdlow SH, et al. The 2018 update of the WHO-EORTC classification for primary cutaneous lymphomas. Blood. 2019 Apr 18;133(16):1703-14. Erratum in: Blood. 2019 Sep 26;134(13):1112.

3. Scarisbrick JJ, Quaglino P, Prince HM, Kim YH, Willemze R; PROCLIPI Investigators. Ethnicity in mycosis fungoides: White patients present at an older age and with more advanced disease. Br J Dermatol. 2019 May;180(5):1264-5.
4. Miyashiro D, Sanches JA. Mycosis fungoides and Sézary syndrome: Clinical presentation, diagnosis, staging, and therapeutic management. Front Oncol. 2023 Apr 14;13:1141108.
5. Miyashiro D, Sanches JA. Characteristics and outcomes of 727 patients with mycosis fungoides and Sézary syndrome from a Brazilian cohort. Int J Dermatol. 2022 Apr;61(4):442-54.
6. Stoll JR, Willner J, Oh Y, Pulitzer M, Moskowitz A, Horwitz S, et al. Primary cutaneous T-cell lymphomas other than mycosis fungoides and Sézary syndrome. Part I: Clinical and histologic features and diagnosis. J Am Acad Dermatol. 2021 Nov;85(5):1073-90.
7. Shimshak S, Sokumbi O, Isaq N, Goyal A, Comfere N. A practical guide to the diagnosis, evaluation, and treatment of cutaneous T-cell lymphoma. Dermatol Clin. 2023 Jan;41(1):209-29.
8. Horwitz SM, Scarisbrick JJ, Dummer R, Whittaker S, Duvic M, Kim YH, et al. Randomized phase 3 ALCANZA study of brentuximab vedotin vs physician's choice in cutaneous T-cell lymphoma: Final data. Blood Adv. 2021 Dec 14;5(23):5098-106.
9. Olsen E, Vonderheid E, Pimpinelli N, Willemze R, Kim Y, Knobler R, et al; ISCL/EORTC. Revisions to the staging and classification of mycosis fungoides and Sezary syndrome: A proposal of the International Society for Cutaneous Lymphomas (ISCL) and the cutaneous lymphoma task force of the European Organization of Research and Treatment of Cancer (EORTC). Blood. 2007 Sep 15;110(6):1713-22. Erratum in: Blood. 2008 May 1;111(9):4830.
10. Zic JA. Diagnosis and management of cutaneous lymphomas including cutaneous T-cell lymphoma. Med Clin North Am. 2021 Jul;105(4):737-55.
11. Whittaker S, Hoppe R, Prince HM. How I treat mycosis fungoides and Sézary syndrome. Blood. 2016 Jun 23;127(25):3142-53.
12. Hristov AC, Tejasvi T, Wilcox RA. Cutaneous T-cell lymphomas: 2023 update on diagnosis, risk-stratification, and management. Am J Hematol. 2023 Jan;98(1):193-209.
13. Zic JA. Extracorporeal photopheresis in the treatment of mycosis fungoides and Sézary syndrome. Dermatol Clin. 2015 Oct;33(4):765-76.
14. Schlaak M, Pickenhain J, Theurich S, Skoetz N, von Bergwelt-Baildon M, Kurschat P. Allogeneic stem cell transplantation versus conventional therapy for advanced primary cutaneous T-cell lymphoma. Cochrane Database Syst Rev. 2013 Aug 29;2013(8):CD008908.

42

Dermatofibrossarcoma protuberante

Jorge Ricardo da Silva Machado

INTRODUÇÃO

O dermatofibrossarcoma protuberante ou *protuberans* (DFSP) é um tumor raro, originado dos fibroblastos, com baixo grau de malignidade. É mais comumente descrito em pacientes de pele negra, apresentando um crescimento lento e assintomático, mas com alto potencial de recidiva local quando não completamente excisado. Raramente ocorrem metástases.[1,2]

EPIDEMIOLOGIA

Apesar de sua raridade, o DFSP representa 18% de todos os sarcomas cutâneos.[3,4] Sua incidência varia de 0,8 a 5,0 casos por milhão de habitantes por ano, dependendo da população estudada.[5] É duas vezes mais comum em pacientes de pele negra.[2] Ocorre geralmente em pacientes com idade entre 20 e 59 anos, sem preferência por sexo.[5]

ETIOPATOGENIA

Em cerca de 10% dos casos, há relatos de trauma, cirurgia ou cicatriz de queimadura prévia, embora não haja confirmação de relação causal.[6]

A gênese do tumor está associada a uma translocação entre os cromossomos 17 e 22, resultando na formação de uma proteína de fusão dos genes COL1A1 (colágeno tipo 1 alfa 1) e PDGFβ (fator de crescimento beta derivado de plaquetas). Essa proteína é capaz de ativar continuamente o receptor β tirosina quinase do fator de crescimento de plaquetas, promovendo assim o crescimento das células do DFSP.[4,5] Aproximadamente 8% dos pacientes são COL1A1-PDGFβ negativos, e o mecanismo oncogênico envolvido nesses casos é desconhecido.[6]

QUADRO CLÍNICO

A apresentação clínica do DFSP varia de acordo com o tempo de evolução da lesão. Geralmente, inicia-se como um nódulo ou placa firme à palpação, aderida à pele, porém não aos planos profundos (lesão pré-protuberante).[7] Pode permanecer estável, crescer lentamente ou rapidamente, com formação de múltiplos nódulos que conferem à superfície uma aparência multilobulada, característica da lesão protuberante.[7] O tamanho médio varia de 2 a 5 cm, podendo atingir diâmetros maiores que 20 cm.[8] As localizações mais comuns são o tronco (50-60%), a parte proximal dos membros (20-30%) e cabeça e pescoço (10-15%).[8]

Em pacientes de pele negra, é mais comum encontrar lesões pigmentadas.[2] Além disso, nesses pacientes, é observada uma maior ocorrência de lesões grandes no momento do diagnóstico, possivelmente relacionada a menor acesso aos serviços de saúde e menor treinamento médico específico para o diagnóstico e/ou percepção equivocada do paciente sobre a vulnerabilidade ao câncer de pele, levando a menor frequência de autoexame ou procura por avaliação de lesões suspeitas.[2]

Aproximadamente 1% dos pacientes apresentam metástases, sendo os linfonodos, ossos e pulmões os locais mais comuns.[9] Na grande maioria dos casos, as metástases são precedidas por recidivas da lesão primária.[10]

DIAGNÓSTICO

A realização de uma biópsia profunda da lesão, que inclua o tecido celular subcutâneo, é imprescindível para confirmar a suspeita clínica.[9] Em casos de possível acometimento extenso além da pele, a ressonância magnética é recomendada para uma melhor definição da lesão. A tomografia computadorizada deve ser solicitada para descartar a possibilidade de comprometimento ósseo ou pulmonar em casos de lesões grandes, crônicas ou recorrentes.[11]

O DFSP é um tumor mal delimitado, caracterizado por uma proliferação densa de células fusiformes, com pouco pleomorfismo e baixa atividade mitótica. Ele se estende da derme ao tecido celular subcutâneo, apresentando projeções digitiformes em forma de tentáculos que podem se estender a grandes distâncias da parte central do tumor.[8] Existem vários subtipos histológicos, como o pigmentado (tumor de Bednar), mais frequente em pacientes de pele negra, além do atrófico, DFSP de células granulares, esclerosante, fibroblastoma de células gigantes, mioide, mixoide, subcutâneo e fibrossarcomatoso.[8] É discutido se a presença de componente fibrossarcomatoso está associada a um pior prognóstico, maior tendência a recidivas e metástases. Alguns estudos apoiam essa noção, enquanto outros a refutam.[8,9]

O exame imuno-histoquímico é recomendado para excluir outros tumores com características histológicas semelhantes, como o dermatofibroma. Quase todos os casos de DFSP são positivos para CD34 e negativos para fator XIIIA. Vimectina e apoliproteína D também são positivas no DFSP, enquanto estromelisina III, actina do músculo liso, S100, podoplanina D2-40 e catepsina K são negativas.[12] Nos casos em que há transformação sarcomatosa, há uma tendência à negatividade do CD34.[5]

Em casos de dúvida diagnóstica persistente, é possível realizar a pesquisa dos genes de fusão COL1A1/PDGF-β, característica do DFSP, por meio de métodos de imunofluorescência por hibridização *in situ* (FISH) ou reação da polimerase em cadeia.[5]

DIAGNÓSTICO DIFERENCIAL

Em pacientes de pele negra, o DFSP pode ser confundido com queloide.[2] Outros diagnósticos diferenciais incluem dermatofibroma, cisto, cicatriz hipertrófica, melanoma, morfeia e linfoma, dependendo da fase de apresentação da lesão.[7]

ESTADIAMENTO

O DFSP não possui um sistema de estadiamento universalmente aceito. Em 2015, o consenso europeu propôs um sistema em três estágios:

1. Tumor primário.
2. Metástase linfonodal.
3. Metástase a distância.[12]

Em 2020, Hao et al., por sua vez, propuseram um novo estadiamento em quatro estágios:

1. Lesões pré-protuberantes (máculas, placas escleróticas ou atróficas e pequenos nódulos).
2. Lesão protuberante, sendo IIA sem acometimento da fáscia e IIB com acometimento da fáscia ou estruturas mais profundas.
3. Metástase linfonodal.
4. Metástase a distância.[12]

TRATAMENTO

O tratamento definitivo do DFSP é a remoção cirúrgica completa do tumor, preferencialmente na primeira abordagem. É recomendada alguma forma de controle de margens devido às características de invasão do DFSP, sendo a cirurgia micrográfica de Mohs a mais utilizada. Em caso de indisponibilidade, pode-se utilizar ressecção cirúrgica com amplas margens, apesar de estar associada a menor eficácia na remoção completa do tumor e a maior recidiva.[9] Pacientes de pele negra, contudo, são menos frequentemente submetidos à cirurgia micrográfica de Mohs quando comparados a pacientes de pele branca.[13]

O maior benefício da radioterapia no tratamento do DFSP está na adjuvância pós-cirúrgica. Está indicada após excisão ampla com margens menores que 1 cm e em casos de margens comprometidas ou recidivas sem possibilidade de ampliação. Em caso de margens livres, não se faz necessária.[9]

O uso de imatinibe, um inibidor de tirosina quinase, tem se mostrado eficaz em casos de tumores irressecáveis, recorrentes ou metastáticos em pacientes adultos. Não se sabe até que ponto a presença da translocação COL1A1-PDGFβ influencia sua resposta. Outra indicação é na neoadjuvância de tumores cuja ressecção completa traria repercussões funcionais ou estéticas inaceitáveis.[9]

ACOMPANHAMENTO

Devido às altas taxas de recidiva local do DFSP, deve-se acompanhar clinicamente os pacientes a cada 6-12 meses. Exames de imagem podem ajudar no controle dos pacientes de alto risco. Embora não haja uma associação definitiva entre transformação sarcomatosa e pior prognóstico, quando presente, é recomendada uma maior vigilância.[9]

REFERÊNCIAS BIBLIOGRÁFICAS

1. Greif C, Srivastava D, Nijhawan RI. A retrospective cohort study of dermatofibrosarcoma protuberans at a large metropolitan academic center. JAAD Int. 2022;6:104-6.
2. Shao K, Feng H. Racial and ethnic healthcare disparities in skin cancer in the United States: A review of existing inequities, contributing factors, and potencial solutions. J Clin Aesthet Dermatol. 2022;15(7):16-22.
3. Vitiello GA, Lee AY, Berman RS. Dermatofibrosarcoma protuberans. What is this? Surg Clin N Am. 2022;102:657-65.
4. Bhatt MD, Nambudiri VE. Cutaneous sarcomas. Hematol Oncol Clin N Am. 2019;33:87-101.
5. Allen A, Ahn C, Sangueza OP. Dermatofibrosarcoma protuberans. Dermatol Clin. 2019;37:483-8.
6. Acosta AE, Santa Vélez, C. Dermatofibrosarcoma protuberans. Curr Treat Options in Oncol. 2017;18(9):56.
7. Stamatakos M, Fyllos A, Siafogianni A, Ntzeros K, Tasiopoulou G, Rozis M, et al. Dermatofibrosarcoma protuberans: A rare entity and review of the literature. J BUON. 2014;19(1):34-41.
8. Llombart B, Serra C, Requena C, Alsina M, Morgado-Carrasco D, Través V, et al. Sarcomas cutâneos: Directrices para el diagnóstico y tratamiento. Dermatofibrosarcoma Protuberans. Actas Dermosifiliogr. 2018;109(10):868-77.
9. National Comprehensive Cancer Network. NCCN Clinical Practice Guidelines in Oncology (NCCN Guidelines). Dermatofibrosarcoma Protuberans (Version 1.2023). Disponível em: http://nccn.org.
10. Mullen JT. Dermatofibrosarcoma protuberans. wide local excision versus Mohs micrographic surgery. Surg Oncol Clin N Am. 2016;25:827-39.
11. Mendenhall WM, Zlotecki RA, Scarborough MT. Dermatofibrosarcoma protuberans. Cancer. 2004;101(11):2503-8.
12. Lim SX, Ramaiya A, Levell NJ, Venables ZC. Review of dermatofibrosarcoma protuberans. Clin Exp Dermatol. 2023;48:297-302.
13. Shao K, Hooper J, Feng H. Racial and ethnic health disparities in dermatology in the United States. Part 2: Disease-specific epidemiology, characteristics, management, and outcomes. J Am Acad Dermatol. 2022;87(4):733744.
14. Al-Farsi A, Al-Brashdi A, Al-Salhi S, Al-Rahbi N, Al-Rahbi S, Al-Masqari M, et al. Dermatofibrosarcoma protuberans mimicking primary breast neoplasm. Sultan Qaboos Univ Med J. 2020;20(3):e368-e371.
15. Dimitropoulos VA. Dermatofibrosarcoma protuberans. Dermatologic Therapy. 2008;21:428-32.

Seção 7

Dermatoses com alteração pigmentar

Subseção 7.1 – Hipopigmentação

43

Vitiligo

Paulo Luzio
Katleen da Cruz Conceição
Mariana Almeida Silva

INTRODUÇÃO

O vitiligo foi relatado pela primeira vez por volta de 1500 a.C. na Índia e no Egito. Há várias origens prováveis para o termo vitiligo, mas uma das mais aceitas e que foi usada por Celso, médico romano, no século I, é de que deriva de *vitelius,* que em grego significa bezerro, pois as manchas brancas se assemelham aos pelos do bezerro.[1]

O vitiligo afeta pessoas de todas as cores na mesma proporção. Porém, o impacto nas pessoas de pele preta é maior devido ao contraste acentuado, gerando forte impacto psicossocial. Apesar do preconceito vir diminuindo, ainda existe. É muito comum ouvir relatos de pessoas que trocam de lugar no transporte público quando a pessoa com vitiligo se senta ao lado.[2]

Apesar dos equívocos, o vitiligo não está relacionado a outras doenças de pele, como câncer de pele e albinismo (grupo de doenças hereditárias que levam a pele, cabelos e olhos extremamente claros) ou lepra, também chamada de hanseníase (uma infecção bacteriana de longa duração que causa lesões na pele e danos nos nervos).[2]

Embora em teoria seja possível ter mais de uma dessas doenças de pele ao mesmo tempo, o vitiligo não é a causa subjacente.

Apesar de não colocar a vida em risco, o vitiligo diminui muito a qualidade de vida e, segundo alguns estudos, até 2/3 da população afetada não irá alcançar o nível socioeconômico esperado.[3]

Estudos mostram que os pacientes com vitiligo – especialmente os das comunidades negras e pardas – enfrentam barreiras quando procuram cuidados e tratamento. Isso inclui receber um diagnóstico preciso e oportuno e ter acesso aos tratamentos recomendados.[3]

Pela falta de especialistas em vitiligo no mundo, poucas pessoas conseguem tratamento adequado independentemente do país e do nível socioeconômico. Entretanto, como o vitiligo é uma doença ligada diretamente ao emocional, as pessoas com padrão socioeconômico mais baixo costumam entrar em atividade mais vezes, ter pior resposta aos tratamentos e ter vitiligo mais extenso.

EPIDEMIOLOGIA

Os especialistas estimam que o vitiligo acometa até de 0,5 a 2% da população geral e 50% dos pacientes vão desenvolver a doença entre os 5 e 20 anos, mas pode ocorrer em qualquer idade e raramente é congênita. Ocorre igualmente em homens e mulheres e nos diferentes tons de pele. Quase sempre vai estar relacionada a momentos de estresse.[2-4]

No entanto, a prevalência do vitiligo na pele escura pode variar dependendo das regiões geográficas. Além disso, observou-se que o vitiligo é mais prevalente em indivíduos de comunidades africanas, indianas e hispânicas. Um estudo de 2022 indicou que os pacientes latinos e hispânicos têm maior probabilidade de viver com um caso não diagnosticado de vitiligo, o que afeta as estimativas gerais de prevalência.[3]

A prevalência de vitiligo no Brasil foi determinada em 0,54%. Nenhum medicamento foi desenvolvido para tratá-lo, e não existe ainda um consenso sobre o tratamento do vitiligo.[5]

ETIOPATOGENIA

O vitiligo é geralmente considerado uma doença autoimune, embora não esteja totalmente claro o que faz com que o sistema imunológico ataque erroneamente suas próprias células pigmentares saudáveis da

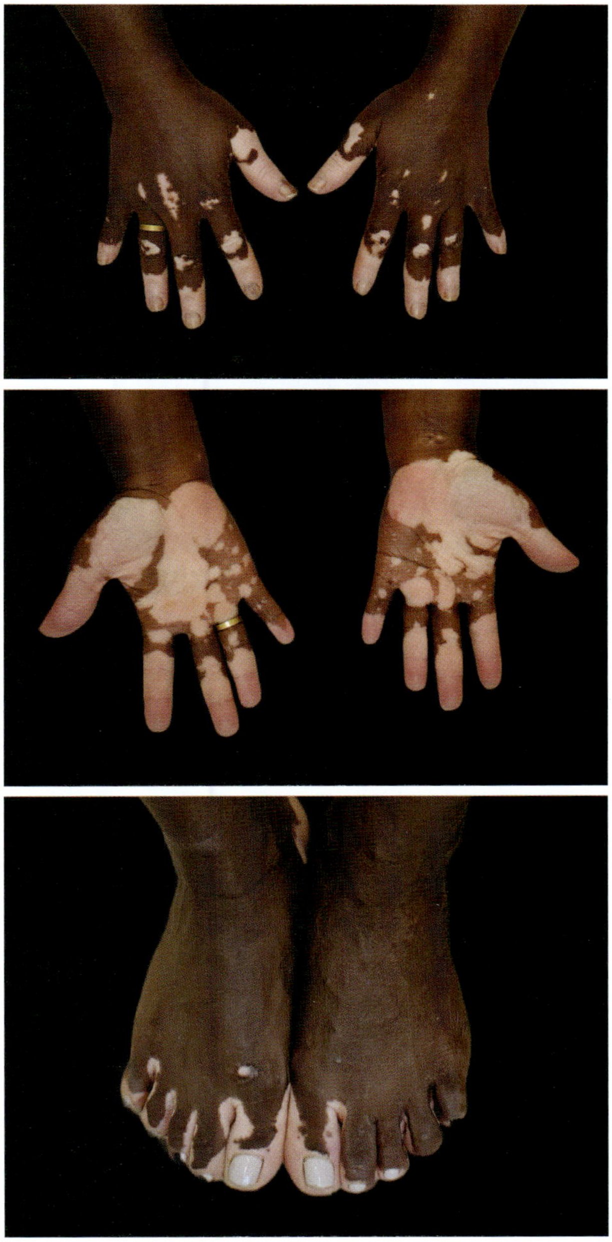

FIGURA 1 Vitiligo.
Fonte: acervo da Dra. Thainá Busque dos Santos.

pele. Especialistas acreditam que uma combinação de fatores que ainda não estão completamente desvendados esteja envolvida.[3]

O vitiligo é uma doença genética, mas não basta ter os genes para desenvolvê-lo. É necessário também o fator ambiental, que no vitiligo é o estresse. Isso explica a simetria do vitiligo. Quando estamos emocionados, ambos os antebraços ficam arrepiados. Isso ocorre porque os dois lados do cérebro ficaram emocionados, os dois lados se comunicam continuamente e a descarga neuronal resultante vai para os dois antebraços. Quando estamos estressados, acontece a mesma coisa. Os dois lados do cérebro ficam estressados, os dois lados se comunicam continuamente e a descarga neuronal ocorre nos dois lados do corpo de forma simétrica. Ao conversar calmamente com os pacientes, dificilmente o médico não descobrirá o que fez o vitiligo entrar em atividade. Estudos ultraestruturais mostram contato direto entre as terminações nervosas dérmicas e os melanócitos nas lesões e áreas perilesionais de vitiligo e edema dos axônios, demonstrando a ligação direta entre o sistema nervoso e os melanócitos.[5,6]

Após a descarga neuronal, diversas alterações ocorrem na epiderme com degeneração vacuolar, especialmente na camada basal. Há também ruptura da junção dermoepidérmica com queda de melanócitos para a derme e o aparecimento de melanófagos. A partir daí, ocorre a resposta autoimune com a formação de anticorpos contra diversas partes dos melanócitos.[6]

QUADRO CLÍNICO, DIAGNÓSTICO E CLASSIFICAÇÃO

O vitiligo é caracterizado pelo aparecimento de manchas hipo/acrômicas em qualquer lugar do corpo. Pode começar em qualquer lugar e com qualquer tamanho. Geralmente não é agressivo, com uma ou poucas manchas aparecendo, mas em poucos casos pode surgir de forma muito agressiva.

Os pacientes com vitiligo são desproporcionalmente afetados por ansiedade e depressão em comparação com aqueles sem vitiligo. Em um estudo que analisou 100 pacientes com vitiligo e 100 controles saudáveis, a depressão e os transtornos de ansiedade afetaram desproporcionalmente os pacientes com vitiligo (62% vs. 25%).[5,6 4,7]

Uma meta-análise recente descobriu que a prevalência de ansiedade é de 35,8% entre pacientes com vitiligo. Em uma análise de subgrupo, constatou-se que existiam ligeiras diferenças na prevalência com base no continente de residência do paciente. As taxas de prevalência mais elevadas de ansiedade foram observadas na África. Outro estudo descobriu que, dos 308 pacientes com vitiligo estudados, quase 55% sofriam de depressão. Descobriu-se que mulheres solteiras nos primeiros anos de doença apresentam maior prevalência de depressão.[7]

As manchas ocorrem principalmente em locais de trauma e fricção frequentes, como pálpebras, comissuras labiais, perioral (Figura 2), axilas, cotovelos, punhos, mãos, dedos, genitália, raiz das coxas, joelhos, tornozelos e pés. Em torno de 30% dos pacientes se queixam de prurido quando as manchas estão surgindo.[8,9]

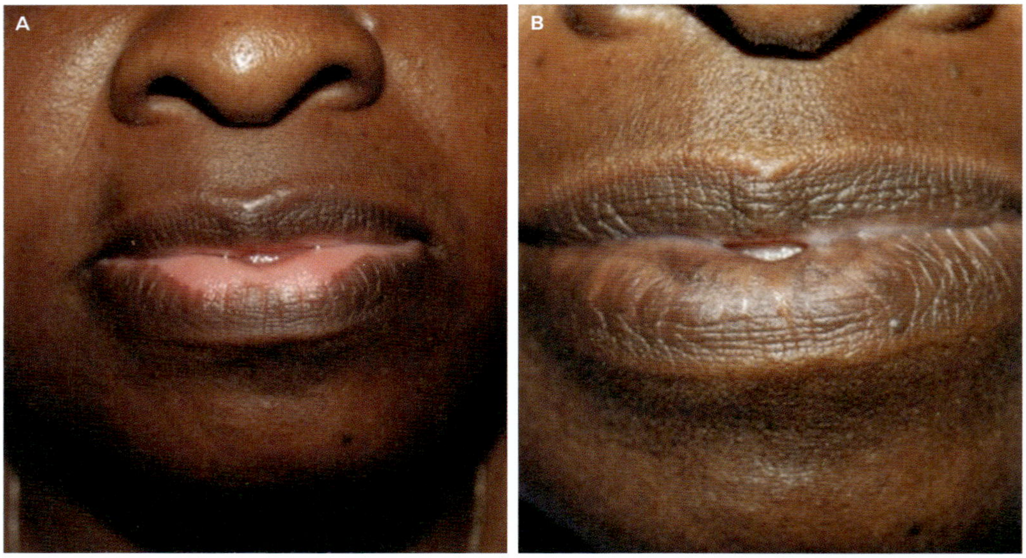

FIGURA 2 No paciente preto, a perda de cor do lábio (A) é uma situação que costuma incomodar muito, ao contrário dos pacientes brancos. (B) Repigmentação após tratamento sistêmico.

O distúrbio tem sido associado a várias condições: doença da tireoide, anemia perniciosa, doença de Addison, diabetes *mellitus*, hipoparatireoidismo, miastenia grave, alopecia areata, morfeia e líquen escleroso, halo nevo, melanoma maligno.[8,9]

As únicas doenças associadas ao vitiligo do grupo não segmentar são as doenças da tireoide. Um em cada 8 pacientes terá alteração de funcionamento da tireoide. Há também aumento de 20% no risco de câncer papilífero de tireoide. O vitiligo não está relacionado a outras doenças.

O vitiligo é classificado (Tabela 1) em focal, segmentar, acrofacial, generalizado/vulgar, universal e mucoso.[8 8]

Os três principais tipos de vitiligo são generalizado, universal e segmentar. Generalizado e universal estão no grupo não segmentar (NSV) e o segmentar está no grupo segmentar (SV).

O tipo generalizado é o mais comum e por isso é denominado vulgar. Ele representa cerca de 75% de todas as pessoas com vitiligo. Sua principal característica é que as manchas são simétricas. Esse tipo de vitiligo geralmente responde bem ao tratamento, mas não pode ser curado.[8,10]

O vitiligo universal é raro e afeta mais de 70% da superfície corporal. Embora não seja agressivo em relação aos pelos, que geralmente permanecem pretos,

TABELA 1 Classificação do vitiligo

Focal	Manifesta-se como uma única mancha ou várias manchas espalhadas em uma área específica, frequentemente seguindo a distribuição do nervo trigêmeo. Também pode ocorrer no pescoço e no corpo em geral. Esse tipo de vitiligo costuma ser mais frequente em crianças
Segmentar	Caracteriza-se por manchas unilaterais que seguem uma distribuição dermatomal ou quase dermatomal. Esse tipo de vitiligo costuma se manifestar precocemente e, ao contrário de outros tipos não relacionados a doenças da tireoide ou outras doenças autoimunes, está associado a alterações nos peptídeos neurais. Mais da metade dos pacientes com vitiligo segmentar apresentam poliomiosite
Acrofacial	Apresenta-se como despigmentação nos dedos distais e nas áreas periorificiais
Generalizado/ vulgar	É o padrão mais comum. Ocorre quando afeta mais de 10% da superfície corporal, ou seja, grandes áreas. Pode ser localizado ou não, mas geralmente é assimétrico
Universal	Manifesta-se como despigmentação e manchas na maior parte do corpo, podendo estar associado à síndrome de endocrinopatia múltipla
Mucoso	Afeta exclusivamente a membrana mucosa

Fonte: elaborada pelos autores.

a repigmentação pode ser tentada. No entanto, nem sempre o tratamento é eficaz. Em alguns casos, a despigmentação pode ser indicada. É importante avaliar e discutir essa opção, considerando que a cor da pele está intrinsecamente ligada à identidade pessoal. Perder a própria cor não é uma experiência fácil para ninguém, e quanto mais escura a cor original, mais desafiador costuma ser.

O vitiligo segmentar é um dos tipos mais comuns dessa condição. Ele ocorre principalmente na infância, representando cerca de 33% dos casos nessa faixa etária, e em adultos, quando corresponde a aproximadamente 15% dos casos. Esse tipo de vitiligo é caracterizado por manchas que são quase sempre unilaterais, ou seja, afetam apenas uma área do corpo e não se espalham para outras regiões. Embora localizado, o vitiligo segmentar costuma ser agressivo em relação aos pelos e, por isso, muitas vezes não responde bem aos tratamentos clínicos convencionais, podendo necessitar de intervenção cirúrgica. Em pacientes com pele mais escura, a diferença de coloração entre a pele despigmentada e a pele normal pode ser psicologicamente impactante.[8,10,16]

O vitiligo evolui em fases, alternando atividade com estabilização. A fase de atividade dura de um ano a um ano e meio, mesmo que o fator estressante tenha sido superado. Após o estresse, o vitiligo pode entrar em atividade literalmente no dia seguinte até um ano depois. Como o vitiligo não costuma ser agressivo ao entrar em atividade, muitas vezes continua parado por meses até apresentar alguma piora (Figura 3). Geralmente a fase de atividade deixa o paciente muito inseguro, pois não tem o controle da situação e não sabe como o vitiligo vai se comportar.[10,16]

Depois da fase de atividade, o vitiligo entra na fase de estabilização, que tem duração muito variável, mas geralmente é de alguns meses a alguns anos. Entretanto, às vezes pode durar décadas e eventualmente ficar estável por toda a vida. Sempre que o vitiligo está estável e volta a entrar em atividade, é por conta do estresse emocional.[10]

O fenômeno de Koebner é o surgimento de manchas em locais de trauma. Só pode ocorrer se o vitiligo estiver em atividade e mesmo lesões cutâneas muito antigas podem evoluir com esse fenômeno se isso ocorrer. Ocorre devido à autoimunidade.[11]

O diagnóstico do vitiligo é realizado pelo exame clínico e pode ser auxiliado pela luz negra ou luz de Wood. Quando há dúvidas a respeito do diagnóstico e da extensão do quadro, a luz de Wood auxilia, já que as manchas quase sempre vão realçar em relação à pele normal. Não há indicação de biópsia, já que não há histopatológico que defina com certeza se é ou não vitiligo. Se houver dúvida, o correto é tratar como vitiligo para não perder tempo de tratamento.[11,13]

Na pele preta há duas características importantes no exame. A primeira é que as manchas muitas vezes serão hipocrômicas e não acrômicas e a mancha hipocrômica pode não realçar na luz de Wood.

Pessoas com vitiligo são mais propensas a apresentar condições como: alterações na visão e na audição. O vitiligo pode afetar os melanócitos do olho e do ouvido interno, causando alterações na visão, produção anormal de lágrimas e perda auditiva. Complicações psicológicas: o vitiligo pode afetar seriamente a qualidade de vida de uma pessoa e causar sintomas de ansiedade, depressão e outros problemas de saúde mental. A pesquisa mostra que pacientes negros e latinos/hispânicos com vitiligo podem ter um impacto signi-

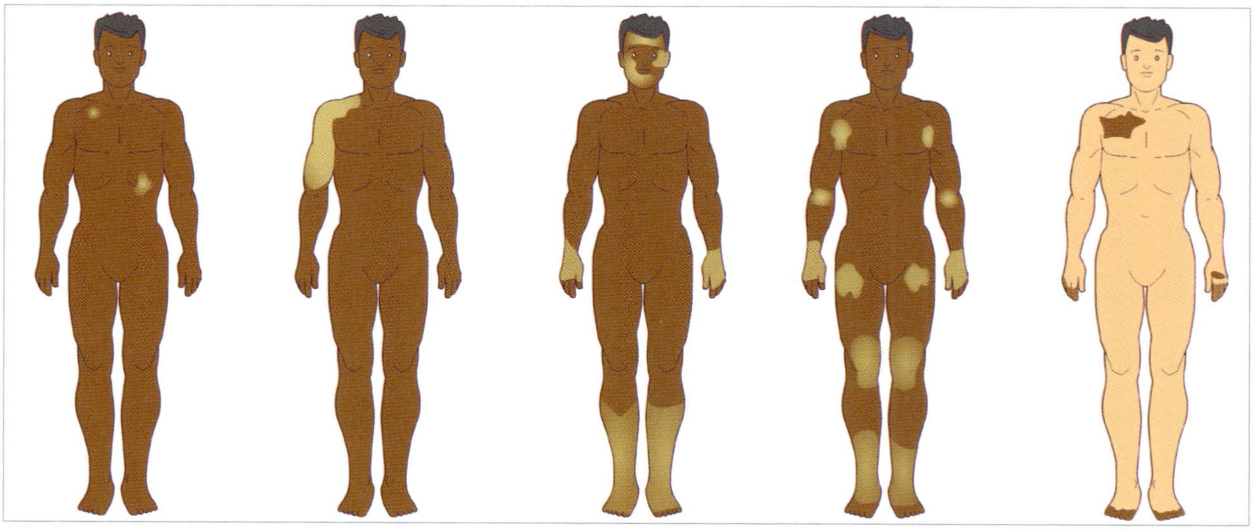

FIGURA 3 Evolução da doença.
Fonte: adaptada de https://www.diariodexalapa.com.mx/local/vitiligo-presenta-manchas-de-la-piel-no-infecciosas-1632100.html.

ficativamente maior na sua qualidade de vida. Distúrbios autoimunes e da tireoide: pessoas com vitiligo têm maior probabilidade de desenvolver doenças como doença inflamatória intestinal (DII), psoríase, artrite reumatoide, lúpus e diabetes tipo 1. Estudos recentes mostram que doenças autoimunes e hipotireoidismo são mais comuns em pacientes negros com vitiligo.[13]

VARIANTES CLÍNICAS

Além da pele normalmente pigmentada, o vitiligo tricrômico é caracterizado por sintomas despigmentados e manchas hipopigmentadas. A progressão natural das áreas hipopigmentadas deve progredir até a despigmentação completa. Vitiligo quadricromo refere-se à hiperpigmentação marginal ou perifolicular excessiva. Essa variante é observada com mais frequência em peles mais escuras, especialmente em áreas de repigmentação.[14]

DIAGNÓSTICO DIFERENCIAL

É de grande importância diferenciar o vitiligo de outros distúrbios que também afetam a aparência da pele e podem ser confundidos com vitiligo, principalmente em pacientes negros e pardos. Eles incluem:

- *Tinea* versicolor é uma infecção superficial por fungos que pode causar perda de pigmento em indivíduos de pele mais escura. Apresenta máculas de cor clara tipicamente na parte superior do tronco e tórax, com uma escama superficial fina e seca.[14,15]
- O piebaldismo é uma doença autossômica dominante em que há ausência de melanócitos nas áreas afetadas da pele. Geralmente apresenta-se no nascimento com áreas despigmentadas que geralmente ficam próximas à linha média na frente, incluindo um topete branco. A hipomelanose gutata idiopática apresenta-se com múltiplas pequenas e discretas máculas brancas no tronco ou em áreas expostas ao sol dos membros.[14,15]
- A hipomelanose macular progressiva é uma doença comum que muitas vezes é mal diagnosticada. É mais comum em pacientes afro-americanos originários de países tropicais. É caracterizada por máculas hipopigmentadas, mal definidas, numulares e não escamosas no tronco, muitas vezes confluentes e ao redor da linha média e raramente se estendendo até a região proximal das extremidades e cabeça e pescoço.[14,15]
- Outros distúrbios de hipopigmentação, como hipopigmentação pós-inflamatória, morfeia, hanseníase, esclerose tuberosa, líquen escleroatrófico, micose fungoide, leucodermia química, LES, nevo acrômico. É de primordial importância distinguir o vitiligo de outros distúrbios conforme demonstrado na Tabela 2, por meio de procedimento bastante simples. A luz de Wood é muito utilizada para delimitar a área das manchas, sendo necessário ter atenção em notar as margens das lesões.[15]

TRATAMENTO

Para determinar a linha terapêutica é preciso determinar alguns fatores, como localização e tamanho de cada mancha, área total acometida, fase evolutiva e capacidade de melhora de cada mancha, entre outros.

A primeira etapa é determinar a capacidade de melhora de cada mancha, pois se não houver capacidade de recuperar a cor, o tratamento clínico não será efetivo. Nessas áreas passa a ser indicado tratamento cirúrgico.[16,17]

Os tratamentos utilizados são corticoides por via oral, tópica e intralesional, imunomoduladores, fototerapia portátil ou em cabine e exposição ao sol (Figura 4). Não se utilizam psoralenos.[12,16,17]

Corticoide oral vai ser indicado especialmente em vitiligo que está piorando rapidamente, nas mãos e nos pés, vitiligo extenso e vitiligo que acomete grande parte da face. O deflazacorte na dose de aproximadamente 1 mg/kg até o máximo de 90 mg/dose por 2 dias consecutivos por semana é a primeira opção. Deflazacorte é um corticoide mais moderno muito bem tolerado que não causa ganho de peso, insônia e palpitação. Antes de iniciar corticoide, deve-se solicitar glicemia e hemoglobina glicada para avaliar o risco de evolução para diabetes. Se houver dúvida, não se deve fazer corticoterapia oral.

O *Excimer laser* 308 nm tem sido utilizado com sucesso, principalmente na pele negra. É um *laser* com comprimento de onda na faixa de UVB, a interação do *laser* e a luz *Excimer* com o tecido gera uma energia que agride o tecido e destroi ligações químicas de compostos orgânicos. Essa ablação fria induz apoptose, depleção de células T, diminuição da apresentação de antígenos e regulação de citocinas e medidores inflamatórios.

A fluência pode variar de 70-100% da dose eritematosa mínima e é indicado por ser um método rápido para repigmentação dessas placas acrômicas, podendo variar de paciente para paciente.

Corticoide tópico é o carro-chefe do tratamento do vitiligo. É um medicamento barato e muito eficaz. Quanto maior a potência do corticoide, maior a eficácia, mas também maiores os efeitos colaterais. Não deve ser utilizado nas pálpebras, já que pode causar

TABELA 2 Sinais clínicos para máculas hipo/despigmentadas localizadas

	Solitário/poucas máculas	Máculas gutatas	Máculas de tamanho variável	Hipopigmentação linear/segmentar
Primeira infância	▪ Nevo despigmentante ▪ Nevo anêmico ▪ Piebaldismo D (e síndrome de Waardenburg)	▪ Máculas tipo confete D na esclerose tuberosa e múltiplos endócrinos ▪ Neoplasia tipo 1	▪ Mácula de folha de freixo em esclerose tuberosa ▪ Hipomelanose filoide	▪ Hipomelanose de Ito ▪ Incontinência pigmentar***
Infância tardia	▪ Pitiríase alba ▪ Vitiligo focal D	▪ Hipomelanose eruptiva ▪ Pitiríase liquenoide crônica ▪ Vitiligo punctata D	▪ Vitiligo vulgar D	▪ Líquen estriado† ▪ Vitiligo segmentar
Adultos	▪ Vitiligo focal D ▪ Leucodermia química D ▪ Melanoma associado a leucodermia ▪ Hanseníase indeterminada ▪ Hanseníase tuberculoide ▪ Tuberculoide limítrofe ▪ Lepra ▪ Morfeia ▪ Liquenoides anulares ▪ Dermatite da juventude (ALDY) ▪ Hipopigmentação pós-inflamatória ▪ Fenômeno halo nevo D ▪ Anel de Woronoff	▪ Vitiligo punctata D ▪ Hipopigmentação pós-inflamatória ▪ Pitiríase versicolor ▪ Gutato idiopático ▪ Hipomelanose D ▪ Leucoderma punctata D ▪ Anemia fisiológica ▪ máculas (manchas de Bier) ▪ Líquen escleroso atrófico e outros* ▪ Tumor do infundíbulo folicular**	▪ Vitiligo vulgar D ▪ Hipopigmentação pós-inflamatória ▪ Hipomelanose macular progressiva ▪ Lepra lepromatosa ▪ Leishmaniose dérmica pós-calazar	▪ Hipopigmentação induzida por corticosteroide

Fonte: adaptação dos autores.
* Na verdade, é uma placa endurecida. Foi incluído aqui na tabela de similaridade clínica do vitiligo.
** As lesões nos tumores do infundíbulo folicular são, na verdade, pequenas pápulas que podem ser mal interpretadas como máculas se o observador não tomar cuidado.
***Atrofia está associada; portanto, a lesão não é mácula/mancha.
† As lesões primárias são pequenas pápulas. As lesões cicatrizam com hipopigmentação pós-inflamatória, que pode ser apenas um achado clínico observado em casos com apresentação tardia.
D: manchas despigmentadas.

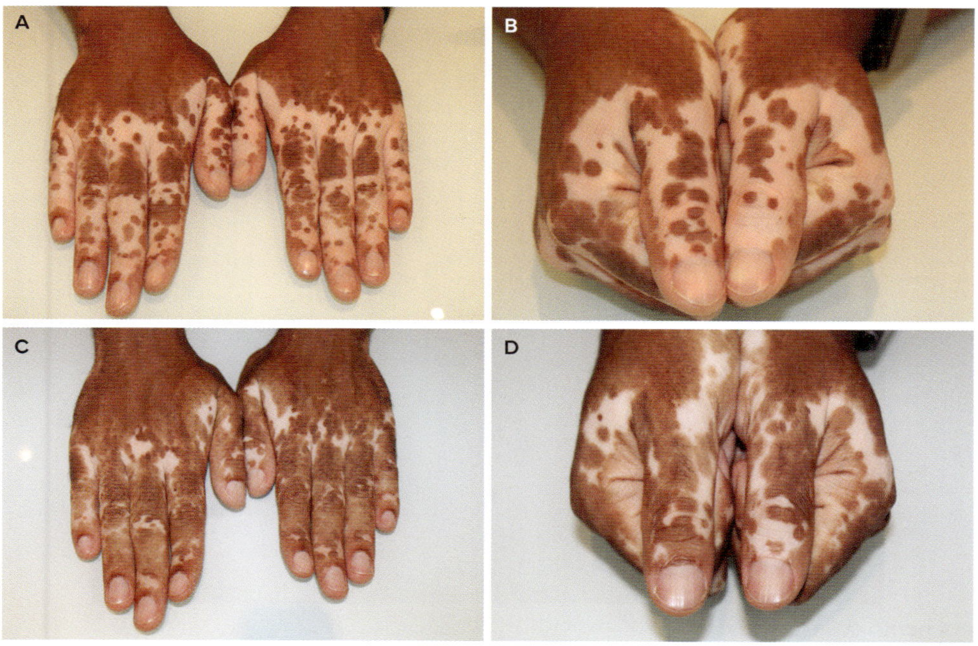

FIGURA 4 Mãos de paciente com vitiligo (A e B) antes e (C e D) após 6 meses de medicação tópica e helioterapia.

glaucoma. Como diminui também a produção de colágeno, pode levar ao surgimento de estrias. Há diversas apresentações que facilitam muito o uso da medicação. Propionato de clobetasol é sem dúvida o mais eficaz.

Em áreas de pele mais grossa como cotovelos, punhos, mãos, joelhos e pés pode ser utilizado com total segurança. Nas áreas de pele mais fina, pode causar estrias. A dose é uma vez ao dia e, nas áreas de pele fina, indica-se usar camada muito fina de segunda a quinta e, nas áreas de pele mais grossa, de segunda a sexta. Corticoide injetável ajuda muito no resultado em qualquer área tratada, como acetonido de triancinolona (Ophtaac®). Crianças costumam responder muito bem a corticoides de média potência, como mometasona e betametasona.

Os imunomoduladores disponíveis são o pimecrolimo (Elidel®) e o tacrolimo (Protopic®, Tarfic®, Atobach® e Tacroz®). Funcionam muito bem nas manchas do rosto, pescoço e colo superior. Nas outras áreas do corpo praticamente não têm eficácia. Podem ser utilizados na área dos olhos. A dose é sempre 2 vezes ao dia e o tacrolimo costuma trazer melhor resultado que o pimecrolimo, mas nem todos os pacientes conseguem utilizá-lo, já que é muito oleoso e pode causar ardência importante. Guardar a medicação na geladeira costuma aliviar esse efeito colateral.

Algum método de luz é fundamental para melhor resultado. Se o paciente conseguir se expor ao sol por alguns minutos pelo menos 3 a 4 vezes por semana entre as 10 e 14 horas, o resultado do tratamento será muito mais eficaz. Entretanto, nem todos vão conseguir realizar essa exposição solar ou ela não será suficiente. Para essas pessoas, podemos usar fototerapia com UVB-NB portátil ou em cabine.[7,16,17]

Fototerapia em cabine é indicada para quem tem muitas manchas pelo corpo e grande extensão acometida e/ou piorando rapidamente. Como a maioria das pessoas vai ter poucas manchas pelo corpo, a fototerapia localizada passa a ser mais indicada e com a vantagem de que a pessoa pode adquirir o aparelho e realizar a fototerapia em casa a um baixo custo. Algumas áreas, como axilas, quadris, nádegas e face interna das coxas costumam se beneficiar muito da fototerapia localizada. Nesses locais, mesmo que o paciente consiga realizar exposição solar corretamente, o resultado nem sempre vai ser bom. A fototerapia deve ser feita no mínimo duas vezes por semana, e de preferência três vezes por semana.[7,12,16,17]

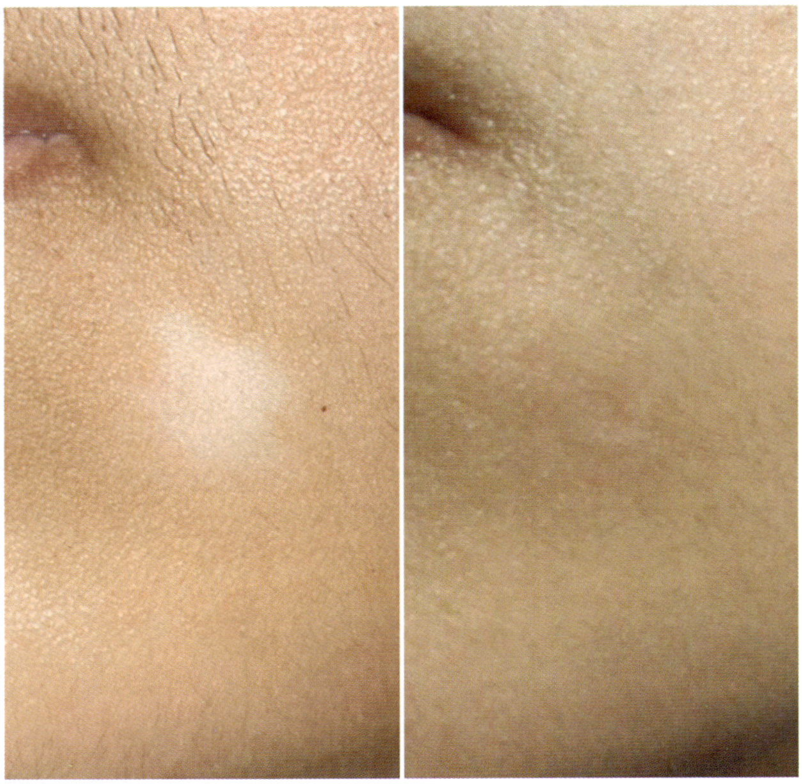

FIGURA 5 Tratamento com *laser* Excimer.
Fonte: acervo da Dra. Danielle Aguiar.

De acordo com a localização, temos algumas observações. Nas pálpebras podemos utilizar somente imunomoduladores e fototerapia com UVB-NB. Axilas, quadris, nádegas e face interna das coxas geralmente vão precisar de fototerapia com UVB-NB.[7,12,16,17]

Dois critérios ajudam a determinar a rapidez com que ocorre a repigmentação das manchas de vitiligo: 1) exposição à radiação ultravioleta (UV) e 2) densidade do folículo capilar. Um estudo de Otberg et al.[8] analisou a densidade dos folículos capilares em diferentes regiões do corpo (Tabela 3). Considerando a radiação UV e a densidade do folículo capilar, podemos esperar que a testa se regenere muito mais rapidamente do que a parte de trás, que tem significativamente menos densidade do folículo capilar e radiação UV.[7]

TABELA 3 Densidade do folículo capilar

Localização	Folículos/cm^2
Testa	292
Volar	29
Tórax	22
Braço	32
Antebraço	18
Coxa	17
Panturrilha	14

Fonte: adaptação dos autores.

Manchas grandes costumam se beneficiar muito de fototerapia e corticoide sistêmico associados aos tratamentos de base.[7,16,17]

Vitiligo extenso costuma precisar de corticoide sistêmico e fototerapia em cabine e o vitiligo que vem piorando rapidamente também é melhor controlado com corticoide oral e fototerapia em cabine (Figura 6).[7,16,17]

A Academia Americana de Dermatologia recomenda que os pacientes com vitiligo não permaneçam ao sol e usem protetor solar para evitar queimar as áreas que perderam pigmento. A exposição ao sol também pode causar a propagação da doença, mesmo em pessoas de cor. Para pessoas de pele escura, é importante usar protetor solar e ficar longe do sol em áreas sombreadas.[7,16,17]

CONCLUSÃO

Atualmente, o vitiligo não é evitável ou curável. No entanto, pode ser possível prevenir a despigmentação futura e devolver alguma cor à pele, protegendo o sistema imunológico e a pele. Embora o vitiligo geralmente não possa ser totalmente prevenido, existem algumas maneiras de evitar que ele piore. Normalmente, esses métodos têm como objetivo estimular o sistema imunológico. Isso pode ajudar a restaurar melanócitos saudáveis na pele ou prevenir a propagação de manchas brancas. As estratégias de prevenção do vitiligo podem incluir dieta, suplementos e proteção da pele.

Pessoas com vitiligo – especialmente comunidades negras e pardas – enfrentam barreiras na procura de tratamento e cuidados. Isso inclui a obtenção de um diagnóstico preciso e oportuno e o acesso aos tratamentos recomendados para o vitiligo. A comunicação aberta com um profissional de saúde pode levar a melhores resultados.

A cor da pele geralmente é uma forma de identificar os pacientes por etnia/raça. Como o vitiligo causa despigmentação da pele, os pacientes podem sentir como se estivessem perdendo sua identidade. Compreender isso pode ajudar os médicos a entender melhor seus pacientes.

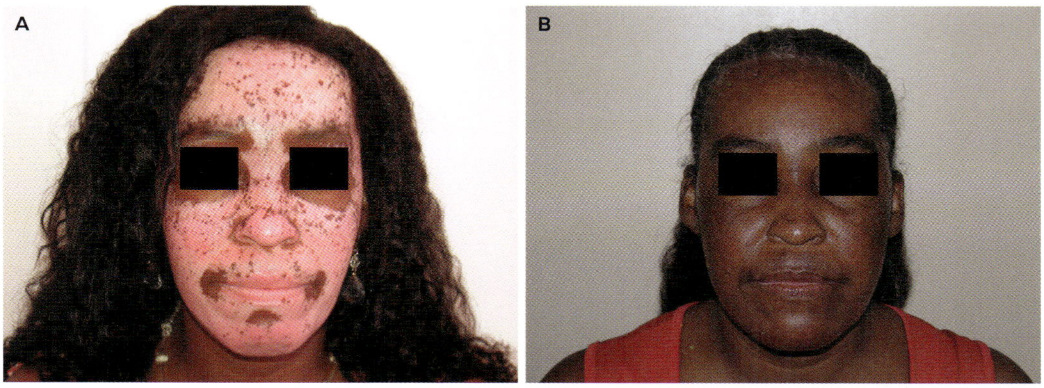

FIGURA 6 Rosto de paciente feminina com vitiligo vulgar (A) antes e (B) depois de 6 meses de tratamento sistêmico.

REFERÊNCIAS BIBLIOGRÁFICAS

1. Bellet JS, Prose NS. Vitiligo em crianças: Uma revisão de classificação, hipóteses sobre patogênese e tratamento. An Bras Dermatol [Internet]. 2005;80(6):631-6. Disponível em: https://doi.org/10.1590/S0365-05962005000700009.
2. Brasil. Ministério da Saúde. Biblioteca Virtual de Saúde. Vitiligo. Sociedade Brasileira de Dermatologia. Disponível em: https://bvsms.saude.gov.br/vitiligo/. Acesso em 02 nov. 2022.
3. Kundu RV. Spotlight on: Vitiligo in darker skin tones. Disponível em: https://www.webmd.com/skin-problems-and-treatments/features/vitiligo-darker-skin-tones. Acesso em: 15 nov. 2023.
4. Mutchler C. Vitiligo on darker skin symptoms, awareness, and treatment. Disponível em: https://www.verywellhealth.com/vitiligo-on-dark-skin-5218635.
5. Dellatorre G, Antelo DAP, Bedrikow RB, Cestari TF, Follador I, Ramos DG, et al. Brazilian consensus on the treatment of vitiligo – Brazilian Society of Dermatology. An Bras Dermatol. 2020;95:70-82.
6. Rodríguez-Martín M, Sáez M, Merino de Paz N, et al. Quando os exames laboratoriais são indicados em pacientes com vitiligo?. Dermato-Endocrinologia. 2012;4(1):53-7.
7. Sangha AM. Dermatological conditions in skin of color: Debunking vitiligo myths. J Clin Aesthet Dermatol. 2022 Sep;15(9 Suppl 1):S10-S11.
8. Halder RM, Chappell JL. Vitiligo update. Semin Cutan Med Surg. 2009;28(2):86-92.
9. Ezzedine K, et al. Living with vitiligo: Results from a national survey indicate differences between skin phototypes. British Journal of Dermatology. 2015;173(2):607-9.
10. Baran RL (ed.). Advances in nail disease and management. Springer; 2021.
11. Baassiouny DA, Esmat S. Is periungual vitiligo an intractable localization?. In: Baran RL (ed.). Advances in nail disease and management. Springer; 2021. p. 5-17.
12. Alikhan A, Felsten LM, Daly M, Petronic-Rosic V. Vitiligo: a comprehensive overview Part I. Introduction, epidemiology, quality of life, diagnosis, differential diagnosis, associations, histopathology, etiology, and work-up. J Am Acad Dermatol. 2 2011;65(3):473-91.
13. Kayakalp Global. Vitiligo em pele escura: Prevalência, causas e tratamentos. Disponível em: https://www.kayakalpglobal.com/health/vitiligo-on-dark-skin/.
14. Taylor SC. Treatments for skin of color. W.B. Saunders Company; 2011.
15. Das PC, Kumar P. Atlas of clinical dermatology in coloured skin: A morphological approach. Boca Raton: CRC Press; 2023.
16. Da Luz LL, Partata AK. Vitiligo e seu tratamento. Revista Científica do ITPAC, Araguaína. 2014;7(3).
17. Araujo OS. Vitiligo: Fisiopatologia, diagnóstico e tratamento. Trabalho de Conclusão de Curso – Graduação em Farmácia. Palmas: Centro Universitário Luterano de Palmas; 2016.
18. Hoskin MN, Tareen M. How vitiligo can affect people of color. Everyday Health [Online]. Disponível em: https://www.everydayhealth.com/vitiligo/vitiligo-people-of-color/.
19. Mutchler C, Gallagher C. Vitiligo on darker skin – Symptoms, awareness, and treatment. Disponível em: https://www.verywellhealth.com/vitiligo-on-dark-skin-5218635.
20. Kalil C, Campos V. Manual do laser – Novas tecnologias e outras fontes de energia eletromagnética na dermatologia. DiLivros; 2024. cap. 15.

44

Hipomelanose maculosa progressiva

Luna Azulay-Abulafia
Gabriela Coelho Miranda Ale

INTRODUÇÃO

É uma hipopigmentação adquirida, sem processo inflamatório prévio, assintomática, descrita por Guillet et al. Essa condição recebeu várias denominações, como discromia do crioulo, hipomelanose macular idiopática múltipla, hipomelanose numular confluente e hipomelanose macular do mestiço. Finalmente, a denominação preponderante nos textos em português é hipopigmentação macular progressiva (HMP), quando, a rigor, deveríamos chamar maculosa. Determinar o diagnóstico de uma dermatose progressiva certamente tem carga emocional importante.[1-4]

EPIDEMIOLOGIA

Sua epidemiologia é desconhecida no Brasil, entretanto, na prática, não é infrequente. É observada principalmente em adolescentes e jovens, com prevalência no sexo feminino e em fototipos elevados, certamente em dependência da localização geográfica dos relatos. Ida et al. observaram mais em pessoas de cor branca. É relatada a sua regressão após mais de dez anos de evolução. O impacto psicossocial é importante dado o comprometimento estético, apesar de ser uma dermatose assintomática.[2,5]

ETIOPATOGENIA

Trabalhos de Westerhof, bem como os de Reliveld et al., apontavam o papel do *Propionibacterium acnes,* atualmente classificado como *Cutibacterium acnes*. A evolução dos estudos genéticos aponta para associação com o *Cutibacterium acnes* tipo III, embora seu papel causal ainda não esteja determinado de forma definitiva. O fato de serem raros os relatos da dermatose na face e da não concomitância com acne favorecem a participação do *C. acnes* tipo III, fortalecendo a hipótese de que ele seja um dos fatores na etiopatogenia da HMP, embora outros estudos mostrem a ausência dessa bactéria. Portanto, é possível que o *C. acnes* desempenhe um papel no desencadeamento do processo, interferindo na melanogênese.[6-8]

QUADRO CLÍNICO E DIAGNÓSTICO

Caracteriza-se por máculas hipocrômicas, não descamativas, acometendo o tronco anterior e posterior. As lesões são assintomáticas, podendo estar isoladas, com distribuição simétrica, porém com tendência à confluência na região central do tronco (Figuras 1 e 2). São raros os relatos de ocorrência na face, bem como nos membros superiores. O uso da lâmpada de Wood pode ser de auxílio por fornecer uma fluorescência de coloração avermelhada, dada a produção de porfirinas pelo *Cutibacterium*. Entretanto, a ausência desse achado semiótico não invalida o diagnóstico. Admite-se que, dependendo da quantidade de *C. acnes* presente no local, essa variação pode ocorrer. O exame micológico direto, amplamente disponível atualmente, mostra-se necessário para afastar a pitiríase versicolor, dermatose que eventualmente pode coexistir com a HMP.[9,10]

HISTOPATOLOGIA E MICROSCOPIA ELETRÔNICA

Muito raramente será necessária a realização de biópsia para chegar ao diagnóstico de HMP, já que ele é eminentemente clínico. Entretanto, quando realizada, pode apresentar achados como a diminuição da melanina na epiderme ea presença de bactéria Gram-positiva na unidade pilossebácea (*P. acnes* – atualmente

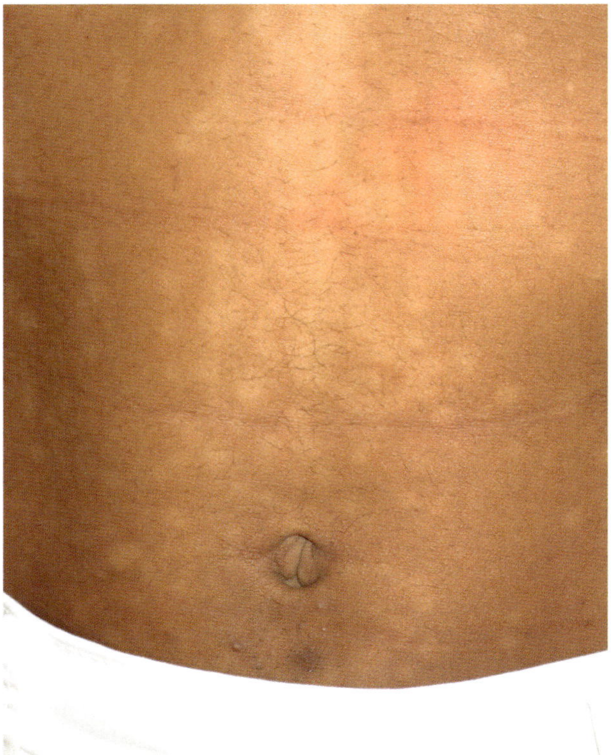

FIGURA 1 Máculas hipocrômicas arredondadas, com distribuição simétrica no tronco, tendendo a confluir no centro.

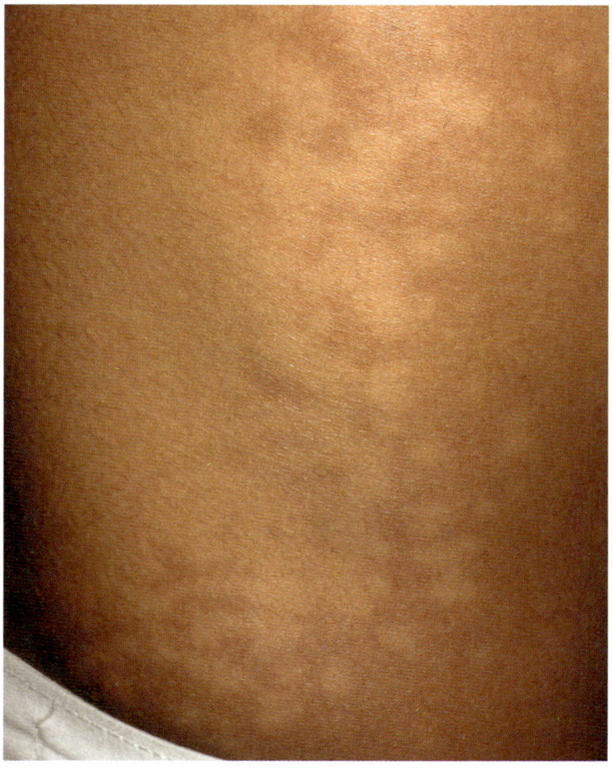

FIGURA 2 A mesma paciente da Figura 1, mostrando uma área de confluência das lesões maculosas hipocrômicas.

C. acnes). Na microscopia eletrônica há uma diminuição de melanossomos, em maior número os imaturos e uma diminuição da transferência de melanossomos dos melanócitos para os queratinócitos.[11]

DIAGNÓSTICO DIFERENCIAL

O principal diagnóstico diferencial dessa dermatose é a pitiríase versicolor. Portanto, é mandatória a realização do micológico direto para a pesquisa de *Malassezia*. Outras hipóteses devem ser consideradas, como: micose fungoide hipocrômica, pitiríase alba e hipopigmentação pós-inflamatória. Caso não haja qualquer processo inflamatório prévio, esta última hipótese fica afastada. Na micose fungoide hipocrômica dificilmente será vista a coalescência de lesões. Em geral, ela possui um bom prognóstico e responde bem ao tratamento com fototerapia. A pitiríase alba é bem mais frequente do que a HMP, muitas vezes sendo possível observar a ceratose folicular presente nessa dermatose, geralmente concomitante com quadros de atopia.[8,9]

TRATAMENTO

Até o momento não existe um consenso sobre qual modalidade terapêutica deve ser empregada. Provavelmente a associação de tratamento antibacteriano com fototerapia pode ser interessante. O uso de antibióticos sistêmicos e de alguns agentes tópicos também com atividade antibacteriana já foi proposto. Considerando-se o peróxido de benzoíla um agente antibacteriano, dispensamos o uso da clindamicina pelo receio de resistência bacteriana com o seu uso a longo prazo. Relyveld et al. publicaram o uso de clindamicina tópica e peróxido de benzoíla em diferentes horários, associado ao UVA, reforçando a hipótese da participação do agente microbiano. Almeida et al. estudaram pacientes que usaram minociclina 100 mg/dia por três meses, com bons resultados. Não havia relato de evento adverso nessa publicação. Cavalcanti et al. relataram o uso de limeciclina oral 300 mg por dia, em associação com peróxido de benzoíla à noite e exposição solar três vezes por semana, durante doze semanas, com bons resultados. Santos et al. estudaram a aplicação de uma fórmula de clindamicina associada a peróxido de benzoíla diariamente (subentende-se que em horário noturno) com exposição solar diária, encontrando bom resultado. A fototerapia com NB UVB (*UVB narrow band* ou UVB de banda estreita) foi considerada eficaz como monoterapia por Chung et al. Iniciaram com 100 mJ/cm^2, aumentando 50 mJ/cm^2. Foram realizadas 20 sessões com bom resultado, porém em relato de apenas um caso. Sim et al. não encontraram diferença significativa entre o uso de NB UVB concomitante ao uso de clindamicina com peróxido de benzoíla e a fototerapia isolada com NB UVB. O esquema de fototerapia com UVB de banda estreita pode ser feito com dose inicial de 200 mJ/cm^2 com incrementos de 10 a 20% por sessão. Em geral, com 20 sessões chega-se a um bom resultado terapêutico. A fototerapia pode ser substituída, pelo menos parcialmente, pela helioterapia. Apesar da HMP não ter impacto na saúde física do paciente, o sucesso terapêutico, ainda que parcial, permite uma melhora na autoestima do paciente, com consequente melhora na qualidade de vida.[12-19]

REFERÊNCIAS BIBLIOGRÁFICAS

1. Guillet G, Helenon R, Guillet MH, Gauthier Y, Ménard N. Hypomélanose maculeuse confluente et progressive du métis mélanoderme. Ann Dermatol Vénéreol. 1992;119:19-24.
2. Lesueur A, Garcia-Granel V, Helenon R, Cales-Quist D. Hypomélanose maculeuse confluente et progressive du métis mélanoderme: Étude épidémiologique sur 511 sujets. Ann Dermatol Venereol. 1994;121:880-3.
3. Guillet G, Guillet MH. Creole dyschromia or idiopathic macular hypomelanosis of the melanodermic halfcast of Guillet-Helenon. Bull Soc Path Ex. 1997;90:333-4.
4. Aguinaga F, Nakamura RC, Azulay-Abulafia L. Acromias e hipocromias. In: Azulay RD, Azulay DR, Azulay-Abulafia L. Azulay dermatologia. 8. ed. Rio de Janeiro: Guanabara-Koogan; 2022. p. 144-55.
5. Duarte I, Della Nina BI, Gordiano MC, Buense R, Lazzarini R. Hipomelanose macular progressiva: Estudo epidemiológico e resposta terapêutica à fototerapia. An Bras Dermatol. 2010;85(5):621-4.
6. Westerhof W, Relyveld GN, Kingswijk MM, et al. Propionibacterium acnes and the pathogenesis of progressive macular hypomelanosis. Arch Dermatol. 2004;140(2):210-4.
7. Relyveld GN, Menke HE, Westerhof W. Progressive macular hypomelanosis: An overview. Am J Clin Dermatol. 2007;8(1):13-9.
8. McDowell A, McLaughlin J, Layton AM. Is Cutibacterium (previously Propionibacterium) acnes a potential pathogenic factor in the etiology of the skin disease progressive macular hypomelanosis? JEADV. 2021;35:338-44.
9. Kumarasinghe SPW, Tan SH, Thng S, Thamboo TP, Liang S, Lee SY. Progressive macular hypomelanosis in Singapore: A clinico-pathological study. International Journal of Dermatology. 2006;45:737-42.
10. Nakamura RC, Calle MAC. Atlas de dermatologia da semiologia ao diagnóstico. 3. ed. Rio de Janeiro: Elsevier; 2020. p. 588-9.
11. Relyveld GN, Dingemans KP, Menke HE, Bos JD, Westehof W. Ultrastructural findings in progressive macular hypomelanosis indicate decreased melanin production. J Eur Acad Dermatol Venereol. 2008 May;22(5):568-74.
12. Relyveld GN, Kingswijk MM, Reitsma JB, et al. Benzoyl peroxide/clindamycin/UVA is more effective than fluticasone/UVA in progressive macular hypomelanosis: A randomized study. J Am Acad Dermatol. 2006;55(5):836-43.
13. Almeida ART, Bedani TP, Debs EAF, Ferreira JAD. Estudo piloto para avaliar a eficácia da minociclina no tratamento da hipomelanose macular progressiva (HMP). Surg Cosmetic Dermatol. 2009;1:25-8.
14. Cavalcanti SMM, Querino MCD, Magalhães V, França ER, Magalhães M, Alencar E. Uso da limeciclina associada com o peróxido de benzoíla no tratamento da hipomelanose macular progressiva: Um estudo prospectivo. An Bras Dermatol. 2011;86(4):813-4.
15. Santos JB, Almeida OLS, Silva LM, Barreto ERM. Eficácia da combinação tópica de peroxido de benzoíla 5% e clindamicina 1% para o tratamento da hipomelanose macular progressiva: Um estudo randomizado, duplo-cego, placebo-controlado An Bras Dermatol. 2011;86(1):50-4.
16. Chung YL, Goo B, Chung WS, Lee GS, Hann SK. A case of progressive macular hypomelanosis treated with narrow-band UVB. J European Acad Dermatol Venereol. 2007;21:1007-8.
17. Sim JH, Lee DJ, Lee JS, Kim YC. Comparison of the clinical efficacy of NBUVB and NBUVB with benzoyl peroxide/clindamycin in progressive macular hypomelanosis. J Eur Acad Dermatol Venereol. 2011;25:1318-23.
18. Wu XG, Xu AE, Luo XY, Song XZ. A case of progressive macular hypomelanosis successfully treated with benzoyl peroxide plus narrowband UVB. J Dermatolog Treat. 2010;21:367-8.
19. Azulay-Abulafia L. Hipomelanose idiopática. In: Palma S, Follador I. Manual prático de fototerapia – SBD. Rio de Janeiro: Sociedade Brasileira de Dermatologia; 2020.

45

Melasma na pele negra

Heloisa Hofmeister
Eloisa Leis Ayres
Marco Antonio Boaventura

INTRODUÇÃO

O melasma é uma hipermelanose adquirida que se caracteriza por máculas geralmente simétricas e de contornos irregulares localizadas em áreas fotoexpostas, que ocorrem predominantemente na face. É resultante de uma hiperatividade dos melanócitos e dos seus clones hiperfuncionantes, levando à hiperpigmentação melânica induzida. Essa afecção se caracteriza por manutenção do número de melanócitos em todas as camadas da epiderme, apresentando alterações no nível dos melanossomas.[1] Neste capítulo vamos abordar suas características principais e alguns de seus tratamentos.

EPIDEMIOLOGIA

O melasma é um distúrbio de hiperpigmentação comumente adquirido que ocorre com mais frequência em mulheres com fototipos III-V de Fitzpatrick, com início médio entre 20 e 30 anos de idade.[2]

O melasma apresenta relação direta com grupos étnicos, exposição solar e o fototipo da pele. A associação entre a prevalência e os fenótipos mais pigmentados e que vivem em áreas intertropicais com maior exposição à radiação ultravioleta ocorre com mais frequência e impacta na qualidade de vida. Alguns grupos étnicos como africanos, indianos e paquistaneses apresentam maior acometimento, bem como pacientes do sexo feminino.[3]

Enquanto a incidência global de melasma é de aproximadamente 1%, as populações latino-americanas têm uma prevalência de 9 a 30% e as populações do Sudeste Asiático têm uma prevalência de 40%. O melasma pode afetar qualquer raça ou fototipo, porém essa desordem acomete com maior frequência os asiáticos, hispânicos e os pacientes com fototipos IV, V e VI.[4]

A mais famosa classificação dos fototipos cutâneos é a escala Fitzpatrick, criada em 1976 pelo médico norte-americano Thomas B. Fitzpatrick. Ele classificou a pele em fototipos variando do tipo I (pele mais branca) ao tipo VI (pele negra), a partir da capacidade de cada pessoa em se bronzear, assim como da sensibilidade e vermelhidão quando exposta ao sol.[5]

O melasma facial é frequente e responde por muitos pacientes que procuram atendimento médico, estando associado a impactos substanciais na qualidade de vida. O estudo de Mazon reafirma que as condições de pele com melasma são disruptivas e afetam a autoestima do paciente, podendo levar a sofrimento mental, ansiedade e até quadros mais graves, como a depressão.[6]

Nos últimos anos, no Brasil, a procura por tratamentos estéticos faciais destinados à pele negra (fototipos IV, V e VI, na escala de Fitzpatrick) tem crescido muito e os procedimentos estéticos e cosméticos disponíveis no mercado, em parte, não atendem às necessidades específicas desse tipo de pele. A pele negra apresenta características anatômicas, fisiológicas e patológicas diferentes da pele branca, que possibilitam com maior facilidade que os tratamentos estéticos e produtos cosméticos desencadeiem desordens pigmentares. Assim, mesmo com o desenvolvimento de novos produtos e novas tecnologias, há a necessidade de mais pesquisas referentes às desordens pigmentares na pele negra, com o objetivo de elaborar diferentes formas de cuidados no planejamento para o atendimento de indivíduos negros, considerando as peculiaridades desse tipo de pele e a necessidade de cuidados específicos em um tratamento facial.

ETIOPATOGENIA

Embora a patogênese do melasma permaneça incerta, é reconhecido como um distúrbio do fotoenvelhecimento. A etiologia é multifatorial, com a liberação vascular de mediadores que estimulam a angiogênese e a subsequente ativação de melanócitos, mas com vários fatores de exacerbação conhecidos, como exposição aos raios ultravioleta, histórico familiar, influência de hormônios, medicamentos e distúrbios da tireoide.[2]

A exposição solar exerce um papel fundamental no estímulo à atividade melanocítica e tem relação direta com os períodos de exacerbações. Outros fatores já descritos foram: gravidez, uso de medicações, terapias de reposição hormonal, cosméticos, fatores genéticos e emocionais.[7]

QUADRO CLÍNICO E DIAGNÓSTICO

O melasma é caracterizado por máculas castanho-claras a escuras de formato irregular com distribuição simétrica mais comumente na região malar, no mento e fronte. Seu diagnóstico é clínico (Figura 1).

Como resultado do impacto das condições dermatológicas na vida da população, instrumentos foram desenvolvidos e validados para medir o impacto na qualidade de vida das pessoas, como o MELASQOL, que tem versão em português.

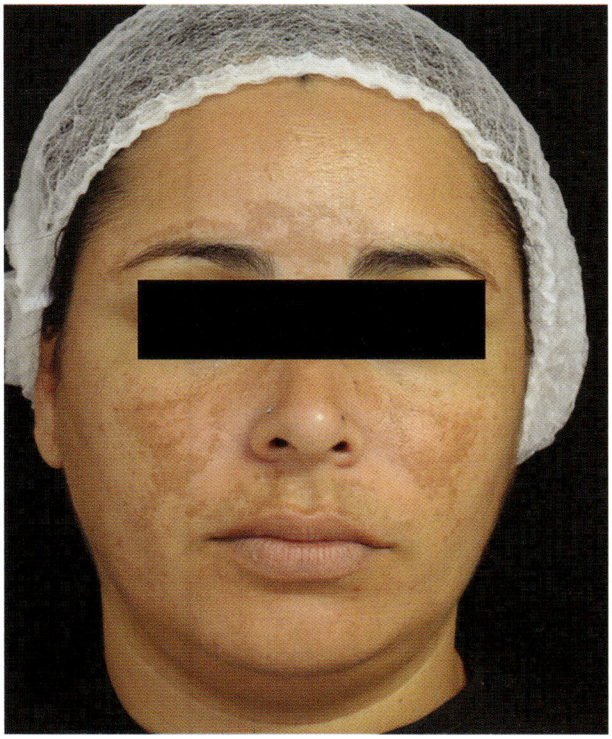

FIGURA 1 Imagem clínica do melasma em paciente com fototipo V.

Fonte: imagem cedida pela Dra. Eloisa Ayres.

A intensidade, homogeneidade e extensão da pigmentação estabelecem a gravidade da doença. O método mais utilizado para avaliação e acompanhamento da resposta terapêutica é o *Melasma Area and Severity Index* (MASI),[6,8,9] escore proposto por Kimbrough-Green (1994), que mede a extensão e a gravidade. É feita pontuação numérica com o percentual de área acometida (A) que varia de 1 a 6 pontos, sendo (Figura 2):

- 1: <10%.
- 2: 10 a 29%.
- 3: 30% a 40%.
- 4: 50% a 69%.
- 5: 70% a 89%.
- 6: 90% a 100%.

A severidade do melasma tem dois parâmetros, grau de pigmentação (D) e homogeneidade (H) em cada região: fronte (F), malar direita (MR), malar esquerda (ML) e mento (C), que variam de 0 a 4, sendo:

- 0: ausente.
- 1: leve.
- 2: moderado.
- 3: marcante.
- 4: grave.

A equação com cada variável tem resultado que varia de 0 a 48 pontos, sendo valores mais baixos relacionados a quadros mais leves e os mais altos a quadros clínicos mais severos.

Embora na maioria das vezes o diagnóstico seja facilmente determinado clinicamente, em alguns casos se faz necessária a avaliação por exame dermatoscópio, que pode não só afastar outros diagnósticos diferenciais, mas acima de tudo avaliar características individuais do melasma, como profundidade do pigmento e proliferação vascular. A dermatoscopia da pele da face na pele étnica (fototipos IV-VI) ainda é pouco estudada. Ela exibe padrão de pseudorrede causada pela interrupção da epiderme pigmentada pela abertura dos apêndices cutâneos.[10,11]

Mais raramente, pode ser necessário realizar biópsia com exame histopatológico, cujas características foram bem definidas por Phansuk et al., 2022,[12] e podem ser descritas: maior quantidade de melanina em todas as camadas epidérmicas, melanócitos em número normal e maior dendriticidade, dano da membrana basal e elastose solar, melanófagos na derme, proliferação vascular e aumento no número de mastócitos.

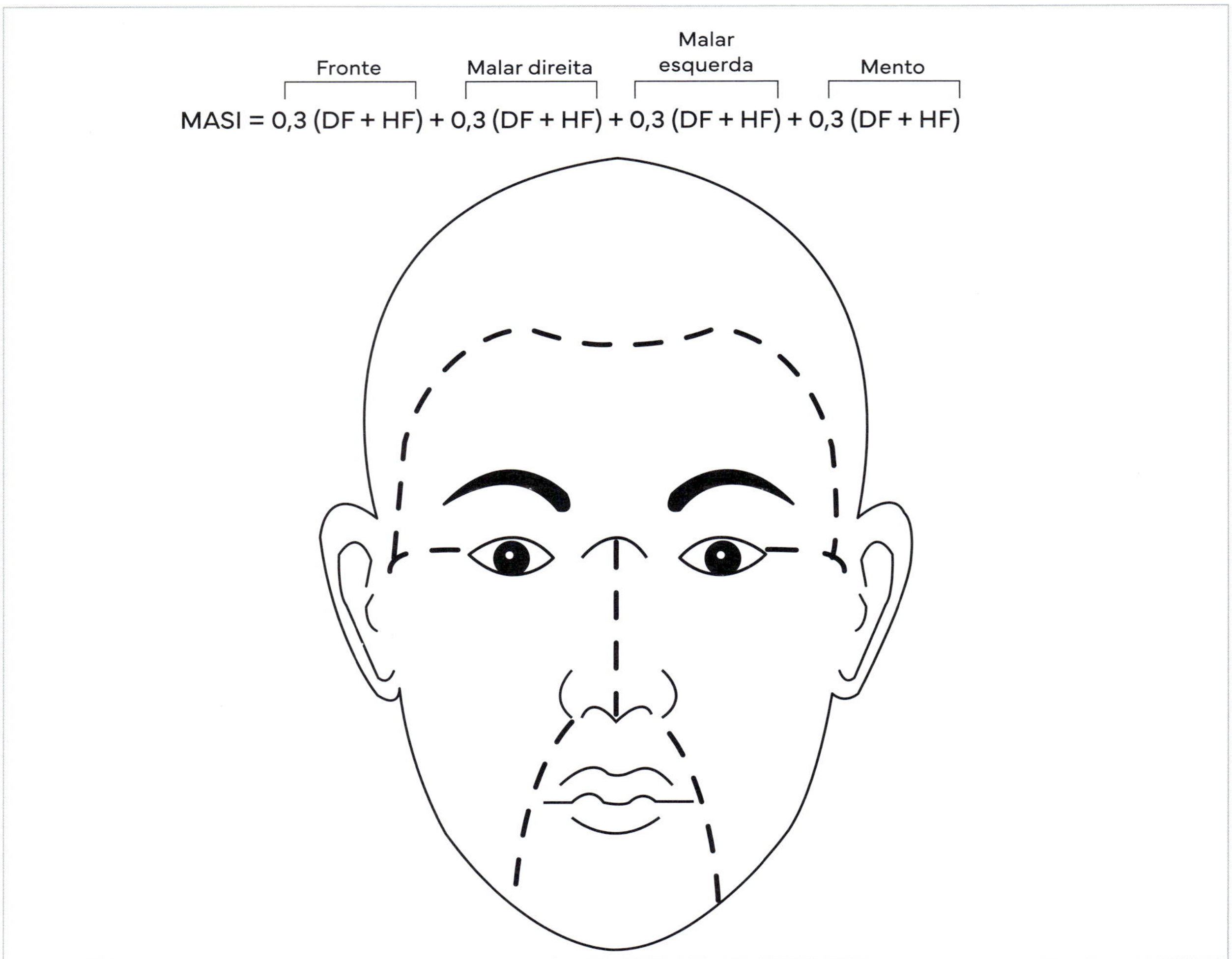

FIGURA 2 Imagem ilustrativa do cálculo do MASI.

Recentemente, a microscopia confocal tem sido utilizada como método de avaliação e evolução terapêutica. Estudos têm demonstrado que quando utilizada em combinação com as manifestações clínicas, a microscopia confocal pode ser um método auxiliar útil no diagnóstico diferencial de lesões pigmentadas.[13]

DIAGNÓSTICO DIFERENCIAL

Hiperpigmentação pós-inflamatória

A hiperpigmentação pós-inflamatória geralmente ocorre após vários estímulos endógenos e exógenos, especialmente em indivíduos de pele escura. É uma das complicações mais comuns de procedimentos realizados com *laser* e outras fontes de luz e se caracteriza por lesões hipercrômicas irregulares de tamanhos variados com deposição de pigmento de melanina epidérmica e dérmica.[14]

Melanoses solares

Ocorrem pelo acúmulo de radiação solar ao longo da vida, caracterizam-se por pequenas máculas bem delimitadas e são raras nos fototipos mais altos, sendo vistas com alta incidência em fototipos I e II.[4]

Líquen plano pigmentoso

Variante rara do líquen plano, máculas e/ou pápulas hiperpigmentadas, com prurido ocasional, na face, no pescoço e flexuras, frequente em indianos, mas pode apresentar-se em outros grupos raciais. Os achados histopatológicos são de reação inflamatória do tipo liquenoide. Costuma responder à luz intensa pulsada (LIP).[15]

Acantose nigricans facial (AN)

AN facial ou melanose metabólica é associada com alterações metabólicas, resistência insulínica e obesidade. Pode estar associada à AN da nuca e pescoço, axilas, virilhas e dedos. IMC elevado, gordura visceral e HOMA2-IR elevado predispõem à doença.[16,17]

Ocronose exógena

A ocronose exógena é uma dermatose iatrogênica causada pelo uso tópico não supervisionado de hidroquinona. A histopatologia da ocronose exógena classicamente mostra corpos de banana, que são material exógeno amarelo a marrom na derme papilar e média, incontinência pigmentar e degeneração do colágeno.[18]

TRATAMENTO

O tratamento tópico ou oral do melasma continua sendo um desafio devido ao caráter refratário da doença. Os principais objetivos do tratamento são a uniformização e o controle das máculas com a redução da síntese de melanina e inibição dos melanossomas. Independente do agente uniformizador a ser escolhido, o tratamento do melasma tem base na fotoproteção química e física, importante para impedir a formação de nova melanina e reduzir a taxa de oxidação da melanina pré-formada.

Fotoproteção

É amplamente aceito que a exposição ao sol é um fator que contribui para a formação e o aparecimento do melasma e que a fotoproteção deve ser fundamental para o seu tratamento. Mais recentemente, novas pesquisas descobriram que a luz visível (LV) também contribui para alterações pigmentares ao agir sinergicamente com a exposição ao UVA e observou-se que protetores solares com óxido de ferro eram capazes de proteger da LV e eram mais efetivos que filtros minerais. Assim, protetores solares de amplo espctro UV e bloqueadores de LV, como formulações contendo óxido de ferro, devem ser incluídos nas recomendações iniciais para todos os pacientes que procuram tratamento para o melasma, independente do seu fototipo.[19]

Tratamento tópico

Por não existir tratamento curativo para o melasma e sim o controle, buscamos encontrar novas opções terapêuticas com ativos já consagrados e que possam ser alternativas de tratamento. Existem poucos estudos no Brasil sobre o tratamento do melasma em pacientes com fototipos V/VI na escala de Fitzpatrick.

O manejo terapêutico do melasma é desafiador, nenhum tratamento único é universalmente eficaz, com altas taxas de recorrência e impactos significativos na qualidade de vida.[20] As modalidades terapêuticas são escolhidas com base na apresentação da doença, preferência do paciente, períodos de tratamento e perfis de efeitos colaterais dos agentes de tratamento; muitas vezes é necessária uma combinação de terapias.[4]

A hidroquinona (HQ) permanece como primeira opção dentre os agentes uniformizadores tópicos. HQ é um fenol dihídrico que inibe a conversão de dopa/dopaquinona em melanina pela inibição da enzima tirosinase. Outros agentes que atuam na inibição da tirosinase são o ácido azelaico, o arbutin, o ácido fítico e o ácido kójico. A vitamina C promove a conversão da melanina em leucomelanina e é um outro agente tópico descrito no tratamento de melasma. As peles negras apresentam uma sensibilidade muito grande à hidroquinona, podendo apresentar vários efeitos adversos, especialmente quando utilizada em concentrações mais altas (maiores que 5%).

Uma revisão sistemática sobre os tratamentos do melasma de Neagu et al. (2022) obteve resultados promissores com o tratamento sistêmico com ácido tranexâmico, mas relacionado a efeitos colaterais sistêmicos. Microagulhamento e *peeling* também foram eficazes, embora sua superioridade à hidroquinona tópica, o padrão-ouro no tratamento do melasma, ainda não tenha sido estabelecida. Da mesma forma, dispositivos de *laser* e luz têm sido benéficos. No entanto, as taxas de recorrência permanecem altas em todos os grupos de tratamento. As terapias combinadas, em combinações duplas ou triplas, produziram os melhores resultados quando comparadas às terapias únicas.[20]

Os agentes uniformizadores tópicos mostraram-se os mais eficazes no tratamento do melasma moderado a grave, com terapias combinadas, como a terapia de combinação (hidroquinona, ácido azelaico e outros inibidores da tirosinase), produzindo os melhores resultados. *Peelings* químicos e terapias com *laser* e luz produziram resultados mistos, com aumento do risco de irritação e subsequente hiperpigmentação, particularmente em indivíduos de pele mais escura. Portanto, os tratamentos atuais disponíveis para o melasma permanecem insatisfatórios e carecem de mais estudos.[21]

Outra revisão estudou o uso terapêutico de antioxidantes para melasma e investigou o papel da vitamina C, ácido azelaico, cisteamina, glutationa e carotenoides, entre outros antioxidantes, em distúrbios de hiperpig-

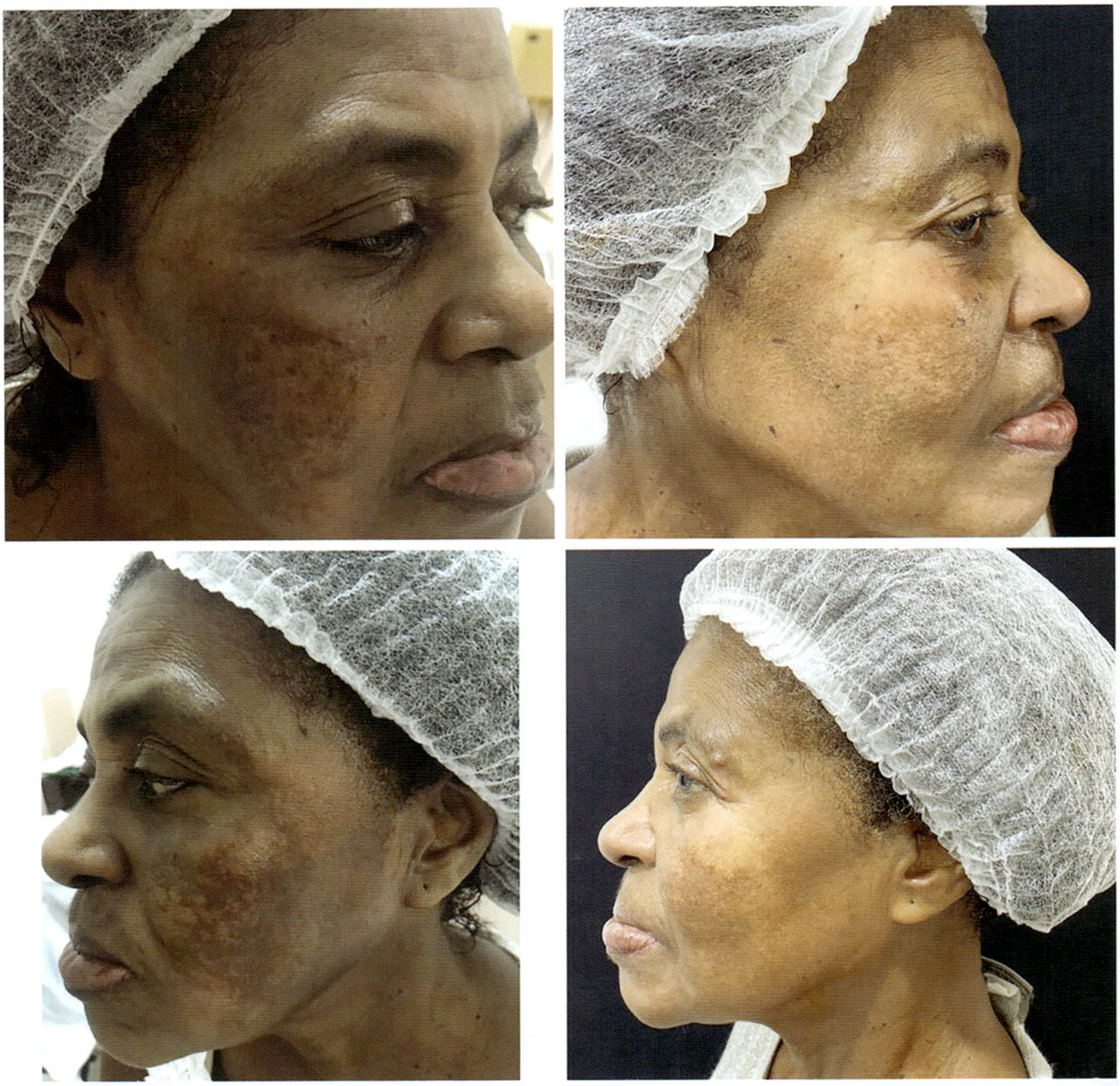

FIGURA 3 Paciente tratada com microagulhamento (1 mm) após 12 sessões, intervalos de 45 dias.
Fonte: imagem cedida pela Dra. Kathleen da Cruz Conceição.

mentação e concluiu que existem evidências promissoras para o uso desses antioxidantes, como preparações tópicas, orais e intravenosas, tanto isoladamente quanto em conjunto com outras terapias para melasma.[22]

Em 2014 foi desenvolvido por Hofmeister, autora deste capítulo, um sistema de tratamento para melasma composto de máscara para aplicação pelo médico em consultório e produto de manutenção domiciliar. A máscara não faz *peeling*, e é composta pelos seguintes ativos: hidroquinona, ácido kójico, vitamina C, gluconolactona, ácido fítico, acido azelaico, betametasona e arbutin, além de filtros solares físicos. O produto de manutenção, adquirido somente sob prescrição médica, tem em sua composição hidroquinona, ácido kójico, vitamina C, gluconolactona, ácido fítico, ácido azelaico e arbutin. Deve ser seguido sempre do filtro solar em camada espessa pela manhã.

O protocolo desse tratamento é a aplicação de 6 máscaras em dias alternados, que devem permanecer na face do paciente por 6 horas, e depois ser removidas com sabonete facial. Estudo prospectivo, duplo-cego, randomizado, com "n" de 20 pacientes de fototipos IV a VI, mostrou melhora de 49% do melasma, medido pelo MASI, em 2 semanas (Figura 4).[23]

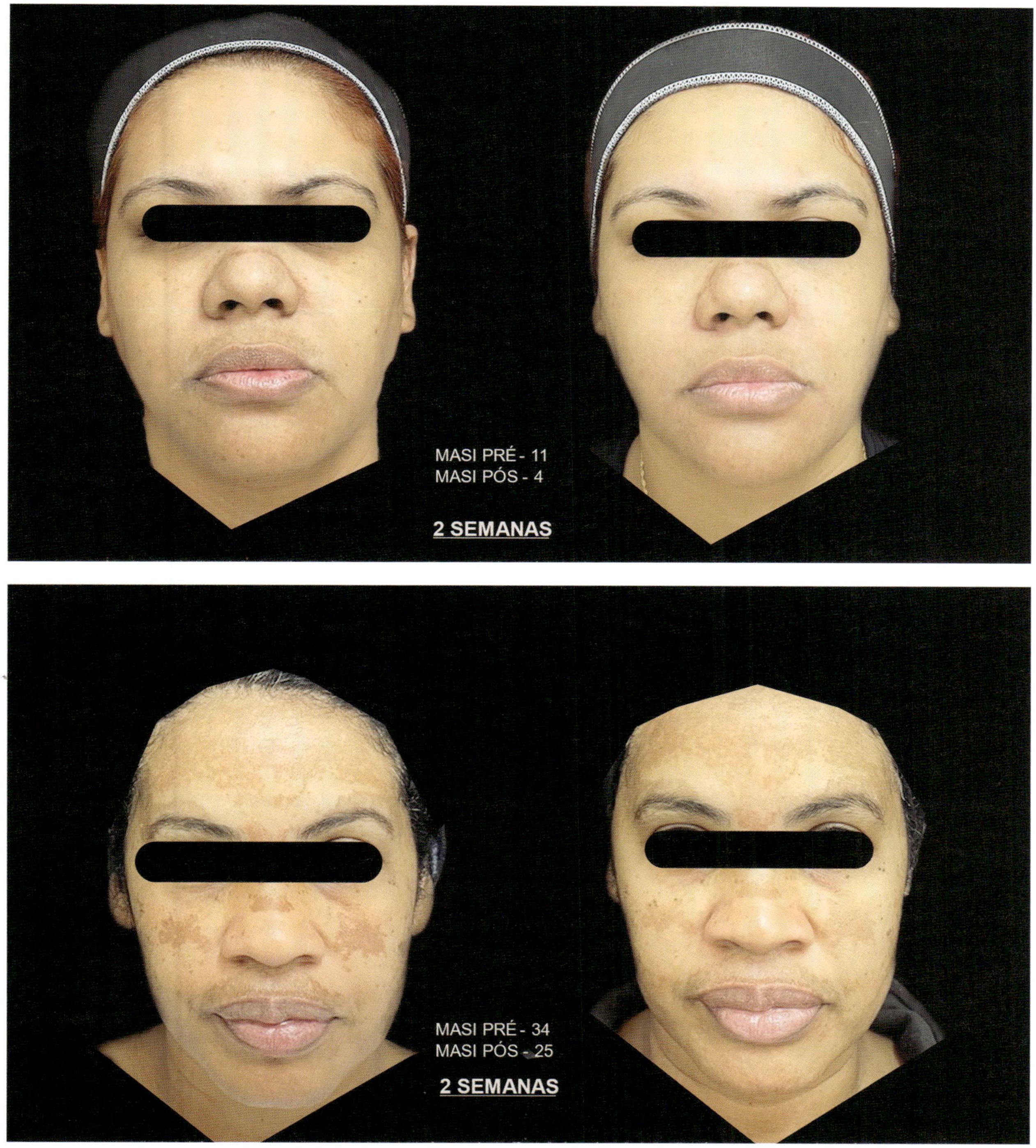

FIGURA 4 Antes e após 2 semanas de 2 pacientes tratadas pelo sistema Viçapele®.
Fone: imagem cedida pela Dra. Heloisa Hofmeister.

Tratamento oral

Diversos agentes têm sido descritos por atuar como coadjuvantes no tratamento do melasma. A maioria deles exibe ação antioxidante e alguns demonstram atividade antimelanogênica. Entretanto, não há estudos de ativos sistêmicos que atuariam no melasma em fototipos mais elevados e por isso substâncias como Polypodium leucotomos e Pycnogenol necessitam de pesquisas especificas nessa população.

O ácido tranexâmico (AT), um agente antifibrinolítico que atua por meio da inibição da ativação do plasminogênio na pele, tem mostrado resultados promissores em pacientes com melasma. Ele pode ser utilizado em diferentes formulações, incluindo comprimidos, injetáveis e aplicação tópica. Um consenso publicado por Godse et al. em 2023, após revisão de diversos artigos publicados e considerando o mecanismo de ação, sugere que o AT tem um papel importante no tratamento do melasma, e orienta as recomendações listadas na Tabela 1.[24]

TABELA 1 Recomendações do consenso de Godse et al., 2023, para uso do ácido tranexâmico (AT) no tratamento do melasma[24]

- O AT não é aprovado para o tratamento do melasma. Os médicos devem informar isso ao paciente, obter o histórico completo para descartar complicações, fornecer informações completas e documentá-las nas anotações do caso.
- No geral, AT oral 250 mg duas vezes ao dia parece ser uma opção de tratamento promissora para o melasma.
- O AT oral também é uma opção de tratamento eficaz e bem tolerada para pacientes com melasma refratário.
- É necessário um tratamento mínimo de três meses com AT oral para obter os resultados. No entanto, a duração ideal do tratamento não é conhecida.
- O AT oral pode ser usado como monoterapia ou junto com outras modalidades terapêuticas.

(continua)

TABELA 1 Recomendações do consenso de Godse et al., 2023, para uso do ácido tranexâmico (AT) no tratamento do melasma[24] *(continuação)*

- De acordo com a literatura e especialistas, o ácido tranexâmico pode ser administrado por até seis meses.
- Mulheres em uso de contracepção hormonal combinada não devem ser tratadas com AT oral.
- A presença de condição tromboembólica ativa ou história/risco de trombose ou tromboembolismo deve ser excluída antes do início do tratamento com AT oral.
- Segundo especialistas, em caso de recidiva, o AT pode ser repetido. No entanto, não há recomendação específica para o tempo de pausa entre os ciclos de tratamento.

Procedimentos

Os *peelings* químicos agem causando danos controlados em várias camadas da pele, dependendo do agente e da metodologia utilizada, e têm sido descritos no tratamento do melasma nos mais diversos fototipos. Os principais *peelings* utilizados são à base de ácido glicólico, salicílico, solução de Jessner e ácido tricloroacético. Os efeitos colaterais dos *peelings* químicos são variáveis, desde efeitos transitórios leves, como queimação e irritação da pele, até efeitos adversos mais graves, como cicatrizes, infecções e alterações pigmentares indesejadas.[19]

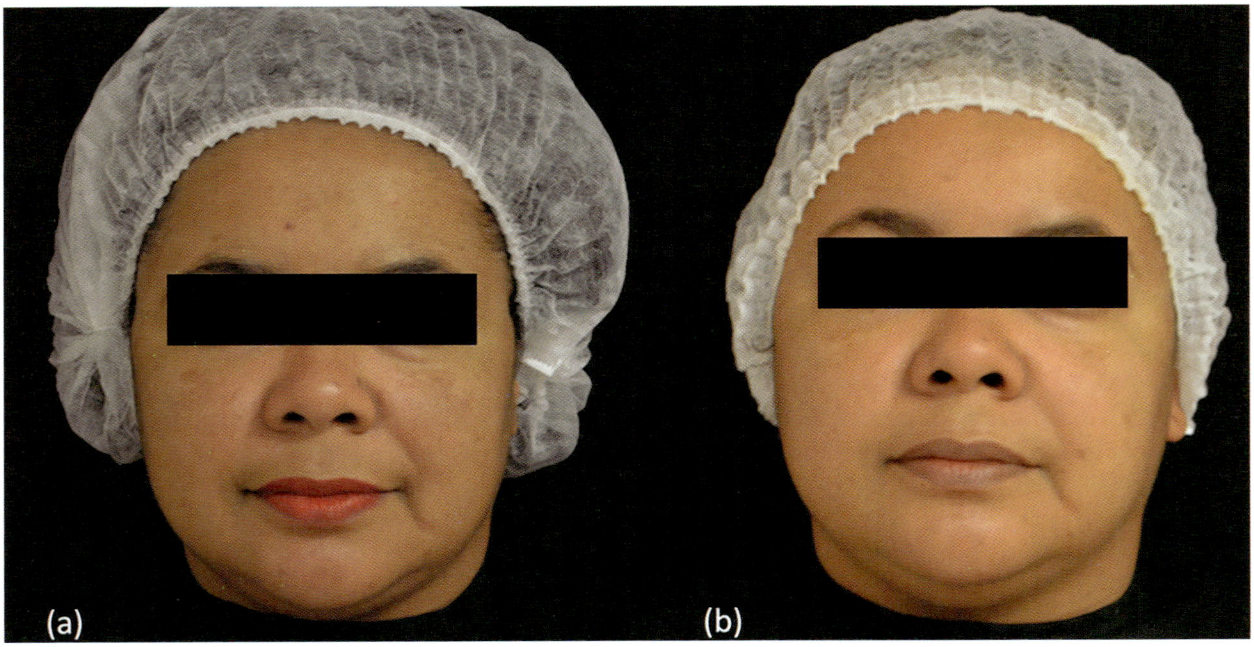

FIGURA 5 Antes e após tratamento oral exclusivo com ácido tranexâmico oral na dose de 250 mg 2 x ao dia por 90 dias.
Fonte: imagem cedida pela Dra. Eloisa Ayres.

A terapia a *laser* é uma modalidade de tratamento que tem sido muito estudada para lesões pigmentares. A principal desvantagem dessas opções de tratamento para melasma, especialmente em peles negras, é o alto risco de hiperpigmentação pós-inflamatória (HPI) após o tratamento e recorrência. Devido a esse risco, deve-se ter cautela ao selecionar essas opções de tratamento mais especificamente em fototipos de pele mais escuros. Os *lasers* ablativos como *lasers* de CO_2 e *lasers* de érbio:yag, embora utilizados, são os que apresentam maior incidência de HPI e por isso não são os mais indicados. Os *lasers* não ablativos funcionam causando dano coagulativo controlado dentro da derme sem dano epidérmico, e assim, acredita-se que essas terapias sejam mais bem toleradas com menos efeitos colaterais quando comparadas aos *lasers* ablativos. Ao alterar a densidade do tratamento, reduzindo o número de passadas e estendendo o tempo entre os tratamentos, o risco de HPI é significativamente reduzido.[24]

Os *lasers Q-switched* de baixa fluência (LFQSL) são uma variante mais recente dos *lasers Q-switched* mais antigos, que demonstraram ser eficazes no tratamento do melasma em peles negras. Essa versão mais recente utiliza uma fluência mais baixa que é subfototermolítica e acredita-se que destrua seletivamente o pigmento melanina, deixando as células intactas. Isso permite menos danos à pele e menos efeitos adversos; no entanto, a HPI ainda é uma complicação associada ao seu uso em peles mais escuras. Apesar desses resultados promissores, os pacientes tratados com esses *lasers* desenvolveram hipopigmentação pós-tratamento e tiveram uma alta taxa de recorrência.

Os *lasers* de picossegundos correspondem a uma classe mais recente que foi projetada para produzir durações de pulso de *laser* mais curtas e, finalmente, levar a menos danos fototérmicos à pele. Estudos recentes têm sido muito promissores no tratamento de hiperpigmentação e melasma na pele asiática, mas há pesquisas limitadas em tipos de pele mais escuros. Mais estudos são necessários em peles com fototipos elevados para que o tratamento possa ser mais indicado.[19]

O tratamento do melasma e da hiperpigmentação pós-inflamatória é uma área de pesquisa em evolução e espera-se que as terapias continuem a se desenvolver para que, em breve, opções mais efetivas e seguras possam estar disponíveis.

REFERÊNCIAS BIBLIOGRÁFICAS

1. Miot LDB, Silva MG, Miot HÁ, Marques MEA. Fisiopatologia do melasma. An Bras Dermatol. 2009;84(6):623-35.
2. Ogbechie-Godec OA, Elbuluk N. Melasma: An up-to-date comprehensive review. Dermatol Ther (Heidelb). 2017;7(3):305-18.
3. Handel AC, Miot LDB, Miot HA. Melasma: A clinical and epidemiological review. An Bras Dermatol. 2014;89:771-82.
4. Plendsdorf S, et al. Pigmentation disorders: Diagnosis and management. Am Fam Physician. 2017;96(12):797-804.
5. Alchorne MM, de Abreu MA. Dermatoses na pele negra. In: Rotta O. Guia de dermatologia: Clínica, cirúrgica e cosmiátrica. Barueri: Manole; 2008. p. 593-608.
6. Meneguin S, de Souza Matos TD, Pollo CF, Garuzi M, Miot HA, de Oliveira C. Psychometric characteristics of DLQI-BRA and Skindex-16 to measure the impact of dermatological diseases on quality of life in Brazilian patients. PLoS One. 2021 Aug 13;16(8):e0254882.
7. Becker S, Schiekofer C, Vogt T, Reichrath J. Melasma: An update on the clinical picture, treatment, and prevention. Hautarzt. 2017;68(2):120-6.
8. Cranenburgh O, Smets E, Rie M, Sprangers M, Korte J. A web-based, educational, quality-of-life intervention for patients with a chronic skin disease: Feasibility and acceptance in routine dermatological practice. Acta Derm Venereol. 2015;95(1):51-6.
9. Lieu TJ, Pandya AG. Melasma quality of life measures. Dermatol Clin. 2012 Apr;30(2):269-80, viii.
10. Chatterjee M, Neema S. Dermoscopy of pigmentary disorders in brown skin. Dermatol Clin. 2018;36:473-85.
11. Vinay K, Ankad BS. Dermatoscopic features of pigmentary diseases in ethnic skin. Indian Dermatol Online J. 2021;12:24-33.
12. Phansuk K, et al. Dermal pathology in melasma: An update review. Clinical, Cosmetic and Investigational Dermatology. 2022;15:11-9.
13. Lu Q, Yang C, Wu J, Wei Z, Xu S, Wang C, et al. Confocal laser scanning microscopy, a diagnostic alternative for five pigmented lesions on the face: An observational study. Skin Res Technol. 2019 Nov;25(6):871-6.
14. Narumol Silpa-archa, et al. Postinflammatory hyperpigmentation: A comprehensive overview. Epidemiology, pathogenesis, clinical presentation, and non invasive assessment technique. J Am Acad Dermatol. 2017;77:591-605.
15. Parada MB, Yarak S, Michalany N. Treatment of lichen planus pigmentosus with intense pulsed light. Case report. Surg and Cosmet Dermatol. 2009;1(4):193-5.
16. Shah VH, Rambhia KD, Mukhi JI, Singh RP, Kaswan P. Clinico--investigative study of facial acanthosis nigricans. Indian Dermatol Online J. 2022 Mar-Apr;13(2):221-8.
17. Sonthalia S, Agrawal M, Sharma P, Pandey A. Maturational hyperpigmentation: cutaneous marker of metabolic syndrome. Dermatol Pract Concept. 2020;10(2):e2020046.
18. Moolla S, Miller-Monthrope Y. Dermatology: How to manage facial hyperpigmentation in skin of colour. Drugs Context. 2022 May 31;11:2021-11-2.
19. Neagu N, Conforti C, Agozzino M, Marangi GF, Morariu SH, Pellacani G, et al. Melasma treatment: A systematic review. J Dermatolog Treat. 2022 Jun;33(4):1816-37.
20. Rivas S, Pandya AG. Treatment of melasma with topical agents, peels and lasers: An evidence-based review. Am J Clin Dermatol. 2013 Oct;14(5):359-76.
21. Babbush KM, Babbush RA, Khachemoune A. Treatment of melasma: A review of less commonly used antioxidants. Int J Dermatol. 2021 Feb;60(2):166-73.
22. Lopes DS. A utilização do ácido tranexâmico no tratamento de melasma. Rev Cien FHO. 2017;5(1):37-43.
23. Boaventura M, Conceição K, Hofmeister H. Avaliação de um novo tratamento para o controle do melasma na pele negra. Estudo controlado, duplo-cego e randomizado. 2023. TCC da Pós-Graduação em Dermatologia do Instituto Azulay; 2023
24. Mazon VFP. Utilização do laser no tratamento do melasma. Revista Maiêutica, Indaial. 2017;1(01):75-84.

46

Nevo de Ota

Danielle de Paula Aguiar
Paula Bellotti

INTRODUÇÃO

Os nevos de Ota, Ito e Hori fazem parte de um grupo de desordens pigmentares benignas de localização dérmica profunda. São nevos melanocíticos com baixo potencial de malignização. A transformação para melanoma é excepcional. O diagnóstico é clínico e as lesões são permanentes, sem tendência ao clareamento e sem relatos de regressão espontânea. Caracterizam-se clinicamente por máculas azul-acinzentadas entremeadas por máculas acastanhadas menores. As diferentes nomenclaturas se devem às diferentes regiões do corpo em que podem ser encontrados e também ao momento de surgimento. Os indivíduos com nevo de Ota em geral experimentam algum tipo de sofrimento emocional e psicossocial. Frequentemente buscam opções de tratamento. Antigamente, mesmo quando tratadas precocemente, as lesões do nevo de Ota eram de difícil resposta terapêutica e para os pacientes negros não existiam opções isentas de riscos. Felizmente, com o advento de *lasers* específicos para remoção de pigmentos profundos, os resultados hoje são mais promissores. Atualmente, os *lasers Q-switched* (QS) e os *lasers* de picossegundos têm sido muito empregados nos tratamentos de remoção de pigmentos dérmicos com resultados surpreendentes e mínimos efeitos colaterais.

EPIDEMIOLOGIA

O nevo de Ota acomete principalmente crianças asiáticas com predomínio no sexo feminino e em pacientes de fototipos mais altos. Tem prevalência de 0,4% a 0,8% na população japonesa feminina, e é raro em caucasianos. No início de seu surgimento pode apresentar-se como discreta mancha azulada-acastanhada, com aumento progressivo. Sua prevalência na população negra é incerta, pois faltam dados sobre a sua real incidência. A autora acredita que a escassez de publicações consistentes, aliada aos inúmeros diagnósticos diferenciais, pode atrasar ou impedir o diagnóstico dessa condição.

Apresenta dois picos de aparecimento: o primeiro aos dois primeiros meses de vida (50% a 60% dos casos), sendo a maioria presente ao nascimento, e o segundo na adolescência (40% a 50% dos casos). O aparecimento após os 20 anos é incomum. São descritos na literatura raros casos de nevos de Ota familiares, mas até hoje não se observou um caráter hereditário.[1]

Apesar de sua natureza benigna, os pacientes frequentemente procuram o dermatologista devido ao envolvimento facial e prejuízo das relações interpessoais. Por ser uma condição que pode surgir desde o nascimento, as crianças sofrem *bullying*, gerando traumas psicológicos que podem trazer sérias consequências para a vida adulta. O desconhecimento dessa condição pode atrasar o início do tratamento.

CLASSIFICAÇÃO E ETIOPATOGENIA

Atualmente, na literatura ainda existe uma divergência de classificação. Algumas referências apontam o nevo de Ota como sendo um nevo localizado no rosto bilateralmente (5 a 15%), enquanto outras referências (maioria) apontam que o nevo de Ota possui localização unilateral. O nevo de Ito é uma variante do nevo de Ota e está localizado no tronco superiormente, na região acrônimo-clavicular. A pigmentação tem as mesmas características do nevo de Ota, e nesses casos parece ser mais prevalente na população asiática.[2]

Nevo de Ota

Foi inicialmente descrito como *Nevus fuscocaeruleus ophthalmomaxillaris* por Ota e Tanino em 1939, no Japão. As lesões estão localizadas nas regiões inervadas pelo primeiro e segundo ramos do nervo trigêmeo (oftálmico e maxilar). Por isso, estão frequentemente associadas às pigmentações oculares, também conhecidas como melanose dérmica ocular. Algumas referências relataram maior risco de melanoma uveal e glaucoma nesses casos, principalmente em negros. Também podem ocorrer na mucosa nasal, palatina, timpânica ou faríngea.[3]

Nevo de Ito

Está localizado na região superior do tórax, nas regiões supraclavicular, escapular e deltoideana. Foi descrito por Minor Ota em 1954. Envolve o território de distribuição dos nervos braquiais cutâneos laterais do ombro e nervos supraclaviculares (região acrônimo-clavicular).[3]

Variante adquirida

Denominada nevo de Hori com distribuição facial bilateral, semelhante ao melasma. É uma forma rara de melanocitose dérmica adquirida; apresenta-se como mácula facial cinza-azulada bilateral sem envolvimento ocular ou mucoso. Encontrada principalmente em mulheres de ascendência asiática e geralmente aparece na quarta ou quinta décadas de vida. A patogênese é desconhecida, embora poucas teorias tenham sido propostas.[4]

DIAGNÓSTICO

O diagnóstico é clínico. Em caso de dúvida, a biópsia é recomendada.

Um estudo austríaco da Universidade de Graz foi conduzido em 2018 e selecionou 15 pacientes (8 homens e 7 mulheres) com idades entre 11 e 63 anos, com diagnóstico clínico (em casos típicos) ou histopatologicamente comprovado de nevo de Ota. Foram recrutados no Departamento de Oftalmologia da *Medical University of Graz* (Áustria) e no Departamento de Dermatologia da *Medical University of Saint-Etienne* (França), entre novembro de 2011 e janeiro de 2017. O estudo foi conduzido com o objetivo de investigar os achados específicos da microscopia confocal, a fim de aprimorar o conhecimento sobre a variabilidade morfológica desse subtipo peculiar de lesão melanocítica.[5]

A microscopia confocal de reflectância *in vivo* é uma ferramenta de exame não invasiva, usada cada vez mais rotineiramente em dermatologia nos hospitais-escolas e em algumas clínicas privadas. Como a resolução é quase tão alta quanto na microscopia convencional, a microscopia confocal também é chamada de "biópsia virtual". Os melanócitos são notavelmente bem visualizados, uma vez que a melanina é uma forte fonte de contraste na geração de imagens.[5]

Durante o exame, imagens da pele, conjuntiva e esclera foram adquiridas em várias profundidades e

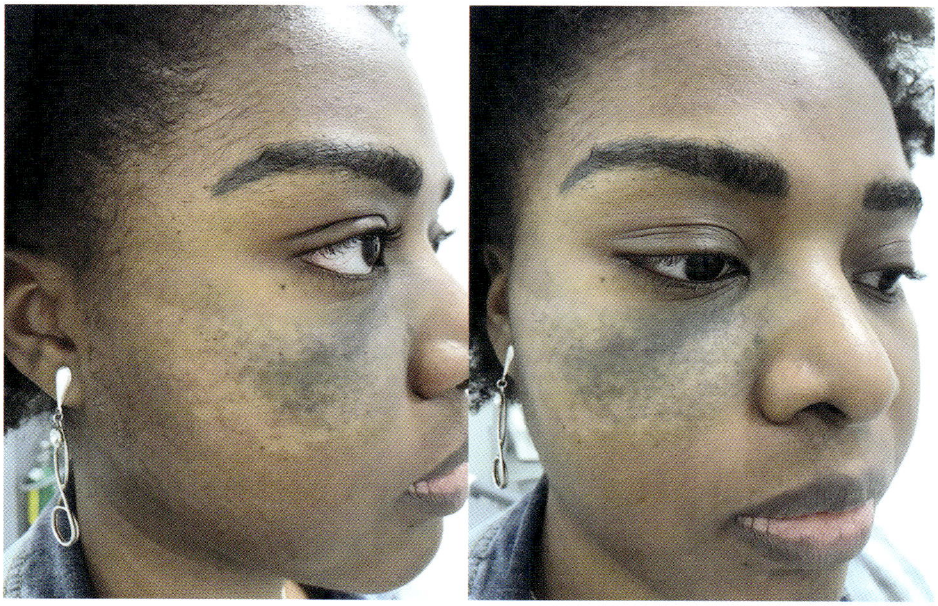

FIGURA 1 Nevo de Ota.
Fonte: acervo da Dra. Katleen da Cruz Conceição.

depois analisadas retrospectivamente para avaliar a distribuição e a morfologia dos melanócitos oculares e perioculares no nevo de Ota. Nesse estudo, os melanócitos do nevo de Ota exibiram características únicas, permitindo uma diferenciação de outras lesões melanocíticas benignas e malignas. A morfologia e a distribuição de nevo de Ota diferiram fortemente daquelas de outros nevos da pele ou da conjuntiva. Comparando a morfologia das células com as imagens histopatológicas, encontraram em ambos os grupos tipicamente células dendríticas hiper-reflexivas e melanócitos fusiformes pigmentados entre os feixes de colágeno.[5]

A microscopia confocal foi considerada uma ferramenta valiosa no diagnóstico, especialmente em casos de nevo de Ota pequenos e/ou atípicos e tem um papel potencial na identificação da transformação maligna das lesões.[5]

HISTOPATOLOGIA

Na pele normal, os melanócitos encontram-se na junção dermoepidérmica ou entre os queratinócitos da camada basal da epiderme, além de estarem presentes também na retina.

No nevo de Ota e suas variantes, os melanócitos não migram completamente da crista neural para a epiderme durante a fase embrionária. Os melanócitos ficam "aprisionados" e entram nos ramos oftálmico e maxilar do nervo trigêmeo, por isso o desenvolvimento de manchas nas regiões inervadas por esses ramos do quinto par craniano. Há aumento no número de melanócitos dérmicos, que se apresentam alongados e dendríticos, com melanina intersticial livre na derme reticular média e superior. Também pode haver aumento no número de melanócitos na epiderme. As fibras elásticas e colágenas estão distribuídas normalmente e não são vistos melanófagos.

DIAGNÓSTICO DIFERENCIAL

Na pele negra, os principais diagnósticos diferenciais são o líquen plano pigmentoso, nevo congênito, mancha café-com-leite, melasma e hipercromia pós-inflamatória, devendo-se sempre correlacionar com a história clínica. Raramente se faz necessário biopsiar o paciente, que costuma apresentar as lesões desde cedo, não havendo dúvidas sobre o diagnóstico, que na maioria das vezes é clínico.

TRATAMENTO

Os primeiros tratamentos descritos não eram eficazes e traziam risco de complicações.

Ao considerar o tratamento a *laser* para pacientes negros, é essencial tomar certas precauções e usar dispositivos apropriados para minimizar o risco de complicações e garantir resultados satisfatórios. A pele negra tem maior risco de apresentar alterações pigmentares como hipo e hiperpigmentação.[7]

Previamente ao surgimento dos *lasers*, o tratamento não era direcionado especificamente ao pigmento presente na derme. Atingia a pele de forma inespecífica, tanto mais superficialmente quanto mais profundamente, mas sem sucesso na remoção do pigmento. Os tratamentos mais descritos tiveram respostas insignificantes ou complicações como cicatrizes e discromias. Cirurgias, eletrocauterização, dermoabrasão, crioterapia e *peelings* químicos foram alguns exemplos de terapias mal-sucedidas, principalmente na pele negra, que possui maior risco de hipercromia pós-inflamatória e cicatrizes hipertróficas.[8]

Os alvos do tratamento são os pigmentos de melanina distribuídos na derme e os melanossomos que possuem "braços" que distribuem esses pigmentos na derme. Os primeiros *lasers* que surgiram atuavam superficialmente na epiderme (como o *laser* de CO_2 com 10.600 nm), sendo contraindicados nos fototipos mais altos. Além de não atuarem de forma seletiva, por terem alta afinidade pela água, vaporizavam a epiderme e não tinham poder de penetração na pele.[9] Os primeiros *lasers* não eram fracionados, o que gerou complicações mesmo nos pacientes de fototipos mais baixos. O *laser* de CO_2 atua através do efeito térmico, aquecendo todo o tecido tratado com efeitos adversos como discromias, cicatrizes inestéticas e piora de condições prévias como melasma. Após o advento dos *lasers* de CO_2 fracionados, o *laser* ficou mais seguro, porém, ainda contraindicado para os negros e fototipos mais altos.[9]

Somente após o surgimento dos *lasers Quality Switched* (*Q-switched*) na década de 90 é que os tratamentos passaram a demonstrar resultados promissores. Os primeiros estudos foram realizados para remoção de pigmentos de tatuagens.[10]

A introdução da laserterapia sem dúvidas foi um divisor de águas na dermatologia. É uma excelente ferramenta de abordagem terapêutica para diversas condições, incluindo patologias e questões estéticas. Sua utilização se baseia no princípio da fototermólise seletiva com atuação em cromóforos específicos. Ocorre a destruição seletiva de estruturas-alvo.

Os *lasers Q-Switched* operam em quatro comprimentos de onda: 1.064 nm, 532 nm, 694 nm e 755 nm da ordem de nanossegundos, sendo os dois primeiros *Neodymium Doped Yttrium Aluminum Garnet* (ND-Yag), o terceiro referente ao *laser* de rubi e o quarto ao *laser* de alexandrita. De acordo com o princípio de fototermólise seletiva, esses comprimentos de onda são absorvidos pelos seguintes cromóforos-alvos: melanina e hemoglobina. O mecanismo de ação dos *lasers Q-Switched* ocorre pelo efeito fotomecânico, a partir da geração de ondas fotoacústicas pelos fótons emitidos que aquecem as partículas de pigmentos e melanossomas, com consequente formação de cavidades no interior das células que se rompem. Havendo a fragmentação do pigmento, a fagocitose pelos macrófagos é facilitada.

Para os fototipos mais altos, o *laser* mais seguro é o Nd-Yag 1.064 nm, que possui o maior comprimento de onda. Essa característica está relacionada a maior penetração na pele e menor absorção epidérmica. A pele negra tem mais melanina distribuída na epiderme e os *lasers* de ação mais profunda tendem a ser mais indicados por motivos de segurança.

Os *lasers* de alexandrita e rubi possuem comprimentos de onda menores, por isso são mais absorvidos pela melanina da epiderme, aumentando o risco de discromias e danos epidérmicos como queimaduras e discromias. Embora estudos em negros tenham demonstrado eficácia do *laser* de alexandrita de 755 nm para remoção de tatuagens em peles negras, é de suma importância que o profissional responsável domine o manuseio do aparelho. Os efeitos colaterais em geral são pouco observados nos estudos que abordam os *lasers Q-Switched*, sendo a maioria deles realizada em asiáticos.[8]

Pela teoria da fototermólise seletiva, duas condições são necessárias para se obter resultados satisfatórios com segurança: o *laser* precisa ter um comprimento de onda altamente absorvido pelo cromóforo-alvo em relação ao tecido normal adjacente e a duração de pulso utilizada deve ser menor que o tempo de relaxamento térmico do tecido tratado. Ou seja, tempo que o cromóforo aquecido (nesse caso, o pigmento dérmico e os melanossomos) leva para dissipar metade do calor absorvido ao tecido subjacente. Essa é a grande vantagem dos *lasers Q-Switched* em nanossegundos, destruir o cromóforo-alvo poupando as estruturas ao redor e preservando a epiderme. A duração de pulso dos *lasers Q-Switched* é tão curta que pigmentos extremamente pequenos de 10 a 100 nm são aquecidos até a sua fragmentação, porém antes do calor ser dissipado à pele ao redor, prevenindo o aquecimento do tecido, o que poderia levar a queimaduras e cicatrizes. Os pigmentos são fragmentados por ondas de choque e/ou cavitação, que são efeitos físicos fotomecânicos produzidos pela expansão térmica e de gradientes extremos de temperaturas criados dentro dos melanossomos ou dos pigmentos distribuídos na derme.[8]

Na remoção de pigmentos com o *laser Q-switched*, a duração de pulso do *laser* é menor que o tempo de relaxamento térmico do pigmento. Então, as estruturas-alvo (melanina e melanossomos) são aquecidas em um tempo tão curto que a temperatura aumenta sem que o calor se disperse, ficando retido no pigmento. Quando uma partícula é aquecida em um tempo extremamente curto, o estresse gerado dentro dela não tem tempo suficiente para se disseminar. Sendo assim, ocorre o "*stress* de *lock-in*" e, se ele for alto o suficiente, irá causar a fragmentação da partícula de pigmento.[8]

Na pele negra, todas essas características citadas são de extrema importância. *Laser* com maior penetração na pele, duração de pulso extremamente curta e efeito fotomecânico maior que o efeito térmico. O *laser* é operador-dependente e existe uma curva de aprendizado, sendo possível realizar os procedimentos em peles negras desde que o dermatologista tenha domínio da tecnologia que está trabalhando.[10]

O *laser* de picossegundos é a última geração para a remoção de pigmentos. Esse tipo de *laser* se diferencia por gerar um pulso mil vezes mais rápido que o de nanossegundos, muito intenso e muito curto. Dessa forma, a ação do *laser* é de maior impacto, sem causar danos para a pele adjacente e com preservação da epiderme. A fragmentação do pigmento se dá por ação fotoacústica. O que acontece nos *lasers* de picossegundos é a pulverização das partículas de pigmentos, que são fragmentados em partículas muito menores que no de nanossegundos, pelo aumento do efeito fotomecânico. As partículas são eliminadas do tecido mais facilmente.

CONSIDERAÇÕES FINAIS

Pela experiência da autora do capítulo, o surgimento dos *lasers* de picossegundos trouxe maior segurança no tratamento da pele negra, tanto para lesões pigmentares como o nevo de Ota quanto para outras discromias, como melasma e líquen plano pigmentoso. Porém, ainda não se observou a diminuição do número de sessões em comparação aos *lasers* de nanossegundos. O que se observou foi um melhor refinamento no clareamento das lesões. O protocolo é muito individualizado, mas em geral a autora sugere que as três primeiras sessões sejam feitas com o *laser* de nanossegundos para fragmentar o pigmento "virgem" de tratamento e nas sessões seguintes ela sugere o *laser* de picossegundos, que pulverizaria os fragmentos já previamente "quebrados" pelo nanossegundos. A destruição mais eficaz das partículas de pigmentos ocorre quando eles já se encontram fragmentados previamente. O principal objetivo é tratar a pele negra com eficiência e segurança, sendo necessárias mais sessões por se utilizar fluências menores e sem *overlapping*. O número de sessões pode variar bastante de um paciente para o outro.

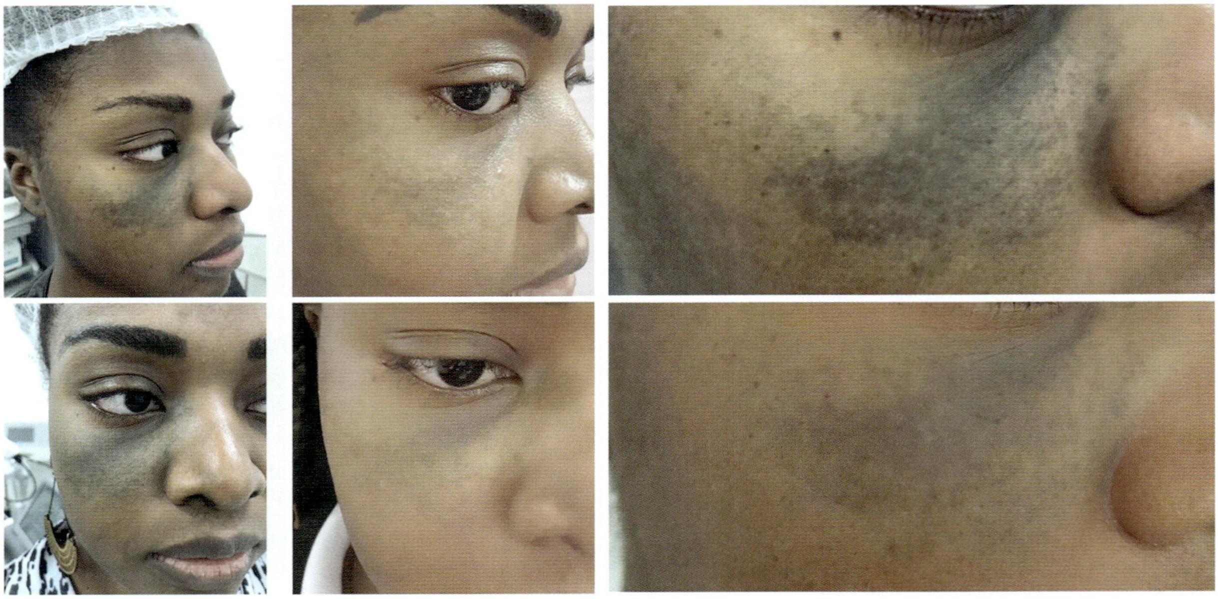

FIGURA 2 Antes e depois do tratamento.
Fonte: acervo da Dra. Katleen da Cruz Conceição.

Uma opção que pode ser praticada por profissional experiente é a associação do *laser* fracionado ablativo, como foi demonstrado em alguns estudos de remoção de tatuagem utilizando-se os dois aparelhos (*Q-Switched* e *laser* fracionado ablativo). O *laser* fracionado ablativo pode ser utilizado nas sessões finais, quando o pigmento já está esparso com efeito adicional na cicatrização ou nas lesões altamente pigmentadas para facilitar a remoção do pigmento. Foi demonstrada superioridade na remoção de alguns pigmentos de tatuagem sem aumento da taxa de efeitos adversos.[11]

Ainda não se sabe exatamente qual faixa de pulso é melhor para a remoção dos pigmentos. Por isso sugere-se associar as duas durações de pulsos em momentos diferentes. Outra questão sobre os *lasers* de picossegundos é que pelo fato de atuarem mais fortemente no efeito fotoacústico, não atuam diretamente na cor dos pigmentos das partículas. Existe menor dependência de cor do que nos *lasers* de nanossegundos.

Dessa forma, mais estudos são necessários para definir as principais diferenças entre os *lasers* de nanossegundos e picossegundos no que se refere aos tratamentos para remoção de pigmentos.

REFERÊNCIAS BIBLIOGRÁFICAS

1. Shah VV, Bray FN, Aldahan AS, Mlacker S, Nouri K. Lasers and nevus of Ota: A comprehensive review. Lasers Med Sci. 2016 Jan;31(1):179-85.
2. Afradique MC, Aguiar DP, Belicha MMG, Zylberztejn D, Bravo BSF. Tratamento do nevo de Ota em ocidentais de fototipos altos. Surgical & Cosmetic Dermatology. 2013;5(2):122-6.
3. Cronemberger S, Calixto N, Freitas HL. Nevus of Ota: Clinical-ophthalmological findings. Rev Bras Oftalmol. 2011;70(5).
4. Bhat RM, Pinto HP, Dandekeri S, Ambil SM. Acquired bilateral nevus of Ota-like macules with mucosal involvement: A new variant of Hori's nevus. Indian J Dermatol. 2014 May;59(3):293-6.
5. Grechenig C, Cinotti E, Labeille B, Langmann G, Perrot JL, Schatz O, et al. Examination of the melanocytes of the Nevus of Ota with in vivo reflectance confocal microscopy: 15 cases. Eur Acad Dermatol Venereol. 2018 Jun;32(6):e241-e242.
6. Badawi A, Osman MA, Kassab AN. Treatment of nevus of Ota and Ito and epidermal nevus syndrome. Hautarzt. 2020 Dec;71(12):926-31.
7. Achavanuntakul P, Manuskiatti W, Wanitphakdeedecha R, Jantarakolica T. Early treatment initiation improves outcomes in nevus of Ota: A 10-year retrospective study. Am J Clin Dermatol. 2022 Jan;23(1):105-14.
8. Trídico LA, Antonio CR. Laser quality switched (Q-switched): Revisão de suas variações e principais aplicabilidades clínicas. Surg Cosmet Dermatol. 2019;11(4):274-9.
9. Haimovic A, Brauer JA, Bae YSC, Geronemus RG. Safety of a picosecond laser with diffractive lens array (DLA) in the treatment of Fitzpatrick skin types IV to VI: A retrospective review. J Am Acad Dermatol. 2016 May;74(5):931-6.
10. Levin Mk, Ng E, Bae YSC, Brauer JA, Geronemus RG. Treatment of pigmentary disorders in patients with skin of color with a novel 755 nm picosecond, Q-switched ruby, and Q-switched Nd:YAG nanosecond lasers: A retrospective photographic review. Lasers Surg Med. 2016 Feb;48(2):181-7.
11. Kalil CLPV, Reinehr CPH. Associação entre o uso de laser de CO2 fracionado ablativo e laser Q-switched Nd:YAG 1064nm para remoção de tatuagem. Surg Cosmet Dermatol. 2020;12(1):121-3.

47 Melanocitoses dérmicas

Ana Maria Mósca de Cerqueira
Fernando Gustavo Mósca de Cerqueira

As melanocitoses dérmicas (MD) abrangem uma variedade de lesões melanocíticas congênitas e adquiridas que surgem devido à falha na migração de melanócitos para a epiderme e são caracterizadas histologicamente pela presença de melanócitos dendríticos dispersos na porção inferior da derme.[1]

Foram descritas pela primeira vez em 1885 pelo antropólogo alemão Erwin Baelz, que acreditava ser um achado distinto da raça mongol, e por isso as nomeou como *Mongolenfleck* ou mancha mongol.[2]

Anteriormente chamada também de manchas azuis da Mongólia, a melanocitose dérmica é um tipo de marca de nascença plana, azul ou cinza-azulada, outra vezes verde-azulada e até preta, que às vezes é confundida com hematomas. É uma mancha congênita que geralmente está presente no nascimento ou nas primeiras semanas de vida, localizada predominantemente nas costas, nádegas, base da coluna, ombros ou outras áreas do corpo. Mais comumente, as MD estão presentes na região sacrococcígea, glútea ou lombar em lactentes.[4]

Na maioria das vezes, têm forma ovalada, mas podem ser irregulares e com bordas pouco nítidas, variando entre 2 e 8 cm ou até maiores.

Geralmente, a MD é benigna e aceita como uma lesão isolada sem qualquer distúrbio sistêmico associado.[5]

Quando as lesões são aberrantes, localizadas sobre a região occipital, temporal, área mandibular, ombros e membros, podem ser confundidas com outras melanocitoses dérmicas (Figura 1) e contusões secundárias a abuso infantil. Nesses casos, há necessidade de documentação ao nascimento.

Raramente podem ser vistas com disrafismo espinhal, fissura labiopalatal e no contexto de facomatose pigmentovascular, acompanhando malformações vasculares (Figura 2) e coexistindo com várias marcas de nascença vasculares como nevo *flammeus*, nevo anêmico ou outras manchas pigmentadas, como máculas café-com-leite e várias formas de proliferação epidérmica e outras proliferações melanocíticas dérmicas.[5,6]

Além disso, as formas generalizada e progressiva de MD demonstraram estar associadas a erros inatos do metabolismo, como doenças hereditárias de armazenamento, mais comumente gangliosidose GM1,[6] mucopolissacaridose tipo I (doença de Hur-

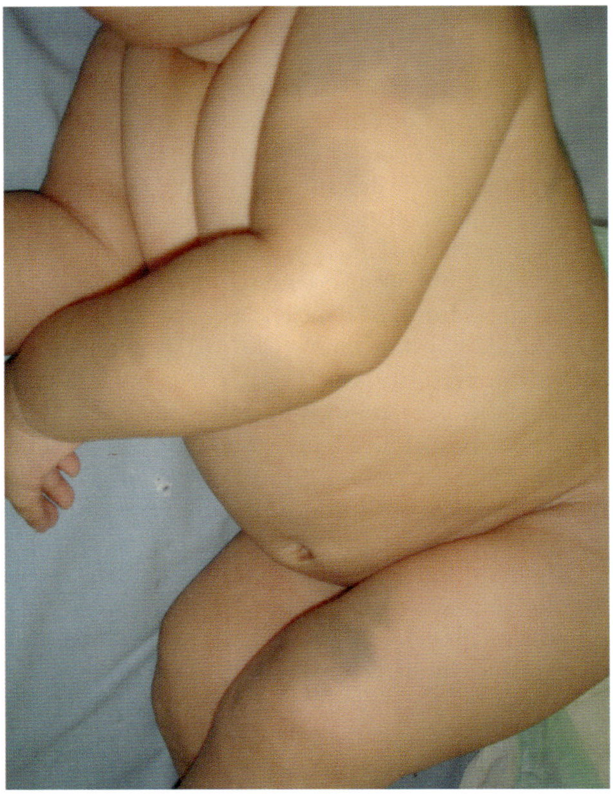

FIGURA 1 Máculas hiperpigmentadas e violáceas em membros superiores e inferiores de lactente.

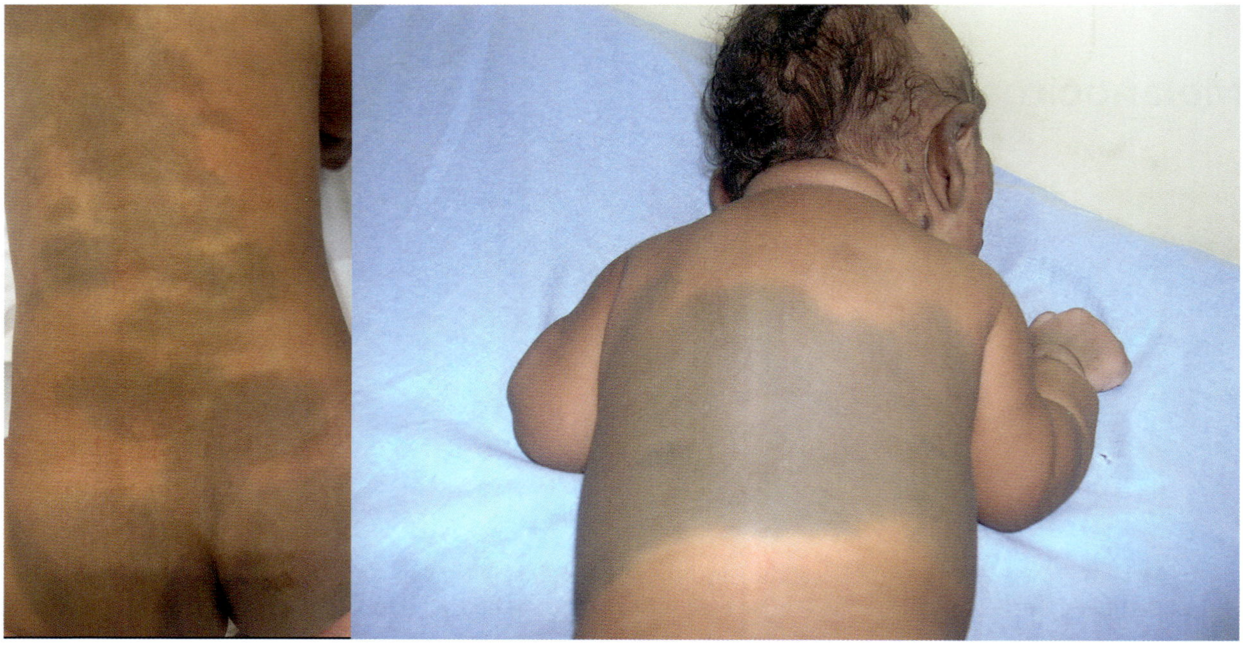

FIGURA 2 Exemplo de lesões pigmentadas em lactentes. Importante investigar associação com disrafismo espinhal e alterações vasculares.

ler), seguidas por mucopolissacaridose tipo II (síndrome de Hunter), mucolipidose, doença de Niemann-Pick e manosidose.[6-8]

Lesões com distúrbios subjacentes podem ser mais fortemente pigmentadas. Assim, os MDs extensos ou múltiplos, com curso permanente/progressivo, requerem atenção especial[5,6] para fornecer diagnóstico precoce de doenças de armazenamento e prevenir danos irreversíveis aos órgãos.[10]

Por exemplo, foi descrito um caso de "melanocitose dérmica atípica" relatado com extensas máculas azul-acinzentadas congênitas, apresentando-se no dorso de uma paciente do sexo feminino que foi diagnosticada com síndrome de deficiência de reparo de incompatibilidade constitucional (CMMRD), uma doença autossômica recessiva rara caracterizada por múltiplas malignidades ocorrendo no início da vida.[9,10]

O sexo masculino e a prematuridade estão significativamente associados a essa patologia. O grupo do *National Library of Medicine* (NIH) acredita que a origem étnica mais importante seja africana ou asiática.[11]

Segundo o grupo do Hospital Monte Sinai,[12] nos Estados Unidos, a melanocitose dérmica é comum entre pessoas de descendência asiática, nativo-americana, hispânica, indiana e africana.

Quanto ao tratamento, quando não apresentar alterações sistêmicas, a maioria das MD regride espontaneamente durante a infância e raramente persistem além dos 6 anos de idade.

REFERÊNCIAS BIBLIOGRÁFICAS

1. Wang RF, Ko D, Friedman BJ, Lim HW, Mohammad TF. Distúrbios da hiperpigmentação. Parte I. Patogênese e características clínicas de distúrbios pigmentares comuns. JAAD. 2022;88(2):271-88.
2. Baelz E. Die koerperlichen Eigenschaften der Japaner. Mittheil.d. deutschen Gesell. f. Natur- und Völkerkunde Ostasiens. 1885;4:32.
3. Prose NS. Bringing an end to the "Mongolian spot". Pediatr Dermatol. 2019;36:758.
4. Franceschini D, Dinulos JG. Melanocitose dérmica e distúrbios associados. Curr Opin Pediatr. 2015;27:480-5.
5. Gupta D, Thappa DM Mongolian spots. Indian J Dermatol Venereol Leprol. 2013;79:469-78.
6. Vedak P, Sells R, De Souza A, Hoang MP, Kroshinsky D. Extensive and progressing congenital dermal melanocytosis leading to diagnosis of GM1 gangliosidosis. Pediatric Dermatology. 2015;32(6).
7. Ashrafi MR, Shabanian R, Mohammadi M, Kavusi S. Extensive Mongolian spots: A clinical sign merits special attention. Pediatr Neurol. 2006;34:143-5.
8. Hanson M, Lupski JR, Hicks J, Metry D. Association of dermal melanocytosis with Lysosomal storage disease. Arch Dermatol. 2003;139:916-20.
9. Polubothu S, Scott RH, Vabres P, Kinsler VA. Atypical dermal melanocytosis: a diagnostic clue in constitutional mismatch repair deficiency syndrome. Br J Dermatol. 2017;177:185-6.
10. Baykal C, Yilmaz Z, Sol GP, Büyükbabani N. The spectrum of benign dermal dendritic melanocytic proliferations. J Eur Acad Dermatol Venereol. 2019;33:1029-41.
11. Leung AK. Mongolian spots in chinese children. 1988;27:106-8.
12. Mount Sinai. Disponível em: https://www.mountsinai.org.
13. Gupta D, Thappa DM. Mongolian spots – a prospective study. Pediatr Dermatol. 2013;30:683-8.

48
Acantose *nigricans*

Angela Beatriz Schwengber Gasparini

INTRODUÇÃO

A acantose *nigricans* (AN) caracteriza-se pela presença de placas acastanhadas e vegetantes com superfície aveludada, geralmente assintomáticas e simétricas, que acometem, mais comumente, áreas de dobras, como região cervical, axilas, regiões inframamárias e inguinais. No nível dermatológico, tal condição é oligo ou assintomática e sua maior implicação é estética. No entanto, a AN é um importante indicador de doenças subjacentes e distúrbios endócrinos.[1] Ela ocorre tipicamente antes dos 40 anos de idade e é mais frequente nos nativos americanos, seguidos pelos africanos, hispânicos, caucasianos e, mais raramente, asiáticos. Apenas dois trabalhos encontrados na literatura fazem alguma menção a diferenças presentes em indivíduos de pele negra em relação às outras etnias: Hud et al. demonstraram predomínio de AN em mulheres negras quando comparadas com as brancas e Schwarz cita que a forma acral da AN pode acometer indivíduos saudáveis de pele negra.[2,3]

EPIDEMIOLOGIA

A AN acomete, com maior frequência, nativos americanos, seguidos por africanos, hispânicos, caucasianos e, mais raramente, asiáticos. Sua prevalência é altamente variável de acordo com a população estudada, acometendo de 4,5 a 74% dos indivíduos, podendo alcançar 100% dos pacientes obesos e diabéticos. Há igual distribuição entre mulheres e homens. Apesar de a incidência ser diretamente proporcional à idade, muitos jovens estão sendo acometidos em razão da escalada alarmante da obesidade na sociedade moderna. Consequentemente, a ocorrência de AN em pacientes jovens aumentou substancialmente nos últimos anos.[1,4,5] Hud et al. demonstraram maior prevalência de AN em mulheres negras quando comparadas a mulheres brancas.[2]

ETIOPATOGENIA

A grande maioria dos casos de AN está associada a doenças subjacentes. Destacam-se resistência à insulina, diabetes *mellitus*, obesidade, síndrome metabólica, síndrome dos ovários policísticos (SOP), doenças autoimunes, neoplasias malignas do trato gastrointestinal e tumores neuroendócrinos. Também há associação com o uso de certos medicamentos, como insulina, glicocorticoides orais, ácido nicotínico e dietilestilbestrol, entre outros. A fisiopatologia da AN é multifatorial e ainda não completamente esclarecida. Nos casos de AN benigna, a insulina e o fator de crescimento semelhante à insulina tipo 1 (IGF-1) estimulam a proliferação dos queratinócitos da epiderme e dos fibroblastos dérmicos, ocasionando hiperplasia epitelial. Outros prováveis mediadores envolvidos, também presentes nos fibroblastos e queratinócitos, são o fator de crescimento de fibroblastos (FGFR) e o receptor do fator de crescimento epidérmico (EGFR), entre outros.[5,6]

Nos casos de NA paraneoplásica, as células tumorais secretam citocinas, como o fator de crescimento transformante alfa (TGF-alfa), que se ligam ao EGFR das células da pele e acarretam o surgimento das lesões.[5]

QUADRO CLÍNICO

A AN caracteriza-se, clinicamente, pela presença de placas simétricas de espessamento cutâneo com superfície aveludada e coloração que varia do castanho claro ao castanho escuro. Ocasionalmente, existe a associação de acrocórdons sobre as placas de AN. As lesões localizam-se em áreas de dobras cutâneas, como região axilar (Figura 1), cervical (Figura 2), antecubital, inguinal, inframamária, fossa poplítea, testa e região umbilical. As dobras são mais acometidas possivelmente em razão de cofatores como fricção e perspiração.[7] Outras áreas envolvidas são lábios, pálpebras, cotovelos, joelhos, genitália externa, aréolas mamárias, face interna das coxas e ânus.

Nos casos de AN associados à neoplasia de órgãos internos (mais comumente adenocarcinoma gástrico), as lesões podem surgir antes, durante ou após o diagnóstico. O início é mais abrupto, as lesões tendem a ser pruriginosas e podem acometer áreas atípicas, como as mucosas da cavidade oral, esôfago, nariz e laringe.[8,9] Outras alterações da AN paraneoplásica incluem o aumento da demarcação dos sulcos cutâneos ("palma em tripa", Figura 3) e o sinal de Lesser Trelat.[10]

DIAGNÓSTICO

O diagnóstico de AN é eminentemente clínico. O exame dermatoscópico evidencia sulcos cutâneos, pontos hiperpigmentados, cristas ou projeções papilares. A biópsia pode ser necessária para fazer o diagnóstico diferencial com outras lesões semelhantes. Ela demonstra hiperceratose, acantose com papilomatose e aumento da melanina na camada basal.[5,11]

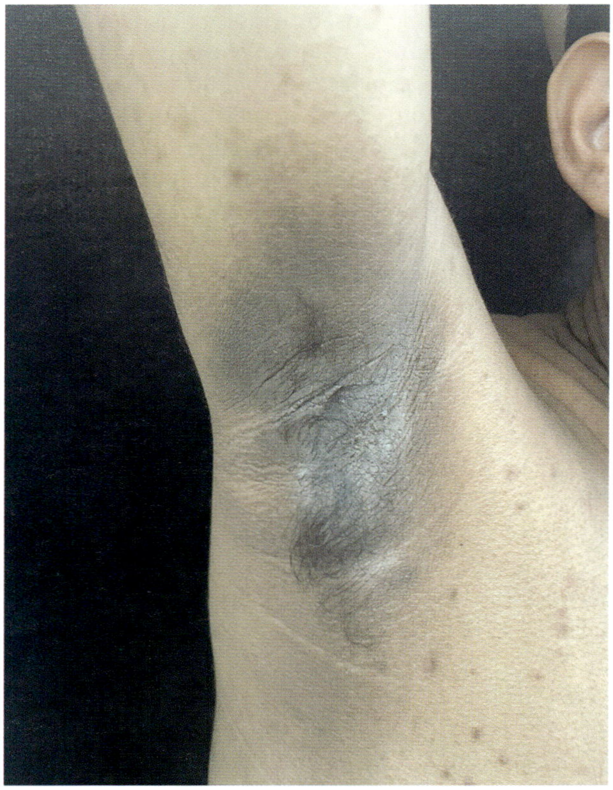

FIGURA 1 Acantose *nigricans* com acometimento da região axilar.
Fonte: cortesia da Dra. Izabela Ferreira Rocha.

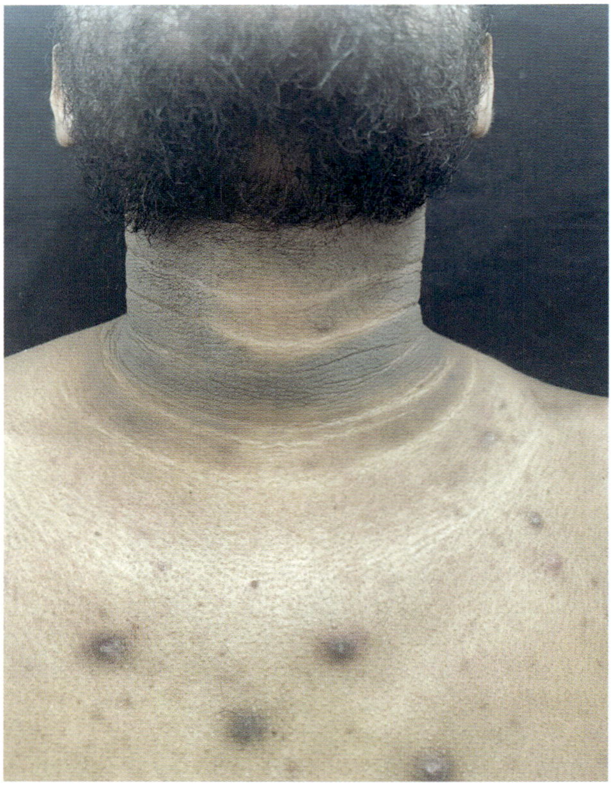

FIGURA 2 Acantose *nigricans* com acometimento da região cervical.
Fonte: cortesia da Dra. Izabela Ferreira Rocha.

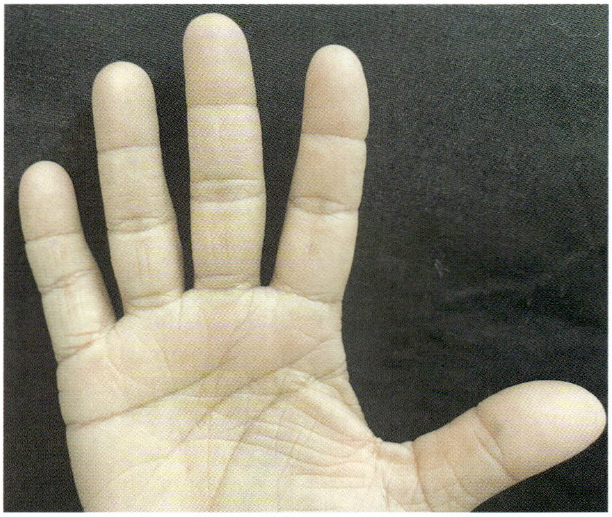

FIGURA 3 Paciente com adenocarcinoma gástrico apresentando "palma em tripa", com acentuação dos dermatóglifos.
Fonte: cortesia da Dra. Izabela Ferreira Rocha.

DIAGNÓSTICO DIFERENCIAL

- Nevo epidérmico.
- Psoríase.
- Infecção fúngica.
- Doença de Hailey-Hailey.
- Hipercromia pós-inflamatória.
- Eczema de contato.
- Eczema atópico.
- Papilomatose confluente e reticulada de Gougerot e Carteaud.
- Líquen plano pigmentoso.
- Melasma.

CLASSIFICAÇÃO

A AN pode ser classificada de diferentes maneiras, de acordo com características clínicas e/ou etiológicas. A classificação de Curth, de 1976, subdividiu a condição em maligna (síndrome paraneoplásica), benigna (presente na infância ou adolescência sem associação com distúrbio endócrino), pseudoacantose *nigricans* (associada a endocrinopatias) e associada a condições genéticas.[8] Em 1984, Hernández-Pérez propôs outra classificação, que divide a AN em simples (não associada a malignidade) e paraneoplásica.[12]

Schwartz, em 1994, classificou a AN em oito tipos:[9]

1. Benigna.
2. Maligna.
3. Associada à obesidade.
4. Sindrômica.
5. Unilateral.
6. Acral.
7. Induzida por drogas.
8. Mista.

A forma clínica mais comum de AN é observada em indivíduos com desordens metabólicas, como resistência à insulina, diabetes *mellitus* tipo 2, obesidade e síndromes endócrinas como SOP e síndrome de Cushing.[6] A AN sindrômica associa-se a síndromes raras, como síndrome de Bloom, Barter, encefalopatia benigna, Costello, fenilcetonúria, doença de Wilson e gigantismo, entre outras. A forma induzida por drogas, por sua vez, pode ocorrer com o uso de ácido nicotínico, insulina, glicocorticoides orais e dietilestilbestrol, por exemplo.[13]

A AN unilateral nevoide tem a mesma morfologia da AN clássica e surge na infância ou na adolescência.[14] A AN forma acral aparece sobre os joelhos, tornozelos, articulações falangeanas e é comum nos indivíduos de pele negra. A AN mista, por sua vez, indica uma combinação entre dois tipos de AN, sendo geralmente observada com o surgimento de lesão paraneoplásica sobre lesões preexistentes de AN.[6]

TRATAMENTO

Como a AN não é uma doença *per se*, mas um sinal de várias condições clínicas subjacentes, a investigação e o tratamento adequado dessas doenças podem resultar na melhora clínica das lesões dermatológicas. Caso haja suspeita de associação farmacológica, orienta-se a suspensão ou a redução da dose do medicamento, se possível. Por motivos estéticos, o dermatologista pode lançar mão de tratamentos tópicos, como retinoides ou análogos da vitamina D, *peelings* químicos (ácido tricloroacético ou combinação de *peeling* de ácido salicílico e ácido mandélico). *Laser* alexandrite e retinoides sistêmicos também podem ser utilizados.[4-6,15,16]

REFERÊNCIAS BIBLIOGRÁFICAS

1. Radu AM, Carsote M, Dumitrascu MC, Sandru F. Acanthosis nigricans: Pointer of endocrine entities. Diagnostics. 2022;12(10):1-29.
2. Hud JA, Cohen JB, Wagner JM, Cruz PD. Prevalence and significance of acanthosis nigricans in an adult obese population. Arch Dermatol. 1992;128(7):941-4.
3. Schwartz RA. Acral acanthotic anomaly (AAA). Case Reports. 1981;5(3):345-6.
4. Kutlubay Z, Engin B, Bairamov O, Tüzün Y. Acanthosis nigricans: A fold (intertriginous) dermatosis. Clin Dermatol [Internet]. 2015;33(4):466-70.
5. Das A, Datta D, Kassir M, Wollina U, Galadari H, Lotti T, et al. Acanthosis nigricans: A review. J Cosmet Dermatol. 2020;19(8):1857-65.
6. Popa ML, Popa AC, Tanase C, Gheorghisan-Galateanu AA. Acanthosis nigricans: To be or not to be afraid (Review). Oncol Lett. 2019;17(5):4133-8.
7. Phiske M. An approach to acanthosis nigricans. Indian Dermatol Online J. 2014;5(3):239.
8. Curth HO. Classification of acanthosis nigricans. Int J Dermatol. 1976;15(8):592-3.
9. Schwartz RA. Acanthosis nigricans. J Am Acad Dermatol [Internet]. 1994;31(1):1-19.
10. Stawczyk-Macieja M, Szczerkowska-Dobosz A, Nowicki R, Majewska H, Dubowik M, Sokołowska-Wojdyło M. Malignant acanthosis nigricans, florid cutaneous papillomatosis and tripe palms syndrome associated with gastric adenocarcinoma. Postepy Dermatol Alergol. 2014;31(1):56-8.
11. Pardeshi SS, Khemani UN, Kamath RR, Kura MM, Jafferany M. Therapeutic implications of dermoscopic findings in acanthosis nigricans: A clinical and histopathological study. Dermatol Ther. 2020;33(6).
12. Hernández-Pérez E. On the classification of acanthosis nigricans. Int J Dermatol. 1984;23(9):605-6.
13. Mourad AI, Haber RM. Drug-induced acanthosis nigricans: A systematic review and new classification. Dermatol Ther. 2021;34(2):1-7.

14. Bansal M, Yadav J, Bansal A. Unilateral nevoid acanthosis nigricans. BMJ Case Rep. 2015;2015:1-2.
15. Patel NU, Roach C, Alinia H, Huang WW, Feldman SR. Current treatment options for acanthosis nigricans. Clin Cosmet Investig Dermatol. 2018;11:407-13.
16. Zeeshan M, Arfeen N, Sonthalia S, Singh A, Roy PK. Treatment of acanthosis nigricans with sequential salicylic acid-mandelic acid combination peel and maintenance with glycolic acid-urea combination cream: A retrospective pilot study. J Cosmet Dermatol. 2022;21(9):3905-9.

49

Pigmentação induzida por drogas

Enoï Guedes Vilar
Sandra Maria Barbosa Durães

INTRODUÇÃO

A hiperpigmentação é uma condição dermatológica comum que afeta a aparência, com potencial de trazer sobrecarga emocional e impacto na qualidade de vida. A hiperpigmentação é definida como o escurecimento da cor natural da pele, geralmente devido a um aumento na deposição de melanina (hipermelanose) na epiderme ou derme, um aumento de cromóforos de origem não melânica (hipercromia) ou à deposição dérmica de pigmentos endógenos ou exógenos como hemossiderina, ferro ou metais pesados.[1,2] A hiperpigmentação é uma causa frequente de consulta. Está bem documentado que essa condição é mais frequente e pode ser mais grave em indivíduos com pele com pigmentação escura (Fitzpatrick III-VI), que são menos propensos a usar fotoproteção. Além disso, o excesso de melanogênese e a deposição irregular de melanina também são mais intensificadas por processos inflamatórios em peles mais escuras.[3,4] A pele está entre as partes do corpo mais comumente afetadas por reações adversas a medicamentos, as farmacodermias. As erupções medicamentosas geralmente não são características de nenhum medicamento específico ou grupo de drogas, mas certos tipos de farmacodermia se correlacionam com determinadas drogas. As farmacodermias podem mimetizar outras dermatoses e muitas vezes constituem desafios diagnósticos na prática clínica. A hiperpigmentação induzida por drogas pode ocorrer devido a vários agentes farmacológicos, resultando em hiperpigmentação cutânea, mucosa e/ou ungueal ou descoloração.

EPIDEMIOLOGIA

As farmacodermias são relativamente comuns, afetam 2% a 3% dos pacientes hospitalizados[5] e a incidência pode aumentar com a idade.[6] A pigmentação induzida por drogas é responsável por até 20% de todos os casos de pigmentação adquirida.

ETIOPATOGENIA

Algumas hipóteses de mecanismos de hiperpigmentação por drogas foram descritas. A primeira envolve o acúmulo de melanina, que poderia ter como causa a injúria direta aos melanócitos da epiderme, levando à superprodução de melanina; uma resposta inflamatória específica relacionada ao medicamento; ou por formação de complexos melanina-fármaco estáveis que dificultam a depuração de melanina dentro de macrófagos dérmicos. A segunda implica o acúmulo da droga nos macrófagos dérmicos, que se tornam incapazes de eliminar esses corpos estranhos, ou a droga pode aparecer espalhada sob forma de grânulos (não em associação com melanina) dentro da matriz extracelular. A terceira hipótese propõe a síntese de novos pigmentos, como a lipofuscina, sob ação direta da droga. Uma quarta hipótese sustenta que o dano vascular induzido pela droga pode acarretar extravasamento de hemácias com subsequente lise na derme e deposição de ferro que pode resultar em pigmentação.[7]

As drogas comumente implicadas incluem analgésicos, antimicrobianos, anti-inflamatórios não hormonais, antineoplásicos, antiarrítmicos, anticoagulantes, antiepilépticos, antimaláricos, antirretrovirais, metais e psicotrópicos, entre outros. A Tabela 1 apresenta as drogas que mais frequentemente causam hiperpigmentação.

QUADRO CLÍNICO

Clinicamente, a hiperpigmentação ocorre de forma insidiosa, ao longo de meses ou anos após o início do

TABELA 1 Drogas causadoras de hiperpigmentação

Classe de medicamentos	Drogas
Analgésicos	Dipirona, paracetamol
Antiarrítmicos	Amiodarona, diltiazem
Antibióticos	Cefotriaxone, clofazimina, dapsona, doxiciclina, minociclina, isoniazida, evofloxacino, ofloxacin, pirimetamina, polimixina B, rifampicina, rifapentina, rifabutina, sulfadiazina, terbinafina, tetraciclina, trimetopim
Anticoagulantes	Eltrombopag, tinzaparin sódio
Anticonvulsivantes	Ácido valproico, barbitúricos, carbamazepina, fenitoína, topiramato
Antifúngicos	Cetoconazol, griseofulvina, voriconazol
Anti-hipertensivos	Amlodipina, clonidina, diltiazem, indapamida, espironolactona, metildopa, metoprolol, minoxidil, propranolol
Anti-inflamatórios não hormonais	Ibuprofeno, oxifenilbutazona
Antimaláricos	Difosfato de cloroquina, hidroxicloroquina
Antineoplásicos	5-fluorouracil, bleomicina, bussulfano, capecitabina, carboplatina, ciclofosfamida, cisplatina, citarabina, daunorubicina, docetaxel, doxorrubicina, estramustina, etoposide, gefitinibe, hidroxiureia, imatinibe, plaxitel, procarbaziba, tegafur, tiotepa, vimblastina, vincristina
Antivirais	Emtricitabin, entecavir, foscarnet, ganciclovir, ribavirina, zidovudina
Hormônios	ACTH, estrogênio, progesterona
Metais pesados	Arsênico, ferro, mercúrio, ouro, prata
Psicotrópicos	Amitriptilina, citalopram, clorpromazina, diazepan, fluoxetina, haloperidol, imipramina, mirtazapina, olanzapina, resperidona, sertralina
Outros	Adalimumb, afamelanotide, azatioprina, ciclosporina, interferon alfa, sulfassalazina

tratamento medicamentoso. Algumas distribuições topográficas são mais características da hiperpigmentação induzida por drogas, como áreas expostas ao sol, podendo atingir as mucosas, especialmente a oral e a conjuntiva. Alguns aspectos clínicos são muito sugestivos de determinadas drogas, como a hiperpigmentação flagelada relacionada à bleomicina. A cor adquirida devido à hiperpigmentação não é específica, no entanto a coloração púrpura em tons alaranjado ou terroso é característica da clofazimina, assim como uma tonalidade azul-acinzentada pode ocorrer com a utilização de psicotrópicos, amiodarona ou metais.[1] O eritema pigmentar fixo à droga (Figura 1) caracteriza-se por máculas arredondadas e hipercrômicas, que surgem no mesmo lugar a cada tomada do medicamento. Em alguns casos pode haver eritema ou mesmo bolhas na fase inicial; pode ocorrer com qualquer medicamento, mas é mais comum com analgésicos. A hiperpigmentação ungueal é um dos efeitos adversos mais frequentes dos antirretrovirais e é principalmente atribuída à zidovudina.[1] A hidroxicloroquina causa mais frequentemente hiperpigmentação da mucosa oral.[1] A confirmação de associação do quadro cutâneo com determinada droga pode ser desafiadora, especialmente no cenário de início tardio da pigmentação em pacientes que fazem uso de muitas medicações, como os idosos.[7] Uma revisão completa do histórico de medicamentos poderá orientar o diagnóstico. No entanto, em algumas situações, o exame histopatológico poderá ser importante.

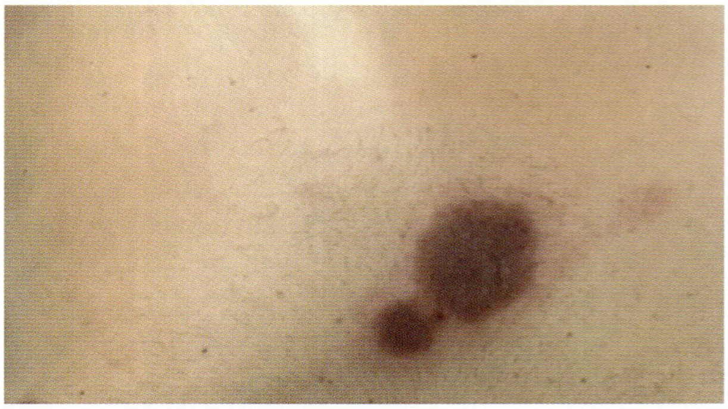

FIGURA 1 Eritema fixo à droga. Duas máculas hipercrômicas, de tonalidade amarronzada, com formato arredondado, uma com 1 cm e outra com 2 cm, confluentes com halo eritematoso.

Fonte: imagem cedida pela Dra. Bruna Barroso Gonçalves.

HISTOPATOLOGIA

A hiperpigmentação droga-induzida se desenvolve por diversos mecanismos patogênicos, como dito anteriormente. O maior deles, a I) hipermelanose, relacionada ao aumento de melanina, localiza-se na epiderme, derme ou em ambos os compartimentos, devido a 1) aumento de produção, com hiperpigmentação dos ceratinócitos da camada basal, ou por uma inflamação inespecífica desencadeando incontinência deste pigmento oriunda de 2) dano daquelas células, 3) ou lesão da junção dermoepidérmica, originando pigmentos livres ou fagocitados pelos macrófagos (melanófagos), na derme papilar. A histopatologia mostra aumento da pigmentação da camada basal da epiderme e/ou presença de pigmento castanho livre ou em melanófagos na derme papilar, associado ou não à presença de linfócitos perivasculares, fibroblastos e até cólageno, representando a fase tardia do processo[2,3] (Figura 2). Esse quadro pode corresponder à fase tardia do eritema fixo à droga ou da reação liquenoide, sendo impossível determ inar a lesão prévia. A hiperpigmentação ainda pode se dar por II) ligação da droga à melanina, originando complexos estáveis, ou sua deposição na forma de grânulos livres ou fagocitados na derme papilar, III) indução de síntese de pigmentos especiais como a lipofuscina, pigmento de desgaste, amarelado, que se acumula no citoplasma de células dérmicas ou IV) dano vascular, originando depósito de hemossiderina contendo ferro (hemossiderófagos). A identificação do pigmento pode ser feita pela sua cor, sua localização no tecido e eventualmente por suas propriedades bioquímicas, através de colorações especiais,[7,8] sendo mandatória a correlação clínica patológica.

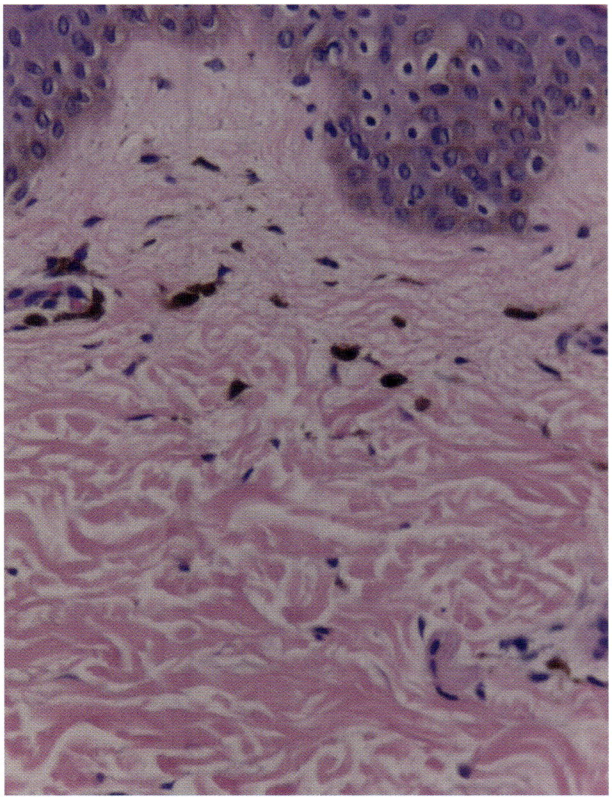

FIGURA 2 Hiperpigmentação droga-induzida: há frequentes melanófagos ao longo da derme papilar. Aspecto da fase tardia. A epiderme é normal.

Fonte: imagem cedida pela Dra. Bruna Barroso Gonçalves.

DIAGNÓSTICO DIFERENCIAL

A menos que apresente um padrão específico de distribuição, a hiperpigmentação induzida por drogas pode ser confundida com outros distúrbios pigmentares, como lentiginose, hiperpigmentação pós-inflamatória, líquen plano pigmentoso, amiloidose cutânea primária, mastocitose, eritema crônico perstans, doença de Addison etc.[5]

TRATAMENTO

A descoberta da droga implicada é crucial, pois o mais importante na terapêutica da pigmentação induzida por drogas é o afastamento da droga causadora. A luz ultravioleta (UV) e a luz visível (LV) exacerbam as discromias, por isso todos os pacientes com distúrbio pigmentar devem ser aconselhados a usar diariamente um protetor solar de amplo espectro, com alta proteção UVB, UVA e para a LV.[9] Adicionalmente, a utilização de tópicos clareadores pode auxiliar no tratamento. Considerada padrão-ouro para tratamento da hiperpigmentação epidérmica, a hidroquinona é um inibidor da tirosinase e pode ser utilizada em formulações tópicas contendo de 2 a 4% de hidroquinona pura, ou associada ao ácido retinoico e corticosteroides, compondo a fórmula tríplice. Os efeitos adversos incluem irritação, dermatite alérgica de contato, eritema, inflamação, xerodermia e ardor. O uso crônico de concentrações maiores que 4% pode levar à a leucodermia no local de aplicação (macular ou "em confete"), leucodermia a distância, ocronose e milium coloide, que ocorrem com mais frequência em fototipos mais altos.[9] A duração do tratamento deve ser limitada a períodos de 3 a 6 meses contínuos, com pausa entre os ciclos de tratamento para evitar efeitos adversos. Pacientes que apresentam irritação devem utilizar com menos frequência para não desenvolver pigmentação pós-inflamatória. Se desenvolver leucodermia, a hidroquinona deve ser interrompida imediatamente. Para os pacientes que apresentarem efeitos adversos e nos períodos de pausa da hidroquinona, devem ser utilizadas substâncias clareadoras alternativas. Algumas inibem a tirosinase, porém

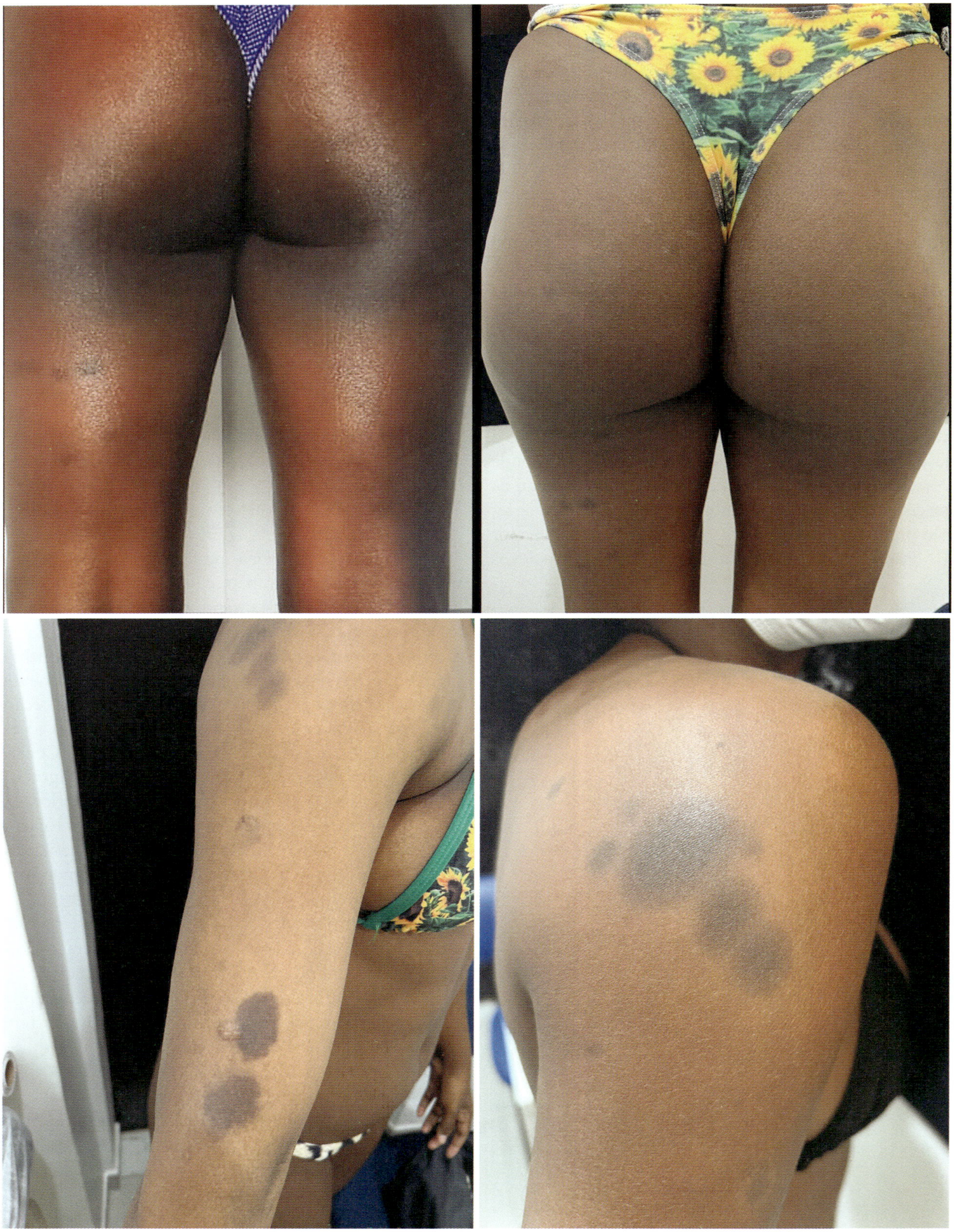

FIGURA 3 Farmacodermia por paracetamol.
Fonte: acervo da Dra. Katleen da Cruz Conceição.

são menos potentes que a hidroquinona, como: arbutin, ácido kójico, cisteamina, ácido azelaico, ácido ascórbico, thiamidol e ácido retinoico.[10] O ácido tranexâmico, além de reduzir a atividade da tirosinase, possui efeito anti-inflamatório. O uso tópico em concentrações de 2 a 3% mostrou resultados promissores, porém conflitantes no tratamento da pigmentação pós-inflamatória e do melasma. Alternativamente, outras substâncias atuam na interrupção da transferência do melanossoma aos queratinócitos, como a niacinamida, retinoides e ácido glicólico, e podem auxiliar no clareamento de pele. O tratamento sistêmico com ácido tranexâmico, isotretinoína e extrato de *polypodium leucotomos* é utilizado em outros tipos de hiperpigmentação, mas não há estudos específicos na hiperpigmentação induzida por medicamentos. Finalmente, é muito importante que o paciente seja esclarecido sobre o tempo de tratamento, pois o clareamento da pele pode demorar bastante, mesmo após a suspensão do medicamento.[11]

REFERÊNCIAS BIBLIOGRÁFICAS

1. Giménez García RM, Carrasco Molina S. Drug-induced hyperpigmentation: Review and case series. J Am Board Fam Med. 2019 Jul-Aug;32(4):628-38.
2. Wang RF, Ko D, Friedman BJ, Lim HW, Mohammad TF. Disorders of hyperpigmentation. Part I. Pathogenesis and clinical features of common pigmentary disorders. J Am Acad Dermatol. 2023 Feb;88(2):271-88.
3. Markiewicz E, Karaman-Jurukovska N, Mammone T, Idowu OC. Post-inflammatory hyperpigmentation in dark skin: Molecular mechanism and skincare implications. Clin Cosmet Investig Dermatol. 2022 Nov 25;15:2555-65.
4. Frazier WT, Proddutur S, Swope K. Common dermatologic conditions in skin of color. Am Fam Physician. 2023 Jan;107(1):26-34.
5. Chu CY. Drug eruptions: Great imitators. Clin Dermatol. 2020 Mar-Apr;38(2):193-207.
6. Wolf R, Marinović B. Drug eruptions in the mature patient. Clin Dermatol 2018;36:249-54.
7. Nahhas AF, Braunberger TL, Hamzavi IH. An update on drug-induced pigmentation. Am J Clin Dermatol. 2019 Feb;20(1):75-96.
8. Crowson AN, Magro CM. The dermatopathology of drug eruptions. Curr Probl Dermatol 2002;14(4):117-46.
9. Ko D, Wang RF, Ozog D, Lim HW, Mohammad TF. Disorders of hyperpigmentation. Part II. Review of management and treatment options for hyperpigmentation. J Am Acad Dermatol. 2023 Feb;88(2):291-320.
10. Yoo J. Differential diagnosis and management of hyperpigmentation. Clin Exp Dermatol. 2022 Feb;47(2):251-8.
11. Moolla S, Miller-Monthrope Y. Dermatology: How to manage facial hyperpigmentation in skin of colour. Drugs Context. 2022 May 31;11:2021-11-2.

50

Eritema discrômico *perstans*

Enoï Guedes Vilar
Sandra Maria Barbosa Durães

INTRODUÇÃO

Eritema discrômico *perstans* (EDP) consiste em uma desordem pigmentar adquirida crônica, de etiologia incerta, que afeta a qualidade de vida dos pacientes. Caracteriza-se por máculas hiperpigmentadas, em áreas fotoexpostas ou não, com progressão lenta, em indivíduos fototipos III-V.[1] Descrito por Oswaldo Ramírez em El Salvador em 1957 como dermatose cinzenta (DC), tem seu diagnóstico baseado nas características clínicas e histopatológicas. A entidade tem sido discutida por dividir características com o líquen plano pigmentoso (LPP) e a melanose de Riehl (MR).[1,2] Alguns autores entendem DC e LPP como sendo a mesma dermatose.[3] O termo "hiperpigmentação macular dérmica adquirida" (HDMA) tem sido sugerido para unificar MR, LPP e DC por similaridades clínicas com máculas pigmentadas pequenas e grandes, histopatológicas com dermatite de interface vacuolar, infiltrado de linfócito e melanófagos na derme, e evolutivas como a dificuldade terapêutica e o prejuízo na qualidade de vida.[1,2,4]

EPIDEMIOLOGIA

O EDP é predominantemente encontrado na população das Américas Central e do Sul, latino-americanos com fototipos III-V, mas é observado em diversas áreas do mundo.[1] Seu início pode ocorrer em qualquer idade, com relatos entre 1-80 anos, mais usualmente nas 1ª-3ª décadas.[3] A condição afeta ambos os sexos igualmente e pode ocorrer em qualquer estação do ano.[2-4]

ETIOLOGIA, FISIOPATOLOGIA E ASSOCIAÇÕES

Sua etiologia é desconhecida, porém associações temporais com agentes como nitrito de amônia, meios de contraste, etambutol, infecções como HIV, hepatite C e tricuríase e outras condições como carcinoma brônquico, líquen plano, líquen plano pilar e endocrinopatias com hipotiroidismo e diabetes *mellitus* têm sido relatadas.[1-3,5] Uma resposta imunológica anormal a essas associações tem sido aventada para essa hiperpigmentação.[5] Postula-se que uma reação imunomediada leve ao dano dos ceratinócitos da camada basal pelos linfócitos da derme. Nesse processo se destacam os linfócitos T CD8+ e as marcações positivas para HLA-DR e ICAM-1, corroborando com uma reação a antígenos imunomediada.[4,5] Estudo realizado sugere suscetibilidade genética conferida pelos genes localizados na região do complexo de histocompatibilidade.[5]

QUADRO CLÍNICO

As manifestações clínicas DC/EDP têm curso longo e são caracterizadas por máculas hipercrômicas cinza-azuladas ou marrons, usualmente simétricas, assintomáticas, com progressão lenta, que podem variar de tamanho e forma, acometendo preferencialmente o tronco, extremidades proximais e menos cabeça e pescoço, poupando palmas, solas, unhas, mucosas e couro cabeludo (Figura 1). Na fase ativa, inflamatória e inicial, as bordas podem ser elevadas e apresentar eritema.[1,3,5,6] Alguns autores entendem que esse eritema que indica a presença de inflamação é do EDP, diferenciando da DC, entretanto a maioria concorda que se

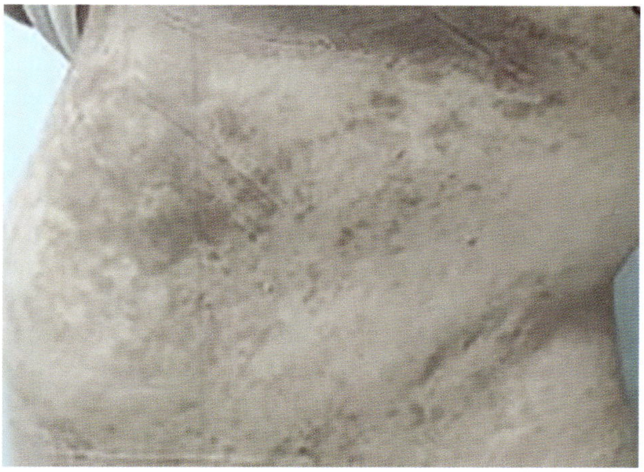

FIGURA 1 Eritema discrômico *perstans*. Máculas hipercrômicas de tonalidade castanha a marrom clara, de formatos variados, com áreas de confluência formando placas, ocupando todo o tronco.

Fonte: imagem cedida pela Dra. Mariana Irene Rocha Bastos Tinoco.

trata da mesma entidade.[2,5] Alguns pacientes descrevem ardência e prurido nas lesões. Geralmente essas lesões são ovais, medindo entre 1-3 cm, mas podem ser maiores. As lesões ativas são máculas cinzas, variando do escuro ao claro, algumas vezes com margens elevadas, eritematosas, com 1-2 mm de espessura, que desaparecem em alguns meses. Quando existe a borda eritematosa (geralmente aceita como sinal de lesão inicial de DC), ela pode clarear formando um halo hipocrômico, posteriormente substituído pela cor cinza da lesão. Sua forma pode variar de oval a policíclica irregular, a qual é a mais frequente, sem sintomas prévios. Ampliam-se para a periferia lentamente, podendo confluir e comprometer grande parte do tegumento. As lesões inativas têm hiperpigmentação cinza-azulada a amarronzada.[1,3,5]

Neste grupo de dermatoses similares, o LPP seria a mais distinta, caracterizando-se por máculas marrom-escuras coalescentes, com margens bem definidas, acometendo preferencialmente a face e estando por vezes associada a lesões de líquen plano em outras áreas do corpo. Também já foi descrita a sua associação com alopecia areata, alopecia fibrosante frontal, tireoidite autoimune, vitiligo e atopia.[2]

DIAGNÓSTICO DERMATOSCÓPICO

Estudos dermatoscópicos têm sido realizados com a finalidade de diferenciar DC/EDP de outras dermatoses, facilitar o seu diagnóstico e reduzir a realização de procedimentos invasivos.[1] Elmas et al.[7] destacaram a presença de *dots* cinza-amarronzados e glóbulos com fundo róseo amarronzado como os achados mais comuns, observados também por Vinay et al.[8] e correlacionados com os melanófagos dérmicos observados na histologia, associados com lesões iniciais (ativas). A disposição do padrão do arranjo é dependente da gravidade da doença, sendo o arranjo linear a mais frequente disposição dos *dots* e glóbulos, seguido do tipo circular.[7,8] Vasos lineares irregulares foram as estruturas vasculares prevalentes,[7,8] que parecem corresponder a vasos telangiectásicos.[8] Sob esses achados a cor rosa amarronzada foi a mais comum, indicativa de lesão recente (0-1 mês), seguida pelas cores da pele e marrom, que correspondem na histologia à melanina epidérmica e demonstram uma gradação da pigmentação, a qual pode corresponder a um sinal de estágio tardio.[7,8] As aberturas de anexos são poupadas nas HDMA.[7,8] Elmas et al. opinam sobre a similaridade dos achados com LPP, sugerindo que as duas entidades seriam a mesma, entretanto a dermatoscopia ajudaria a excluir outras doenças.[7] Krueger et al.[9] destacam que o EDP pode ser diferenciado do LPP na dermatoscopia por ter predomínio da cor azul-acinzentada de fundo e *dots* de tamanho e arranjo mais homogêneos, enquanto os *dots* do LPP frequentemente são amarronzados, maiores.

HISTOPATOLOGIA

O quadro histopatológico da DC/EDP não é patognomônico, dependendo do estágio evolutivo, mas ajuda na correlação clínico patológica.[3,5] Deve-se dar preferência a realizar a biópsia em lesões ativas, onde as alterações podem ser encontradas. Nas lesões ativas iniciais há na epiderme degeneração vacuolar dos ceratinócitos da basal, corpos de Civatte, leve exocitose de linfócitos e, na derme papilar, edema, infiltrado linfocitário perivascular superficial, eventualmente com padrão liquenoide, observado na periferia da lesão, podem estar presentes[1,2,6,9] (Figura 2). Lesões inativas, tardias, mostram na derme, incontinência pigmentar e melanófagos, decorrentes da degeneração vacuolar. Podem ser achados ainda hiperpigmentação da camada basal da epiderme e atrofia da epiderme.[3,6] Os linfócitos são predominantemente CD8 e IgM; IgG, fibrinogênio e C4 são observados pela imunofluorescência direta na junção derme/epiderme, trazendo a discussão de reação imunomediada, inconclusiva por não serem os achados universais.[1,3,5,6] O LPP tem achados similares, contudo alguns casos apresentam degeneração hidrópica e exocitose de linfócitos também nos folículos pilosos, auxiliando na sua diferenciação.[6] No diagnóstico diferencial, do ponto de vista histopatológico tem destaque a erupção fixa a droga, que é também uma dermatite de interface do tipo vacuolar com infiltrado de linfócitos, porém com polimorfonu-

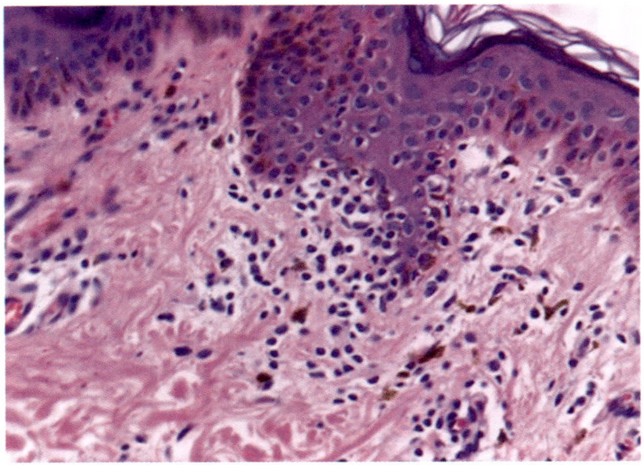

FIGURA 2 Eritema discrômico *perstans*. Dermatite vacuolar de interface com degeneração vacuolar, afluxo linfocitário intraepidérmico e perivascular, presença de melanófagos.

cleares e eosinófilos, e na crônica observam-se fibrose da derme papilar e incontinência pigmentar, sendo a anamnese útil para afastar lesão secundária a droga. A hiperpigmentação pós-inflamatória cursa com aumento da pigmentação nas células da camada basal da epiderme e incontinência pigmentar e linfócitos podem estar presentes na derme papilar.[6]

DIAGNÓSTICO DIFERENCIAL

Diversas dermatoses podem se apresentar com hiperpigmentação macular similar a DC/EDP, como MR/dermatite pigmentada cosmética, condições sistêmicas como hipertireoidismo, doença de Addison, efeitos de drogas como amiodarona e minociclina, sendo imperativo afastar drogas medicinais, aditivos alimentares e corantes, assim como hiperpigmentação pós-inflamatória, comum também após condições como lúpus eritematoso e prurigo pigmentoso.[1-3,6,10] Em 2017 foi estabelecido um consenso global para DC, EDP e LPP, onde foi definido que a morfologia típica de DC, ECP e LPP está no espectro das denominadas pigmentações maculares de etiologia incerta. Entre os 29 itens listados destacam-se:

1. Presença (atual ou passada) de borda eritematosa para definir como EDP, sem a qual é DC.
2. LPP envolve as regiões da cabeça – têmporas, fronte, região pré-auricular, orelhas, regiões mentoniana e submentoniana – e pescoço, em muitos casos seguidas pelas flexurais, com destaque para axilas.
3. LPP se localiza em áreas expostas e não expostas.
4. Histopatologias de DC/EDP e LPP são similares pelo menos em um período da doença; máculas hiperpigmentadas (> 5 cm) são características em DC/EDP.[5]

O LPP teria alterações características histopatológicas de hiperceratose epidérmica e hipergranulose, dermatite liquenoide focal, envolvimento perifolicular, infiltração de células inflamatórias moderada a grave e incontinência pigmentar. Em contraste, as alterações histopatológicas na DC seriam mais sutis, com vacuolização basal focal predominante ao longo da JDE, infiltrado inflamatório leve e deposição de melanófagos.[11]

O consenso reforçou que DC/EDP caracterizam-se por máculas hiperpigmentadas maiores de 5 cm, de etiologia desconhecida e que envolvem o tronco. DC/EDP podem ser consideradas sinônimos, ressaltando que a presença da borda eritematosa é do estágio ativo do EDP. A presença de melanófagos na derme é a responsável pela pigmentação acinzentada e dermatite de interface pode estar presente, mas não é elemento necessário para esses diagnósticos. LPP tem diagnóstico diferencial calcado pelas máculas grandes (> 5 cm) e pequenas (0,5-5 cm), etiologia incerta, com ou sem presente ou passado de líquen plano, distribuição preferencial em cabeça e pescoço seguida por áreas flexurais e com achados histopatológicos semelhantes a DC/EDP com melanófagos dérmicos associados ou não à dermatite de interface.[5]

A pigmentação pós-inflamatória distingue-se pela história, clínica e dermatoscopia. A erupção fixa a drogas por lesões mais circulares e marrons em contraste com as cinzas da DC.[1] As desordens maculares hiperpigmentares adquiridas são um desafio diagnóstico e têm confundido dermatologistas. A sua diferenciação deve ser baseada na avaliação da história clínica, no exame dermatológico que observa a morfologia e distribuição das lesões e na histopatologia.[3,4,6]

TRATAMENTO

O curso clínico do EDP/DC é mais favorável nas crianças, com resolução em 2 a 3 anos. Nos adultos, o curso é crônico, com muitos anos de evolução. Esse grupo de dermatoses constitui um desafio terapêutico. Há relatos de utilização de variados tratamentos tópicos (esteroides, hidroquinona, inibidores de calcineurina e tretinoína) e sistêmicos (dapsona, minociclina, ácido tranexâmico, clofazimina, pentoxifilina, isotretinoína e macrolídeos), sem melhora na maioria dos pacientes. Dos tópicos, o tacrolimus é o mais promissor, com melhor eficácia e tolerância em longo prazo.[4] O medicamento sistêmico mais utilizado é a clofazimina, que além dos efeitos anti-inflamatórios, teria ainda a vantagem de mascarar a pigmentação ao provocar uma coloração homogênea da pele, conferindo um efeito cosmético.[1] Quanto à eficácia do *laser*, há poucos relatos com resultados controversos. O *laser Q-switched* Nd-YAG não se mostrou eficaz, mas foi utilizado no tratamento de 13 pacientes de LPP em combinação com tacrolimus tópico, com ótima resposta. A utilização do *laser* fracionado não ablativo isoladamente tem sido ineficaz, mas um relato recente do uso em combinação com pomada tópica de tacrolimus 0,1% demonstrou melhora de mais 75% das lesões em uma paciente de EDP/DC. No entanto, deve-se considerar a possibilidade de ocorrer hiperpigmentação pós-inflamatória induzida por *laser*, exacerbando ainda mais o quadro.[4]

REFERÊNCIAS BIBLIOGRÁFICAS

1. Nguyen K, Khachemoune A. Ashy dermatosis: A review. Dermatol Online J. 2019;25(5):1-6.
2. Vinay K, Bishnoi A, Kamat D, Chatterjee D, Kumaran MS, Parsad D. Acquired dermal macular hyperpigmentation: An update. Indian Dermatol Online J. 2021;12(5):663-73.
3. Amatya B. Ashy dermatoses: A comprehensive review. Our Dermatol Online. 2017,8(2):143-8.
4. Leung N, Oliveira M, Selim MA, McKinley-Grant L, Lesesky E. Erythema dyschromicum perstans: A case report and systematic review of histologic presentation and treatment. Int J Womens Dermatol. 2018;4(4):216-22.
5. Kumarasinghe SPW, Pandya A, Chandran V, Rodrigues M, Dlova NC, Kang HY, et al. A global consensus statement on ashy dermatosis, erythema dyschromicum perstans, lichen planus pigmentosus, idiopathic eruptive macular pigmentation, and Riehl's melanosis. Int J Dermatol. 2019;58(3):263-72.
6. Udompanich S, Vachiramon V. Acquired macular pigmentation of unknown etiology. J Clin Aesthet Dermatol. 2019;12(1):38-46.
7. Elmas ÖF, Acar EM, Kilitçi A. Dermoscopic diagnosis of ashy dermatosis: A retrospective study. Indian Dermatol Online J. 2019;10(6):639-43.
8. Vinay K, Ankad BS. Dermatoscopic features of pigmentary diseases in ethnic skin. Indian Dermatol Online J. 2021;12(1):24-33.
9. Krueger L, Saizan A, Stein JA, Elbuluk N. Dermoscopy of acquired pigmentary disorders: A comprehensive review. Int J Dermatol. 2022;61(1):7-19.
10. Vinay K, Bishnoi A, Parsad D, Saikia UN, Sendhil Kumaran M. Dermatoscopic evaluation and histopathological correlation of acquired dermal macular hyperpigmentation. Int J Dermatol. 2017;56(12):1395-9.
11. Rutnin S, Udompanich S, Pratumchart N, Harnchoowong S, Vachiramon V. Ashy dermatosis and lichen planus pigmentosus: The histopathological differences. Biomed Res Int. 2019;28:1-9.

51

Lentigo solar

Ana Carolina Galvão dos Santos de Araujo
Katleen da Cruz Conceição
Marcelle Trindade

INTRODUÇÃO

O envelhecimento da pele decorre de fatores intrínsecos, como a idade cronológica, e extrínsecos, resultantes do estresse ambiental, principalmente pela exposição solar aos raios ultravioleta. Os lentigos solares são lesões que acompanham o fotoenvelhecimento cutâneo e se manifestam como máculas hiperpigmentadas predominantes nas áreas fotoexpostas.[1,2]

EPIDEMIOLOGIA

Mais comum em pessoas de pele clara e a partir da quarta década de vida, entretanto também pode ser encontrado em pessoas negras, principalmente naquelas que apresentam miscigenação com indivíduos indígenas ou ruivos.[2,3]

Efélides, lentigos causados por PUVA ou câmara de bronzeamento artificial, lentigo vulvar, mácula melanótica labial e síndrome de Laugier-Hanzinker também são mais comuns em indivíduos com pele clara.[3]

ETIOPATOGENIA

A condição benigna é causada por um número ampliado de melanócitos ativos e aumento da produção de melanina em resposta à radiação ultravioleta crônica e acumulada através da fotoexposição.[2]

Algumas características da pele negra, não só o aumento na quantidade de melanina, mas também diferenças no estrato córneo e nos fibroblastos, conferem uma maior proteção contra a radiação ultravioleta, e acredita-se que, por isso, negros sejam menos propensos ao desenvolvimento dos lentigos solares.[2,4]

Estudos avaliando a transcrição do RNA mostraram que múltiplas alterações moleculares, desregulação na proliferação dos queratinócitos e alterações da matriz extracelular da derme podem ser cruciais na fisiopatologia dos lentigos.[1,5]

QUADRO CLÍNICO

As lesões são caracterizadas por manchas hipercrômicas que podem variar de alguns milímetros a mais de 1 cm, encontradas predominantemente em áreas fotoexpostas como, por exemplo, face, dorso das mãos e colo. São assintomáticas e não são acompanhadas de descamação e infiltração (Figura 1).[2,6]

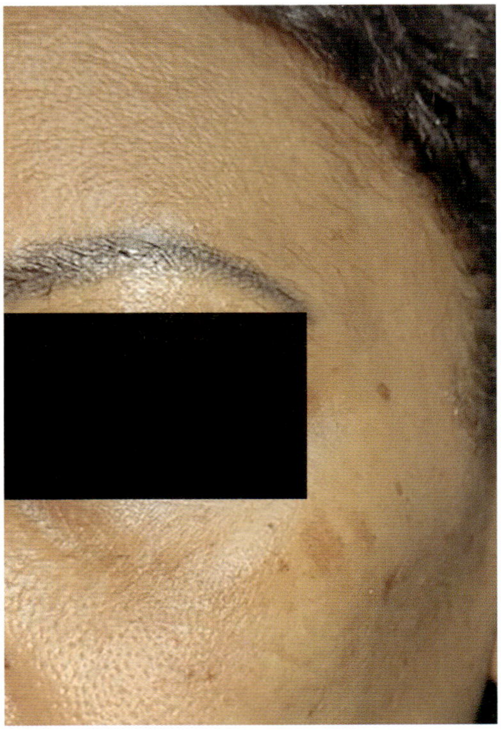

FIGURA 1 Melanose solar em paciente com fototipo V.

TRATAMENTO

Existe pouca informação na literatura sobre o tratamento da lentiginose solar, especificamente na pele negra. Todavia, é orientado o uso de fotoprotetor, de preferência com cor, associado a: uso oral, tópico ou combinados de substâncias clareadoras. Essas diferentes substâncias irão agir em diferentes etapas da melanogênese complementando-se em prol do clareamento da pele.

- Inibidores de tirosinase: hidroquinona, arbutin, mequinol, ácido kójico, ácido azelaico.
- Inibidores da maturação da tirosinase: N-acetil glucosamina.
- Inibidores da transferência dos melanossomos: niacinamida, extrato de soja, lecitinas.
- Anti-inflamatórios e/ou antivascularização: acetato de fluocinolona, dexametasona, ácido tranexâmico.
- Antioxidantes: vitamina E, vitamina C, resveratrol e ácido ferúlico.[5]

Podemos também associar procedimentos realizados em consultório pelo dermatologista capacitado, pois essa combinação pode ser benéfica aos pacientes.

A dermoabrasão e a microdermoabrasão podem ser usadas combinando substâncias clareadoras como *drug delivery* para potencializar o tratamento. É necessário cautela na realização do procedimento, pois a técnica inadequada pode levar à hipercromia ou hipocromia. A utilização de *peelings* químicos superficiais a médios, como *peelings* de ácido retinoico e ácido glicólico, também promove renovação da epiderme e clareamento das manchas.[2,7]

Outra modalidade que pode ser usada é a crioterapia utilizando ablação das lesões por congelação celular. Deve ser feita de forma branda para evitar surgimento de lesões que causem hipo ou hipercromia, em geral, 1 ciclo de 5-10 segundos.[2,7]

Os *lasers* também podem ser utilizados. A melanina absorve diferente tipos de ondas (550 nm-1.100 nm); o tratamento de lesões com pigmentos variados necessitam de *laser* com diferentes tipos de ondas.[8]

O *laser* é mais um tratamento que pode ser utilizado para o lentigo solar. Obtemos efeitos uniformizadores com o *laser*, como o *laser* 1927 e o *laser* de picossegundos.

O *laser* 1927 é um *laser* ablativo não fracionado, sua absorção relativamente fraca pela água faz com que ele passe pelo estrato cornéo sem alterá-lo, mantendo a barreira epidérmica e tratando-a com regeneração em cerca de 48 horas, com baixo *down time* para o paciente. Ele proporciona homogeneização da matriz dérmica e formação de debris necróticos durante a penetração na pele, que atuam como transportadores de melanina até o estrato córneo. Essa eliminação transepidérmica de melanina promove a uniformização da pele.

Apesar da melanina não ser um alvo, o *laser* 1927 possui um poder uniformizador, pois as colunas do raio coagulam vasos dérmicos e pigmentos, promovendo assim uniformidade, enquanto melhora a textura, aparência de rugas e rejuvenescimento cutâneo. Concluímos então que o *laser* 1927, ablativo não fracionado promove melhora da textura e uniformidade da pele.

O *laser* picossegundos entrega energia em um intervalo de tempo extremamente curto, abaixo do tempo de relaxamento térmico (TRT) do alvo, predominando o efeito fotoacústico, fragmentando o alvo (pigmento) com mínimo de calor; sendo seguro para as peles negras e pigmentadas.

REFERÊNCIAS BIBLIOGRÁFICAS

1. Aoki H, Moro O, Tagami H, Kishimoto J. Gene expression profiling analysis of solar lentigo in relation to immunohistochemical characteristics. Br J Dermatol [Internet]. junho de 2007 [citado 8 de maio de 2023];156(6):1214-23. Disponível em: https://academic.oup.com/bjd/article/156/6/1214/6643668.
2. Draelos ZD. The combination of 2% 4-hydroxyanisole (mequinol) and 0.01% tretinoin effectively improves the appearance of solar lentigines in ethnic groups. J Cosmet Dermatol [Internet]. setembro de 2006 [citado 8 de maio de 2023];5(3):239-44. Disponível em: https://onlinelibrary.wiley.com/doi/10.1111/j.1473-2165.2006.00260.x.
3. Schwartz RA, Okulicz JF, Jozwiak S. Lentigo. In: Medscape [Internet]. 2022. Disponível em: https://emedicine.medscape.com/article/1068503-overview#a7.
4. Taylor SC. Skin of color: Biology, structure, function, and implications for dermatologic disease. J Am Acad Dermatol [Internet]. fevereiro de 2002 [citado 15 de abril de 2022];46(2):S41-62. Disponível em: https://linkinghub.elsevier.com/retrieve/pii/S0190962202324745.
5. Del Bino S, Duval C, Bernerd F. Clinical and biological characterization of skin pigmentation diversity and its consequences on UV impact. Int J Mol Sci [Internet]. 8 de setembro de 2018 [citado 8 de junho de 2023];19(9):2668. Disponível em: http://www.mdpi.com/1422-0067/19/9/2668.
6. Ortonne JP. Pigmentary changes of the ageing skin. Br J Dermatol [Internet]. abril de 1990 [citado 8 de maio de 2023];122(s35):21-8. Disponível em: https://academic.oup.com/bjd/article/122/s35/21/6685284.
7. Ortonne JP, Pandya AG, Lui H, Hexsel D. Treatment of solar lentigines. J Am Acad Dermatol [Internet]. maio de 2006 [citado 4 de junho de 2023];54(5):S262-71. Disponível em: https://linkinghub.elsevier.com/retrieve/pii/S0190962205049698.
8. Araghi F, Ohadi L, Moravvej H, Amani M, Allameh F, Dadkhahfar S. Laser treatment of benign melanocytic lesion: A review. Lasers Med Sci [Internet]. 12 de setembro de 2022 [citado 8 de junho de 2023];37(9):3353-62. Disponível em: https://link.springer.com/10.1007/s10103-022-03642-9.
9. Polder KD, Harrison A, Eubanks LE, Bruce S. 1,927-nm fractional thulium fiber laser for the treatment of nonfacial photodamage: A pilot study. Dermatol Surg [Internet]. março de 2011 [citado 8 de junho de 2023];37(3):342-8. Disponível em: https://journals.lww.com/00042728-201103000-00008.

52

Ocronose exógena

Cauê Cedar Borges da Silva Reis
Katleen da Cruz Conceição

INTRODUÇÃO

A ocronose, caracterizada por uma coloração cinza-azulada no tecido conjuntivo, existe na forma endógena e exógena. A forma endógena, alcaptonúria, é uma doença autossômica recessiva cujo distúrbio resulta da ausência de ácido homogentísico oxidase (HGAO). O ácido homogentísico (HGA) acumula-se no sangue e se liga ao colágeno fibrilar para induzir a coloração da pele e/ou artropatia articular. Os efeitos sistêmicos da alcaptonúria incluem sintomas de osteoartrite prematura, dor ocular persistente, pigmentação cutânea, calcificação da próstata, escurecimento da urina e calcificação com consequente estenose das válvulas cardíacas. Já a ocronose exógena é clínica e histologicamente semelhante à sua contraparte endógena. No entanto, não apresenta nenhum efeito sistêmico e não é uma doença hereditária. Caracteriza-se por hiperpigmentação assintomática da face, pescoço, tronco anterior e posterior e superfícies extensoras das extremidades. Contudo, na prática habitual, apresenta-se mais frequentemente como evento adverso medicamentoso.[1]

EPIDEMIOLOGIA

Não há dados estatísticos sobre essa condição na população brasileira. Contudo, na literatura, a maior incidência relatada desta síndrome ocorre em negros sul-africanos. Em contraste, nos EUA essa condição é considerada incomum. Vários fatores causais têm sido propostos para explicar a notável discrepância na incidência de ocronose exógena em ambos os países. As altas concentrações de hidroquinona, em média 6-8%, usados em produtos de clareamento da pele sul-africanos antes de 1984 foram associadas ao aumento da incidência de ocronose exógena. Em contraste, conforme recomendado pelo *US Food and Drug Administration*, menos de 2% de hidroquinona foi incorporada em produtos de clareamento de pele vendidos sem prescrição nos EUA nas últimas décadas. A descoloração ocronótica associada resulta mais comumente do uso de hidroquinona, mas resorcinol, fenol, mercúrio, ácido pícrico e antimaláricos também foram implicados. A hiperpigmentação geralmente aparece após 6 meses de uso contínuo do produto.[1,2]

Agentes despigmentantes irreversíveis, como butanol e compostos mercúricos, foram também incorporados a produtos para cuidados com a pele. E, apesar da proibição no território sul-africano de concentrações de hidroquinona superiores a 2%, a difusão de produtos antiacne contendo resorcinol, outro agente ocronótico conhecido, perpetuou a condição clínica.[1,2]

ETIOPATOGENIA

A etiologia da hiperpigmentação induzida por hidroquinona na ocronose exógena permanece especulativa.

Em um estudo de Chen e Chavin[3] usando pele de peixe preto, menores concentrações da hidroquinona inibiram a tirosinase, enquanto concentrações mais altas tiveram um efeito oposto, ativando a tirosinase e, portanto, supostamente aumentando a síntese de melanina.

Em um estudo de Hull e Procter,[4] as áreas livres de melanócitos na face de um paciente com ocronose e vitiligo não eram hiperpigmentadas, sugerindo que os melanócitos estão envolvidos no desenvolvimento de ocronose. Já Pennys[5] propôs que a aplicação tópica de hidroquinona inibe a atividade local de HGAO, que então polimeriza para formar o pigmento ocronótico. Bioquimicamente, a hidroquinona é um composto fenólico semelhante ao HGA. Em um estudo de 1953 usando fígado bovino, descobriu-se que a hidroquinona inibe o HGAO.[6] O mecanismo proposto se assemelha ao da ocronose endógena e, portanto, é atraente. No entanto, não aborda a prevalência de ocronose exógena no população negra.[7] Como a ocronose exógena é frequentemente limitada à face e ao pescoço, alguns sugerem que a luz solar está envolvida.[8] Findlay et al. propuseram a teoria denominada recuperação de melanócitos, segundo a qual, após uso prolongado de hidroquinona, os melanócitos superam os efeitos nocivos do produto e reagem exageradamente à luz solar.[9] Outros contestam que a hiperpigmentação represente regiões em que o agente agressor foi mais aplicado.[10] Ambos subprodutos da hidroxilação do fenol, o resorcinol e a hidroquinona possuem estruturas químicas semelhantes.[11] No entanto, os detalhes do destino metabólico do resorcinol permanecem pouco elucidados.

O exame histológico de lesões ocronóticas exógenas revela ocronose em "forma de banana enrolada" amarelo-marrom ou fibras verdes. Em estágios avançados, há degeneração das fibras ocronóticas e formação de *milium* coloidal, podendo se apresentar ainda com células gigantes, plasmócitos, células epitelioides e histiócitos. Eliminação transepidérmica de pigmento e hiperplasia pseudoepiteliomatosa também foram descritas em casos graves. Algumas biópsias exibem semelhança histológica com a sarcoidose, com um granuloma do tipo sarcoídico circundando o material ocronótico. A origem das fibras do tipo sarcoídico é controversa, com alguns autores sugerindo que representam fibras elásticas anormais e outros postulando que as fibras de colágeno formam o pigmento ocronótico.[12]

QUADRO CLÍNICO E DIAGNÓSTICO

O diagnóstico é feito por uma anamnese cuidadosa e exame físico com auxílio do dermatoscópio, mas muitas vezes requer uma biópsia de pele, uma vez que a ocronose exógena pode ser facilmente confundida com outras condições.

A ocronose exógena geralmente se apresenta como máculas ou pápulas hiperpigmentadas em áreas fotoexpostas em pacientes com histórico de uso prolongado de produtos clareadores da pele. O diagnóstico pode ser informado se a hiperpigmentação paradoxalmente piorar pelo aumento dos agentes clareadores. A maioria dos pacientes com ocronose exógena são negros, embora também tenha sido relatado que essa condição ocorre em hispânicos e caucasianos. A hiperpigmentação assintomática geralmente ocorre sobre proeminências ósseas, especialmente face, pescoço, costas e superfícies extensoras.[12]

Os primeiros relatos de ocronose exógena apenas descreviam os casos. Desde então, três estágios dessa condição foram identificados:

1. Estágio I: envolve eritema e pigmentação leve da face e do pescoço.
2. Estágio II: resulta da progressão do primeiro quadro e se caracteriza por hiperpigmentação, mília coloide negra e pápulas "semelhantes a caviar".
3. Estágio III: inclui papulonódulos com ou sem inflamação circundante.[1,12]

A dermatoscopia forneceu uma valiosa ferramenta não invasiva para examinar as lesões cutâneas. O primeiro relato do uso da dermatoscopia para essa condição ocorreu em 2008, quando seis estudos com um agregado de 14 pacientes foram descritos usando dermatoscopia. Em todos esses estudos, a dermatoscopia mostrou uma variação de áreas amorfas a globulares de cinza a azul, marrom ou preto. Em cinco dos seis estudos, a dermatoscopia mostrou pelo menos alguma obliteração da abertura folicular. Essas descobertas corresponderam aos achados histopatológicos nas biópsias. Além disso, ocronose exógena pode ocorrer no cenário de melasma. Os achados dermatoscópicos característicos do melasma consistem em uma acentuação do padrão reticular de pseudorrede normal, grânulos e glóbulos marrom-escuros com preservação folicular.[13]

A ocronose exógena também foi relatada na ocorrência de lesões anulares, que podem representar alterações granulomatosas semelhantes à sarcoidose na histologia. Assim, nessas situações especiais, a sarcoidose sistêmica necessita ser descartada e a dermatoscopia serve como guia para a seleção do local mais apropriado para biópsia.[1,12,13]

A ocronose pode ser psicologicamente debilitante e, se mal diagnosticada, os pacientes podem continuar a aplicar mais do agente causador para clarear as áreas afetadas, levando a mais hiperpigmentação. Isso pode resultar do uso de hidroquinona, embora a ingestão concomitante de certos medicamentos também possa causar uma hiperpigmentação do tipo ocronótica. A frequência e a duração de aplicação de um agente agressor podem afetar a quantidade de droga absorvida pela pele.

DIAGNÓSTICO DIFERENCIAL

O diagnóstico de distúrbios de hiperpigmentação pode ser desafiador. Na maioria dos casos, a avaliação inicial do paciente envolve uma história médica pessoal e familiar detalhada e um exame físico completo, que deve incluir uma busca cuidadosa de sinais e sintomas cutâneos e extracutâneos adicionais.

Em todos os pacientes com distúrbios de hiperpigmentação, um exame completo da pele deve ser realizado sob luz visível e luz de Wood, apesar da dificuldade de avaliação desta em pacientes negros. Parâmetros clínicos importantes incluem: extensão da anormalidade pigmentar (localizada *versus* difusa), matiz da cor, morfologia das lesões individuais, distribuição e padrão.

Os principais diagnósticos diferenciais envolvem as causas de hiperpigmentação circunscrita, como melasma, nevo de Hori, melanose de Riehl, eritromelanose folicular faciei et colli e hiperpigmentação pós-inflamatória.

TRATAMENTO

O tratamento da ocronose exógena permanece difícil. Evitar o(s) agente(s) agressor(es) é benéfico, mas pode levar anos antes de qualquer melhora ser observada.

O ácido tricloroacético e a crioterapia mostraram-se ineficazes. O ácido retinoico melhorou a ocronose exógena em alguns pacientes, mas causou hiperpigmentação transitória em outros.

Os resultados do tratamento com filtros solares e corticosteroides de baixa potência também foram variáveis.

A ocronose do tipo sarcoídica em um paciente foi tratada com sucesso com tetraciclina. A melhora foi observada dentro de 1 mês e uma eliminação total foi observada em 3 meses.[14]

Dermoabrasão, *laser* de CO_2 fracionado, *peelings* químicos, *laser* Nd:YAG e laser de alexandrita *Q-switched* foram usados em um pequeno número de pacientes com resultados inconsistentes.[1,12]

REFERÊNCIAS BIBLIOGRÁFICAS

1. Levin CY, Maibach H. Exogenous ochronosis. An update on clinical features, causative agents and treatment options. Am J Clin Dermatol. 2001;2:213.
2. Merola JF, Meehan S, Walters RF, Brown L. Exogenous ochronosis. Dermatol Online J. 2008;14:6.
3. Chen Y, Chavin W. Hydroquinone activation and inhibition of skin tyrosinase. In: Riley V (ed.). Proceedings of the 9th International Pigment Cell Conference; 1975 Jan 13-17; Houston (TX). New York: Karger Publishers; 1976. p. 105-12.
4. Hull P, Procter P. The melanocyte: An essential link in hydroquinone-induced ochronosis. J Am Acad Dermatol. 1990;22:529-31.
5. Pennys N. Ochronosis-like pigmentation from hydroquinone bleaching creams [letter]. Arch Dermatol. 1985;121:1239-40.
6. Shepartz B. Inhibition and activation of homogentisic acid. J Biol Chem. 1953;205:185-92.
7. Diven D, Smith E, Pupo R, et al. Hydroquinone-induced localized exogenous ochronosis treated with dermabrasion and CO2 laser. J Dermatol Surg Oncol. 1990;16:1018-22.
8. Olumide Y, Odunowo B, Odiase A. Regional dermatoses in the African. Part I. Facial hypermelanosis. Int J Dermatol. 1991;30:186-9.
9. Findlay G, Morrison J, Simson I. Exogenous ochronosis and pigmented colloid millium from hydroquinone bleaching creams. Br J Dermatol. 1975;93:613-22.
10. Philips J, Isaacson C, Carman N. Ochronosis in black South Africans who used skin lighteners. Am J Dermatopathol. 1986;8:14-21.
11. Briviba K, Devasagayam TP, Sies H, et al. Selective para hydroxylation of phenol and aniline by singlet molecular oxygen. Chem Res Toxicol. 1993;6(4):548-53.
12. Simmons BJ, Griffith RD, Bray FN, et al. Exogenous ochronosis: A comprehensive review of the diagnosis, epidemiology, causes, and treatments. Am J Clin Dermatol. 2015;16:205.
13. Charlín R, Barcaui CB, Kac BK, et al. Hydroquinone-induced exogenous ochronosis: A report of four cases and usefulness of dermoscopy. Int J Dermatol. 2008;47:19.
14. Fisher AA. Tetracycline treatment for sarcoid-like ochronosis due to hydroquinone. Cutis. 1988;42:19-20.

53

Papilomatose confluente e reticulada de Gougerot e Carteaud

Raissa Schwartz Madelaire

DEFINIÇÃO

A afecção conhecida como papilomatose confluente e reticulada é relativamente incomum e tem predileção por sexo feminino, na proporção de 2,5:1, e raça não branca, sendo mais comum em jovens após a puberdade, com média aos 21 anos.

ETIOPATOGENIA

Entre 1927 e 1932 Gougerot e Carteaud descreveram uma nova forma de papilomatose e propuseram o nome de *"papilomatose papuleuse confluente et reticulée"*. Desde então há controvérsias acerca dessa entidade ser ou não uma entidade distinta. Hamilton et al., após uma revisão da literatura norte-americana dos casos publicados de papilomatose reticulada e confluente de Gougerot e Carteaud (PCRGC), reforçaram os parâmetros clínicos e histopatológicos e hoje ela é considerada uma entidade isolada e distinta. Inúmeras teorias tentam explicar sua etiopatogenia e a hipótese mais aceita atualmente considera a PCRGC resultante de um distúrbio de queratinização, hipótese que encontra respaldo em estudos de imuno-histoquímica que evidenciam aumento de grânulos lamelares na camada granulosa e também aumento da involucrina, da queratina 16 e da expressão de ki-67, indicando diferenciação e maturação anormal dos queratinócitos. Outras teorias admitem distúrbios endócrinos como resistência insulínica pela associação vista de alguns casos com obesidade, diabetes, doenças hipofisárias e tireoidianas. Fatores genéticos, associação com infecção fúngica pela *Malassezia* sp. e bactéria *Dietzia* (cepa X) também existem. Tal fato explicaria a resposta satisfatória ao tratamento com antibióticos orais. Há quem considere a PCRGC e a acantose *nigricans* espectros de uma mesma entidade.

QUADRO CLÍNICO

O quadro clínico é caracterizado pela presença de pápulas queratóticas planas, ligeiramente elevadas, de coloração variável, podendo ser hipocrômicas, róseas ou acastanhadas, de cerca de 5 mm, que confluem formando placas com aspecto reticulado na periferia (Figuras 1 a 5) e se localizam preferencialmente na região interescapular, zona central do tórax, região epigástrica, intermamária e axilas. Eventualmente, quando mais extensas, podem acometer pescoço, ombros, membros e região pubiana. Em geral poupam mucosas e a região palmoplantar. As lesões geralmente são assintomáticas, mas pode haver prurido discreto.

DIAGNÓSTICO

O diagnóstico é clínico, mas a realização do exame micológico é mandatória, é negativo, e em casos duvidosos a histolopatologia pode ser útil, apesar de não específica. Encontram-se hiperqueratose, acantose focal, papilomatose e presença de melanina nos melanócitos da camada basal, além de um discreto infiltrado inflamatório linfocitário perivascular na derme. Em raros casos é visto depósito de substância amiloide, fato que leva alguns autores a acreditarem ser uma variante da amiloidose cutânea. Na dermatoscopia, método auxiliar rápido e não invasivo, podemos ver pigmentação marrom, com bordas mal definidas, cobertas por escamas esbranquiçadas formando um padrão "*sulci* e *gyri*".

DIAGNÓSTICO DIFERENCIAL

O diagnóstico diferencial pode ser feito com acantose *nigricans,* pseudoacantose nigricante, pitiríase versicolor, doença de Darier, doença de Dowling-Degos, amiloidose cutânea e prurigo pigmentoso.

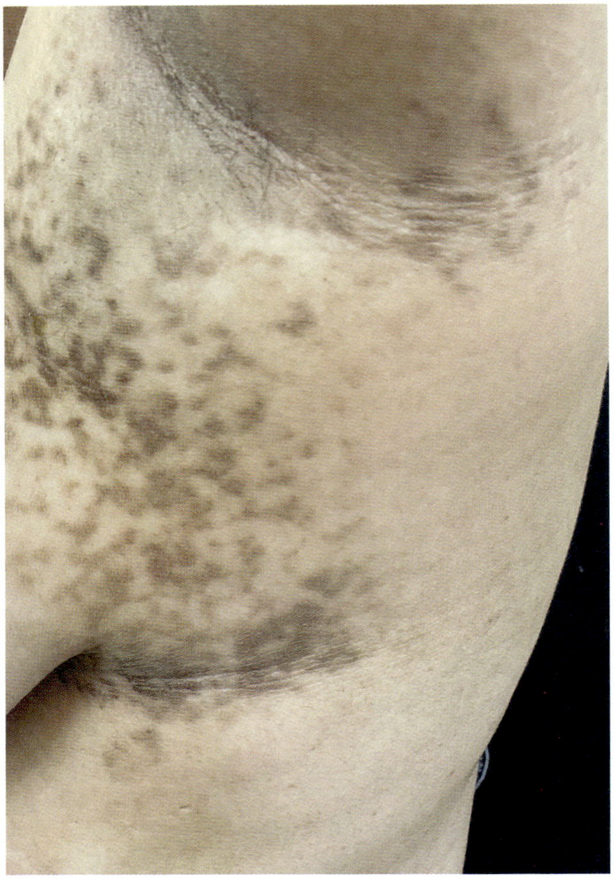

FIGURA 1 Papilomatose confluente e reticulada de Gougerot e Carteaud – aspecto confluente e reticulado característico na região periaxilar e lateral da mama esquerda.
Fonte: arquivo da Dra. Raissa Schwartz Madelaire.

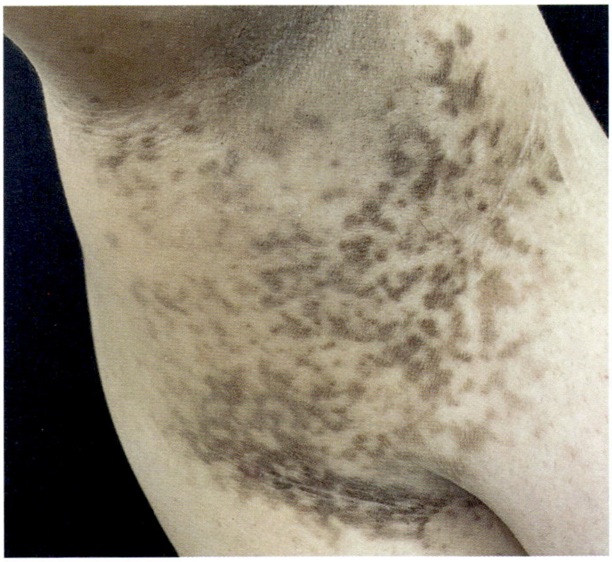

FIGURA 2 Papilomatose confluente e reticulada de Gougerot e Carteaud – aspecto confluente e reticulado característico na região periaxilar e lateral da mama direita.
Fonte: arquivo da Dra. Raissa Schwartz Madelaire.

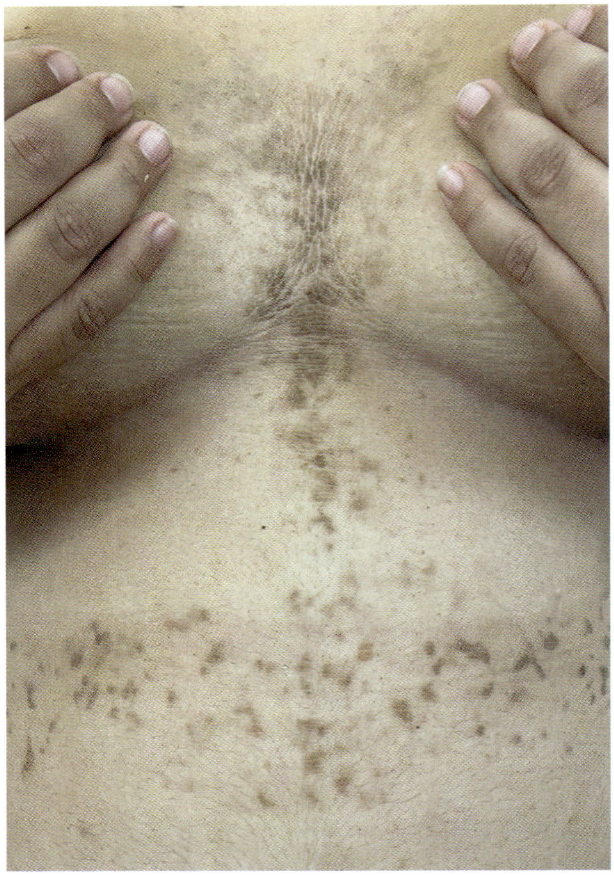

FIGURA 3 Papilomatose confluente e reticulada de Gougerot e Carteaud na região entre as mamas e no abdome superior.
Fonte: arquivo da Dra. Raissa Schwartz Madelaire.

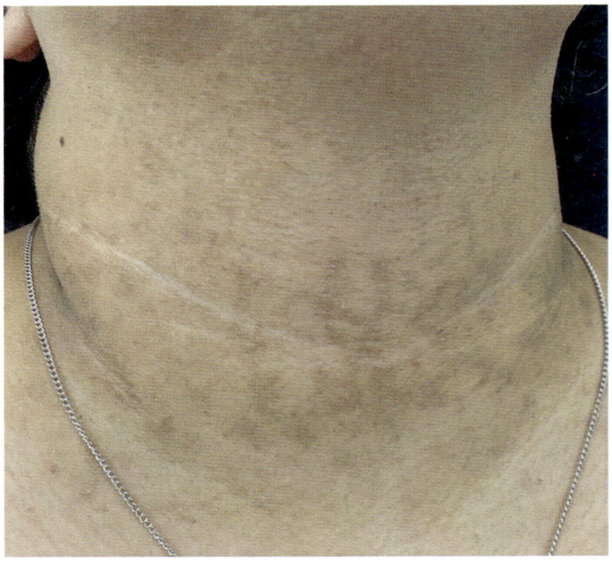

FIGURA 4 Papilomatose confluente e reticulada de Gougerot e Carteaud na região cervical anterior.
Fonte: arquivo da Dra. Raissa Schwartz Madelaire.

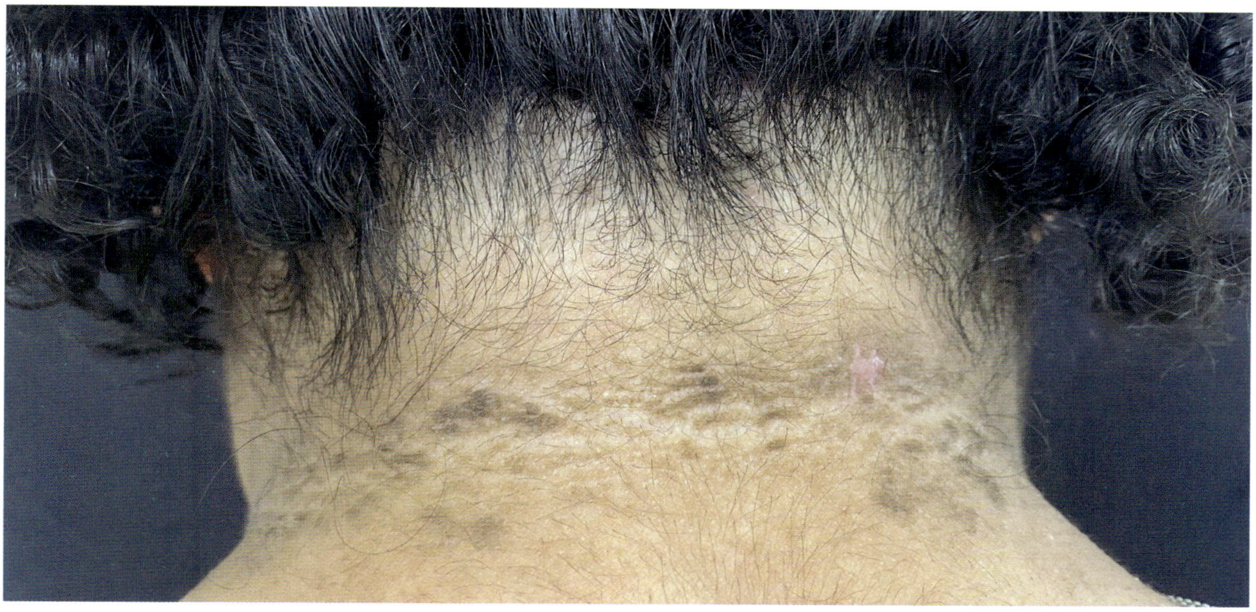

FIGURA 5 Papilomatose confluente e reticulada de Gougerot e Carteaud na região cervical posterior.
Fonte: arquivo da Dra. Raissa Schwartz Madelaire.

TRATAMENTO

O tratamento com antifúngicos pode ter boa resposta em casos em que há colonização maciça por *Malassezia* sp. Antibióticos orais como as ciclinas, macrolídeos, tetraciclinas e cefalosporinas também apresentam resultados satisfatórios. Outras modalidades incluem retinoide tópico ou oral, peróxido de benzoíla, tacrolimo, ureia, sulfeto de selênio e calcipotriol tópicos. Estudos mostram eficácia parcial associada ao controle de peso por meio de atividade física e dieta alimentar.

BIBLIOGRAFIA SUGERIDA

1. Tavafoghi V, Shafer J, Etal HD, Groh V. Confluent and reticulated papillomatosis of Gougerot and Carteaud. J Am Acad Dermatol. 1980;2:401-10.
2. Azulay RD, Azulay DR, Azulay-Abulafia L. Atlas de dermatologia: Da semiologia ao diagnóstico. Guanabara Koogan; 2020.
3. Bernardes Filho F, Quaresma MV, Rezende FC, Kac BK, Nery JAC, Azulay-Abylafia L. Papilomatose confluente e reticulada de Gougerot-Carteaud e obesidade: Achados dermatoscópicos [Internet]. Anais Brasileiros de Dermatologia. [citado 3 de julho de 2023]. Disponível em: http://www.anaisdedermatologia.com.br/detalhe-artigo/102063/Papilomatose-confluente-e-reticulada-de-Gougerot-Carteaud-e-obesidade--achados-dermatoscopicos-.
4. Cockerell CJ, Larsen F. Confluent and reticulate papillomatosis. Dermatology. 2. ed. Bolognia JL, Jorizzo JL, Rapini RP (orgs.). New York: Mosby Elsevier; 2008.
5. Lobo MASS, Rodrigues TS, Kede MPV, Nascimento LV. Papilomatose confluente reticulada de Gougerot-Carteaud [Internet]. Anais Brasileiros de Dermatologia. [citado 3 de julho de 2023]. Disponível em: http://www.anaisdedermatologia.com.br/detalhe-artigo/1021/Papilomatose-confluente-reticulada-de-Gougerot-Carteaud.
6. Henning JP, de Wit RF. Familial occurrence of confluent and reticulated papillomatosis. Arch Dermatol. 1981;117(12):809-10.

54

Hiperpigmentação de axilas

Oscar Ariel Bautista Oróstegui
Rosalina Maria Cotti da Rocha
Katleen da Cruz Conceição

INTRODUÇÃO

A axila humana é uma região cutânea singular no organismo humano, apresentando particularidades anatômicas e fisiológicas específicas. Entre elas, destacam-se a alta densidade de folículos pilosos e glândulas sebáceas, além da significativa presença de glândulas sudoríparas écrinas e apócrinas.[1]

Vários estudos têm mostrado que as propriedades gerais da pele axilar são diferentes daquelas de outros locais do corpo. Por exemplo: integridade da barreira cutânea reduzida; envelopes córneos axilares menores do que os encontrados na pele do antebraço, indicativos de uma renovação celular mais curta; maior retenção de material descamativo incompletamente removido em sua superfície etc., gerando certa vulnerabilidade da pele axilar para desenvolver determinadas patologias.[2]

A tonalidade da pele humana depende da quantidade e distribuição de melanina e outros cromóforos como a hemoglobina, e seus efeitos na absorção, reflexão e dispersão da luz.

A hiperpigmentação consiste em uma condição dermatológica em que ocorre um escurecimento excessivo da pele, e é geralmente causada por um aumento na produção de melanina, bem como, em alguns casos, um aumento na densidade de melanócitos ativos.[3]

A hiperpigmentação axilar é uma condição prevalente, geralmente adquirida, que afeta predominantemente indivíduos com fototipo de pele elevado. A presença de manchas pigmentadas nas axilas pode gerar desconforto estético, causando incômodo aos pacientes, a ponto de impedir o uso de roupas que exponham a área acometida, como regatas e biquínis, ou mesmo de levantar os braços em público.

ETIOLOGIA

A hiperpigmentação axilar pode resultar de diversas causas, como distúrbios endócrinos, reações alérgicas, doenças infecciosas, fatores genéticos, ambientais, constitucionais, hiperidrose, uso de medicamentos, desodorantes, e práticas como a depilação com lâmina ou uso de cera (Tabela 1).[4]

Hiperpigmentação cutânea devido a depilação com lâmina, uso de cera ou substâncias químicas para depilar

Os regimes de cuidados pessoais de muitos pacientes envolvem o uso de desodorantes e antitranspirantes para reduzir a umidade e o mau odor, além de depilar ou arrancar os pelos axilares com uso de cera e/ou outras substâncias químicas. Essas práticas podem ser acompanhadas de irritação visível, e em alguns casos, principalmente nos pacientes com fototipos de pele Fitzpatrick III ou superiores, escurecimento da pele das axilas.[4,5]

Assim, é bem documentado que a causa primária da irritação induzida pela depilação é a remoção das camadas mais superficiais da pele, o estrato córneo. A proporção média de detritos de pele removidos na axila é maior do que em outros locais e relatada em 36%, levando ao desenvolvimento de secura e descamação da pele pós-depilação, prejudicando a barreira natural contra irritantes exógenos. A resposta inicial à depilação é uma irritação altamente visível (eritema).[6]

No caso da axila, a irritação causada pela depilação combinada com o uso de antitranspirantes, e não a exposição à radiação UV, leva ao escurecimento da pele em indivíduos suscetíveis. No entanto, outros fatores,

TABELA 1 Causas de hiperpigmentação de axilas

Transtorno irritativo local	Depilação com lâmina, uso de cera, substâncias químicas para depilar
Acantose nigricante	Obesidade
	Diabetes tipo 2
	Síndrome de ovário policístico
	Síndrome de Cushing
	Acromegalia
	Hipotireoidismo
	Medicamentos como insulina, corticoides, altas doses de niacina, anticoncepcionais
	Câncer de estômago, fígado, cólon
Hiperpigmentação pós-inflamatória	Doenças infecciosas de etiologia bacteriana como foliculite, eritrasma. Etiologia fúngica como candidíase, pitiríase versicolor. Exantemas virais
	Dermatite de contato alérgica secundária a sensibilização por desodorantes, fragrâncias, sabonetes. Reações alérgicas a picada de inseto, ácaros como escabiose
	Doenças inflamatórias como psoríase invertida, líquen plano pigmentoso invertido
	Reações de hipersensibilidade a medicamentos
Outras causas menos frequentes de diversas etiologias	Hidradenite supurativa, doença de Dowling Degos, pênfigo vegetante, doença de Darier, Haley-Haley, papilomatose confluente e reticulada, doença de Fox-Fordyce, eritema discrômico *perstans*, deficiência de vitamina B12, entre outras

como o aumento do índice de massa corporal (que incrementa o atrito) e o tom de pele da base axilar, estão fortemente relacionados com o escurecimento axilar.[7]

Na verdade, mais do que o uso do produto ou o método de remoção de pelos, foi proposto que o escurecimento da pele das axilas seja mais bem definido como hiperpigmentação pós-inflamatória leve, caracterizada pelo aumento da produção de melanina epidérmica após uma irritação ou estimulação leve da pele.[5]

O trauma causado pela depilação das axilas está associado ao vazamento de melanossomas na derme e, consequentemente, a um aumento na pigmentação, bem como à infiltração de células mononucleares e macrófagos. A resposta da infiltração de macrófagos está associada à produção de citocinas inflamatórias, levando a um ciclo autoperpetuante, pois os melanócitos são estimulados a produzir mais melanossomas contendo pigmento. Existe também uma relação próxima entre a densidade de pigmento epidérmico, a quantidade de pigmento dérmico e o aumento da infiltração de macrófagos.

Assim como na melanogênese geral, os pontos de intervenção para modular a hiperpigmentação pós-inflamatória são os mesmos, ou seja, a inibição da tirosinase, a inibição da transferência de melanina e o controle da descamação dos corneócitos contendo melanina residual.[5]

A pele seca e irritada pode retornar à função normal pelo uso de formulações que contêm ativos hidratantes e que reforçam a barreira cutânea. Aquelas que tiveram sucesso foram o uso de uma formulação de *roll-on* antitranspirante que restaura os níveis de umidade dentro do estrato córneo usando umectantes, como glicerol, e óleos como o de semente de girassol.[6]

A combinação de glicerol/óleo de semente de girassol também tem se mostrado efetiva no controle da hiperpigmentação pós-inflamatória axilar, pois os dois ativos são efetivos no controle da irritação (inflamação), e isso por si só ajudará a prevenir o início da hiperpigmentação.[6]

Acantose nigricante

Definição

A acantose nigricante (AN) é uma desordem cutânea de múltiplas etiologias, caracterizada por placas simétricas, escuras, grossas, ásperas e com aparência aveludada, comumente distribuídas no pescoço, axilas, fossas antecubital e poplítea, áreas inframamárias e na região da virilha. A histopatologia revela papilomatose e hiperqueratose da pele.[8]

Epidemiologia

A prevalência da AN está atualmente em ascensão devido ao aumento da obesidade e diabetes na população. A prevalência varia de 7 a 74%, dependendo da idade, raça, tipo de AN, grau de obesidade e problemas endócrinos associados. A AN ocorre mais comumente em nativos americanos, afro-americanos, hispânicos e caucasianos.[9]

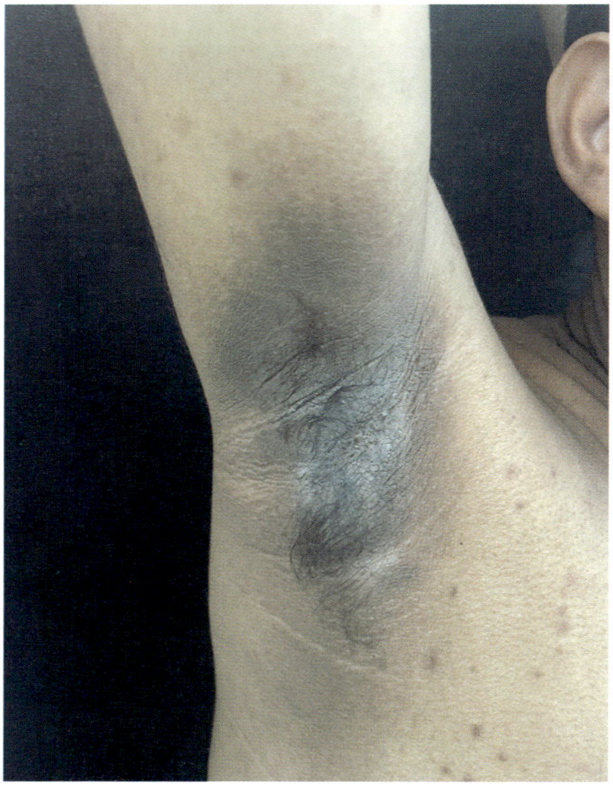

FIGURA 1 Acantose nigricante. Espessamento e hipercromia da pele em uma área típica da doença.

Fonte: imagem cedida pela Dra. Izabela Ferreira Rocha, pós-graduanda em Dermatologia pelo Instituto de Dermatologia Prof. Rubem David Azulay da Santa Casa da Misericórdia do Rio de Janeiro/ PUC-Rio.

Fisiopatologia

A fisiopatologia da AN consiste na estimulação da proliferação de queratinócitos epidérmicos e fibroblastos dérmicos. Insulina e fator de crescimento semelhante à insulina (IGF) são sugeridos como promotores dessa proliferação. Outros mediadores propostos incluem o receptor do fator de crescimento de fibroblastos (FGFR) e receptores de tirosina quinase, como o receptor do fator de crescimento epidérmico (EGFR). Todos esses receptores estão presentes em queratinócitos e fibroblastos e estimulam o crescimento.[10]

A hiperglicemia, observada na obesidade e diabetes tipo 2, pode ativar diretamente os receptores de IGF-1 nas células da pele e aumentar os níveis sanguíneos de IGF-1 ao diminuir os níveis circulantes de proteína de ligação de IGF-1 e 2, aumentando assim o nível de IGF-1 livre nos tecidos.[11]

Na AN paraneoplásica, células cancerosas em tumores e depósitos metastáticos secretam citocinas como o fator de crescimento transformador alfa (TGF-α), que pode se ligar ao EGFR nas células da pele e causar hiperqueratose e papilomatose, levando à AN.[12]

Outras causas de AN podem ser síndromes hormonais: algumas condições que afetam os níveis de insulina podem levar à AN. Isso inclui: síndrome dos ovários policísticos, síndrome de Cushing, acromegalia, hipotireoidismo. Algumas medicações como insulina, corticoides, hormônio de crescimento, anticoncepcionais e altas doses de niacina podem causar AN.

Tratamento

O tratamento da AN deve sempre visar a correção da patologia subjacente da doença. Não há consenso sobre o melhor tratamento. As lesões de pele devem ser tratadas porque são visualmente perturbadoras para o paciente. Como a maioria dos casos de AN está relacionada à obesidade, a perda de peso deve ser a primeira linha de "terapia". Dieta, exercício e modificação comportamental são a base para tratar essa condição. Entre as modificações dietéticas, a ingestão frequente de pequenas refeições e evitar bebidas açucaradas e *fast food* são importantes.[13]

Os retinoides tópicos são considerados o tratamento de primeira linha. Os retinoides normalizam a renovação epidérmica, corrigem a hiperqueratose e fazem com que a espessura epidérmica volte ao seu estado normal. A maior evidência está disponível para a tretinoína tópica.[8]

O calcipotriol é um análogo da vitamina D utilizado para múltiplas dermatoses. Foi demonstrado que inibe a proliferação de queratinócitos. Pode diminuir os efeitos cutâneos da insulina, reduzindo o número de queratinócitos ativos disponíveis como alvo. É uma alternativa segura e bem tolerada para o tratamento da AN quando o tratamento etiológico não é possível ou necessário.[14]

O regime de combinação tripla modificada (tretinoína 0,05%, hidroquinona 4%, acetonido de fluocinolona 0,01%) à noite tem ajudado a melhorar as lesões. Além disso, o ácido kójico sozinho ou em combinação com outras moléculas pode ser usado como agente despigmentante.[15]

Peelings contendo ácido tricloroacético (TCA) podem ajudar a esfoliar a pele. Esse processo ajuda a remover a pele mais espessa e danificada para revelar uma nova pele lisa.

Vários *lasers* têm sido usados para tratar AN. O *laser* alexandrite de pulso longo foi usado para direcionar a melanina no pelo e induzir a cicatrização térmica da pele para causar remodelação do tecido e redução de pigmentos, melhorando assim a AN. Precisamos lembrar que o *laser* alexandrite pode não ser uma opção adequada para pessoas de pele mais escura, devido às chances de desenvolvimento de hiperpigmentação pós-inflamatória. Leerapongnan et al. compararam a eficácia do *laser* de fibra erbium fracionado de 1.550 nm e creme de tretinoína a 0,05% e afirmaram que o *laser* de fibra erbium fracionado de 1.550 nm poderia ser considerado como um tratamento alternativo para a AN.[16]

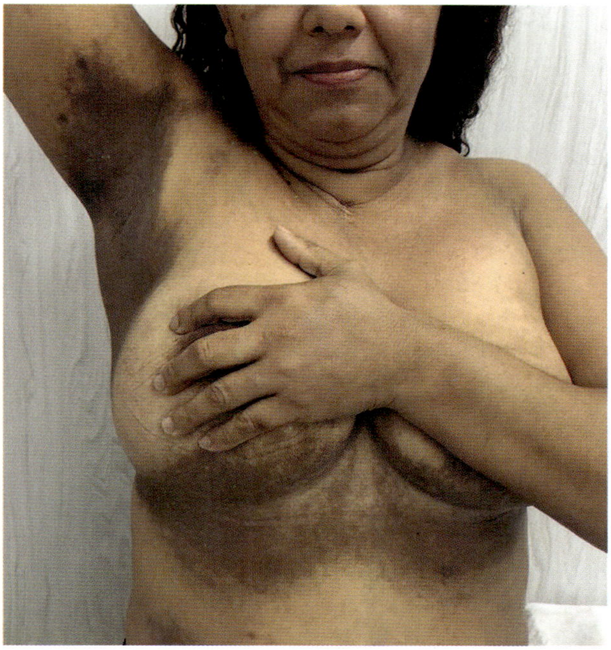

FIGURA 2 Líquen plano pigmentoso invertido. Máculas acastanhadas de superfície lisa em áreas flexurais e intertriginosas, poupando áreas expostas ao sol.

Fonte: imagem cedida pela Dra. Marília Barbosa Cavalcante Silva, pós-graduanda em dermatologia pelo Hospital Federal dos Servidores do Estado, RJ.

Hiperpigmentação pós-inflamatória (HPI)

Definição

A hiperpigmentação pós-inflamatória (HPI) é uma hipermelanose adquirida que ocorre após inflamação ou lesão cutânea e pode surgir em todos os tipos de pele, mas afeta com mais frequência pacientes com fototipos altos (tipos de pele Fitzpatrick IV a VI) e pode ter um impacto psicossocial negativo significativo, já que essas mudanças pigmentares podem ocorrer com maior gravidade nessas populações. No entanto, há uma ampla variedade de tratamentos seguros e eficazes para HPI, incluindo agentes despigmentantes tópicos, *peelings* químicos e terapias a *laser* e luz.

Causas

Muitos tipos de dermatoses inflamatórias e lesões cutâneas podem causar alterações pigmentares. Uma ampla gama de etiologias para HPI existe, incluindo infecções como dermatofitoses (candidíase, pitiríase versicolor), infecções bacterianas como eritrasma, foliculite, exantemas virais, reações alérgicas a picadas de insetos ou ácaros como escabiose, ou dermatite de contato a substâncias químicas como desodorantes, cremes para depilação, cera, sabonetes; doenças papuloescamosas como psoríase invertida ou líquen plano pigmentoso invertido, HPI induzida por medicamentos devido a reações de hipersensibilidade, entre outras etiologias menos frequentes.[17]

Outra condição comum que predispõe ao desenvolvimento de HPI é a hiperidrose, caracterizada por uma produção excessiva e anormal de suor. Pacientes com hiperidrose geralmente têm aumento da sudorese superior ao necessário para regular a temperatura corporal. As bactérias que prosperam nas axilas não só causam bromidrose (odor desagradável e intenso), como também podem causar o escurecimento das axilas a longo prazo.

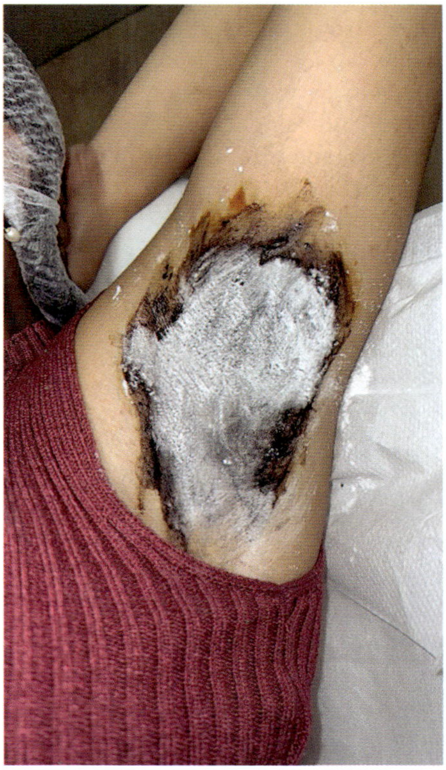

FIGURA 3 Teste de iodo. Auxilia no diagnóstico de hiperidrose axilar.

Fonte: arquivo da Dra. Rosalina Maria Cotti da Rocha.

Patogênese

A HPI resulta da superprodução de melanina ou da dispersão irregular de pigmento após inflamação cutânea. Quando a HPI é limitada à epiderme, há um aumento na produção e transferência de melanina para os queratinócitos circundantes. Embora o mecanismo exato seja desconhecido, foi demonstrado que esse aumento na atividade dos melanócitos é estimulado por prostanoides, citocinas, quimiocinas e outros mediadores inflamatórios, bem como espécies reativas de oxigênio que são liberadas durante o processo inflamatório. Múltiplos estudos demonstraram as propriedades estimulantes de melanócitos de leucotrienos (LT), como LT-C4 e LT-D4, prostaglandinas E2 e D2, tromboxano-2, interleucina (IL)-1, IL-6, fator de necrose tumoral (TNF)-α, fator de crescimento epidérmico e espécies reativas de oxigênio, como o óxido nítrico. HPI dentro da derme resulta do dano induzido pela inflamação aos queratinócitos basais, que liberam grandes quantidades de melanina. O pigmento livre é fagocitado pelos macrófagos, chamados melanófagos na derme superior, e produz uma aparência azul-acinzentada na pele no local da lesão.[20-23]

Clínica

A HPI geralmente se manifesta como máculas ou manchas na mesma distribuição que o processo inflamatório inicial. A localização do excesso de pigmento nas camadas da pele determinará sua coloração. A hipermelanose epidérmica aparecerá marrom claro, marrom ou marrom escuro e pode levar meses a anos para se resolver sem tratamento. A hiperpigmentação dentro da derme tem uma aparência azul-acinzentada e pode ser permanente ou se resolver ao longo de um período prolongado se deixada sem tratamento. A intensidade da HPI também pode estar relacionada a fototipos de pele mais altos, embora sejam necessários estudos para confirmar essa descoberta. Além disso, a HPI pode piorar com a irradiação ultravioleta (UV) ou com inflamação persistente ou recorrente.[17-19]

Tratamento

O manejo da HPI deve começar primeiro com o tratamento da dermatose inflamatória subjacente. Iniciar o tratamento precocemente para HPI pode ajudar a acelerar sua resolução e prevenir mais escurecimento. No entanto, é importante sempre estar ciente do potencial que o tratamento em si tem para causar ou exacerbar a HPI, causando irritação. Há uma variedade de medicamentos e procedimentos, além de fotoproteção, que podem tratar com segurança e eficácia a HPI em pacientes de pele mais escura. Agentes despigmentantes tópicos, como hidroquinona, ácido azelaico, ácido kójico, extrato de alcaçuz e retinoides, podem ser eficazes sozinhos ou em combinação, no entanto, o uso prolongado de hidroquinona pode ser tóxico; ela poderia causar irritação e hiperpigmentação ou hipopigmentação pós-inflamatória. Uma alternativa é o uso de cremes contendo cisteamina, que tem se mostrado eficaz no clareamento das axilas. A cisteamina tem efeitos colaterais mais leves e reversíveis, como uma sensação de queimação ou irritação que se resolve por si só quando a aplicação é interrompida (Tabela 2).

Outros agentes tópicos como a niacinamida 4% combinada com desonida 0,05% mostraram propriedades despigmentantes em mulheres com hiperpigmentação axilar. Esses resultados podem ser explicados por suas propriedades antimelanogênicas e anti-inflamatórias, respectivamente.[26]

Vale ressaltar que os agentes tópicos são tipicamente usados para tratar a HPI epidérmica, pois a pigmentação mais profunda não responde bem a esses agentes.[17-19,24]

Os *peelings* químicos (quimioesfoliação) são procedimentos estéticos nos quais uma solução química é aplicada na pele para remover a camada superior. A camada superior pode então regenerar.

Os *peelings* químicos têm se mostrado úteis na remoção do excesso de melanina indesejada que causa o escurecimento das axilas. A pele que cresce após o *peeling* químico fica mais clara, semelhante à pele circundante.[17-19,24]

O microagulhamento é uma modalidade de tratamento em evolução para um número crescente de condições dermatológicas. Os instrumentos de microagulhamento são compostos por fileiras de agulhas finas, que são roladas sobre a pele para criar perfurações de cicatrização rápida, resultando em uma resposta de cicatrização e subsequente produção de colágeno e elastina. Nos transtornos da hiperpigmentação, o mecanismo de benefício pode ser secundário à melhora na hidratação da pele e à indução da síntese de colágeno e elastina, o que pode diminuir a visibilidade do pigmento dérmico. Essa técnica também é usada para aumentar a entrega transdérmica de medicamentos através dos poros criados no estrato córneo. O uso do microagulhamento tem se expandido ainda mais com o surgimento do microagulhamento de radiofrequência fracionada. As evidências disponíveis, embora limitadas, sugerem que em fototipos mais elevados, o microagulhamento pode ser uma opção terapêutica útil e com poucos efeitos adversos no tratamento dos transtornos da hiperpigmentação.[29]

É importante o tratamento da hiperidrose como condição que predispõe ao desenvolvimento de HPI. Podem ser usadas medicações anticolinérgicas orais como oxibutinina e glicopirrolato. Aplicação de toxina botulínica na área das axilas pode interromper a produção de suor por meses seguidos. A toxina

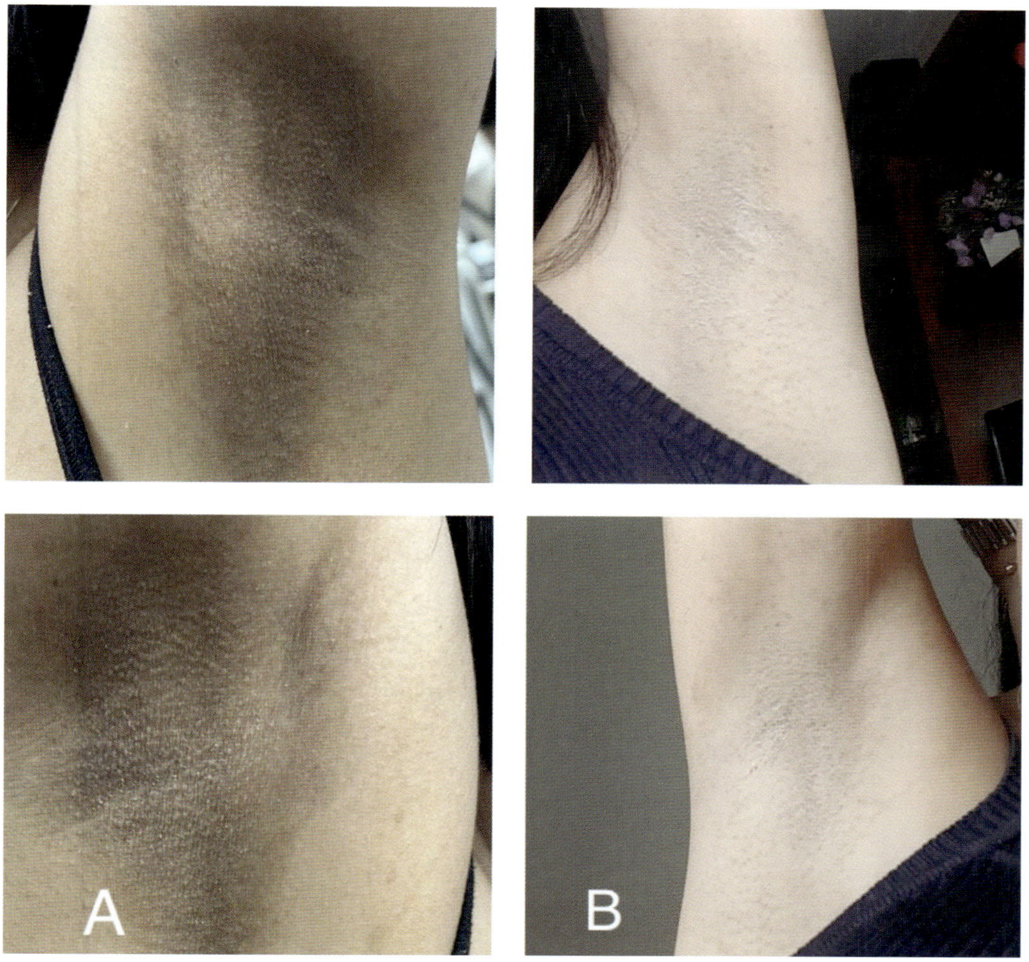

FIGURA 4 Paciente com hiperpigmentação de axilas secundária a hiperidrose. Tratamento com toxina botulínica e 6 sessões de microagulhamento. (A) Antes. (B) Depois do tratamento.
Fonte: arquivo da Dra. Katleen da Cruz Conceição.

botulínica realiza uma quimiodenervação de forma temporária das glândulas écrinas envolvidas na hiperidrose, ligando-se ao receptor localizado na membrana pré-sináptica, bloqueando a liberação de acetilcolina nos terminais nervosos colinérgicos esqueléticos e autonômicos. Costuma haver a necessidade de reinjeção após 6 a 9 meses.[27]

Dispositivos de radiofrequência com microagulhas fornecem energia à derme profunda por meio de microagulhas isoladas sem destruir a epiderme. Esses dispositivos têm se mostrado eficazes no tratamento de hiperidrose axilar sem reações adversas significativas. A energia desses dispositivos poderia afetar especificamente as glândulas sudoríparas, preservando a superfície da pele mesmo que as glândulas sudoríparas estejam localizadas na derme profunda.[28]

Os *lasers* auxiliam na uniformização das axilas, principalmente os *lasers* Nd:YAG (1.064 nm), *Quality-switched* (QS) *Ruby laser* (694 nm), *QS Alexandrite laser* (755 nm), *laser* de picossegundos e o *laser* fracionado não ablativo (1.927 nm), melhorando a remoção desse pigmento na epiderme.[25,30]

TABELA 2 Estratégia de tratamento para hiperpigmentação pós-inflamatória na pele negra

Uso	Terapia
Primeira linha de tratamento	Hidroquinona 4%*
	Fotoproteção solar
Tratamento adicional necessário após 8-12 semanas de terapia	Terapia combinada: hidroquinona mais outros agentes despigmentantes#
	Quimioesfoliação: - Ácido glicólico - Ácido salicílico - Ácido tricloroacético - Solução de Jessner
	Laser/terapia de luz: - Terapia fotodinámica com luz azul - Fototermolise fraccionada - *Laser* Nd:YAG (*Neodymium:Yttrium aluminium garnet*)
Terapia de primeira linha para alergia à hidroquinona ou uso prévio a longo prazo	Outros agentes despigmentantes: - Tretinoína - Adapaleno - Tazaroteno - Mequinol - Ácido azelaico
	Fotoproteção solar
Tratamento adicional necessário após 8-12 semanas de terapia	Quimioesfoliação ou terapia com *laser*/luz como mencionado

* Para evitar complicações como ocronose exógena, é melhor mudar para um agente despigmentante não hidroquinona após uso prolongado.
# Outros agentes comumente usados em combinação com hidroquinona incluem retinoides, ácido glicólico, ácido kójico, ácido ascórbico e vitamina E.

REFERÊNCIAS BIBLIOGRÁFICAS

1. Quinton PM, Elder HY, McEwan JD, Bovell DL. Structure and function of human sweat glands. In: Laden K, Felger CB (eds.). Antiperspirants and deodorants. Cosmetic Science & Technology Series, v. 20. New York: Marcell Dekker Inc.; 1999. p. 17-57.
2. Wilke K, Wick K, Keil FJ, et al. A strategy for correlative microscopy of large skin samples: Towards a holistic view of axillary skin complexity. Exp Dermatol. 2007;17:73-80.
3. Watkinson A, Lee RS, Moore AE, et al. Is the axilla a distinct skin phenotype? Int J Cosmet Sci. 2007;29:60.
4. Taylor S, Grimes P, Lim J, et al. Postinflammatory hyperpigmentation. J Cut Med Surg. 2009;13:183-91.
5. James AG, Pople JE, Parish WE, et al. Histological evaluation of hyperpigmentation on female Filipino axillary skin. Int J Cosmet Sci. 2006;28:247-53.
6. Turner, G.A., Moore, A.E., Marti, V.P.J. et al. Impact of shaving and anti-perspirant use on the axillary vault. Int. J. Cosmet. Sci. 29, 31–38 (2007).
7. James AG, Pople J, Moore A, Paris W. Factors influencing axillary skin hyperpigmentation in Southeast Asia. J Am Acad Dermatol. 2006;54:AB90.
8. Phiske M. An approach to acanthosis nigricans. Indian Dermatol Online J. 2014;5(3):239.
9. Schwartz RA. Acanthosis nigricans. J Am Acad Dermatol.1994;31(1):1-19.
10. Torley D, Bellus GA, Munro CS. Genes, growth factors and acanthosis nigricans. Br J Dermatol. 2002;147(6):1096-101.
11. Popa ML, Popa AC, Tanase C, Gheorghisan-Galateanu AA. Acanthosis nigricans: To be or not to be afraid (Review). Oncol Lett. 2019;17(5):4133-8.
12. James WD, Elston DM, Treat JR, Rosenbach MA, Neuhaus IA (eds.). Endocrine diseases. In: Andrew's diseases of the skin: Clinical dermatology. 13. ed. Elsevier Inc.; 2020. p. 502.
13. Higgins SP, Freemark M, Prose NS. Acanthosis nigricans: A practical approach to evaluation and management. Dermatol Online J. 2008;14(9):2.
14. Gregoriou S, Anyfandakis V, Kontoleon P, Christofidou E, Rigopoulos D, Kontochristopoulos G. Acanthosis nigricans associated with primary hypogonadism: Successful treatment with topical calcipotriol. J Dermatolog Treat. 2008;19(6):373375.
15. Patel NU, Roach C, Alinia H, Huang WW, Feldman SR. Current treatment options for acanthosis nigricans. Cosmet Investig Dermatol. 2018;11:407-13.
16. Leerapongnan P, Jurairattanaporn N, Kanokrungsee S, Udompataikul M. Comparison of the effectiveness of fractional 1550-nm erbium fiber laser and 0.05% tretinoin cream in the treatment of acanthosis nigricans: A prospective, randomized, controlled trial. Lasers Med Sci. 2020 Jan 17. [Epub ahead of print]
17. Chang MW. Disorders of hyperpigmentation. In: Bolognia JL, Jorizzo JL, Rapini RP, eds. Dermatology. 2. ed. Elsevier Mosby; 2009. p. 333-89.
18. Lacz NL, Vafaie J, Kihiczac NI, et al. Postinflammatory hyperpigmentation: A common but troubling condition. Int J Dermatol. 2004;4:362-5.
19. Ruiz-Maldonado R, Orozco-Covarrubias ML. Postinflammatory hypopigmentation and hyperpigmentation. Semin Cutan Med Surg. 1997;16:36-43.

20. Tomita Y, Maeda K, Tagami H. Melanocyte-stimulating properties of arachidonic acid metabolites: Possible role in postinflammatory pigmentation. Pigment Cell Res. 1992;5:357-61.
21. Ortonne J. Retinoic acid and pigment cells: A review of in-vitro and in-vivo studies. Br J Dermatol. 1992;127(Suppl 41):43-7.
22. Nordlund JJ, Abdel-Malek ZA. Mechanisms for postinflammatory hyperpigmentation and hypopigmentation. In: Bagnara JT (ed.). Advances in pigment cell research: Proceedings of symposia and lectures from the Thirteenth International Pigment Cell Conference. Tucson, AZ; October 5–9, 1986. New York, NY: Liss; 1988. p. 219-39.
23. Masu S, Seiji M. Pigmentary incontinence in fixed drug eruptions. Histologic and electron microscopic findings. J Am Acad Dermatol. 1983;8:525-32.
24. Halder RM, Richards GM. Management of dyschromias in ethnic skin. Dermatol Ther. 2004;17:151-7.
25. Ghannam S, Al Otabi FK, Frank K, Cotofana S. Efficacy of low--fluence Nd:YAG 1064 nm laser for the treatment of post-inflammatory hyperpigmentation in the axillary area. J Drugs Dermatol. 2017 Nov 1;16(11):1118-23.
26. Castanedo-Cazares JP, Lárraga-Piñones G, Ehnis-Pérez A, Fuentes--Ahumada C, Oros-Ovalle C, Smoller BR, et al. Topical niacinamide 4% and desonide 0.05% for treatment of axillary hyperpigmentation: A randomized, double-blind, placebo-controlled study. Clin Cosmet Investig Dermatol. 2013;6:29-36.
27. Loureiro MP, Campos JRM, Wolosker N, Kauffman P (eds.). Hyperhidrosis: A complete guide to diagnosis and management. Cham: Springer; 2018.
28. Kim M, Shin JY, Lee J, Kim JY, Oh SH. Efficacy of fractional microneedle radiofrequency device in the treatment of primary axillary hyperhidrosis: A pilot study. Dermatology. 2013;227(3):243-9.
29. Cohen BE, Elbuluk N. Microneedling in skin of color: A review of uses and efficacy. J Am Acad Dermatol. 2016 Feb;74(2):348-55.
30. Bae YC, Rettig S, Weiss E, Bernstein L, Geronemus R. Treatment of post-inflammatory hyperpigmentation in patients with darker skin types using a low energy 1,927 nm non-ablative fractional laser: A retrospective photographic review analysis. Lasers Surg Med. 2020 Jan;52(1):7-12.

Seção 8

Dermatoses infecciosas

55

Doença de Lyme

Ana Beatriz Farias Gonçalves Scultori
Cauê Cedar Borges da Silva Reis

CONCEITO

A doença de Lyme foi descoberta em 1976 e esse nome lhe foi atribuído pela existência de muitos casos na cidade de Lyme, em Connecticut, nos Estados Unidos.[1] No Brasil, os primeiros casos da doença de Lyme foram descobertos em São Paulo, em 1992.[2]

Também chamada de borreliose de Lyme,[2] é uma doença sistêmica causada por bactérias espiroquetas do complexo *Borrelia lato sensu*,[1-4] compreendendo mais de 13 espécies, das quais quatro são sabidamente patogênicas para os humanos: *B. burgdorferi sensu stricto*, *B. afzelii*, *B. garinii* e *B. spielmanii*.[1,3]

A doença é transmitida pela picada do carrapato infectado.[1-3] No Hemisfério Norte, o mais prevalente é o carrapato do complexo *Ixodes ricinus*. No Brasil, o mais comum é o carrapato-estrela, espécie *Amblyomma cajennense*.[4,5] Não ocorre transmissão inter-humana e é incomum a transmissão materno-fetal.[1]

Para que ocorra a transmissão da infecção, o carrapato deve ficar aderido por mais de 24 horas no hospedeiro. A bactéria, que antes era restrita ao intestino médio do hematófogo, migra para suas glândulas salivares e, após a inoculação, as espiroquetas se multiplicam na corrente sanguínea, ocorrendo a disseminação para articulações, cérebro, nervo, olhos e coração.[1,4,5]

A doença de Lyme pode estar presente em todas as faixas etárias, mas é característica a distribuição bimodal, com o primeiro pico em crianças de 5 a 9 anos de idade e o segundo pico em adultos com idades entre 50 e 64 anos.[1,3]

Os negros são diagnosticados mais frequentemente com a doença em estágios mais avançados quando comparados aos pacientes brancos, o que pode refletir a dificuldade presente no reconhecimento das alterações clínicas dermatológicas da doença por médicos e pacientes nos estágios iniciais.[6-9]

CLÍNICA

As manifestações cutâneo-sistêmicas diferem de acordo com a região geográfica, associando-se às características antigênicas da *Borrelia* spp. e a sua interação com o ecossistema e o vetor presente na região.[4] Cada genoespécie de *B. burgdorferi* invade preferencialmente órgãos diferentes, configurando evoluções clínicas distintas, porém majoritariamente iniciadas com o eritema crônico migratório. A evolução da doença é dividida em três estágios que podem se sobrepor.[1,4]

Estágio I

No estágio 1, o eritema crônico migratório é a principal manifestação cutânea da doença de Lyme, estando presente em 60 a 80% dos casos. É por isso considerada um marcador clínico para a suspeita diagnóstica e alerta à vigilância epidemiológica.[1,4,7,8]

A lesão clássica inicia-se no sítio de inoculação.[1,4] Observa-se uma mácula ou pápula avermelhada, expandindo-se de forma centrífuga com diferentes intensidades dessa cor – lesão em alvo –, podendo surgir uma pápula central correspondente ao local da picada do carrapato. Está mais associada à *Borrelia burgdorferi stricto sensu*, sendo menos frequentemente a *B. garinii* ou a *B. afzelii*, espécies mais encontradas na Europa, nas quais predomina, inclusive, a acrodermatite crônica atrofiante.[4]

Na população negra, a lesão em alvo pode ser confundida pelo fato de a graduação de cor não ser tão evidente.[7-9]

Nesse estágio, podem ocorrer manifestações sistêmicas, como astenia, artralgia, mialgia, *rash* cutâneo, adenopatia, esplenomegalia e sinais de irritação meníngea.[3-5]

Essas lesões iniciais podem desaparecer sem tratamento e as manifestações do segundo e terceiro estágios podem surgir meses ou anos após a infecção inicial.[1,3]

Estágio II

O estágio II ocorre semanas ou meses após o eritema migratório. O linfocitoma cútis é a manifestação clínica dermatológica mais característica e consiste em lesão única papulonodular de 1 a 5 centímetros de diâmetro, normocrômica ou eritematoacastanhada, de consistência amolecida, presente principalmente no pavilhão auricular em crianças ou na mama em adultos.[1,4]

Estágio III

O estágio III, também conhecido como estágio disseminado tardio, caracteriza-se dermatologicamente pela presença de acrodermatite crônica atrofiante. Caracteriza-se por placa eritematosa que evolui com atrofia cutânea localizada nos membros inferiores.[4,10]

Artrite crônica oligoarticular, encefalomielite progressiva e síndrome similar à esclerose múltipla também podem estar presentes.[1,4]

DIAGNÓSTICO

O diagnóstico da doença de Lyme pode ser feito com base na epidemiologia, no quadro clínico, na cultura e/ou na sorologia por ELISA ou imunofluorescência indireta.[1,4]

Para estabelecer padrão epidemiológico, o *Center for Disease Control* (CDC, Atlanta, EUA) estabeleceu os seguintes critérios diagnósticos:[1]

1. Em área endêmica, considera-se borreliose de Lyme se, após exposição a carrapatos, o paciente apresentar eritema crônico migratório ou, na sua ausência, ocorrer registro de doença cardiovascular, do sistema nervoso ou musculoesquelético.
2. Em áreas consideradas de risco por possuírem reservatórios e vetores, consideram-se indivíduos com borreliose de Lyme aqueles que desenvolverem eritema crônico migratório com sorologia positiva pelo *Western blotting*, pois os métodos ELISA e imunofluorescência indireta podem dar diagnóstico falso-positivo para outras espiroquetas.

O eritema crônico migratório é um marcador clínico cutâneo da borreliose. O exame histopatológico da biópsia de pele na busca do agente etiológico constitui importante ferramenta para o diagnóstico.[1,4]

TRATAMENTO

O tratamento das manifestações recentes baseia-se em antibioticoterapia (penicilinas, tetraciclinas e/ou ceftriaxona). Essas lesões recentes podem não desaparecer com a medicação e as manifestações tardias podem ser irreversíveis. Existem vários esquemas terapêuticos:[4]

- Tetraciclina VO 250 mg – 4 vezes/dia – 14 a 21 dias.
- Doxiciclina VO 100 mg – 2 vezes/dia – 14 a 21 dias.
- Amoxicilina VO 250 a 500 mg – 4 vezes/dia – 14 a 21 dias, ou 20 mg/kg/dia.
- Ceftriaxona IM 2 g – 2 vezes/dia – durante 14 dias.

REFERÊNCIAS BIBLIOGRÁFICAS

1. Itin P, Lipsker D, Jaulhac B (eds.). Lyme Borreliosis: Biological and clinical aspects. Amsterdam: Elsevier; 2009.
2. Santos M, Haddad Jr. V, Ribeiro-Rodrigues R, Talhari S. Borreliose de Lyme. An Bras Dermatol, 2010;85(6):929-46.
3. Bhate C, Schwartz RA. Lyme disease: Part I. Advances and perspectives. Journal of the American Acadey of Dermatology. 2011;64(4):619-36.
4. Azulay RD, Azulay DR, Azulay-Abulafia L. Azulay Dermatologia. 8. ed. Rio de Janeiro: Guanabara Koogan; 2022.
5. Passos SD, Gazeta RE, Latorre MR, Durigon EL, Gauditano G, Yoshinari NH. Características clínico-epidemiológicas da doença Lyme--símile em crianças. Rev Assoc Med Bras. 2009;55(2):131-9.
6. Ly DP. Black-white differences in the clinical manifestations and timing of initial Lyme disease diagnoses. Journal of General Internal Medicine. 2021;37(10):2597-600.
7. Hunt KM, Michelson KA, Balamuth F, Thompson AD, Levas MN, Neville DN, et al. Racial differences in the diagnosis of Lyme disease in children. Clinical Infectious Diseases. 2023;76(6):1129-31.
8. Dennison R, Novak C, Rebman A, Venkatesan A, Aucott J. Lyme disease with erythema migrans and seventh nerve palsy in an African American man. Cureus. 2019;11(12):e6509.
9. Palmieri JR, Kushwaha-Wagner A, Bekele A-M, Chang J, Nguyen A, Hoskins NN, et al. Missed diagnosis and the development of acute and late Lyme disease in dark-skinned populations of Appalachia. Biomedical Journal of Scientific & Technical Research. 2019;21(2).
10. Negretti CMdH, Sgarbi CR, Rodrigues VMCB, Villa RT, Bedin V. Acrodermatitis chronica atrophicans: A case report and review of the literature. Med Cutan Iber Lat Am. 2015;43(S1):S28-S31.

56
Hanseníase

Ana Carolina Galvão dos Santos de Araujo
Leonardo Lora Barraza

INTRODUÇÃO

A hanseníase é uma enfermidade infectocontagiosa, crônica, causada pela bactéria *Mycobacterium leprae*, que demonstra predileção pela pele e pelos nervos periféricos. É considerada um problema de saúde pública em diversos países e o Brasil ocupa o segundo lugar dos países com maior número de casos, estando apenas atrás da Índia.[1,2]

EPIDEMIOLOGIA

Em 2022 foram 174.087 novos casos registrados no mundo. Índia, Brasil e Indonésia registaram as maiores incidências e juntos contabilizaram 78% dos novos casos diagnosticados em 2022. Nas Américas foram 21.398 novos casos, 91,7% deles no Brasil.[3]

A detecção de casos novos, o grau de incapacidade avaliado no momento do diagnóstico e a incidência de casos entre crianças são considerados os principais indicadores para avaliação do controle da endemia. A presença de incapacidades no momento do diagnóstico reflete diretamente a detecção tardia dos casos.[1]

O estigma da doença, a falta de conscientização da comunidade sobre os sintomas, a pouca sintomatologia das lesões de evolução recente, a capacidade do sistema de saúde em reconhecer a doença nos estágios iniciais e, em certa medida, a cobertura dos serviços de saúde podem ser fatores que atrapalham o diagnóstico precoce.[4]

ETIOPATOGENIA

M. leprae é um bacilo gram-positivo, parasita intracelular obrigatório, exibindo marcado tropismo por macrófagos e pelas células de Schwann. A transmissão acontece por via respiratória, pelo convívio com uma pessoa contaminada, com carga bacilar elevada (multibacilar) e que ainda não tenha iniciado o tratamento.[2,4]

Os indivíduos que após infectados são capazes de produzir resposta imunológica celular (paucibacilares) conseguem controlar melhor a infecção do que aqueles que produzem resposta humoral predominante.[2]

CLASSIFICAÇÃO CLÍNICA

As três classificações clínicas mais utilizadas no Brasil são:

- Classificação Operacional da Organização Mundial da Saúde (OMS) (1995): paucibacilares (PB): até 5 lesões; multibacilares (MB): mais que 5 lesões.
- Madrid: no Brasil é a classificação utilizada nas fichas de notificação do sistema de informação de agravos de notificação (SINAN); subdivide a hanseníase em indeterminada, tuberculoide, dimorfa e virchowiana.
- Ridley e Jopling (1966): mais utilizada para pesquisas, subdivide a hanseníase em indeterminada (I), tuberculoide (TT), *borderline*-tuberculoide (BT), *borderline-borderline* (BB), *borderline*-lepromatosa (BL), lepromatosa (LL).[5,6]

APRESENTAÇÃO CLÍNICA

Forma indeterminada (I)

A forma indeterminada é conceitualmente macular. Ou seja, não ocorrem placas ou nódulos. Caracteriza-se por mácula hipocrômica, única ou em pequeno número, com bordas mal definidas e hipoestesia. Pode se resolver espontaneamente ou evoluir para qualquer polo da doença. A baciloscopia é negativa.[5]

Faz diagnóstico diferencial com pitiríase versicolor, pitiríase alba, hipocromia residual, nevo hipocrômico e vitiligo. Nesses casos, a alteração da sensibilidade é o principal sinal clínico para diferenciá-la das outras dermatoses que se apresentam sob a forma de máculas hipocrômicas.[7]

Forma tuberculoide (TT)

Ocorre em indivíduos capazes de desenvolver imunidade celular específica, e que então evoluem com multiplicação bacilar limitada e não detectável pela baciloscopia do esfregaço intradérmico. A lesão clássica dessa forma é uma placa eritematosa ou hipopigmentada, com bordas elevadas bem definidas e aplainamento central, que costuma ser hipoestésica, entretanto, essa alteração da sensibilidade pode não ser identificada nas lesões localizadas da face. Pode ocorrer o acometimento dos nervos periféricos, embora não seja frequente, e não necessariamente localiza-se próximo à lesão dermatológica (Figura 1).[5,8]

No diagnóstico diferencial estão a dermatofitose, esclerodermia em placa, granuloma anular, sífilis, sarcoidose, tuberculose cutânea e necrobiose lipoídica.[7]

Conforme abordado em outros capítulos, deve-se chamar a atenção para o fato de que lesões eritematosas podem se apresentar em tons diferentes nos pacientes negros (avermelhadas, violáceas ou acinzentadas).[9]

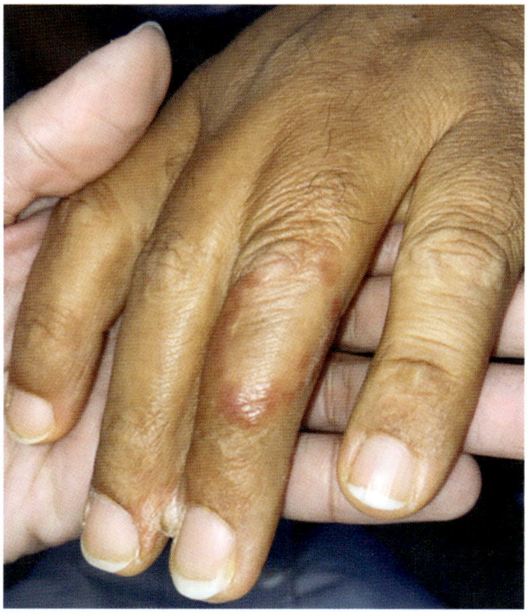

FIGURA 1 Placa eritemato-infiltrada no dorso do quarto quirodáctilo esquerdo. A lesão dermatológica apresentava alteração da sensibilidade térmica e táctil.

Forma virchowiana

Nessa apresentação, pode haver máculas mal delimitadas, eritematosas, simetricamente distribuídas sobre a pele, infiltração do tegumento, pápulas, tubérculos e nódulos. A rarefação dos pelos da cauda da sobrancelha é denominada madarose. Há infiltração difusa da face, com aprofundamento das linhas da região frontal da face e infiltração do nariz e das orelhas, dando aspecto de "face leonina". Pode haver cianose, edema dos membros e a doença pode progredir com ulceração da pele.

O comprometimento neurológico é simétrico e o paciente frequentemente tem queixas nas mãos e nos pés. Os bacilos são facilmente visualizados na baciloscopia.[5]

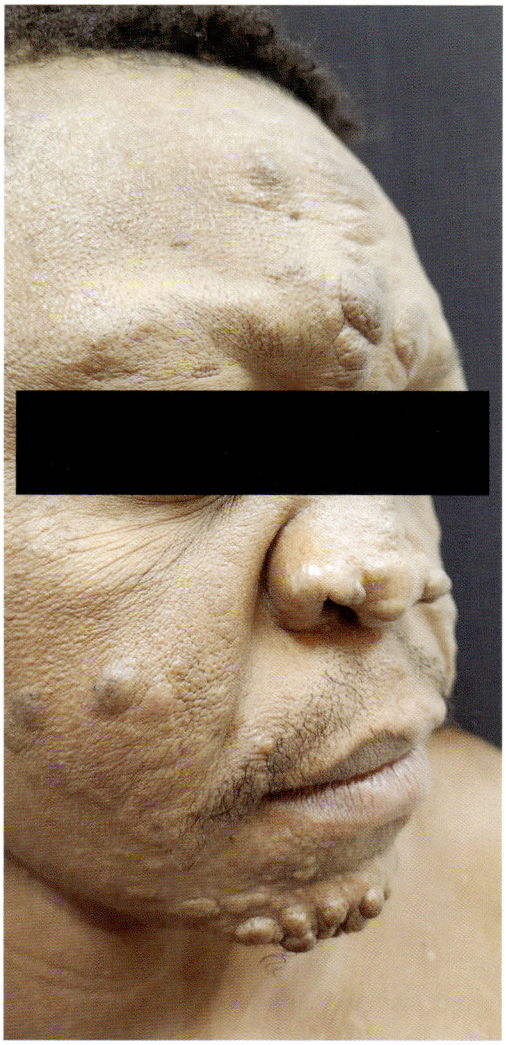

FIGURA 2 Hanseníase virchowiana. Tubérculos (hansenomas) e nódulos na face, associados à deformidade nasal chamada de "nariz em sela" e madarose (rarefação no terço distal do supercílio).

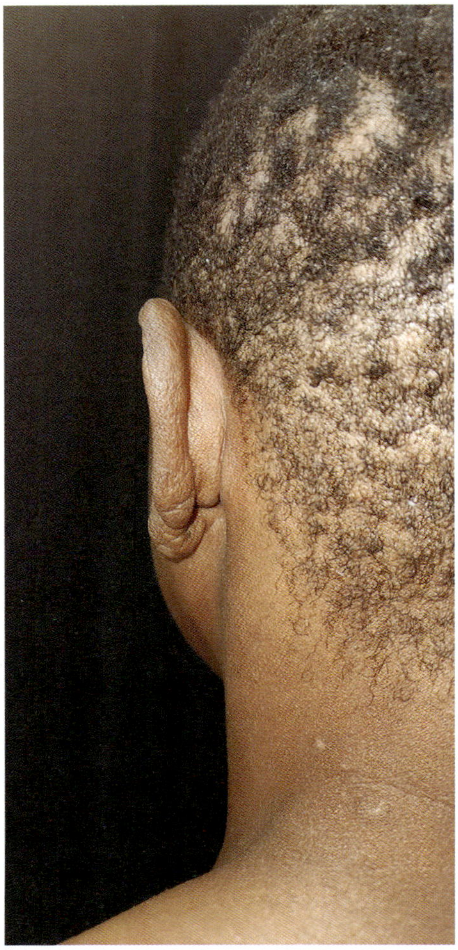

FIGURA 3 Hanseníase virchowiana. Infiltração no pavilhão auricular.

Entre as possibilidades consideradas no diagnóstico diferencial estão: sífilis secundária, farmacodermias, leishmaniose anérgica, xantomatoses, linfomas cutâneos e neurofibromatose.[7]

Forma dimorfa

A forma dimorfa apresenta placas eritematosas, com tamanho e número variável, que se assemelham à forma TT, entretanto são mais numerosas, podem apresentar lesões satélites e apresentam bordas menos infiltradas e menos delimitadas. As lesões neurais são significativas, podendo ser graves e costumam ser assimétricas.

Os pacientes com a forma dimorfa apresentam múltiplas manchas e/ou placas eritematosas de formato irregular com borda externa imprecisa e centro nítido, hipopigmentado conferindo um aspecto de "queijo suíço", chamadas de lesão foveolar, com tendência à distribuição simétrica. Nessa forma clínica, o IB é positivo.[5]

Neural pura

A hanseníase neural pura é a forma na qual não há lesões cutâneas, somente o comprometimento neural, que pode resultar em alterações tanto sensitivas quanto motoras, espessamento neural e dor no trajeto do nervo afetado, sendo esse acometimento, em geral, assimétrico.[10]

ESTADOS REACIONAIS DA HANSENÍASE

Os episódios reacionais ocorrem devido à exacerbação da reação inflamatória existente na hanseníase e podem aparecer antes, durante ou após o tratamento. São consideradas reações hansênicas: reação tipo 1, também denominada de reação reversa (RR), e reação tipo 2, que clinicamente se apresenta como eritema nodoso hansênico (ENH) ou eritema multiforme hansênico.[11]

- Reação reversa (reação tipo 1): clinicamente manifesta-se com eritema, infiltração e edema de lesões preexistentes e apresenta pouco comprometimento sistêmico. O tratamento é realizado com corticosteroide sistêmico.[11] Uma série de casos publicada em 2020 avaliou a dermatoscopia como método semiótico para avaliação de parâmetros visuais em pacientes com RR e pele negra, sendo identificadas áreas laranja-amareladas em 6 casos (42,85%) e áreas particularmente laranja-avermelhadas em 8 casos (57,14%); vasos arborizados, vasos lineares curtos e finos e vasos lineares borrados foram detectados em 10 casos (71,42%) e em 4 casos (28,57%), respectivamente; escamas brancas estavam presentes em 1 caso (7,14%).[12]
- Eritema nodoso hansênico (ENH): o ENH caracteriza-se pela presença de nódulos eritematosos dolorosos, que podem evoluir para pústulas e bolhas, podendo acometer, além dos membros inferiores, os membros superiores, tronco e face. Não é raro o comprometimento do estado geral, representado por sintomas como febre, linfonodomegalia, anorexia, artralgia, irite, orquite, epididimite e neuropatia. O ENH necrotizante é uma forma mais grave dessa reação que se caracteriza pela presença de lesões ulceradas. O tratamento do ENH consiste no uso de talidomida e/ou prednisona.[11,13]
- Neurite: caracteriza-se por um processo inflamatório dos nervos periféricos, manifestando-se clinicamente com dor espontânea ou à palpação do trajeto anatômico dos nervos e pode ser acompanhado de limitação álgica da mobilidade e perda de função sensitiva, motora e/ou autonômica. O tratamento consiste no uso de corticosteroides.

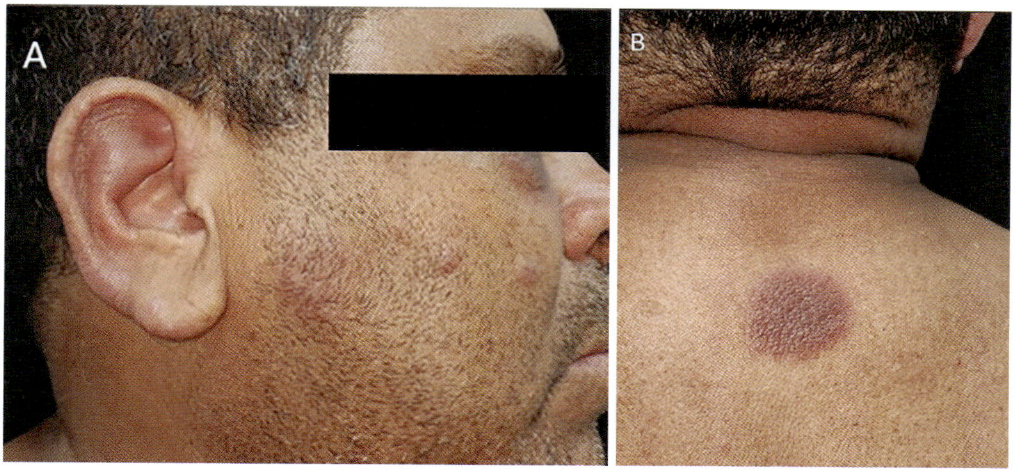

FIGURA 4 Reação reversa. Paciente com fototipo V apresentando placas eritemato-violáceas na (A) face e (B) dorso.

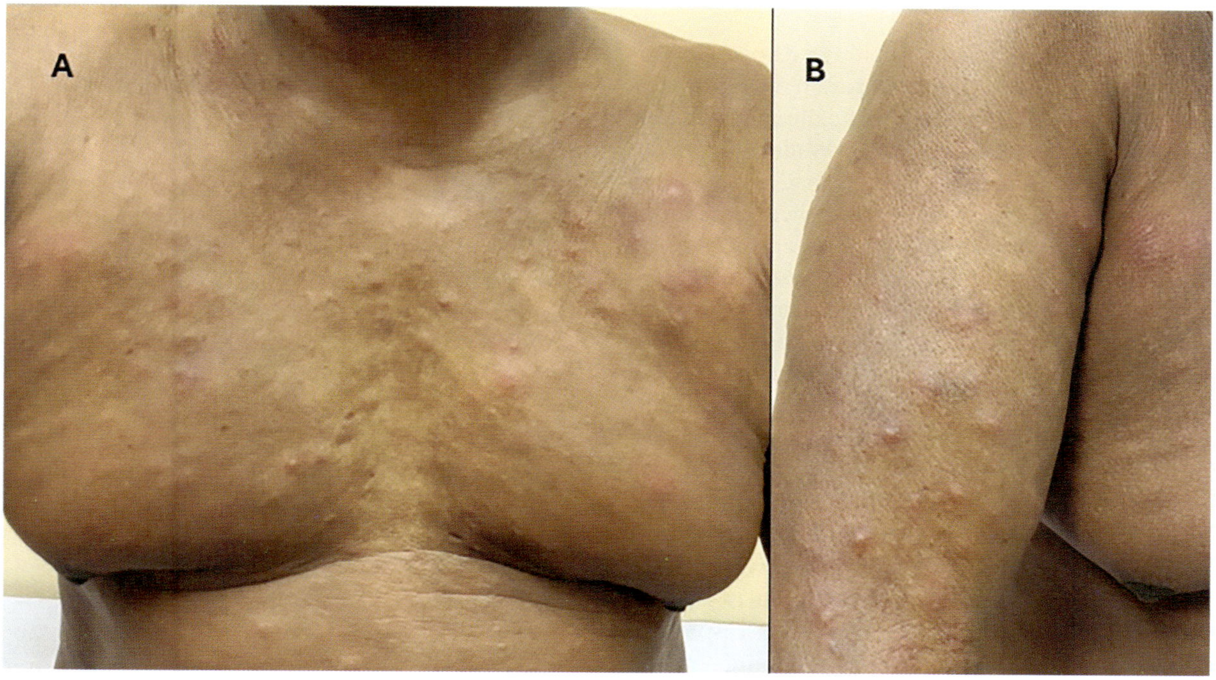

FIGURA 5 Eritema nodoso hansênico. Nódulos eritematosos no (A) colo e (B) membros superiores.

Casos graves podem levar a dano neural permanente e incapacidades físicas.[14]

DIAGNÓSTICO

A confirmação da doença baseia-se principalmente em achados clínicos, uma vez que o diagnóstico é estabelecido mediante a identificação de um ou mais sinais e sintomas específicos:[14]

1. Perda da sensibilidade em uma lesão de pele hipocrômica ou eritematosa.
2. Nervo(s) periférico(s) espessado(s) com perda associada da sensibilidade e/ou fraqueza dos músculos supridos por esse nervo.
3. Presença de bacilos álcool-ácido-resistentes em esfregaço de pele de raspado dérmico.

Baciloscopia

A baciloscopia do raspado dérmico é usada para detectar bacilos resistentes ao ácido e álcool (BAAR) em esfregaços cutâneos coletados de locais padronizados (lesões de pele, lóbulos das orelhas, cotovelos).

É realizada utilizando a técnica de coloração de Ziehl Neelsen, que consiste em colorir bacilos com fucsina. A carga bacilar é expressa como um índice baciloscópico (IB) que reflete o número de bacilos por campo microscópico em escala logarítmica que varia de 0 a 6+. O cálculo do IB é obtido através da média aritmética dos IBs de cada sítio analisado.[14]

Anti-PGL 1

Teste rápido para detecção Ac IgM contra Ag PGL-1 do *M. leprae*. Não deve ser usado como método diagnóstico pois pode ser positivo em indivíduos saudáveis que vivem em áreas endêmicas. Esse teste tem sido indicado na vigilância dos contatos.[14]

Histopatologia

O exame histopatológico da biópsia da pele é o exame complementar mais utilizado para o diagnóstico da hanseníase. A coloração pela hematoxilina-eosina deve ser complementada pela coloração Wade-Klingmuller ou Fite Faraco para identificar os bacilos. Nos casos em que os bacilos não são visualizados, a invasão de filetes nervosos pelo infiltrado inflamatório é a alteração histopatológica que sugere o diagnóstico de hanseníase.

A histologia é um reflexo da resposta imune do indivíduo. Na forma tuberculoide há formação de granuloma de células epitelioides e células gigantes multinucleadas de *Langhans* circundadas por um halo linfocitário. Os bacilos estão ausentes ou são raros. Por outro lado, nos virchowianos observam-se macrófagos na derme profunda e hipoderme formando células espumosas vacuoladas ricas em bacilos. As formas dimorfas podem apresentar: células epitelioides bem desenvolvidas dispersas pelos granulomas; linfócitos e células gigantes são escassos; presença de bacilos; em alguns casos pode haver macrófagos indiferenciados e poucos linfócitos ou histiócitos com tendência à vacuolização.[5]

TRATAMENTO DA HANSENÍASE

Atualmente, o tratamento chamado de poliquimioterapia (PQT) é feito pela associação de três fármacos (dapsona, rifampicina e clofazimina), prescritos de forma padronizada, mensalmente, com doses supervisionadas e autoadministradas. Os indivíduos paucibacilares utilizam 6 doses, e os multibacilares, 12 doses.[15]

REFERÊNCIAS BIBLIOGRÁFICAS

1. OMS. Global leprosy (Hansen disease) update, 2021: Moving towards interruption of transmission. Wkly Epidemiol Rec. 2022;97:429-52.
2. Britton WJ, Lockwood DN. Leprosy. The Lancet [Internet]. 2004;363(9416):1209-19. Disponível em: https://linkinghub.elsevier.com/retrieve/pii/S0140673604159527.
3. OMS. Global leprosy (Hansen disease) update, 2022: New paradigm – control to elimination. Wkly Epidemiol Rec. 2023;98(37):409-30. Disponível em: https://reliefweb.int/report/world/weekly-epidemiological-record-wer-8-september-2023-vol-98-no-37-pp-409-430-enfr. Acesso em: 24 de abril de 2024.
4. OMS. Estratégia Global de Hanseníase 2021-2030 – "Rumo à zero hanseníase". Disponível em: https://www.who.int/pt/publications/i/item/9789290228509.
5. Ridley DS, Jopling WH. Classification of leprosy according to immunity. A five-group system. Int J Lepr Mycobact Dis. 1966;34(3):255-73.
6. OMS. Leprosy (Hansen disease): Report by the Secretariat. Expert Committee on Leprosy. 1998. Disponível em: https://apps.who.int/iris/handle/10665/2340.
7. Talhari S, Garrido Neves R, W. de Oliveira ML, Coelho de Andrade AR, Coelho Ramos AM, Oliveira Penna G, et al. Manifestações cutâneas e diagnóstico diferencial. In: Hanseníase. 5. ed. Rio de Janeiro: Di Livros; 2006. p. 21-45.
8. Brandão LSG, Marques GF, Barreto JA, Coelho APCP, Serrano APDP. Tuberculoid leprosy presenting as a "racket" lesion. An Bras Dermatol [Internet]. 2015;90(3):420-2. Disponível em: http://www.scielo.br/scielo.php?script=sci_arttext&pid=S0365-05962015000300420&lng=en&tlng=en.
9. Sangha AM. Dermatological conditions in skin of color: Managing atopic dermatitis. J Clin Aesthet Dermatol. 2021 Mar;14(3 Suppl 1):S20-S22.
10. Jardim MR, Antunes SLG, Santos AR, Nascimento OJM, Nery JAC, Sales AM, et al. Criteria for diagnosis of pure neural leprosy. J Neurol [Internet]. 2003;250(7):806-9. Disponível em: http://link.springer.com/10.1007/s00415-003-1081-5.
11. Kamath S, Vaccaro SA, Rea TH, Ochoa MT. Recognizing and managing the immunologic reactions in leprosy. J Am Acad Dermatol [Internet]. 2014; 71(4):795-803. Disponível em: https://linkinghub.elsevier.com/retrieve/pii/S0190962214012687.
12. Jha AK, Zeeshan MD, Tiwary P, Singh A, Chaudhary RKP, Roy PK. Dermoscopy of type 1 lepra reaction in skin of color. Dermatol Pract Concept [Internet]. 2020;10(3). Disponível em: https://dpcj.org/index.php/dpc/article/view/dermatol-pract-concept-articleid-dp1003a83.
13. Walker SL, Balagon M, Darlong J, Doni SN, Hagge DA, Halwai V, et al. ENLIST 1: An international multi-centre cross-sectional study of the clinical features of erythema nodosum leprosum. PLoS Negl Trop Dis [Internet]. 9 de setembro de 2015;9(9):e0004065. Disponível em: https://dx.plos.org/10.1371/journal.pntd.0004065.
14. Brasil. Ministério da Saúde [Internet]. Diário Oficial da União, Portaria SCTIE/MS No 67, de 7 de julho de 2022. Julho 7, 2022 p. 106. Disponível em: https://www.gov.br/conitec/pt-br/midias/protocolos/20220818_pcdt_hanseniase.pdf.
15. Brasil. Ministério da Saúde [Internet]. Sect. 1, Nota técnica No 16/2021-CGDE/DCCI/SVS/MS Jun 25, 2021. Disponível em: https://www.conass.org.br/wp-content/uploads/2021/07/SEI_MS-0020845770-Nota-Te%CC%81cnica-16.

57 Sífilis

Leonardo Lora Barraza
Marcos Davi Souza

INTRODUÇÃO

A sífilis é uma infecção sexualmente transmissível (IST), reconhecida atualmente como uma doença infectocontagiosa de evolução crônica causada pela espiroqueta *Treponema pallidum* subespécie *pallidum* (TPA) que permanece como um desafio para a saúde pública por sua crescente incidência e potencial de provocar complicações severas quando não tratada.

EPIDEMIOLOGIA

A sífilis tornou-se conhecida na Europa no final do século XV, após a invasão de Charles VIII da França à Itália.[1] A origem da doença, entretanto, ainda é tema de intenso debate e divide a opinião de pesquisadores em duas principais correntes: uma em que se especula que a doença é originária do continente americano e teria sido importada para a Europa pelas grandes navegações que culminaram com a descoberta das Américas (teoria colombiana) e outra, cuja hipótese é que a doença já estava estabelecida no Velho Mundo e que teria se disseminado na Europa resultante de um processo de urbanização e comportamento social (teoria pré-colombiana). Até o presente momento, no entanto, não há provas conclusivas para nenhuma das duas hipóteses, e a discussão acerca da origem da doença permanece aberta.[2]

A Organização Mundial da Saúde (OMS), no seu relatório global de 2023, referente ao ano 2022, estimou que ocorreram diariamente 1 milhão de novos casos de ISTs curáveis (sífilis, gonorreia, clamídia e tricomoníase) no mundo em população de 15-49 anos, sendo a maioria assintomática. Também reportou que nessa população 8 milhões foram infetados por sífilis em 2022.[3]

No mais recente boletim epidemiológico sobre sífilis no Brasil, em 2022 o Ministério da Saúde informou que foram notificados 213.129 novos casos de sífilis adquirida no país, sendo a maior quantidade na Região Sudeste, com 101.909 casos (47,8%), seguida pela Região Sul, com 46.291 (21,7%), Região Nordeste com 32.084 (15,0%), Região Norte com 16.327 (7,7%) e finalmente a Região Centro-Oeste com 16.518 (7,8%), mostrando assim uma distribuição heterogênea dos casos detectados no território nacional.[4]

ETIOPATOGENIA

O agente etiológico da sífilis (TPA) pertence à ordem *Spirochaetales* e à família *Spirochaetaceae*, uma bactéria anaeróbia de alta patogenicidade para os seres humanos, cujas principais formas de transmissão são pelas vias sexual e materno-infantil.[4]

O contágio ao feto pode ocorrer, mais raramente, durante a passagem no canal do parto. A transmissão através da transfusão de hemoderivados é mais rara nos dias de hoje por conta da triagem nos bancos de sangue. A sífilis é transmitida através do contato sexual com lesões infecciosas das mucosas ou através de transfusão de sangue ou por via transplacentária de uma gestante ao feto. Se não tratada, a doença dura muitos anos e é dividida em etapas.[5]

O período de incubação da doença ocorre em torno de 3 a 4 semanas e a lesão inicial típica é o cancro sifilítico, relacionado à vasculite local, acompanhado da presença de adenomegalia principalmente em região inguinal, caracterizando a sífilis primária.[5]

Pacientes diagnosticados com sífilis devem ser rastreados para o HIV e, da mesma forma, todos os pacientes com HIV devem ser rastreados para sífilis.[5] Os contatos sexuais com pacientes com sífilis também devem ser testados. A transmissão vertical de TPA tem implicações importantes nos países em desenvolvimento.[5]

CLASSIFICAÇÃO CLÍNICA

A sífilis é classificada segundo o tempo de evolução e as apresentações clínicas. Quando o tempo de evolução dos primeiros sintomas não ultrapassa um ano de evolução, a infecção é classificada como sífilis recente, e quando esse tempo é maior do que um ano, como tardia.[5]

Outra classificação visa as manifestações clínicas, como sífilis primária, secundária, terciária e neurossífilis.[5]

APRESENTAÇÃO CLÍNICA

A sífilis primária apresenta-se classicamente como um cancro indolor no local da inoculação, geralmente na vagina, no pênis ou ânus (podendo ser extragenital), após um período médio de incubação de 21 dias.[6]

A lesão primária começa como uma pápula elevada e úlcera, dentro de 3 a 10 semanas. No cancro primário, as lesões podem ser múltiplas (Figura 1) ou passar despercebidas pelo paciente e involuir espontaneamente. Se não tratada, a doença progride para o estágio secundário, após 4 a 8 semanas do aparecimento da lesão primária. A sífilis secundária é caracterizada por lesões mucocutâneas que afetam a pele e as membranas mucosas. A erupção cutânea da sífilis secundária pode variar, mimetizando outras dermatoses, mas afeta caracteristicamente palmas e plantas (Figura 2). A erupção cutânea é frequentemente simétrica e não pruriginosa, mas pode ter várias manifestações e pode ser mínima o suficiente para passar despercebida.[7]

A sífilis secundária tardia pode apresentar placa de arranjo anular ou circinada, chamada sífilis elegante ou sifílide elegante de Brocq, sendo descrita por Alfred Fournier e Jean Louis Brocq em 1899.[6] Caracteriza-se por pápulas agrupadas formando placas que tendem a involuir no centro dando um aspecto de placa circinada ou anular, rodeada do colarete de Biett (Figura 3). Em áreas de atrito como a região perianal, podem apresentar aspecto similar a verrugas (Figura 4), chamado de condiloma plano. As manifestações no tegumento podem incluir alopecia em clareiras (Figura 5), acometimento de mucosas e unhas também.[9]

DIAGNÓSTICO

O diagnostico é clínico apoiado pelas evidências laboratoriais. Os testes imunológicos são, certamente, os mais utilizados na prática clínica. Esses testes visam a pesquisa de anticorpos em amostras de soro, líquido cefalorraquidiano ou sangue total. Esses testes são subdivididos em duas classes, os treponêmicos e os não treponêmicos.[5]

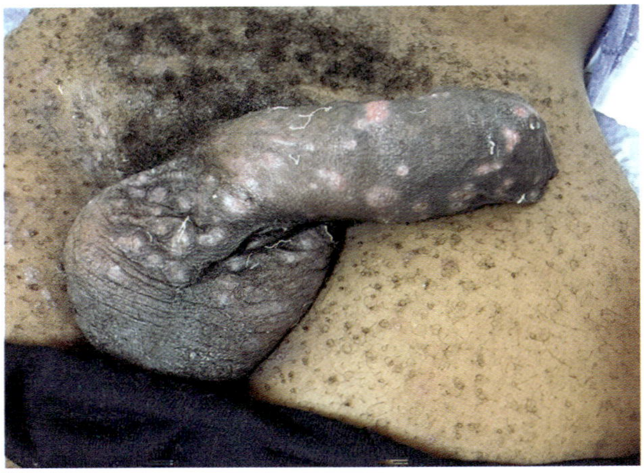

FIGURA 1 Úlceras agrupadas no pênis e pápulas eritematosas em paciente masculino com sífilis secundaria.

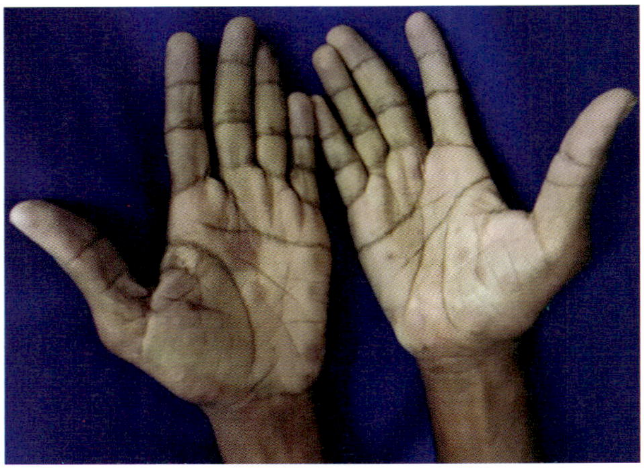

FIGURA 2 Lesões em palmas das mãos clássicas da sífilis secundária.

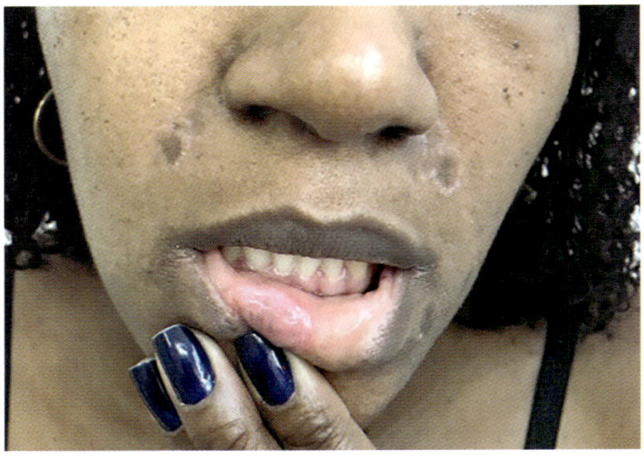

FIGURA 3 Máculas hipercrômicas de aspecto circinado na região perioral de paciente feminina.

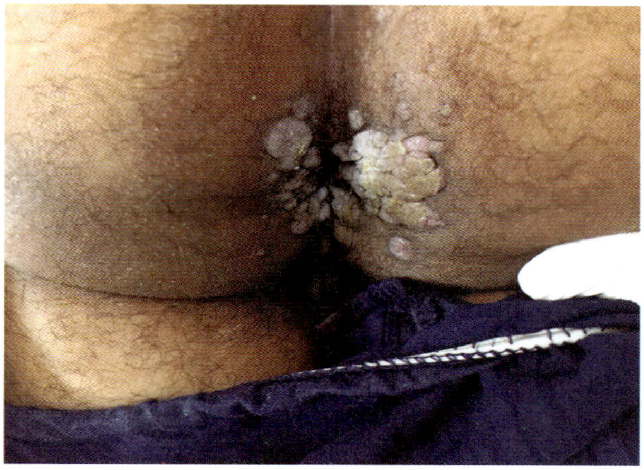

FIGURA 4 Condiloma plano em paciente masculino.

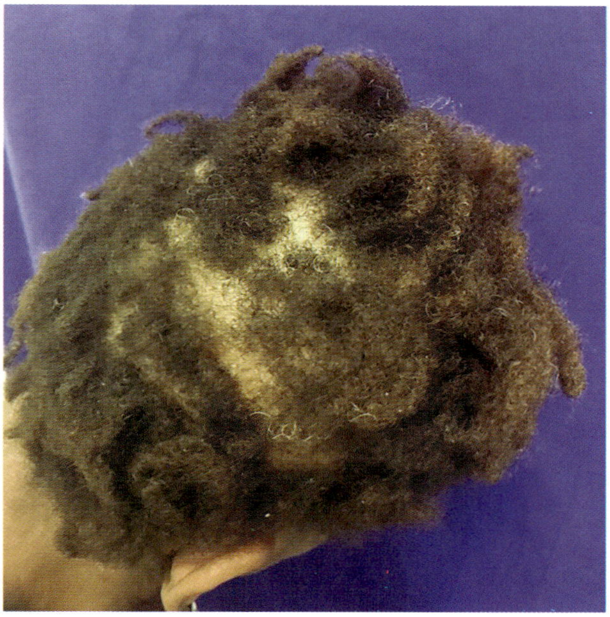

FIGURA 5 Placas de alopecia em paciente com diagnóstico de neurossífilis.

Testes treponêmicos

São testes que detectam anticorpos específicos produzidos contra os antígenos de TPA. Eles se tornam rapidamente reagentes, podendo ser utilizados como primeiro teste ou teste complementar. Em 85% dos casos, permanecem reagentes por toda a vida, mesmo após o tratamento e, por isso, não são indicados para o monitoramento da resposta ao tratamento.[4]

Existem vários tipos de testes treponêmicos. Os testes rápidos (TR) utilizam principalmente a metodologia de imunocromatográfica de fluxo lateral ou de plataforma de duplo percurso (DPP). São distribuídos pelo Ministério da Saúde, sendo os mais indicados para início de diagnóstico. Dentre eles, podemos mencionar os seguintes: testes de hemaglutinação (TPHA, do inglês *T. Pallidum Haemagglutination Test*) e de aglutinação de partículas (TPPA, do inglês *T. Pallidum Particle Agglutination Assay*); ensaios de micro-hemaglutinação (MHA-TP, do inglês *Micro-Haemagglutination Assay*); teste de imunofluorescência indireta (FTA-Abs, do inglês *Fluorescent Treponemal Antibody-Absorption*); ensaios imunoenzimáticos (como os testes ELISA, do inglês *Enzyme-Linked Immunossorbent Assay*) e suas variações, como os ensaios de quimiluminescência (CMIA). As vantagens desses ensaios são sua elevada sensibilidade e capacidade de automação.[5]

Testes não treponêmicos (TNT)

Detectam anticorpos anticardiolipina não específicos para os antígenos do *T. pallidum*. Permitem a análise qualitativa e quantitativa. Conforme estabelecido no PCDT 2022, sempre que um teste não treponêmico é analisado, a amostra deve ser adequadamente diluída para evitar o fenômeno prozona. Após a reatividade no teste, essa amostra deve ser diluída em um fator dois de diluição, até a última diluição com visível reatividade.[5]

O resultado dos testes reagentes, portanto, deve ser expresso em títulos (1:2, 1:8, 1:128 etc.). Esses testes são utilizados para o diagnóstico (como primeiro teste ou teste complementar) e para o monitoramento da resposta ao tratamento e controle de cura. A diminuição progressiva desses títulos é o indicativo de sucesso do tratamento.[5]

Os TNT mais comumente utilizados no Brasil são o VDRL (do inglês *Venereal Disease Research Laboratory*), o RPR (do inglês *Rapid Plama Reagin*) e o USR (do inglês *Unheated-Serum Reagin*). Resultados falso-reagentes, ainda que raros, podem ocorrer.[5]

Anticorpos anticardiolipinas podem estar presentes em outras doenças. Por isso, é sempre importante realizar testes treponêmicos e TNT para a definição laboratorial do diagnóstico. Cabe mencionar que os TNT se tornam reagentes de uma a três semanas após o aparecimento do cancro duro. Se a infecção for detectada nas fases tardias da doença, são esperados títulos baixos nesses testes. Títulos baixos (< 1:4) podem persistir por meses ou anos. Pessoas com títulos baixos em TNT, sem antecedente de tratamento, devem ser consideradas como portadoras de sífilis latente tardia, devendo ser tratadas.[5]

TRATAMENTO

A penicilina tem sido a droga de escolha para o tratamento de sífilis há muito tempo. A preparação da penicilina usada (isto é, benzatina, cristalina, procaína), a dose e a duração do tratamento dependem do estágio e das manifestações clínicas da doença. Penicilina benzatina em dose única (2.400.000 UI) é efetiva em curar a sífilis recente e prevenir sequelas tardias naqueles que recebem tratamento apropriado. Para sífilis tardia, são recomendadas três doses (2.400.000 UI cada) com intervalos semanais de penicilina benzatina. A neurossífilis é tratada com penicilina cristalina em esquema horário durante 14 dias.[5]

O regime recomendado no PCDT 2022 recomenda a penicilina benzatina como a única opção eficaz para o tratamento das gestantes. Qualquer outro tratamento realizado durante a gestação, para fins de definição de caso e abordagem terapêutica de sífilis congênita, é considerado tratamento não adequado da mãe; por conseguinte, o recém-nato será notificado como sífilis congênita e submetido a avaliação clínica e laboratorial. A melhora clínica é indicativa de resposta à terapia, mas monitoramento pós-tratamento com TNT é necessário para vigiar a cura.[5]

REFERÊNCIAS BIBLIOGRÁFICAS

1. Tampa M, Sarbu I, Matei C, Benea V, Georgescu SR. Brief history of syphilis. J Med Life. 2014 Mar 15;7(1):4-10.
2. Rothschild BM. History of syphilis. Clin Infect Dis. 2005 May 15;40(10):1454-63.
3. World Health Organization (WHO): Newsroom. Sexually transmitted infections (STIs). Disponível em: https://www.who.int/news-room/fact-sheets/detail/sexually-transmitted-infections-(stis). Acessado em 29/07/2024.
4. Brasil. Ministério da Saúde, Secretaria de Vigilância em Saúde, Sistema de Informação de Agravos de Notificação (SINAN). Boletim epidemiológico especial. Outubro, 2023. Brasília: Ministério da Saúde; 2023.
5. Brasil. Ministério da Saúde, Secretaria de Vigilância em Saúde, Departamento de Doenças de Condições Crônicas e Infecções Sexualmente Transmissíveis. Protocolo clínico e diretrizes terapêuticas para atenção integral às pessoas com infeções sexualmente transmissíveis – IST [recurso eletrônico]. Brasília: Ministério da Saúde; 2022.
6. De Oliveira F, Kelmer L, Da Costa Nery J. As diversas apresentações da sífilis secundária: Debate de casos. Rev Brasil ClinMed São Paulo. 2012;10(6):550-3.
7. Medina Del Castillo D, Mora Ruiz S. Sífilis secundaria. Comunicación de un caso. Rev Cent Dermatol Pascua. 2002;11(1):14-7.
8. Valerga M, Sánchez Cunto G, Bruni O, Bases M, Picollo M, Priarone M, et al. Sifilides elegantes de BROCQ en una paciente con SIDA y sífilis secundaria. Presentación de un caso y revisión de la literatura. Pren Méd Argent. 2020;106(3):145-9.
9. Avelleira JCR, Bottino G. Sífilis: Diagnóstico, tratamento e controle. An Bras Dermatol. 2006;81(2):111-26.

58
Micoses

Eduardo Mastrangelo Marinho Falcão
Regina Casz Schechtman
Letícia Machado Lima e Silva

INTRODUÇÃO

A literatura sobre micoses na pele negra é escassa. Existem algumas diferenças de frequência, por conta de características geográficas ou epidemiológicas, mas não existe verdadeira especificidade do comportamento das micoses na pele negra. Em geral, se comportam de modo similar, mas com padrões exagerados de reações, como labilidade pigmentar (hiperpigmentação ou hipopigmentação), resposta folicular e resposta mesenquimal (fibroblástica ou granulomatosa). Além disso, o reconhecimento das lesões pode ser dificultado pela hiperpigmentação cutânea, como no caso de lesões eritematosas.[1]

CERATOFITOSES

Tinea nigra é uma micose causada pelo fungo filamentoso demácio *Hortaea werneckii*. Acomete principalmente jovens e crianças em regiões tropicais e subtropicais. Manifesta-se como mácula acastanhada, não descamativa, de bordas irregulares, unilateral e assintomática em região palmoplantar. O método diagnóstico padrão-ouro é feito por meio da identificação do agente por exame micológico direto (EMD) e isolamento do fungo em cultura. No EMD observa-se presença de hifas septadas demácias curtas e irregulares. Na macroscopia de cultura, a presença de colônias enegrecidas de aspecto membranoso ("gotas de petróleo") e, no microcultivo, a presença de hifas septadas demácias com conídios leveduriformes apresentando divisão por cissiparidade. O tratamento é realizado com antifúngicos tópicos derivados imidazólicos, terbinafina a 1%, butenafina a 1% e ciclopirox olamina a 1% em monoterapia ou associado a métodos ceratolíticos ou abrasivos.[2]

Piedra negra é uma micose superficial da haste capilar causada pela *Piedraia hortae*, um fungo filamentoso demácio. É uma infecção crônica e assintomática que acomete a cutícula das hastes dos pelos, principalmente do couro cabeludo. Apresenta-se como múltiplos nódulos endurecidos castanhos ou pretos, firmemente aderidos à haste capilar. Encontrada principalmente em regiões tropicais e subtropicais. Alguns fatores predisponentes já foram descritos, como clima quente e úmido, uso de óleos capilares, higiene pessoal deficiente, uso de turbantes e *hijab* com o cabelo úmido. No EMD, observam-se nódulos escuros aderidos à haste do pelo, contendo hifas demácias septadas paralelas ao eixo do pelo e numerosos ascos localizados no interior do nódulo. Na macroscopia de cultura, observa-se colônia aveludada castanho-escura com centro elevado, "colônia grávida" e, no microcultivo, observam-se hifas demáceas septadas e podem ser encontrados clamidósporos ou clamidoconídeos. O tratamento pode ser realizado através do corte ou da tricotomia do pelo na área afetada ou uso de antifúngicos tópicos imidazólicos em loções ou xampus, como cetoconazol a 2% ou miconazol a 2% ou ciclopirox em loção a 0,8% ou em xampu a 1 a 1,5%. Em casos resistentes podem ser usados antifúngicos orais, como terbinafina 250 mg ao dia por 6 semanas ou itraconazol 100 mg a cada 12 horas por 2 semanas.[2]

Piedra branca é caracterizada pela presença de nódulos firmes castanho-esbranquiçados de consistência amolecida compostos por elementos fúngicos localizados ao longo da haste do cabelo. Os nódulos são facilmente destacáveis. Geralmente é assintomática. Pode acometer qualquer área pilosa, sendo mais frequente nos pelos do couro cabeludo e na região inguinal. É causada por leveduras do gênero *Trichosporon* e as espécies mais frequentemente relatadas são *T. inkin*, *T.*

cutaneum, *T. ovoides*, *T. loubieri*. A maioria dos casos são em crianças e adultos jovens. Os principais fatores de risco são cabelos longos e cabelos cacheados, hábitos como amarrar o cabelo molhado ou úmido associado ao uso de acessórios que facilitem a umidade local no couro cabeludo. O EMD demonstra parasitismo do tipo ectotrix, e entre as células da cutícula observam-se artróporos e blastósporos hialinos formando concreções densas ao redor da haste do pelo. Na cultura, colônias leveduriformes de superfície cerebriforme, cor branca a creme e, no microcultivo, presença de artroconídeos, blastoconídeos e ocasionalmente apressórios. O tratamento é feito com xampus antimicóticos, como cetoconazol a 2% durante pelo menos 1 mês e itraconazol 100 mg ao dia por 3 a 4 semanas, além de evitar umidade prolongada dos fios de cabelo.[2]

Pitiríase versicolor (PV) é uma infecção da camada córnea caracterizada por lesões maculares múltiplas, inicialmente perifoliculares, com descamação fina (furfurácea), que crescem e coalescem. É causada por leveduras lipofílicas do gênero *Malassezia*. Geralmente é assintomática. O sinal de Zirelí é positivo. Evolui em surtos, com períodos de melhora e piora e pode se tornar recidivante ou crônica. A coloração pode variar do branco ao acastanhado e, em alguns casos, pode ser eritematosa.[2] Alguns estudos indicam que pacientes com pele escura apresentam maior tendência a lesões hipopigmentadas,[3] porém é controverso na literatura, com estudos demonstrando que não há correlação entre o fototipo e as variações pigmentares da pitiríase versicolor.[4] Na nossa prática clínica, não observamos alteração relevante no percentual de lesões hipocrômicas na PV nos pacientes de pele negra. Acomete tronco, ombros, parte superior dos braços, pescoço, face e dobras flexurais. Hábitos como uso de creme no corpo ou cabelo, pele oleosa e sudorese excessiva facilitam a proliferação do fungo. No EMD realizado a partir de material coletado por meio da raspagem da lesão com lâmina de vidro ou por meio de fita durex evidenciam-se leveduras agrupadas em aspecto de cacho de uva com pseudo-hifas curtas e grossas. O isolamento em cultura é realizado em meios enriquecidos com azeite de oliva ou bile de boi encubados em temperaturas de 32 a 35°C e observa-se uma colônia branco-amarelada. O microcultivo mostra células leveduriformes com aspecto de "garrafa de boliche" com brotamento único. O exame com lâmpada de Wood tem fluorescência prateada. O tratamento é realizado com agentes ceratolíticos como sabonetes antiacne com ácido salicílico, xampus com sulfeto de selênio a 2,5% ou cetoconazol a 2% nas áreas afetadas e no couro cabeludo, associados a uso de bucha vegetal nas áreas afetadas. Antifúngicos tópicos como cetoconazol a 2%, terbinafina a 1% e ciclopirox olamina a 1% são recomendados com aplicação 2 vezes ao dia por 6 semanas de preferência em veículo não oleoso. Também podem ser usados antifúngicos sistêmicos, como itraconazol 200 mg ao dia por 5 a 7 dias ou fluconazol 300 mg por semana por 2 semanas.[2] A hiperpigmentação pós-inflamatória é considerada uma sequela da PV e é mais comum em indivíduos de pele negra.[3]

CANDIDÍASE

Doença causada por leveduras oportunistas. O gênero *Candida* sp. contém mais de 200 espécies e pertence à classe *Ascomycetes*. *Candida albicans* é responsável por cerca de 80% das infecções, seguido por *C. tropicalis*. Outras espécies estão se tornando mais frequentes, como *C. glabrata*, *C. krusei*, *C. dublinensis*. Pode acometer indivíduos de qualquer idade, etnia ou sexo. Existem alguns fatores predisponentes para candidíase, que podem ser classificados de acordo com o local acometido, como diabetes, imunodepressão e uso de roupas sintéticas. Pode causar doença localizada e autolimitada, como a forma mucocutânea (mucosas

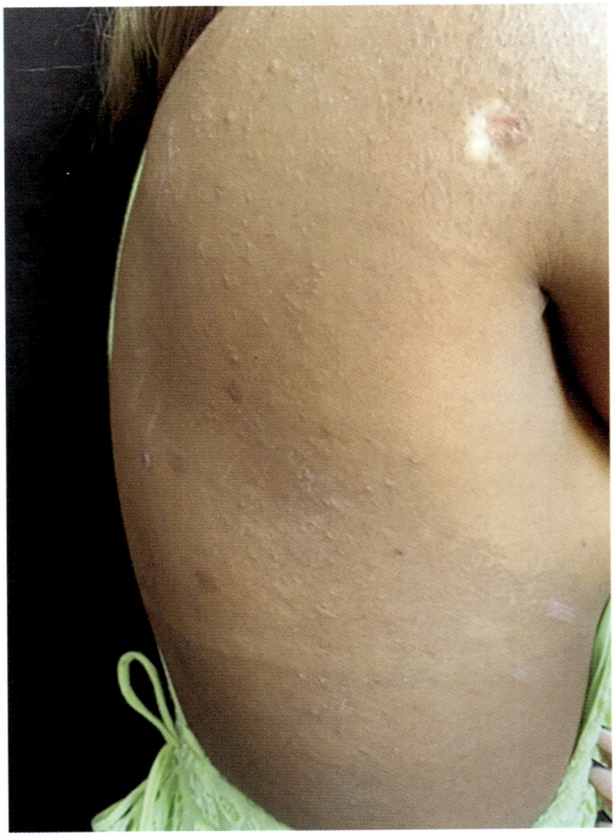

FIGURA 1 Pitiríase versicolor. Manchas hipercrômicas e descamativas no tronco.

oral, digestiva, vaginal e balanoprepucial) e cutânea (intertrigo, candidíase ungueal ou periungueal e outras específicas, como dermatite de fraldas, candidíase neonatal e congênita) e também a candidíase mucocutânea crônica (grupo heterogêneo de síndromes clínicas, muitas vezes genéticas, caracterizadas por infecção crônica e recorrente da pele, mucosas e unhas). O diagnóstico é feito por EMD e cultura. No exame direto com KOH observam-se leveduras em formato arredondado ou ovoide (blastoconídeos) que estão aglomeradas sobre estruturas filamentosas de paredes finas, as pseudo-hifas, nas áreas de estrangulação. Em cultivo da levedura em ágar Sabouraud simples ou com cicloeximida ocorre o crescimento em 24 a 48 horas de colônias lisas cremosas de cor branca ou creme. Na microscopia de cultivo observma-se microrganismos unicelulares esféricos ou ovoides, de paredes finas, com evidência de gemulação, e pseudomicélio ou micélio escasso ou ausente. O tratamento deve considerar fatores predisponentes, apresentação clínica e história médica do paciente, para avaliar indicação e benefício de tratamento tópico ou sistêmico. O tratamento varia conforme a localização do acometimento, podendo ser usados nistatina 100.000 UI em suspensão para acometimento oral, nistatina ou imidazólicos tópicos nos quadros de intertrigo, cremes de clotrimazol a 1%, miconazol a 2% ou tioconazol a 6,5% em vulvovaginites. Para quadros recorrentes ou em imunodeprimidos é recomendado o uso de fluconazol via oral, com posologias variadas dependendo da localização do acometimento e do quadro clínico.[2]

DERMATOFITOSES

As micoses superficiais são as infecções de pele mais comuns na infância nos pacientes de pele negra, principalmente *tinea capitis*. Nos adultos, estudos epidemiológicos realizados em outros países mostram que a incidência da *tinea capitis* é maior em indivíduos negros, particularmente do sexo feminino. Isso pode estar relacionado à influência hormonal, às práticas de cuidados com o cabelo e à maior exposição, por ser geralmente a mulher quem tem mais contato com crianças portadoras da doença.[1]

Dermatofitoses são causadas por um grupo de fungos que vivem às custas da metabolização da queratina da pele, principalmente pelos fungos dos gêneros *Tricophyton, Microsporum, Epidermophyton, Nannizia* e suas respectivas espécies. *Tricophyton rubrum* é descrito como o dermatófito mais comum no mundo. Os dermatófitos são divididos em três categorias diferentes: antropofílicos (quando a forma de transmissão é inter-humana), zoofílicos (envolve animais e seres humanos) e geofílicos (o solo é a fonte de infecção para animais e humanos). Os agentes causadores das infecções variam conforme localização geográfica e período avaliado. Entre os fatores associados à maior prevalência estão condição socioeconômica e ocupação profissional. As principais apresentações clínicas de *tinea* são: *capitis, corporis, cruris, manuum, barbae, faciei, pedis* e *unguium*.[2] A *tinea capitis* é comum na infância nos pacientes de pele negra.[5] Apresenta-se com placas de rarefação capilar, podendo apresentar também descamação, pápulas eritematosas e pústulas. Muitas vezes, a *tinea capitis* pode ser um desafio diagnóstico nesses pacientes, pois o eritema do couro cabeludo geralmente é sútil. Alguns achados dermatoscópicos podem auxiliar no diagnóstico, como cabelos em vírgula, em saca-rolhas (uma variação do cabelo em vírgula que é mais encontrada em pacientes de pele negra), fraturados e distróficos.[6] Os agentes zoofílicos e geofílicos causam infecções mais inflamatórias e exsudativas. O diagnóstico se dá por EMD e cultura para fungos, em que se avaliam as características macroscópicas e microscópicas por microscopia óptica. O tratamento varia de acordo com a localização, extensão e intensidade do quadro e dos antecedentes clínicos do paciente. Podem ser usados antifúngicos tópicos, como miconazol, cetoconazol e ciclopirox olamina, e sistêmicos, como terbinafina, itraconazol e griseofulvina.[2] Na nossa prática clínica, observamos uma maior tendência a lesões hipercrômicas residuais nas dermatofitoses nos pacientes de pele negra.

MICOSES DE IMPLANTAÇÃO/ SUBCUTÂNEAS

Esporotricose

É uma micose subcutânea ou de implantação, subaguda ou crônica causada por fungos dimórficos do gênero *Sporothrix*. As espécies patogênicas são *S. schenckii, S. globosa, S. mexicana, S. pallida, S. luriei, S.chilensis* e *S. brasiliensis*. Existem duas principais formas de transmissão: inoculação traumática e zoonótica, sendo os gatos domésticos os principais reservatórios. Nas últimas décadas, houve aumento do número de casos no Brasil, principalmente no estado do Rio de Janeiro, onde se vivencia uma hiperendemia associada à transmissão zoonótica pelos felinos. A espécie *S. brasiliensis* encontrada na grande maioria desses casos é descrita na literatura como uma espécie mais virulenta.[7]

As formas mais comuns de manifestações clínicas são a linfocutânea e a cutânea fixa, mas também existem as formas cutânea disseminada e a disseminada/extracutânea. Podem ocorrer reações de hipersensibilidade, regressão espontânea, infecção secundária e sequelas.

O método diagnóstico padrão-ouro é a cultura do material coletado, por meio de fragmentos ou através de líquido de exsudatos de lesões cutâneas, em que se nota crescimento de colônias brancacentas, membranosas, que a 35 a 37°C possuem aspecto cremoso. Na microscopia de cultura, observam-se hifas hialinas septadas e ramificadas, com conídios formando cachos e, na fase leveduriforme, apresenta-se como estruturas arredondadas ou ovais, com brotamento único. O tratamento de escolha é realizado com itraconazol na dose de 100 a 400 mg ao dia até a cura clínica, em geral por 4 meses aproximadamente. Algumas alternativas incluem terbinafina ou solução saturada de iodeto de potássio orais. Tratamentos adjuvantes são criocirurgia, termoterapia com calor local, eletrocirurgia e curetagem.[2] Na pele negra, o uso do eritema como parâmetro de cura é de mais difícil visualização, sendo avaliados com maior precisão a infiltração, ulceração e crostas.

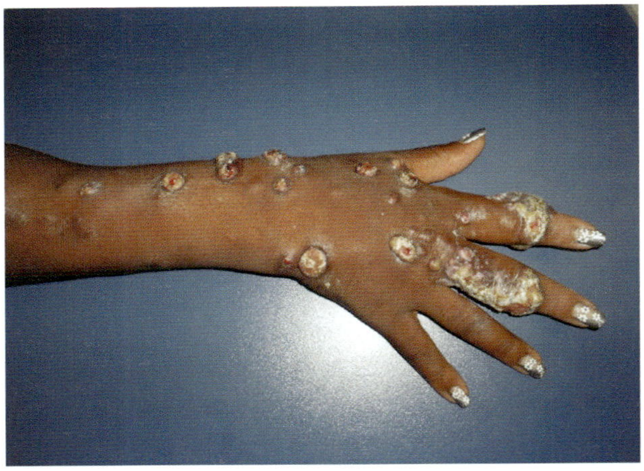

FIGURA 2 Esporotricose. Forma linfocutânea no membro superior direito: lesões ulceradas no 1° e 2° quirodáctilos, seguidas de nódulos ulcerados ao longo do trajeto linfático.

Cromoblastomicose

É uma doença fúngica subcutânea provocada pela implantação traumática de fungos demácios na pele. Considerada doença ocupacional, acomete principalmente homens com atividade rural, jardineiros, mineradores e lenhadores. Mais prevalente em regiões tropicais e subtropicais. O principal agente etiológico no Brasil é *Fonsecaea pedrosoi*. Causada por múltiplos agentes etiológicos, sendo os principais gêneros: *Fonsecaea*, *Phialophora*, *Cladophialophora*, *Rhinocladiella* e *Exophiala*. O quadro clínico pode ser oligo ou assintomático. Pode se apresentar como lesão nodular, verrucosa, em placa, tumoral, cicatricial ou atrófica. Acomete preferencialmente os membros inferiores. No EMD são observados corpos muriformes que podem ser acompanhados da presença de hifas demáceas. As características macro-morfológicas das colônias são semelhantes, com aspecto aveludado e com coloração que varia entre verde-musgo, marrom e negra. No microcultivo são observados três tipos de frutificação ou reprodução: *Cladosporium*, *Phialophora* e *Rhinocladiella*. O tratamento é difícil, pois tem altas taxas de recidiva e baixas taxas de cura, e varia de acordo com diversos fatores, como agente etiológico, tamanho e número das lesões e tempo de evolução da doença. São consideradas alternativas: cirurgia excisional, criocirurgia, termoterapia, *laser*, terapia fotodinâmica e antifúngico oral. O itraconazol é considerado o antifúngico padrão para o tratamento e pode ser feito na dose de 200 a 400 mg/dia por 8 a 10 meses ou em esquema de pulso, na dose de 400 mg/dia por 1 semana, a cada mês, por 6 a 12 meses.[2]

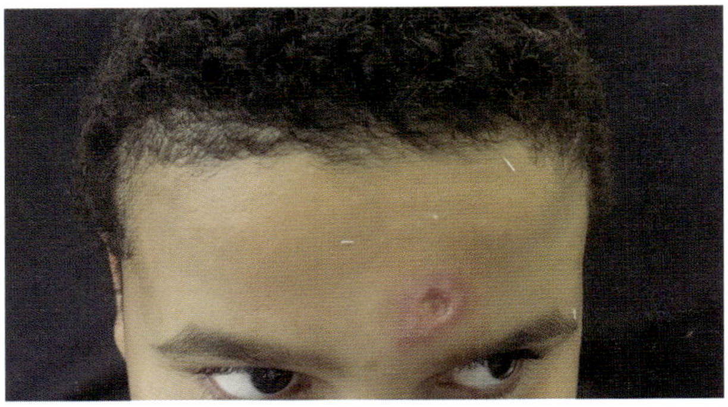

FIGURA 3 Esporotricose. Forma cutânea fixa: lesão ulcerada localizada na região frontal.

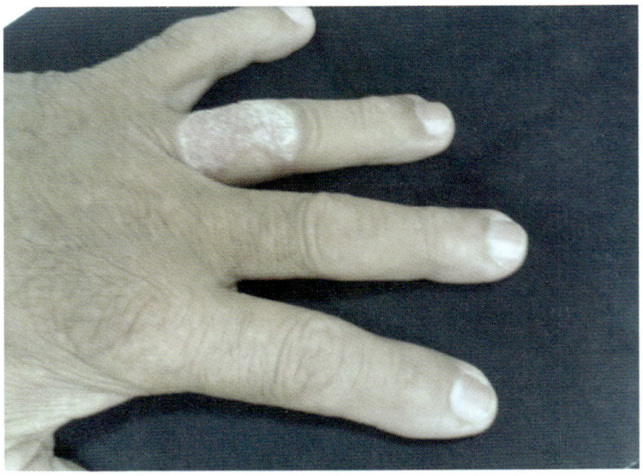

FIGURA 4 Cromoblastomicose. Forma em placa.

MICOSES SISTÊMICAS

Paracoccidioidomicose

É a micose sistêmica endêmica mais importante na América Latina. A principal atividade de risco para adquirir a infecção se relaciona ao manejo do solo, principalmente o trabalho rural e caçadas a tatus. Também existem relatos do aumento do número dos casos das formas agudas em ambientes urbanos, associados à construção de grandes rodovias e hidrelétricas. Há predomínio em homens de meia-idade, frequentemente tabagistas e etilistas. Os agentes etiológicos são ascomicetos da ordem *Onygenales*, família *Onygenaceae*, gênero *Paracoccidioides*. As espécies existentes são: *P. brasiliensis*, *P. lutzii*, *P. america*, *P. restrepiensis* e *P. venezuelensis*, sendo as espécies *P. brasiliensis* e *P. lutzii* as mais relevantes no Brasil. São fungos dimórficos. O contágio é por via pulmonar. Clinicamente pode ser classificada em dois subtipos: forma aguda/subaguda (tipo juvenil) e forma crônica. A forma aguda/subaguda acomete principalmente pacientes jovens, possui evolução rápida (de um a poucos meses) e é caracterizada pelo acometimento do sistema mononuclear fagocítico. Apresenta-se com aumento e abscedação de linfonodos, hepatoesplenomegalia, febre vespertina, lesões cutâneas de padrão acneiforme com evolução para lesões vegetantes ou ulceradas. A forma crônica é comum em adultos e o acometimento é principalmente pulmonar e das mucosas das vias aerodigestivas superiores. O diagnóstico é realizado pela identificação do agente pelo exame micológico direito, histopatológico e cultivo. No exame direto visualizam-se célula-mãe arredondada, paredes esverdeadas, birrefringentes e células-filhas multibrotantes. Na macroscopia da fase filamentosa (25°C) observa-se colônia branca, rompendo-se no centro e na fase leveduriforme (37°C), colônia bege, cerebriforme. Já na microscopia a 25°C temos a presença de hifas hialinas, septadas, com artro, aleuroconídios e clamiconídios, e a 37°C células redondas multibrotantes. Na histopatologia, evidencia-se infiltrado dérmico granulomatoso com histiócitos, neutrófilos e células fúngicas no interior do citoplasma de células gigantes (melhor vistas na coloração pela prata). O tratamento pode ser realizado utilizando três fármacos, em monoterapia ou em associação dependendo do quadro clínico e da disponibilidade das medicações: itraconazol na dose de 200 mg por 9 a 18 meses, sulfametoxazol-trimetoprima 400/80 mg dois comprimidos a cada 8 horas ou a cada 12 horas por 18 a 24 meses, e anfotericina B, desoxicolato (0,5 a 0,7 mg/kg/dia) ou formulações lipídicas (3 a 5 mg/kg/dia) por 2 a 4 semanas, usada como tratamento inicial nas formas graves e, após esquema, realizam-se esquemas terapêuticos orais.[2]

Histoplasmose

É uma micose sistêmica causada pelo fungo dimórfico *Histoplasma capsulatum*. Existem duas variedades, *H. capsulatum* var. *capsulatum* e *H. capsulatum* var. *duboisii*. Esta última é endêmica em alguns países da África. A transmissão da histoplasmose é através da inalação do fungo. A variedade *H. capsulatum* var. *capsulatum* é observada principalmente em pacientes com AIDS com contagem de linfócitos TCD4+ inferior a 50 células/mm^3. O fungo é encontrado principalmente em locais contendo excrementos de aves ou morcegos. Clinicamente, os pacientes desenvolvem manifestações pulmonares, simulando pneumonia bacteriana ou viral. Pode haver acometimento de qualquer órgão na forma disseminada. Na pele, podem ser observadas lesões micropapulosas, placas, infiltrações e ulcerações, por vezes com aspecto necrótico. Também pode acometer mucosa oral, faringe e laringe, com presença de exulcerações e ulcerações. Presença de linfonodomegalias também é comum. O diagnóstico é realizado por exame micológico direto, cultura para fungos e exame anatomopatológico. O EMD pode ser feito através de fragmento de biópsia, sangue, escarro, urina ou líquido cefalorraquidiano, e evidenciam-se leveduras ovoides unibrotantes no interior de macrófagos ou células gigantes. Na macroscopia da cultura observam-se colônias algodonosas de cor creme a acastanhada, com reverso branco, amarelo ou marrom-alaranjado. Na microscopia da forma filamentosa (26°C) evidenciam-se macroconídios arredondados, mamilonados/tuberculados, dispersos ou aderidos a conidióforos e os microconídios são

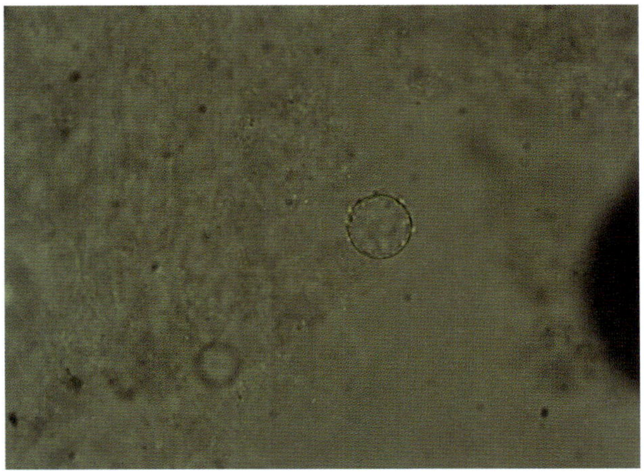

FIGURA 5 Exame micológico direito – *Paracoccidioides* spp. Presença de célula fúngica com brotamento múltiplo.

arredondados ou piriformes, soltos ou aderidos e, na microscopia da forma leveduriforme (37°C), presença de células ovais ou arredondadas, pequenas e gemulantes (unibrotantes). O tratamento é realizado com anfotericina B intravenosa 0,5 a 1 mg/kg de peso em dias alternados até regressão do quadro. Após estabilização do paciente, mantém-se o tratamento com itraconazol na dose de 200 a 400 mg ao dia.[2]

REFERÊNCIAS BIBLIOGRÁFICAS

1. Alchorne MM de A, Abreu MAMM de. Dermatologia na pele negra. Anais Brasileiros de Dermatologia. 2008 Feb;83(1):7-20.
2. Schechtman RC, Azulay DR. Micologia médica. 1. ed. Rio de Janeiro: Guanabara Koogan; 2022.
3. Kallini JR, Riaz F, Khachemoune A. Tinea versicolor in dark-skinned individuals. International Journal of Dermatology. 2013 Dec 10;53(2):137-41.
4. Aljabre SHM, Alzayir AAA, Abdulghani M, Osman OO. Pigmentary changes of tinea versicolor in dark-skinned patients. International Journal of Dermatology. 2001 Apr;40(4):273-5.
5. Silverberg NB. Scalp hyperkeratosis in children with skin of color: Diagnostic and therapeutic considerations. Cutis. 2015 Apr;95(4):199-204.
6. Hughes R, Chiaverini C, Bahadoran P, Lacour JP. Corkscrew hair: A new dermoscopic sign for diagnosis of tinea capitis in black children. Archives of Dermatology. 2011 Mar 1;147(3):355.
7. Schechtman RC, Falcão EMM, Carard M, García MSC, Mercado DS, Hay RJ. Sporotrichosis: Hyperendemic by zoonotic transmission, with atypical presentations, hypersensitivity reactions and greater severity. Anais Brasileiros de Dermatologia. 2022 Jan;97(1):1-13.
8. Coley MK, Bhanusali DG, Silverberg JI, Alexis AF, Silverberg NB. Scalp hyperkeratosis and alopecia in children of color. J Drugs Dermatol. 2011 May;10(5):511-6.
9. Kpea NT, McDonald CJ. Cutaneous infections in blacks. Dermatologic Clinics. 1988 Jul;6(3):475-88.

Seção 9

Manifestações cutâneas das doenças sistêmicas

59

Anemia falciforme

Livia Pino
Bárbara Klein

DEFINIÇÃO

A doença falciforme (DF) é a hemoglobinopatia mais comum do mundo.[1,2] É uma doença multissistêmica caracterizada por hemólise crônica, disfunção endotelial e crises vaso-oclusivas, podendo afetar diversos órgãos e sistemas.[3]

EPIDEMIOLOGIA

Elaboramos este capítulo por conta da relevância epidemiológica dessa doença, visto a maior prevalência em pessoas de pele negra, apesar de não ser exclusiva delas.[4]

FISIOPATOLOGIA

A DF é causada pela mutação no códon 6 (rs334) da cadeia da β-globina, o que leva à substituição de um aminoácido glutamina por valina, com formação da hemoglobina falciforme (HbS).[1,5]

No adulto sem doença, a hemoglobina A1 (HbA1) é predominante em relação à hemoglobina fetal (HbF) e à hemoglobina A2 (HbA2).[5] Em caso de heterozigose da HbS, temos o traço falciforme (HbAS), no qual os eritrócitos possuem uma mistura de HbA normais e HbS.[1] Nesses casos, os pacientes costumam ser pouco ou assintomáticos e possuem como vantagem maior resistência em locais endêmicos de malária, o que explica a maior prevalência da doença em regiões da África subsaariana, Índia, Oriente Médio e bacia do Mediterrâneo.[1,5]

Na anemia falciforme temos homozigose e predominância da HbS, com a formação de eritrócitos anormais.[1] Estes, quando submetidos a baixas tensões de oxigênio (frio, infecções, poluição, desidratação), mudam a sua conformação e se tornam "afoiçados" devido à polimerização da HbS.[2,5] Essas alterações estruturais dos eritrócitos vão desencadear hemólise e vaso-oclusão, além de outras consequências, como disfunção vascular-endotelial, deficiência funcional de óxido nítrico, inflamação, estresse oxidativo e lesão de reperfusão, hipercoagulabilidade, aumento da adesividade dos neutrófilos e ativação plaquetária, as quais são as responsáveis pelos sinais e sintomas da doença.[1]

Outros genótipos da doença falciforme são devidos à heterozigose composta para o gene HbS e outras variantes da hemoglobina (Hb), como HbC, HbE e HbD, ou às muitas variedades de HbS-β-talassemia. Mas, em geral, esses casos costumam ser menos graves, com exceção de HbS-β0-talassemia (a qual não possui HbA).[5]

QUADRO CLÍNICO

As manifestações clínicas da DF são variadas. O quadro clínico começa a se manifestar por volta dos 6 meses de idade, pois antes dessa faixa etária os níveis de HbF ainda estão elevados, e esse tipo de hemoglobina tem um efeito preventivo na despolimerização da HbS.[5]

As complicações decorrentes da DF são variáveis e estão relacionadas com a quantidade de HbS. Além disso, podem ser divididas em agudas e crônicas.[5]

As principais manifestações clínicas estão relacionadas à anemia hemolítica e vaso-oclusão, que podem levar a dor aguda e crônica e isquemia tecidual ou infarto. O infarto esplênico, por sua vez, leva ao hipoesplenismo funcional no início da vida, o que aumenta o risco de infecção, sendo esta uma das principais causas de morbidade e mortalidade em pacientes com DF.[5]

Essas infecções são mais graves com organismos encapsulados.[6] As infecções virais também podem ser mais virulentas nesses pacientes (como influenza H1N1 e o mais recente SARS-CoV-2), possivelmente pelo aumento da resposta inflamatória e pela falcização.[7] Foram observadas durante a pandemia de COVID-19 uma maior morbidade e mortalidade dos pacientes com DF em comparação com a população em geral.[7]

Manifestações gerais agudas

Relacionadas aos fenômenos vaso-oclusivos: crises agudas de dor, necrose óssea, síndrome torácica aguda, artrite séptica, crise blástica, priapismo, lesão renal aguda, acidente vascular cerebral, infarto do miocárdio.[1,5]

Manifestações gerais crônicas

Decorrentes da isquemia tecidual crônica: anemia hemolítica crônica, hipoesplenismo, insuficiência cardíaca, hipertensão arterial sistêmica, hipertensão pulmonar, retinopatia, doença renal crônica, doença óssea.[1,5]

Manifestações cutâneas agudas

Síndrome mão-pé

Dactilite falcêmica é uma manifestação precoce comum, caracterizada pelo edema doloroso de uma ou mais extremidades devido ao infarto da medula dos ossos das mãos e pés.[5]

Manifestações cutâneas crônicas

Úlceras de membros inferiores

Geralmente ocorrem após os 10 anos de idade, sendo mais frequentes em homens do que em mulheres. Os locais mais típicos de acometimento são os maléolos medial e lateral, provavelmente por serem regiões com menor panículo adiposo e com microcirculação mais suscetível a isquemia, infecção ou trauma.[3,4,8] O envolvimento bilateral é comum.

As úlceras podem se desenvolver espontaneamente ou após trauma. Infecções das úlceras por patógenos como *Staphylococcus aureus* e *Pseudomonas* sp. podem ocorrer. No entanto, infecção sistêmica, osteomielite ou tétano são raros.[9] As lesões podem demorar a cicatrizar e muitas vezes recorrem.

DIAGNÓSTICO

O teste do pezinho é um meio de triagem neonatal que abrange diversas doenças, entre elas a doença falciforme.[2]

Algumas alterações laboratoriais sugerem o diagnóstico: anemia normocítica e normocrômica, trombocitose, reticulocitose, hiperbilirrubinemia indireta, além da presença de drepanócitos, leptócitos e corpúsculos de Howell-Jolly e Pappenheimer no esfregaço do sangue periférico. Entretanto, é a eletroforese de hemoglobina o exame utilizado para o diagnóstico da doença falciforme.[2]

TRATAMENTO

Por ser uma doença multissistêmica, o acompanhamento da DF deve ser multiprofissional, com acompanhamento especializado de acordo com as manifestações apresentadas.[2]

É importante manter o calendário vacinal em dia, e recomenda-se a vacinação antipneumocócica para crianças maiores de 2 anos de idade, profilaxia de infecção por pneumococos com penicilina V oral a partir dos 2 meses de idade até 5 anos de idade, e ácido fólico para evitar crise megaloblástica.[10]

No caso de crise vaso-oclusiva, orienta-se abordagem intra-hospitalar com hidratação endovenosa, analgesia com opioides, oxigenioterapia e identificar e tratar o fator precipitante se presente.[11]

A hidroxiureia é considerada terapia modificadora de doença na DF, pois induz a produção de hemoglobina fetal, reduz a inflamação, aumenta o óxido nítrico e diminui a adesão celular.[11]

Transfusões de sangue crônicas demonstraram reduzir o risco de acidentes vasculares cerebrais em crianças com risco aumentado com base no monitoramento com exame de doppler transcraniano.[5] O transplante de células-tronco hematopoiéticas é potencialmente curativo, embora seu uso seja restrito pelo alto custo, toxicidade e disponibilidade limitada de doadores adequados.[1]

O tratamento das úlceras crônicas em membros inferiores é um verdadeiro desafio e necessita, além do tratamento da anemia falciforme, de tratamentos di-

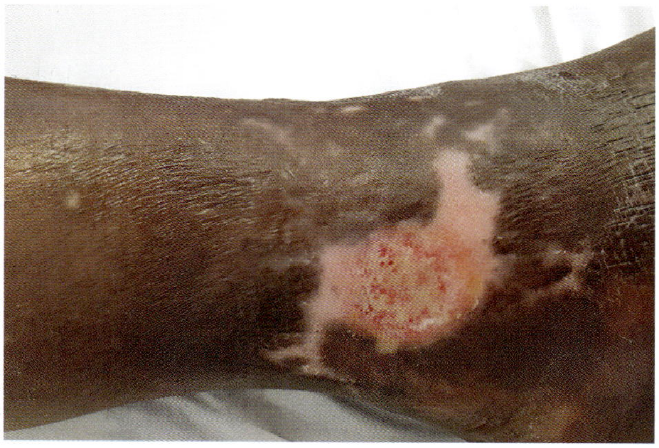

FIGURA 1 Úlceras de membros inferiores.
Fonte: imagem cedida pela Dra Silvia Bueno, hematologista do Hospital de Clínicas de Curitiba-PR.

recionados para úlcera com analgesia, desbridamento, limpeza e curativos específicos.[8]

PROGNÓSTICO

A anemia falciforme é uma doença extremamente limitante e com potencial deformante, com forte impacto na qualidade de vida. Sendo assim, o diagnóstico precoce é fundamental para instaurar medidas terapêuticas e profiláticas a fim de evitar e/ou minimizar complicações.[11]

A importância do diagnóstico do traço falciforme se dá para que possa ocorrer o aconselhamento genético no caso de desejo reprodutivo.[2]

Outro ponto que deve ser levado em consideração é o potencial aditivo devido ao uso frequente de opioides.[10]

REFERÊNCIAS BIBLIOGRÁFICAS

1. Piel FB, Steinberg MH, Rees DC. Sickle cell disease. New England Journal of Medicine [Internet]. 2017 Apr 20;376(16):1561-73.
2. Brasil. Ministério da Saúde. Doença falciforme: Diretrizes básicas da linha de cuidado. Brasília: Ministério da Saúde; 2015.
3. Santos E do C, Santana PVB, Jesus LLS de, Melo GIV, Yahouédéhou SCMA, Guarda CC da, et al. Leg ulcers in sickle cell disease: A multifactorial analysis highlights the hemolytic profile. Hematol Rep [Internet]. 2023 Feb 15;15(1):119-29.
4. Alchorne MMA, Abreu MAMM. Dermatologia na pele negra. An Bras Dermatol. 2008;83(1).
5. Williams TN, Thein SL. Sickle cell anemia and its phenotypes. Annu Rev Genomics Hum Genet. 2018 Aug 31;19:113-147.
6. Rogers ZR, Wang WC, Luo Z, et al. Biomarkers of splenic function in infants with sickle cell anemia: Baseline data from the BABY HUG Trial. Blood. 2011;117:2614.
7. Hussain FA, Njoku FU, Saraf SL, et al. COVID-19 infection in patients with sickle cell disease. Br J Haematol. 2020;189:851.
8. Monfort JB, Senet P. Leg ulcers in sickle-cell disease: Treatment update. Adv Wound Care (New Rochelle). 2020 Jun 1;9(6):348-56.
9. Serjeant GR. Leg ulceration in sickle cell anemia. Arch Intern Med. 1974;133:690.
10. Meremikwu MM, Okomo U. Sickle cell disease. BMJ Clin Evid. 2016 Jan 22;2016:2402.
11. Brandow AM, Liem RI. Advances in the diagnosis and treatment of sickle cell disease. Journal of Hematology and Oncology. 2022;15.

60

Sarcoidose

Diego Rocha
Catarina Medeiros Brasil

INTRODUÇÃO

A sarcoidose é uma doença multissistêmica caracterizada pelo acúmulo de granulomas nos tecidos afetados e de etiologia ainda obscura.[1] No entanto, fatores genéticos, imunológicos, ambientais e infecciosos parecem estar envolvidos na sua patogênese.[2]

As manifestações cutâneas são polimorfas e consistem nas principais formas de apresentação extrapulmonar. Em diversos pacientes, a doença cutânea surge como o primeiro sinal para o reconhecimento da sarcoidose e início de rastreamento multidisciplinar a fim de identificar o acometimento em outros órgãos.[1] As características clínicas e o prognóstico da sarcoidose cutânea são modificados por particularidades individuais como: idade, gênero, localidade geográfica e etnia; em especial, na população preta.[3]

Assim, torna-se necessário que o dermatologista desenvolva competências para diagnosticar essa entidade a partir de cada peculiaridade clínica e matiz na pele mais pigmentada.

EPIDEMIOLOGIA

A verdadeira incidência da sarcoidose, também denominada doença de Besnier-Boeck-Schaumann,[4] é desconhecida devido a alguns aspectos que incluem: a inconsistência na definição de casos, diferenças nas abordagens para o diagnóstico, heterogeneidade dos estudos diante de múltiplos fenótipos e assuntos relacionados ao acesso ao cuidado de saúde.[1]

A doença possui distribuição panorâmica mundial e atinge todas as faixas etárias. Entretanto, apresenta predileção pelos países mais desenvolvidos, gênero feminino e um padrão bimodal de acometimento. Geralmente o intervalo etário do início de apresentação é compreendido entre 20-45 anos, com segundo pico após 50 anos. Em relação à distribuição por gênero, observa-se que os homens são acometidos de forma mais precoce, em torno de 30 a 50 anos, e as mulheres aos 50-60 anos.[1]

Na população preta a sarcoidose atinge indivíduos mais jovens, de forma mais grave e com quase o dobro do risco de envolvimento extracutâneo quando comparada a outras etnias.[3,5] Destaca-se a sarcoidose ocular e cardíaca, com alta morbimortalidade.[1,5] A síndrome de Löfgren, forma aguda de sarcoidose e de bom prognóstico, é incomum nos pretos e asiáticos.[1]

Há descrição recente de variabilidade sazonal na incidência, sendo essa taxa maior nos períodos de inverno e diminuída durante o outono. Oscilações significativas nas taxas de prevalência são visualizadas de acordo com a localidade e a respectiva densidade populacional. Os países nórdicos e os Estados Unidos possuem mais diagnósticos em relação aos do continente africano.[1,6] A sarcoidose em pretos africanos foi descrita como rara.[6] Contudo, esse dado inspira análise crítica, haja vista possível limitação observacional contextualizada com a dificuldade de acesso à assistência de saúde por parte dessa população e mais característica em países menos desenvolvidos.

Nos EUA, a incidência anual da doença entre os pretos americanos é de cerca de 35 casos a cada 100.000 indivíduos. Na mesma escala, onze caucasianos são acometidos e somente 3 a 4 asiáticos.

Dados de 1985 estimam incidência nacional de 10 casos/100.000 habitantes.[7] Estudo mais recente, a partir de análise retrospectiva de casuística brasileira em centro de referência, sugere que a sarcoidose cutânea possa não ser tão infrequente e que haja um aumento no número de casos, à semelhança do que é descrito mundialmente. No entanto, nessa série, cerca de 2/3 dos pacientes eram brancos, ao contrário do predomínio exposto entre pretos de acordo com outras literaturas.[8]

ETIOPATOGENIA

Até o momento, a etiologia da sarcoidose não está completamente esclarecida e permanece em estudo. No entanto, admite-se sua natureza complexa a partir da interação de estímulos ambientais e autoantígenos, fatores genéticos e sinalizações imunológicas necessárias para constituição de uma resposta granulomatosa não caseosa.

A suscetibilidade genética é baseada nas diferenças de incidência encontradas entre as etnias, alta taxa de concordância nos gêmeos monozigóticos e pela característica de agrupamento familiar da doença. Estima-se risco quatro vezes maior para o desenvolvimento da doença naqueles que possuem um parente de primeiro grau afetado e que consequentemente torna-se aumentado se forem múltiplos. Ademais, indivíduos com anormalidades hereditárias na resposta imune podem ser mais propensos à formação de granuloma quando expostos aos gatilhos do ambiente.[1]

Assim como em outras doenças imunomediadas, a sarcoidose tem sido associada a complexos gênicos HLA, os quais podem ser importantes para predizer o curso da doença e o prognóstico. O HLA-DRB1 é o lócus gênico mais descrito pela importância de correlacionar-se com o desenvolvimento, a progressão ou proteção para essa doença.[1]

Estudo recente, a partir da análise de todo o genoma de uma família com alta prevalência para sarcoidose, identificou o gene da Janus quinase 2 (JAK2) como alvo de interesse. Esse gene codifica uma proteína tirosina quinase que realiza a fosforilação de um transdutor de sinal e ativador de transcrição (STAT) e que consequentemente modula a diferenciação celular e a imunidade. A via de sinalização JAK/STAT é importante para inúmeras citocinas, entre as quais IL12 e IL23, que medeiam a resposta imune celular Th1 e Th17, como também IFNγ, IL1, IL2, IL4, IL6, L10, IL13 e GM-CSF (fator estimulador de colônias de granulócitos), que em conjunto participam da ativação macrofágica necessária para formação de granulomas sarcoídeos. A diminuição da atividade JAK/STAT, com a utilização de inibidores da JAK, disponibiliza a possibilidade de novo tratamento futuro à medida que a imunopatogenia é compreendida e as pesquisas se tornam mais robustas.[1]

Acredita-se que alguns antígenos em associação com características ambientais tenham relevância no desenvolvimento do granuloma. Metanálises recentes demonstraram forte associação do *Cutibacterium acnes* e de micobactérias ou fragmentos desses microrganismos com a sarcoidose.[1] Entretanto, outros agentes infecciosos podem estar relacionados. Por exemplo, alguns relatos de sarcoidose ocorreram após a infecção viral pelo novo coronavírus (COVID-19). Menciona-se que o granuloma sarcoide possa ser uma reação de hipersensibilidade tardia ao SARS-CoV-2 e que as células epitelioides produzam enzima conversora de angiotensina (ECA). O aumento do nível sérico de ECA promove uma regulação quantitativa negativa de receptores ECA presentes nas células. Esse tipo de receptor é essencial para a internalização do SARS-CoV-2 nas células suscetíveis. Consequentemente, maiores níveis de ECA podem restringir a entrada do vírus e facilitar a recuperação do hospedeiro. No entanto, mais estudos são necessários para que se possa afirmar que a reação sarcoide seja um sinal de convalescença ou um marcador de melhor prognóstico da COVID-19.[9,10] Diversos estudos não conseguiram demonstrar a viabilidade dos agentes infecciosos dentro da estrutura granulomatosa, sugerindo que apenas as partículas ou pedaços deles sejam capazes de deflagrar a inflamação.[1]

Outras evidências apontam que a exposição a metais inorgânicos em aerossol, materiais combustíveis, exposição ao berílio, zircônio, alumínio e até mesmo a imunoterapia para tratamento oncológico estejam correlacionadas com a doença.[1] Pesquisa recente evidenciou 80 casos de sarcoidose e a reação granulomatosa sarcoidose-símile como evento adverso aos inibidores dos pontos de controle imunológico, sendo o melanoma a malignidade-alvo mais comum em tratamento (81%), e o pembrolizumabe, a medicação associada mais frequentemente (28%).[11]

Especula-se que a diminuição à exposição solar e, portanto, níveis reduzidos de 1,25-di-hidroxivitamina D possam contribuir para a etiopatogenia da sarcoidose. No entanto, o verdadeiro papel da vitamina D e seus mecanismos de retroalimentação da homeostase do cálcio necessitam de estudos adicionais para ratificar essa hipótese.[1]

Por fim, tem se destacado a importância de autoantígenos na patogênese dessa doença, uma vez que é relatada concomitantemente com outras comorbidades autoimunes, incluindo as alterações tireoidianas, espondilite anquilosante e a síndrome de Sjögren.[1]

QUADRO CLÍNICO E DIAGNÓSTICO

Essa doença possui amplo espectro de apresentação inicial, com inúmeras manifestações. Por essa razão, é conhecida como a grande mimetizadora de outras enfermidades. Pode apresentar-se de forma aguda e se tornar crônica persistente ou ser demarcada por períodos de acalmia e recidiva.[3] Ademais, é capaz de causar mortalidade significativa ao acometer algum órgão importante.

Além das características clínicas consistentes, o diagnóstico necessita da combinação de exame histopatológico congruente (com a exclusão de reação inflamatória granulomatosa de outra natureza), além de evidências laboratoriais e de imagem. A demonstração de granuloma sarcoídeo, em pelo menos um órgão, é o critério de avaliação utilizado para confirmação diagnóstica de acordo com a *World Association of Sarcoidosis and Other Granulomatous Disorders* (WASOG).[1]

A pele é o sítio extrapulmonar mais afetado, em torno de 30%, e constitui um órgão de predileção para abordagem diagnóstica por ser de fácil acesso. Contudo, as alterações cutâneas são relatadas frequentemente como sintomas iniciais e que demandam investigação sistêmica adicional.[1] Por conseguinte, o dermatologista deve ser perspicaz e apto para diagnose, assim como para conduzir o caso em conjunto com outras especialidades.

As lesões cutâneas podem ser categorizadas em não específicas e específicas (Tabela 1).[3] A manifestação cutânea não específica mais comum é o eritema nodoso, cuja frequência estimada é de até 25%. No entanto, quando a ocorrência é individualizada pela etnia, o eritema nodoso é bem menos relatado nos asiáticos (17%) e especialmente na população preta (8,5%), em comparação aos caucasianos (41%). Esse tipo de lesão é caracterizado por nódulos sensíveis na região pré-tibial com resolução em 6-8 semanas.[3] Essa forma clínica associada a febre, irite e adenomegalia hilar bilateral configura a síndrome de Löfgren, um marcador de doença aguda e de melhora espontânea na maioria das vezes (90%).[2]

Outras formas não específicas incomuns de acometimento incluem: calcificações, prurigo, eritema multiforme e baqueteamento digital.[2,3]

Por outro lado, as lesões específicas são definidas pela presença de granulomas geralmente não caseosos bem delimitados na derme ou subcutâneo com pouco ou nenhum infiltrado linfocitário na periferia das células epitelioides, ditos "granulomas nus".[12]

As pápulas são a forma clínica mais comumente encontrada nos indivíduos pretos, geralmente são pequenas e podem assumir variadas tonalidades (desde amarelo e vermelho-acastanhado até violáceo).[3] São localizadas preferencialmente no pescoço e na face, principalmente na região periorbitária, podendo inclusive simular siringomas.[2,3] As lesões papulosas podem involuir sem cicatriz e/ou com mácula residual de forma espontânea ou após tratamento adequado, ao passo que aquelas mais persistentes tendem a evoluir para placas, sobretudo se estiverem situadas na face, no couro cabeludo, dorso, membros e na região glútea.[3]

As placas normalmente possuem aspecto ovalado ou redondo e indivíduos de pele mais pigmentada apresentam mais hipocromia (Figura 1). Distinguindo-se da forma papulosa, as lesões com característica elementar em placa tendem a cicatrizes, doença de curso crônico e prognóstico mais reservado.[3] Classicamente, pode-se observar a cor de "geleia de maçã" na diascopia das lesões[2] (Figura 2). No entanto, pode ser de difícil visualização nos fototipos mais altos.

O lúpus pérnio é um tipo de lesão crônica e de maior ocorrência em mulheres pretas. É caracterizado por placas endurecidas, com nuances de vermelho-acastanhado ao violáceo, na região central da face (nariz, malar e lábio), pavilhão auricular, dorso das mãos e quirodáctilos.[3,13] O acometimento nasal pode ocasio-

TABELA 1 Manifestações cutâneas

Lesões não específicas	Lesões específicas	
Eritema nodoso	Pápulas e placas	Nódulos subcutâneos
Calcificações	Lupus pérnio	Lesões hipopigmentadas
Prurigo	Sarcoidose sobre cicatriz	Lesões ulceradas
Eritema multiforme	Ictiosiforme	Alopecia
Baqueteamento digital	Eritrodermia	Ungueal

Fonte: adaptada de: Heath CR, et al.[3]

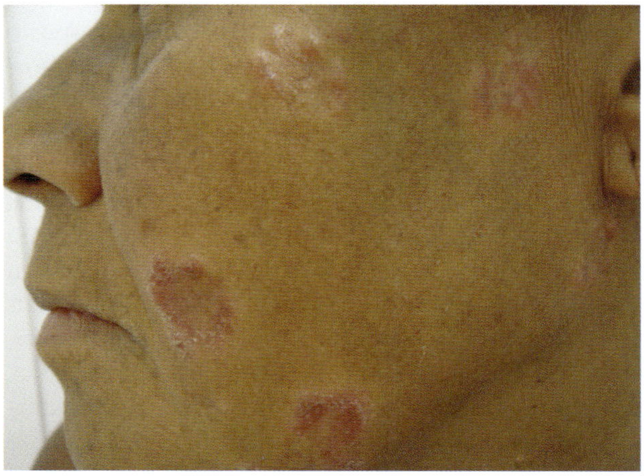

FIGURA 1 Placas arredondadas na face.
Fonte: imagem cedida pelo Dr. Egon L. R. Daxbacher.

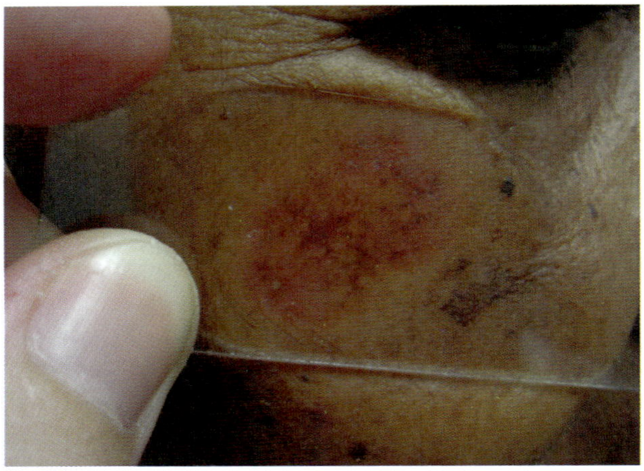

FIGURA 2 Diascopia evidenciando a coloração em "geleia de maçã".
Fonte: imagem cedida pelo Dr. Egon L. R. Daxbacher.

nar infiltração granulomatosa no tecido ósseo e mucoso adjacente. Está correlacionado à presença de cistos ósseos e fibrose pulmonar.[3]

As lesões angiolupoides são pápulas e placas róseo-violáceas com algumas telangiectasias localizadas na face, principalmente na região nasopalpebral.[3,13] Essa manifestação acontece sobretudo no gênero feminino.[13]

As alterações cutâneas hipopigmentadas – seja através de mácula, pápula ou nódulo – afetam predominantemente os pretos. As lesões completamente maculosas, quando biopsiadas, dificilmente evidenciam granulomas na fase inicial. Dessa forma, com alto índice de suspeição, deve-se repetir o procedimento ou selecionar um local com alguma infiltração na presença de placa ou nódulo concomitantemente.[3]

Apesar de raras, as lesões ulceradas acontecem duas vezes mais nas mulheres jovens pretas em relação aos homens brancos. As ulcerações são mais frequentes nos membros inferiores e podem surgir *de novo* ou nas lesões sarcoídeas bem estabelecidas. O aspecto clínico é caracterizado por úlcera necrótica com borda violácea, de base atrófica e áreas perilesionais xantocrômicas com telangiectasias que se assemelham à necrobiose lipoídica.[3,13]

A sarcoidose ictiosiforme também é uma forma muito incomum e atinge todas as faixas etárias, com predileção pelos adultos. Revisão recente evidenciou que as mulheres (71%) e os pretos (46%) são os mais afetados, assim como os membros inferiores são a localização preferencial (86%) (Figura 3). Diante disso, nessa topografia a presença de novas lesões ictiosiformes justifica a realização de biópsia cutânea, enquanto em outros locais apenas se houver alta suspeição da doença. O diagnóstico é corroborado pelos achados histopatológicos de hiperceratose, hipogranulose e granulomas não caseosos na derme. Essa forma clínica é um marcador relativamente sensível de envolvimento sistêmico, particularmente do pulmão (66%), linfonodos (57%) e olhos (31,5%).[14]

A sarcoidose incide no couro cabeludo de forma inusitada e até o momento menos de 50 casos foram descritos na literatura de língua inglesa.[15] A maioria deles ocorreu em mulheres pretas de origem africana. As formas de apresentação são múltiplas, com espectro que oscila entre máculas semelhantes a alopecia areata, pápulas, placas, nódulos, áreas escamosas dermatite seborreica-símiles e áreas de alopecia cicatricial.[3,15]

O acometimento da unha é raro e polimórfico, a depender da extensão dos granulomas para as estruturas ungueais, sendo a forma onicodistrófica a mais comum. É um excelente indicador de doença crônica e sistêmica, em especial com envolvimento pulmonar e ósseo adjacente, sendo necessária a realização de tomografia computadorizada de tórax e radiografia de mãos e/ou pés.[16]

A manifestação hipodérmica da sarcoidose (paniculite de Darier-Roussy) é representada por nódulos dolorosos ou pouco sensíveis, firmes, móveis à palpação e com variação de tamanho entre 0,5-2 cm (Figura 4). É infrequente e mais visualizada nos caucasianos.[3]

Outras formas de apresentação incluem: psoriasiforme, em cicatrizes, eritrodérmica, morfeia ou líquen nítido símiles, verrucosa, pustulosa, edematosa de membros inferiores e nas mucosas (principalmente oral, nasal e anogenital).[3]

Cabe salientar algumas descrições clássicas como a síndrome de Heerfordt-Waldenström, que é caracterizada pelo aumento das glândulas parótidas, paralisia do nervo facial e uveíte anterior; bem como a síndrome de Mikulicz. a qual é representada pelo envolvimento da glândula parótida, submandibular, sublingual e lacrimal.[2]

Por último, a sarcoidose na infância, em menores de 5 anos de idade, é tipicamente definida pela tríade de lesão cutânea (*rash*), uveíte e artrite. Já as crianças mais velhas costumam apresentar manifestações semelhantes às dos adultos.[17]

Diante do diagnóstico cutâneo, é recomendada uma investigação complementar a fim de pesquisar formas sistêmicas da doença (Quadro 1).[1,3] Nesse contexto, os pulmões são os órgãos mais acometidos (90%) e, por esse motivo, testes de função pulmonar e radiografia de tórax devem ser solicitados. O achado radiográfico mais encontrado é a adenopatia hilar bilateral.[3]

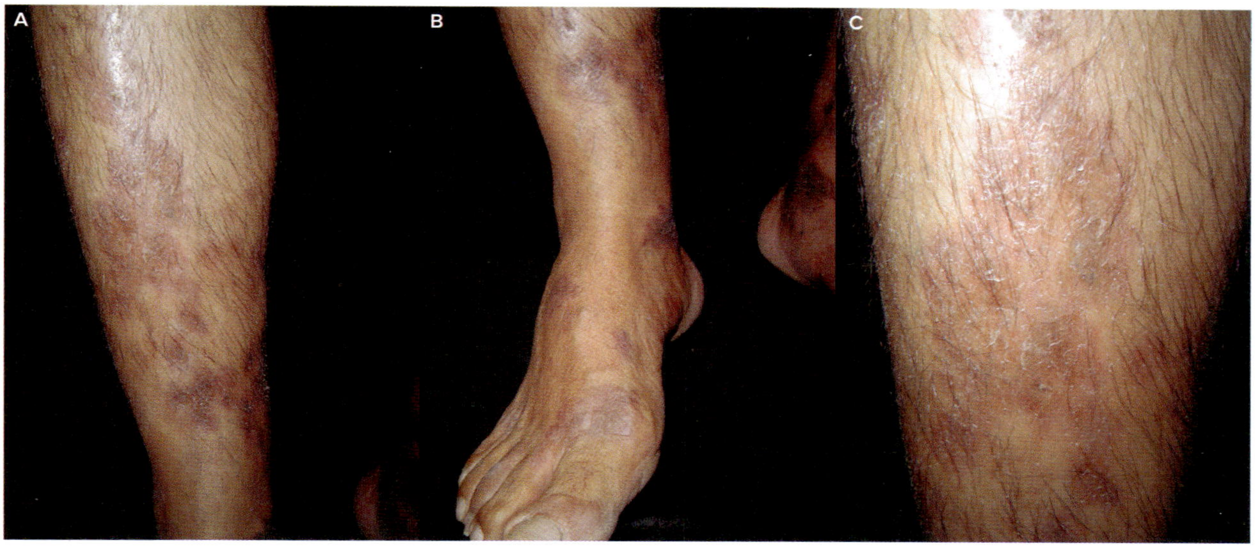

FIGURA 3 Sarcoidose com lesões ictiosiformes nos membros inferiores.
Fonte: imagens cedidas pelo Dr. Egon L. R. Daxbacher.

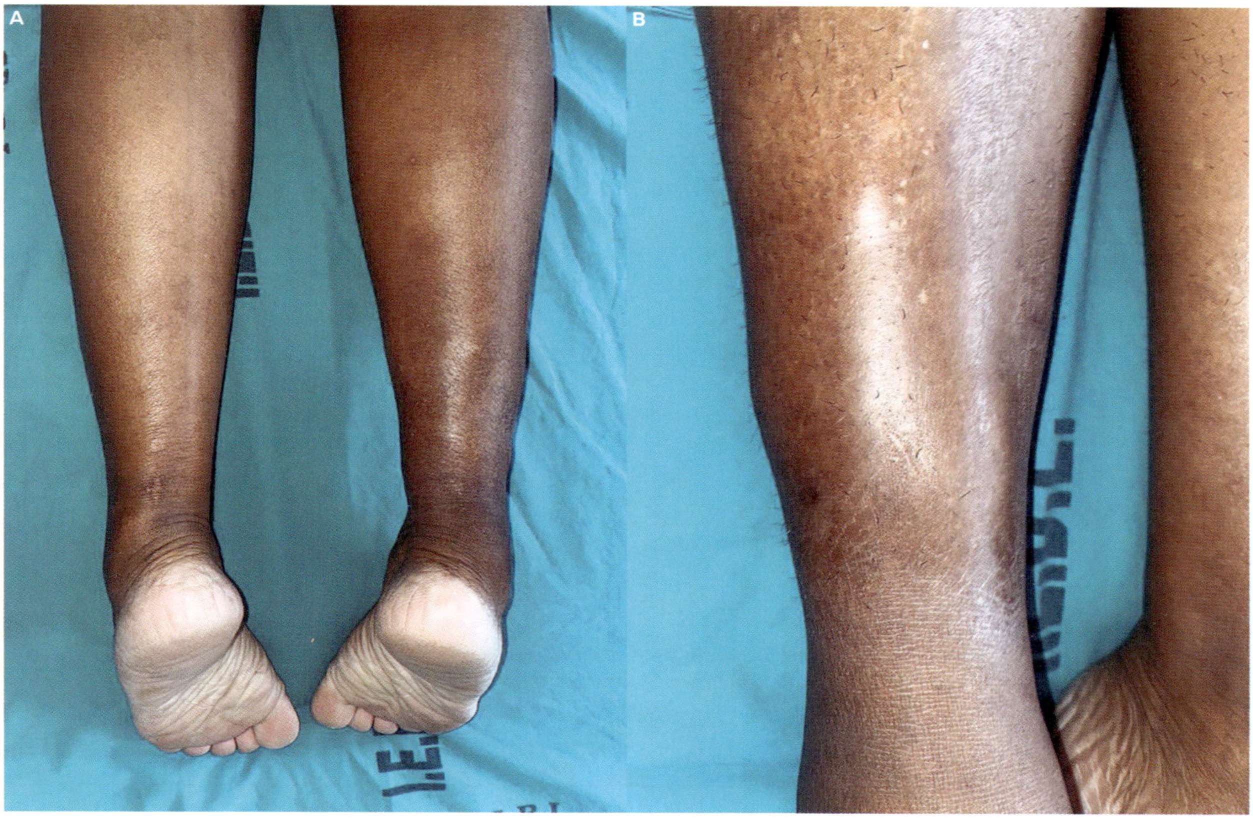

FIGURA 4 Nódulos subcutâneos nos membros inferiores.

QUADRO 1 Abordagem diagnóstica complementar

Exames laboratoriais:
Hemograma; cálcio sérico e urinário; função hepática; função renal; hormônios tireoidianos; vitamina D25 e vitamina D1,25; IGRA
Avaliações e exames de imagem:
Radiografia de tórax; teste de função pulmonar; exame oftalmológico; eletrocardiograma*

* Se sintomas cardíacos ou anormalidades no eletrocardiograma, considerar ecocardiograma, tomografia cardíaca por emissão de pósitrons ou ressonância magnética cardíaca.
Fonte: adaptada de: Wu JH, et al.[1]

Em relação ao envolvimento cardíaco, é necessário solicitar eletrocardiograma (ECG) para identificar possíveis alterações mesmo em pacientes sem sintomas.[1] As anormalidades eletrocardiográficas podem variar desde arritmias benignas até taquicardia ventricular, bloqueio atrioventricular e morte súbita.[3,13] Também é recomendada uma avaliação oftalmológica para detectar possíveis manifestações oculares, como uveíte crônica.[3,8]

Além disso, a investigação inclui exames laboratoriais hematológicos e bioquímicos. A dosagem de cálcio urinário e sérico é recomendada, visto que estudos correlacionaram o aumento das manifestações renais com o subdiagnóstico da hipercalciúria assintomática ao longo do tempo. Por outro lado, a dosagem da ECA não tem sido utilizada como diagnóstico devido à sua baixa especificidade, já que pode estar aumentada em outras doenças.[8]

Inicialmente, alguns pacientes podem apresentar manifestações cutâneas sem evidências de sarcoidose sistêmica. Dessa forma, devem ser rastreados periodicamente.[1,8]

DIAGNÓSTICO DIFERENCIAL

O diagnóstico diferencial depende das características das manifestações cutâneas apresentadas, destacando-se algumas possibilidades como: hanseníase tuberculoide, reações de corpo estranho, tuberculose cutânea (lúpus vulgar), micoses profundas e sífilis.[2,13]

TRATAMENTO

Atualmente, as opções disponíveis para o tratamento da sarcoidose são provenientes de pequenas séries de casos, análises retrospectivas e experiência pessoal. Há uma dificuldade de realização de ensaios clínicos rigorosos, bem como o desenvolvimento de diretrizes baseadas em evidências. Tal fato pode ser explicado pela raridade da doença, ampla variabilidade de manifestações clínicas e complexidade em avaliar de forma objetiva a resposta terapêutica.[1,18]

Antes de estabelecer a terapia adequada para cada paciente é fundamental levar em consideração alguns aspectos da doença, como: extensão, gravidade dos sintomas, presença de lesões desfigurantes (principalmente na face e região genital) e o órgão vital mais acometido.[1]

De modo geral, o objetivo é aliviar os sintomas e amenizar o processo inflamatório, retardando a progressão da doença.[3] As opções de tratamento incluem medicamentos tópicos e terapia sistêmica imunomoduladora ou imunossupressora. É recomendado que as medidas tomadas sejam incrementadas de forma gradual com base nas características clínicas, resposta terapêutica e possíveis eventos adversos[1]. Dessa forma, deve-se iniciar terapias locais e, em seguida, acrescentar opções imunomoduladoras sistêmicas, seja de forma isolada ou em combinação aos tratamentos prévios, antes de considerar o uso de imunossupressores (Figura 5). Cabe salientar que alguns autores sugerem aguardar pelo menos 3 meses antes de cogitar falha terapêutica.[1,19]

Nos casos de doença cutânea leve e com poucas lesões, o primeiro tratamento a ser considerado é o corticoide tópico ou intralesional.[1] Os de alta potência em veículo creme ou pomada, como o clobetasol

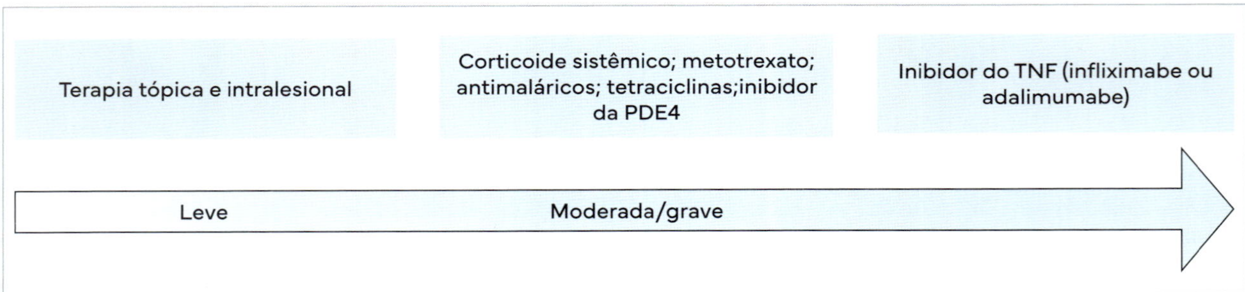

FIGURA 5 Fluxograma de tratamento de acordo com a gravidade da doença.
PDE4: fosfodiesterase tipo 4; TNF: fator de necrose tumoral.
Fonte: adaptada de: Wu JH, et al.[1]

e o halobetasol, são os mais estudados e a posologia descrita varia desde de duas vezes ao dia até uma vez por semana sob oclusão por três a cinco semanas.[3,19] Em contrapartida, as injeções intralesionais com triancinolona são mais indicadas para placas ou pápulas endurecidas, visto que nessas lesões os granulomas podem estar localizados mais profundamente na derme.[3] As doses variam de 5 a 40 mg/mL, porém é indicado limitar a aplicação a 20 mg/mês a fim de evitar complicações iatrogênicas como a síndrome de Cushing e a atrofia local.[19]

Os inibidores de calcineurina tópicos, incluindo o tacrolimus, possuem menos efeitos adversos (ardência, prurido e *flushing*) e, por essa razão, são preferíveis como poupadores de corticoide. Estudos indicam que sua eficácia foi observada quando utilizados duas vezes ao dia por várias semanas.[8,19]

Outras opções também citadas como alternativas de tratamento para doença leve e localizada são *laser* de CO_2, *pulsed dye laser* e terapia fotodinâmica.[1] Nos últimos anos, foi descrito um caso em que houve regressão das lesões com o uso do 5-fluorouracil (5-FU) intralesional na dose de 0,5-1 mL (50 mg/mL) após cinco sessões com intervalo mensal.[18]

A terapêutica sistêmica está indicada em casos refratários ou em doença moderada a grave. Os antimaláricos (hidroxicloroquina e cloroquina) são considerados de primeira linha.[1] Ambos podem ser utilizados de forma isolada ou em associação com outros agentes imunomoduladores, como os antibióticos da classe das tetraciclinas e os inibidores da fosfodiesterase tipo 4 (PDE4). Embora a minociclina tenha sido tradicionalmente usada, devido ao risco de hiperpigmentação, a doxiciclina tem sido mais recomendada. Já os inibidores da PDE4 mais relatados são a pentoxifilina e o apremilast. A pentoxifilina mostrou mais benefícios na sarcoidose pulmonar, enquanto o apremilast na sarcoidose cutânea crônica, especialmente nas lesões infiltradas, sendo considerado terapia adjuvante.[1,19]

Para os casos de alterações cutâneas desfigurantes, doença grave rapidamente progressiva ou refratária à terapia imunomoduladora, os imunossupressores sistêmicos são altamente eficazes. Os corticoides são os mais utilizados na prática clínica. Inicia-se o tratamento com doses que variam de 0,5-1 mg/kg/dia.[13] Alguns autores os consideram como primeira opção de tratamento, sendo empregados antes mesmo do uso de outras classes de medicamentos sistêmicos.[3,13,20] No entanto, o uso crônico está relacionado a uma série de eventos adversos e outros fármacos podem ser utilizados como poupadores, principalmente o metotrexato, que é considerado agente de primeira linha e apresenta taxa de resposta de cerca de 80% na sarcoidose cutânea.[1] Outros imunossupressores, como o micofenolato de mofetila e a azatioprina, possuem menos eficácia.[1,18]

Os inibidores de TNF têm demonstrado respostas favoráveis naqueles submetidos a esse tipo de tratamento e devem ser utilizados com cautela em virtude dos efeitos adversos associados. Destes, os mais relevantes incluem o aumento da suscetibilidade às infecções e, sobretudo, a possibilidade de reativação da tuberculose latente em nosso país. Também foram relatados casos de reação paradoxal, com o desenvolvimento de lesões semelhantes às encontradas na sarcoidose, naqueles submetidos à terapia anti-TNF.[20] Portanto, são considerados medicamentos de terceira linha e devem ser reservados para casos de doença grave, ulcerativa ou lúpus pérnio refratário às terapias convencionais.[1,19] Até o momento, os imunobiológicos mais estudados são o infliximabe e o adalimumabe. A posologia mais frequentemente empregada para o adalimumabe consiste em 40 mg semanais. No entanto, há estudos na literatura que realizaram dose de ataque de 80 mg na primeira semana antes de iniciar a manutenção. Quanto ao infliximabe, seu uso é descrito com uma faixa terapêutica entre 3 e 10 mg/kg administrados em intervalos de três a dez semanas, embora a maioria dos pacientes receba prescrição inicial de 5 mg/kg.[19,20] Alguns pacientes podem necessitar de concentrações maiores ou de intervalo de aplicação mais reduzido para o controle da doença.

Embora ainda seja limitado, o número de publicações sobre o uso de biológicos, pequenas moléculas e outras drogas na sarcoidose cutânea está em crescimento. Recentemente, novas perspectivas terapêuticas vêm sendo estudadas abrangendo os inibidores de IL-17, IL-12 e IL-23, rituximabe, inibidores da JAK e outros agentes antimicrobianos (levofloxacina, etambutol, azitromicina e rifampicina).[1,20] Entretanto, é necessário obter evidências mais consistentes para embasar a utilização dessas propostas na prática clínica.

Cabe destacar que alguns cuidados adicionais são recomendados, especialmente nos pacientes pretos e asiáticos, os quais são mais propensos a evoluírem com hipercromia pós-inflamatória e/ou lesões cicatriciais. Entre essas medidas, destacam-se o uso do filtro solar e agentes clareadores como a hidroquinona. Em relação às cicatrizes, os médicos devem ser alertados sobre os riscos associados à remoção, uma vez que tal procedimento pode reativar a doença.[3]

REFERÊNCIAS BIBLIOGRÁFICAS

1. Wu JH, Imadojemu S, Caplan AS. The evolving landscape of cutaneous sarcoidosis: Pathogenic insight, clinical challenges, and new frontiers in therapy. American Journal of Clinical Dermatology. 2022 May 18;23(4):499-514.
2. Rocha DS, Bringel DM, Balassiano E, Presotto C, Bomm L, Alves M de FGS. Sarcoidosis simulating syringomas. Anais Brasileiros de Dermatologia. 2012 Apr;87(2):309-12.
3. Heath CR, David J, Taylor SC. Sarcoidosis: Are there differences in your skin of color patients? Journal of the American Academy of Dermatology. 2012 Jan;66(1):121.e1-14.
4. Hem E. Boeck's sarcoidosis: A centennial. International Journal of Dermatology. 2000;39:545-9.
5. Kassamali B, Villa-Ruiz C, Kus KJB, Mazori DR, Kassamali AA, Gizelis O, et al. Increased risk of systemic and cardiac sarcoidosis in Black patients with cutaneous sarcoidosis. Journal of the American Academy of Dermatology. 2022 May 1;86(5):1178-80.
6. Kaloga M, Gbéry IP, Bamba V, Kouassi YI, Ecra EJ, Diabate A, et al. Epidemiological, clinical, and paraclinic aspect of cutaneous sarcoidosis in Black africans. Dermatology Research and Practice. 2015;2015:1-3.
7. Bethlem NM. Epidemiology of sarcoidosis in Brazil. Sarcoidosis. 1985;2:162.
8. Torquato MF, Costa MKS da, Nico MMS. Cutaneous sarcoidosis: clinic-epidemiological profile of 72 patients at a tertiary hospital in São Paulo, Brazil. Anais Brasileiros de Dermatologia. 2020 Jan;95(1):57-62.
9. Singh G, Arora S, Das P, Gupta A. Cutaneous sarcoidosis in corona virus disease 19 patient: A red herring or sign of recovery? Indian Dermatology Online Journal. 2022;13(4):524.
10. Rodrigues FT, Quirino RM, Gripp AC. Cutaneous and pulmonary manifestations of sarcoidosis triggered by coronavirus disease 2019 infection. Revista da Sociedade Brasileira de Medicina Tropical. 2022;55.
11. Apalla Z, Kemanetzi C, Papageorgiou C, Bobos M, Manoli M, Fotiadou C, et al. Challenges in sarcoidosis and sarcoid-like reactions associated to immune checkpoint inhibitors: A narrative review apropos of a case. Dermatologic Therapy. 2020 Dec 10;34(1).
12. Rapini RP. Practical dermatopathology. Elsevier – Health Sciences Div; 2013.
13. Belda Júnior W, Di Chiacchio N, Criado PR. Tratado de Dermatologia. 4. ed. São Paulo: Atheneu; 2023.
14. Chen HW, Vandergriff T. Ichthyosiform sarcoidosis: Report of a case and comprehensive review of the literature. International Journal of Dermatology. 2021 Apr 30;61(4):390-400.
15. Charakida A, Teixeira F, Kubba F, Anton A, Schulman D, Cintra ML. A rare manifestation of scalp sarcoidosis. International Journal of Dermatology. 2023 Jan 1;62(1):9-10.
16. Hali F, Mahdar Y, Razzouki I, Marnissi F, Chiheb S. Nail sarcoidosis: Indicator of chronic systemic disease. International Journal of Dermatology. 2023 Jan 1;62(1):e13-4.
17. Cestari S. Dermatologia pediátrica: Diagnóstico e tratamento. 1. ed. Ed. dos Editores; 2019.
18. Noe MH, Rosenbach M. Cutaneous sarcoidosis. Current Opinion in Pulmonary Medicine. 2017 Sep;23(5):482-6.
19. Caplan A, Rosenbach M, Imadojemu S. Cutaneous sarcoidosis. Semin Respir Crit Care Med. 2020;41(5):689-99.
20. Dai C, Shih S, Ansari A, Kwak Y, Sami N. Biologic therapy in the treatment of cutaneous sarcoidosis: A literature review. American Journal of Clinical Dermatology. 2019 Jun 1;20(3):409-22.

61

Lúpus eritematoso

Ana Paula Moura de Almeida
Liana Moura de Almeida

INTRODUÇÃO

O lúpus eritematoso (LE) é uma doença autoimune com amplo espectro de manifestações clínicas e imunológicas, além de um diagnóstico muitas vezes desafiador.[1] Em geral, é uma doença que tem propensão a afetar todos os órgãos e tecidos do corpo, sendo a pele o segundo sistema orgânico mais frequentemente afetado, com manifestações cutâneas ocorrendo em 70% a 85% dos indivíduos ao longo do curso da doença e como sintoma inicial em até 25% dos pacientes.[2,3] As mulheres jovens são as principais afetadas pela doença, com maior prevalência e incidência em certas populações étnicas como negros, populações asiáticas e hispânicas.[4]

EPIDEMIOLOGIA

Relatórios da incidência global e prevalência de lúpus eritematoso diferem amplamente devido à variação demográfica da população, exposições ambientais e fatores socioeconômicos.[4] No que se refere ao lúpus eritematoso sistêmico (LES), os países europeus têm uma incidência mais baixa, enquanto a Ásia, Austrália e Américas têm uma alta incidência da doença. A variação geográfica pode ser reflexo da miscigenação da população ou da variação das exposições ambientais. Por exemplo, países mais próximos à linha do Equador, como o Brasil, estão mais expostos à radiação ultravioleta que já foi proposta como um gatilho ambiental para o LES.[5]

Em estudos que relataram diferenças entre grupos étnicos, as taxas de incidência foram mais altas em populações negras e mais baixas em caucasianos.[5] Os pacientes de pele mais escura são acometidos mais comumente pelo lúpus e muitas vezes têm piores prognósticos do que pacientes de pele clara.[6] A doença afeta principalmente mulheres jovens de 20 a 40 anos, embora pessoas de ambos os sexos e de qualquer idade possam ser afetadas.[7]

ETIOPATOGENIA

O lúpus eritematoso é uma doença autoimune multissistêmica e, embora sua etiologia seja mal definida, sabe-se que diferentes fatores em conjunto favorecem seu aparecimento, como: fatores genéticos, fatores ambientais (exposição a raios ultravioleta, infecções virais, produtos químicos e hormônios sexuais), além de fatores emocionais. A interação entre esses múltiplos fatores é adicionada à deficiência imunorreguladora, desenvolvimento de autoanticorpos, perda da tolerância imunológica, deficiência na remoção de imunocomplexos, ativação do sistema complemento e outros processos inflamatórios que levam à lesão celular e/ou tecidual.[8,9]

No que diz respeito à herança genética, alguns fatores estão bem documentados, como: a deficiência congênita de fatores do complemento (principalmente da fração C2), a presença de lúpus eritematoso em familiares e a maior incidência de autoanticorpos (em especial o fator antinuclear) em familiares sadios de portadores da doença.[4,10,11]

Dentre os fatores intrínsecos relacionados à etiologia do lúpus eritematoso, a radiação UVA encontra-se envolvida nos mecanismos de exposição de autoantígenos na superfície de queratinócitos, desencadeando a formação de autoanticorpos nos pacientes predispostos.[10] Alguns estudos têm demonstrado que a vitamina D pode ter uma ação imunoprotetora e anti-inflamatória. Como o lúpus eritematoso (LE) é uma doença autoimune que muitas vezes é exacerbada pela luz ultravioleta, os indivíduos com LE têm sido incentivados a praticar medidas de proteção solar e estão cada vez mais predispostos a ter níveis mais baixos de vitamina D, sendo indicadas a avaliação e a complementação dessa vitamina quando necessário. Dado interessante é que os níveis de vitamina D já foram demonstrados como sendo mais baixos em indivíduos com tipos de pele mais escura quando comparados com indivíduos de pele clara.[9]

Em comum com outras condições que apresentam características autoimunes, o LES é universalmente mais comum em mulheres. Isso pode estar relacionado tanto à presença de um cromossomo X duplo, além das diferenças nos níveis de estrógeno que modulam as respostas imunes. Dessa forma, os hormônios sexuais parecem ter um papel fundamental na patogênese do LES. Por outro lado, sua relevância no lúpus eritematoso cutâneo crônico (LECC) parece ser menor, especialmente no lúpus eritematoso discoide (LED).[12]

QUADRO CLÍNICO E DIAGNÓSTICO

A classificação das doenças cutâneas relacionadas ao LE inclui dois grandes grupos: as dermatoses específicas do LE e as dermatoses inespecíficas do LE. As alterações da pele inespecíficas de LE incluem aquelas lesões cutâneas como púrpura palpável e lesões tipo urticária, que resultam de vasculite leucocitoclástica cutânea de pequenos vasos. Embora tais lesões cutâneas possam ocorrer como resultado de processo autoimune sistêmico de LE, lesões cutâneas idênticas clínica e histologicamente são observadas em várias outras condições não relacionadas ao LE.[7]

As específicas seriam as manifestações clínicas e histopatológicas típicas do lúpus eritematoso cutâneo e são classificadas em: lúpus eritematoso cutâneo crônico (LECC), lúpus eritematosos cutâneo subagudo (LECSA) e lúpus eritematoso cutâneo agudo (LECA).[10,13] O lúpus eritematoso cutâneo pode se apresentar com uma variedade de manifestações clínicas que podem ser desde uma doença exclusivamente cutânea ou uma das múltiplas manifestações de uma doença sistêmica severa.[13]

O lúpus eritematoso cutâneo crônico (LECC) engloba um espectro de variantes, das quais o lúpus eritematoso discoide é a mais comum.[14] Dessa forma, o LECC tem diversos subtipos, incluindo o já citado LE discoide, o hipertrófico, o mucoso, a paniculite lúpica, o LE túmido e o *Chilblain lupus.*[3] O LECC, por ter padrão cicatricial, ocorre de forma mais predominante e exuberante em pacientes negros, sendo muitas vezes um desafio terapêutico.[11] O LE melanótico ou hiperpigmentado (Figura 1A) foi descrito recentemente como uma variante rara e provavelmente subdiagnosticada do LECC, afetando principalmente pacientes com fototipos mais altos. Seu acometimento mais tardio, sua duração relativamente mais curta, menor incidência de fotossensibilidade e seu bom prognóstico são algumas das características dessa nova forma clínica.[15,16] Essa variante é caracterizada por máculas hiperpigmentadas assintomáticas na face e pescoço, sem descamação, atrofia, cicatriz ou telangiectasias. Em casos de pigmentação difusa liquenoide e acinzentada na face, o diagnóstico de LE deve ser considerado dentre os diagnósticos diferenciais.[14]

É importante ressaltar que apesar de qualquer uma dessas formas pode estar associada a manifestações sistêmicas, a forma cutânea crônica teria uma menor probabilidade para doença sistêmica (variando de 5 a 20% dependendo do grupo populacional estudado) e a forma subaguda apresenta uma média de 50% de possível sistematização da doença. Já o subtipo cutâneo agudo é uma forma que tem manifestações sistêmicas na totalidade de casos. Vale ressaltar que os pacientes com diagnóstico de lúpus podem apresentar uma mudança do padrão da doença ao longo da evolução e essa mudança é mais comum em adultos jovens.[10]

O lúpus eritematoso cutâneo crônico representa mais de 70% dos casos de lúpus cutâneo e pode ter como manifestação característica a lesão discoide.[13] Essa lesão pode inicialmente se apresentar como pápulas ou placas infiltradas e eritematosas, acometendo principalmente áreas fotoexpostas, podendo ter ceratose folicular, escamas aderidas, atrofia e discromia com hipocromia central e hipercromia na periferia. Pode estar localizada na região malar bilateral da face, dando o aspecto de asas de borboleta, e quando acomete o pavilhão auricular pode ser fortemente sugestiva de LECC. Em casos de acometimento das áreas pilosas, como no couro cabeludo, pode evoluir para uma alopecia cicatricial.[10,14]

O LECC pode ter algumas formas menos comuns de apresentação, como as formas hipertrófica e verrucosa. O LECC pode também acometer o tecido subcutâneo de áreas cobertas, sendo denominado LECC profundo. Já o lúpus túmido se caracteriza por um aspecto mais urticariforme, com lesões mais persistentes e em áreas fotoexpostas.[10]

O lúpus bolhoso é uma dermatose bolhosa subepidérmica, associada ao lúpus eritematoso sistêmico, que se manifesta com lesões bolhosas que têm predileção por surgirem na face, tronco superior, pescoço, região supraclavicular e pregas axilares. É mais comum em mulheres negras entre a 2ª e a 4ª décadas de vida. As lesões bolhosas podem surgir antes, concomitantemente ou após o diagnóstico de lúpus sistêmico e podem ser um marcador de intensidade de doença sistêmica, maior chance de nefrite e manifestações neuropsiquiátricas.[13]

O *Chilblain lupus* pode surgir como nódulos eritematosos pequenos e aparecer após trauma ou exposição ao frio em áreas de protuberâncias ósseas como dedos das mãos e pés e pode evoluir para lesões discoides e gerar desconforto nos pacientes.[10]

Sintomas depressivos podem ocorrer em até 30% dos pacientes com lúpus eritematoso cutâneo crônico e pacientes de origem afro-americana parecem ter um maior risco de lúpus eritematoso cutâneo crônico e depressão. Estudo realizado por Drenkard et al. mostrou que mais de um quarto dos pacientes negros apresentaram quadros depressivos moderados a severos, um número 3 a 5 vezes maior quando comparados à população geral incluída no estudo.[17]

Não existe uma correlação exata entre a extensão das lesões cutâneas e maior probabilidade de doença sistêmica, porém as formas mais disseminadas parecem ter mais chance de apresentar alguma manifestação sistêmica associada.[10]

O lúpus eritematoso cutâneo subagudo (LECSA), que representa uma média de 8% de todos os casos de lúpus eritematoso cutâneo, tem geralmente distribuição simétrica preferencialmente localizada na região cervical, tronco superior, membros superiores e geralmente poupa a região central da face (Figura 1B). O LECSA pode ter dois tipos principais de lesões: anulares policíclicas com bordas eritematoinfiltradas e centro esmaecido ou psoriasiforme. As lesões dessa forma clínica geralmente quando involuem não causam cicatrizes, porém podem permanecer apenas alterações hipopigmentadas. Alguns diagnósticos diferenciais dessa forma clínica do lúpus incluem psoríase, granuloma anular, eritema multiforme, eritema anular centrífugo, *tinea corporis* e linfoma cutâneo de células T.[19]

O LECSA pode ter sido induzido pelo uso de algumas drogas como inibidores da bomba de prótons, terbinafina, anticonvulsivantes e agentes anti-TNF.[19] Existem diversos casos descritos de neoplasias sólidas e não sólidas associadas ao LECSA, sendo mais frequentemente associado ao carcinoma de pulmão e adenocarcinoma de mama. Apesar de não ser tão frequente, devemos considerar essa possibilidade de associação quando se tratar de um paciente com idade avançada no surgimento do lúpus e com refratariedade ao tratamento.[18]

O LECSA é a forma clínica mais comumente encontrada em crianças, pois caracteriza o lúpus eritematoso neonatal. Pode estar associado a casos familiares

A

B

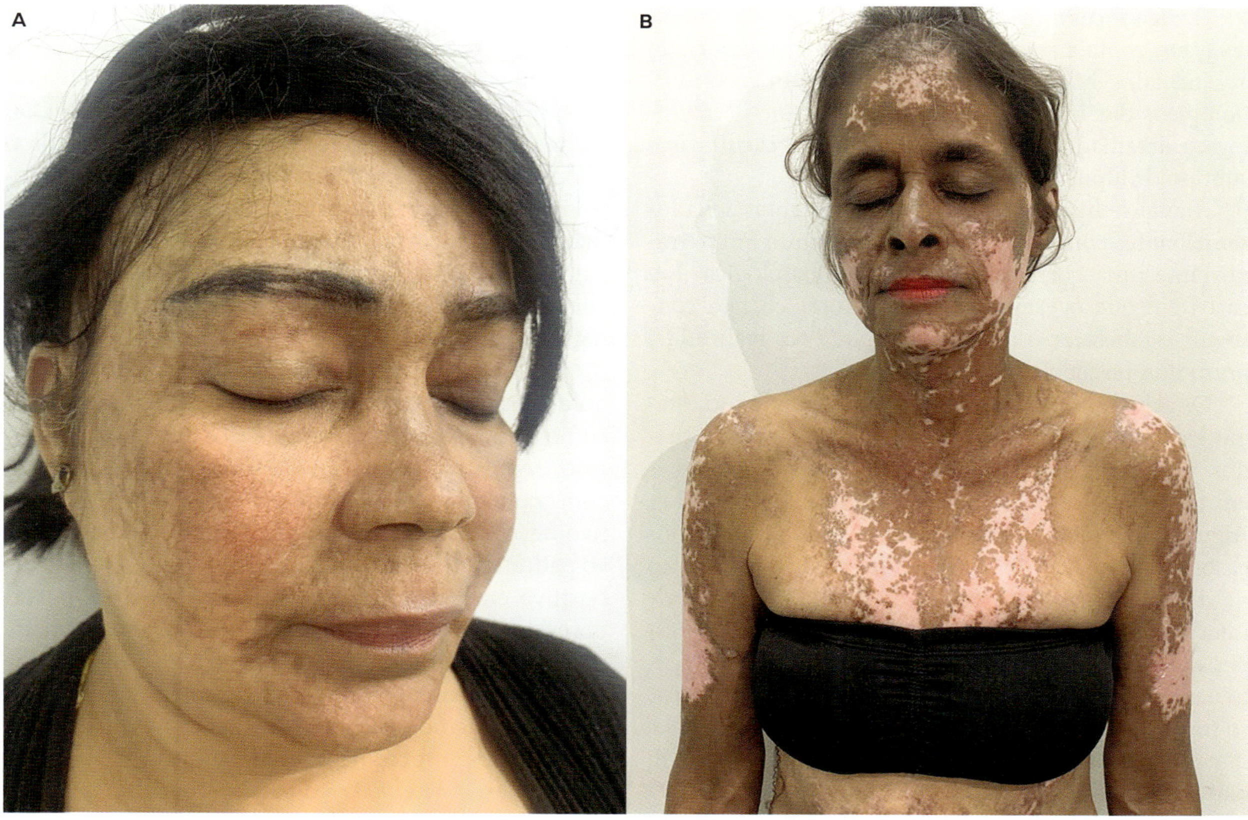

FIGURA 1 (A) Lúpus eritematoso melanótico. Máculas acinzentadas e reticuladas na face. (B) Lúpus eritematoso cutâneo subagudo (LECSA). Placas hipoacrômicas e eritematosas na face, região extensora dos braços e área do decote.

e frequentemente tem os anticorpos anti-Ro-SSA e anti-La-SSB, além dos antígenos de histocompatibilidade HLA-Dr3 e DQ2. O lúpus eritematoso neonatal resulta da passagem transplacentária de anticorpos maternos pela placenta.[10,13]

O lúpus eritematoso cutâneo agudo (LECA) representa 15% dos casos de lúpus eritematoso cutâneo e está sempre associado ao lúpus sistêmico e, além disso, geralmente está associado à atividade da doença.[13] Pode apresentar lesões cutâneas após exposição solar prolongada e menos frequentemente após ingestão de drogas como hidralazida, isoniazida ou procainamida. As lesões são eritematosas e infiltradas, podendo acometer a região malar bilateral e o dorso do nariz e tendo o formato de asa de borboleta que representa uma apresentação típica dessa forma, podendo também apresentar queda de cabelos, telangectasias periungueais e ulcerações em palato duro. Os principais diagnósticos diferenciais são dermatomiosite e rosácea, mas dermatite seborreica, dermatite perioral e dermatite de contato podem ser consideradas.[10]

Outras manifestações clínicas inespecíficas também podem estar presentes, como livedo reticular e o fenômeno de Raynauld. A febre, a artralgia e a artrite são as manifestações sistêmicas mais comuns do lúpus eritematoso, podendo acometer 90% dos pacientes.[10]

O diagnóstico de lúpus eritematoso cutâneo deve levar em conta a anamnese e o exame físico associado aos achados histopatológicos e eventualmente imunológicos das lesões cutâneas.[13] Um exame dermatológico detalhado deve ser realizado para classificar o subtipo de lúpus cutâneo suspeitado.[19]

A análise histopatológica pode apresentar achados semelhantes com outras colagenoses, sendo muito importante uma correlação clínico-histopatológica. Em casos em que o exame anatomopatológico não conseguir estabelecer o diagnóstico, pode ser realizada a imunofluorescência da pele lesada.[13]

Os achados histopatológicos vão depender do estágio e da evolução das lesões cutâneas, sendo os achados mais sutis nas lesões recentes e mais evidentes em lesões com estágios de evolução mais avançados. Algumas alterações histopatológicas encontradas nos casos de lúpus são infiltrado inflamatório linfocítico na derme superficial e profunda e uma dermatite de interface.[13] Podem também ocorrer degeneração e espessamento da camada basal e necrose de queratinócito nas camadas mais baixas da epiderme.[10] A epiderme se torna fina e ocorre depósito de mucina na derme, que é um achado típico do lúpus eritematoso, porém não especifico.[13]

No lúpus eritematoso discoide, além dos achados descritos, também podem ser encontrados hiperceratose, rolhas córneas e afinamento epidérmico. Em um estágio mais tardio podem ser encontrados incontinência pigmentar, ectasia vascular, fibrose dérmica e destruição de anexos.[13,19]

A depender do subtipo do lúpus que estiver sendo investigado, uma análise sanguínea pode ser realizada para avaliar uma possível doença sistêmica associada, assim como possíveis efeitos adversos de medicações utilizadas no tratamento.[13] Em casos suspeitos podemos solicitar um hemograma completo, velocidade de hemossedimentação (VHS), proteína C-reativa, FAN (fator antinuclear), avaliação hepática e renal e EAS.[19,20]

Em casos já confirmados de lúpus eritematoso cutâneo podemos fazer uma investigação laboratorial mais ampla, considerando a solicitação dos seguintes exames de acordo com o caso: anticorpos específicos como anti-DNA nativo, anti-Sm, anti-Ro-SSA, anti-La-SSB, anti-U1-Rnp, fator reumatoide, imunoeletroforese, TSH, T4 anticorpos antitireoidianos, urina de 24 horas, *clearance* de creatinina e glicose-6-fosfato desidrogenase.[20]

A avaliação do sistema complemento também é útil no auxílio do diagnóstico e acompanhamento dos pacientes portadores de lúpus eritematoso e é um sinal importante de lesão sistêmica, principalmente renal.[10]

O anticorpo anti-DNA nativo pode estar presente em 90% ou mais dos pacientes com doença sistêmica e pode indicar maior possibilidade de doença renal. O anticorpo anti-Sm é considerado o autoanticorpo mais específico para doença sistêmica, porém é positivo em menos que 20% dos casos de doença sistêmica. Já o anticorpo anti-U1Rnp é encontrado na doença sistêmica, mas também nas formas cutâneas do lúpus eritematoso. O anticorpo anti-Ro-SSA caracteriza a forma cutânea subaguda, atravessa a barreira placentária e é considerado um marcador do lúpus eritematoso neonatal, seguido do La-SSB e U1-Rnp.[10]

Os anticorpos antinucleares são marcadores imunológicos que podem ser usados tanto no diagnóstico como no acompanhamento de casos de lúpus eritematoso. A positividade do FAN é interpretada de acordo com seu padrão de depósito e o achado de FAN positivo deve ser sempre associado à clínica do paciente e ao padrão de depósito encontrado.[10,13] O FAN pode ser positivo em pessoas sadias e em familiares de portadores de alguma colagenose, portanto sua positividade não significa necessariamente doença.[19]

A dermatoscopia pode ser uma ferramenta útil no diagnóstico de desordens cutâneas inflamatórias e pode ser importante na diferenciação no lúpus eritematoso discoide (LED) no couro cabeludo de outras causas de alopecia cicatricial. Um estudo realizado por Zalaudek et al. avaliou as lesões de forma clínica, dermatoscópica e histopatológica para analisar imagens de LED em locais diferentes do couro cabeludo.[21] Halo perifolicular esbranquiçado, tampões córneos foliculares e telangiectasias foram os critérios dermatoscópicos mais comumente encontrados. Em lesões mais recentes, halo esbranquiçado perifolicular, tampões córneos e escamas esbranquiçadas representaram as características mais comuns..[21] Já nos casos de lesões mais avançadas, foram encontradas telangiectasias, estruturas pigmentadas e áreas esbranquiçadas sem estruturas como achados dermatoscópicos comuns e estas últimas estavam relacionadas com uma fibrose dérmica difusa da análise histopatológica (Figuras 2A, B e C). No LECSA foram encontradas ao exame dermatoscópico escamas esbranquiçadas, áreas brancas sem estruturas, vasos polimórficos e vasos lineares.[21]

Em casos de suspeita de sistematização do lúpus, pode ser útil a correlação do caso com os critérios classificatórios do LES. Em 2019, a *European League Against Rheumatism* (EULAR) e o *American College of Rheumatology* (ACR) elaboraram novos critérios de classificação para o LES (Tabela 1) com uma maior sensibilidade e especificidade em relação aos critérios anteriores da ACR de 1997. Algumas modificações importantes incluem o FAN positivo como requisito indispensável e novos critérios clínicos.[1] Esses critérios são apenas para orientação, pois os casos devem ser avaliados individualmente.

TRATAMENTO

Quando tratamos o lúpus eritematoso cutâneo, temos o objetivo de prevenir a progressão e prevenir a formação de lesões cutâneas.[21] A fotoproteção é essencial em todas as formas de lúpus eritematoso e deve ser feita com uso de roupas , mudança de hábitos de exposição solar, uso de fotoprotetores com proteção anti-UVA e UVB, sugerindo-se FPS 50 antes da exposição solar.[10,21] Devido à restrição à exposição à radiação solar nesses pacientes, devemos ficar atentos para casos de deficiência de vitamina D.[13,21]

A adesão à fotoproteção é essencial e no caso de pacientes tabagistas, devemos encorajá-los a parar de fumar. No caso de lesões cutâneas localizadas, podemos prescrever corticoides tópicos e inibidores da calcineurina.[13,21] O uso de corticoides intralesionais e orais pode ser avaliado.[10]

Os antimaláricos têm grande utilidade no tratamento das diversas formas de lúpus eritematoso com lesão cutânea. As doses preconizadas para a cloroquina são de 4 mg por kg por dia. A hidroxicloroquina pode ser feita de 4 a 5 mg/kg/dia. A retinopatia é o efeito colateral mais grave, porém raro quando usadas essas medicações nas doses preconizadas. Uma avaliação oftalmológica prévia é recomendada para verificar a existência de alguma retinopatia que contraindique o uso do antimalárico.[10]

Algumas medidas terapêuticas alternativas devem ser consideradas, como uso de clofazimina, dapsona, talidomida, metotrexato e retinoides orais.[10,13] A dapsona é um agente antimicrobiano e imunomodulador e é considerada uma droga de primeira escolha nos casos de lúpus bolhoso.[13] Na doença sistêmica, a prednisona

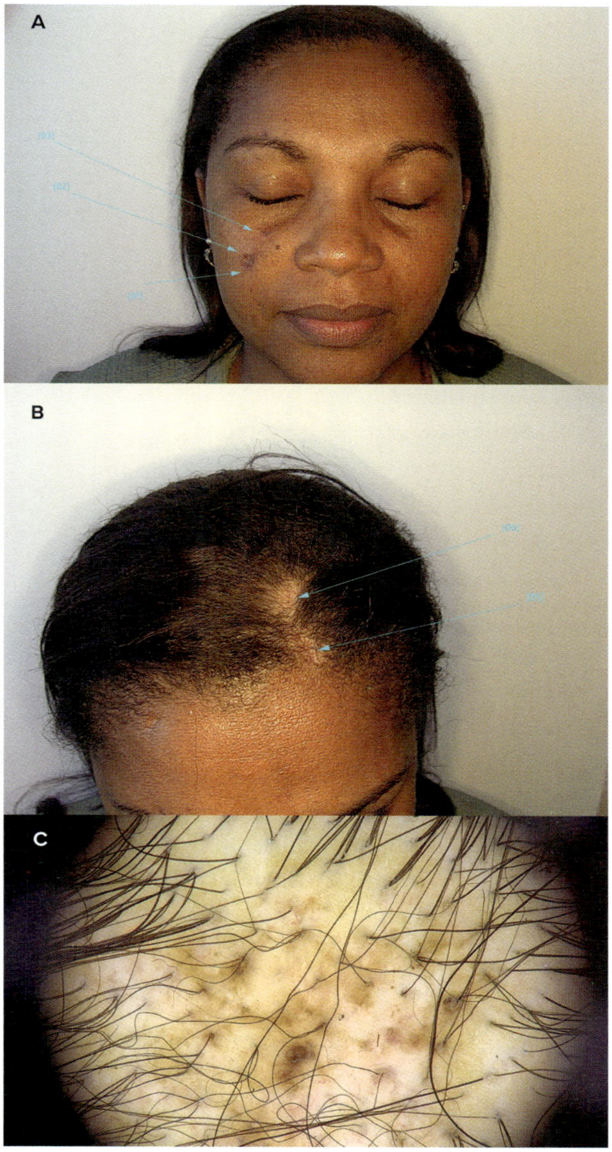

FIGURA 2 (A) Placa hipercrômica com centro atrófico e esbranquiçado na região malar direita. (B) Áreas com alopecia com atrofia na região frontoparietal do couro cabeludo. (C) Imagem dermatoscópica do couro cabeludo mostrando presença de tampões ceratósicos foliculares, coloração marrom-escura e áreas vermelho-leitosas com telangiectasias.

TABELA 1 Critérios de classificação do lúpus eritematoso sistêmico (LES)

Critérios clínicos	Peso
Constitucional	
Febre	2
Hematológico	
Leucopenia	3
Tromobocitopenia	4
Hemólise autoimune	4
Neuropsiquiátricos	
Delírio	2
Psicose	3
Convulsão	5
Mucocutânea	
Alopecia não cicatricial	2
Úlceras orais	2
Lúpus eritematoso cutâneo subagudo ou lúpus eritematoso discoide	4
Lúpus cutâneo agudo	6
Serosal	
Derrame pleural ou derrame pericárdico	5
Pericardite aguda	6
Musculoesquelético	
Envolvimento articular	6
Renal	
Proteinúria > 0,5 g/24 h	4
Biópsia renal classe II ou nefrite lúpica classe V	8
Biópsia renal classe III ou nefrite lúpica classe IV	10
Critérios imunológicos	**Peso**
Anticorpo antifosfolipídeo	
Anticorpo anticardiolipina ou anticorpo anti-beta-2-glicoproteína 1 ou anticoagulante lúpico	2
Proteínas do sistema complemento	
C3 baixo ou C4 baixo	3
C3 baixo e C4 baixo	4
Anticorpos específicos para LES	
Anticorpo anti-DNA de cadeia dupla ou anti-SM	6

Os pacientes só são elegíveis para esses critérios se tiverem FAN ≥ 1:80.
Se a pontuação do paciente é de 10 ou mais e pelo menos um critério clínico é atendido, a doença é classificada como LES.

pode ser feita até melhora clínica e sorológica do paciente, podendo ser associada aos antimaláricos. Diversas outras drogas podem consideradas no tratamento, como ciclofosfamida, azatioprina, anti-inflamatórios não hormonais, vasodilatadores como nifedipina e pentoxifilina, plasmaférese e pulsoterapia com corticoide em casos agudos. Os imunobiológicos já mostram resultados promissores no controle de alguns casos.[10]

REFERÊNCIAS BIBLIOGRÁFICAS

1. Serra-García L, Barba PJ, Morgado-Carrasco D. FR-Criterios de clasificación 2019 del lupus eritematoso sistémico. Actas Dermo-Sifiliográficas. 2022;113(3):310-2.
2. Fatoye F, Gebrye T, Mbada C. Global and regional prevalence and incidence of systemic lupus erythematosus in low-and-middle income countries: A systematic review and meta-analysis. Rheumatol Int. 2022;42(12):2097-107.

3. Stull C, Sprow G, Werth VP. Cutaneous involvement in systemic lupus erythematosus: A review for the rheumatologist. J Rheumatol. 2023;50(1):27-35.
4. Barber MRW, Drenkard C, Falasinnu T, Hoi A, Mak A, Kow NY, et al. Global epidemiology of systemic lupus erythematosus. Nat Rev Rheumatol. 2021;17(9):515-32.
5. Rees F, Doherty M, Grainge MJ, Lanyon P, Zhang W. The worldwide incidence and prevalence of systemic lupus erythematosus: A systematic review of epidemiological studies. Rheumatol Oxf Engl. 2017;56(11):1945-61.
6. Kannuthurai V, Murray J, Chen L, Baker EA, Zickuhr L. Health care practitioners' confidence assessing lupus-related rashes in patients of color. Lupus. 2021;30(12):1998-2002.
7. Walling HW, Sontheimer RD. Cutaneous lupus erythematosus: Issues in diagnosis and treatment. Am J Clin Dermatol. 2009;10(6):365-81.
8. Moura Filho JP, Peixoto RL, Martins LG, Melo SDD, Carvalho LLD, Pereira AKFDTC, et al. Lupus erythematosus: Considerations about clinical, cutaneous and therapeutic aspects. An Bras Dermatol. 2014;89(1):118-25.
9. Word AP, Perese F, Tseng LC, Adams-Huet B, Olsen NJ, Chong BF. 25-hydroxyvitamin D levels in African-American and Caucasian/Hispanic subjects with cutaneous lupus erythematosus: Vitamin D levels in African-Americans with CLE. Br J Dermatol. 2012;166(2):372-9.
10. Belda Junior W, Di Chiacchio N, Criado PR. Tratado de Dermatologia. 3. ed. Editora Atheneu; 2018. p. 1791.
11. Nozile W, Adgerson CN, Cohen GF. Cutaneous lupus erythematosus in skin of color. J Drugs Dermatol JDD. 2015;14(4):343-9.
12. Strickland FM, Hewagama A, Lu Q, Wu A, Hinderer R, Webb R, et al. Environmental exposure, estrogen and two X chromosomes are required for disease development in an epigenetic model of lupus. J Autoimmun. 2012;38(2-3):J135-43.
13. Vale ECSD, Garcia LC. Cutaneous lupus erythematosus: A review of etiopathogenic, clinical, diagnostic and therapeutic aspects. An Bras Dermatol. 2023;98(3):355-72.
14. Khullar G, De D, Narang T, Saikia UN, Saikia B, Handa S. Pigmented macular variant of chronic cutaneous lupus erythematosus: An under-recognized subset in dark skin. Clin Exp Dermatol. 2017;42(7):793-5.
15. Litaiem N, Rouai M, Slouma M, Rammeh S, Zeglaoui F. Melanotic lupus erythematosus: A review of a newly described clinical form of chronic cutaneous lupus erythematosus. Clin Dermatol. 2022;40(6):716-27.
16. Behera B, Kumari R, Gochhait D, Ayyanar P. pigmented macular variant of chronic cutaneous lupus erythematosus: Clinico-dermoscopic features of three patients with skin of color. Dermatol Pract Concept. 2023;e2023044.
17. Hong J, Aspey L, Bao G, Haynes T, Lim SS, Drenkard C. Chronic cutaneous lupus erythematosus: Depression burden and associated factors. Am J Clin Dermatol. 2019;20(3):465-75.
18. Szczęch J, Samotij D, Werth VP, Reich A. Trigger factors of cutaneous lupus erythematosus: A review of current literature. Lupus. 2017;26(8):791-807.
19. Okon LG, Werth VP. Cutaneous lupus erythematosus: Diagnosis and treatment. Best Pract Res Clin Rheumatol. 2013;27(3):391-404.
20. Kuhn A, Landmann A. The classification and diagnosis of cutaneous lupus erythematosus. J Autoimmun. 2014;48-49:14-9.
21. Lallas A, Apalla Z, Lefaki I, Sotiriou E, Lazaridou E, Ioannides D, et al. Dermoscopy of discoid lupus erythematosus: Dermoscopy of discoid lupus erythematosus. Br J Dermatol. 2013;168(2):284-8.

62

Esclerodermia

Jane Neffá
Neide Kalil
Paula Dadalti Granja

DEFINIÇÃO

A esclerodermia é uma doença crônica do tecido conectivo de etiologia autoimune, caracterizada por alteração vascular, deposição excessiva de colágeno e fibrose. Pode se apresentar de forma localizada ou sistêmica.[1-4]

EPIDEMIOLOGIA

A incidência da esclerodermia é variável. Na Europa é de 10-35 por 100.000 habitantes, na Ásia de 3,8-5,6 por 100.000, na América do Sul de 29,6 por 100.000 e no Canadá de 47 por 100.000.

A prevalência no sexo feminino é de 4:1, mas a gravidade é maior nos homens quando apresentam a esclerodermia cutânea difusa e envolvimento de órgãos internos. Nas mulheres negras observa-se grande incidência de hipertensão arterial pulmonar, fenômeno de Raynaud e fibrose pulmonar. Pacientes que desenvolvem esclerodermia na juventude têm risco maior de desenvolver a forma cutânea difusa. O surgimento tardio está associado à progressão acelerada da doença e envolvimento sistêmico.

São relatadas diferenças raciais entre caucasianos e afrodescendentes, que têm início mais precoce e desenvolvem formas mais graves com maior frequência. A mortalidade é maior em negros que em brancos, ocorrendo uma década antes.

Alterações renais graves tiveram uma frequência 3,5 vezes maior em afrodescendentes do que a relatada entre europeus.

Autores relatam que 240 pacientes do Zimbábue com sintomas e anticorpos positivos para esclerodermia apresentavam tipos e frequências diferentes desses anticorpos em grupos raciais diversos e 20% deles tinham menos de 16 anos com sintomas inespecíficos, o que nos faz pensar em fenótipos diferentes, além de influência inata humoral e adaptativa.[4-10]

ETIOPATOGENIA

O desenvolvimento e a patogênese da esclerodermia são induzidos e reforçados por uma complexa interação de danos vasculares precoces que causam apoptose de células endoteliais, infiltração de células imunes e perda de pequenos vasos sanguíneos. Esses processos liberam citocinas, moléculas intracelulares que são lançadas para o meio extracelular após lesão celular (DAMPs) e espécies de oxigênio reativo (ROS) que ativam células do sistema imune inato e adaptativo. Esses liberam uma variedade de pró-inflamatórios e citocinas fibrogênicas. As células B produzem autoanticorpos direcionados contra os antígenos nucleares e vários outros e podem estar envolvidos no dano tecidual.

A ativação de fibroblastos residentes é causada por várias citocinas fibrogênicas que também podem levar à transdiferenciação de (pré-)adipócitos, células endoteliais e células-tronco mesenquimais em miofibroblastos. Os miofibroblastos secretam altos níveis de componentes da MEC no tecido afetado, levando a um severo enrijecimento do tecido envolvido. O aumento da rigidez é percebido pelas integrinas expressas na superfície de miofibroblastos. Elas induzem a sinalização, que por sua vez contribui para uma maior ativação, em um círculo vicioso, culminando na deposição excessiva de matriz extracelular (MEC) e evasão da apoptose.

A lisil oxidase (LOX) exerce um papel fundamental na estrutura dinâmica da matriz extracelular, interferindo na diferenciação e comunicação durante seu desenvolvimento, além da manutenção e reparo. É uma enzima cobre-dependente que, no contexto inflamatório celular, age diminuindo células mesenquimais pluripotentes e altera a função de receptores da parede celular como: EGFR, PDGF1, VEGF e TGF-β.

O nível sérico de LOX elevado no soro de pacientes com esclerodermia correlaciona-se com a fibrose pulmonar. Portanto, a D-penicilamina, um forte quelador de cobre, crucial para ativação da LOX, torna-se uma opção terapêutica.

O fator de crescimento vascular (VEGF) tem papel importante na patogênese da esclerodermia sistêmica.

Recentemente observou-se que o nível de vitamina D apresenta-se significantemente baixo nos pacientes portadores de esclerodermia em relação aos indivíduos saudáveis.

Estudos sugerem que diferentes níveis de TGF-β (elevados nos afro-americanos) e a terapêutica com TGF/31 resultem na indução de mRNA para elastina nos fibroblastos dérmicos da pele desses pacientes. Por outro lado, a pele africana expressa um maior *turnover* do epitélio dérmico juncional, além de uma maior atividade do fibroblasto papilar.

A exposição solar ultravioleta (UV) diminui o nível de elastina nos mRNA dos fibroblastos de caucasianos comparados aos afro-americanos. Isso sugere haver uma diferença étnica no arranjo das fibras elásticas, além de menor perda de elastina à exposição UV nos afro-americanos.[4,11-16]

CLASSIFICAÇÃO CLÍNICA

TABELA 1 Classificação clínica

Esclerose localizada:
▪ Morfeia
- Em placas
- Generalizada
- Gotas
- Nodular em queloidiana
- Atrofia de Pasini-Pierini
- Líquen escleroso e atrófico
- Morfeia bolhosa
- Morfeia linear ou uma faixa/cabeça "em golpe de sabre" ou hemiatrofia facial progressiva – síndrome de Parry-Romberg
- Troncos e membros: linear
▪ Morfeias profundas:
- Morfeia profundas
- Variante linear
- Subcutânea (paniculites)
- Fasciite eosinofílica (síndrome de Shulman)
- Pan-esclerótica incapacitante infantil
Esclerose sistêmica:
▪ Limitada:
- Acroesclerose
- CREST
▪ Difusa

- Esclerodermia em placas: forma clínica mais frequente, com placas arredondadas de vários diâmetros, lisas, endurecidas, de coloração branco-amarelada ou branco-marfim. Halos violáceos ocorrem quando as lesões estão ativas, sudorese e pelos estão diminuídos e podem ocorrer telangectasias. As lesões podem ser únicas ou múltiplas em qualquer área do corpo.
- Generalizada: uma forma mais grave, com coalescência das lesões em mais de dois locais anatômicos distintos. Probabilidade de evoluir para esclerodermia sistêmica.
- Em gotas (guttata): lesões de pequena dimensão e múltiplas acometendo pescoço e tronco evoluem com hipocromia e atrofia central.
- Nodular ou queloidiana: variante que apresenta pápulas ou placas que lembram queloide e que surgem sobre placas de esclerodermia, podem ocorrer sobre uma placa ou mais de uma no mesmo paciente.
- Atrofia de Pasini-Pierini: é uma variante caracterizada por máculas atróficas bem delimitadas, assintomáticas, hipercrômicas que acometem o indivíduo jovem no tronco ou região proximal dos membros.
- Líquen escleroso e atrófico: é uma doença muito associada a outras formas de esclerodermia.
- Morfeia bolhosa: é uma apresentação clínica na qual surgem bolhas subepidérmicas tensas, de conteúdo citrino sobre placas de esclerodermia e é associada com frequência ao líquen escleroso e atrófico.
- Esclerodermia em faixa ou linear: acomete derme, tecido subcutâneo e atinge músculo. Tende a ser unilateral e se localiza em alguma extremidade. Tem incidência maior em crianças e adolescentes. Há relato de associação com espinha bífida, flebectasias e pé cavus.
- A lesão em golpe de sabre é uma forma linear que acomete a região frontal ou frontoparietal. Pode afetar toda a hemiface. Inicia-se com área de alopecia cicatricial e pode atingir nariz, lábio e até a língua. Complicações oculares e acometimento neurológico com convulsões podem ocorrer.
- A síndrome de Parry-Romberg ou hemiatrofia facial progressiva pode ter difícil diferenciação com a lesão em golpe de sabre, porém afeta porções mais profundas da face, podendo atingir até a fáscia. Alguns acreditam ser devida à inervação regional anormal do simpático. Deformidades importantes ocorrem.
- Morfeias profundas: são as que acometem tecido subcutâneo, fáscia e osso, causando imobilidade da pele. Apresentam-se como placas difusas, deprimidas e aderidas aos planos profundos, podendo calcificar.

- Morfeia subcutânea: caracteriza-se por paniculite, lesões de início rápido, endurecidas e aderidas a planos profundos com bordas bem definidas e distribuição assimétrica.
- Fasciíte eosinofílica (síndrome de Shulman): apresenta-se com dor e edema abrupto das mãos, braços, pernas e pés com raro acometimento do tronco. Observa-se endurecimento da pele e subcutâneo com aspecto da pele de casca de laranja, esclerodactilia e acometimento da face. Fenômeno de Raynaud pode ocorrer. Os pacientes relatam excesso de atividades físicas antes do início da doença. Complicações hematológicas podem estar associadas e aconselha-se biópsia de medula óssea. Responde rapidamente à corticoterapia, embora alguns casos evoluam para contratura articular.
- Morfeia panesclerótica incapacitante infantil: tem curso crônico e acometimento profundo, causando limitação de articulação, e inicia-se antes dos 14 anos.[1,3,17,18]

IMUNOLOGIA

Tanto a esclerodermia difusa como a cutânea têm risco de acometer órgãos internos. A cutânea difere por afetar áreas acrais e tem alta incidência de hipertensão arterial pulmonar. A difusa afeta rins, coração e sistema musculoesquelético, além de grande área de esclerose e alta incidência de doenças inflamatórias pulmonares. Casos de superposição acontecem.

Autoanticorpos marcadores da esclerose cutânea são anticentrômero, antiesclero-70 (antitopoisomerase), além de autoanticopos antinucleolares: anti-Th/To, anti-U1-RNP (antifibrilarina) e anti-PM-Scl na esclerose cutânea localizada, anti-RNA-polimerase e anti-U3-RNP na esclerodermia difusa.

Na esclerose cutânea localizada os anticorpos anticentrômero mais comuns são associados às úlceras digitais, gangrena, calcinose e hipertensão pulmonar arterial sem doença pulmonar intersticial.

Pacientes com anticopos anti-Th/To são os que apresentam mais doença pulmonar interticial concomitante a hipertensão pulmonar arterial, assim como outros envolvimentos sistêmicos.

Anti-U1-RNP anticorpo é mais presente em jovens e negros e demonstra superposição de manifestações clínicas, doenças do tecido conectivo e envolvimento esofágico.

Pacientes com anti-PM-Scl anticorpos são sempre mais jovens e apresentam associação de manifestações clínicas com polimiosite.

Pacientes negros com maior positividade de anticorpos anti-U3-RNP geralmente são jovens e apresentam envolvimento sistêmico, como doenças inflamatórias pulmonares, com hipertensão arterial pulmonar, alterações renais e esofágicas. Doença cardíaca e fibrose pulmonar primária ou secundária são incomuns. Os pacientes negros com esclerodermia difusa e anticorpo antiesclero-70 apresentam úlceras digitais e gangrena, além de doença pulmonar intersticial e alterações renais. Anticorpo anti-RNA polimerase III é positivo mais frequentemente nesses pacientes e raramente eles evoluem com doença pulmonar intersticial.[2,4,9,11,16,19]

Uma associação temporal com malignidade é observada em alguns casos nos quais a esclerose cutânea tem evolução muito rápida.

Síndrome CREST é considerada um subtipo de esclerodermia com calcinose, fenômeno de Raynaud, dismotilidade esofágica, esclerodactilia e telangiectasias na dobra ungueal.

Fenômeno de Raynaud: ocorre vasoconstrição inicialmente branca que evolui com dor, cianose vermelho-azulada e hiperemia ao final, geralmente desencadeada pelo frio e simetricamente nos dedos das mãos, podendo acometer outros lugares acrais como orelhas, nariz e dedos dos pés.

O fenômeno de Raynaud é descrito em 95% dos pacientes com esclerodermia cutânea e surge precocemente. Uma pequena porcentagem de pacientes com fenômeno de Raynaud primário desenvolve esclerodermia cutânea, porém indivíduos que o desenvolvem na vida adulta, especialmente após 35 anos, devem obrigatoriamente ser submetidos à pesquisa para doenças do tecido conjuntivo, incluindo esclerodermia.

Úlceras digitais e cicatrizes nos dedos ocorrem devido a complicações de fenômenos isquêmicos e mecânicos, incluindo fenômeno de Raynaud, e associam-se a calcinose subjacente. Afetam com maior frequência e mais precocemente os pacientes com esclerose sistêmica difusa, com grande impacto na qualidade de vida. Acometem faces extensoras e pontas dos dedos, têm evolução longa e podem complicar com infecção crônica dos tecidos moles e ossos, por vezes levando a amputação. Associam-se a doença pulmonar. Capilaroscopia é útil na avalição e no prognóstico.

Esclerodactilia e esclerose cutânea: esclerose cutânea é o marcador da esclerodermia e caracteriza-se pelo espessamento da pele que pode progredir para fase edematosa (6 a 12 meses), fibrose e endurecimento (1 a 4 anos). Lesão dos órgãos internos geralmente surge nos 5 primeiros anos da doença. Edema persistente das mãos leva a esclerodactilia, com fibrose e absorção óssea, ocasionando deformidades dos dedos. Quando envolve a face, o paciente desenvolve o que se chama de face em "máscara", com redução da mímica facial e microstomia. A perda de anexos pela fibrose leva a xerostomia, xerose e prurido. Esses pacientes têm risco maior de carcinoma escamoso da língua e orofaringe. Prurido na cabeça, dorso e extremidades afeta mais de 40% dos pacientes. Calcinose cútis resulta da deposição de cristais de hidroxiapatita no tecido subcutâneo e ocorre em 10% a 25% dos pacientes e nos dois tipos clínicos de esclerodermia. A deposição pode ocorrer no tronco e no curso crônico e é mais comum no homem.

Telangiectasias são dilatações não inflamatórias de vênulas superficiais que ficam esbranquiçadas quando pressionadas e ocorrem em 70% dos pacientes nas duas formas de esclerodermia. Observamos na face, lábios, mucosa oral, mãos, troncos e extremidades. Correlacionam-se com hipertensão arterial pulmonar, úlceras digitais e maior envolvimento sistêmico.

Hiperpigmentação é observada na esclerodermia difusa e localizada em mais de 50% dos pacientes. Apresenta diversos padrões: difusa generalizada, focal, vitiligoide, mosqueada e reticulada. Despigmentação ocorre nas regiões supraescapular e supraclavicular. Efeito de fotoexposição e trauma são relacionados à despigmentação na esclerodermia.

Alterações ungueais como onicólise, pterígio ventral e adelgaçamento das unhas acometem 80% dos pacientes, incluindo traquioníquia, unhas em raquete e pontos hemorrágicos. Geralmente essas alterações estão ligadas à forma severa de esclerodermia.[1,3,16,17]

DIAGNÓSTICO

O exame clínico costuma ser muito sugestivo e, havendo necessidade de biópsia cutânea, deve-se obter um fragmento da área justa à pele sã e atingir a profundidade da derme. Diagnósticos diferenciais deverão ser feitos com outras doenças do tecido conjuntivo. Escleroderma e escleromixedema, síndrome *stiff skin* e síndrome Paraná são as principais.

HISTOPATOLÓGICO

Morfeia e esclerodermia, diferentes na clínica, dividem características histológicas idênticas. As lesões iniciais têm infiltrado inflamatório perivascular superficial e profundo e perianexial linfocitário, com raros plasmócitos e eosinófilos e espessamento das fibras colágenas. Nas lesões tardias, o infiltrado inflamatório é menos proeminente e as fibras tornam-se muito espessas, compactas, alargando derme, obliterando o espaço entre as fibras colágenas e estendendo-se e alargando os septos do tecido celular subcutâneo. A esclerose substitui a gordura ao redor dos anexos, atrofiando-os e levando ao seu desaparecimento.

PROGNÓSTICO E TRATAMENTO

O prognóstico das esclerodermias é reservado, com taxa de mortalidade relacionada a alterações cardiopul-

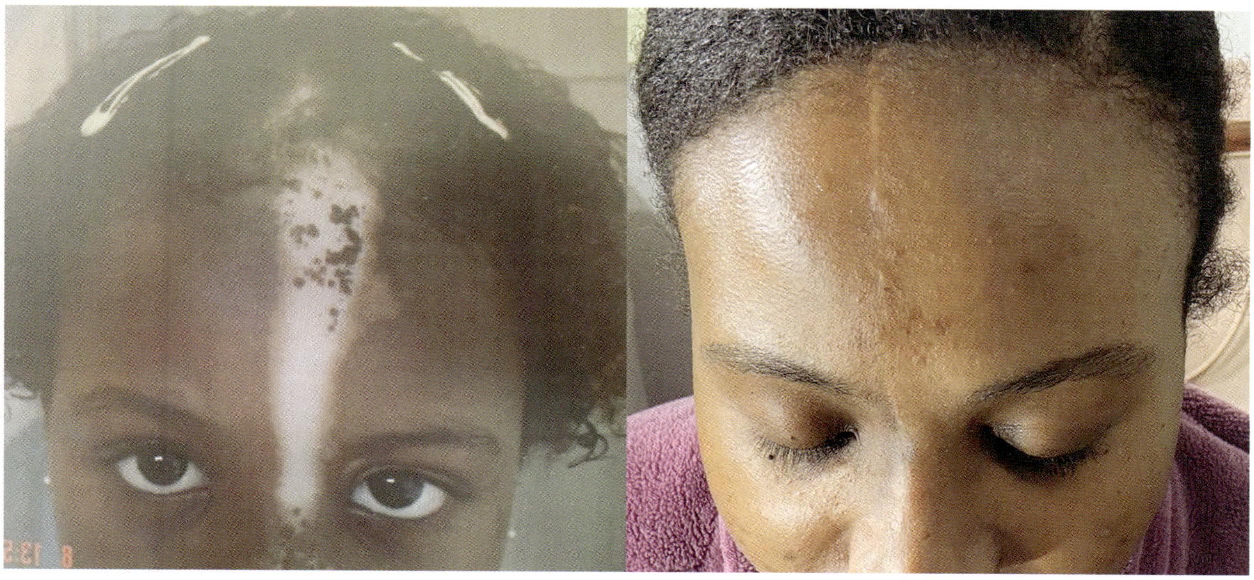

FIGURA 1 Mesma paciente aos 5 e 25 anos de idade – forma em golpe de sabre. Submetida a alguns procedimentos de correção cirúrgica.

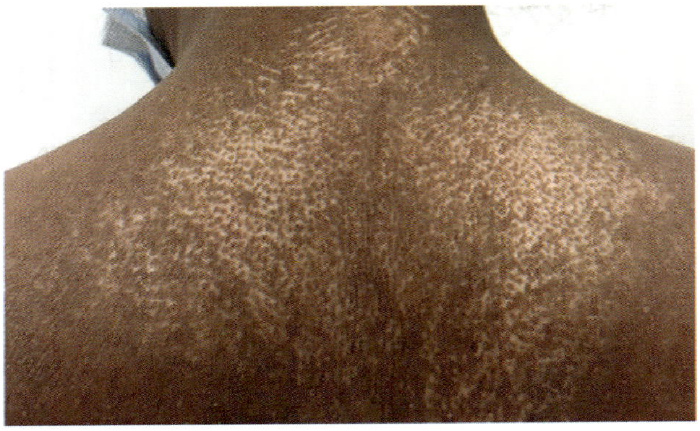

FIGURA 2 Forma cutânea difusa com placas com aspecto discrômico, em "sal e pimenta".

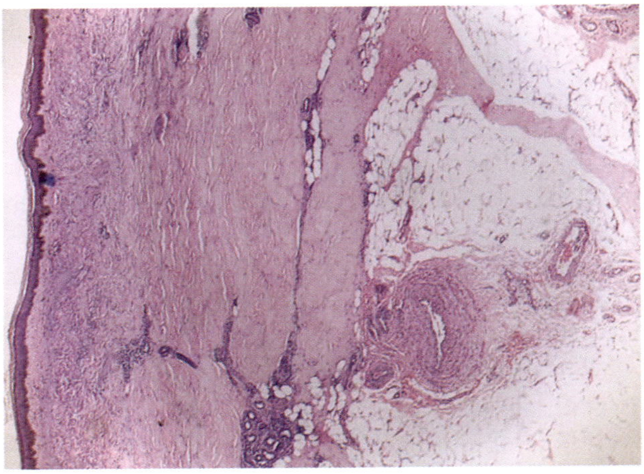

FIGURA 3 Fonte: imagem cedida pela Profa. Enoi Vilar.

monares e sobrevida de 5 a 10 anos após o diagnóstico. A qualidade de vida é baixa, podendo ser modificada pelas novas terapias imunológicas.

O tratamento das esclerodermias deve ser focado no dano vascular, na fibrose e regulação da inflamação, assim como da resposta imune.

O tratamento das lesões cutâneas pode ser baseado nas recomendações do EULAR 2017, assim como diversos outros *guidelines* de Reumatologia.

Medidas como prevenir frio ou calor intenso, proteger mãos com luvas e evitar fumo são algumas das recomendadas.

Fototerapia com psoraleno e ultravioleta (PUVA) (UVA1) ainda é muito usada, com controle discreto da doença.

Considerar fisioterapia como adjuvante do tratamento da esclerodermia, o que pode trazer benefícios aos pacientes.

Terapias tópicas como gel de nitroglicerina podem ser usadas.

A calcinose cutânea tem inúmeras propostas terapêuticas: warfarina, diltiazem, bifosfonatos, minociclinas, imunoglobulina intravenosa e colchicina.

Telangiectasias podem ser tratadas com *laser*, embora sejam muito resistentes.

Prurido e despigmentação: anti-histamínicos e hidratantes. Tosilato suplatast, inibidor seletivo de IL-4 e IL-5 têm efeito reportado nas lesões vitiligoides.

Bloqueadores de canal de cálcio (dihidropriridine) reduzem crises isquêmicas, assim como a nifedipina.

Inibidor da fosfodiesterase 5: tadelafil, sildenafil, vardenafil têm indicação para controle do fenômeno de Raynaud e úlcera digitais.

Na hipertensão arterial pulmonar, o uso de bosentana, considerando o risco de hepatotoxicidade, pode ser combinado com iloprost com monitoramento. O uso de bosentana pode estar correlacionado a telangiectasias centrofaciais.

Uso de fluoxetina em pacientes que não toleram ou respondem a vasodilatadores tem sido considerado.

Atorvastatina, prazosin, N-acetilcisteína não têm efeito superior ao placebo. Inibidores da enzima conversora da angiotensina são recomendados nas crises renais. Glicocorticoides, imunossupressores e vasodilatadores são indicados em várias manifestações. Atualmente, agentes biológicos direcionados ao colágeno, citoquinas e moléculas da superfície celular são promissores na terapêutica da esclerodermia.

No uso do corticoide sistêmico como monoterapia na esclerose cutânea, deve-se considerar sempre o risco de alteração de função renal, sua maior limitação.

Metotrexato (MTX) tem sido recomendado precocemente na esclerodermia difusa como primeira linha na terapêutica da doença progressiva. Nos pacientes com miosite devemos também incluir MTX ou imunoglobulina intravenosa. Em pacientes com artrite inflamatória, o rituximabe está indicado.

Nos pacientes com alterações cutâneas e doença intersticial pulmonar, estudos sugerem que micofenolato de mofetil ou rituximabe são eficazes. Considerar na segunda linha de tratamento: UVA-1 fototerapia, imunoglobulina intravenosa. Tocilizumabe e abatacepte ainda estão em estudo.

Ciclofosfamida e azitromicina são utilizadas com respostas variáveis.

Simpatectomia cervicotorácica e digital para isquemias severas, assim como toxina botulínica, podem ser utilizadas.

O EULAR (Congresso Europeu de Reumatologia) recomenda transplante de células hematopoiéticas nos pacientes com risco de doenças progressiva e falha de órgãos, porém com reservas.[1-3,16,20]

REFERÊNCIAS BIBLIOGRÁFICAS

1. Pearson DR, Wert VP, Taffer LP. Systemic sclerosis: Current concepts of skin and systemic manifestations. Clin Dermatol. 2018;36:459-74.
2. Zhao M, Wu J, Wu H, Sawalha AH, Lu Q. Clinical treatment options in scleroderma: Recommendations and comprehensive review. Clin Rev Allergy Immunol. 2022;62(2):273-91.
3. Duarte AA. Colagenoses e dermatologia. 3. ed. Editora Di Livros; 2019.
4. Rosendahl A-H, Schonborn K, Krieg T. Pathophysiology of systemic sclerosis (scleroderma). Kaohsiung J Med Sci. 2022;38(3):187-95.
5. Calderon LM, Pope JE. Scleroderma epidemiology update. Curr Opin Rheumatol. 2021;33(2):122-7.
6. Silver RM, Bogatkevic G, Tourkina E, Nietert PJ, Hoffman S. Racial differences between blacks and whites with systemic sclerosis. Curr Opin Rheumatol. 2012;4(6):642-8.
7. Morgan ND, Shah AA, Mayes MD, et al. Clinical and serological features of systemic sclerosis in a multicentric African American cohort. Medicine. 2017;96:51.
8. Gleber AC, Manno RL, Shah AA, Woods A, Le EM, Boin F, et al. Race and association with disease manifestations and mortality in scleroderma. A 20-year experience at John Hopkins Scleroderma Center and review of the literature. Medicine. 2013;92(4):191-205.
9. Sibanda EN, Dube Y, Chakawa M, Mduluza T, Mutapi F. Systemic sclerosis in Zimbabwe: Autoantibody biomarkers, clinical, and laboratory correlates. Front Immunol. 2021;12: 679531.
10. Adelowo OO, Oguntona S. Scleroderma (systemic sclerosis) among Nigerians. Clin Reumatol. 2009;28:1121-5.
11. Fantasia J, Lin CB, Wiwi C, Kaur S, Hu YP, Zhang J, et al. Differential levels of elastin fibers and TGF-β signaling in the skin of Caucasians and African Americans. J Dermatol Sci. 2013;70(3):159-65.
12. Gharbawy NH, Sheha DS, Bawady AS, El Leithy SA. Vascular endothelial growth factor profile and vitamin D level in systemic sclerosis egyptian pacients. Egypt J lmmumol. 2021;28(3):168-75.
13. Rimar D, Rosner I, Nov Y, Slobodin G, Rozenbaum M, Halasz R, et al. Brief report: Lysyl oxidase is a potential biomarker of fibrosis in systemic sclerosis. Arthtitis Rheumatology. 2014;66(3):726-30.
14. Laczko R, Csiszar K. Lysyl oxidase (LOX): Functional contributions to signaling pathways. Biomolecules. 2020;10:1093.
15. Rucker RB, Kosonen T, Clegg MS, Mitchell AE, Rucker BR, Uriu--Ware JY, et al. Copper, lysil oxidase, and extracelular matrix protein cross-linking. Am J Clim Nutr. 1998;67(suppl):996S-1002S.
16. Snarskaya ES, Vasileva KD. Localized scleroderma: Actual insights and new biomarkers. Int J Dermatol. 2022;61(6):667-74.
17. Ramos-e-Silva M, Castro MCR. Fundamentos de dermatologia. Rio de Janeiro: Atheneu; 2009.
18. Dermatologia. Azulay RD. 7. ed. Guanabara Koogan; 2017.
19. Tager RE, Tikly M. Clinical and laboratory manifestations of systemic sclerosis in black South africans. Rheumatology. 1999;38:397-400.
20. Zhu JL, Black SM, Chen HW, Jacobe HT. Emerging treatments of scleroderma/systemic sclerosis. Fac Rev. 2021;10:43.

Seção 10

Cosmiatria

63

Principais *lasers* e tecnologias

Célia Luiza Petersen Vitello Kalil
Valéria Campos
Luciane Zagonel

INTRODUÇÃO

A população de pele negra é historicamente pouco representada na educação médica, nas pesquisas e até mesmo na força de trabalho, resultando em limitadas opções de tratamento para diversas condições cutâneas que são mais prevalentes nessa etnia.[1]

A escala de Fitzpatrick (FST) foi criada por Thomas Fitzpatrick em 1975 para classificar a propensão da pele em queimar durante a fototerapia e originalmente incluía os fototipos I-IV, sendo que V e VI foram adicionados posteriormente para incluir indivíduos de origem asiática, indiana e africana.[1] Essa escala, apesar de suas limitações, ainda é a mais utilizada, e devemos salientar que avalia a resposta imediata à exposição solar e pode não prever a resposta cutânea aos diferentes tratamentos estéticos.[2]

O *The Roberts Skin Type Classification System* (RSTCS) é uma escala que avalia fototipo, fotoenvelhecimento, hiperpigmentação e tendência à formação de cicatrizes. Foi desenvolvida com o objetivo de auxiliar os dermatologistas a prever a reação a curto e longo prazo após procedimentos estéticos e individualizar os diferentes tratamentos. Considera o histórico do paciente, antecedentes familiares, alterações pigmentares e inclui avaliação completa da pele e, potencialmente, um teste de reação local. A propensão para pigmentação, por exemplo, é determinada e graduada em uma escala de 0 a VI (H0 = hipopigmentação; VI = hiperpigmentação severa e permanente por mais de um ano). Pode ser uma ferramenta que oferece uma avaliação mais individualizada e completa para otimizar os tratamentos estéticos.[2]

O médico Hector Leal Silva (México) sugere a avaliação das pregas palmares como forma de prever o risco de hiperpigmentação pós-inflamatória (HPI) e propõe uma escala que classifica os indivíduos em quatro grupos (0-3), em que quanto mais escuras as pregas palmares, maior o risco de HPI.[2]

Na dermatologia cosmética, o uso de *lasers* e de outras fontes eletromagnéticas é eficaz no tratamento de várias condições, porém seu uso sempre foi restrito em peles negras devido aos riscos de eventos adversos. Alguns *lasers* e tecnologias já demonstraram não serem seguros em fototipos altos, enquanto outros não possuem estudos suficientes que comprovem a sua segurança, especialmente em fototipos V e VI,[3] que foram deixados de fora de vários estudos devido aos potenciais riscos.

O mesmo melanócito que previne o fotoenvelhecimento das peles com fototipos mais altos também é o responsável pela discromia, melasma e HPI em grande parte pela reatividade inflamatória.

A relação médico-paciente bem estabelecida é fundamental para o grau de satisfação do paciente com o tratamento. Enfatizar a importância dos tratamentos de manutenção, como a fotoproteção contínua, é imprescindível, principalmente nos países com alto índice de radiação ultravioleta como o Brasil.

Na população negra, o eritema pode se apresentar mais violáceo, dificultando o exame clínico e o diagnóstico de lesões de pele pelos médicos não treinados, como na dermatite atópica e psoríase, e na detecção do *endpoint* de tratamento estéticos.

Antes de qualquer procedimento estético é fundamental a avaliação da história médica, incluindo o uso de medicamentos orais. Os pacientes negros possuem maior risco de doença cardiovascular e atenção especial deve ser dada ao uso de medicamentos fotossensibilizantes e fototóxicos como os diuréticos tiazídicos, bloqueadores de canal de cálcio, anticoagulantes, tetraciclinas e contraceptivos orais. Tais medicamentos podem aumentar o risco de sangramento do procedimento, do tempo de cicatrização, da ocorrência de HPI e de erupções cutâneas.[2]

TECNOLOGIAS

Lasers

A maior quantidade de melanina presente na epiderme é um fator que interfere no conceito de fototermólise seletiva, uma vez que compete com o cromóforo alvo. Em aplicações em que o alvo está abaixo da camada de melanina, quando precisamos de uma maior penetração da luz, existirá sempre atenuação da energia afetando a eficiência do tratamento. A melanina na pele age como uma cortina na janela. Basta verificar como a cortina esquenta quando a fechamos para barrar o sol. A energia absorvida por essa "parede" de melanina será tão maior quanto mais escura for a pele do paciente. Essa energia perdida gera calor local, que pode desencadear efeitos indesejados, como queimaduras, manchas hipercrômicas por estímulo dos melanócitos ou hipocromias pela morte dos mesmos.[4]

Por esse motivo, sempre houve receio no tratamento da pele negra, entretanto, os equipamentos evoluíram consideravelmente nos últimos anos e agora há mais literatura validando a eficácia e a segurança dessa tecnologia em diferentes condições. Novos aparelhos com maior comprimento de onda, sistemas de resfriamento mais efetivos e maior duração de pulso estão permitindo tratamentos mais eficazes e seguros em todos os fototipos.

As complicações são minimizadas com a expertise do médico, contudo, os pacientes devem sempre ser informados sobre o risco de cada tratamento, com expectativas reais do que é possível atingir, e é recomendado realizar previamente testes em pequenas áreas, sem que ocorra comprometimento estético para o paciente, com a intenção de analisar a resposta cutânea. Resfriamento epidérmico, preparo da pele, uso de *Light-Emiting Diode* (LED) e/ou corticoides tópicos para diminuir a reação inflamatória são medidas que podem diminuir os efeitos indesejados.

Pigmentares

O espectro de absorção da melanina varia de 500-1.200 nm e as peles pigmentadas, ricas em melanina, absorvem a energia do *laser* mais na superfície, o que impede que a energia atinja alvos mais profundos. A absorção superficial é transformada em calor e tem o potencial de causar dano epidérmico e cicatrizes inestéticas. Uma alternativa para aumentar a segurança é o uso de fluências mais baixas e menor número de passadas, entretanto, o tratamento é geralmente menos eficaz.

Tecnologias mais novas com resfriamento epidérmico otimizado, fracionamento da energia, duração de pulso e comprimento de onda mais longos proporcionam tratamentos mais seguros. Porém, peles negras geralmente necessitam de um maior número de sessões e algumas condições podem ser refratárias, como o melasma.[5] Devido aos potenciais efeitos adversos e à relativa falta de evidências de estudos com *laser* nessa população, muitas sessões são necessárias e a eliminação das lesões geralmente é incompleta.[6]

Os *lasers Q-switched* emitem energia em nanossegundos (ns), que é substancialmente menor do que o tempo de relaxamento térmico de 100 ns dos melanossomas, apresentando, assim, segurança no tratamento de lesões pigmentadas. A curta duração do *Q-switched* permite danos térmicos direcionados aos melanossomas, mas como também depende de danos fototérmicos como mecanismo de lesão, pode ocorrer dano térmico às estruturas adjacentes, com risco de despigmentação e cicatrizes, especialmente em peles mais escuras. Os sistemas QS atualmente disponíveis incluem Nd:YAG de frequência dupla 532 nm, rubi de 694 nm, alexandrita de 755 nm e Nd:YAG 1.064 nm. Os picos de absorção da melanina situam-se na faixa de radiação ultravioleta (UV), com diminuição da capacidade de absorção nos comprimentos mais longos. Dessa forma, os comprimentos de onda vermelho e infravermelho gerados pelos sistemas de *laser* alexandrita e Nd:YAG exercem seus efeitos dérmicos independentemente do conteúdo de melanina epidérmica e, dessa forma, produzem um tratamento mais eficaz das lesões dérmicas e folículos pilosos. Duração de pulso mais longa e luz intensa pulsada (LIP) também mostraram bons resultados.[7] Na experiência das autoras, atualmente o *laser* em picossegundos (PS) é o mais seguro para o tratamento de lesões pigmentadas.

Ao tratar lesão pigmentada, deve-se iniciar com fluência limite e observar a reação imediata da lesão ou sensação de calor na área. Se utilizada fluência mais alta do que o tolerado, ocorrerão esfoliação epidérmica, pontos de sangramento, bolhas, risco de hipopigmentação temporária ou permanente e cicatrizes inestéticas. Atualmente, com a utilização de parâmetros o risco de efeitos colaterais com o uso dos *lasers* de PS é baixo e é considerado a terapia mais eficaz.[7]

O melasma é prevalente em pacientes melanodérmicos e seu tratamento é desafiador devido à sua complexa etiologia multifatorial e risco de HPI. O uso de qualquer *laser* é imprevisível, variando da total falta de resposta à piora da discromia[8] e frequentemente é refratário. Embora o *laser Erbium glass* (Er:glass) com 1.550 fracionado não ablativo tenha demonstrado alguma melhora clínica no tratamento imediato do melasma após quatro sessões mensais, tem eficácia limitada.[7] Na experiência das autoras, os *lasers* mais seguros são QS 1.064 nm e PS, com resultado mais expressivo nos melasmas epidérmicos, com necessidade de múltiplas sessões e tratamentos de manutenção. Conforme a experiência das autoras, o *laser* de CO_2 e Er:YAG 2.940 nm racionados, que são *lasers* fracionados ablativos, também são opções, especialmente associados à aplicação transepidérmica de fármacos.

Papulose nigricans é uma condição benigna e frequente nos pacientes negros, mas com poucos estudos publicados em tratamento com tecnologia, sendo opções KTP 532 nm[5,8] e QS Nd:YAG 532 nm com baixa fluência e *spot* pequeno, limitando o dano epidérmico.[5] Na experiência das autoras, os *lasers* de CO_2 e Er:YAG 2.940 nm também são opções efetivas.

Nevo de Ota pode ser tratado com rubi *Q-switched*, alexandrita e Nd:YAG 1.064 nm e *laser* de picossegundos, com precauções semelhantes, comprimento de onda mais longo, duração de pulso mais longa e fluência mais curta.[5,7]

Uma revisão demonstrou a eficácia do *laser* de picossegundos alexandrita 755 nm em lesões pigmentares em peles negras localizadas na face, sendo que em tronco e extremidades não foi eficaz, mas isso pode ter sido devido ao tipo de lesão tratada, nevo congênito, de difícil tratamento devido à profundidade histológica dos melanócitos. A principal preocupação ao realizar o tratamento de lesões pigmentadas a *laser* é a ocultação inadvertida de lesões com potencialidade maligna, dificultando o seu diagnóstico por clareamento do seu pigmento, sendo, assim, imprescindível o acompanhamento a longo prazo.[9]

O *laser* de picossegundos com uma intensa onda de choque levando à fragmentação do alvo por meio de um efeito fotomecânico demonstrou superioridade ao *Q-switched* nesta revisão, sendo que a maioria das lesões eram nevo de Ota, com maior segurança e com reações adversas apenas temporárias. Importante salientar que alguns pacientes apresentaram exacerbação aparente inicial, seguida de melhora tardia três meses após o tratamento.[6] Outro estudo demonstrou bom resultado no tratamento de nevo de Ota em crianças com o *laser Q-switched* 1.064 nm.[10] O nevo de Hori possui um tratamento mais desafiador e a coexistência de outras lesões pigmentares, geralmente presentes nesses pacientes, dificulta o tratamento. Por outro lado, lesões superficiais, como lentigos, responderam bem ao tratamento com *Q-switched*.[7]

Líquen plano pigmentoso é uma condição com escassez de dados sobre tratamentos tópicos eficazes e poucas tecnologias foram estudadas. Nd:YAG *Q-Switched* e picossegundos 1.064 nm são relatados na literatura. Recomenda-se iniciar com o comprimento de onda mais longo por ser mais seguro em peles mais escuras. Uma vez que o pigmento pode estar distribuído em diferentes profundidades da derme, ao se atingir um platô no tratamento com 1.064 nm, um teste com 785 nm picossegundos pode ser tentado, lembrando que há maior risco de hipopigmentação com comprimento de onda mais curto.[11]

Tatuagens

A remoção de tatuagens é desafiadora em todos os fototipos, em especial nos fototipos altos. Como frequentemente diferentes tintas estão presentes na mesma tatuagem, o tratamento eficaz requer o uso de diferentes comprimentos de ondas e a resposta ao tratamento é altamente variável, uma vez que as composições químicas são diversas e o pigmento está em alturas variadas da derme.

Na opinião das autoras, o *laser* de picossegundos tem apresentado os melhores resultados em todas as cores de tatuagem, no entanto nem sempre é possível remover 100% dos pigmentos.

O rubi 694 nm é eficaz nos pigmentos pretos e azuis, entretanto, seu comprimento de onda é fortemente absorvido pela melanina epidérmica e há maior risco de efeitos adversos em fototipos mais altos.[8] Indicações adequadas são o Nd:YAG QS 1.064 nm[5,7] e alexandrita 755 nm[7] devido à menor absorção epidérmica.

Em tatuagens azuis e verdes, o alexandrita QS 755 nm é opção, e para vermelhas a opção é o *laser* Nd:YAG QS 53 nm2.[5] Uma conversa sobre o alto risco de despigmentação, cicatrizes inestéticas e resultado não satisfatório é fundamental.

Vasculares

O tratamento de lesões vasculares em peles escuras é controverso, uma vez que o espectro de absorção da hemoglobina coincide com o da melanina, contudo, comprimentos de onda de 532 nm a 600 nm têm sido usados com sucesso em uma variedade de lesões, que incluem hemangioma, mancha vinho do porto e telangectasias,[7] no entanto, esses comprimentos de onda apresentam um risco elevado de efeitos colaterais nas peles mais escuras.

Pulse dye laser (PDL) é considerado o mais específico porque o pico de absorção da oxi-hemoglobina ocorre em 577 nm.[7] Seu uso pode ser necessário para atingir o resultado esperado, e recomenda-se, caso o tratamento não tenha sido efetivo com comprimento de onda maior, que seja feito um teste em uma pequena área previamente ao tratamento da área total para avaliação.[5]

Cicatrizes e danos epidérmicos são minimizados ao utilizar comprimidos de ondas longos como o

Nd:YAG.[5] Nd:YAG 1.064 nm e pulso longo penetra a derme profunda e permite tratamento de telangiectasias maiores e veias reticulares e pode ser usado em marcas de nascença vasculares e seu uso em combinação com o PDL 505 nm tem sido relatado com sucesso em manchas vinho do porto recalcitrantes.[7]

Rosácea não é uma condição com alta prevalência em pacientes negros, mas pode ser subdiagnosticada devido à dificuldade em identificar o eritema e porque o diagnóstico ocorre após anos de tratamentos ineficazes pelo baixo índice de suspeição. Na pele negra é mais comum a presença de pápulas e pústulas do que o eritema característico de fototipos baixos. *Laser* e terapias de luz podem ajudar na redução nos capilares, com eficácia e segurança, e o Nd:Yag *long pulse* é uma opção.[12]

Rejuvenescimento

O remodelamento do colágeno e a consequente melhora da flacidez podem ser atingidas com *laser* fracionado não ablativo com limitado risco de injúria epidérmica. O rejuvenescimento com tratamento resurfacing ablativo é pouco frequente devido ao risco de despigmentação e cicatrizes. Geralmente trata-se com hidroquinona previamente para minimizar o risco de HPI, porém, esse uso também é controverso. Tratamento com não ablativos, como o Fraxel 1.550 nm (Solta Medical, Hayward, CA) é descrito em fototipos III-VI para o tratamento de rugas, cicatriz de acne e alterações pigmentares com sucesso e mínimas complicações.[5]

Laser ablativo CO_2 não é recomendado para rejuvenescimento e cicatriz de acne pelo alto risco de HPI e cicatrizes. Além disso, é descrita a ocorrência de anetodermia após erbium e CO_2 em peles escuras.[13]

Na nossa experiência temos bons resultados com o uso de *laser* de picossegundos, uma recente tecnologia, ainda sem publicações relevantes validando a sua utilização em peles negras, mas em estudo realizado pelas autoras, que ainda está em fase de publicação, essa tecnologia se mostrou eficiente e segura nas peles negras (Figuras 1 e 2).

Cicatrizes

O tratamento de cicatrizes com CO_2 ablativo, Er:YAG, Er:YSGG é bem conhecido em fototipos baixos, entretanto, essas opções podem ser desafiadoras no tratamento de fototipos IV e impraticáveis em V e VI, com risco relatado de 30% de HPI pós-CO_2 ablativo em fototipo III e próximo de 100% em fototipo IV, quando realizado sem profilaxia, além disso, 19% dos pacientes podem ter hipopigmentação.[14] Outro estudo relatou 50% de HPI pós-Er:YAG para cicatriz de acne em fototipos IV-VI.

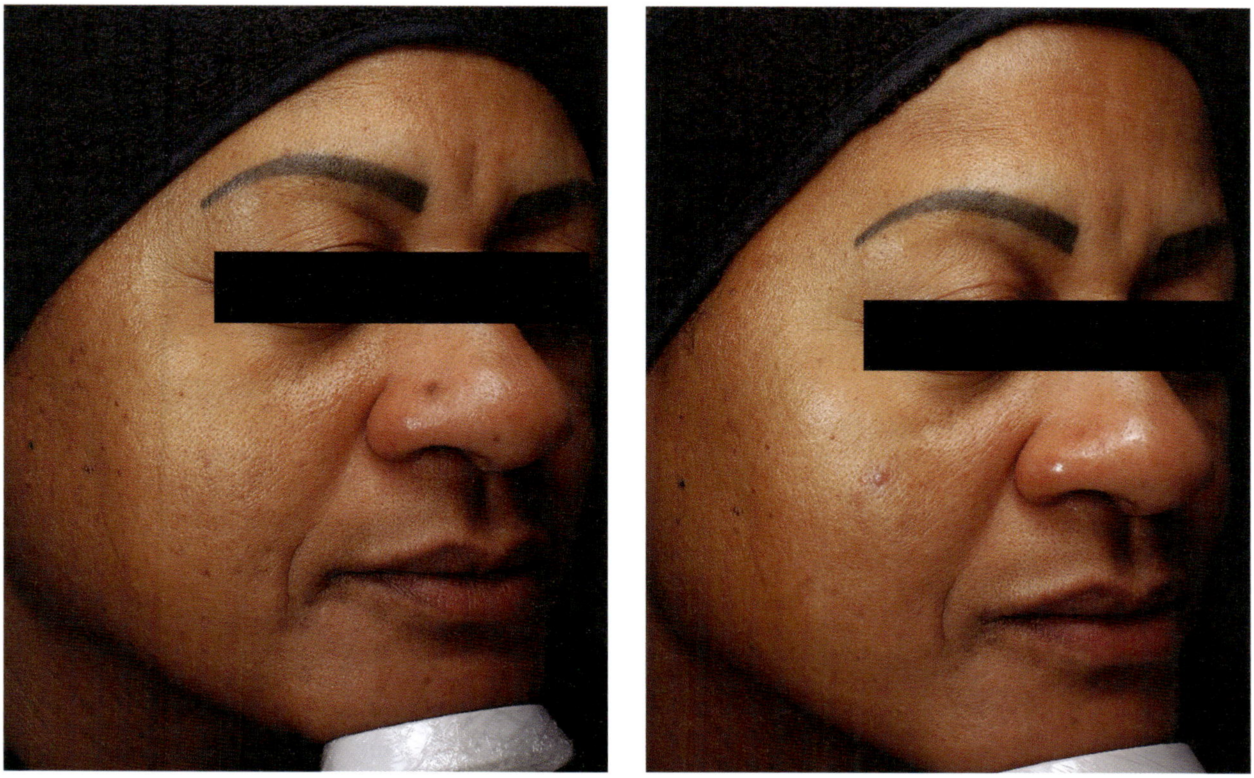

FIGURA 1 Antes e depois de quatro sessões de *laser* 1.064 nm picossegundos ponteiras colimada e fracionada com *drug delivery*.

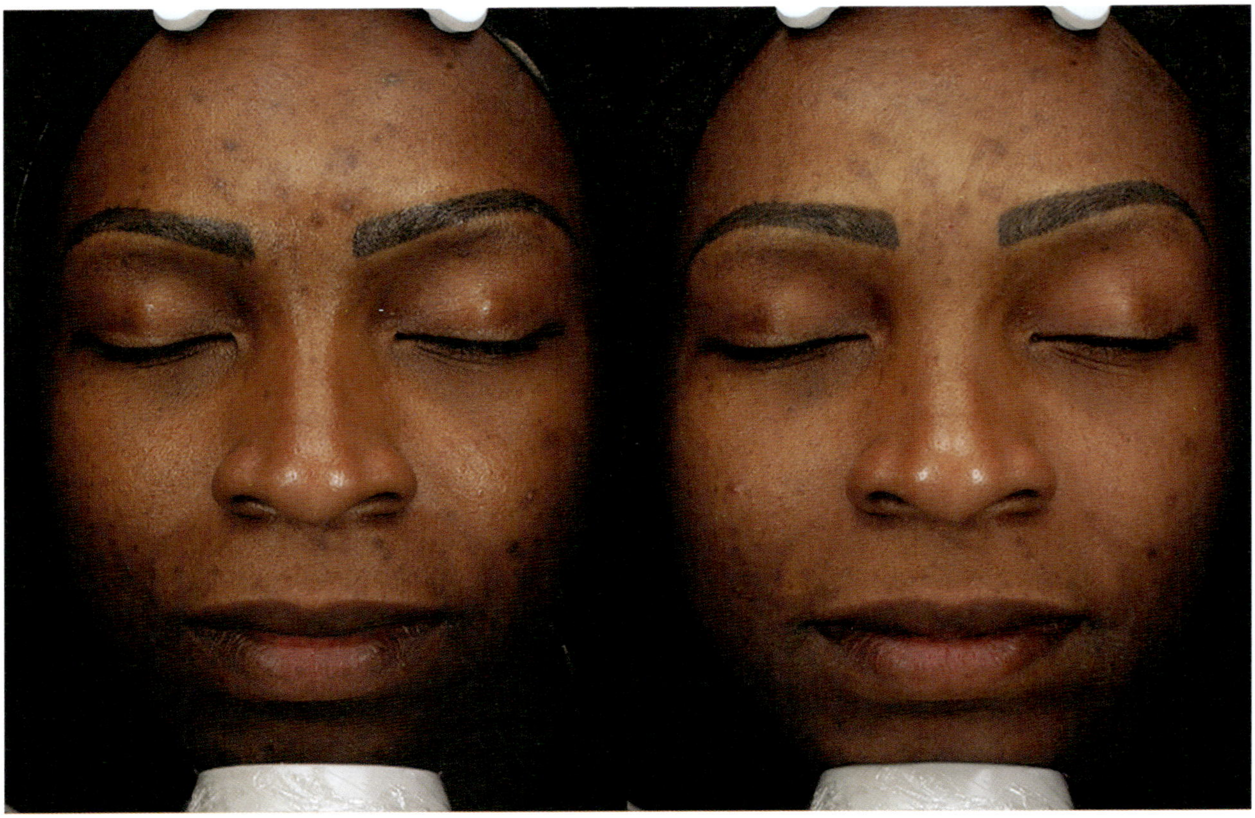

FIGURA 2 Antes e depois de duas sessões de *laser* 1.064 nm picossegundos ponteiras colimada e fracionada com *drug delivery*.

O uso de *lasers* não ablativos para tratamentos de cicatrizes vem aumentando devido ao menor tempo de recuperação e tolerabilidade. Da mesma forma que o *laser* ablativo, o *laser* não ablativo induz remodelamento dérmico por indução térmica e a água como cromóforo alvo, mas sem injúria na camada superficial da epiderme, necessitando de mais sessões. Uma revisão sistemática recente considerou essa modalidade eficaz e segura em fototipos IV-VI.[15]

Por outro lado, o Nd:YAG submilissegundo com duração de pulso de 300 a 500 microssegundos, *spot* 5 mm e taxa de repetição de 5-10 Hz é capaz de concentrar energia na derme papilar e reticular superior, resultando em estímulo de colágeno e melhora de cicatriz atrófica, textura e HPI pós-acne, sem desencadear HPI, sendo considerado seguro e com melhora clínica em fototipos altos. Escassos estudos incluem fototipos IV e acima em tratamento de cicatrizes devido aos riscos do tratamento, em comparação a fototipos baixos.[14]

Apesar de alguns avanços no tratamento de cicatrizes de acne em peles negras, pela maior incidência de HPI e cicatrizes, é recomendado o tratamento precoce da acne com o objetivo de prevenção de suas sequelas.[15] Na correção dessas cicatrizes, o recomendado é utilizar como tratamento os *lasers* referidos anteriormente para essa finalidade e associação com procedimentos (Figura 3).

Hiperpigmentação pós-inflamatória (HPI)

A HPI é uma hipermelanose adquirida que pode resultar de doença inflamatória, trauma ou lesão após procedimentos dermatológicos e afeta desproporcionalmente indivíduos de pele negra, acarreta importante comprometimento psicossocial é uma das principais preocupações do médico ao realizar qualquer procedimento.

Na prática clínica é comum o uso de esquemas pré e pós-tratamentos com o objetivo de minimizar esse risco, entretanto, não há um consenso. Uma revisão recente destacou a falta de padrão-ouro para a profilaxia de HPI e não há dados robustos que confirmem a sua eficácia. Quanto à profilaxia pós-tratamento, a fotoproteção com filtro solar de amplo espectro e corticosteroides tópicos tem resultado estatisticamente significativo e uma tendência à diminuição na quantidade de melanina, respectivamente. O uso de corticosteroides orais também é descrito, mas não é comum devido aos conhecidos efeitos sistêmicos. O uso de ácido tranexâmico intradérmico e oral não foi estatisticamente significante, apesar de demonstrar uma menor incidência de HPI e menos grânulos pigmentados à dermatoscopia, respectivamente.[16]

Na prática clínica utiliza-se a profilaxia pós-tratamento com fotoproteção, LED, vitamina C tópica e

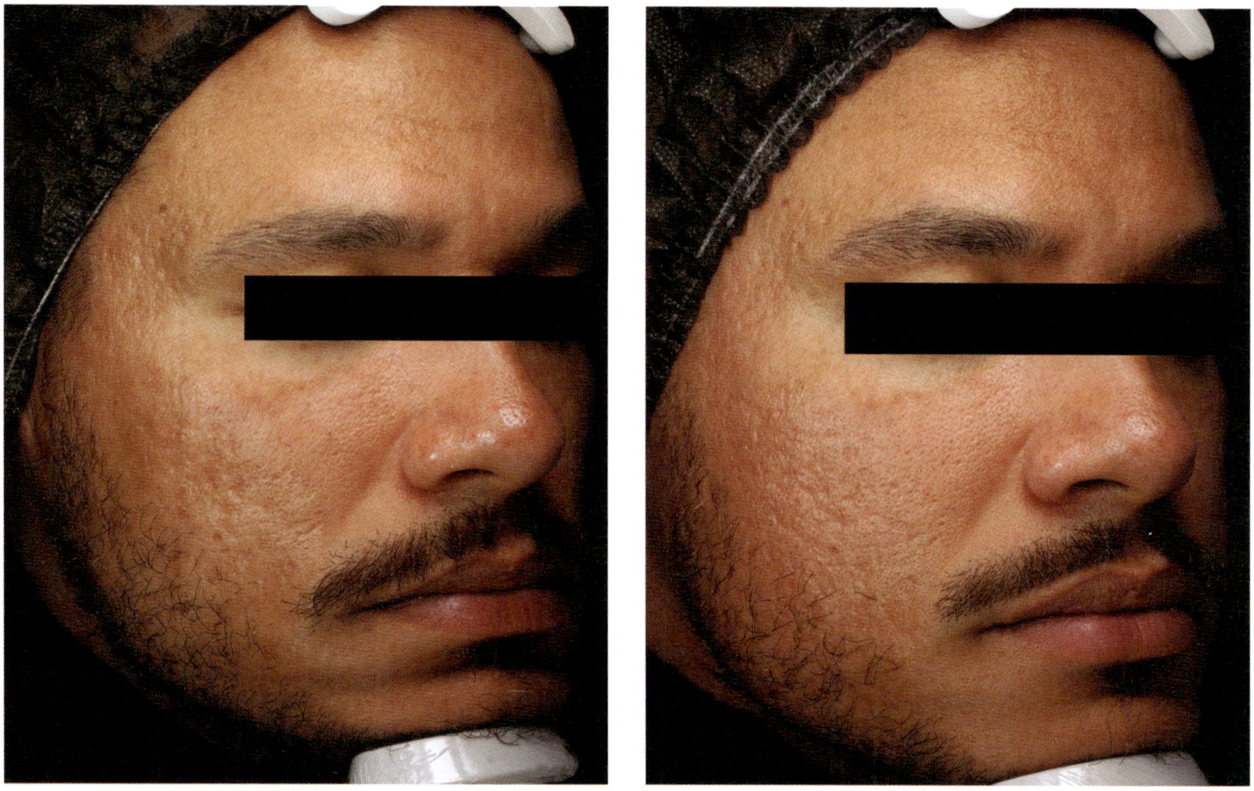

FIGURA 3 Antes e depois de duas sessões de *laser* 1.340 nm (100/5), uma sessão de microagulhamento e uma sessão de bioestimulador de colágeno (hidroxiapatita de cálcio).

corticosteroide tópico, apesar de literatura limitada. Mais estudos são necessários, uma vez que há uma variedade de produtos comercialmente disponíveis e poucos foram testados na profilaxia pré e pós-tratamento da HPI.

O tratamento da HPI pode ser frustrante, uma vez que o próprio tratamento pode piorar o quadro e inclui o uso de medicamentos tópicos como hidroquinona e *peelings*, porém, como este capítulo trata de tecnologias, vamos abordar o seu tratamento com laser. Um estudo demonstrou melhora no tratamento de HPI com o laser diodo fracionado 1.927 nm em fototipos altos (intervalos mensais, múltiplas sessões, fluência 5 mJ, *spot* 14 0mm, *depth* 170 nm, *coverage* 5%) sem piora do quadro e sem efeitos adversos.[17] Na nossa experiência, temos bons resultados com o QS nanossegundos 1.064 nm e, mais recentemente com o picossegundos 1.064 nm.

Epilação

A destruição fototérmica dos pelos é baseada no conceito da fototermólise seletiva. Com a escolha de um comprimento de onda apropriado, duração de pulso e fluência, a lesão térmica será específica em um cromóforo alvo, neste caso, a melanina dos folículos pilosos, causando um dano térmico mínimo ao tecido adjacente.[4] Para se alcançar resultados clínicos permanentes na epilação a energia deve ser difundida para a região do bulge do folículo piloso, que é o responsável pela regeneração e crescimento dos pelos, porém as células-tronco ali presentes não possuem melanina e, portanto, são incapazes de absorver a luz, sendo destruídas pela difusão do calor absorvida pela haste do pelo, rica em melanina.

A pele escura interfere nesse mecanismo de ação uma vez que a luz é absorvida na epiderme, diminuindo a eficácia do tratamento e aumentando o risco de efeitos adversos, que podem ser de difícil manejo e até permanentes.[18] Por esse risco, muitos pacientes de fototipos V e VI foram excluídos da maioria dos estudos. A fluência deve ser menor para evitar queimaduras e a duração de pulso deve ser significativamente menor do que o tempo de relaxamento térmico das células da matriz de forma a ser seletiva e efetiva.[18]

Nd:YAG (1.064 nm) é o preferido para redução de pelos em peles escuras e com o menor risco de efeitos adversos.[4,7,13] Esse comprimento de onda é suficiente para ocasionar injúria térmica no folículo piloso, enquanto poupa o pigmento epidérmico. Além disso, o ajuste de duração de pulso para pulso longo permite que a energia seja entregue por um maior período, o que permite que o calor seja dissipado e o resfriamento epidérmico ocorra. É o tratamento de escolha para hirsutismo e pseudofoliculite de barba em americanos africanos com fototipos V e VI.[5]

Uma revisão sistemática concluiu que Nd:Yag obteve diminuição na quantidade de pelos (41-100%). Um maior número de sessões pode ser necessário e nenhum efeito adverso permanente foi relatado. Efeitos transitórios incluem eritema, crosta superficial, queimaduras, alteração da pigmentação e dor.[18] É um desafio nos pacientes que possuem fios finos e o resultado pode ser insatisfatório.[5]

O *laser* diodo (800-810 nm) também é considerado uma opção efetiva para peles negras,[5,18] apesar de ainda haver risco de despigmentação, que pode ser minimizado com o uso de pulso longo (100 ms) e com as devidas precauções. O *laser* diodo obteve redução de pelos variando de 25-100% e especificamente o comprimento de onda 940 nm mostrou ser mais efetivo em um estudo, possivelmente por permitir uma fluência maior por ser um *laser* diodo de maior comprimento de onda. Nenhum efeito adverso permanente foi relatado, mas queimaduras podem ocorrer.[18]

O *laser* alexandrita 755 nm é inferior aos já citados, mas pode ser uma opção.[18] Redução de 36-90% nos pelos foi relatada com uso de alexandrita, com comprimento de onda e fluência ainda menores que o diodo.[18]

Luz intensa pulsada (LIP), apesar de ser relatada em alguns estudos como segura,[7] não é recomendada para epilação pelo alto risco de queimaduras de primeiro e segundo graus, responsáveis por HPI. Na opinião das autoras, a luz intensa pulsada só deve ser usada nas peles negras após teste com leitura em, no mínimo, 24 horas e sempre com muita cautela.

Além da escolha apropriada do tipo de *laser*, é necessário orientar o paciente a raspar com lâmina a área a ser tratada 2-7 dias antes do tratamento, não remover os pelos com pinça ou cera, não se expor ao sol antes ou após a sessão, proteção solar rigorosa e realizar resfriamento da pele tratada durante e imediatamente após o tratamento.

Ultrassom microfocado

O ultrassom microfocado é considerado seguro em peles negras, uma vez que a energia emitida não tem um cromóforo alvo e age pela produção de pequenos pontos de coagulação em diferentes camadas da pele, poupando a derme papilar e epiderme com objetivo de melhorar a flacidez. Um estudo com 52 pacientes de fototipos III-VI (Ulthera) relatou como efeitos adversos transitórios eritema, edema, hematoma, alteração na sensibilidade, disestesia ou dormência. Eventos incomuns e transitórios podem ser pápulas elevadas ou estrias brancas lineares causadas por mal acoplamento do transdutor.[19] A nossa experiência com o uso do Atria (LMG) é semelhante. Orienta-se cuidado extra ao utilizar os transdutores mais superficiais devido à maior reatividade da pele negra e ao risco de HPI, porém, na prática diária com os cuidados adequados, é raro ocorrer.

Radiofrequência

A radiofrequência é uma tecnologia que fornece uma corrente elétrica responsável por produzir calor não seletivamente pela resistência natural do tecido ao fluxo de íons, sendo assim, pode ser aplicada de forma segura em pacientes melanodérmicos para rejuvenescimento. A desnaturação e a contração do colágeno induzidas pelo calor são responsáveis pelo endurecimento imediato da pele observado após o tratamento, com resultados clínicos máximos evidentes após vários meses.[7]

CONSIDERAÇÕES FINAIS

Apesar do aumento de estudos sobre o uso de tecnologias em peles negras, ainda são necessários mais estudos sobre a eficácia e segurança dos diferentes equipamentos, bem como dos parâmetros ideais.

REFERÊNCIAS BIBLIOGRÁFICAS

1. Narla S, Heath CR, Alexis A, Silverberg JI. Racial disparities in dermatology. Arch Dermatol Res [Internet]. 2022;(0123456789). Disponível em: https://doi.org/10.1007/s00403-022-02507-z.
2. Quiñonez RL, Agbai ON, Burgess CM, Taylor SC. An update on cosmetic procedures in people of color. Part 1: Scientific background, assessment, preprocedure preparation. J Am Acad Dermatol. 2022;86(4):715-25.
3. Manjaly P, Eric BA, Ba X, Allan A, Shreya MS, Ba V, et al. Skin phototype of participants in laser and light treatments of cosmetic dermatologic conditions : A systematic review. 2023;(December 2022):1-6.
4. Kalil C, Campos V. Laser e outras fontes de energia eletromagnética na Dermatologia. 1. ed. Rio de Janeiro: Elsevier; 2017.
5. Talakoub L, Wesley NO. Differences in perceptions of beauty and cosmetic procedures performed in ethnic patients. Semin Cutan Med Surg [Internet]. 2009;28(2):115-29. Disponível em: http://dx.doi.org/10.1016/j.sder.2009.05.001.
6. Levin MK, Ng E, Bae YSC, Brauer JA, Geronemus RG. Treatment of pigmentary disorders in patients with skin of color with a novel 755 nm picosecond, Q-switched ruby, and Q-switched Nd:YAG nanosecond lasers: A retrospective photographic review. Lasers Surg Med. 2016;48(2):181-7.
7. Shah S, Alster TS. Laser treatment of dark skin: An updated review. Am J Clin Dermatol. 2010;11(6):389-97.

8. Aldahan AS, Shah V V., Mlacker S, Samarkandy S, Alsaidan M, Nouri K. Laser and light treatments for striae distensae: A comprehensive review of the literature. Am J Clin Dermatol. 2016;17(3):239-56.
9. Arora H, Falto-Aizpurua L, Chacon A, Griffith RD, Nouri K. Lasers for nevi: A review. Lasers Med Sci. 2015;30(7):1991-2001.
10. Belkin DA, Jeon H, Weiss E, Brauer JA, Geronemus RG. Successful and safe use of Q-switched lasers in the treatment of nevus of Ota in children with phototypes IV–VI. Lasers Surg Med. 2018;50(1):56-60.
11. Belzer A, Swallow MA, Gowen M, Suozzi KC. Picosecond neodymium-doped yttrium-aluminum-garnet laser therapy for pigmentation due to lichen planus pigmentosus in a patient with skin of color. JAAD Case Reports [Internet]. 2023;34:45-7.
12. Alexis AF, Callender VD, Baldwin HE, Desai SR, Rendon MI, Taylor SC. Global epidemiology and clinical spectrum of rosacea, highlighting skin of color: Review and clinical practice experience. J Am Acad Dermatol [Internet]. 2019;80(6):1722-9.
13. Quiñonez RL, Agbai ON, Burgess CM, Taylor SC. An update on cosmetic procedures in people of color. Part 2: Neuromodulators, soft tissue augmentation, chemexfoliating agents, and laser hair reduction. J Am Acad Dermatol. 2022;86(4):729-39.
14. Badawi A, Tome MA, Atteya A, Sami N, Morsy IAL. Retrospective analysis of non-ablative scar treatment in dark skin types using the sub-millisecond Nd:YAG 1,064 nm Laser. Lasers Surg Med. 2011;43(2):130-6.
15. Teymour S, Kania B, Lal K, Goldberg D. Energy-based devices in the treatment of acne scars in skin of color. J Cosmet Dermatol. 2022;(November 2022):1177-84.
16. Wong ITY, Richer V. Prophylaxis of post-inflammatory hyperpigmentation from energy-based device treatments: A review. J Cutan Med Surg. 2021;25(1):77-86.
17. Bae YSC, Rettig S, Weiss E, Bernstein L, Geronemus R. Treatment of post-inflammatory hyperpigmentation in patients with darker skin types using a low energy 1,927 nm non-ablative fractional laser: A retrospective photographic review analysis. Lasers Surg Med. 2020;52(1):7-12.
18. Fayne RA, Perper M, Eber AE, Aldahan AS, Nouri K. Laser and light treatments for hair reduction in Fitzpatrick skin types IV-VI: A comprehensive review of the literature. Am J Clin Dermatol. 2018;19(2):237-52.
19. Harris MO, Sundaram HA. Safety of microfocused ultrasound with visualization in patients with Fitzpatrick skin phototypes III to VI. JAMA Facial Plast Surg. 2015;17(5):355-7.

64

Fotoenvelhecimento na pele negra

Rodrigo Bragança Fonseca
Renata Bragança Fonseca

INTRODUÇÃO

O dano à pele causado pela exposição prolongada à luz solar é conhecido como fotoenvelhecimento. Muitos mitos sobre a pele negra e o seu envelhecimento precisam ser esclarecidos. Particularidades em sua fisiologia, como a maior produção de melanina, que confere uma barreira de proteção natural, minimizam o fotoenvelhecimento e os efeitos nocivos da radiação ultravioleta, porém não excluem o risco do câncer de pele e a necessidade de fotoproteção.

A pigmentação melânica da pele é determinada por múltiplos fatores, incluindo o número e a atividade metabólica dos melanócitos na camada basal da epiderme, a atividade melanogênica dos melanossomas dentro desses melanócitos e variações em número, tamanho e distribuição dos melanossomas. A pele negra é caracterizada por melanossomas maiores e mais numerosos que contêm mais melanina e estão mais dispersos por toda a epiderme em comparação com fototipos mais baixos. O aumento do conteúdo de melanina e os melanossomas amplamente dispersos na pele mais escura fornecem fotoproteção.

Os melanócitos são células-sensores da radiação e capturam a radiação para produzir melanina, que pode ser de dois tipos: eumelanina (coloração variante do marrom escuro ao preto) e feomelanina (coloração variante do amarelo ao vermelho). Em geral, a eumelanina fornece proteção contra a radiação solar e contra o dano induzido ao DNA por estresse oxidativo, limitando a extensão da penetração de UV na epiderme, de modo que indivíduos de pele escura têm menor frequência de cânceres de pele do que indivíduos de pele clara. Por outro lado, a feomelanina é pró-oxidativa e, sob indução da radiação UV, produz radicais livres e derivados hiperenergéticos que podem danificar as células. Logo, a fotoproteção proporcionada pela melanina não é total, e mesmo pessoas de pele negra podem apresentar danos ao DNA induzidos pela radiação solar, ainda que passíveis de reversão pelos mecanismos de reparo ao DNA celular, o que reduz o risco de transformação maligna. Por outro lado, em indivíduos de pele clara, nos quais a feomelanina é predominante, a melanina não é suficiente para fornecer proteção eficaz contra a radiação solar, e a extensão do dano ao DNA pode exceder a capacidade de seus mecanismos de reparo, com maior risco de transformação maligna.

FOTOTIPOS DE PELE – CLASSIFICAÇÃO DE FITZPATRICK

A mais conhecida classificação dos fototipos cutâneos é a escala Fitzpatrick, criada em 1976 pelo médico norte-americano Thomas B. Fitzpatrick. Ele classificou a pele em fototipos de um a seis, a partir da capacidade de cada pessoa de se bronzear, assim como da sensibilidade e vermelhidão quando exposta ao sol, sendo:

1. Pele branca – sempre queima – nunca bronzeia – muito sensível ao sol.
2. Pele branca – sempre queima – bronzeia muito pouco – sensível ao sol.
3. Pele morena clara – queima (moderadamente) – bronzeia (moderadamente) – sensibilidade normal ao sol.
4. Pele morena moderada – queima (pouco) – sempre bronzeia – sensibilidade normal ao sol.
5. Pele morena escura – queima (raramente) – sempre bronzeia – pouco sensível ao sol.
6. Pele negra – queima (raramente) – totalmente pigmentada – minimamente sensível ao sol.

MECANISMOS DE ENVELHECIMENTO

Altos níveis de pigmentação conferem proteção contra fotodanos causados pela radiação ultravioleta emitida pelo sol. O envelhecimento da pele é um evento biológico complexo que afeta todas as camadas da pele, mas a derme é particularmente afetada devido às características de sua histofisiologia. Há dois diferentes mecanismos que levam às alterações cutâneas associadas ao envelhecimento – intrínseco e extrínseco – que afetam a pele simultaneamente. O envelhecimento cronológico intrínseco ou "relógio biológico" é determinado, em grande parte, pela genética. Já o componente extrínseco está relacionado a influências do meio ambiente, tais como fumo, exposições a agentes químicos e principalmente a radiação UV.

As alterações induzidas pelo fotoenvelhecimento podem ocorrer bem antes dos sinais do envelhecimento cronológico e dependem de vários fatores, como: tipo de pele, capacidade individual de reparação do dano solar e natureza da exposição solar.

SINAIS DO FOTOENVELHECIMENTO NA PELE NEGRA

Alterações na textura, como ressecamento, desidratação, aspereza, linhas finas e rugas são características da pele envelhecida. A pele mais clara é mais propensa a linhas finas e rugas severas, enquanto a pele mais escura apresenta pequenas rugas superficiais, dado o efeito fotoprotetor da melanina. Assim, as mulheres negras muitas vezes parecem mais jovens do que as mulheres caucasianas da mesma idade (Figura 1). O estrato córneo na pele negra (em comparação com a pele branca) tem mais camadas dispostas de forma mais compacta. Além disso, os fibroblastos são maiores, mais numerosos e mais frequentemente binucleados ou multinucleados na pele negra *versus* na pele branca, gerando feixes de colágeno compactos que são dispostos mais paralelamente à epiderme. Acredita-se que a atividade aumentada de fibroblastos contribua para a menor incidência de rugas faciais. Assim, o início das manifestações cutâneas do fotoenvelhecimento ocorre mais tarde em negros em comparação com os brancos e é mais pronunciado em indivíduos negros com tons de pele mais claros.

As características clínicas de fotoenvelhecimento mais frequentemente aparentes na população de pele negra incluem, além das alterações na textura, uma variedade de lesões benignas, determinadas por modificações dérmicas.

As ceratoses seborreicas e a dermatose papulosa nigra (DPN) são observadas tanto na pele exposta ao sol como na pele protegida do sol.

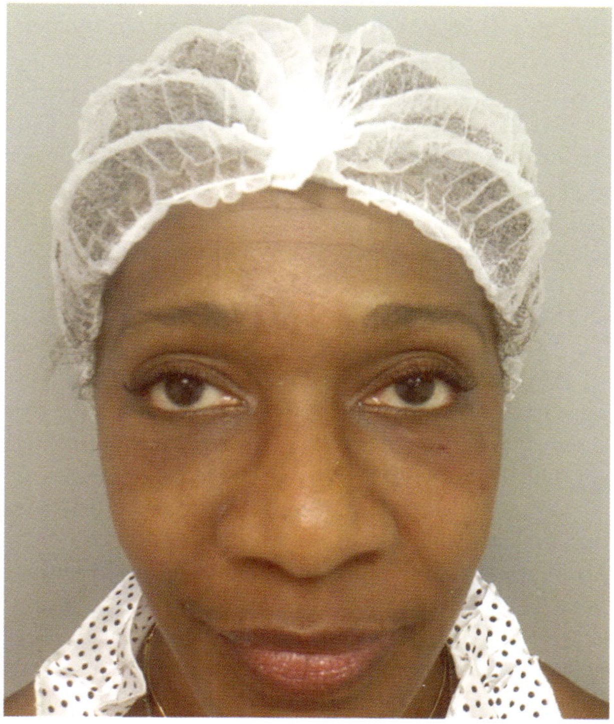

FIGURA 1 Paciente aos 54 anos com poucos sinais de fotoenvelhecimento. A exposição solar prolongada à pele negra não produz as características de fotoenvelhecimento prontamente aparentes observadas na pele branca.

As normalidades pigmentares, embora não bem caracterizadas, ocorrem por modificações epidérmicas. A hiperpigmentação assume diversas formas; áreas focais de hiperpigmentação, mosqueadas ou mais confluentes, conferem um tom de pele irregular, que é uma queixa cosmética comum para as mulheres negras em particular. Outro tipo de hiperpigmentação não incomum observado é um escurecimento generalizado da face. As hipomelanoses são prontamente aparentes em negros, dado o contraste entre a pele normalmente pigmentada e a área branca contrastante. Lesões de leucodermia gutata são caracterizadas por múltiplas máculas pequenas e despigmentadas, circulares e com bordas bem definidas localizadas principalmente nos braços e nas pernas.

COMO PREVENIR O FOTOENVELHECIMENTO

As recomendações sobre como realizar uma proteção solar adequada são a chave para a saúde da pele. O uso dos filtros solares deve ser diário nas áreas não cobertas pelas roupas, com FPS mínimo de 30, pelo menos 15 minutos antes da exposição solar.

O filtro solar deve ser usado mesmo em dias nublados. Deve-se evitar exposição direta e prolongada ao sol entre as 10 e 16 horas, quando há maior incidência dos raios UVB. Permanecer na sombra sempre que possível. Cuidado extra perto da água, na areia e neve.

Nas atividades ao ar livre, reaplicar o filtro solar a cada 2 horas e após mergulhos ou transpiração excessiva.

Na praia, além do filtro solar, recomenda-se o uso de chapéus de abas largas, barracas grossas que protejam a passagem dos raios UV e roupas apropriadas.

CONCLUSÃO

Por possuir maior quantidade de fibroblastos (responsáveis pela produção de colágeno e elastina) e por serem mais hiperativos, a pele negra tende a envelhecer mais lentamente.

O conteúdo de melanina e o padrão de dispersão dos melanossomas ocasionam envelhecimento cutâneo mais tardio em indivíduos negros, que apresentam uma fotoproteção natural de 13,4.

Cuidar bem da pele e evitar potenciais desencadeadores do envelhecimento, como a exposição excessiva à radiação UV, ajuda a reduzir os sinais de envelhecimento na pele.

Os equívocos atuais sobre uma maior resistência da pele negra aos efeitos nocivos do sol impedem comportamentos mais seguros de fotoproteção.

O uso criterioso de filtro solar para proteção contra a radiação ultravioleta segue sendo a mais importante medida preventiva contra o fotoenvelhecimento.

BIBLIOGRAFIA SUGERIDA

1. Addor FA, Barcaui CB, Gomes EE, Lupi O, Marçon CR, Miot HA. Sunscreen lotions in the dermatological prescription: Review of concepts and controversies. An Bras Dermatol. 2022;97:204-22.
2. Bino DS, Duval C, Bernerd F. Clinical and biological characterization of skin pigmentation diversity and its consequences on UV impact. Int J Mol Sci. 2018;19:2668.
3. Yeager DG, Lim HW. What's new in photoprotection: a review of new concepts and controversies. Dermatol Clin. 2019;37:149-57.
4. Schalka S, Steiner D, Ravelli FN, Steiner T, Terena AC, Marçon CR, et al. Brazilian consensus on photoprotection. An Bras Dermatol. 2014;89:1-74.
5. Vierkötter A, Krutmann J. Environmental influences on skin aging and ethnic-specific manifestations. Dermato-Endocrinology. 2012;4(3) 227-31.
6. Krutmann J, Bouloc A, Sore G, Bernard BA, Passeron T. The skin aging exposome. J Dermatol Sci. 2017;85(3):152-61.
7. Montagna W, Prota G, Kenney J. The structure of black skin. In: Montagna W, Prota G, Kenney J (eds.). Black skin structure and function. Gulf Professional Publishing; 1993.
8. Chien AL, et al. Effect of age, gender, and sun exposure on ethnic skin photoaging: Evidence gathered using a new photonumeric scale. J Natl Med Assoc. 2018;110(2):176-81.
9. Dermatologia. Azulay RD. 7. ed. Guanabara Koogan; 2017.
10. Fajuyigbe D, et al. Sun exposure and black skin. Curr Probl Dermatol. 2021;55:62-71.
11. Gloster Jr HM, et al. Skin cancer in skin of color. J Am Acad Dermatol. 2006;55(5):741-60; quiz 761-4.

65

Fotoproteção na pele negra

Sérgio Schalka

A RADIAÇÃO SOLAR E SEUS EFEITOS NA PELE

As radiações eletromagnéticas são classificadas de acordo com o comprimento ou a frequência de propagação da onda. Quanto maior o comprimento de onda, menor sua frequência e, por conseguinte, menor sua energia. Por outro lado, radiações de menor comprimento de onda apresentam maior frequência e energia.

As radiações infravermelha, visível e ultravioleta compõem quase que a totalidade da radiação emitida pelo Sol. Assim, a radiação solar que atinge o topo da atmosfera terrestre é basicamente composta de:

- Radiação ultravioleta (RUV), caracterizada pelas radiações de comprimentos de onda entre 100 e 400 nm, representa cerca de 10% do total da radiação solar que atinge a Terra. A radiação ultravioleta, por sua vez, divide-se em:
  - UVC, entre 100 e 290 nm: não atinge a superfície da Terra.
  - UVB, entre 290 e 315 nm: atinge a superfície da Terra somente em alguns horários do dia, mais próximos de meio-dia solar, e por isso representa somente 5% da RUV.
  - UVA, entre 315 e 400 nm: representa a maioria da RUV (95%) que atinge a superfície da Terra.
- Luz visível, compreendida entre os comprimentos de onda de 400 e 780 nm, consiste de 40% da radiação emitida pelo sol e é definida como qualquer radiação capaz de causar uma sensação visual.
- Radiação infravermelha, uma ampla banda com comprimentos de onda superiores a 780 nm, e que representa os 50% restantes da radiação solar.

As reações causadas pela radiação solar sobre a pele são várias, podendo ser tanto positivas (produção de vitamina D, por exemplo) quanto negativas.

O tipo e a intensidade dessas respostas biológicas à radiação dependem, entre outros fatores, da intensidade, do comprimento de onda e do tipo de pele de cada indivíduo.

Os efeitos negativos da radiação ultravioleta (RUV) sobre a pele podem ser considerados agudos ou crônicos. Os agudos são principalmente o eritema e a pigmentação e, entre os crônicos, o câncer de pele e o envelhecimento são os mais relevantes.

Entretanto, sabemos que os indivíduos respondem de diferentes formas à radiação solar, dependendo principalmente de características fenotípicas, mas particularmente relacionadas à melanina.

A melanina funciona como uma barreira física que dispersa a radiação UV e reduz a penetração dos raios UV na epiderme. Indivíduos de pele escura e clara apresentam diferenças em relação à melanina, principalmente no tamanho dos melanócitos e na distribuição e no agregamento dos melanossomos.

Indivíduos de pele escura têm melanócitos comparativamente maiores, maior proporção de eumelanina/feomelanina e melanossomos que são distribuídos individualmente nos queratinócitos em vez de agregados, o que permite uma absorção mais eficiente. Essa maior melanina epidérmica e sua distribuição proporcionam uma fotoproteção inerente. O indivíduo com menos melanina epidérmica (pele mais clara) apresentará mais eritema e menos bronzeamento do que as pessoas com mais melanina (pele mais escura).

A classificação de Fitzpatrick é o sistema de classificação mais comumente utilizado para determinação do fototipo (ou da resposta biológica aguda à exposição solar) e foi originalmente proposta para categorizar a pele caucasiana em quatro fototipos de pele: I a IV. Para esses fototipos, a classificação é feita pela propensão da pele a queimar ou bronzear após a exposição ao sol. Posteriormente foram introduzidas duas novas categorias para as peles mais escuras (FT V-VI), sendo que nessas, a determinação é feita pela cor da pele (Tabela 1).

TABELA 1 Classificação de fototipos de Fitzpatrick

Fototipo de Fitzpatrick	Descrição
I	Sempre queima, nunca bronzeia
II	Queima facilmente, bronzeia eventualmente
III	Queima eventualmente, bronzeia facilmente
IV	Queima raramente, bronzeia sempre
V	Queima raramente, bronzeia sempre, pele moderadamente pigmentada
VI	Queima raramente, bronzeia sempre, pele intensamente pigmentada

A classificação de fototipos da pele pode ser útil para prever o risco de fotodano agudo e crônico e para a avaliação do risco de hiperpigmentação em dermatoses ou após procedimentos estéticos, mas não é adequada para descrição de raça ou etnia, o que eventualmente ocorre em situações de má interpretação da tabela de classificação.

A utilização da espectrofotometria de refletância mede objetivamente o índice de melanina e é a maneira mais confiável de avaliar a resposta biológica à radiação solar. A determinação do ângulo tipológico individual (ITA°), através do uso de um equipamento denominado colorímetro tem sido cada vez mais aceita como um método objetivo e reprodutível para avaliar a cor da pele, especialmente em pesquisas, entretanto seu custo o torna proibitivo para utilização na rotina dermatológica.

A PELE NEGRA E O FOTODANO

Como vimos anteriormente, a resposta biológica à radiação solar varia entre os indivíduos, sendo a cor da pele o fator fenotípico com maior impacto na resposta aguda, entre produção de eritema e pigmentação, o que define o fototipo segundo a classificação de Fitzpatrick.

Em relação à radiação solar, a pele negra é menos sensível à radiação UVB. Estima-se que a epiderme da pele escura tenha um FPS intrínseco de 13,4, enquanto a pele clara tem um FPS de 3,3.

A dose eritematosa mínima em um indivíduo de fototipo IV é cerca de duas vezes maior do que a de um fototipo II, o que claramente evidencia a diferença na resposta à radiação UVB.

Por outro lado, observa-se que a pele negra é mais sensível à luz visível e seu efeito pigmentar. Estudos mostram que somente indivíduos de fototipos acima de III são capazes de pigmentar a pele com doses fisiológicas de luz visível.

Em relação à radiação UVA, observamos que o impacto dessa faixa da radiação na pele não sofre interferência relevante do fototipo, sendo todos impactados pelos efeitos da radiação UVA, mas, eventualmente, de forma distinta. A pele mais clara sofre os efeitos inflamatórios e de dano às estruturas da derme decorrentes da radiação UVA, enquanto a pele mais escura apresenta com maior evidência os danos pigmentares dessa faixa da radiação.

A resposta diferenciada dos fototipos em relação às radiações UVB, UVA e luz visível terá um impacto direto da escolha dos fotoprotetores para os diferentes tons de pele.

O fator de risco mais importante para o câncer da pele nas populações brancas não hispânicas é a exposição aos raios UV. Nas pessoas de pele negra, não se considera que a exposição aos UV seja um fator etiológico tão importante na patogênese do câncer da pele.

A incidência do melanoma maligno e do câncer da pele não melanoma está bem estabelecida, sendo que os brancos não hispânicos apresentam as taxas de incidência mais elevadas de todas as etnias. A incidência é significativamente mais baixa em indivíduos com pele negra, ocorrendo em cerca de 5% das populações hispânicas, 4% das asiáticas e 2% das populações negras.

Quando o câncer da pele ocorre em pessoas de pele negra, há uma maior propensão para quadros mais agressivos, com um maior risco de invasão tumoral e metástases. O mau prognóstico é multifatorial e deve-se ao diagnóstico mais tardio, seja por apresentações clínicas atípicas ou pela menor suspeição da doença em indivíduos de pele negra ou decorrente de fatores socioeconômicos, com desigualdades no acesso aos serviços de saúde.

O processo de envelhecimento decorrente da radiação solar, ou fotoenvelhecimento, tambem é impactado pelo fototipo. Indivíduos de pele negra apresentam uma evolução clínica do fotoenvelhecimento mais tardia se comparados a indivíduos de fototipo menores, e clinicamente apresentam menos flacidez e rugas, mas são mais propensos a distúrbios pigmentares, com coloração menos uniforme da pele.

Em resumo, podemos dizer que o dano decorrente da radiação solar no individuo de pele negra é distinto do dano no individuo de pele mais clara, impactando claramente nas opções relacionadas a fotoproteção, como veremos a seguir.

A FOTOPROTEÇÃO NA PELE NEGRA

A fotoproteção pode ser definida como um conjunto de medidas destinadas a reduzir a exposição à radiação solar e, por consequência, os danos dela decorrentes.

São consideradas medidas de fotoproteção o uso regular de fotoprotetores, o uso de roupas e acessórios, a fotoproteção oral e as medidas de educação em fotoproteção.

Como já discutido previamente, o dano actínico na pele negra é distinto daquele dos indivíduos de pele mais clara. Assim, as estratégias de fotoproteção também devem ser distintas e particularizadas para os indivíduos de pele negra.

O primeiro desafio é claramente o reconhecimento da necessidade. Os indivíduos de pele negra, por serem muito menos suscetíveis a queimaduras solares, erroneamente consideram-se naturalmente protegidos dos efeitos da radiação solar e, por consequência, têm maior dificuldade em aceitar as medidas fotoprotetoras.

Estudos mostram que os indivíduos com pele negra podem subestimar o risco e a importância da prevenção do câncer de pele. Estudos mostraram que, em comparação com os participantes brancos, os participantes negros tendem a ter uma baixa percepção da probabilidade de desenvolver câncer de pele, e tanto os participantes negros quanto os hispânicos eram mais propensos a acreditar que o câncer de pele não pode ser prevenido.

Da mesma forma, um estudo realizado por Buchanan et al. envolvendo 72 negros e 87 hispânicos observou uma baixa percepção de risco de câncer de pele entre os participantes, com histórico familiar negativo e falta de exposição ao tópico em suas comunidades como os principais fatores contribuintes.

Estudos envolvendo participantes afro-americanos descobriram que a prevenção ao aparecimento de manchas da pele é um importante motivador para a fotoproteção.

Além da compreensão sobre a importância da proteção solar, um outro fator que pode impactar na baixa aderência dos pacientes de pele negra ao uso de protetores solares é a falta de produtos disponíveis no mercado que atendam às necessidades específicas, ponto que será abordado mais à frente neste capítulo.

Educação em fotoproteção

A educação em fotoproteção é considerada medida efetiva dentro das estratégias de fotoproteção e deve ser recomendada em todos os fototipos, incluindo os indivíduos de pele negra.

O dermatologista, em seu consultório, é um importante agente na fotoeducação e deve reforçar a importância da fotoproteção em seus pacientes de pele negra, pois, como dito anteriormente, são os mais resistentes à adesão de medidas fotoprotetoras.

A primeira sugestão é apresentar ao paciente de pele negra os riscos da exposição solar indevida. Explicar que, apesar de menos propensa à queimadura solar, a pele negra é mais suscetível ao desenvolvimento de manchas e, ainda que mais tardiamente, ao desenvolvimento do fotoenvelhecimento.

Em relação ao câncer de pele, apesar de menor prevalência do câncer de pele de queratinócitos e do melanoma, indivíduos de pele negra tendem a apresentar maior morbidade e mortalidade, particularmente em relação ao melanoma, justificando também a adoção de medidas fotoprotetoras.

A primeira recomendação é a escolha do horário mais adequado para a exposição solar. Não recomendamos a exposição solar desprotegida em nenhum horário, para qualquer fototipo, incluindo os indivíduos de pele negra. Entretanto, evitar o sol entre 10 e 15 horas é uma recomendação adequada e que deve ser reforçada na visita médica.

O protetor solar

O uso regular do protetor solar é considerado medida central em uma estratégia de fotoproteção.

Há suficiente evidência científica de que seu uso reduz o risco de fotoenvelhecimento, de desordens pigmentares e do câncer de pele, particularmente do desenvolvimento de queratoses actínicas e do carcinoma espinocelular.

Para os indivíduos de pele negra, em particular na prevenção e tratamento de hiperpigmentações, seu uso regular é recomendado.

Como dito anteriormente, além da dificuldade em entender a suscetibilidade às radiações solares, indivíduos de pele negra relatam dificuldade em identificar protetores solares que atendam suas necessidades cosméticas.

O fotoprotetor, também chamado de protetor solar ou ainda filtro solar, é uma formulação cosmética que contém ingredientes capazes de interagir com a radiação solar incidente, reduzindo sua penetração na pele e, por consequência, os danos dela decorrentes.

Essas substâncias são os filtros ultravioletas, que podem agir por reflexão, absorção ou dispersão da radiação incidente.

No Brasil temos mais de 30 moléculas aprovadas pela Agência Nacional de Vigilancia Sanitaria (ANVISA) para uso em fotoprotetores como filtros ultravioleta.

Classicamente, os filtros UV são divididos em filtros orgânicos (atuam absorvendo a energia incidente) e inorgânicos (atuam refletindo a energia incidente).

Os filtros inorgânicos, anteriormente denominados físicos, são partículas minerais capazes de refletir ou dispersar a radiação através de mecanismos ópticos. Os dois principais representantes dessa categoria são o óxido de zinco (ZnO) e o dióxido de titânio (TiO_2), utilizados habitualmente em associação aos filtros orgânicos. As principais características dos filtros inorgânicos são sua baixa permeação cutânea, com a consequente redução do risco de potencial irritativo e sensibilizante, e sua elevada fotoestabilidade, ou seja, a capacidade do filtro de manter fotoproteção mesmo após longos períodos de radiação.

Em contrapartida, os filtros inorgânicos apresentam uma coloração naturalmente esbranquiçada, produzindo um efeito cosmético indesejado em qualquer usuário, mas agravado se o usuário for de pele negra. Para melhora desse efeito indesejável, o desenvolvimento de filtros inorgânicos particulados (micro ou nanoparticulação) foi apresentado pela indústria cosmética nas últimas décadas.

Os filtros orgânicos, conhecidos também por químicos, são moléculas que absorvem a radiação incidente. Dependendo da capacidade de absorver comprimentos de onda mais curtos ou mais longos, os filtros orgânicos podem ainda se subdividir em filtros UVA, UVB e, mais recentemente, de amplo espectro (UVA e UVB).

Entretanto, com o desenvolvimento de novos filtros orgânicos e inorgânicos, essa classificação tornou-se incompleta, já que possuímos hoje filtros orgânicos capazes de refletir a RUV e filtros inorgânicos com partículas tão pequenas (menores que 200 nm) que atuam absorvendo a RUV.

Além dos filtros UV, outros componentes podem estar presentes nos fotoprotetores e atuam oferecendo uma proteção secundária ou biológica, habitualmente através de uma ação antioxidante. Existem diversos componentes que apresentam essa característica, como as vitaminas E e C, os polifenóis e os carotenoides.

Além disso, os demais ingredientes da formulação do protetor solar interferem nas características fotoprotetoras do produto, além de definirem sua forma galênica.

A forma galênica é de grande importância para a adesão do paciente ao uso do produto, pois é ela quem determina as características cosméticas do protetor solar, conforme vemos na Tabela 2.

Além da formulação do protetor solar, os dados de rotulagem que identificam a eficácia fotoprotetora são relevantes na escolha do produto para todos os fototipos.

O fator de proteção solar (FPS) foi o primeiro método desenvolvido e validado para avaliação da eficácia de um protetor solar e quantifica a proteção contra o eritema (queimadura) solar, levando em consideração a dose eritematosa mínima (quantidade de RUV necessária para produzir o mínimo eritema na pele) da pele protegida e da pele não protegida. O FPS é uma medida capaz de quantificar essencialmente a proteção contra a radiação UVB, com pouca interferência na avaliação da proteção contra UVA.

Sabemos que a radiação UVA é extremamente importante quando falamos em fotoenvelhecimento, distúrbios pigmentares, fotodermatoses e como adjuvante no câncer de pele.

Descrito por Moyal et al. em 2000, o método do escurecimento pigmentar persistente (do inglês *persistent pigment darkening*, ou PPD) avalia a proteção de

TABELA 2 **Formas galênicas dos protetores solares e suas indicações**

Forma	Características técnicas	Indicações
Loção cremosa	Emulsão óleo/água	Pele normal, uso em áreas extensas
Creme	Emulsão água/óleo	Peles normais a secas
Fluido	Emulsão óleo/água	Peles oleosas
Colorido	Emulsão com presença de pigmentos (óxido de ferro)	Uso facial com necessidades específicas
Gel	Polímeros em base aquosa ou alcoólica	Peles oleosas
Gel-creme	Polímeros com presença de fase oleosa	Peles oleosas
Aerossol/spray	Emulsão ou loção em base propelente	Áreas pilosas e grandes áreas
Pó compacto	Pó com presença de pigmentos	Uso facial como maquiagem corretiva com proteção solar
Bastões (sticks)	Combinação de ceras	Lábios e nariz

um determinado protetor solar contra a pigmentação persistente, fenômeno esse decorrente exclusivamente da R-UVA.

Atualmente, a regulamentação brasileira recomenda a realização da avaliação da proteção UVA através do método do fator de proteção UVA *in vivo* (antigo método PPD descrito) ou através do método para determinação do fator de proteção UVA *in vitro*. Para ser registrado como fotoprotetor no Brasil, o produto precisa apresentar um FPUVA de no mínimo 1/3 do FPS do produto, além de um comprimento de onda crítico acima de 370 nm.

A relação 1/3 entre FPS e FPUVA decorre de estudos que mostram que um indivíduo de fototipo II, ao receber 1 DEM (dose eritematosa mínima) de UVB, recebe, ao mesmo tempo, 1/3 de DEM de UVA. Assim, entender-se-ia que um indivíduo de fototipo II necessita de 3 vezes mais proteção contra o UVB do que contra o UVA.

O mesmo estudo, entretanto, mostra que essa correlação não é válida para indivíduos com fototipos maiores que IV. Nesses estudos, demonstrou-se que esses indivíduos, ao receber 1 DEM de UVB, recebem também 1 DEM de UVA. Podemos concluir então que indivíduos de fototipos maiores que IV precisam da mesma proteção de UVB e UVA. Esse tema será melhor abordado mais adiante.

Mais recentemente foi descoberto que, além da radiação ultravioleta, a radiação infravermelha e principalmente a luz visível são capazes de desencadear fenômenos fotobiológicos na pele. Particularmente, foi demonstrada a ação da luz visível no desencadeamento de pigmentação da pele, podendo estar relacionada ao desenvolvimento de dermatoses pigmentares como o melasma e a hipercromia pós-inflamatória, especialmente em indivíduos de fototipos maiores que III.

Até o momento não existem substâncias que absorvam a luz visível, portanto a melhor forma de se proteger contra essa radiação é através de filtros inorgânicos ou de pigmentos capazes de refleti-la ou dispersá-la. Dentre esses elementos, destaca-se o óxido de ferro.

O óxido de ferro é um pigmento natural, encontrado em três cores na natureza: vermelho, amarelo e preto. A combinação dessas três cores com o dióxido de titânio (branco) determina a cor final dos fotoprotetores coloridos, considerada a melhor forma de proteção contra a luz visível e seus efeitos pigmentares e oxidativos.

Apesar de não ser ainda consenso na literatura, métodos para determinação do fator de proteção contra a luz visível têm sido propostos e devem ser utilizados para a avaliação de protetores solares, especialmente os coloridos.

O protetor solar na pele negra

Os protetores solares foram originalmente desenvolvidos para a proteção dos indivíduos de pele clara contra a queimadura solar.

Atualmente sabemos que seus benefícios vão muito além da prevenção da queimadura solar e seu uso é recomendado para todos os tipos de pele.

Entretanto, características particulares podem ser destacadas, a depender do fototipo do usuário.

Em particular para a pele negra, devemos identificar as características ideais para protetores solares indicados para esse grupo populacional.

Cosmeticidade

O primeiro ponto a se destacar refere-se à questão cosmética. Os pacientes de pele negra costumam identificar um residual esbranquiçado após a aplicação de alguns fotoprotetores. Isso é particularmente observado pela presença de alguns filtros UV, em particular os filtros inorgânicos dióxido de titânio e óxido de zinco.

Os produtos destinados para uso na pele negra devem ser desenvolvidos com cuidado para evitar a formação de residual branco.

Um outro ponto relevante em relação à cosmeticidade é a questão relativa à oleosidade. A pele negra costuma se apresentar com maior tendencia à oleosidade e produtos capazes de controlar esse efeito são desejáveis para os indivíduos de maior fototipo.

Proteção contra a luz visível

Como destacado anteriormente, a pele negra é mais propensa ao desenvolvimento de hiperpigmentações, cuja participação da luz visível é relevante.

Por esse motivo, produtos com proteção contra a luz visível, particularmente os produtos contendo pigmentos (óxido de ferro), podem ser indicados.

Evidentemente, produtos coloridos necessitam de ajuste da coloração conforme a cor da pele do usuário. Assim sendo, os protetores solares coloridos cuja coloração atenda ao tom de pele negra são os mais recomendáveis.

Balanço entre proteção UVB e UVA

Como já mencionado, o paciente de pele negra é menos sensível à radiação UVB do que o paciente de pele clara. Por esse motivo, enquanto recomendam-se protetores com FPS acima de 50 para um fototipo I ou II, para os fototipos maiores que IV, um produto com FPS 30 é suficiente.

Por outro lado, a proteção UVA deve ser uniforme independentemente do fototipo. Assim, a proporção

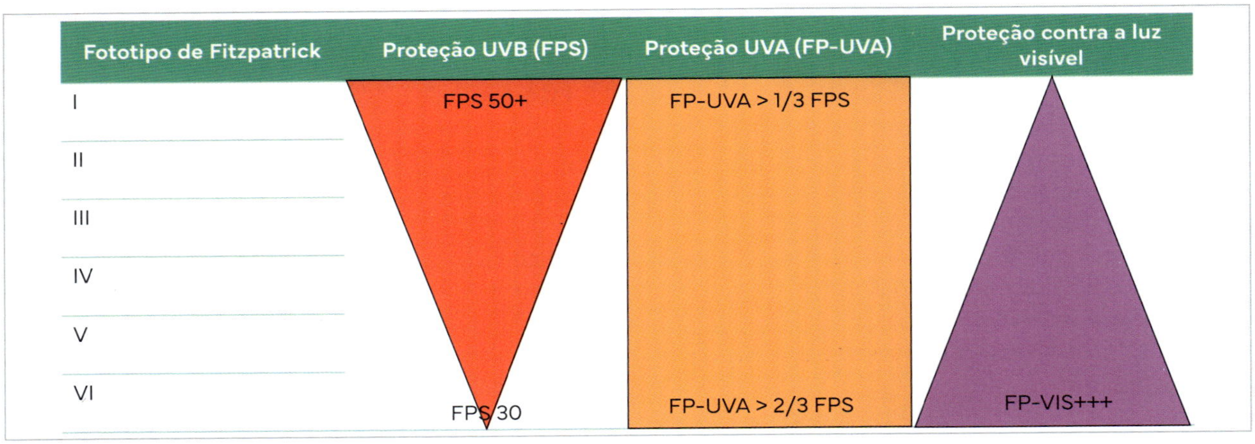

FIGURA 1 Escolha do protetor solar e fototipos.

entre a proteção UVB e UVA altera-se no indivíduo de pele negra, não pela necessidade de uma maior proteção UVA, mas sim pela menor necessidade de uma alta proteção UVB.

A Figura 1 retrata as diferenças entre as necessidades de proteção UVB, UVA e luz visível nos diferentes fototipos. Percebemos que os indivíduos de pele negra (fototipos > IV) necessitam de produtos com alta proteção contra a luz visível, proteção UVA maior do que 2/3 do FPS e FPS mínimo de 30.

Fotoproteção oral

Fotoproteção oral é um termo utilizado para designar o uso isolado ou em combinação de diversos ativos que têm demonstrado capacidade de minimizar danos causados pela radiação solar na pele.

Importante frisar que a fotoproteção oral não tem o objetivo de substituir o uso dos fotoprotetores tópicos, visto que não possui a capacidade de impedir a penetração da RUV na pele. Até o presente momento são capazes de atuar, de alguma maneira, como coadjuvantes no processo de fotoproteção.

A seguir, são apresentadas as principais substâncias descritas na literatura que poderiam apresentar atividade fotoprotetora oral.

Ácido L-ascórbico (vitamina C)

Apesar de bem estabelecidos os benefícios do uso tópico da vitamina C, seu uso oral isoladamente não está comprovado na literatura. Entretanto, alguns trabalhos foram realizados com o uso combinado das vitaminas C e E.

Tocoferóis (vitamina E)

Existem estudos clínicos que avaliaram o efeito do uso oral do tocoferol. Os dados não são uniformes, mas indicam um benefício em doses altas, especialmente se associado à vitamina C: ácido ascórbico (vitamina C – 2 g/dia) com o D-tocoferol (vitamina E – 1.000 IU/dia)

Betacaroteno

O betacaroteno é o principal componente do grupo dos carotenoides, sendo um corante natural que pode ser encontrado na dieta. Alguns exemplos de alimentos ricos em betacaroteno são frutas e vegetais como cenoura, abóbora, batata-doce, manga e mamão papaia.

A ação fotoprotetora sistêmica do betacaroteno depende da dose e duração do tratamento. Em estudos documentando a ação contra o eritema UV induzido, a suplementação com carotenoides foi realizada com duração de pelo menos 7 semanas, com doses maiores de 12 mg/dia.

Licopeno

O licopeno é um pigmento carotenoide vermelho vivo encontrado no tomate e outros frutos vermelhos, além de vegetais e cenoura vermelha.

Estudos demonstraram o benefício da ingestão de 40 mg de pasta de tomate por dia (licopeno 16 mg), com redução significativa do eritema induzido pela radiação ultravioleta.

Luteína

A luteína é um carotenoide xantofílico com potente atividade antioxidante. Em modelo animal, a sua suplementação oral foi capaz de acumular na pele e diminuir a geração de radicais livres após exposição ultravioleta. Não há, até o presente momento, estudos clínicos que comprovem a ação fotoprotetora da luteína.

Astaxantina

Assim como a luteína, a astaxantina também é um carotenoide xantofílico e pode ser encontrada em microalgas, leveduras, salmão, truta, camarão, lagostim e crustáceos. Ela é biossintetizada por microalgas e fitoplânctons, que são consumidos por zooplâncton e crustáceos. Eles acumulam a astaxantina e são ingeridos por peixes que obtêm astaxantina na cadeia alimentar.

A astaxantina demonstrou efeito fotoprotetor, particularmente contra a radiação UVA e luz azul.

Polifenóis

Os polifenóis são encontrados principalmente nas frutas e bebidas derivadas de plantas como suco de frutas, café, chá e vinho tinto. Vegetais, cereais, chocolate e legumes também são fontes de polifenóis.

Centenas de moléculas contendo estrutura de polifenol têm sido identificadas em plantas e envolvidas na defesa contra radiação UV ou agressão de patógenos. Dependendo do número de anéis fenólicos e da maneira como eles estão interligados entre si, os polifenóis podem ser divididos em diferentes grupos funcionais, como ácidos fenólicos, flavonoides, estilbenos (resveratrol) e lignanas (linhaça).

Estudos laboratoriais dos diferentes polifenóis, como chá verde, semente de uva, proantocianidinas, resveratrol, silimarina e genisteina, avaliados em modelos animais sobre inflamação cutânea, estresse oxidativo e dano ao DNA induzidos pelo ultravioleta, sugerem que esses polifenóis combinados com proteção de filtros solares apresentam a habilidade de proteger a pele dos efeitos adversos da radiação UV.

O pycnogenol é uma fonte de flavonoides extraído da casca do pinheiro marítimo francês *Pinus pinaster*. Estudos demonstram sua potente ação antioxidante, sendo demonstrada sua capacidade de modular o eritema UV induzido e a expressão do fator nuclear kappa-B.

Polypodium leucotomos

O *Polypodium leucotomos* é um extrato botânico oriundo de uma samambaia tropical que cresce em áreas da América Central e do Sul, mais frequentemente em altitudes entre 700 e 1.300 m.

Seu uso como agente fotoprotetor oral iniciou-se no final do século XX, após demonstrações de sua capacidade em reduzir o eritema e a fototoxicidade decorrente da exposição à fototerapia.

Há mais de 60 publicações científicas em revistas indexadas acerca das ações do extrato do *Polypodium leucotomos* como fotoprotetor tópico e oral.

Particularmente no Brasil tem sido utilizado na prevenção e no tratamento do melasma e na prevenção do câncer de pele.

Em relação ao uso de fotoprotetores orais especificamente na pele negra, não há estudos publicados na literatura. Entretanto, os benefícios observados nos estudos clínicos em geral podem ser estendidos à pele negra em particular, especialmente na prevenção de dermatoses pigmentárias.

Roupas e outras medidas de fotoproteção mecânica

O uso de medidas mecânicas de fotoproteção, que incluem o uso de roupas, chapéus, óculos escuros, coberturas e vidros é recomendada como medida muito efetiva e de baixo custo em fotoproteção.

Em uma estratégia completa de proteção solar, a orientação para uso de uma ou mais das medidas citadas é essencial, particularmente em crianças e nos trabalhadores ao ar livre.

Quando falamos em particular dos pacientes de pele negra, as orientações são válidas de forma semelhante.

Qualquer paciente de pele negra, mas em particular crianças e trabalhadores externos, deve ser orientado a utilizar roupas com proteção UV, chapéus, coberturas (sombras naturais ou artificiais) e óculos escuros quando expostos a longos períodos de sol.

REFERÊNCIAS BIBLIOGRÁFICAS

1. Schalka S, Steiner D, Ravelli FN, et al. Brazilian consensus on photoprotection. An Bras Dermatol. 2014 Nov-Dec;89(6 Suppl 1):1-74.
2. Sklar LR, Almutawa F, Lim HW, Hamzavi I. Effects of ultraviolet radiation, visible light, and infrared radiation on erythema and pigmentation: A review. Photochem Photobiol Sci. 2013;12:54-64.
3. Fitzpatrick TB. The validity and practicality of sun-reactive skin types I through VI. Arch Dermatol. 1988;124:869-71.
4. Seck S, Hamad J, Schalka S, Lim HW. Photoprotection in skin of color. Photochem Photobiol Sci. 2023 Feb;22(2):441-56.
5. Fitzpatrick TB. The validity and practicality of sun-reactive skin types I through VI. Arch Dermatol. 1988;124:869-71.
6. Photoprotection by melanin – A comparison of black and Caucasian skin. ScienceDirect [Internet]. [cited 2022 Apr 19]. Disponível em: https://www-sciencedirect-com.ccmain.ohionet.org/science/article/pii/S0190962279700181.
7. Del Bino S, Sok J, Bessac E, Bernerd F. Relationship between skin response to ultraviolet exposure and skin color type. Pigment Cell Res. 2006;19(6):606-14.
8. Schalka S. New data on hyperpigmentation disorders. J Eur Acad Dermatol Venereol. 2017 Sep;31 Suppl 5:18-21.
9. Bernerd F, Passeron T, Castiel I, Marionnet C. The damaging effects of long UVA (UVA1) rays: A major challenge to preserve skin health and integrity. Int J Mol Sci. 2022 Jul 26;23(15):8243.
10. Lopes FCPS, Sleiman MG, Sebastian K, et al. UV exposure and the risk of cutaneous melanoma in skin of color: A systematic review. JAMA Dermatol. 2021;157(2):213-9.
11. Kolitz E, Lopes FCPS, Arffa M, Pineider J, Bogucka R, Adamson AS. UV exposure and the risk of keratinocyte carcinoma in skin of color: A systematic review. JAMA Dermatol. 2022;158(5):542-6.
12. Gloster HM, Neal K. Skin cancer in skin of color. J Am Acad Dermatol. 2006;55(5):741-60.

13. Han A, Chien AL, Kang S. Photoaging. Dermatol Clin. 2014;32(3):291-9.
14. Ugonabo N, Ward RA, Davis DS, Chapas A. Dermatologist practical guide to encouraging photoprotection in skin of color patients. J Drugs Dermatol. 2023 Jul 1;22(7):701-2.
15. Buster KJ, You Z, Fouad M, Elmets C. Skin cancer risk perceptions: A comparison across ethnicity, age, education, gender, and income. J Am Acad Dermatol. 2012;66(5):771-9.
16. Buchanan Lunsford N, Berktold J, Holman DM, Stein K, Prempeh A, Yerkes A. Skin cancer knowledge, awareness, beliefs and preventive behaviors among black and hispanic men and women. Prev Med Rep. 2018;12:203-9.
17. Robinson JK, Joshi KM, Ortiz S, Kundu RV. Melanoma knowledge, perception, and awareness in ethnic minorities in Chicago: Recommendations regarding education. Psychooncology. 2011;20(3):313-20.
18. Korta DZ, Saggar V, Wu TP, Sanchez M. Racial differences in skin cancer awareness and surveillance practices at a public hospital dermatology clinic. J Am Acad Dermatol. 2014;70(2):312-7.
19. Mahler HIM. Reasons for using and failing to use sunscreen: Comparison among whites, Hispanics, and Asian/Pacific Islanders in Southern California. JAMA Dermatol. 2014;150(1):90.
20. Schalka S, Reis VM. Sun protection factor: meaning and controversies. An Bras Dermatol. 2011 May-Jun;86(3):507-15.
21. Moyal D, Chardon A, Kollias N. UVA protection efficacy of sunscreens can be determined by the persistent pigment darkening (PPD) method. (Part 2). Photodermatol Photoimmunol Photomed. 2000 Dec;16(6):250-5.
22. Moyal D. Need for a well-balanced sunscreen to protect human skin from both Ultraviolet A and Ultraviolet B damage. Indian J Dermatol Venereol Leprol. 2012 Jun;78 Suppl 1:S24-30.
23. Krutmann J, Passeron T, Gilaberte Y, Granger C, Leone G, Narda M, et al. Photoprotection of the future: Challenges and opportunities. J Eur Acad Dermatol Venereol. 2020 Mar;34(3):447-54.
24. Schalka S, de Paula Corrêa M, Sawada LY, Canale CC, de Andrade TN. A novel method for evaluating sun visible light protection factor and pigmentation protection factor of sunscreens. Clin Cosmet Investig Dermatol. 2019 Aug 28;12:605-16.
25. Passeron T, Lim HW, Goh CL, Kang HY, Ly F, Morita A, et al. Photoprotection according to skin phototype and dermatoses: Practical recommendations from an expert panel. J Eur Acad Dermatol Venereol. 2021 Jul;35(7):1460-9.
26. Schalka S, Vitale-Villarejo MA, Agelune CM, Bombarda PCP. Benefícios do uso de um composto contendo extrato de Polypodium loucotomos na redução da pigmentação e do eritema decorrentes da radiação ultravioleta. Surgical & Cosmetic Dermatology. 2014;6(4):344-8.
27. Schalka S. Extrato de Polypodium leucotomos em fotoproteção tópica e oral: Dez anos de experiência brasileira. Surgical & Cosmetic Dermatology. 2023;15.

66

Preenchimentos na pele negra

Irene Daher Barra

INTRODUÇÃO

A procura crescente pelos procedimentos minimamente invasivos, como preenchimentos e toxina botulínica, é uma constatação irrefutável na atualidade.

Muitas técnicas e planejamentos relacionados à aplicação dos preenchedores estão baseados na recomposição estrutural e volumétrica da face ou, mais recentemente, na melhora do contorno corporal, no entanto, os estudos anatômicos são frequentemente relacionados às características caucasianas e atualmente muitos outros também estão voltados para abordagem do paciente asiático. Para o paciente negro, existem poucas publicações específicas.

Mesmo em países como os Estados Unidos,[1] existem previsões de que após 2044, mais de 50% da população será de não caucasianos, o que demonstra a importância dos estudos anatômicos relacionados à abordagem desses pacientes e suas características específicas, evitando que se tente recriar padrões de beleza que não privilegiem aspectos estéticos da raça negra.

No Brasil, país com população miscigenada, a análise das necessidades desses pacientes para rejuvenescimento e embelezamento é importante para a obtenção de resultados naturais e não padronizados para a estética primordialmente caucasiana.

Na maioria dos artigos publicados sobre o tema, considera-se uma pele colorida ("*skin of color*") a partir do fototipo III de Fitzpatrick,[2] porém a pele negra com características plenas está melhor representada nos fototipos V e VI.

EPIDEMIOLOGIA E ETIOPATOGENIA

É importante analisar características especificas da população negra para a realização de preenchimentos, como aspectos da pele, dimensões do crânio, estrutura dos tecidos musculoesqueléticos, envelhecimento facial e características corporais.

Características anatômicas faciais

Pele

Existem alguns estudos[1,2] analisando as diferenças entre a pele caucasiana e a colorida. A perda transepidérmica de água parece ser maior na pele negra, levando ao comprometimento da barreira epidérmica e à maior suscetibilidade a irritantes. Em relação à avaliação da hidratação cutânea, não houve diferença significante. O pH do estrato córneo nas peles escuras é mais baixo que nas caucasianas apesar de algumas variações de acordo com idade e área corporal. O estrato córneo na pele negra aparentemente é mais compacto e coesivo que na pele caucasiana. Menos ceramidas e maior componente lipídico também foram evidenciados nas peles escuras.

Em relação ao número de melanócitos, não foram evidenciadas diferenças entre as raças, porém os melanossomos são mais numerosos na pele colorida, além de maiores e não agregados.

A pele negra parece ter um sistema regulador contra dano UV mais eficiente que a pele clara. É mais compacta e contém mais fibroblastos e macrófagos. Os níveis de triptase são mais elevados, o que pode ser um fator importante no desenvolvimento de cicatrizes hipertróficas e queloides.[2]

Os níveis de vitamina D são geralmente inferiores na população negra, mesmo em populações jovens e com bom estado nutricional.

Em relação às glândulas apócrinas e sebáceas, os estudos são escassos e controversos.

Tecidos musculoesqueléticos

Os tecidos musculoesqueléticos foram também analisados em alguns estudos[2] que comparam perda de massa de acordo com idade, sexo e etnia. As mulheres afro-americanas apresentam qualidade muscular superior às demais etnias até a 8ª década. Porém, quando começam a perder massa muscul esquelética, essa perda é mais intensa que nas mulheres asiáticas e hispânicas (Figura 1).[2]

A diferenciação entre a estrutura óssea do crânio negroide e do caucasiano também foi objeto de alguns estudos, inclusive forenses. Foi observado que o índice craniano horizontal, transversal e facial superior nos negroides é inferior ao dos caucasianos,[3] o sagital é equivalente em todas as raças, já em relação aos índices faciais nasoespinhal, gnático de *flower* e palatino encontramos valores superiores aos valores caucasianos.

Esses dados permitem que sejam percebidas características raciais na estrutura facial que precisam ser consideradas quando o paciente nos procura com determinadas queixas, buscando reposição volumétrica (Figuras 2 e 3).[3]

Nariz

O nariz negroide é uma das características faciais mais marcantes e determinantes em uma face negra. É sabido que alguns pacientes realmente buscam alterações radicais nesse aspecto que, no entanto, só podem ser alcançadas com procedimentos cirúrgicos, estando fora do escopo deste capítulo.

De acordo com estudos,[4] percebe-se o nariz negroide característico com pouca projeção no dorso, base larga, narinas maiores que nos narizes caucasianos. Avaliações sobre o crânio do brasileiro médio mostram que são dominantes características de crânios caucasianos em cerca de 50% dos espécimes estudados. O nariz negroide não é propício a grandes modificações na rinomodelação com os preenchedores, porém é possível, com pequenas quantidades, atuar no ângulo nasolabial e frontonasal, dorso e ponta.

Lábios

Geralmente o paciente de pele negra possui lábios mais espessos, sem necessidade de volume, no entanto, após a 6ª década[1] existe a queixa de perda volumétrica parcial e de contorno, apesar de poucas rítides periorbiculares. Há também a percepção de perda volumétrica no lábio superior, o que não foi percebido nos lábios inferiores desses pacientes.

Tear trough e terço médio

O aplainamento da região malar anterior é razoavelmente frequente e pode levar à necessidade de preenchimento do *tear trough* e malar lateral e medial. O aumento na distância bizigomática pode ser interessante para a proporção facial principalmente das mulheres negras.

Terço inferior

Com o terço médio menos projetado pode ser notado discreto prognatismo em pacientes com crânios bem característicos de etnias africanas menos miscigenadas, no entanto, o ângulo mandibular vai sendo mais apagado como no envelhecimento caucasiano e a epidemia de obesidade impacta também pacientes negros jovens e mais velhos, comprometendo a definição do contorno facial inferior.

Características anatômicas corporais

Com a procura crescente por preenchimentos e uso de bioestimuladores extrafaciais, devemos refletir sobre características corporais da raça negra que

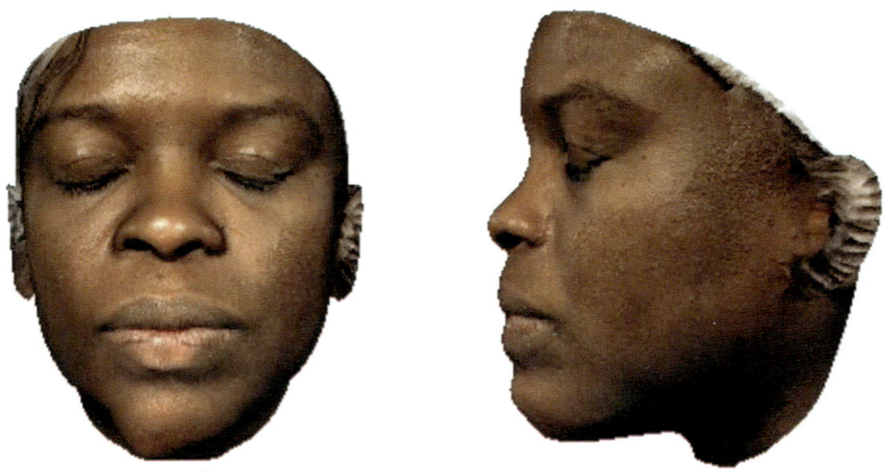

FIGURA 1 Paciente submetida ao Sofware Crisalix™ 4D3D.[10]

podem levar à procura de tratamentos corporais baseados em preenchedores.

Flacidez

Com a evidência de que os tecidos musculoesqueléticos[2] são mais desenvolvidos e as características já citadas da pele, percebe-se menos flacidez corporal no paciente de pele negra que nos caucasianos, havendo melhor resposta aos bioestimuladores e menor necessidade de tratamentos mais radicais para combate à flacidez.

Glúteos

Os afro-americanos em média possuem desejo de glúteos e quadris maiores que caucasianos ou asiáticos. O estudo de Cansanção[5] sistematiza como realizar a enxertia de gordura de acordo com o padrão mais frequentemente solicitado pelas diferentes raças. Pode ser utilizado, assim como outros estudos, para o planejamento dos tratamentos glúteos com preenchedores.[5]

Membros inferiores

Coxas mais definidas e hipertrofiadas também fazem parte do padrão de beleza corporal desejado, no entanto, muitos pacientes de pele negra apresentam pernas mais alongadas e finas em comparação ao volume das coxas. Essa característica pode ser observada em populações africanas menos miscigenadas e justifica a superioridade de atletas negros nas competições esportivas de longa distância.

PREENCHEDORES

Ácido hialurônico

É um glicosaminoglicano natural na matriz extracelular da derme que promove sustentação estrutural e nutrientes utilizando suas propriedades hidrofílicas que adicionam volume e hidratação à pele.[9]

Constitui um polissacarídeo encontrado em todos os órgãos, com estrutura idêntica em todos os vertebrados, sendo que 56% do total se encontra na pele.

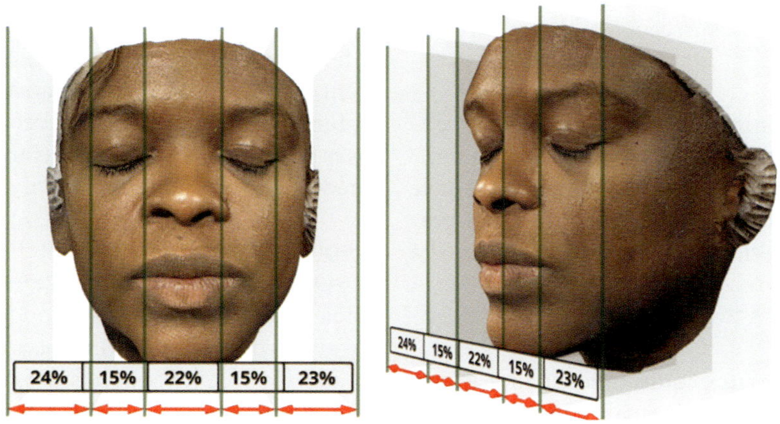

FIGURA 2 Análise das proporções faciais em paciente feminina, 45 anos em 1/5.
Fonte: https://www.crisalix.com.

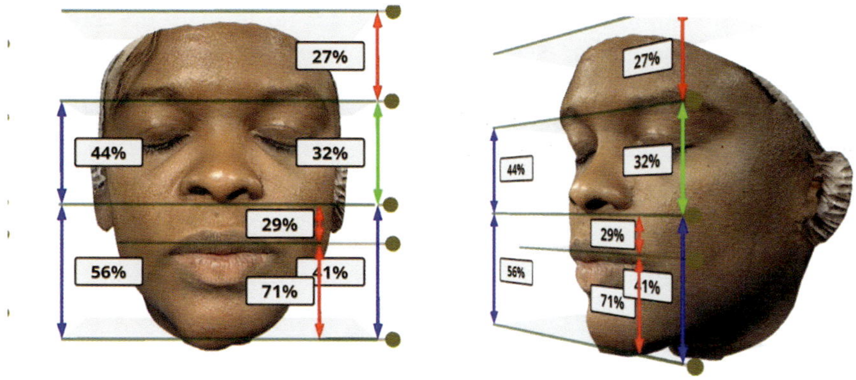

FIGURA 3 Análise das proproções faciais em paciente feminina, 45 anos em 1/3.
Fonte: https://www.crisalix.com.

É atualmente o principal preenchedor utilizado na cosmiatria.

De acordo com sua concentração, reticulação e propriedades reológicas como *cross-linking*, coesividade, elasticidade, fluidez e capacidade de resistir à deformação, teremos indicações de utilização variadas de acordo com o objetivo e a região de aplicação.

Na pele negra devemos atentar para maior risco de hiperpigmentação, queloides e cicatrizes hipertróficas, evitando múltiplos pontos de entrada da cânula e lesão de plexo subdérmico com aplicações muito superficiais e tentando prevenir equimoses.

Skin boosters

A microinjeção de ácido hialurônico pouco ou não reticulado na derme teoricamente se destina a reparar rápida e precisamente a falta de hidratação devida ao envelhecimento, diretamente na área que necessita de tratamento, com base nos princípios da intradermoterapia.

Podem ser utlizados na pele negra desidratada ou para preenchimento de rítides muito superficiais e lábios, desde que tomadas as precauções contra HPI.

Biostimuladores

Os chamados bioestimuladores não são exatamente preenchedores, porém podem levar a uma volumização parcial, sendo usados na face e no corpo. A pele negra apresenta características já discutidas que permitem resultados superiores e mais rápidos em média que nos caucasianos.

Gordura

A utilização da gordura como preenchedor é bastante antiga e muito frequente na cirurgia plástica. Necessita obviamente de área doadora a ser lipoaspirada para a obtenção do material. Pelas características reológicas da gordura, não conseguimos estruturar da mesma maneira que fazemos com um ácido hialurônico de alto G prime, porém a volumização pode ser bastante eficaz e permanente, desde que se esclareça ao paciente que uma parte do volume injetado será absorvida nos primeiros 6 meses após a aplicação e que as alterações ponderais podem levar a aumento ou diminuição do volume final integrado.

Preenchedores permanentes

Este tipo de produto pode ser bem atraente na medida em que vai ter maior durabilidade. Alguns cujo uso é mais frequente, como polimetilmetracrilato (PMMA), hidrogel e até silicone, têm causado efeitos adversos principalmente a longo prazo, e por esse motivo desaconselhamos a utilização de produtos inabsorvíveis.

TRATAMENTO

Volumes médios faciais

Utilizando um programa 3D[10] a partir de fotografias obtidas de uma paciente feminina, de 45 anos, com características bem específicas da raça negra, relatamos nosso planejamento usual para o tratamento setorizado facial.

Região glabelar

Aplicamos pouca quantidade nas rítides após descolamento com a cânula romba, criando espaço para a introdução do preenchedor sem risco de compressão ou injeção intravascular e alertando sempre para a presença das artérias supratrocleares e supraorbitais como vascularização terminal nessa área. Em média, utilizamos 0,2 a 0,3 mL de produto com médio G prime (Figura 4).[6,9]

Região temporal

É uma área delicada e devemos ter muito cuidado com injeção intravascular. Aplicamos em *bolus* de 0,5 a 1,0 mL, plano justaperiosteal, aspirando cuidadosa e lentamente. Aplicação subcutânea e subfascial também pode ser realizada quando percebemos déficit volumétrico além do estrutural (Figura 5).[7] Podemos usar produtos de alto G prime nos planos profundos, e médio nos mais superficiais.

Região frontal

O recesso frontal muitas vezes é mais percebido em pacientes afro-americanos e pode ser preenchido com produtos de médio G prime para evitar que o trajeto da cânula e o preenchedor possam causar irregularidades. O gasto de produto é de 0,5 mL por lado (Figura 6).

Região malar anterior e malar medial

Pacientes de pele negra podem necessitar desse tipo de preenchimento desde jovens, uma vez que possuem diferenças no formato do crânio se comparados aos caucasianos que justificam esse déficit estrutural. O preenchimento pode ser subsmas, subcutâneo ou justaperiosteal ou combinações desses planos. Cada ponto justaperiosteal gasta 0,2 a 0,3 mL e utiliza-se agulha em geral. Para os planos subsmas e subcutâneos, a cânula é a preferência da maioria dos injetores e se gasta de 0,3 a 0,5 mL por hemiface. Podemos associar produtos de médio e alto G prime nessa área (Figura 7).[6,9]

Região zigomática

Pontos de estruturação podem ser interessantes para aumento da distância bizigomática. No plano justaperiosteal usamos cerca de 0,3 mL dividido em três

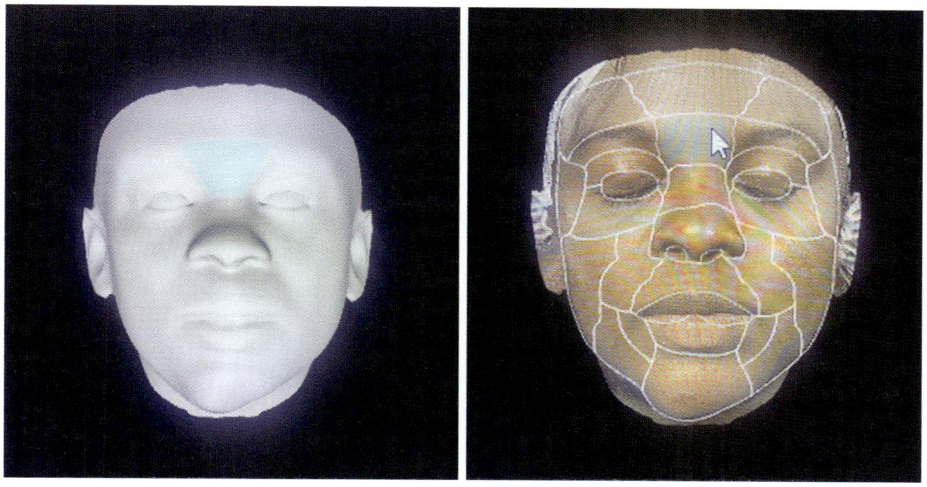

FIGURA 4 Área de aplicação glabelar: 0,2 a 0,3 mL.

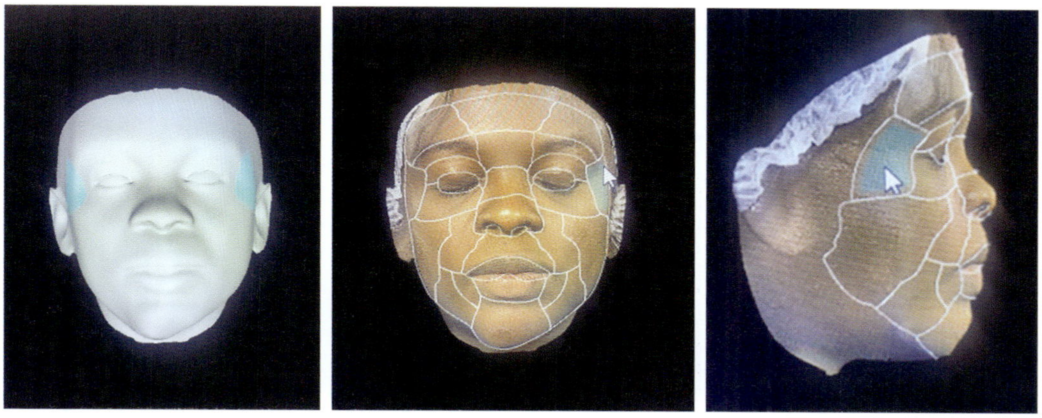

FIGURA 5 Região temporal – aplicação de 0,5 a 1,0 mL de ácido hialurônico em *bolus* e/ou subfascial ou subcutâneo.

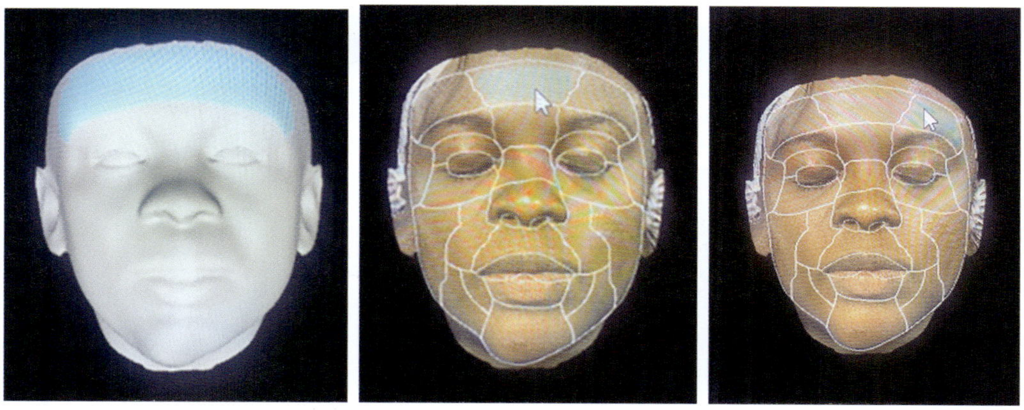

FIGURA 6 Abordagem da região frontal: no máximo 0,5 mL de cada lado.

pontos de 0,1 mL para evitar que os *bolus* sejam visíveis e, no subcutâneo ou subsmas, 0,5 mL. São utilizados produtos de alto G prime para estruturação adequada. É importante atentar para diferença entre déficit volumétrico e estrutural para um bom resultado (Figura 7).

Sulco nasolabial

Esta é uma das áreas mais solicitadas pelos pacientes já a partir da 3ª década em diante. Devemos lembrar que o compartimento de gordura nasolabial tem absorção reduzida, não sendo indicada aplicação de grandes quantidades de produto nessa área, e sim pensar na estruturação da moldura antes do preenchimento direto. Podemos realizar aplicação justaperiosteal na fossa ou espaço piriforme de Ristow,[7] cerca de 0,3 mL com agulha e aspirando cuidadosamente. A autora tem preferência pelo plano subcutâneo em leques e com cânulas, inclusive descolando os sulcos mais profundos previamente para a adaptação do preenchedor (Figura 8).[6,8]

Sulco labiomentual

A chamada "ruga de marionete" também é bastante solicitada a partir da 4ª década. Importante também raciocinar na abordagem prévia da zona submalar de moldura e no preenchimento do compartimento temporolateral que é bastante absorvido na 4ª década em diante, além da miomodulação do depressor do ângulo da boca (DAO) com a toxina botulínica que é bastante útil nessa área antes do preenchedor. Usamos produtos de médio G prime e gostamos de aplicar em leque com cânulas e fazendo paliçadas de 0,05 a 0,1 mL transversais às rugas. Gasta-se em média de 0,3 a 0,5 mL por lado (Figura 8).[6,8]

Região mentoniana e mandibular

Muitos pacientes de raça negra, principalmente do sexo masculino, apresentam boa estrutura óssea quando jovens, porém com o envelhecimento a região precisa ser reestruturada. Utilizamos preenchedores de alto G prime no plano justaperiosteal e subcutâneo. No

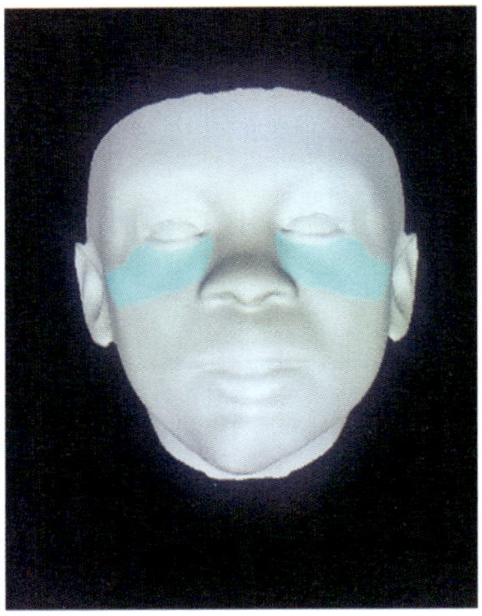

FIGURA 7 Terço médio com alternativas e indicações justaperiosteais e em tecidos moles.

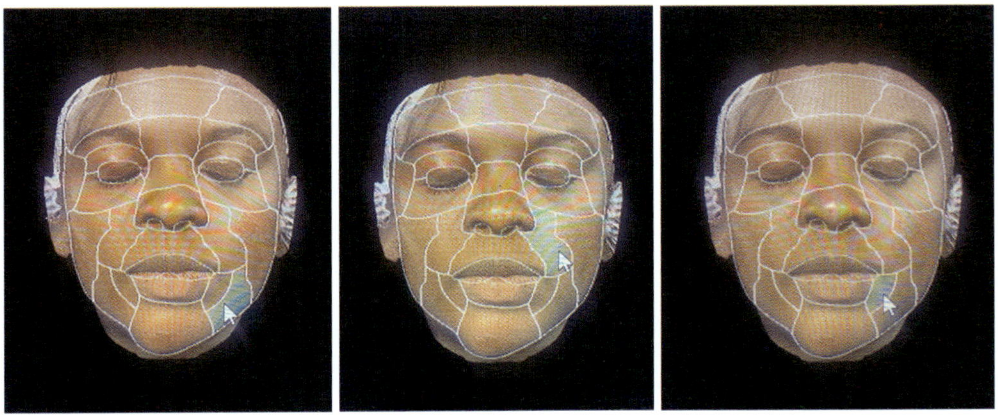

FIGURA 8 Sulco nasolabial, sulco labiomentual e *jowls*, lembrar sempre de preencher a moldura primeiro.

mínimo de 2 a 4 mL serão utilizados para uma razoável estruturação. É uma região que demanda bastante produto (Figura 9).

Região submalar

Essa região deve ser lembrada para pacientes consumidos, pois a submalar anterior é correspondente à projeção da bola de Bichat, que na verdade é compartimento profundo, e portanto de acesso mais difícil. O preenchimento da região submalar posterior consegue um interessante efeito de "emagrecer" a face e sensação de lifting lateral, no conceito de restauração de moldura anteriormente citado. Em média se utiliza 0,5 mL em cada área (Figura 10).

Tear trough

O preenchimento do terço médio deve na maioria das vezes preceder a abordagem direta do *tear trough*, pois a aplicação de volumes maiores no sulco nasojugal geralmente leva ao efeito Tyndall.[9] No terço médio depositamos no rebordo orbital inferior cerca de 0,3 mL em microgotas com médio G prime. Na abordagem direta do sulco, prefiro *skin booster* com reticulação baixa, mas presente, cerca de 0,2 a 0,3 mL (Figura 10).

Lábios

Algumas características do lábio negroide são bem evidentes, como a simetria entre o lábio superior e o inferior e pouco déficit volumétrico. Com o envelhecimento pode ser notado um afinamento do lábio superior, sendo necessário o restauro discreto de volume e contorno. Não são frequentes as rugas perilabiais. Consumo em média de 1 mL de produto de médio ou baixo G prime (Figura 11).[8,9]

Volumes médios corporais

Com a procura progressiva por tratamentos corporais, vale ressaltar que pacientes de pele negra e características negroides respondem bem ao bioestímulo e podem solicitar preenchedores nas panturrilhas e nos glúteos. A estratificação de volumes médios é mais complexa, pois podem variar extremamente de acordo com o desejo e a necessidade.[5]

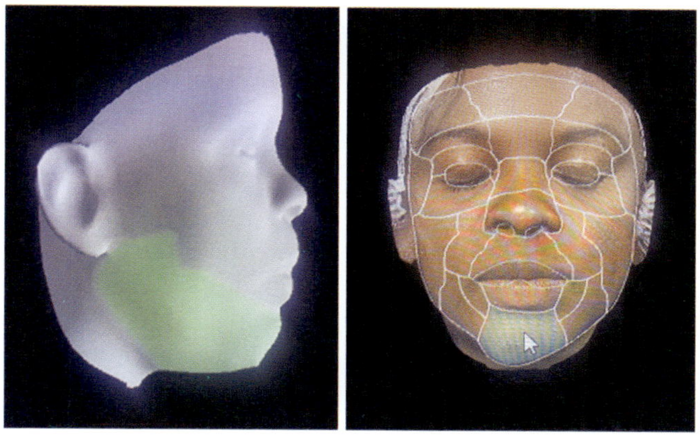

FIGURA 9 Contorno mandibular e mentoniano pode ser abordado em múltiplos planos para estruturação e rejuvenescimento facial.

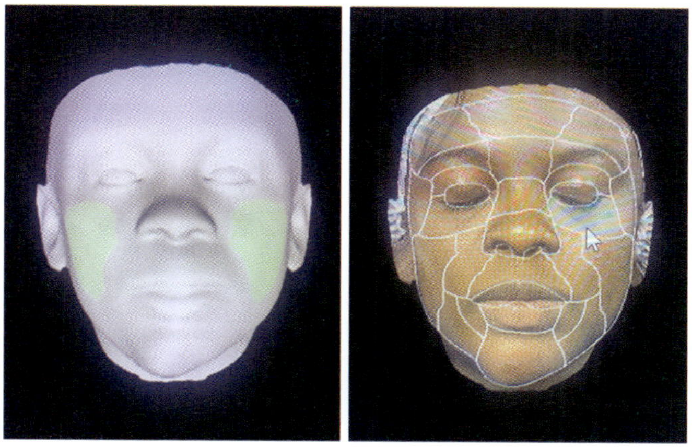

FIGURA 10 Abordagem da região submalar para *lifting* e "emagrecer" a face. O *tear trough* será preenchido de forma indireta para evitar acúmulo de produto e Tyndall.

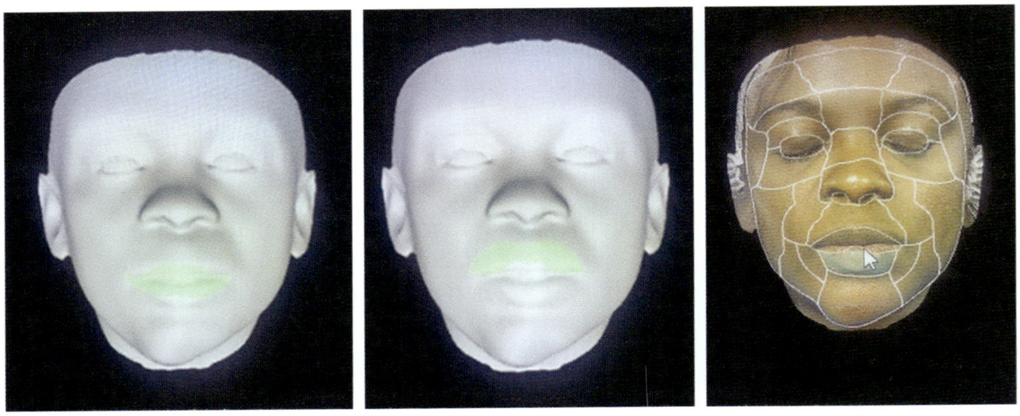

FIGURA 11 Compartimentos labiais que podem necessitar de preenchimentos, apesar de geralmente possuírem bastante volume.

COMPLICAÇÕES

As complicações causadas por preenchedores podem ser variadas e dependem da origem do produto escolhido. O ácido hialurônico, o mais frequentemente utilizado, pode ser degradado pela enzima hialuronidase. Apesar do uso da mesma ser *off label*, podemos tratar isquemias por compressão ou injeção intravascular utilizando o produto.

Para gordura, podemos aspirar ou ressecar o tecido excedente se houver, porém, nas isquemias, as consequências são mais sérias, pois não podem ser resolvidas como no caso de preenchedores absorvíveis.

Os demais preenchedores, como PMMA (polimetilmetracrilato), hidrogel e silicone, assim como os bioestimuladores hidroxiapatita de cálcio, PLLA, policaprolactona e outros, não podem ser diluídos pela hialuronidase.

Reações de hipersensibilidade, granulomas, nódulos e abscessos podem exigir aplicação de corticoide ou drenagem e até antibioticoterapia.

Queloides e cicatrizes hipertróficas

São complicações raras mediante aplicação de preenchedores, porém a pele negra apresenta maior frequência no aparecimento de queloides e cicatrizes hipertróficas. Devemos então atentar para evitar incisões em áreas onde o desenvolvimento da patologia é mais frequente, como pré-esternal e orelha.

Hiperpigmentação pós-inflamatória

É bastante frequente o surgimento de hiperpigmentação pós-inflamatória em pacientes com pele negra após equimoses ou lesão de plexo subdérmico por preenchimentos muito superficiais.

O efeito Tyndall também pode surgir, mas fica menos visível na pele colorida, também causado por superficialização do preenchedor.

Outras patologias preexistentes

É sabida a frequência aumentada de talassemia e anemia falciforme na raça negra. Tais patologias podem levar a fenômenos tromboembólicos e devem ser questionadas na anamnese pré-procedimento.

CONCLUSÃO

A procura crescente pelos procedimentos minimamente invasivos é uma realidade e precisamos buscar resultados cada vez mais naturais e proporcionais às estruturas faciais e corporais abordadas.

A beleza encontrada em todas as etnias deve ser respeitada e valorizada com suas características próprias. O empoderamento da raça negra se reflete diretamente na cosmiatria moderna, onde buscamos atingir a beleza verdadeira e coerente.

REFERÊNCIAS BIBLIOGRÁFICAS

1. Burguess CM, Awosika O. Ethnic and gender considerations in the use of facial injectables: African-americans patients. Plast Reconstr Surg. 2015;136:28S.
2. Alexis AF, Barbosa VH. Skin of color: A pratical guide to dermatologic diagnosis and treatment. New York: Springer Science+Business Media; 2013.
3. Enumo de Souza VH, Soares TR. Distinção sexual e étnico-racial por meio da craniometria: Avaliação dos crânios de um acervo de Maringá – PR. Arquivos do MUDI. 2019;23(1):82-95.
4. Schopf PP, Allendorf DB, Schwanke CHA, Gottlieb MGV. Idade, sexo, raça/etnia são fatores intrínsecos associados à perda de massa muscular: Uma revisão sistemática. Rev Bras Ciênc Mov. 2017;25(2):195-204.

5. Cansanção A, Condé-Green A. Gluteal fat augmentation: Best practices in Brazilian butt lift. Switzerland: Springer Nature; 2021.
6. De Maio M. Ethnic and gender consideration in the use of facial injectables: Male patients. Plast Reconstr Surg. 2015;136:40S.
7. Surek CK, Vargo J, Lamb J. Deep pyriform space: Anatomical classifications and clinical implications. Plast Reconstr Surg. 2016;138:59.
8. Surek CK, Guisantes E. No-touch technique for lip enhancement. Plast Reconstr Surg. 2016;138(4):603-e613e.
9. Swift A, Lambros V. Effective rejuvenation with hyaluronic acid fillers: Advanced concepts. Plast Reconstr Surg. 2019;143:1277e.
10. Crisalix.com. VR 4D & 3D plastic surgery simulator. Disponível em: https://www.crisalix.com.

67

Toxina botulínica

Fabiana Braga França Wanick
Najara Gomes dos Santos
Ada Regina de Almeida Trindade

INTRODUÇÃO

A busca pela beleza e juventude é comum nas mais diferentes culturas e etnias, e por isso os procedimentos estéticos têm sido cada vez mais estudados. Sabemos que o envelhecimento é um processo multifatorial em que condições intrínsecas e extrínsecas provocam alterações em todas as regiões do corpo, principalmente na pele, órgão em contato constante com o meio ambiente e exposto a todas as condições externas, como radiação ultravioleta, poluição etc. Apesar de ser um processo inevitável, a intensidade e a velocidade da senescência podem variar de acordo com genética, etnia, anatomia, mudanças hormonais, fotoexposição, tabagismo e até aspectos nutricionais.[1] Por isso, todas as possíveis variações morfológicas de cada indivíduo e dos diferentes tipos de pele devem ser consideradas para que os tratamentos sejam cada vez mais individualizados e bem-sucedidos.

Características como tonalidade e textura uniforme da pele, ausência ou redução de linhas, sulcos e rugas de expressão e contorno inferior do rosto bem definido, estão entre os desejos dos pacientes em nossos consultórios. Além dos mais diversos produtos e procedimentos, devemos educar e oferecer tratamentos também capazes de retardar o aparecimento das mudanças inerentes ao envelhecimento. Afinal, a busca pela saúde e beleza da pele deve ser um ponto-chave na estratégia de tratamento.

Dentre as alternativas para prevenção ou suavização de linhas da face, a toxina botulínica tipo A (BoNT-A) é a mais indicada para a maioria dos pacientes, independentemente da etnia, devido aos seus resultados rápidos, eficazes e seguros. Essa substância é produzida pela bactéria *Clostridium botulinum* e age promovendo o bloqueio na liberação de acetilcolina na junção neuromuscular, fato que gera redução ou perda da atividade muscular no local da injeção.[2] Portanto, o uso da BoNT-A na prevenção e no tratamento das linhas de expressão já está bem definido na literatura, mas são poucos os estudos realizados em diferentes etnias.[3]

ESTUDOS SOBRE TOXINA BOTULÍNICA EM PACIENTES NEGROS

A maioria dos estudos encontrados (poucos) avalia a região glabelar. Grimes et al., em estudo randomizado, duplo-cego, compararam doses de 20 e 30 U de *OnabotulinumtoxinA* (OnaBT-A) para o tratamento de linhas glabelares em mulheres afro-americanas (pele tipos V e VI) e observaram eficácia, segurança, porém sem diferença estatística entre os dois grupos.[4] Taylor et al. revisaram seis estudos comparando eficácia e tolerância da *AbobotulinumtoxinA* (AboBT-A) para linhas glabelares entre pacientes de fototipos altos e baixos. Apesar do início de ação semelhante entre os grupos, a taxa de resposta foi maior nos pacientes negros após 30 dias.[5] No mais, a resposta foi similar entre os grupos.

Outro estudo avaliou, em dois grandes ensaios com diferentes grupos étnicos, a eficácia e a segurança da *PrabotulinumtoxinA* para o tratamento de linhas glabelares. As taxas de resposta entre os pacientes de fototipos mais altos (n = 140) foram menores do que nos mais baixos (n = 352), mas em nenhum momento as diferenças foram estatisticamente significativas.[3]

Kane et al., em estudo randomizado, duplo-cego, controlado por placebo com AboBT-A e subgrupo de 22 afro-americanos (20% da população avaliada), obtiveram duração de ação ligeiramente mais longa nessa população (117 dias *versus* 109 dias).[6] Em outro estudo, um grupo de autores observou que 51% dos participantes negros tiveram resposta significativamente maior à AboBT-A do que ao placebo (p = 0,003).[7]

Acredita-se que as pequenas diferenças na resposta entre os grupos, apesar de consistentes, poderiam decorrer da menor exposição anterior à BoNT-A na população de cor: 30,0% dos pacientes negros haviam feito o procedimento anteriormente, comparados com 43,2% dos pacientes brancos.[3]

ASPECTOS RELEVANTES PARA O USO DA TOXINA BOTULÍNICA NOS PACIENTES DE PELE NEGRA

A pele dos pacientes com fototipos IV-VI possui particularidades que podem influenciar na velocidade em que surgem os sinais do envelhecimento. O estrato córneo possui mais camadas de células, que se dispõem de modo mais compacto e, portanto, com a mesma espessura que a camada córnea dos pacientes de fototipo menor.

Os melanócitos são maiores, com maior capacidade de produzir melanina e com melanossomos mais dispersos. Portanto, não há diferença na quantidade de melanócitos entre os diferentes tons de pele, apenas na maneira como essas células funcionam. Na prática, isso significa redução de quase 50% da penetração da radiação UV na derme de pacientes de fototipo mais alto, com fotoproteção intrínseca correspondente ao fator de proteção solar (FPS) de 13,4.[8] Outra característica importante diz respeito aos fibroblastos que se encontram em maior número na derme, além de serem maiores e multinucleados nos pacientes de fototipo maior que IV. Por fim, os pacientes afrodescendentes têm a pele mais espessa e menor formação de rugas ao longo dos anos.[1,9-10]

Em relação à anatomia óssea, sabemos que os pacientes negros têm o osso orbital mais raso e há maior quantidade de tecidos moles, tornando o envelhecimento dessa região mais lento em comparação aos pacientes brancos.[8] Por este motivo, há tendência de maior formação de rugas glabelares em comparação com indivíduos de fototipo mais baixo, que por sua vez desenvolvem ptose de sobrancelha e pés-de-galinha em idade mais precoce.[1] Em geral, o perfil dos pacientes negros é mais convexo pela posição dentoalveolar mais protrusiva na arcada superior, tendência à retrognatia e maior projeção dos tecidos moles perilabiais, diminuindo a formação de linhas periorais, além de tendência de lábios mais volumosos mesmo com o passar do tempo.[8]

Mulheres de fototipos V-VI podem apresentar envelhecimento de grau moderado a grave em relação às linhas da fronte e ao sulco nasogeniano entre 50 e 59 anos, às rugas da glabela entre 60 e 69 anos, e às linhas periorbitais depois dos 70 anos.[8] Em comparação com mulheres de outras etnias de pele mais clara, a gravidade e a velocidade de surgimento das rugas ocorrem mais tardiamente na vida.

PRINCIPAIS INDICAÇÕES DE TRATAMENTO COM TOXINA BOTULÍNICA EM PACIENTES AFRODESCENDENTES

Em relação aos padrões de força e de contração dos músculos da mímica facial, não foram encontrados dados na literatura que justifiquem diferença na distribuição dos pontos de injeção e na dose aplicada por ponto nos pacientes de diferentes etnias. É fato que o tratamento com a BoNT-A deve ser individualizado para atender aos objetivos funcionais e estéticos específicos de cada paciente, independentemente do fototipo.

A anatomia da face e os pontos de origem e inserção muscular são os mesmos em todos os seres humanos, independentemente da etnia. Entretanto, padrões de contração podem variar de acordo com a massa e a força muscular e o controle que o sistema nervoso exerce sobre ele. Não existem trabalhos na literatura até o momento que diferenciem os principais padrões de contração dos músculos da mímica facial nos pacientes afrodescendentes.

Segundo os padrões de contração dinâmica das rugas frontais (completo, central, lateral e ondulado),[11] os pacientes podem ser tratados com pontos distribuídos a cada 1,5 a 2 cm, iniciados a partir da primeira linha contínua horizontal da fronte, que geralmente respeita distância de cerca de 2 cm acima da crista orbital. Desse modo, a principal porção elevadora do músculo frontal fica liberada para exercer sua função, evitando o risco de ptose de sobrancelhas.[12] Os pacientes afrodescendentes tendem a ter a pele da região periorbitária mais espessa e a crista orbitária mais rasa, portanto apresentam maior tendência à ptose da sobrancelha e queixa de flacidez palpebral. A dose usada no tratamento da região frontal pode variar de 6 a 20 unidades na maioria dos casos.

No caso da glabela, os padrões de contração podem ser avaliados durante o exame dinâmico do paciente. Os pontos de aplicação e a dose escolhida vão variar de acordo com a força muscular e o movimento predominante de aproximação, depressão ou elevação da glabela, percebidos durante o exame. A avaliação da sobrancelha, seu formato, altura e movimento, auxiliam na determinação dos seguintes padrões de contração: "V", "U", ômega, setas convergentes e em ômega invertido.[13] Em geral, a dose aplicada na glabela varia de 18 a 30 unidades.

Sobre as rugas periorbitais, os músculos podem contrair de maneira variável também. As rugas laterais dos olhos podem ocorrer de maneira completa, central, inferior ou superior.[14] Os pontos de aplicação para o tratamento devem ser marcados com cuidado para evitar difusão a músculos próximos ao orbicular dos olhos,[15] por exemplo zigomáticos maior e menor, frontal e elevador da pálpebra superior. Em geral, a dose de BoNT-A usada na região orbicular varia de 3 a 12 unidades por lado.

Considerando o tratamento do terço inferior da face, nos afrodescendentes as rugas tendem a aparecer no corpo do lábio superior pela perda de volume, e só mais tardiamente se localizam acima da borda do vermelhão; portanto, o «código de barras» não é comum nessa população.[16] Quando necessário, o tratamento é feito aplicando-se doses de 0,25 a 0,5 unidade de BoNT-A por ponto, em dois pontos por quadrante labial, na borda do vermelhão para produzir eversão e discreto aumento de volume local.[17] As injeções são superficiais para evitar prejuízo da função de esfíncter do lábio.

Outros músculos do terço inferior tratados geralmente em conjunto são o depressor do ângulo da boca (DAB) e o mentual. O primeiro contribui para o aspecto de boca triste, quando ocorre inversão dos cantos da boca, e o segundo relacionado ao aspecto de celulite do queixo. Estas autoras sugerem aplicar doses de 2 a 4 unidades de BoNT-A por ponto no DAB, que deve se localizar ao final de linha imaginária que conecta o sulco nasogeniano à mandíbula. O enfraquecimento desse músculo permite ação livre de seu opositor, o elevador do canto da boca, e a melhora da comissura labial.[18]

O músculo mentual ou mentoniano causa aspecto de casca de laranja ou celulite e encurta o mento, podendo até produzir ruga em meia-lua na região. O tratamento com BoNT-A consiste em injetar profundamente 4 a 6 unidades em ponto único central ou 2 a 3 unidades por ponto, em dois pontos na linha inferior da mandíbula, na base de cada feixe muscular.[17]

O platisma funciona como um grande depressor dos terços médio e inferior da face. Nos pacientes afrodescendentes, as principais indicações são melhora do contorno facial e dos feixes musculares verticais do pescoço. Para melhora do contorno, a técnica consiste na aplicação superficial de duas unidades de BoNT-A por ponto em duas linhas horizontais e paralelas. A primeira linha localiza-se na borda da mandíbula e consiste em três pontos, o primeiro correspondendo ao local do DAB, seguido de mais dois pontos posteriores a cada 2 cm de distância. A segunda linha é feita 2 cm abaixo da primeira (abaixo da mandíbula) com quatro pontos distantes 2 cm entre si, o primeiro sendo colocado em local abaixo entre os pontos dos pontos do mentoniano e do depressor do ângulo da boca, como pode ser observado na Figura 3.[19]

Para tratar os feixes verticais do platisma, cada feixe é segurado entre os dedos da mão não dominante, e injeta-se a BoNT-A ao longo do feixe. Inicia-se na parte superior e são distribuídos pontos ao longo do feixe a cada 2-3 cm de acordo com a necessidade. Pode-se tratar um, dois ou até os quatro feixes verticais, com doses de 2-4 unidades por ponto, respeitando a dose máxima em torno de 40 unidades por platisma.[18-19]

DEMONSTRAÇÃO DE CASOS CLÍNICOS: AVALIAÇÃO, TRATAMENTO E RESULTADOS

Em geral, um frasco de 100 UI de OnaBT-A ou *IncobotulinumtoxinA* (IncoBT-A) é diluído com 1 ou 2 mL de solução fisiológica 0,9%. Se a toxina de escolha for a AboBT-A, a dose de SF 0,9% varia de 2 a 4 mL.[20] Na opinião das autoras, um menor volume de diluição facilita a aplicação, aumenta a precisão e o conforto dos pacientes durante o tratamento, e as seringas de insulina de 30, 50 e 100 cc com agulhas de 30 a 31G de 6 mm são as mais precisas para a aplicação e, por isso, as melhores opções.

Para a marcação dos pontos de tratamento, os pacientes são instruídos a contrair os músculos da região frontal, glabelar, periorbicular, perioral, mentual, do platisma e dos DAB, como pode ser visto nas Figuras 1 a 3 em D0. A partir dessa análise, em repouso e movimento, são avaliados o padrão de contração e a força muscular, para escolha das doses e pontos de injeção, que devem ser intramusculares. Por isso, é muito importante o conhecimento da anatomia em relação aos pontos de origem e inserção dos músculos, e também em que áreas as fibras musculares se cruzam, para determinar onde, em que profundidade, e qual a dose de BoNT-A deve ser usada em cada ponto, para que o sucesso no tratamento seja atingido. Dependendo do que o paciente deseja e/ou precisa, podemos ter relaxamento ou paralisação dos músculos tratados.

Nas Figuras 1 e 2 pode ser observada uma paciente feminina de 59 anos com movimentos da mímica facial nos terços superior, médio e inferior, tratada com um total de 51U de OnaBT-A. Após 30 e 120 dias, podemos perceber um resultado global satisfatório e natural durante a mímica dos músculos frontais, glabelares, periorbiculares, nasais e mentual, além da aparência relaxada e com olhos mais abertos.

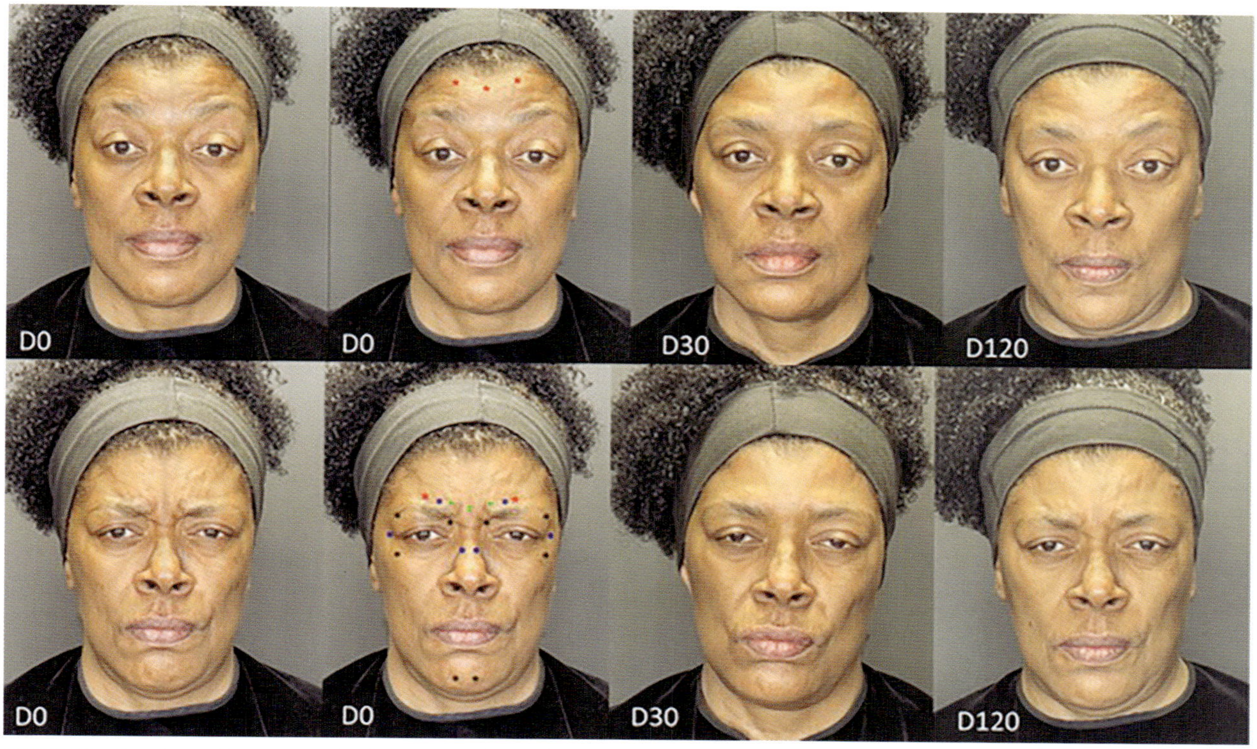

FIGURA 1 Paciente feminina de 59 anos realizando a contração dos músculos frontal (padrão central), glabelares (padrão em "V"), orbicular dos olhos (padrão completo), dos elevadores do lábio superior e asa nasal, e mentual. D0 antes do tratamento; D30 após 30 dias e D120 após 120 dias da aplicação. Nota-se que após o tratamento, a paciente mostra aparência mais relaxada e olhos mais abertos. Dose usada de OnaBT-A em cada ponto: vermelho = 1U; preto = 2U; azul = 3U e verde = 4U.

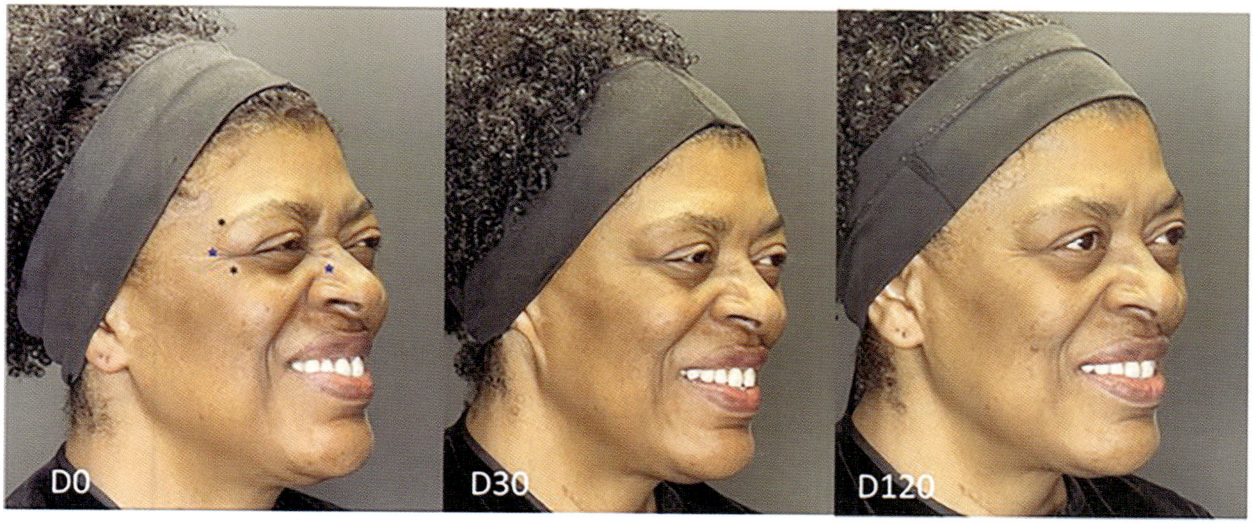

FIGURA 2 Contração dos músculos orbicular dos olhos e elevador do lábio superior e asa nasal: D0 antes do tratamento; D30 após 30 dias e D120 após 120 dias da aplicação. Nota-se que após o tratamento, a paciente mostra aparência mais relaxada e olhos mais abertos. Dose usada de OnaBT-A em cada ponto: preto = 2U; azul = 3U.

Na Figura 3, uma paciente feminina com 71 anos pode ser observada realizando movimentos da mímica dos músculos dos terços superior, médio, inferior, incluindo o platisma, e com os pontos e doses aplicadas de acordo com os padrões de contração e a força muscular, sendo o total usado de 100,5U de IncoBT-A. Essa mesma paciente pode ser observada em repouso em D0 e D30 na Figura 4, onde o resultado do tratamento mostra a expressão geral mais relaxada, com melhor posicionamento da sobrancelha e maior abertura ocular, além de melhora também no contorno inferior e no pescoço.

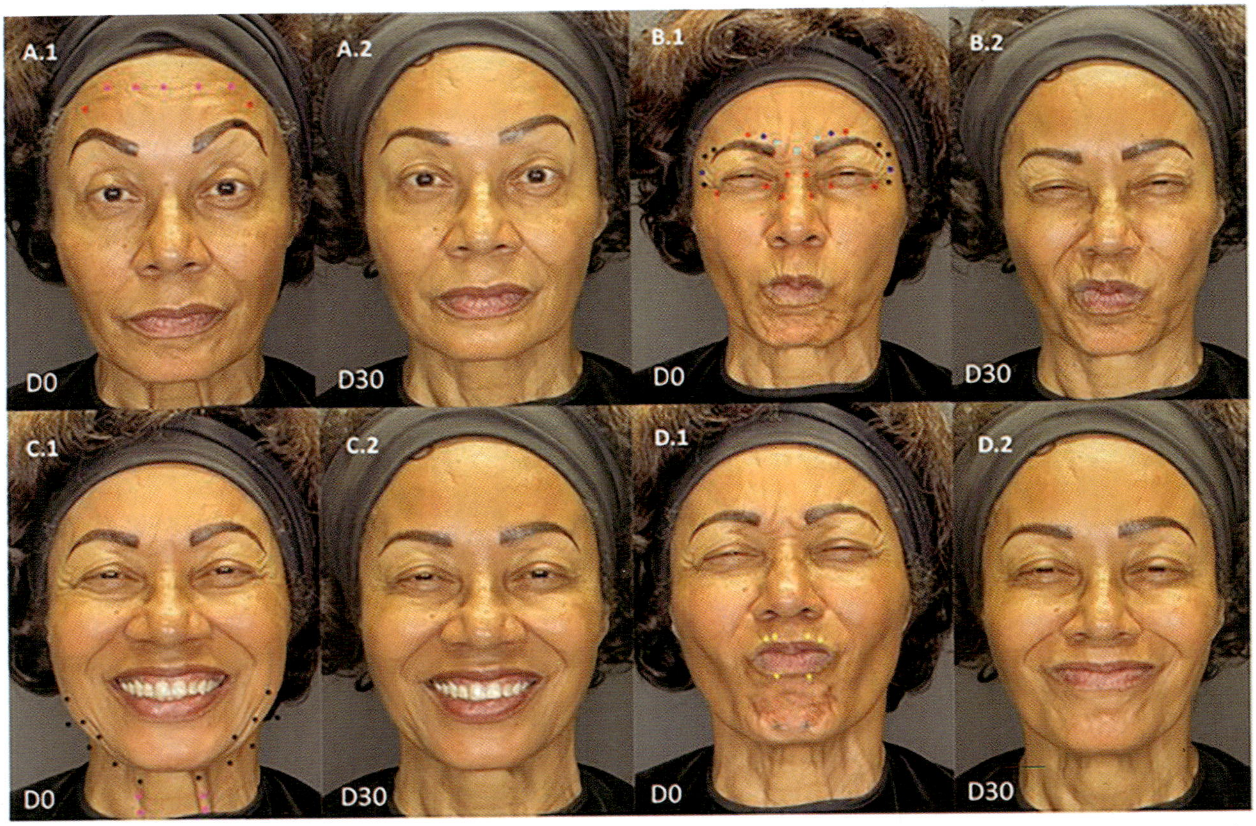

FIGURA 3 Paciente feminina de 71 anos realizando a contração dos músculos da mímica em D0 e após 30 dias do tratamento, sendo: (A) músculo frontal (padrão central); (B) músculos da glabela (padrão em "U") e periorbitais (padrão completo); (C) platisma e DAB; (D) músculo mentual. Dose usada de IncoBT-A em cada ponto: amarelo = 0,5U; vermelho = 1U; rosa = 1,5 U; preto = 2U; cinza = 2,5U; azul escuro = 3U; azul claro = 5U.

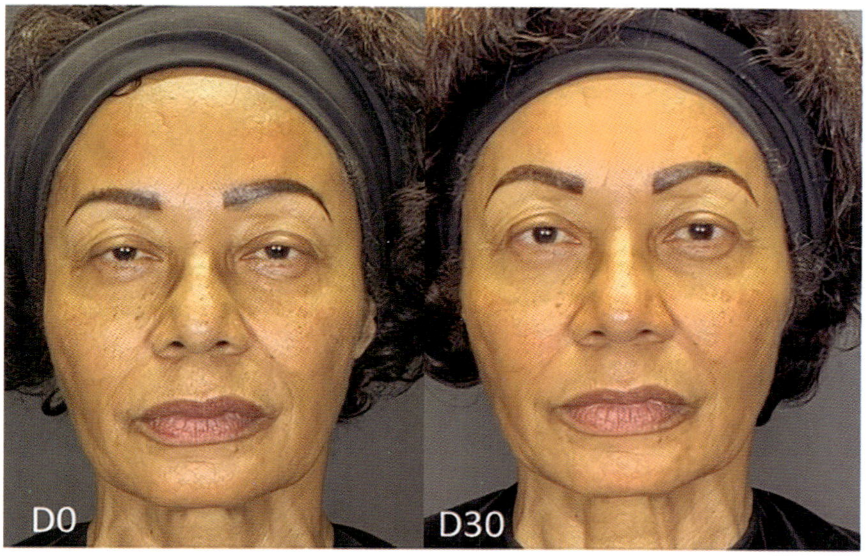

FIGURA 4 Paciente com a mímica facial em repouso, antes e 30 dias após o tratamento com toxina botulínica nas regiões de fronte, glabela, orbicular, mento, DAB e platisma. Nota-se na foto após 30 dias que a paciente mostra aparência mais relaxada e olhos mais abertos.

CONCLUSÕES

A população negra pode e deve ser tratada com segurança com a toxina botulínica, pois pode se beneficiar dos efeitos de embelezamento, prevenção de rugas e reposicionamento das sobrancelhas. No terço superior, as doses e pontos de injeção não apresentam diferença com outros grupos étnicos. Os lábios são tratados com menor frequência pela pouca tendência de rugas periorais, enquanto o mento, depressor do ângulo oral e platisma são indicados comumente no dia a dia. Não há necessidade de ajustar a dose com base na cor da pele, mas sim de acordo com a força muscular de cada indivíduo.

Apesar do número pequeno de estudos específicos nessa população, a literatura relacionada à aplicação da toxina botulínica nos pacientes afrodescendentes aponta segurança, tolerabilidade, eficácia e satisfação semelhantes às citadas em outras etnias.

REFERÊNCIAS BIBLIOGRÁFICAS

1. Venkatesh S, Maymone MBC, Vashi NA. Aging in skin of color. Clin Dermatol. 2019;37(4):351-7.
2. Desai M, Gill J, Luke J. Cosmetic procedures in patients with skin of color: Clinical pearls and pitfalls. J Clin Aesthet Dermatol. 2023;16(3):37-40.
3. Taylor SC, Grimes PE, Joseph JH, Jonker A, Avelar RL. PrabotulinumtoxinA for the treatment of moderate-to-severe glabellar lines in adult patients with skin of color: Post hoc analyses of the US Phase III Clinical Study Data. Dermatol Surg. 2021;47(4):516-21.
4. Grimes PE, Shabazz D. A four-month randomized, double-blind evaluation of the efficacy of botulinum toxin type A for the treatment of glabellar lines in women with skin types V and VI. Dermatol Surg. 2009;35(3):429-36.
5. Taylor SC, Callender VD, Albright CD, Coleman J, Axford-Gatley RA, Lin X. AbobotulinumtoxinA for reduction of glabellar lines in patients with skin of color: Post hoc analysis of pooled clinical trial data. dermatol surg. 2012;38(11):1804-11.
6. Kane MAC, Brandt F, Rohrich RJ, Narins RS, Monheit GD, Huber MB. Evaluation of variable-dose treatment with a New U.S. botulinum toxin type A (Dysport) for correction of moderate to severe glabellar lines: Results from a phase III, randomized, double-blind, placebo-controlled study. Plast Reconstr Surg. 2009;124(5):1619-29.
7. Brandt F, Swanson N, Baumann L, Huber B. Randomized, placebo-controlled study of a new botulinum toxin type A for treatment of glabellar lines. Dermatol Surg. 2009;35(12):1893-901.
8. Alexis AF, Grimes P, Boyd C, Downie J, Drinkwater A, Garcia JK, et al. Racial and ethnic differences in self-assessed facial aging in women. Dermatol Surg. 2019;45(12):1635-48.
9. Grimes PE. Skin and hair cosmetic issues in women of color. Dermatol Clin. 2000;18(4):659-65.
10. Montagna W, Carlisle K. The architecture of black and white facial skin. J Am Acad Dermatol. 1991;24(6 Pt 1):929-37.
11. Abramo AC. Muscle insertion and strength of the muscle contraction as guidelines to enhance duration of the botulinum toxin effect in the upper face. Aesth Plast Surg. 2018;42(5):1379-87.
12. de Sanctis Pecora C. One21: A novel, customizable injection protocol for treatment of the forehead with IncobotulinumtoxinA. Clin Cosmet Investig Dermatol. 2020;13:127-36.
13. Almeida ART, Kadunc BV, Marques ERMC. Rugas glabelares: Estudo piloto dos padrões de contração. Surg Cosmet Dermatol. 2010;2(1):2308.

14. Tamura BM, Odo MY. Classificação das rugas periorbitárias e tratamento com a toxina botulínica tipo A. Surg Cosmet Dermatol. 2011;3(2):129-34.
15. Lowe NJ, Lask G, Yamauchi P, Moore D. Bilateral, double-blind, randomized comparison of 3 doses of botulinum toxin type A and placebo in patients with crow's feet. J Am Acad Dermatol. 2002;47(6):834-40.
16. Burgess C, Awosika O. Ethnic and gender considerations in the use of facial injectables: African-american patients. Plast Reconstr Surg. 2015 Nov;136(5 Suppl):28S-31S.
17. Braz AV, Sakuma T, de Almeida ART. Toxina botulínica: Terço inferior da face e pescoço. In: Kadunc B, Palermo E, Addor F (eds.). Tratado de cirurgia dermatológica, cosmiatria e laser da Sociedade Brasileira de Dermatologia. Rio de Janeiro: Elsevier; 2013. p.340-4.
18. de Almeida ART, Camargos GPC. Toxina botulínica. In: Belda Junior W, Chiacchio N di, Criado PR. Tratado de dermatologia. 4. ed. Atheneu; 2010. p. 2909-25.
19. de Almeida ART, Romiti A, Carruthers JDA. The facial platysma and its underappreciated role in lower face dynamics and contour. Dermatol Surg. 2017;43(8):1042-9.
20. Kelly AP, Taylor SC. Cosmetic procedures in skin of color. In: Kelly AP, Taylor SC. Dermatology for skin of color. 1. ed. Mc Graw Hill Medical; 2008. p. 521-2.

68

Bioestimuladores de colágeno na pele negra

Antônio Menezes
Betina Stefanello

INTRODUÇÃO

Os bioestimuladores de colágeno são substâncias injetáveis que desencadeiam o processo natural de produção de colágeno do organismo, levando à revitalização da pele. Eles são comumente usados para tratar os sinais de envelhecimento e são compostos de vários materiais, como ácido poli-L-láctico, hidroxiapatita de cálcio e policaprolactona. Ao contrário dos preenchedores dérmicos que simplesmente adicionam volume à pele, os bioestimuladores de colágeno promovem a síntese de colágeno, resultando em resultados mais sustentáveis e duradouros.

Os procedimentos estéticos têm crescido nos pacientes com pele de cor, com vários tons e nuances de pele escura, englobando as pessoas com pele de fototipos IV a VI de Fitzpatrick.[1,2]

A cor da pele influencia diretamente no processo de envelhecimento. Por conta da maior quantidade de melanina, as pessoas de cor são menos suscetíveis à radiação solar e por isso demoram mais a envelhecer. Envelhecem 10 a 20 anos depois em comparação com um indivíduo de pele clara.[1,2] No entanto, fatores intrínsecos do envelhecimento ainda podem levar à degradação do colágeno e subsequentes preocupações com a pele.

O número de procedimentos estéticos na população negra vem crescendo nos últimos 20 anos. Em 2017, dados da Sociedade Americana de Cirurgia Plástica mostraram que 32% dos procedimentos cosméticos foram realizados em pessoas de cor. Deles, 13,4% em latinos, 10,2% em negros, 6,4 % em asiáticos e 2,1% em outros não brancos.[2] Diferenças na pele e na ossatura determinarão as prioridades de tratamento desse grupo em especial.

Os bioestimuladores de colágeno exercem seus efeitos promovendo a atividade dos fibroblastos, que são as células responsáveis pela produção de colágeno. A pele de cor é rica em grandes quantidades de fibroblastos bem desenvolvidos, hipertróficos, multinucleados, produtores de grandes quantidades de colágeno dérmico. Além disso, fibras de colágeno na pele de cor são menores e encontram-se firmemente empilhadas, cercadas de proteoglicanas. Fragmentos de fibras também são vistos na pele de cor, o que acontece minimamente nas peles claras. Apresentam ainda fibras elásticas em grande quantidade. Todos esses fatores contribuem para um retardo no processo de envelhecimento com atenuação no surgimento de rítides e estabelecimento de flacidez.[2]

Um detalhe anatômico importante é que geralmente esses pacientes apresentam hipoplasia malar e seria essa correção estrutural (dar suporte malar) fundamental no processo de rejuvenescimento, sendo feita preferencialmente com preenchedores de ácido hialurônico.

Os bioestimuladores de colágeno podem ser aplicados em várias áreas do rosto, pescoço e corpo em indivíduos com pele de cor. Além disso, esses bioestimuladores podem ser eficazes no tratamento de cicatrizes atróficas e na melhoria da textura da pele.

Devemos considerar as características únicas da cor da pele ao desenvolver um protocolo de tratamento com bioestimuladores de colágeno. É essencial ajustar as técnicas de injeção e profundidades para evitar complicações como hiperpigmentação pós-inflamatória (HPI). A preparação da pele pré-tratamento, como o uso de agentes tópicos para inibir a produção de melanina, também pode ser considerada para minimizar o risco de HPI quando se souber que o paciente apresentou o problema em outra ocasião.

Os bioestimuladores de colágeno representam uma opção valiosa para dermatologistas que buscam proporcionar um rejuvenescimento efetivo e duradouro da pele em indivíduos com pele étnica, e as respostas costumam ser extremamente positivas, visto que os fibroblastos costumam ser bastante desenvolvidos e produzem colágeno altamente compactado.

Os bioestimuladores descritos aqui são extremamente versáteis e seguros, no entanto, como não há consensos descritos nas peles de cor, seguiremos as orientações dos consensos norte-americano, europeu e brasileiro. Ao compreender as características e necessidades específicas dos tipos de pele mais escura, os dermatologistas podem incorporar com confiança bioestimuladores de colágeno em seu arsenal, ajudando os pacientes a alcançarem uma pele mais saudável e jovem.

ÁCIDO POLI-L-LÁTICO (PLLA)

O ácido poli-L-lático é uma opção versátil para tratamento de perda de volume e deficiências de contorno de muitas áreas do corpo.[3] É uma estratégia importante para reverter os sinais de envelhecimento e a reposição de volume ao tecido fibroconectivo. A técnica de injeção de ácido poli-L-láctico estimula a reposição desse volume pelo estímulo da neocolagênese e proporciona aparência natural.[4]

Além do envelhecimento, outros fatores contribuem para o aparecimento ou agravamento da flacidez, como, por exemplo, dietas restritivas, emagrecimento, lipoaspirações e pós-gravidez, os quais levam à piora da elasticidade cutânea, mesmo em pacientes jovens.[5]

O mecanismo biológico que gera o efeito de aumento desejado é provavelmente mediado por macrófagos e células gigantes multinucleadas que reconhecem o PLLA como um corpo estranho. Eles recrutam e estimulam fibroblastos via fator de crescimento transformador beta (TGF-β) para proliferar e se diferenciar em miofibroblastos. Os (mio)fibroblastos encapsulam partículas de PLLA com colágeno tipo III e depositam colágeno fibrótico tipo I na periferia da cápsula. Portanto, o PLLA é degradado no tecido humano em um ritmo muito mais lento do que o anteriormente assumido por vários autores, e o uso do PLLA para aumento deve ser levado em consideração.[6]

O plano de aplicação é em subderme ou hipoderme superficial (ou seja, no sistema fascial superficial) para induzir reação local e gradual, com resposta inflamatória subclínica logo após a aplicação, recrutando monócitos, macrófagos e fibroblastos, assim aumentando a espessura dos septos e consequentemente aumentando o efeito de *tightness*.[5]

O produto deve ser reconstituído com 8 mL de água estéril para injeção preferencialmente 24 a 72 horas antes do procedimento. O armazenamento deve ocorrer em temperaturas de até 30°C ou em refrigeração de 2 a 8°C. Imediatamente antes de iniciar o procedimento, deve-se agregar mais 2 mL de lidocaína sem vasoconstritor. Entretanto, há uma segunda opção de diluição, imediata, onde são colocados 5 mL de água estéril para injeção e agitados por 1 minuto, agregados mais 3 mL de água estéril para injeção e 2 mL de lidocaína sem vasoconstritor, com diluição final de 10 mL.[6] Deve-se utilizar uma agulha 25G ou preferentemente cânula 22G. Não deve ser utilizado em áreas de muculatura hiperdinâmica (periocular e perioral), nariz e região frontal.

Atualmente, as formas de aplicação vão variar de acordo com o tipo, formato do rosto e o que se deseja entregar (Figura 1). Inicia-se por injeções e produto colocado sempre na região lateral do rosto, atrás da linha transligamentar para efeito *lifting*. Dividem-se os 10 mL em 5 mL para cada lado do rosto. Para rostos jovens, onde se quer acentuar as características jovens, são distribuídos 1,5 mL na têmpora, 1,5 mL no pré-auricular, 1,5 mL no malar e 0,5 mL nas linhas de acordeon. Quando o paciente tem moderada perda de colágeno e volume, são distribuidos 2 mL na região temporal e 3 mL na região pré-auricular, moldura do rosto. Para pacientes com moderada perda de volume e suporte estrutural, utilizam-se 1 mL em têmpora, 3 mL em região pré-auricular e 1 mL na região malar. Para pacientes com maior perda de colágeno, perda de volume e perda de suporte estrutural, são utilizados 1 mL na têmpora, 1 mL no malar, 2 mL na pré-auricular e 1 mL em mandíbula. Outra opção de tratamento é a Vector technique®, com mudança do contorno facial e aplicação do produto na região temporal em *bolus* de 1,5 mL na região temporal alta, 1,5 mL na região temporal posterior média e 1,5 mL na região temporal posterior supra-auricular.[7]

A aplicação corporal deve ser feita com volume total de 16 mL de solução composta por 14 mL de água estéril + 2 mL de lidocaína a 2% sem vasoconstritor. Entenda-se por corporal: região cervical, colo, braços, abdome, glúteos e coxa. Para essas áreas, o tratamento deve incluir de 1 a 2 frascos por sessão a cada 30 a 60 dias, sendo necessárias de 2 a 4 sessões. Manutenção a cada 12 a 18 meses. Um frasco de Sculptra trata uma área correspondente a uma folha de papel A4. A técnica utilizada pode ser performada com agulha 26G1/2 ou cânula 22G com punturas lineares ou em leque subcutâneo depositando de 0,05 a 0,1 mL/cm^2.[8-10]

A indicação para início de tratamento é a utilização de 3 frascos com intervalos de 2 meses entre cada

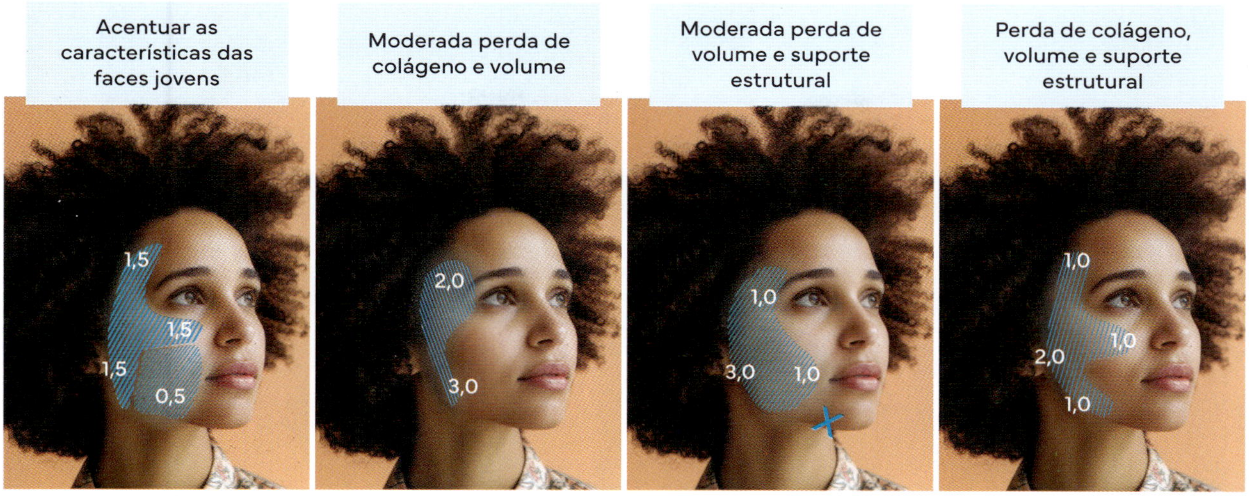

FIGURA 1 Forma de aplicação do ácido polilático em diferentes tipos de rostos, demonstrando a versatilidade para uso em diferentes indivíduos, diferentes formas de aplicação e tratamentos de diferentes queixas.

Fonte: adaptada de freepik.com (https://www.freepik.com/premium-photo/close-up-confident-young-woman-with-peach-copyspace--background-text_165056815.htm).

um, no entanto, pacientes étnicos podem precisar de menos quantidade para alcançar os mesmos resultados que pacientes com pele branca. Na Figura 2 observa-se uma paciente feminina que realizou tratamento com apenas um frasco de ácido polilático. A diferença entre as fotos é de um ano, demonstrando a duração do produto e o excelente resultado com pouco produto.

POLICAPROLACTONA (PCL)

Esse produto é composto por microesferas de um polímero totalmente bioabsorvível, a policaprolactona (PCL), em um carreador de gel aquoso de carboximetilcelulose (CMC). As microesferas PCL têm 25-50 µm de tamanho e, portanto, são protegidas da fagocitose.[11] Elas são totalmente esféricas, perfeitamente lisas e adaptadas de forma ideal para uso em tratamentos estéticos. A biodegradação e a biorreabsorção do PCL ocorrem por meio da hidrólise das ligações éster, levando aos produtos finais CO_2 e H_2O que são totalmente eliminados do corpo.[12-14]

Enquanto o carreador de gel CMC é gradualmente reabsorvido por macrófagos em 6-8 semanas, as microesferas PCL estimulam a neocolagenese.[15,16] A deposição de colágeno recém-sintetizado ao redor das microesferas PCL foi demonstrada por análises histológicas e histoquímicas de biópsias de pele de animais tratados, mostrando que o colágeno tipo I torna-se progressivamente predominante sobre o colágeno tipo III, alcançando assim resultados duradouros. O estimulador baseado em PCL é um implante injetável para implantação subdérmica na face para correção duradoura de rugas e sinais ou condições faciais de envelhecimento. O produto possui três apresentações: Ellansé-S (curto, versão S), Ellansé-M (médio, versão M) e Ellansé-L (longo, versão L) com expectativa de longevidade *in vivo* de 1, 2 e 3 anos, respectivamente. No entanto, hoje as versões mais comercializadas são S e M.[12-16] A duração da ação depende da cadeia polimérica inicial e do tempo de biorreabsorção total do produto.[12-14] O produto é muito versátil e sua grande vantagem é seu efeito preenchedor, além do efeito bioestimulador. O produto pode ser aplicado em locais onde outros bioestimuladores não podem ser aplicados, como região palpebral, superfície óssea como fronte e nariz, tornando-se um grande diferencial.

As injeções podem ser profundas supraperiosteais, em plano subcutâneo ou superficial, dependendo do local e do resultado desejado. A Figura 3 demonstra as regiões e as indicações e sugestões para cada região. Na fronte, o plano ideal de injeção é supraperiosteal com cânula e os pontos de entrada: o primeiro na linha média, 4-5 cm acima da borda orbital, e os outros no nível da crista temporal, 3,5-4 cm acima da borda orbital.

Na têmpora, a entrada da cânula é no final do arco zigomático seguindo pelo subcutâneo, área geralmente avascular entre a fáscia temporal superficial e a camada superficial da fáscia temporal profunda, usando uma cânula romba de 22 ou 25G para cobrir toda a área. Na região malar, opta-se por cânula 22G ou 25G, embora uma agulha de 27G forneça maior precisão, se necessário. A injeção retrógrada deve ser no plano profundo, supraperiosteal 0,05-0,1 mL/linha ou peque-

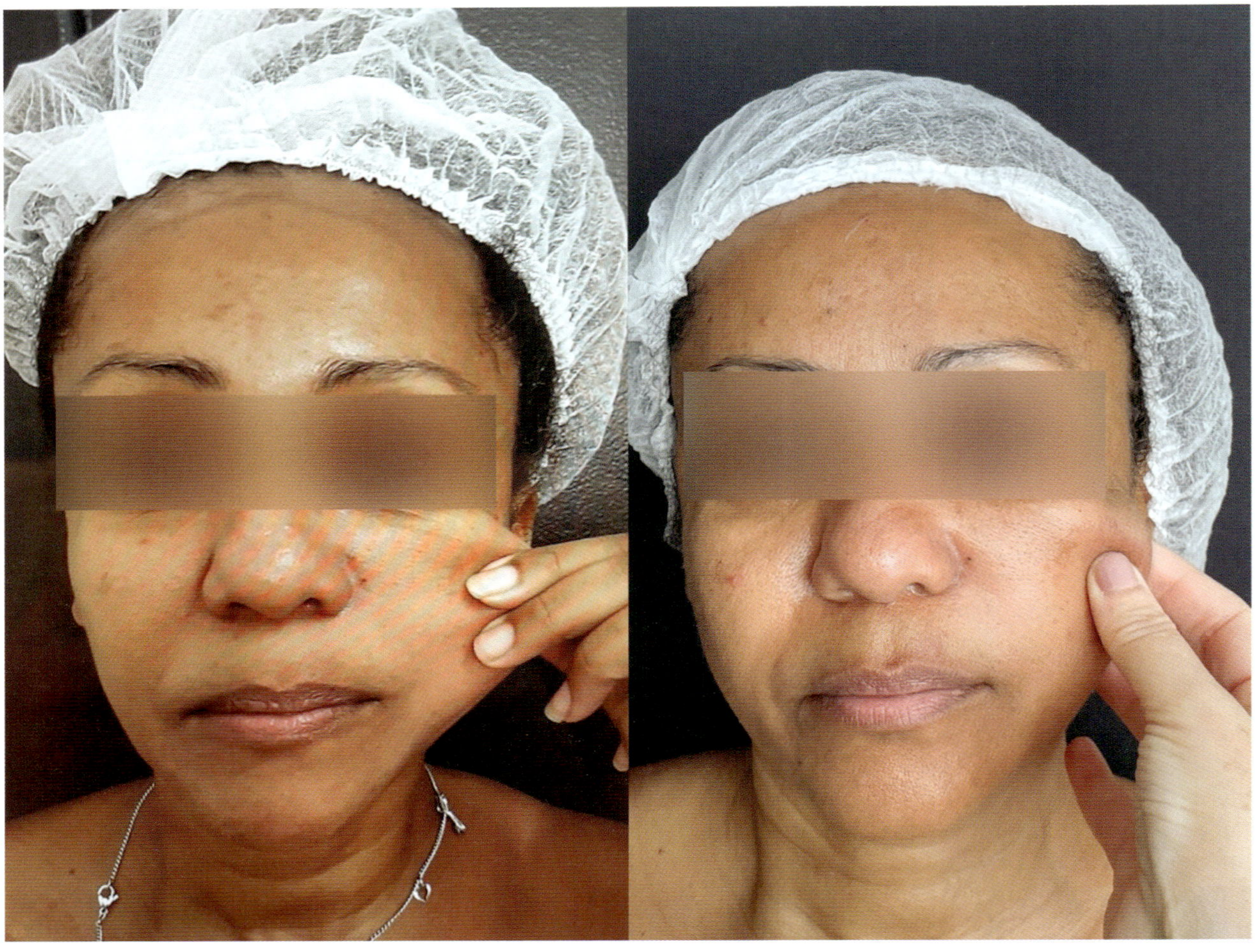

FIGURA 2 Antes e depois de um ano de paciente feminina de 45 anos que fez uso de ácido polilático, uma sessão, utilizando um frasco.

nos *bolus* e, em mãos mais experientes, no plano subcutâneo. O volume do estimulador baseado em PCL pode variar consideravelmente nessa área, mas geralmente não excede 1 mL/lado. Esse tratamento pode ser estendido ao arco zigomático. No nariz, o produto só deve ser injetado no plano supraperiosteal ou supracondral com cânula, próximo à linha média para diminuir o risco de injeção intravascular (0,05-0,1 mL/fio; volume total, 0,5-1 mL). A correção de sulcos nasogenianos (NSG) com o estimulador baseado em PCL foi demonstrada e as injeções devem ser supraperiosteais no terço superior (fossa piriforme) e subcutâneas nos dois terços inferiores, com múltiplas camadas de injeção mediais aos NSGs (injeção retrógrada em leque) usando uma agulha 27G (0,1 mL máx./bolus) ou uma cânula 22G. Em dobras mais profundas, o produto pode ser colocado em várias camadas, desde que se tome cuidado para não danificar a artéria facial (0,5-1,5 cm lateral ao sulco alar, ~5 mm de profundidade). Na região submalar existe propensão à perda de volume do coxim adiposo bucal, mas é uma área frequentemente negligenciada em tratamentos de preenchimento de tecidos moles. No entanto, o aumento submalar só deve ser considerado após a região malar ter sido abordada primeiro, pois resultados esteticamente desagradáveis podem surgir quando essa área não é tratada concomitantemente com outras. O tratamento com o bioestimulador baseado em PCL requer injeções com uma cânula romba de 22-25G a ser colocada no plano subcutâneo (0,05-0,1 mL/rosca; volume total, 0,5-1 mL); linhas da marionete são difíceis de tratar devido à falta de suporte estrutural e ao papel dinâmico desempenhado pelos principais músculos da área perioral. A correção pelo estimulador baseado em PCL pode ser obtida com cânula com microbolus (0,05-0,1 mL por duas a três linhas) com uma agulha. O mento pode ser tratado com cânula ou agulha seguindo as indicações da Figura 2, com pequenos *bolus* em plano supraperiosteal em ambos os lados e com agulha próximo ao tubérculo mental. O *jowl* e pré-*jowl* pode ser abordado diretamente sobre o defeito ou por cima com

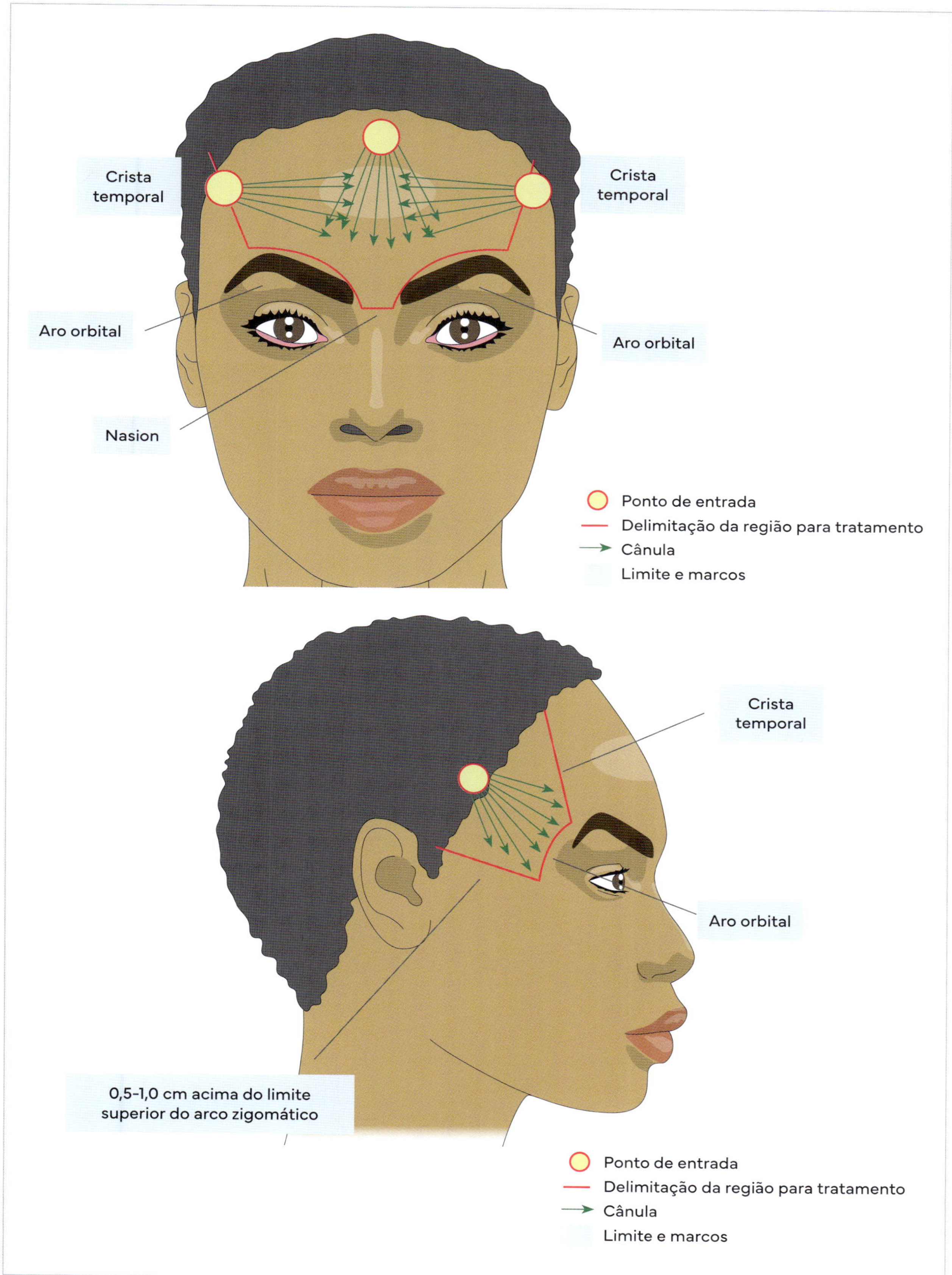

FIGURA 3 Formas de aplicação da policaprolactona nos diferentes locais do rosto. *(continua)*

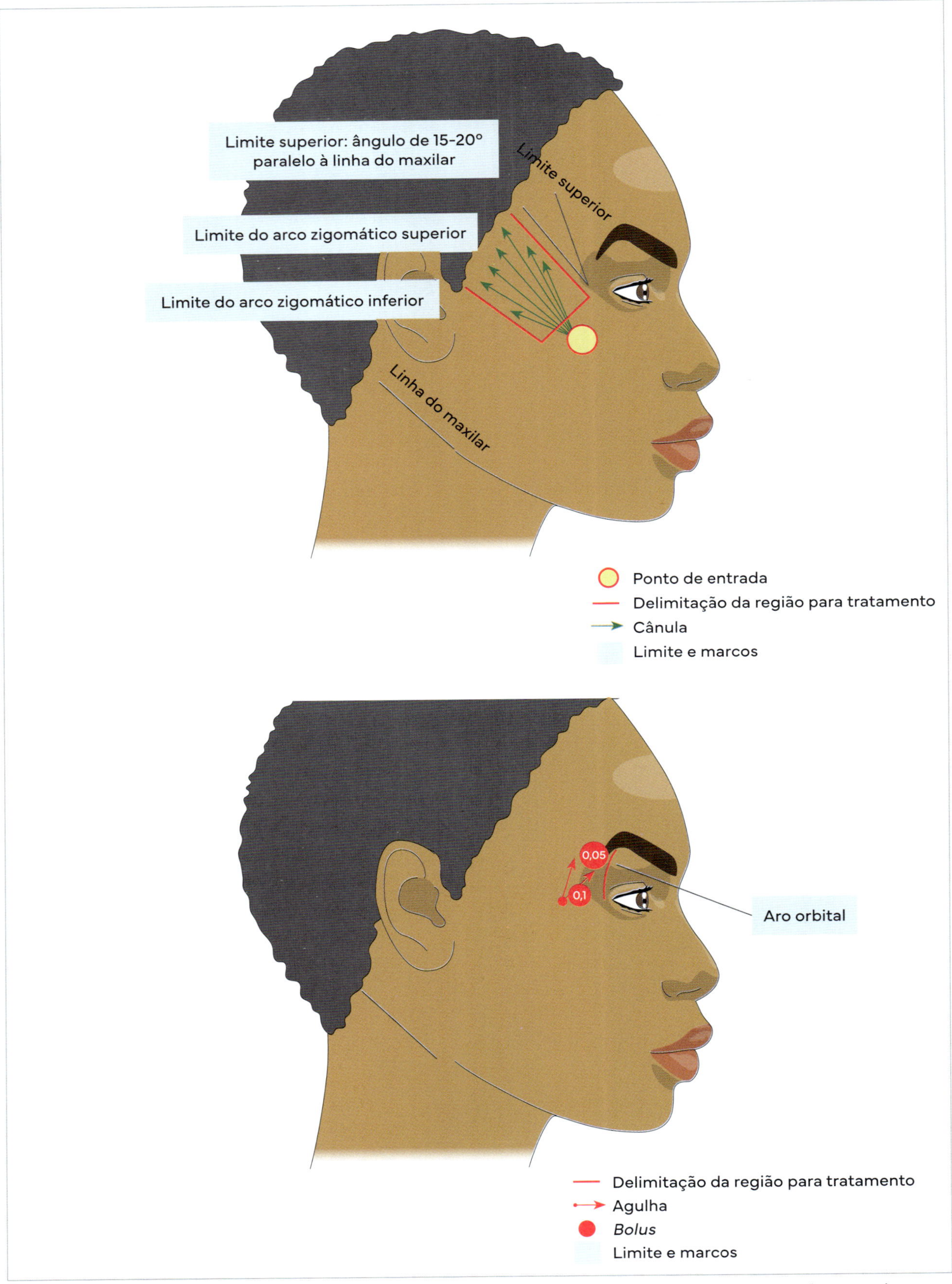

FIGURA 3 *(continuação)* Formas de aplicação da policaprolactona nos diferentes locais do rosto. *(continua)*

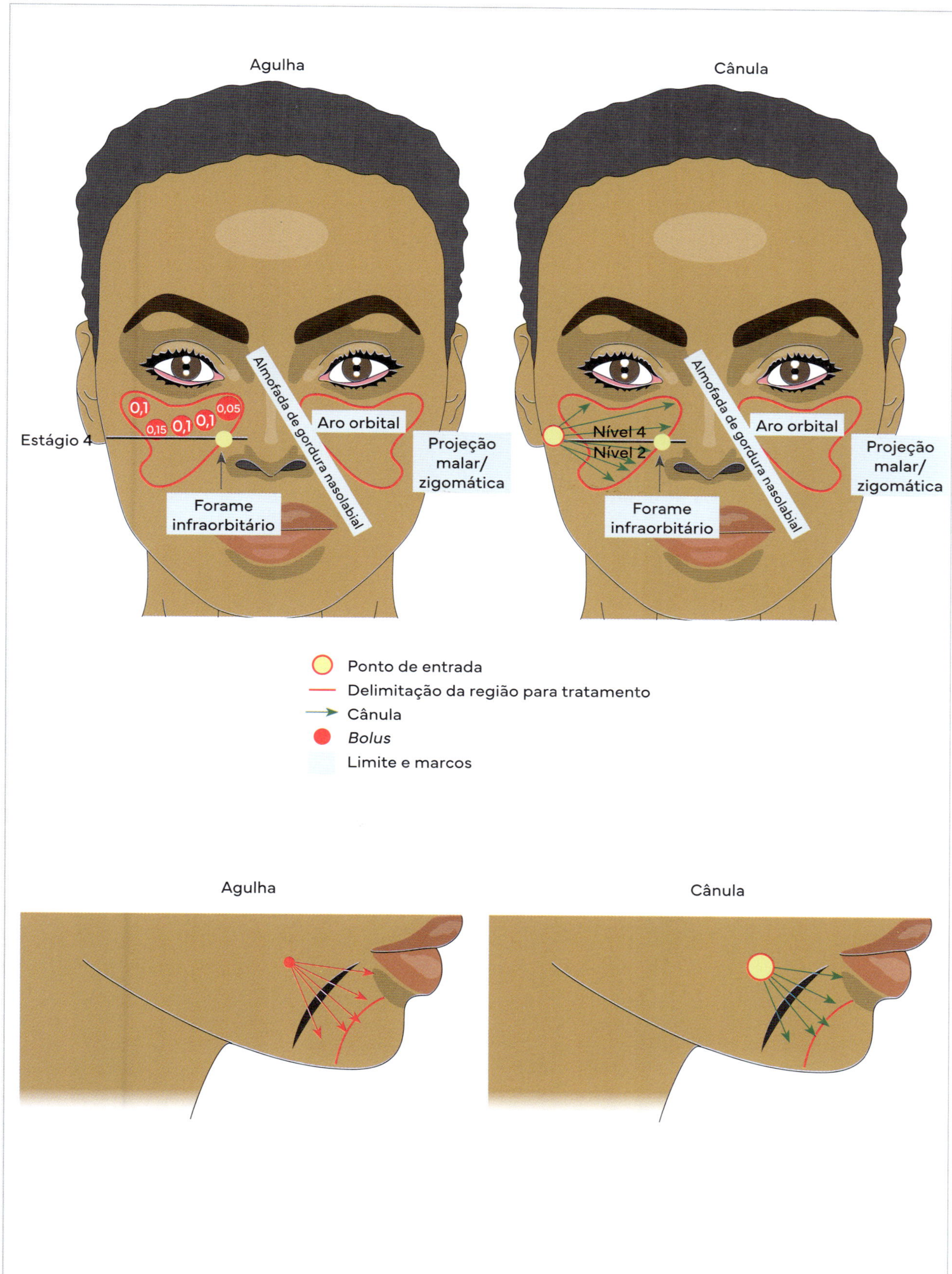

FIGURA 3 *(continuação)* Formas de aplicação da policaprolactona nos diferentes locais do rosto. *(continua)*

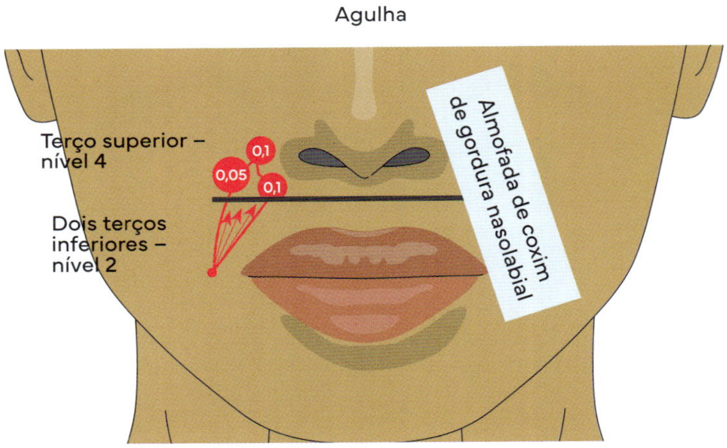

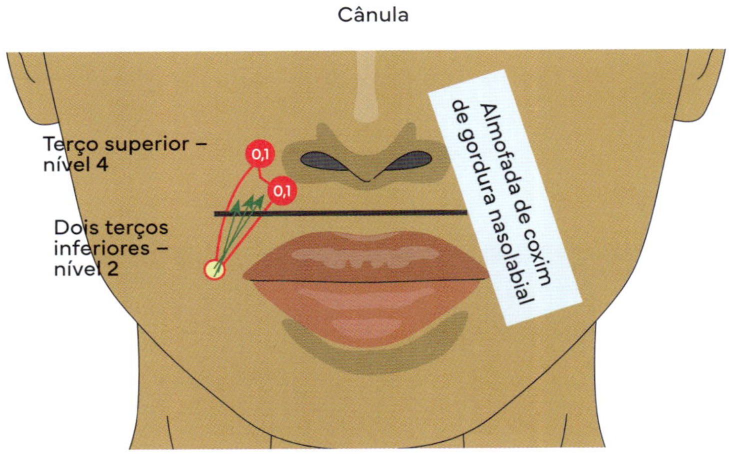

FIGURA 3 *(continuação)* Formas de aplicação da policaprolactona nos diferentes locais do rosto. *(continua)*

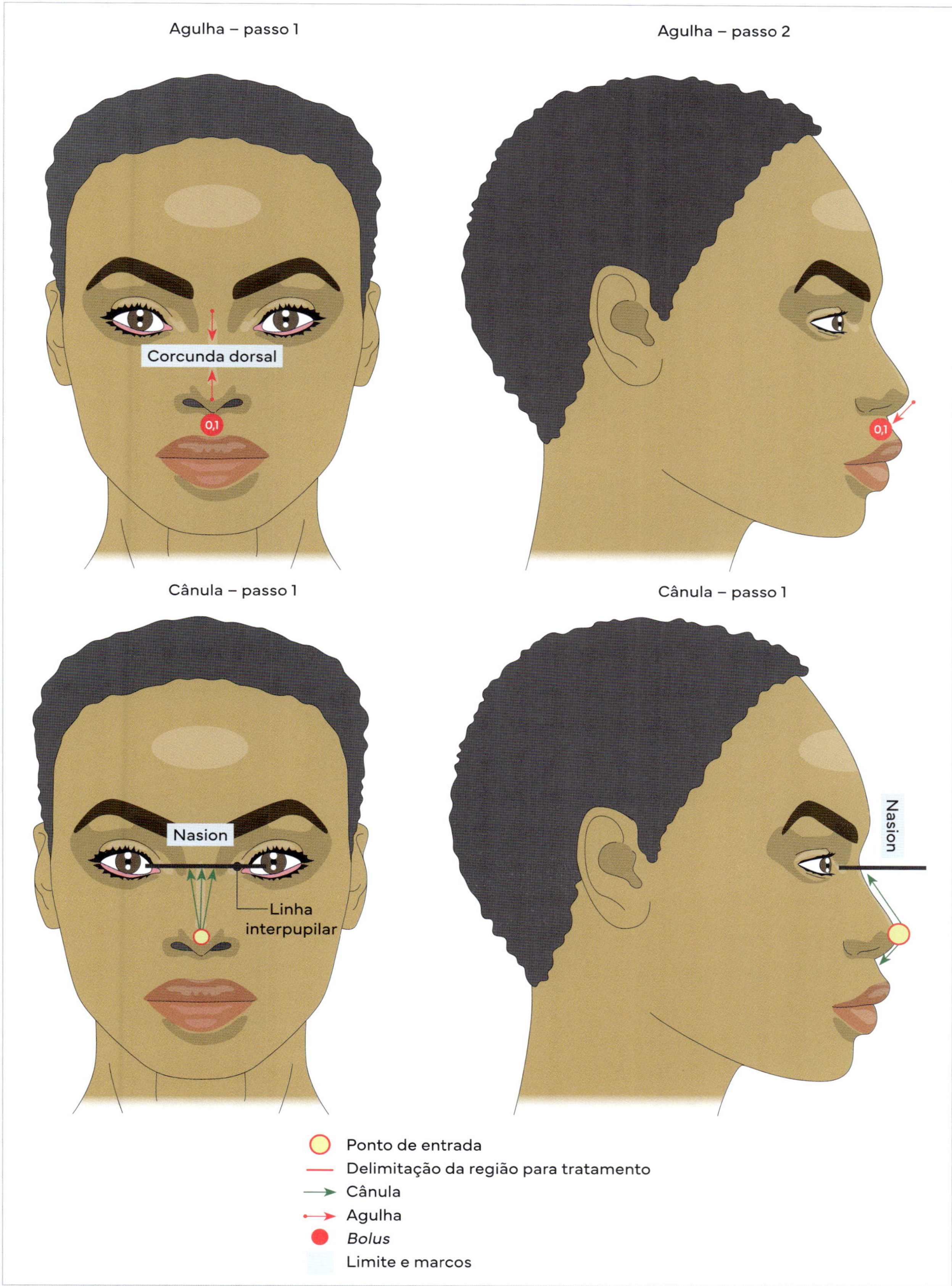

FIGURA 3 *(continuação)* Formas de aplicação da policaprolactona nos diferentes locais do rosto. *(continua)*

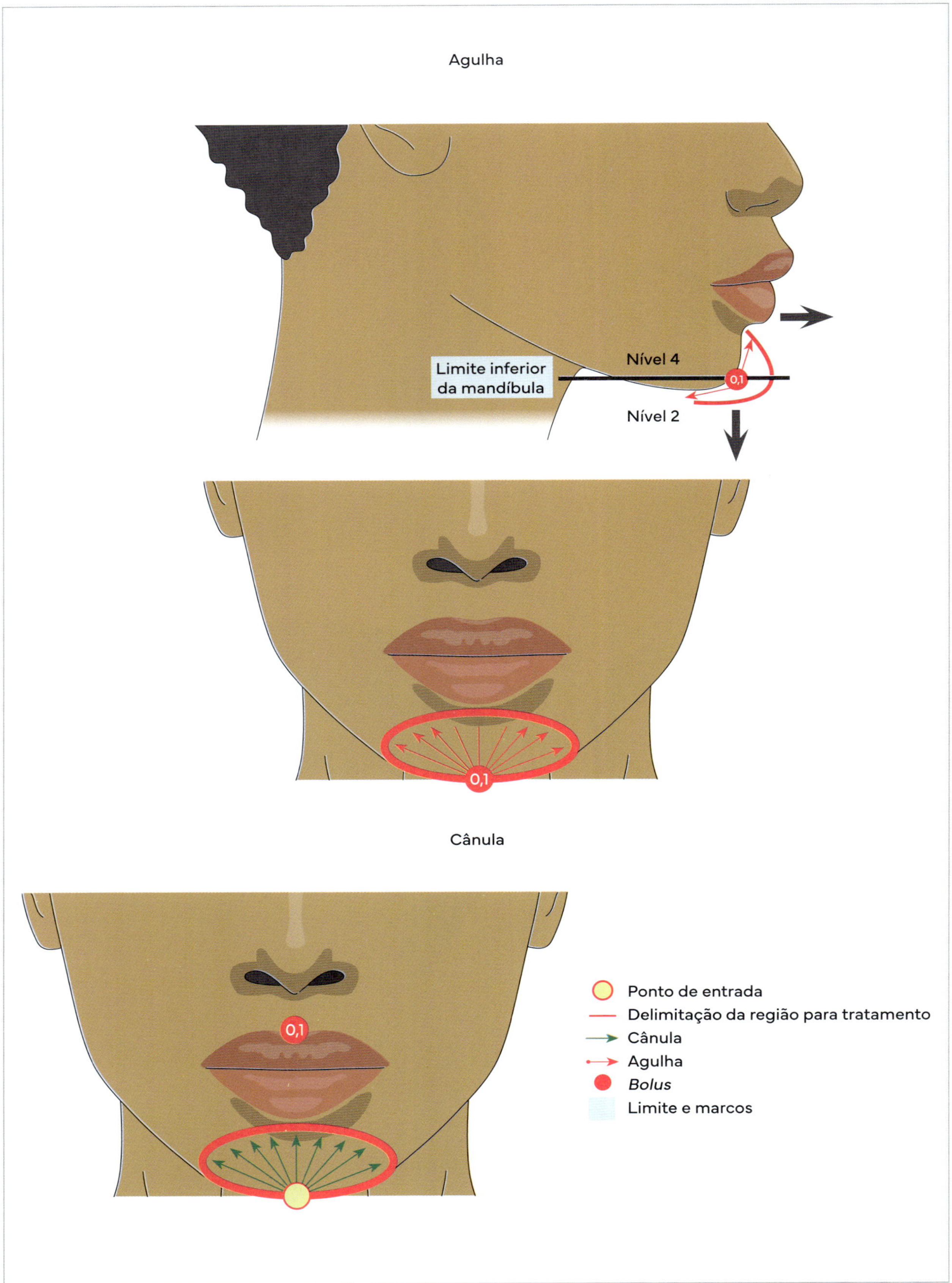

FIGURA 3 *(continuação)* Formas de aplicação da policaprolactona nos diferentes locais do rosto. *(continua)*

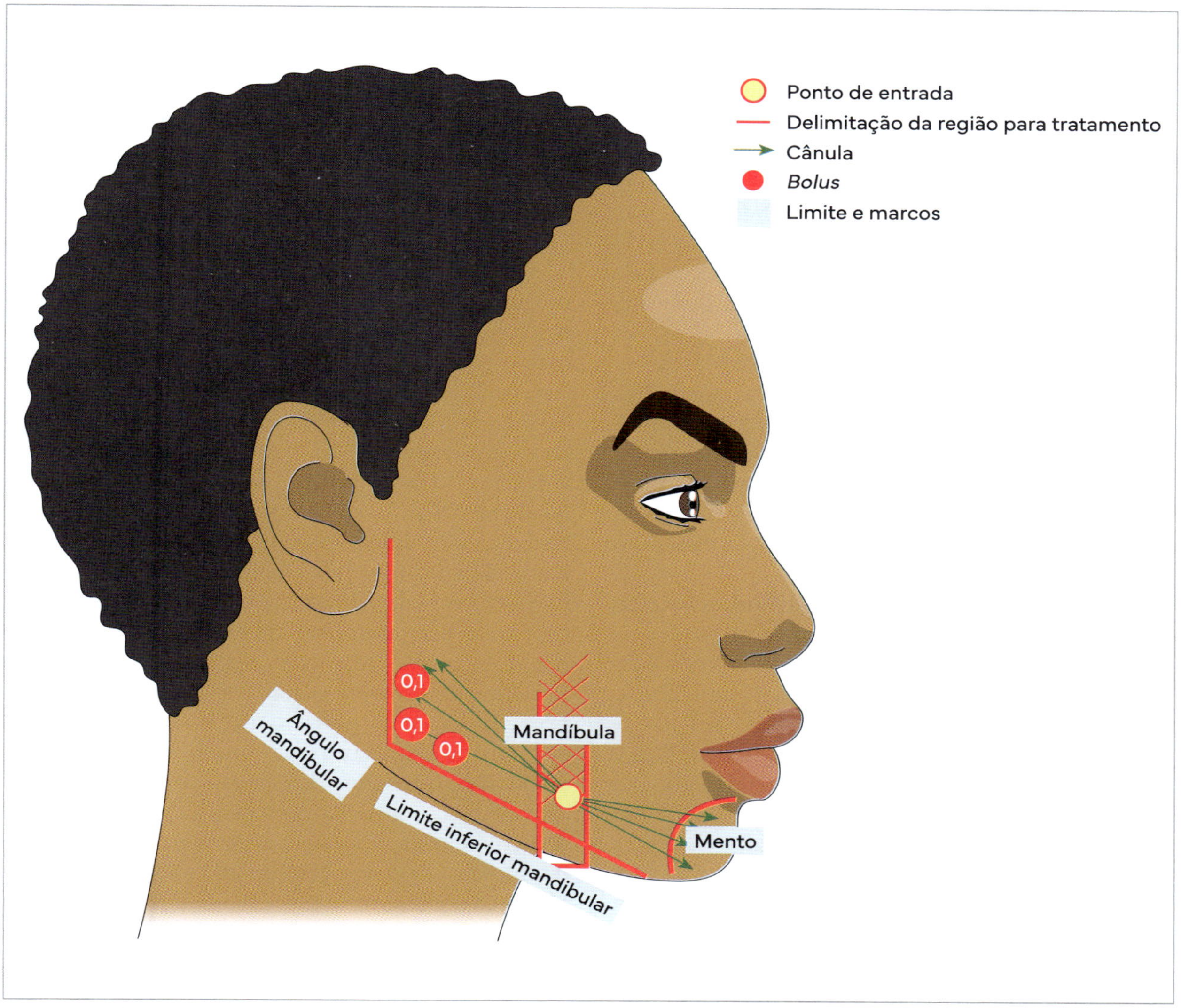

FIGURA 3 *(continuação)* Formas de aplicação da policaprolactona nos diferentes locais do rosto.

uma agulha 27G ou cânula em um ângulo oblíquo a partir do terço inferior da dobra melomental. O estimulador baseado em PCL deve ser colocado profundamente, supraperiosteal, limitado pela borda mandibular e pelo músculo digástrico, usando uma técnica de *fanning* (0,3-0,6 mL). Na parte posterior da linha da mandíbula, na área da parótida, um efeito "*lifting*" pode ser alcançado colocando o estimulador baseado em PCL subcutaneamente sobre a borda anterior do masseter, perto da papada e para cima na região pré-auricular, com uma agulha de 27G ou uma cânula de 25G. Geralmente são necessários dois pontos de entrada de injeção, um sobre o ângulo da mandíbula e outro mais medial, sobrepondo os vetores.

Após o tratamento, os pacientes devem ser instruídos a manter o rosto limpo, não realizar massagem, não usar maquiagem e evitar exposição ao calor e radiação (sauna, sol), natação/banho e consumo de álcool nas primeiras 24 horas.

HIDROXIAPATITA DE CÁLCIO (CAHA)

É um produto que fornece reposição de volume e bioestimulação de colágeno como mecanismo primário de ação.[17] O aumento inicial é proporcionado pela presença do gel carreador de carboximetilcelulose com o próprio implante, mas após aproximadamente 9 a 12 meses, as partículas de CaHA são degradadas em cálcio e fosfato e são eliminadas através do sistema renal.[17-19] Um preenchedor de CaHA altamente viscoelástico usado puro ou levemente diluído fornece correção imediata que é gradualmente seguida pela formação de novo tecido por meio de neocolágeno, produção de elastina, angiogênese.

As propriedades do CaHA conferem-lhe grande versatilidade e adequação para a maioria dos aspectos do rejuvenescimento facial, restauração de volume, contorno e endurecimento da pele. O CaHA diluído 1:1 pode melhorar cicatrizes de acne com ganho de volume mínimo,[20] e o uso hiperdiluído permite que o profissional ofereça aos pacientes um tratamento mais global em vez de preenchimento/volumização local, pois o produto pode se espalhar facilmente na pele, proporcionando firmeza geral da pele com ganhos de volume progressivos, naturais e discretos.

Segundo o consenso, foram estabelecidas as seguintes diretrizes para o tratamento facial com CaHA. O produto pode ser aplicado por retroinjeção com cânulas e técnicas de leque ou "asteriscos" com 2 a 4 pontos de entrada em cada hemiface. Com agulhas, a técnica de palitos paralelos é preferida. Para o tratamento facial, indica-se a diluição de 1:1 (1,5 mL de diluente) e geralmente 1 seringa por sessão.

Para bioestimulação de CaHA, geralmente são recomendadas 2 a 3 sessões espaçadas em intervalos de 1 a 2 meses. Ao usar uma cânula, a quantidade de produto por passagem é em torno de 0,1-0,2 mL, e com agulha é de 0,1 mL, com distância entre as injeções lineares de 2 cm. As cânulas recomendadas são geralmente de calibre 2-25. A aplicação do produto pode ser feita por retroinjeção com cânula em técnica de leque ou asterisco, com 2 a 4 pontos de entrada por face facial, conforme a Figura 4.

A relação entre o tamanho da área a ser tratada e a quantidade de produto utilizada pode variar de acordo com as características dos tecidos locais, características anatômicas e grau de frouxidão local. Geralmente uma seringa (1,5 mL) é usada para tratar uma área de 100-300 cm^2 para tratamentos faciais; a diluição preferencial é 1:1 (1,5 mL de diluente). A diluição do produto pode variar de 1:1 a 1:4 (1,5-6 mL de diluente), geralmente diluições maiores de 1:1 são utilizadas para corpo. Quanto maior a diluição utilizada, menor o efeito volumizador imediato.

O uso de CaHA diluído ou hiperdiluído na face média e inferior é tipicamente um complemento para dar volume e procedimentos de escultura com enchimento viscoelástico. Os consensos recomendam uma "lavagem" na qual produto diluído é colocado no subdérmico imediato no plano e espalhado pelas bochechas e mandíbula. Essa abordagem panfacial aperta a pele sem criar volume e é usada para melhorias na qualidade da pele, em áreas com pele fina ou maior flacidez. A manutenção pode ser feita a cada 12 a 18 meses. Há melhorias na elasticidade da pele com diluição 1:2 e pode ser usado em uma localização mais superficial para alcançar o efeito estético ideal. CaHA diluído usando proporções de 1:1 é recomendado inicialmente; são necessárias 2 a 3 sessões durante o primeiro ano para procedimentos de escultura com enchimento viscoelástico em pescoço e decote. A flexibilidade e o aumento da espessura dérmica se traduzem em bioestimulação. A escolha de pontos de entrada perpendiculares às artérias principais reduz o risco de entrada. O uso de CaHA diluído ou hiperdiluído na face média e inferior é tipicamente um complemento para dar volume.

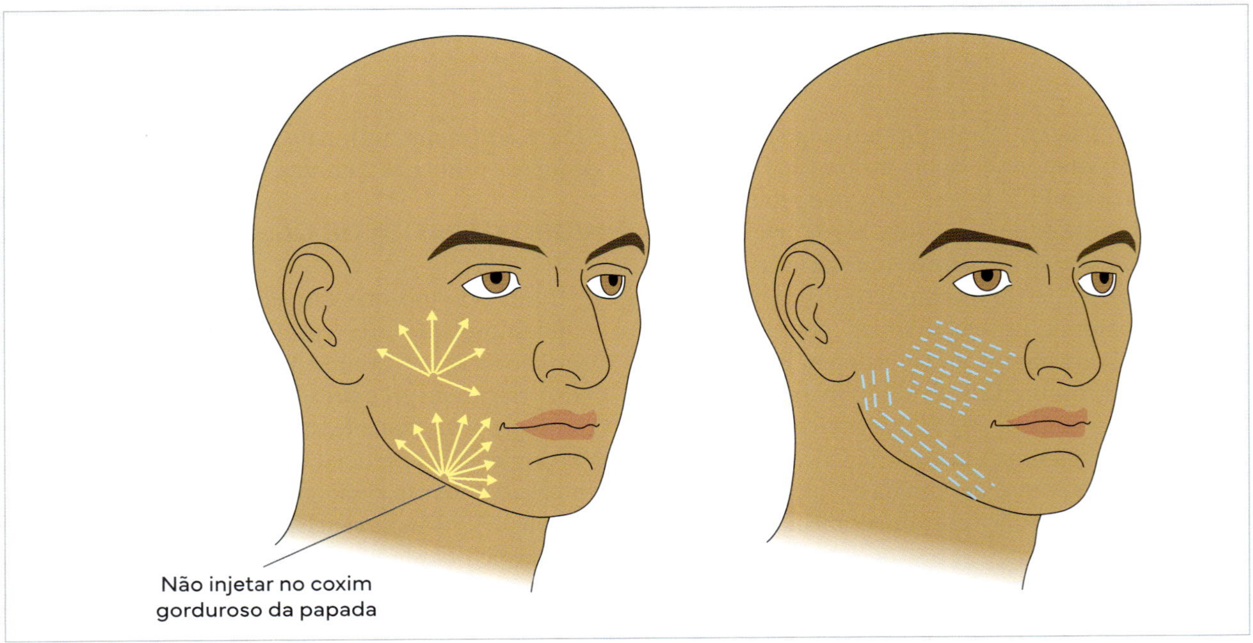

FIGURA 4 Formas de aplicação da hidroxiapatita de cálcio com cânula e com agulha.

Essa abordagem panfacial faz *skin tightning* sem criar volume. Raspando suavemente a parte inferior da derme, suporta bioestimulação. A escolha dos pontos de entrada perpendiculares às artérias principais reduz o risco de acidentes intravasculares. Recomenda-se diluição na proporção 1:1 e as hiperdiluições de 1:2 podem ser usadas para uma colocação mais superficial em áreas de pele fina e de maior flacidez.

REFERÊNCIAS BIBLIOGRÁFICAS

1. Desai M, Gill J, Luke J. Cosmetic procedures in patients with skin of color. J Clin Aesthet Dermatol. 2023 Mar;16(3):37-40.
2. Quiñonez RL, Agbai ON, Burgess CM, Taylor SC. An update on cosmetic procedures in people of color. Part 2: Neuromodulators, soft tissue augmentation, chemexfoliating agents, and laser hair reduction. J Am Acad Dermatol. 2022 Apr;86(4):729-39.
3. Coimbra DD, Amorim AGF. Ácido poli-L-láctico na região medial dos braços. Surg Cosmet Dermatol. 2012;4(2):182-5.
4. Lorenc P. Techniques for the optimization of facial and nonfacial volumization with injectable poly-L-lactic acid Z. Aesth Plast Surg. 2012;36:1222-9.
5. Cunha MG, et al. Poly-L-lactic acid injections in sagging body skin. Surg Cosmet Dermatol. 2016;8(4)322-7.
6. Chen SY, Chen ST, Lin JY, Lin CY. Reconstitution of injectable poly--d,L-lactic acid: Efficacy of different diluents and a new accelerating method. Plast Reconstr Surg Glob Open. 2020 May 18;8(5):e2829.
7. Munia C, Parada M, de Alvarenga Morais MH. Changes in facial morphology using poly-L-lactic acid application according to vector technique: A case series. Clin Aesthet Dermatol. 2022 Jul;15(7):38-42.
8. Jabbar A, Arruda S, Sadick N. Off face usage of poly-L-lactic acid for body rejuvenation. J Drugs Dermatol. 2017 May 1;16(5):489-94.
9. Vleggaar D, Fitzgerald R, Lorenc ZP, Andrews JT, Butterwick K, Comstock J, et al. Consensus recommendations on the use of injectable poly-L-lactic acid for facial and nonfacial volumization. J Drugs Dermatol. 2014;13:s44-51.
10. Haddad A, Menezes A, Guarnieri C, Coimbra D, Ribeiro E, Sarubi J, et al. Recommendations on the use of injectable poly-L-lactic acid for skin laxity in off-face areas. J Drugs Dermatol. 2019 Sep 1;18(9):929-35.
11. Morhenn VB, Lemperle G, Gallo RL. Phagocytosis of diferente particulate dermal filler substances by human macrophages and skin cells. Dermatol Surg. 2002;28(6):484-90.
12. Pitt CG, Gratzl MM, Kimmel GL, Surles J, Schindler A. Aliphatic polyesters II. The degradation of poly (DL-lactide), poly (epsilon-caprolactone), and their copolymers in vivo. Biomaterials. 1981;2(4):215-20.
13. Taylor MS, Daniels AU, Andriano KP, Heller J. Six bioabsorbable polymers: in vitro acute toxicity of accumulated degradation products. J Appl Biomater. 1994;5(2):151-7.
14. Sun H, Mei L, Song C, Cui X, Wang P. The in vivo degradation, absorption and excretion of PCL-based implant. Biomaterials. 2006;27(9):1735-40.
15. Nicolau PJ, Marijnissen-Hofsté J. Neocolagênese após injeção de um preenchedor dérmico à base de policaprolactona em um coelho. Eur Cell Mater. 2013;3(1):19-26.
16. Kim JA, Van Abel D. Neocolagênese em tecido humano injetado com um preenchimento dérmico à base de poli caprolactona. J Cosmet Laser Ther. 2015;17(2):99-101.
17. Loghem JV, Yutskovskaya YA, Philip Werschler W. Hidroxilapatita de cálcio: Mais de uma década de experiência clínica. J Clin Aesthet Dermatol. 2015;8:38-49.
18. Berlin AL, Hussain M, Goldberg DJ. Preenchimento de hidroxiapatita de cálcio para rejuvenescimento facial: Análise histológica e imuno-histoquímica. Dermatol Surg. 2008;34(supl 1):S64-S67.
19. Silvers SL, Eviatar JA, Echavez MI, et al. Estudo prospectivo, aberto, de 18 meses de hidroxilapatita de cálcio (Radiesse) para aumento de tecido mole facial em pacientes com lipoatrofia associada ao vírus da imunodeficiência humana: Durabilidade de um ano. Plast Reconstr Surg. 2006;118(supl):34S-45S.
20. Casabona G. Uso combinado de ultrassom microfocado e preenchimento dérmico de hidroxilapatita de cálcio para o tratamento de cicatrizes atróficas de acne: um estudo piloto. J Cosmet Laser Ther. 2018;5:301-6.

69

Peelings químicos na pele negra

Maria Paulina Villarejo Kede
Erica Rey Goulart Curty

INTRODUÇÃO

O *peeling* químico é um dos procedimentos estéticos mais realizados no Brasil e no mundo. Consiste na aplicação de um ou mais agentes esfoliantes químicos na pele, resultando na destruição de parte da epiderme e/ou derme, seguida de regeneração dos tecidos.

A pele negra possui características especificas que devem ser consideradas ao realizar o procedimento. Pacientes classificados como Fitzpatrick IV-VI podem apresentar diferentes respostas ao *peelings* químicos, e, por isso, é importante selecionar com cautela o agente químico a ser utilizado.

Peelings médios e profundos não são recomendados, devido ao risco consideravelmente elevado de discromias, cicatriz hipertrófica e queloides.

FATORES QUE INFLUENCIAM NA PROFUNDIDADE DOS *PEELINGS*

Os *peelings* químicos são classificados de acordo com a sua profundidade da seguinte forma:

- Muito superficiais: atingem somente a camada córnea (profundidade 0,06 mm).
- Superficiais: atuam em nível epidérmico (profundidade 0,45 mm).
- Médios: induzem necrose da epiderme e de parte ou toda a derme papilar (profundidade 0,6 mm).
- Profundos: levam à necrose de toda a epiderme e derme papilar, estendendo-se até a derme reticular (profundidade 0,8 mm).

Essa classificação orienta a escolha do agente químico de acordo com a profundidade da patologia que se deseja tratar. No entanto, a penetração dos agentes sofre influência de diversos fatores, o que pode alterar as características e influenciar diretamente no nível de profundidade alcançado.

Os principais fatores que influenciam na profundidade dos *peelings são:*

- Características do agente químico:
  - Características físico-químicas.
  - Concentração do ativo esfoliante.
  - Volume aplicado.
  - Veículo.
  - Tempo de duração em contato com a pele (principalmente os alfa-hidroxiácidos).
  - Procedência dos agentes químicos.

- Modo de aplicação:
  - Uso de cotonetes, pincel, dedo enluvado ou gaze.
  - Oclusão ou não da área tratada.
  - Pressão e fricção durante a aplicação dos agentes.
  - Número de camadas aplicadas do agente químico.

- Integridade da epiderme e barreira cutânea:
  - Preparo prévio da pele.
  - Procedimentos anteriores recentes.
  - Uso de isotretinoína oral.
  - Limpeza da pele precedente à aplicação do agente químico.

- Espessura da pele:
  - Fototipo, destacando que a pele negra em geral é mais espessa, o que afeta diretamente a profundidade dos *peelings* químicos, além da melanina atuar como uma barreira protetora natural, dificultando também a penetração dos ativos.
  - Características da pele a ser tratada – fina ou espessa; normal, mista ou oleosa.

- Sítio anatômico a se tratado, considerando principalmente densidade de anexos (áreas faciais x extrafaciais).

A escolha do agente químico e da técnica a ser utilizada depende do objetivo do tratamento e do conhecimento da localização anatômica da lesão a ser tratada. Dessa forma, é possível promover a esfoliação e renovação até a profundidade correta, evitando penetração exagerada e desnecessária.

Ao realizar *peelings* químicos na pele negra, é fundamental considerar as peculiaridades e características específicas dessa pele. A adaptação dos protocolos de tratamento, a seleção criteriosa dos agentes químicos e o ajuste das concentrações utilizadas são medidas essenciais para assegurar resultados satisfatórios e minimizar complicações, como a hiperpigmentação pós-inflamatória. Uma abordagem individualizada e cautelosa é fundamental.

CARACTERÍSTICAS DA PELE NEGRA E CUIDADOS ESPECIAIS

A pele negra apresenta características únicas e peculiares que a distinguem das demais. Entre essas particularidades, destacam-se o maior risco de hiperpigmentação pós-inflamatória e discromias, bem como a tendencia à formação de queloides e cicatriz hipertrófica. Diversos fatores justificam essas predisposições:

- Hiperpigmentação pós-inflamatória e discromias: a pele negra apresenta uma resposta inflamatória mais exuberante e isso se deve, parcialmente, à ativação de genes específicos relacionados à produção de citocinas pró-inflamatórias e maior atividade dos melanócitos. O processo inflamatório, mesmo quando programado como nos *peelings* químicos, provoca um aumento na produção e distribuição de melanina, resultando em hiperpigmentação.
- Queloide e cicatriz hipertrófica: a produção exagerada de fibras colágenas e elastina após um trauma é mais comum na pele negra, além de apresentar resposta inflamatória mais intensa e duradoura devido à ativação de genes específicos associados à produção de mediadores inflamatórios.

Embora o número de melanócitos não varie de acordo com o fototipo, a pele negra possui maior quantidade de melanina. Esse pigmento confere proteção contra a radiação ultravioleta, que por sua vez resulta em menos fotoenvelhecimento e rítides. Portanto, *peelings* médios e profundos, que têm como indicação principal tratar o fotoenvelhecimento (ceratoses, rugas mais pronunciadas...) geralmente não proporcionam benefícios adicionais para esses pacientes, além do risco de complicações mencionadas anteriormente.

Compreender essas bases genéticas e biológicas é essencial para uma abordagem personalizada no tratamento dermatológico dos pacientes de pele negra, permitindo a minimização de complicações e a obtenção de resultados estéticos e de saúde cutânea satisfatórios.

PRINCIPAIS INDICAÇÕES NA PELE NEGRA

A pele negra apresenta características específicas que a tornam suscetível a certas condições dermatológicas, como acne vulgar, discromias (como melasma) e hiperpigmentação pós-inflamatória, além de produção excessiva de sebo e foliculite.

Os *peelings* químicos superficiais podem ser utilizados como parte de um tratamento abrangente para acne vulgar, auxiliando no controle da produção de sebo, desobstrução dos poros, redução da inflamação e minimização da hiperpigmentação pós-inflamatória associada à acne.

O melasma, uma das queixas mais comuns nessa população, pode ser classificado como epidérmico, dérmico ou misto, de acordo com a profundidade do pigmento. Agentes como ácido retinoico, glicólico e mandélico são eficazes e seguros na redução da pigmentação e promoção de um tom de pele mais uniforme.

A hiperpigmentação pós-inflamatória resultante de lesões, traumas e procedimentos dermatológicos também pode se beneficiar de *peelings* superficiais, como os mencionados. A esfoliação química promove remoção das células hiperpigmentadas e estimula renovação celular, resultando em uma pele mais clara e uniforme.

Peelings químicos que contêm ácido salicílico podem ajudar a regular a produção de sebo, controlando a oleosidade e reduzindo poros dilatados.

A pele negra tem maior predisposição à foliculite por conta de fatores como a curvatura dos folículos pilosos e resposta inflamatória exacerbada. Os *peelings* químicos, em especial os que contêm ácido salicílico e glicólico, podem ser úteis no tratamento, reduzindo a inflamação, controlando a produção de sebo e promovendo a desobstrução do óstio dos folículos.

Os *peelings* químicos representam uma abordagem terapêutica eficaz e versátil para tratar uma variedade de condições dermatológicas na pele negra. É importante ressaltar que a escolha dos *peelings* químicos e o protocolo de tratamento devem ser personalizados, levando em consideração as peculiaridades da pele negra, como a maior predisposição à hiperpigmentação e às cicatrizes.

CONTRAINDICAÇÕES

Os *peelings* químicos possuem contraindicações absolutas e relativas que devem ser consideradas antes da realização do procedimento.

Existem poucas contraindicações absolutas aos *peelings* químicos, pois a esfoliação superficial pode ser bem tolerada com pouco risco por quase todos os pacientes, de todos os tipos de pele. A presença de infecção ativa na área a ser tratada é uma contraindicação absoluta. Embora a gestação e a lactação não sejam absolutamente contraindicadas, não se conhece o perfil de segurança nessa população devido à falta de evidências científicas. Indivíduos com história prévia de cicatrizes hipertróficas ou queloides têm maior risco de desenvolver essas complicações após um *peeling* profundo, em comparação com um de média profundidade.

No que se refere às contraindicações relativas, incluem-se pacientes com pele sensível e rosácea, que podem apresentar uma resposta inflamatória exacerbada aos agentes químicos. Também é importante avaliar o uso de medicamentos fotossensibilizantes, como certos antibióticos e retinoides orais, que podem aumentar a sensibilidade da pele à luz solar. Nesses casos, pode ser necessário suspender o uso desses medicamentos e adotar medidas de proteção adicionais para proteger a pele da radiação após o procedimento.

Pacientes com histórico de distúrbios pigmentares, como vitiligo, devem ser avaliados com cautela, pois essas condições podem ser exacerbadas após o procedimento.

É fundamental que o dermatologista avalie cada paciente individualmente, levando em consideração seu histórico médico, tipo de pele, condições preexistentes e expectativas de resultado. Essa avaliação criteriosa ajudará a determinar se o paciente é um candidato adequado para realizar um *peeling* químico, além de auxiliar na escolha do tipo de *peeling* e na concentração dos agentes químicos mais adequados para cada caso. A segurança e a eficácia do procedimento dependem de uma avaliação cuidadosa e da seleção adequada dos pacientes.

PREPARO DA PELE

O preparo da pele, quando necessário, deve ser iniciado pelo menos 2 semanas antes do procedimento. *Peelings* superficiais dispensam o preparo da pele, mas os de demais profundidades exigem preparo proporcional à profundidade pretendida.

Os objetivos do preparo incluem uniformizar a penetração dos agentes químicos, reduzir o tempo de recuperação da pele e acelerar o processo de cicatrização, além de diminuir o risco de hiperpigmentação pós-inflamatória.

Utilizam-se fórmulas de uso diário domiciliar contendo substâncias como: ácido retinoico, ácido glicólico e ácido ascórbico, além de fotoprotetores e agentes clareadores, visando reduzir o risco potencial de hiperpigmentação pós-inflamatória. Pacientes devem ser instruídos a interromper por 3 a 5 dias o uso de retinoides tópicos ou demais agentes químicos esfoliantes de uso domiciliar.

Em caso de história positiva para infecção por herpes simplex, deve-se avaliar a indicação de profilaxia com antiviral oral (valaciclovir ou aciclovir).

TABELA 1 Agentes utilizados em *peelings* superficiais, com suas correspondentes concentrações e veículos disponíveis

Agente químico	Concentração	Veículo
Ácido retinoico/tretinoína	5 a 12%	Loção, gel, creme, propilenoglicol ou polietilenoglicol (PEG). Existem preparações em neutrocolor/*peeling* tonalizado, o que confere aspecto cosmético mais agradável, entretanto reduz a sua eficácia, segundo observação dos autores
Ácido glicólico (AHA)	40 a 70%	Gel
Ácido salicílico (BHA)	30%	Loção aquosa (alcoólica)
Ácido mandélico (AHA)	30 a 50%	Gel fluido
Ácido tioglicólico	5 a 15%	Gel base
Solução Jessner	Ácido salicílico 14% Ácido lático 14% Resorcina 14%	Etanol

PEELINGS SUPERFICIAIS

Como atingem apenas a epiderme, os melhores resultados são obtidos com aplicações sequenciais, com intervalos curtos (quinzenal, em caso de *peelings* faciais; mensal, em caso de *peelings* extrafaciais).

A intensidade e o tempo de descamação variam de acordo com o preparo e a espessura da pele, além do tempo de permanência do ácido. De maneira geral, a descamação esperada é fina, clara e não interfere na rotina do paciente.

Imediatamente antes da aplicação do agente químico, a pele deve ser higienizada, utilizando agentes desengordurantes, como álcool ou acetona.

Os cuidados pós-*peeling* envolvem a suspensão temporária, de 1 a 3 dias, do tratamento domiciliar de rotina, além da orientação do uso diário de fotoprotetores.

Ácido retinoico/tretinoína

Utilizado em concentrações que variam de 5-12%.

Manipulado em veículo gel, loção, creme, propilenoglicol ou polietilenoglicol com ou sem tonalização neutrocolor.

Obs.: as preparações tonalizadas (neutrocolor) conferem melhor aspecto cosmético, embora possuam menor eficácia, de acordo com a observação do autor.

- Indicações: fotoenvelhecimento cutâneo leve e moderado, acne, melasma, cicatrizes superficiais e HIP. Contraindicado para gestantes.
- Guia de aplicação: aplicar uma fina camada uniforme do agente químico sobre a pele limpa e desengordurada, utilizando dedo enluvado, cotonete ou gaze, dependendo do veículo utilizado. O número de camadas não afeta aa penetração, mas o tempo de permanência influencia o resultado final. Ao final do tempo proposto de tratamento, remover o agente com água corrente e sabonete ou loções suaves de limpeza.
- Tempo de permanência:
  - Fototipo I-II: 2 a 4 horas.
  - Fototipo III-IV: 4 a 6 horas.
  - Fototipo V-VI: 6 a 8 horas.
- Periodicidade: aplicações seriadas, quinzenais ou mensais.
- Complicações: ocasionalmente podem ocorrer erupção acneiforme e queratite superficial.

Ácido salicílico

O ácido salicílico, um beta-hidroxiácido com ação queratolítica, pode ser utilizado para promover *peelings* superficiais ou muito superficiais. É formulado em concentrações de 20 e 30%, em solução alcoólica ou polietilenoglicol. É contraindicado em pacientes alérgicos ao ácido salicílico.

- **Indicações:** acne inflamatória e comedões, melasma e hiperpigmentação pós-inflamatória (em combinação com *peelings* clareadores na mesma sessão) em pacientes de fototipos mais altos.
- **Guia de aplicação: recomenda-se aplicar** o agente químico sobre a pele desengordurada e limpa, utilizando gaze, cotonete ou aplicador com ponta de algodão. Aplicar de 1 a 4 camadas com intervalos curtos, até que a pele apresente uma coloração branca uniforme, indicando a deposição do ácido salicílico, uma vez que o veículo é volátil e evapora (não é considerado *frosting* verdadeiro). Durante a aplicação, pode ocorrer uma sensação rápida e transitória de ardência. É importante evitar abanar ou utilizar ventiladores, pois pode causar evaporação precoce da porção líquida e resultar em menor penetração do ácido, além de liberar partículas irritantes no ar. O número de camadas aplicadas não é relevante devido à penetração limitada. Remover com água após 5 a 10 minutos.
- **Periodicidade:** aplicações seriadas quinzenais ou mensais.
- **Complicações:** salicilismo (evitar aplicação em áreas muito extensas).

Ácido glicólico

O ácido glicólico é um alfa-hidroxiácido derivado da cana-de-açúcar ou sintetizado a partir do formaldeído, indicado para *peelings* superficiais.

É formulado em concentrações de 30% e 70%, tamponado a um pH 2,75, em solução aquosa ou mistura de água, álcool e propilenoglicol, ou ainda gel, o que facilita a aplicação. O pH da solução é relevante, pois quanto menor o pH, maior a chance de penetração irregular, atingindo profundidades maiores em áreas mais sensíveis. No pH de 2,75, aproximadamente 48% dos ácidos estão livres, o que aumenta a segurança e garante uma penetração mais uniforme.

O ácido glicólico causa epidermólise em um período que varia de 3 a 7 minutos, variando de acordo com a concentração do ácido, pH (biodisponibilidade), grau de tamponamento ou neutralização, veículo de formulação, condições da pele previamente à aplicação, volume aplicado e tempo de permanência do agente sobre a pele.

Não causa toxicidade sistêmica.

- **Indicações:** fotoenvelhecimento leve, acne, HIP irregular e hidratação.
- **Guia de aplicação:** aplicar o agente químico sobre a pele limpa e desengordurada, utilizando cotonete ou aplicador com ponta de algodão. O ácido glicólico apresenta penetração muito variável, e por isso é crucial monitorar atentamente o tempo de contato do agente químico com a pele do paciente. Observar atentamente os sinais de eritema, o que pode ser desafiador em pacientes de fototipo mais alto, além de branqueamento local. O tempo de permanência do ácido na pele pode variar entre 6 e 12 minutos, e deve ser suficiente para induzir eritema, sem o aparecimento do *frosting*, que pode sinalizar a possibilidade de cicatrizes. A neutralização deve ser realizada imediatamente após visualização de eritema uniforme, utilizando uma solução de bicarbonato de sódio a 10% ou enxaguando abundantemente com água corrente.
- **Periodicidade:** aplicações seriadas, quinzenais ou mensais.
- **Complicações:** infecções, eritema persistente, sensibilidade ao sol, hiperpigmentação pós-inflamatória e cicatrizes (raras).

Ácido mandélico

O ácido mandélico é um alfa-hidroxiácido obtido através da hidrólise do extrato de amêndoa amarga.

Utilizado em *peelings* superficiais em concentrações que variam de 30 a 50%, formulado em um veículo gel fluido. Devido ao seu maior peso molecular em comparação ao ácido glicólico, o ácido mandélico penetra de forma mais lenta, uniforme e superficial na pele. Estudos sugerem que o mandélico é mais seguro e menos irritativo em comparação ao glicólico.

Frequentemente, o ácido mandélico é combinado ao ácido salicílico em formulações de *peeling*. O ácido salicílico (beta-hidroxiácido), em concentrações de 15 a 20%, atua de forma sinérgica com o mandélico de 10 a 20%. Enquanto o ácido mandélico penetra gradualmente na epiderme, o ácido salicílico possui uma penetração mais rápida, oferecendo benefícios adicionais na prevenção da hiperpigmentação pós-inflamatória. Essa combinação de agentes químicos é particularmente indicada para peles sensíveis, especialmente em indivíduos de pele negra.

- **Indicações**: tratamento da acne, cicatrizes pós-acne, discromias, como melasma, e hiperpigmentação pós-inflamatória. Apresenta excelentes resultados na abordagem da acne ativa e da hiperpigmentação pós-acne.
- **Guia de aplicação:** aplicar o *peeling* sobre a pele limpa e desengordurada, utilizando um cotonete ou aplicador com ponta de algodão. Deixe agir por 20 minutos e, em seguida, remova com água corrente.
- **Periodicidade:** aplicações seriadas, quinzenais ou mensais.

Ácido tioglicólico

O ácido tioglicólico é uma substância altamente solúvel em água, álcool e éter, que sofre oxidação facilmente. Atua como quelante de ferro da hemossiderina, devido à presença do grupo tiólico em sua estrutura. Além disso, possui um odor característico bastante pronunciado.

Para *peelings* superficiais, é formulado em concentrações que variam de 5% a 15%, utilizando um veículo em gel.

- **Indicações:** tratamento de hipercromias secundárias ao depósito de hemossiderina, como na dermatite ocre (concentrações de 5-12%) e na hipercromia constitucional periocular (concentração de 10%).
- **Guia de aplicação:** recomenda-se aplicar o *peeling* sobre a pele limpa e desengordurada, utilizando um cotonete ou aplicador com ponta de algodão, nos locais a serem tratados, como pálpebras superiores e inferiores, respeitando os limites da unidade estética. Para hipercromias perioculares (olheiras) com depósito de melanina e hemossiderina, aplicam-se de 1 a 5 camadas, dependendo da tolerância do paciente. Na primeira sessão, o tempo de permanência do ácido é de 2 minutos e, a cada nova sessão, aumenta-se em 3 minutos o tempo de exposição, até atingir um tempo total de 15 minutos. Ao final de cada sessão, remove-se o produto com gaze embebida em água. É possível que ocorra um leve desconforto e eritema durante o procedimento.
- **Periodicidade**: recomendam-se 5 sessões com intervalos quinzenais para alcançar resultados satisfatórios.
- **Efeitos colaterais:** os mais comuns são eritema, crostas e edema palpebral.

Solução de Jessner

A solução é composta por:

- Ácido salicílico: 14 g.
- Resorcina: 14 g.
- Ácido lático (85%): 14 g.
- Etanol qsp: 100 mL.

É importante realizar o armazenamento em um frasco âmbar e bem vedado.

O mecanismo de ação da solução de Jessner baseia-se nas propriedades queratolíticas do ácido salicílico e da resorcina, bem como na ação de epidermólise do ácido lático. A profundidade de penetração varia de acordo com o número de camadas aplicadas e a forma de aplicação, tornando-o um agente químico controlável com possibilidade de se comportar como um *peeling* superficial ou médio.

Os estágios de penetração, em ordem crescente de profundidade, são: eritema discreto, eritema vermelho brilhante, pontos finos de branqueamento e *frosting* verdadeiro de cor branca pálida. É importante distinguir o verdadeiro *frosting*, que ocorre devido à coagulação tecidual, do branqueamento que ocorre pela precipitação e depósito de sais de ácido salicílico na pele, sendo este último facilmente removido com uma gaze ou algodão embebido em água.

Os níveis de profundidade aumentam de acordo com a sobreposição de camadas aplicadas:

- Nível I: aplicação de 1 camada. Ocorre um leve eritema e floculação esbranquiçada na superfície, como um pó, que é facilmente removido.
- Nível II: aplicação de 2 a 3 camadas. Observa-se um eritema mais intenso e *frosting* pontilhado. Pode ocasionar sensação de queimação e ardor discretos a moderados.
- Nível III: aplicação de 3 ou 4 camadas. Provoca eritema acentuado, com áreas de *frosting* e ardor moderado.

Alergia a um dos componentes da solução de Jessner pode ser evidenciada por um edema desproporcional à intensidade do *peeling*.

- **Indicações:** acne comedoniana, melasma, hiperpigmentação resistente e fotoenvelhecimento leve. Pode ser combinado ao *peeling* de ácido tricloroacético (TCA/ATA) e ao 5-fluorouracil, sendo a solução de Jessner aplicada antes desses agentes. É excelente para tratar áreas extrafaciais com discromias, melanoses e queratoses.
- **Guia de aplicação:** a penetração da solução varia de acordo com o número de camadas aplicadas e a forma de aplicação. Portanto, o guia de aplicação pode variar. De uma maneira geral, recomenda-se aplicar o agente químico sobre a pele limpa e desengordurada, com auxílio de um cotonete ou aplicador com ponta de algodão. Aplicam-se de 1 a 4 camadas uniformes com intervalos rápidos de cerca de 3 minutos, até obter um eritema homogêneo (*end point* desejado). O procedimento pode causar ardor e queimação transitórios. É importante destacar que a solução de Jessner pode causar sensibilização e toxicidade devido ao resorcinol e/ou ácido salicílico.
- **Complicações:** reações alérgicas (menos de 0,1%), dermatite de contato e eritema persistente (raro). Existe o risco de toxicidade sistêmica pelo resorcinol e ácido salicílico, portanto, não deve ser aplicado em áreas muito extensas.

PEELINGS MÉDIOS E PROFUNDOS

De acordo com os autores, os *peelings* químicos médios e profundos devem ser evitados em pacientes de pele negra devido às características únicas dessa pele e ao risco considerável de complicações. A pele negra apresenta uma maior propensão à hiperpigmentação pós-inflamatória, discromias, formação de queloides e cicatrizes hipertróficas. Além disso, é importante considerar que a pele negra naturalmente possui menor incidência de rítides, flacidez e melanoses, o que reduz os benefícios potenciais desses tipos de *peelings*.

Os *peelings* médios e profundos envolvem a destruição de camadas mais profundas da pele, desencadeando uma resposta inflamatória exacerbada em pacientes de fototipos IV-VI. Essa resposta inflamatória aumentada está associada à produção de mediadores inflamatórios, resultando em uma maior produção e distribuição de melanina, além de ocasionar um período de recuperação prolongado e desconfortável.

A pele negra possui uma quantidade maior de melanina, que confere proteção contra a radiação ultravioleta e resulta em menos fotoenvelhecimento, rítides e flacidez cutânea. Portanto, os *peelings* médios e profundos, que têm como objetivo principal tratar esses sinais de envelhecimento cutâneo, geralmente não proporcionam benefícios adicionais significativos para pacientes de pele negra.

Dessa forma, ao planejar um tratamento com *peelings* químicos em pacientes de pele negra, é fundamental adotar uma abordagem cautelosa e individualizada. Recomenda-se priorizar *peelings* superficiais, que apresentam menor risco de complicações pigmentares e cicatriciais. Esses *peelings* permitem uma esfoliação controlada da epiderme, promovendo resultados satisfatórios e minimizando o risco de efeitos indesejados, enquanto preservam as características favoráveis da pele negra.

COMPLICAÇÕES

O risco de complicações aumenta proporcionalmente à profundidade do *peeling*. Nos *peelings* superficiais geralmente as complicações são de natureza pigmentar, nos de média profundidade podem ocorrer cicatrizes, e nos profundos até reações sistêmicas.

A remoção prematura da camada de pele que se solta após o *peeling* químico expõe prematuramente um tecido imaturo e frágil e aumenta a suscetibilidade a infecções, eritema persistente, hiperpigmentação pós-inflamatória e fibrose.

- Complicações pigmentares:
  - Hipopigmentação: mais comum em *peelings* médios e profundos, uma vez que à medida que a descamação se aprofunda, o grau de clareamento e de hipopigmentação aumenta pela destruição de melanócitos.
  - Hiperpigmentação pós-inflamatória: os principais fatores de risco associados são fototipos elevados de pele e exposição solar inadvertida após realização do *peeling* químico. A pigmentação pode surgir no pós-*peeling* imediato (4 a 5 dias após) ou tardiamente, após 1 a 2 meses.
  - Eritema: algum grau de eritema é comum em todo *peeling*, ainda que possa ser mais difícil observar em pacientes de pele negra. Alguns pacientes podem apresentar áreas vermelho-brilhantes no início, em geral, elas tornam-se mais rosadas em 7 a 14 dias. O eritema que persiste por mais de 3 semanas pode ser um sinal de alerta para uma cicatrização inadequada. O tratamento deve ser feito com corticosteroides tópicos de alta potência, fitas adesivas de corticosteroides e curativos de silicone, pois a área pode se tornar endurecida, evoluindo para cicatrização hipertrófica e fibrose.
  - *Flushing* persistente.
  - Equimoses.
  - Linha de demarcação.
  - Acentuação de nevos.
- Complicações cicatriciais:
  - Queloides.
  - Cicatriz hipertrófica.
  - Cicatriz atrófica.
  - Necrose.
  - Alterações estruturais: ectrópio e eclábio, por exemplo.
- Complicações infecciosas:

  As infecções associadas aos *peelings* são infrequentes e aumentam com a profundidade dos *peelings*. Descamações mais profundas, que formam crostas, são mais propensas à colonização de bactérias.

  Na suspeita de infecções, deve-se solicitar sempre cultura e coloração pelo Gram, a fim de identificar o agente envolvido. Infecções herpéticas podem ser desencadeadas pelo trauma da descamação e a sua característica mais marcante é a dor. Alguns autores defendem que "até que se prove o contrário, a dor é igual a herpes no *peeling*". Nesses casos, a infecção se manifesta com áreas erosadas e sem vesículas.

- Bacterianas: *Staphylococcus, Streptococcus, Pseudomonas,* síndrome do choque tóxico.
- Virais: herpes simples, verrugas.
- Fúngicas: *Candida albicans.*

Os efeitos adversos mais comuns incluem eritema persistente, sensação de queimação, hiperpigmentação pós-inflamatória, reativação de herpes simplex vírus. Outras complicações são hipopigmentação, cicatriz hipertrófica e queloide.

CONCLUSÃO

Ao considerar a realização de *peelings* químicos na pele negra, é essencial levar em conta as características peculiares desse tipo de pele. A seleção adequada dos agentes químicos, a compreensão dos fatores que influenciam a penetração e os cuidados pós-procedimento são cruciais para obter resultados satisfatórios e evitar complicações. Com uma abordagem personalizada e atenta, os *peelings* químicos podem ser uma opção segura e eficaz para melhorar a saúde e a aparência da pele negra.

BIBLIOGRAFIA SUGERIDA

1. Kede, MPV, Sabatovich, O. Dermatologis estética. 4. ed. Atheneu; 2022.
2. Taylor SC. Treatments for skin of colour. Nova Iorque: Springer; 2009.
3. Callender VD, Baldwin H, Cook-Bolden FE, Alexis AF, Stein Gold L, Guenin E. Effects of topical retinoids on acne and post-inflammatory hyperpigmentation in patients with skin of color: A clinical review and implications for practice. Am J Clin Dermatol. 2022;23(1):69-81.
4. Moolla S, Miller-Monthrope Y. Dermatology: How to manage facial hyperpigmentation in skin of colour. Drugs Context. 2022;11:2021-11-2.
5. How KN, Lim PY, Wan Ahmad Kammal WSL, Shamsudin N. Efficacy and safety of Jessner's solution peel in comparison with salicylic acid 30% peel in the management of patients with acne vulgaris and postacne hyperpigmentation with skin of color: A randomized, double-blinded, split-face, controlled trial. Int J Dermatol. 2020;59(7):804-12.

6. Chiang C, Ward M, Gooderham M. Dermatology: How to manage acne in skin of colour. Drugs Context. 2022;11:2021-10-9.
7. Sahu P, Dayal S. Most worthwhile superficial chemical peel for melasma of skin of color: Authors' experience of glycolic, trichloroacetic acid, and lactic peel. Dermatol Ther. 2021.
8. Castillo DE, Keri JE. Chemical peels in the treatment of acne: Patient selection and perspectives. Clin Cosmet Investig Dermatol. 2018;11:365-72.

70

Indução percutânea de colágeno com agulhas (IPCA®)

Emerson Lima
Mariana Andrade Lima

INTRODUÇÃO

A melanina é o maior determinante da cor da pele e sua concentração em melanossomos das peles morenas chega a ser o dobro quando comparadas a peles claras. Cogita-se também um aumento da atividade da tirosinase, produzindo mais melanina e apresentando uma resposta particular à exposição UV. Quando vamos fazer uma intervenção em pacientes afrodescendentes, a diferença mais significativa em relação aos caucasianos, por exemplo, é a quantidade de melanina. Essa peculiaridade da pele étnica exige uma atenção especial do médico dermatologista ao escolher um tratamento para cicatrizes, estrias, celulite, rugas, flacidez e clareamento de manchas, assim como cuidados redobrados no preparo, durante o tratamento e no pós-procedimento para evitar complicações. Em um país miscigenado como o Brasil, em que a grande maioria da população apresenta uma multiplicidade étnica, as intervenções sempre estarão sujeitas a efeitos inesperados mesmo naquelas peles que julguemos menos sujeitas a complicações. A mais clássica classificação de fototipos idealizada por Thomas Fitzpatrick (I-VI) não atende a amplitude de diferenças étnicas que tratamos no Brasil. Diante disso, consideramos que procedimentos que preservem o reservatório de melanina da pele, a epiderme, oferecem menos riscos de efeitos adversos.

Os procedimentos ablativos que removem totalmente a epiderme comumente oferecem riscos sabidamente maiores à pele étnica de discromias e cicatrizes e devem ser avaliados com muita parcimônia. Esse alerta também é valido para tecnologias com luzes. As intervenções atuais buscam um dano fracionado da pele, permitindo que a microrregião adjacente ao trauma mantenha-se íntegra, favorecendo um tempo de recuperação mais curto e um risco diminuído de complicações. O *laser* de CO_2 fracionado é um exemplo dessa proposta, mas pelo aquecimento que oferece, está sujeito a desencadear discromias. A Indução Percutânea de Colágeno com Agulhas (IPCA®) chega trazendo uma proposta de estímulo na produção de colágeno, sem provocar a desepitelização observada nas técnicas ablativas e sem trazer o aquecimento das luzes. A epiderme e a derme são perfuradas, mas não removidas. A Figura 1 apresenta um paciente afrodescendente com cicatrizes deprimidas não distensíveis, de difícil condução, tratado com sessão única de IPCA®, injúria profunda (Classificação de Injúria de Emerson Lima, 2013). Na Figura 2, o mesmo paciente 4 anos após a intervenção, evidenciando manutenção dos resultados. Rugas profundas resultantes da evolução da elastose na pele fotoenvelhecida, que muitas vezes se comportam como cicatrizes profundas difíceis de serem tratadas, podem também ser melhoradas pelas agulhas. As microagulhas rompem a rigidez e o enrijecimento vistos frequentemente em rugas profundas estáticas como as observadas na região perioral, fronte e região periorbital, especialmente em indivíduos com pele espessa e seborreica, bem como em tabagistas. Nos casos de lesões cicatriciais, essas agulhas geram micropunturas no fundo das cicatrizes, modificando sua superfície, desestruturando o colágeno anormal, favorecendo uma neovascularização e neoangiogênese, assim como agem as microagulhas. As cicatrizes deprimidas, mesmo as mais largas e mais profundas, responderão às agulhas. Quanto mais superficiais e estreitas forem, melhor o resultado terapêutico obtido. O descolamento do fundo de cicatrizes e rugas mais profundas pode requerer, algumas vezes, a associação de outras intervenções.

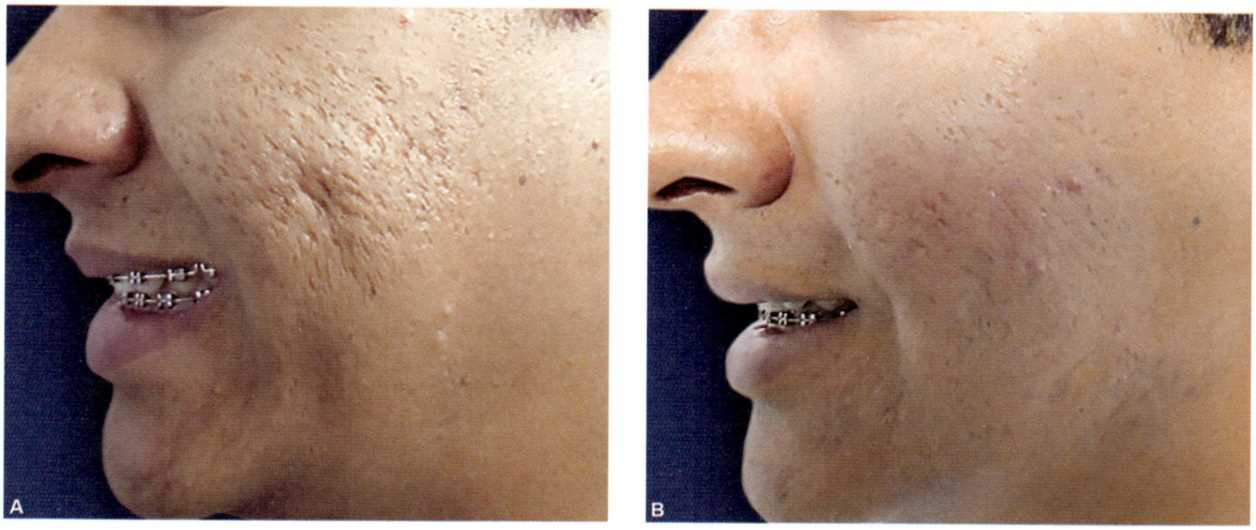

FIGURA 1 Paciente (A) antes e (B) após 30 dias do tratamento com IPCA®.

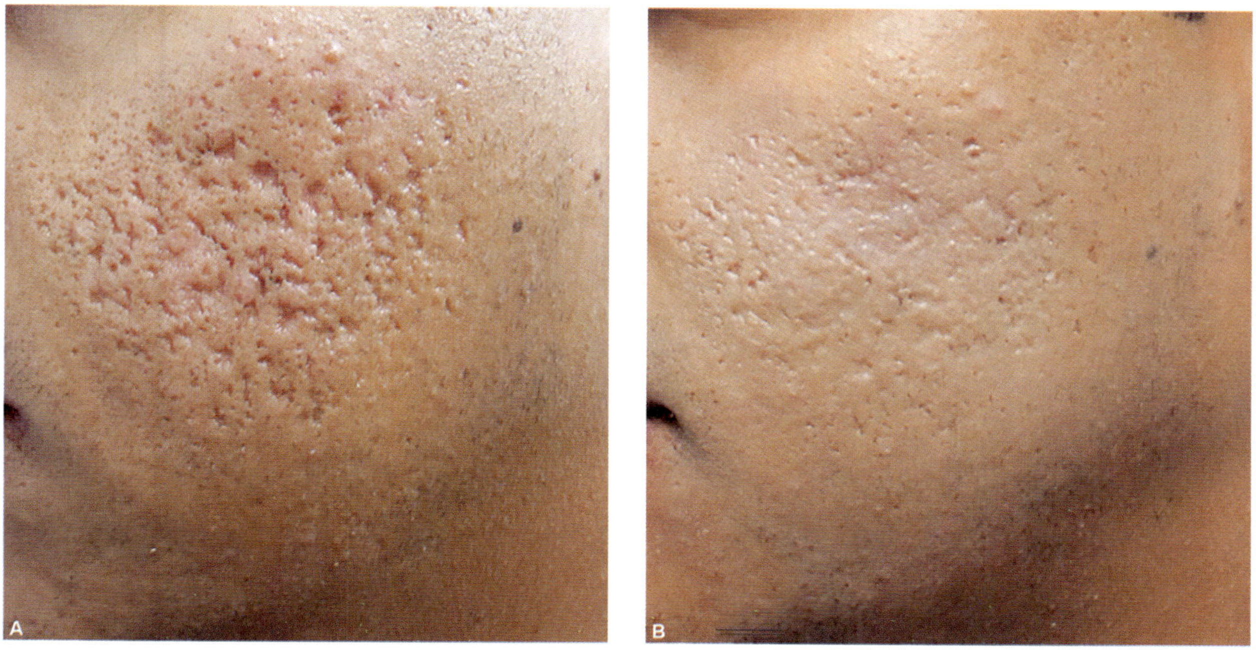

FIGURA 2 Paciente (A) antes e (B) após 4 anos do tratamento com IPCA®.

APLICABILIDADE DA IPCA® NAS CICATRIZES

A IPCA® pode ser executada fundamentada em protocolos que proponham uma injúria moderada ou profunda, segundo classificação de Emerson Lima (2015) que relaciona comprimento da agulha do rolê ao *end point* que o operador deseja atingir. Para correção de cicatrizes, o autor propõe o comprimento de 2,5 mm, objetivando uma púrpura uniforme. Devem ser consideradas as variáveis relacionadas a seguir.

Espessura da pele

As peles muito finas irão oferecer menos resistência a comprimentos de agulhas menores, quando comparadas às peles espessas. Porém, frequentemente pacientes com cicatrizes de acne apresentam a pele espessa, daí a recomendação de comprimento de 2,5 mm. Esses indivíduos comumente apresentam reentrâncias que dificultam o rolamento das microagulhas e, consequentemente, comprometem a uniformidade da sua penetração, observando-se uma redução de até

50% de penetração do comprimento total, quando a técnica não é devidamente executada. Nos indivíduos mais velhos, quanto mais elástica a pele, maior a evidência à resistência. Nos tabagistas observamos esse mesmo processo e, para compensar e vencer essa resistência, muitas vezes o operador impõe força exagerada ao instrumento, podendo traumatizar estruturas nervosas ou vasculares, e não alcançar o efeito esperado. Portanto, recomendamos que o vetor da força que imprimimos ao rolo sempre tangencie o plano horizontal que estamos trabalhando e nunca esteja perpendicular a essa superfície.

Característica das cicatrizes

Quanto mais profunda a cicatriz, maior o desafio. As cicatrizes em que a epiderme foi totalmente destruída com perda de melanina e resultam em cicatriz atrófica também são mais difíceis de tratar. As lesões da face são mais responsivas à IPCA®, quando comparadas àquelas encontradas no peito ou dorso; estas últimas necessitam de mais intervenções para oferecerem o mesmo resultado das primeiras. Cicatrizes localizadas em áreas mais oleosas, na experiência do autor, oferecem melhor resposta ao tratamento, quando comparadas àquelas dispostas em regiões com menos glândulas seborreicas. Isso é um diferencial da IPCA®, técnica que apenas agulha a pele, sem gerar uma solução de continuidade linear. Nesta última, o alargamento e, muitas vezes, a piora da cicatriz é evidenciada, mais comumente em peles oleosas.

Flacidez e comprimento de agulha

A flacidez da face é mais facilmente tratada do que a flacidez corporal. O coxim adiposo mais espesso no corpo oferece um amortecimento da penetração da agulha, resultando em maior resistência. As eminências ósseas da face funcionam como superfície de apoio, o que facilita a introdução das agulhas.

Injúria profunda

É proposta quando o objetivo é extrair o máximo dessa intervenção em um único procedimento. Comumente, uma abordagem utilizando-se comprimento de agulha de 2,5 mm sob anestesia infiltrativa propicia um ganho cosmético compatível com as expectativas do paciente e do dermatologista. Porém, caso se deseje realizar uma segunda intervenção, é prudente aguardar pelo menos 45 dias para a estabilização dos resultados. A Figura 3A apresenta claramente, com o *end point*, a diferença entre uma técnica ablativa, e a IPCA® (Figura 3B). Observe que a primeira apresenta a exposição da derme às custas da desepitelização, enquanto a segunda apresenta uma púrpura uniforme secundária a milhares de microperfurações, sem que a epiderme tenha sido removida. Na Figura 4 há uma melhoria de cicatrizes deprimidas de acne, difíceis de tratar, após uma única sessão de IPCA® injúria profunda, passados 4 anos da intervenção, demonstrando a sustentação dos resultados com a técnica executada seguindo o protocolo do autor. A Figura 5 apresenta

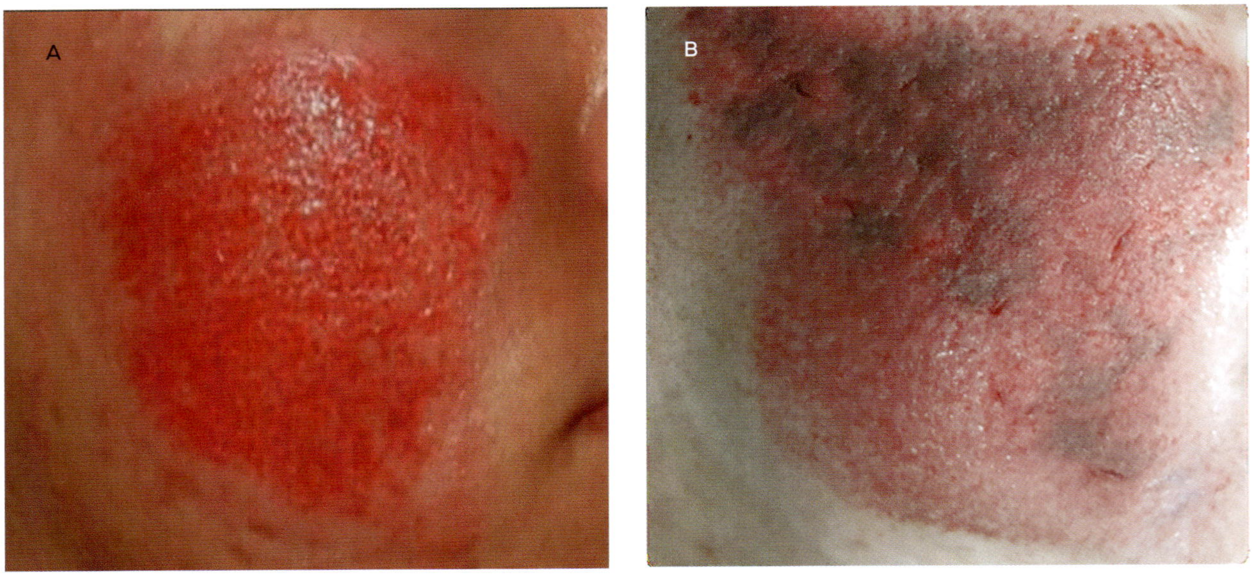

FIGURA 3 Paciente (A) pós-abrasão cirúrgica. (B) Paciente pós-IPCA®, injúria profunda.

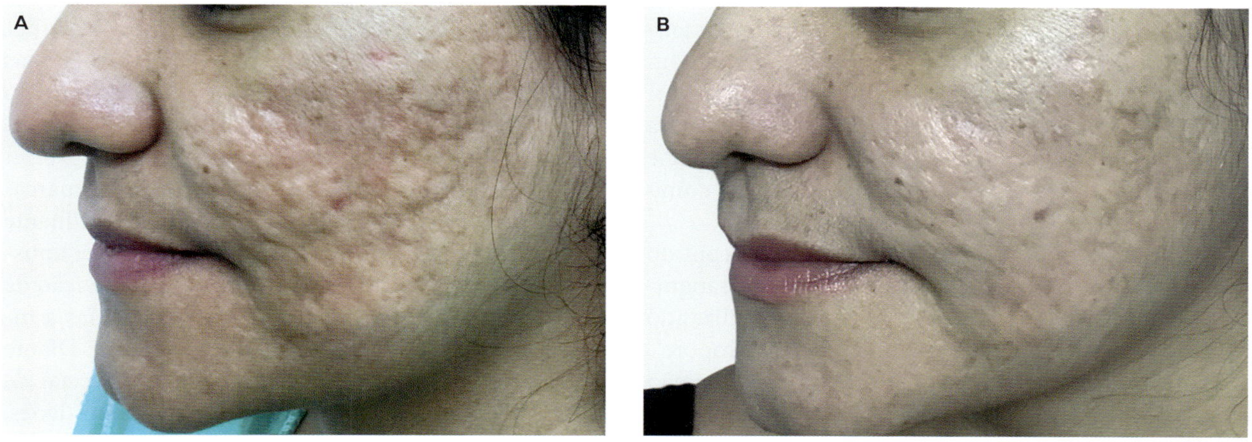

FIGURA 4 Paciente com cicatrizes deprimidas (A) antes e (B) após 4 anos de IPCA®.

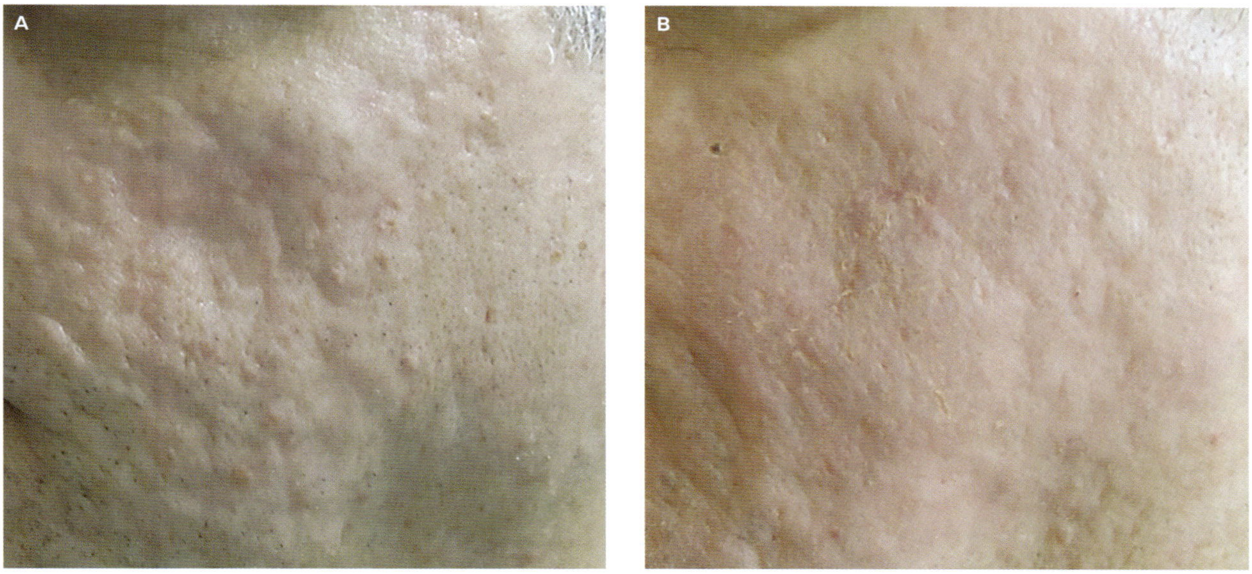

FIGURA 5 Paciente (A) antes e (B) após 90 dias da IPCA®.

a correção da perda de volume pela injúria profunda da IPCA® após 90 dias de evolução, um exemplo do estímulo colagênico e da ruptura de traves fibróticas cicatriciais proporcionados pelo tratamento.

A seguir é sugerido um sequencial para orientar a execução do tratamento, considerando uma proposta de injúria profunda no tratamento das cicatrizes de acne:

1. Avaliação do paciente. Cicatrizes na face ou extrafaciais são boas indicações para o tratamento, sejam deprimidas ou elevadas.
2. Instrumental. Uma pele com cicatrizes responde com mais dificuldade à injúria provocada pelas microagulhas, quando comparada à pele envelhecida. Diante de maior resistência, preferimos o dispositivo em forma de rolo com comprimento de 2,5 mm, apesar de agulhas mais curtas também apresentarem potencial de correção. Todo o cuidado de uma intervenção cirúrgica deve ser tomado. É fundamental não banalizar esses critérios de segurança, que vão desde a utilização de luvas estéreis e aposição de campos cirúrgicos estéreis até um ambiente que siga normas estritas de desinfecção.
3. Assepsia e anestesia da área. Prefere-se a clorexidina 2% como antisséptico. A anestesia poderá associar anestesia tópica de lidocaína lipossomada 4% (aplicada 1 hora antes) com solução de lidocaína 2% sem vasoconstritor 1:2 soro fisiológico 0,9%, respeitando a dose máxima do ativo permitida. Após a rolagem das microagulhas observa-se um sangramento que varia a depender da friabilidade das cicatrizes e do grau de fibrose. O

protocolo proposto por Emerson Lima recomenda a construção de faixas lineares, realizadas com movimentos curtos do *roller*, nunca em zigue-zague e sempre contidas em um único plano, para só depois realizar o cruzamento perpendicular e diagonal (buscando uma púrpura uniforme como *end point*).

4. Pós-operatório imediato. O sangramento é contido com compressas, deixando a exsudação serosanguinolenta e serosa ser contida por curativo utilizando gaze estéril em grande quantidade e Micropore®, sem a adição de qualquer umectante. O autor não recomenda antibioticoterapia tópica ou sistêmica. É um procedimento limpo e, segundo normatização da *Food and Drug Administration* (FDA), essa precaução é desnecessária. Também não há necessidade de compressas geladas ou quentes para conter a grande quantidade de micro-hematomas, muito menos corticoterapia.
5. Cuidados no pós-operatório. Recomenda-se um regenerador em sérum ou Baume, considerando que esses pacientes comumente apresentam algum grau de oleosidade. Sua permanência até a reepitelização é descontinuada para a introdução de um clareador acompanhado de filtro solar. Restrição a luzes deve ser recomendada. Apesar do edema e dos hematomas dos dias seguintes, se a área tratada estiver encoberta (colo, peito, dorso), o retorno ao convívio público poderá acontecer no dia seguinte. Caso a área seja exposta, faz-se necessário um afastamento do convívio social de pelo menos 5 dias.

Para a otimização dos resultados da IPCA® em pacientes com cicatrizes de acne que apresentam um consumo do coxim adiposo essencialmente observado na região geniana e a consequente lipodistrofia, sugere-se no mesmo tempo cirúrgico a associação com a Tunelização Dérmica (TD®), que descreveremos a seguir:

- A Tunelização Dérmica (TD®) propõe a ruptura de cordões fibróticos, também com preservação epidérmica. Essa técnica idealizada por Emerson Lima (2015) é uma variante da *subincision*™, que utiliza instrumental e metodologia próprios.
- Instrumental. O instrumento utilizado para a realização da TD® é uma agulha estéril de aspiração, 1,20 × 25 mm 18 G × 1" (Figura 6). O tratamento deve ser realizado em uma sala de procedimento criteriosamente preparada para uma intervenção cirúrgica e por um profissional habilitado e paramentado. Depois de avalizar algumas possibilidades de intervir com esse instrumental em dezenas de pacientes, considerando a reprodução do método por especialistas treinados, o autor elaborou um sequenciamento de fácil aplicação e com riscos limitados de efeitos adversos.
- Primeira etapa. Inicialmente, procede-se à marcação da área a ser tratada, utilizando verde-brilhante ou similar resistente aos ativos utilizados na antissepsia, com o objetivo de realizar a manutenção da marcação. O desenho empregado para guiar a intervenção dependerá da lesão a ser tratada. Diante de uma lesão deprimida, realiza-se um tracejar de 4 linhas retas que se encontram nas extremidades, formando um losango, que deve contemplar a depressão ou depressões na totalidade, ou ainda o delineamento de um triângulo ou pirâmide que siga os mesmos preceitos (Figura 7).
- Seguimento do desenho proposto. A agulha de aspiração 18 G é introduzida por via transepidérmica na profundidade do plano dérmico/dermossubcutâneo, perfazendo um trajeto canalicular, com consequente ruptura das traves fibróticas existentes, criando túneis lineares dentro da derme alterada. Os movimentos realizados pela agulha são de ida e vinda, partindo dos vértices, nomeados, por questões didáticas, de A para o centro do losango chamado de B (Figura 7), ou suas equivalências. O túnel seguinte é formado seguindo o mesmo preceito, imediatamente na adjacência do anterior; para isso, a introdução da agulha se efetua no mesmo orifício, o que resulta na criação de várias colunas hemáticas horizontais dispostas paralelamente. Procede-se da mesma maneira a partir dos outros três vértices, de modo que as colunas se intercruzem até que toda a área esteja descolada. Esse mesmo desenho pode ser duplicado caso a área seja extensa (Figura 8).
- Transoperatório. Na região tratada observa-se a formação de um hematoma importante. Os orifícios que possibilitaram a introdução da agulha de aspiração apresentam sangramento substancial, pelo calibre do instrumental, mas é uma condição limitada. Comumente a compressão com algodão estéril facilita a hemostasia que se estabelece em poucos minutos. Como o potencial cortante do instrumental aqui usado é limitado (agulha de aspiração 18 G), observamos que o trauma é menos intenso quando comparado aos instrumentais antes propostos para a Subcision®. Não há necessidade de suturar os orifícios; a cicatrização acontece por segunda intenção, já que se trata de uma solução de continuidade de menos de 1 mm.

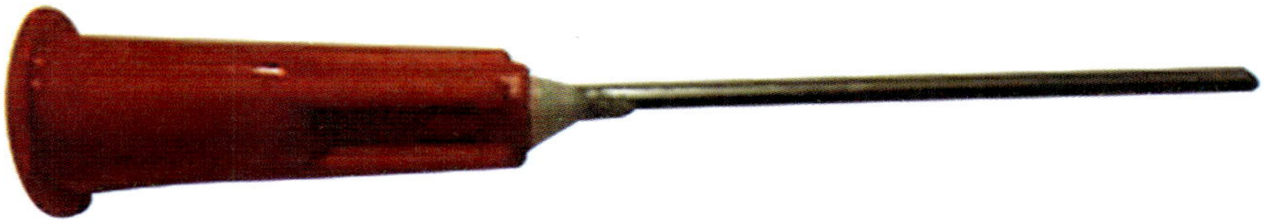

FIGURA 6 Agulha de aspiração 18 G.

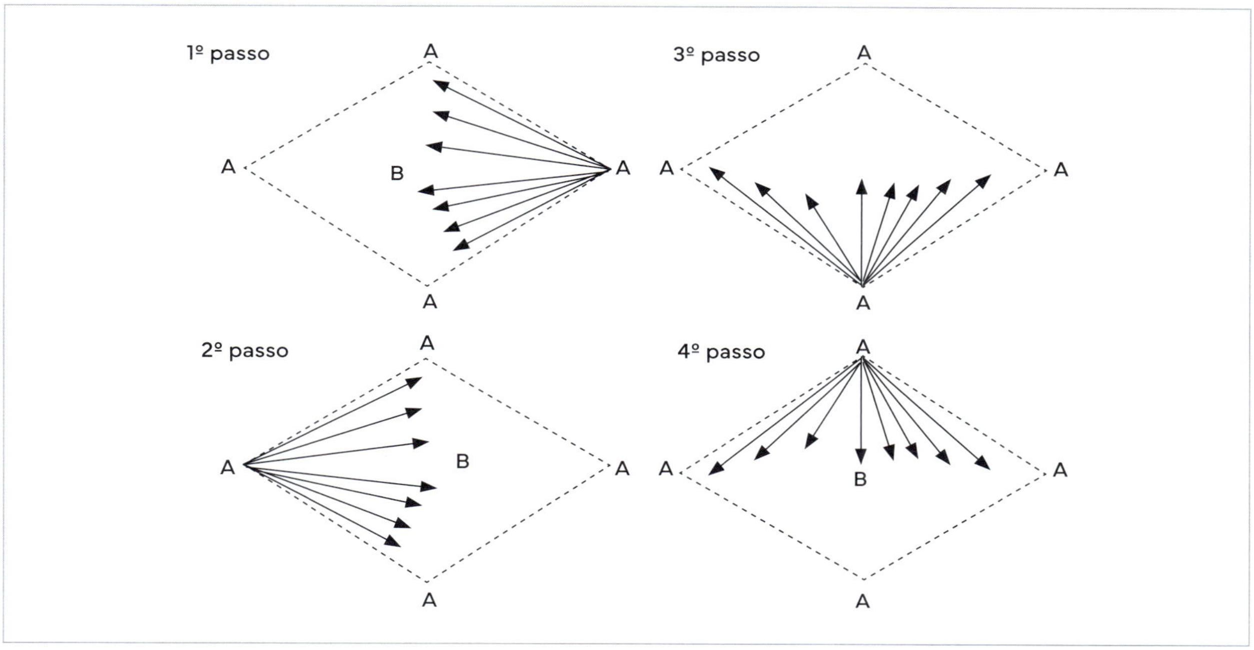

FIGURA 7 Desenho basilar para realização da Tunelização Dérmica (TD®).

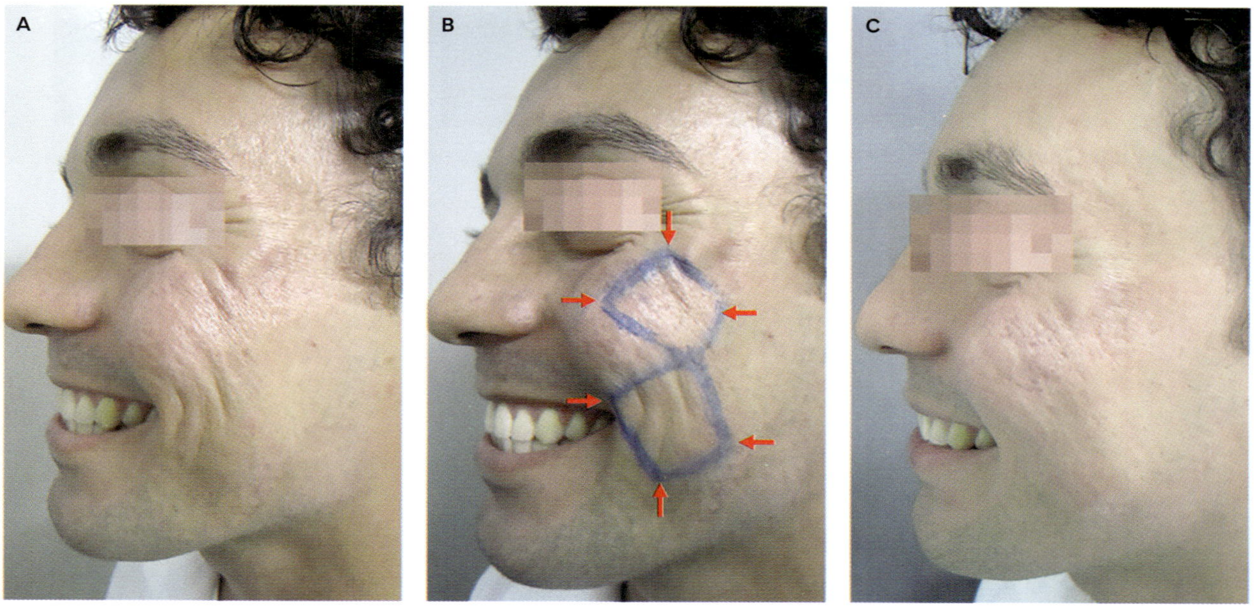

FIGURA 8 Paciente com cicatrizes de acne (A) antes, (B) com a programação para a TD® e (C) após 60 dias de pós-operatório.

IPCA® NA CONDUÇÃO DO MELASMA E DA HIPERPIGMENTAÇÃO PÓS-INFLAMATÓRIA (HPI)

O escurecimento da pele de forma reacional a um trauma, que resulta em inflamação, eritema e conseguinte migração de pigmento, é frequentemente um desafio terapêutico. Observa-se frequentemente uma tendência constitucional a essa hiperpigmentação. Esses pacientes apresentam um histórico de tendência a manchar a pele, muitas vezes, desde a infância. No Brasil, a miscigenação e o clima tropical contribuem para alta incidência de melasma. Também são queixas frequentes cicatrizes hipercrômicas em áreas expostas, escurecimento de áreas de dobras ou ainda pacientes que quando submetidos a procedimentos apresentam um comportamento inesperado de pigmentação das áreas tratadas.

Ativos clareadores e despigmentantes aplicados sobre a pele em domicílio podem ser efetivos, quando associados ao uso mantido de filtro solar, porém não conseguem oferecer bons resultados em todos os casos. Tratamentos complementares realizados em consultório como *peelings* e *lasers* têm suas respostas atreladas à experiência de cada dermatologista: alguns pacientes têm boas respostas, outros podem até piorar suas lesões. Mais recentemente, existe a proposta de veiculação de ativos com potencial clareador por meio de técnicas que aumentem a permeabilidade da pele, seja por feixes de luz, ou pela perfuração da pele por microagulhas, intervenção nominada *drug delivery*. Considerando-se este último, um rolo encravado por agulhas de aço inoxidável estéreis, ou ainda a sua apresentação em caneta de agulhas similares, é utilizado com posterior depósito da solução com potencial clareador sobre a pele. Quando iniciamos a avaliação dessa proposta terapêutica, surgiu um questionamento: a substância com potencial clareador é a única responsável pelo clareamento observado nas investigações realizadas ou as agulhas também teriam o seu papel isoladamente nesse processo? Chamava a nossa atenção o clareamento de cicatrizes pigmentadas após o tratamento pela IPCA®, como é possível evidenciar nas Figuras 10, 11 e 12.

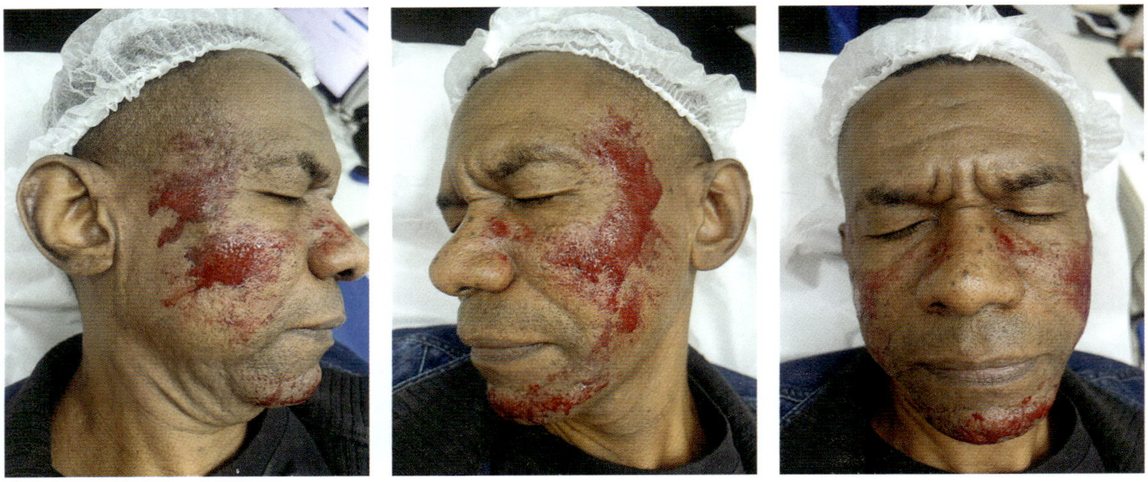

FIGURA 9 Pós imediato em pele negra.

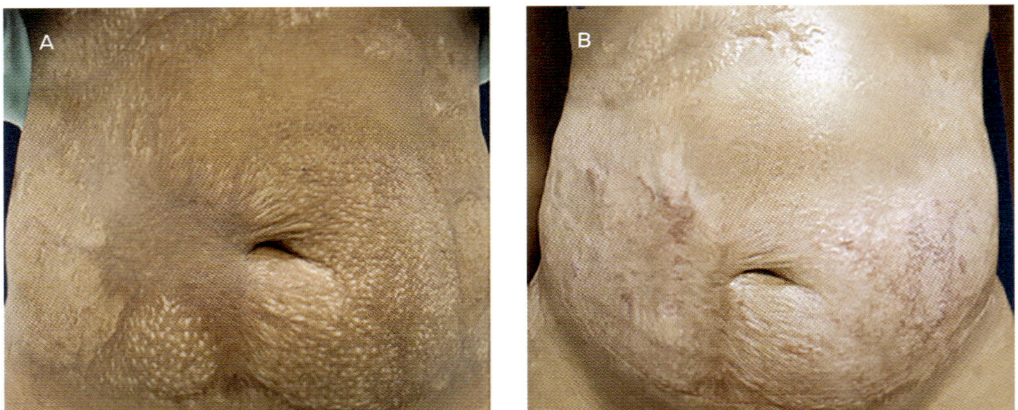

FIGURA 10 Cicatriz pós-queimadura no abdome (A) antes e (B) após 3 meses da IPCA®.

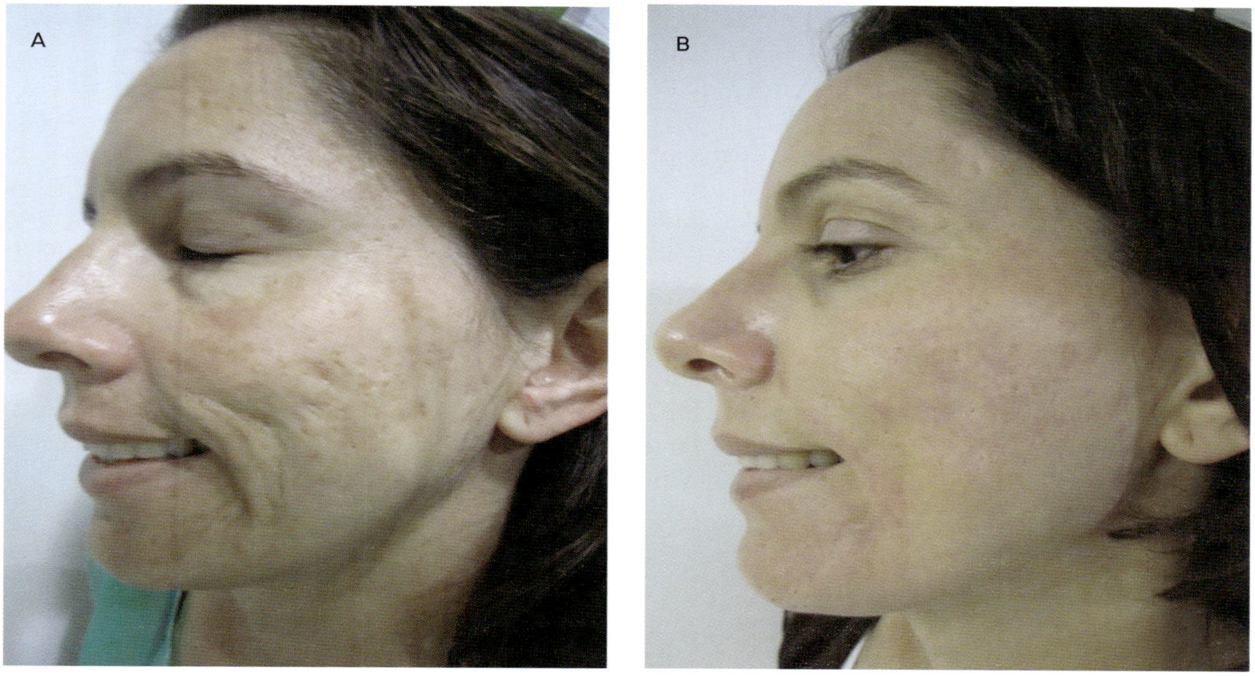

FIGURA 11 Paciente com cicatrizes de acne e melasma (A) antes e (B) após 60 dias da IPCA®, injúria profunda.

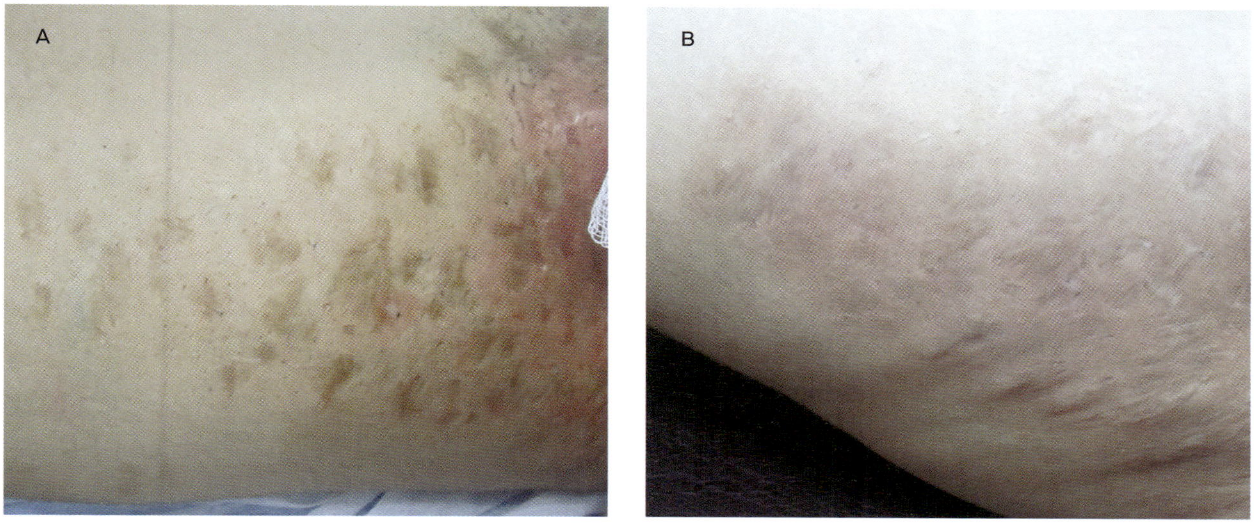

FIGURA 12 Cicatrizes hiperpigmentadas em raiz da coxa (A) antes e (B) após 60 dias da IPCA®, injúria profunda.

Nossa experiência tratando essas cicatrizes e indivíduos com melasma recalcitrante com microagulhas, com obtenção de clareamento em 100% dos casos, sem a adição de qualquer ativo, nos fez acreditar no potencial das agulhas como despigmentantes. Essa hipótese foi também validada por avaliações histopatológicas que apresentam redução significativa dos grânulos de melanina em espécimes coradas pelo Fontana Masson. Preconizamos então uma sequência metodológica para realização de IPCA® em pacientes com melasma, a qual nominamos de Protocolo Lima (desenvolvido pelo autor). As Figuras 13 e 14 apresentam casos de melasma recalcitrantes respectivamente com 18 anos e 23 anos de evolução tratados pelo Protocolo Lima.

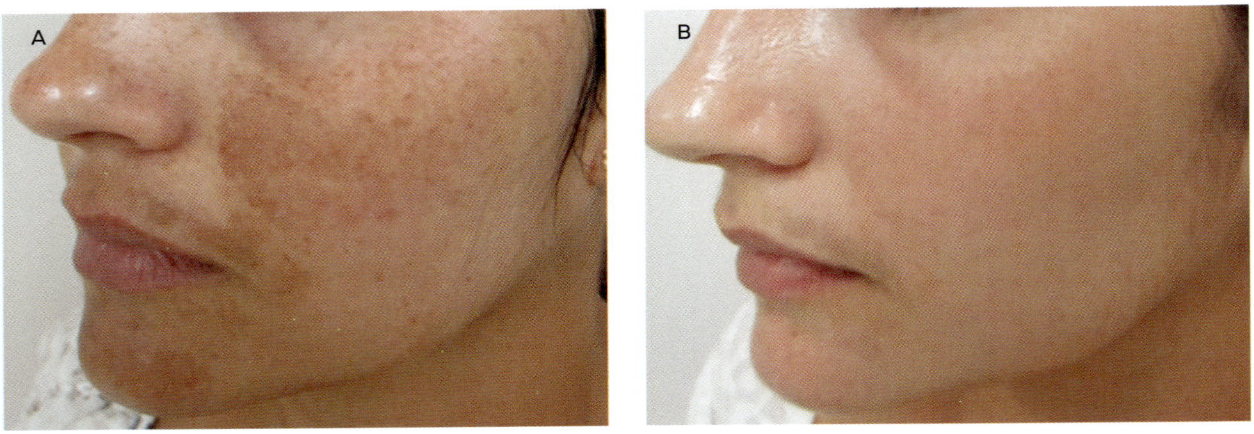

FIGURA 13 Paciente com melasma recalcitrante (A) antes e (B) após 2 sessões do Protocolo Lima.

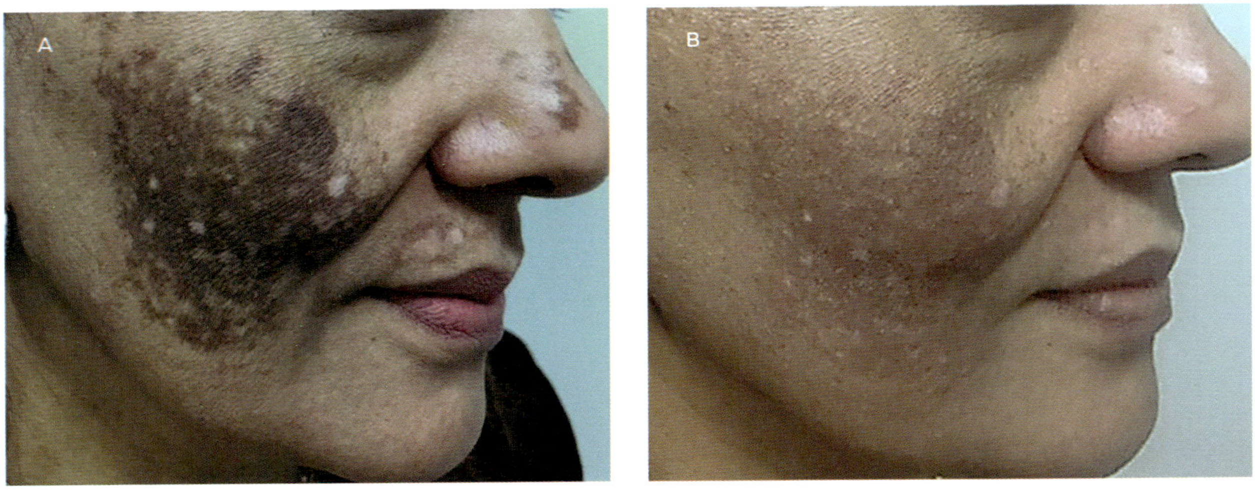

FIGURA 14 Melasma recalcitrante (A) antes e (B) após 4 sessões do Protocolo Lima.

PROTOCOLO LIMA

1. A anestesia tópica é suficiente para a execução da injúria moderada. Para tanto, recomendamos a lidocaína lipossomada 4% como anestésico seguindo as seguintes orientações:

- Usar até 30 g para a face e até 60 g para o corpo, com base em critérios de segurança do ativo.
- A aplicação do anestésico na área a ser tratada deve ser sem a higienização prévia. A pele engordurada é meio propicio para ativação do produto e excelência da anestesia.
- Massagear vigorosamente 50% da quantidade total recomendada do anestésico 1 hora antes da intervenção na área a ser tratada.
- Após 30 minutos dessa primeira aplicação, utilizar os restantes 50% da mesma forma acima descrita e aguardar mais 30 minutos para o início da intervenção.

2. Higienizar a pele com clorexidine degermante ou aquoso, removendo todo o anestésico aplicado e os resíduos de maquiagem, filtro solar e resíduos restantes.
3. Usar um rolo com 1,5 mm de comprimento de agulha, buscando como *end point* uma injúria moderada. Para tanto, crie faixas horizontais com movimento de vai e vem até atingir um eritema uniforme com pontos petequiais (Figura 15). O cruzamento em sentido vertical e diagonal poderá complementar sua intervenção para atingir o aspecto da injúria recomendada.
4. Finalizada a intervenção, não remova o sangue ou a exsudação serosa. Esse plasma rico em plaquetas contém fatores de crescimento e células-tronco que auxiliam no processo de regeneração cutânea e na obtenção dos resultados.
5. Pós-procedimento: passados 30 minutos da realização do procedimento, observa-se uma crosta serossanguinolenta que coagulada oferece um curativo biológico à área tratada. O paciente pode ser libe-

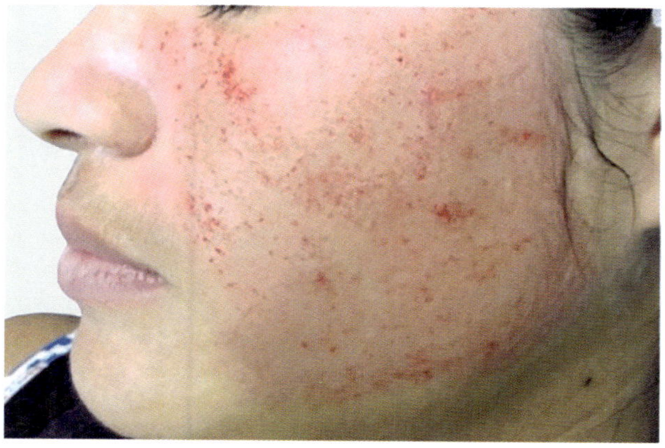

FIGURA 15 Paciente imediatamente após a realização do Protocolo Lima, apresentando o *end point* proposto.

rado após a aplicação de filtro solar, caso a área seja exposta. Outra opção é realizar a aplicação de um *peeling* de ácido retinoico tonalizado 5%, conforme protocolo proposto por Emerson Lima (2018).

6. Após 24 horas e nos dias que se seguem, os pacientes podem ser orientados quanto à utilização noturna de fórmula despigmentante industrializada (ácido retinoico 0,05% + hidroquinona 4% + fluocinolona acetonida 1%) e filtro solar tonalizado industrializado com FPS 60. O Protocolo Lima pode ser repetido 30 dias após o primeiro tratamento. Os pacientes podem retornar às suas atividades imediatamente após o procedimento, sem restrições específicas.

CONSIDERAÇÕES FINAIS

Propomos a IPCA® como tratamento efetivo no tratamento do envelhecimento cutâneo, cicatrizes, melasma e hiperpigmentações pós-inflamatórias. Na experiência do autor, o tratamento, quando obedece fielmente a metodologia com todos os critérios técnicos recomendados, sempre oferece bons resultados. O número e o intervalo de sessões estão baseados na avaliação singular de cada caso. Não há um limite no número de intervenções e na experiência do autor, a cada intervenção se oferece um ganho de qualidade da pele.

REFERÊNCIAS BIBLIOGRÁFICAS

1. Cohen KI, Diegelmann RF, Lindbland WJ. Wound healing: Biochemical and clinical aspects. Philadelphia: W.B. Saunders Co; 1992.
2. Brody HJ. Trichloracetic acid application in chemical peeling, operative techniques. Plast Reconstr Surg. 1995; 2(2):127-8.
3. Aust MC. Percutaneuos Collagen Induction therapy (PCI) – an alternative treatment for scars. Wrinkles Skin Laxity. Plast Reconstr Surg. 2008;121(4):1421-9.
4. Orentreich DS, Orentreich N. Subcutaneous incisionless (subcision) surgery for the correction of depressed scars and wrinkles. Dermatol Surg. 1995;21(6):6543-9.
5. Camirand A, Doucet J. Needle dermabrasion. Aesthetic Plast Surg. 1997;21(1):48-51.
6. Fernandes D. Minimally invasive percutaneous collagen induction. Oral Maxillofac Surg Clin North Am. 2006;17(1):51-63.
7. Bal SM, Caussian J, Pavel S, Bouwstra J A. In vivo assessment of safety of microneedle arrays in human skin. Eur J Pharm Sci. 2008;35(3):193-202.
8. Fernandes D, Massimo S. Combating photoaging with percutaneous collagen induction. Clin Dermatol. 2008;26(2):192-9.
9. Fabroccini G, Fardella N. Acne scar treatment using skin needling. Clin Exp Dermatol. 2009;34(8):874-9.
10. Lima E, Lima M, Takano D. Microneedling experimental study and classification of the resulting injury. Surg Cosmet Dermatol. 2013;5:110-4.
11. Lima EVA. Dermal Tunneling (TD®): A therapeutic option for static glabellar wrinkles. Surg Cosmet Dermatol. 2016;8(1):42-5.
12. Lima, EVA. Dermal tunneling: a proposed treatment for depressed scars. An Bras Dermatol. 2016;91(5):697-9.
13. Lima EA. Microagulhamento em melasma facial recalcitrante: Uma série de 22 casos. Na Bras Dermatol. 2015; 90(6):917-9.

71

Os benefícios do tratamento individualizado em pele negra proporcionado pela manipulação magistral

Ivanilde Itaborahy

INTRODUÇÃO

A pele negra possui algumas particularidades em sua estrutura anatômica, fisiológica e patológica, que a diferenciam das outras tonalidades de pele. As variações na estrutura e função da pele e dos cabelos, bem como padrões culturais de beleza, contribuem para as diferenças clínicas e terapêuticas dessa pele.

A manipulação magistral atua como uma grande aliada, através de fórmulas personalizadas, com a interação de ativos sinérgicos e veículos dermatológicos adequados às características da pele, à área de aplicação e ao tratamento, favorecendo a fidelização do paciente.

O foco deste capítulo é a abordagem terapêutica integrada por meio de fórmulas multibenefícios para as particularidades da pele negra: hiperpigmentação pós-inflamatória, melasma, olheiras, acne, pseudofoliculite de barba e corporal, sudorese excessiva axilar e corporal, hiperqueratose, ressecamento corporal e desordens capilares como a dermatite seborreica e a alopecia de tração.

DESORDENS PIGMENTARES

Afetam os pacientes de pele negra em maior frequência e severidade. A pele negra apresenta características únicas em relação à morfogênese epidérmica, à atividade secretora na derme e à arquitetura das junções dermoepidérmicas, que são distintas da pele clara. É uma pele propensa ao desenvolvimento de hiperpigmentação pós-inflamatória, DA e melasma, todos ligados à inflamação. A melanogênese anormal também é agravada pela radiação UV.

HIPERPIGMENTAÇÃO PÓS-INFLAMATÓRIA – TERAPÊUTICA TÓPICA

Objetivo: inibir mediadores inflamatórios. Reduzir a hiperatividade do melanócito e o estresse oxidativo. Regular a produção de melanina através de mecanismos sinérgicos e complementares.

Hiperpigmentação pós-inflamatória – limpeza	
Belides	2,0%
Biowhite	1,0%
Gluconolactona	3,0%
Ácido hialurônico	2,0%
Mousse de limpeza ou sabonete micelar qsp	60 mL

Hiperpigmentação pós-inflamatória – hidroquinona *free*	
Ácido dioico	2,0%
Revinage	2,0%
Ácido fítico	2,0%
Belides	2,0%
Ácido mandélico	5,0%
Calmaline	3,0%
Base livre de óleo FPS 30 cor PN	30 g

Hiperpigmentação pós-inflamatória – hidroquinona	
Hidroquinona	3,0%
TGP2	2,0%
Nano tranexâmico	3,0%
Niacinamida PC	4,0%
Telangyn	2,0%
Gluconolactona	5,0%
Second skin qsp	30 g

MELASMA – TERAPÊUTICA TÓPICA

Objetivo: controlar a hiperatividade do melanócito e o estresse oxidativo. Suprimir a inflamação e a neovascularização. Modular a distribuição do pigmento e o espalhamento da mancha. Hidratar e reparar a barreira cutânea.

Melasma – limpeza	
Resveratrol	2,0%
Niacinamida PC	3,0%
Licorice	1,0%
Pumpkin enzyme	3,0%
Actiglucan	2,0%
Espuma de limpeza ou sabonete micelar qsp	60 mL

Melasma – resistente	
Ácido azelaico	5,0%
Hidroquinona	5,0%
Nanokójico	3,0%
Alpha arbutin	1,0%
Ácido dioico	2,0%
Ácido hialurônico	2,0%
Gel creme qsp	30 g

Melasma – resistente	
Nano tranexâmico	3,0%
Butylresorcinol	0,5%
Ácido fítico	2,0%
Belides	3,0%
TGP2	2,0%
Pumpkin enzyme	5,0%
Sérum aquoso qsp	30 mL

Melasma – inflamatório	
Ácido dioico	2,0%
TGP2	2,0%
Nopigmerin	2,0%
Belides	3,0%
Ácido fítico	2,0%
Niacinamida PC	4,0%
Gluconolactona	5,0%
Second skin qsp	30 g

Melasma – estresse	
Lumiskin	3,0%
Neurolight	1,5%
Wonderlight	3,0%
Melavoide	2,0%
Gluconolactona	5,0%
Fluido siliconado qsp	30 mL

Melasma – *booster* nano	
Nano tranexâmico	3,0%
Vitamina C nano	2,0%
Resveratrol nano	2,0%
Kójico nano	3,0%
TGP2 nano	2,0%
Niacinamida nano	2,0%
Soro qsp	30 mL

OLHEIRAS – TERAPÊUTICA TÓPICA

Objetivo: melhorar a microcirculação. Reduzir o pigmento sanguíneo e o processo inflamatório. Inibir a formação de melanina.

Fórmula antiolheira	
BioskinUp Contour	3,0%
Haloxyl	2,0%
Pink pepperslim	0,1%
Meyanol	1,0%
Belides	2,0%
Emulsão siliconada qsp	15 mL

Fórmula antiolheira	
Eye Cont. Complex	4,0%
Revinage	2,0%
TGP2	2,0%
Aldavine	2,0%
Telangyn	2,0%
Emulsão tonalizada PN qsp	15 mL

Fórmula antiolheira	
Tioglicólico nano	3,0%
Vitamina C nano	5,0%
Nano tranexâmico	3,0%
Rosacalm	2,0%
Ácido poliglutâmico	0,1%
Sérum siliconado	
Roll on qsp	15 mL

ACNE/OLEOSIDADE

A incidência da acne em indivíduos de pele negra é alta. As lesões comedonianas apresentam alto grau de inflamação histológica, proporcionando intensa hiperpigmentação pós-inflamatória e cicatrizes queloidianas. O maior desafio em tratar a acne na pele negra com agentes tópicos é a possível dermatite de contato irritativa que causa hiperpigmentação pós-inflamatória, sendo necessário selecionar agentes menos irritantes.

Terapêutica tópica – acne

Objetivo: tratar as lesões acneicas e a oleosidade excessiva de forma "não irritante". Minimizar a hiperpigmentação pós-inflamatória. Recuperar a função de barreira e reequilibrar o microbioma cutâneo.

Acne – limpeza	
Zinco PCA	0,5%
Ecoskin	2,0%
Biosalix	2,0%
Green tea	2,0%
Espuma de limpeza ou sabonete micelar qsp	60 mL

Acne – acqua control	
Nano salicílico	2,0%
Acnebiol	3,0%
P-refinyl	2,0%
Evermatt	2,0%
Hemiesqualano	2,0%
Acqua spray qsp	60 mL

Acne – secativo	
Acneol	3,0%
Ácido lático	2,0%
Phytosphingosine	0,5%
Biosulphur	2,0%
Sérum qsp	15 mL
Roll on de ação pontual	

Acne – retinoide	
Adapaleno	0,3%
Peroxyl plus	2,5%
Niacinamida PC	4,0%
Sebonormine	2,0%
Ácido dioico	2,0%
Gel creme qsp	30 g

Acne – clascoterona	
Clascoterona	0,1%
Asebiol	2,0%
Lactosporin	1,0%
Nano tranexâmico	3,0%
Extrato de portulaca	2,0%
Sérum qsp	30 mL

Acne – azelaico	
Ácido azelaico	5,0%
Gluconolacton	5,0%
Ácido lactobiônico	2,0%
Ecoskin	2,0%
Revinage	2,0%
Loção matificante qsp	30 mL

PSEUDOFOLICULITE DE BARBA E CORPORAL – TERAPÊUTICA TÓPICA

Objetivo: renovação celular intensa para prevenção da pseudofoliculite. Inibir o processo inflamatório e a hiperpigmentação pós-inflamatória. Ação antimicrobiana e hidratante, reforçando as defesas naturais da pele.

PSEUDOFOLICULITE – BARBA

Pseudofoliculite – mousse para barba	
Salicílico nano	2,0%
Pumpkin enzyme	3,0%
Phytosphingosine	0,1%
Revinage	1,0%
Óleo de capim limão	2,0%
Mousse refrescante qsp.	60 g

Pseudofoliculite – azelaico	
Azeloglicina	5,0%
Alfamix	3,0%
Calmaline	2,0%
Pilisoft	1,0%
Belides	3,0%
Aloe vera	2,0%
Second skin qsp	30 g

Pseudofoliculite – retinoide	
Ácido retinoico	0,25%
Microbiox	0,5%
TGP2	2,0%
Ácido hialurônico	3,0%
Fensibiome	1,0%
Calêndula	2,0%
Balm hidratante qsp.	30 mL

Pseudofoliculite – corporal

Pseudofoliculite – esfoliação	
Pumpkin enzyme	5,0%
Rice exfoliator	5,0%
Revinage	1,0%
Licorice	1,0%
Scrub mask qsp	40 g

Aplicar fina camada nas axilas e virilhas. Deixar agir por 10 minutos. Umedecer a região e em seguida esfoliar.

Pseudofoliculite – salicílico	
Salicílico nano	2,0%
Microbiox	0,5%
Bakuchiol	0,5%
TGP2	2,0%
Óleo de girassol	2,0%
Loção matificante qsp	60 mL

Pseudofoliculite – AHA	
Ácido lactobiônico	5,0%
Ácido mandélico	5,0%
Óleo de melaleuca	2,0%
Ácido fítico	2,0%
Camomila	2,0%
Sérum qsp	60 mL

SUDORESE EXCESSIVA – TERAPÊUTICA TÓPICA

Objetivo: ação desodorante e antiperspirante eficaz. Renovação celular e uniformização do tom de pele. Ação anti-inflamatória e antimicrobiana. Amenizar a sudorese em áreas corporais.

Desodorantes multifuncionais

Axilas – alumínio orgânico	
Hexatrate	12,0%
Dermobac	2,0%
Ecoskin	2,0%
Nano BTX C	5,0%
Revinage	2,0%
Loção matificante qsp	60 mL

Axilas – alumínio *free*	
Verochic	2,0%
Dermobac	2,0%
Fensibiome	2,0%
Calêndula	3,0%
Licorice	1,0%
Gel fluido qsp	60 mL

Corporal	
Corn PO_4	3,0%
Verochic	2,0%
Rice silk	3,0%
Hamamélis	5,0%
Ecodermine	2,0%
Fluido siliconado qsp	60 mL

RESSECAMENTO CORPORAL – TERAPÊUTICA TÓPICA

Objetivo: ação emoliente e restauradora do manto hidrolipídico. Prevenir a perda de água e o ressecamento cutâneo, evitando o aspecto esbranquiçado da pele. Favorecer a renovação celular, a ação anti-inflamatória e a regeneração epidérmica.

Óleo de limpeza	
Gluconolactona	4,0%
Ácido hialurônico	2,0%
D-pantenol	2,0%
Óleo de abacate	2,0%
Óleo de limpeza qsp	100 mL

Balm corporal	
Manteiga de karité	2,0%
Aveia coloidal	2,0%
Óleo de argan	2,0%
Ureia	10,0%
Essência de flor de cerejeira	0,2%
Balm corporal qsp	100 mL

Óleo reparador	
Óleo de algodão	3,0%
Óleo de macadâmia	3,0%
Óleo de girassol	3,0%
Vitamina E	2,0%
Essência de flor de ameixa	0,2%
Óleo vegetal qsp	100 mL

Hiperqueratose – terapêutica tópica

Objetivo: associar ação renovadora intensa, hidratante e uniformizadora do tom da pele com ação anti-inflamatória, antimicrobiana e cicatrizante para redução de asperezas.

Esfoliação	
Ácido glicólico	7,0%
Semente de damasco	5,0%
Ácido hialurônico	3,0%
Essência de chá verde	0,2%
Gel fluido qsp	60 g

Cotovelos/joelhos	
Ácido lático	10,0%
Ureia	20,0%
Ácido fítico	2,0%
Óleo de girassol	2,0%
Vitamina E	2,0%
Emulsão siliconada qsp	60 mL

Pés	
Ureia	20,0%
Ácido salicílico	5,0%
Óleo de capim-limão	2,0%
Óleo de framboesa	2,0%
Vitamina E	2,0%
Pomada vegetal qsp	60 g

DESORDENS CAPILARES

Os cabelos afros são mais suscetíveis a doenças próprias da etnia, em razão não só da sua estrutura capilar mais frágil, mas também dos hábitos culturais dos penteados e apliques, que frequentemente tracionam o folículo pilossebáceo. Possuem menor taxa de crescimento, além de uma menor densidade e maior tendência à formação de nós. Assim sendo, as principais queixas relacionadas aos cabelos de pacientes negros são o ressecamento, a fragilidade, a dermatite seborreica e a alopecia, especialmente a alopecia de tração.

Dermatite seborreica – terapêutica tópica

Objetivo: reequilíbrio da microbiota e controle da oleosidade do couro cabeludo. Ação antimicrobiana, antifúngica, anti-inflamatória, antioxidante e hidratante. Prevenir e controlar a caspa e reduzir o prurido.

Dermatite seborreica – limpeza	
Defenscalp	1,0%
Biosalix	1,0%
Microbiox	0,5%
Zinco PCA	0,5%
Lactato de mentila	0,5%
Espuma de limpeza ou shampoo sulfato free qsp	100 mL

Dermatite seborreica – esfoliação	
Semente de damasco	5,0%
Óleo de copaíba	2,0%
Extrato de alecrim	1,0%
Extrato de hera	1,0%
Extrato de hortelã	1,0%
Fluid gel qsp.	60 g

Dermatite seborreica – loção capilar	
Verochic	5,0%
Ecodermine	2,0%
Bioex anticaspa	2,0%
Salicílico nano	2,0%
Actiglucan	3,0%
Sérum capilar qsp	60 mL

Alopecia de tração – terapêutica tópica

Objetivo: controlar a inflamação do couro cabeludo e a queda capilar promovendo o aumento da espessura e densidade dos fios. Melhorar a ancoragem dos fios. Fornecer nutrientes essenciais para melhorar a força e resistência dos fios.

Alopecia de tração – limpeza	
Bioex capilar	2,0%
H-Vit	1,0%
Chá verde	2,0%
Capixyl	1,0%
Shampoo sulfato free qsp	100 mL

Alopecia de tração – Minoxidil	
Minoxidil	5,0%
Capixyl	3,0%
Hair active	2,0%
Capillisil	2,0%
Ginseng	2,0%
Loção capilar qsp	60 mL

Alopecia de tração – TrichoXidil	
TrichoXidil	2,5%
Minoxidil	5,0%
Methiosilane C	2,0%
Oligomix	1,0%
TrichoSol qsp	60 mL

Alopecia de tração – peptídeos e extratos vegetais	
Capixyl	3,0%
Capillia longa	1,0%
Bioex capilar	5,0%
Pro care Aox	1,0%
Tricosil	2,0%
Sérum fosfolipídico qsp	60 mL

Alopecia de tração – *booster* anti-inflamatório	
Prostaquinon	3,0%
Capixyl	2,0%
Prohairin	3,0%
Arct-Alg	2,0%
Loção capilar qsp	60 mL

Alopecia de tração – FC Plus	
IGF-1	1,0%
VEGF	1,0%
aFGF	1,0%
Musap	2,0%
Arct-Alg	2,0%
Aqua capilar qsp	60 mL

Haste capilar – reparação, hidratação e nutrição

Óleo reparador	
Óleo de abacate	2,0%
Óleo de argan	2,0%
Óleo de coco	2,0%
Liponutrium hair	2,0%
Tricho oil ou pro cycle hair oil qsp	40 mL

Aplicar ao longo dos fios 20 minutos antes de lavar.

Bruma reparadora	
Hidra.Sil	2,0%
Reparage	.2,0%
Arct-Alg	2,0%
Plantcol	2,0%
Biorestore	0,2%
Bruma capilar qsp	60 mL

Aplicar nos cabelos úmidos ou secos e pentear.

Balm reconstrutor	
Lakesis	0,2%
Amisol Trio	2,0%
Tamaraliz	2,0%
Pro Care Aox	1%
Balm leave on qsp	60 mL

Ampola reparadora	
Reparage	3,0%
Lipo nutrium hair	1,0%
Phyto keratin	3,0%
Óleo de argan	2,0%
Ampola reparadora qsp	60 g

BIBLIOGRAFIA SUGERIDA

1. Callender VD, et al. Effects of topical retinoids on acne and post--inflammatory hyperpigmentation in patients with skin of color: A clinical review and implications for practice. Am J Clin Dermatol. 2022;23(1):69-81.
2. Alexis AF, et al. Racial/ethnic variations in skin barrier: Implications for skin care recommendations in skin of color. J Drugs Dermatol. 2021;20(9):932-8.
3. Kundu RV, et al. Dermatological conditions in skin of color: Part II. Disorders occurring predominantly in skin of color. Am Fam Physician. 2013;87(12):859-65.
4. Kang SJ, et al. Dyschromia in skin of color. J Drugs Dermatol. 2014;13(4):401-6.
5. Vashi NA, et al. Facial hyperpigmentation in skin of color: Special considerations and treatment. Am J Clin Dermatol. 2017;18(2):215-30.
6. Woolery-Lloyd HC, et al. Retinoids and azelaic acid to treat acne and hyperpigmentation in skin of color. J. Drugs Dermatol. 2013;12(4):434-7.
7. Billero V, et al. Traction alopecia: The root of the problem. Clin Cosmet Investig Dermatol. 2018;11:149-59.
8. Elgash M, et al. Seborrheic dermatitis in skin of color: Clinical considerations. J Drugs Dermatol. 2019;18(1):24-7.
9. Markiewicz E, et al. Post-Inflammatory hyperpigmentation in dark skin: Molecular mechanism and skincare implications. Clin Cosmet Investig Dermatol. 2022;15:2555-65.
10. Coley MK, et al. Managing common dermatoses in skin of color. Semin Cutan Med Surg. 2009;28:63-70.
11. Tanus A, et al. O cabelho da mulher negra: Abordagem das principais dermatoses do couro cabeludo e das práticas estéticas das mulheres dessa etnia. An Bras Dermatol. 2015;90(4):450-67.

Seção 11

Métodos diagnósticos na pele negra

72

Microscopia confocal

Bianca Bretas
Paula Bellotti

INTRODUÇÃO

Houve um progresso significativo em todos os ramos das ciências médicas, incluindo a dermatologia. O advento de novas tecnologias revolucionou a abordagem clínica das afecções dos pacientes.

O dermatologista se baseia principalmente no exame clínico associado à histopatologia para realizar diagnósticos e as biópsias de pele têm morbidade associada. Com o contínuo avanço tecnológico, existem métodos auxiliares de imagem emergentes disponíveis para auxiliar no diagnóstico e gerenciamento de diversas condições.

O grau de pigmentação da pele em pacientes negros pode dificultar certos diagnósticos clínicos, inclusive as neoplasias cutâneas. Estas últimas são as principais indicações do uso da microscopia confocal (MC) na dermatologia.

A microscopia confocal tem contribuído para o diagnóstico de diversas patologias cutâneas e possui muitas vantagens. É um procedimento não invasivo realizado *in vivo*, indolor e sem dano tecidual, permitindo a identificação imediata das estruturas da pele. A pele não é alterada pelo processamento de material, minimizando o aparecimento de artefatos. Os dados são coletados em tempo real para que as lesões problemáticas possam ser analisadas rapidamente e as áreas afetadas da pele possam ser testadas várias vezes. Dessa forma, as alterações que ocorrem em uma lesão, por exemplo, em resposta a um determinado tratamento, podem ser avaliadas dinamicamente e as margens da lesão podem ser avaliadas *in vivo*, permitindo um melhor planejamento cirúrgico. Os resultados obtidos mostraram excelente correlação com os aspectos histológicos e serviram de ponte entre a dermatoscopia e a histopatologia.

A combinação de exames clínicos, dermatoscopia e microscopia confocal já demonstrou ser útil para escolher o local correto da biópsia em pacientes com doença inflamatória da pele e obter critérios diagnósticos microscópicos.[1]

Com o desenvolvimento da dermatologia remota, as imagens podem ser analisadas por vários especialistas, mesmo a longas distâncias dos pacientes.

Este capítulo discutirá a microscopia confocal como tecnologia da investigação ao diagnóstico clínico eficaz para a pele negra nas suas principais aplicações.

MICROSCOPIA CONFOCAL

A microscopia confocal é um método diagnóstico que permite visualização da pele e estruturas cutâneas com resolução celular.

Os microscópios confocais possuem um *laser* de 830 nm (próximo ao infravermelho) e criam imagens utilizando diferenças intrínsecas entre os índices de refração das estruturas celulares, especialmente melanina, colágeno e queratina.[2,3] Quando o *laser* atinge a pele, uma parte da energia luminosa é absorvida e outra é refletida em direção ao dispositivo. Um orifício muito pequeno permite que apenas a luz refletida no plano focal seja coletada pelo detector. Ao eliminar os sinais dos planos adjacentes, a microscopia confocal fornece imagens de alta resolução, mesmo com amostras espessas *in vivo*.[2,3] A microscopia confocal possui uma resolução lateral de 1 micrômetro e ampliação equivalente a 30 x uma objetiva do microscópio.[2,3]

A melanina tem o índice de refração mais forte de 1,7, e o índice de refração da queratina é de 1,5. As células inflamatórias e o colágeno são outras estruturas altamente refratárias. Essas estruturas aparecem em branco brilhante quando a luz refletida atinge o detector, enquanto as estruturas não refletivas parecem escuras.[2,3]

A interação entre estruturas altamente, moderadamente e não refletivas gera uma imagem em preto e branco representando a área no nível celular estudado. As imagens geradas são horizontais e paralelas à superfície da pele (*en face*), o que contrasta com as imagens perpendiculares visualizadas na histopatologia ("fatias de pão").[2,3]

É possível criar imagens maiores em mosaico (500 x 500 micrômetros) juntando várias lesões individuais com o software VivaBlock. Um mosaico digitaliza até uma área de 8 x 8 mm. O dispositivo mais usado é o Vivascope 1500 (Caliber ID, Rochester, NY). Devido às limitações das superfícies de contorno de imagem, foi desenvolvido o dispositivo portátil Vivascope 3000 (Caliber ID).[2,3]

Embora útil em superfícies curvas, o Vivascope 3000 requer maior cuidado para evitar artefatos de movimento.[2,3]

Existem dois tipos de microscópios confocais: a microscopia confocal de refletância destaca as diferenças no índice de refração das estruturas celulares *in vivo* para fornecer contraste. A MC de fluorescência (ou microscopia confocal multimodal aprimorada com corante) envolve o uso de agentes de contraste exógenos para aumentar a refratilidade das estruturas cutâneas.[2,3]

A microscopia confocal não é só uma ferramenta de pesquisa valiosa de diagnóstico das neoplasias cutâneas, mas representa uma ferramenta valiosa para avaliação dos distúrbios de pigmentação e inflamatórios que atingme as pessoas de pele negra, como melasma, líquen pigmentoso, vitiligo e dermatite de contato.

PECULIARIDADES DA MICROSCOPIA CONFOCAL NA PELE NEGRA

O contraste papilar (brilho das células basais) é significativamente maior em comparação com pessoas com fototipos mais baixos. Há aumento da densidade de melanina, formação de aglomerados de melanossomas na camada basal da epiderme. Além disso, também foi demonstrado que o número de melanossomas é aumentado na pele escura em comparação com a pele escura. Indivíduos com fototipos V-VI têm corneócitos menores do que aqueles com fototipos I-II. O número de papilas dérmicas é significativamente maior em pessoas com fototipos mais altos. É natural que o número de papilas diminua com a idade. Porém, quanto maior o fototipo, menor essa redução.[1]

PRINCIPAIS USOS DA MICROSCOPIA CONFOCAL

Como o grau de pigmentação interfere significativamente na semiologia dermatológica, reconhecer as erupções cutâneas em peles mais escuras, mesmo as mais comuns, pode ser um desafio na prática médica diária. O profissional precisa se familiarizar com as diversas nuances que os danos podem trazer à pele mais pigmentada. A microscopia confocal mostra-se como uma ferramenta para auxiliar os dermatologistas na avaliação na pele negra.

NEOPLASIAS CUTÂNEAS

Nevos melanocíticos

As pessoas com fototipos V e VI têm nevos menores e em menor número do que aquelas com fototipos mais baixos. O primeiro grupo tem disposição preferencial nas palmas das mãos e plantas dos pés, enquanto no segundo grupo, os nevos se distribuem principalmente no tronco. Um estudo feito em Nova York mostrou que os brancos têm em média 14,6 nevos, contra 2 nos negros. Em dois outros estudos realizados em Uganda e Nova Orleans, a média neste último grupo foi de 11 e 8,3 lesões por pessoa, respectivamente.[4]

A ceratose seborreica (CS) é o tumor epidérmico benigno mais comum na prática clínica dermatológica. Existem diferentes subtipos de CS com base na apresentação clínica e nos achados histológicos. As lesões podem ocorrer em todas as áreas do corpo, exceto nas palmas das mãos e plantas dos pés, mas os locais mais comuns são a face e a parte superior do tronco. Pessoas de pele escura podem ter grandes quantidades dessas formações em suas bochechas (uma condição chamada de dermatose papulosa nigricans) (Figura 1).[5]

Ceratose actínica (CA), doença de Bowen (DB) e carcinoma espinocelular (CEC)

Representam um *continuum* de processos patológicos na pele danificada actinicamente. CA e DB compartilham as características genéticas histológicas e moleculares do CEC, mas são limitadas à epiderme. Estudos recentes também avaliaram a MC para monitorar a CA durante a terapia e avaliar a resposta, demonstrando a adequação da MC para essa indicação.[6] O CEC é a malignidade cutânea mais comum em negros. O CEC costuma ocorrer em áreas de cicatrização crônica e inflamação.[7] Como o carcinoma espinocelular em negros é potencialmente muito agressivo e aumenta a possibilidade de associação com outras doenças, é necessário ter uma história, exame físico pormenorizado e deve ser feita biópsia da lesão suspeita.

Negros apresentam menor ocorrência de carcinoma basocelular (CBC) em áreas fotoexpostas, porém, nas áreas não expostas, a incidência é semelhante à dos brancos, sendo a maioria pigmentada (> 50% de lesões

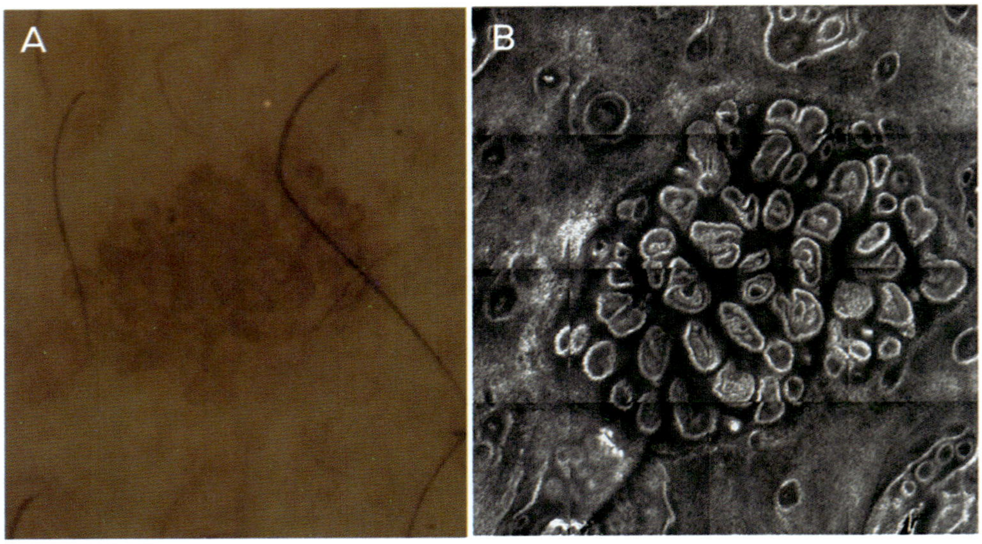

FIGURA 1 Dermatose papulosa nigricante (variante da ceratose seborreica). (A) Dermatoscopia da lesão. (B) Microscopia confocal da lesão com arquitetura cerebriforme da epiderme. Anéis papilares aumentados revestidos por células brilhantemente refráteis (queratinócitos pigmentados).

pigmentadas contra 6% nos caucasianos).[8] O CBC pode ser confundido com melanoma maligno, queratoses seborreicas ou nevo sebáceo. As apresentações atípicas em negros incluem pápulas, nódulos, úlceras ou massas pedunculadas.[8]

O melanoma é a terceira malignidade cutânea mais comum em negros. O melanoma lentiginoso acral é o subtipo histológico mais comum em negros, como na região subungueal, pele palmoplantar e mucosas.[8] Nessas áreas a microscopia confocal não é utilizada para diagnóstico. Esse subtipo de melanoma é pouco frequente entre os melanomas (de 2% a 8% dos casos de câncer de pele), porém é mais comum entre as pessoas de pele negra.[9]

A problemática do câncer de pele em negros ocorre já de início na formação médica, quando ainda se acredita que a pigmentação escura é completamente protetora do câncer de pele. Esse baixo índice de suspeita, somado à deficiência dos médicos em examinar a totalidade da pele corporal durante um exame de rotina, aumenta a probabilidade de uma malignidade cutânea não ser diagnosticada ou ser diagnosticada tardiamente neste grupo, no qual os cânceres da pele ocorrem em áreas atípicas.[10]

Comparados com os brancos, os negros tendem a apresentar tumores mais avançados e espessos, portanto, tendem a ter um pior prognóstico, com maior mortalidade.[11]

A capacidade de reconhecer e diagnosticar o câncer de pele em tempo hábil é importante para reduzir a morbimortalidade.

Na Tabela 1 são relacionadas as características na microscopia confocal e respectivas correlações histopatológicas nas neoplasias.

HIPERPIGMENTAÇÃO E HIPOPIGMENTAÇÃO

A maioria das doenças cutâneas observadas em pacientes com fototipos IV e V são relacionadas à pigmentação e geralmente são tão óbvias e difíceis de tratar que representam a mudança mais óbvia e desastrosa nesse grupo étnico.[13]

A hiperpigmentação pós-inflamatória pode aparecer como máculas irregulares geralmente de cor cinza (porque o pigmento geralmente está na derme profunda), mas também pode ser marrom na fase inicial, em que o componente epidérmico está mais representado. Geralmente as lesões são assintomáticas e podem ocorrer em qualquer região do corpo.[14] A hiperpigmentação é sequela comum de acne vulgar, líquen plano, psoríase, reações de fotossensibilidade, pitiríase rósea, micose fungoide, eritema pigmentar fixo, eczemas, lúpus eritematoso subagudo e agudo, rosácea, traumas e queimaduras, entre outras condições (Figura 2).[13]

O melasma pode ser classificado em dois tipos principais através da microscopia confocal: epidérmico e misto, de forma coerente com os achados histopatológicos.[12]

A microscopia confocal permite a identificação e quantificação de pigmento em todas as camadas da pele (epiderme, junção dermoepidérmica e derme superior). O melasma pode afetar qualquer raça ou fototi-

TABELA 1 Características de microscopia confocal de reflectância em neoplasias

Lesão na pele	Características
Nevo melanocítico	Células brilhante refráteis pequenas, redondas a ovais, dispostas como ninhos (aglomerados de células) ao longo das cristas epidérmicas (nevos juncionais) e/ou derme (composto/nevos dérmicos)
Melanoma maligno	Epiderme: melanócitos pagetoides (células nucleadas ou dendríticas arredondadas brilhantes); desordem das camadas espinhoso-granulares. JDE: contornos sem bordas das papilas dérmicas, perda dos contornos dérmicos papilares e infiltração por células atípicas arredondadas ou dendríticas; ninhos juncionais com variabilidade em tamanho, brilho, forma e espaçamento. Derme: ninhos de formato irregular com heterogeneidade no brilho, muitos ninhos descoesos. Atipias citológicas nas camadas basais
Ceratose seborreica	Arquitetura cerebriforme da epiderme. Projeções epidérmicas e invaginações repletas de queratina na superfície da lesão; pseudocistos cheios de queratina e um padrão de favo de mel regular nas camadas epidérmicas; papilas dérmicas densamente compactadas, redondas a polimorfas e cordões brilhantes alongados com projeções bulbosas na JDE; vasos sanguíneos redondos e lineares dilatados; e melanófagos na derme papilar
Carcinoma basocelular	Agregados neoplásicos na JDE ou derme papilar, aparecendo como "silhuetas escuras" (áreas escuras hiporrefletivas delineadas por estroma fibroplástico brilhante) ou como "ilhas tumorais brilhantes" (alongadas ou policíclicas, semelhantes a cordões, estruturas cercadas por espaços escuros semelhantes a fendas). Essas fendas escuras na MC contêm mucina e são equivalentes às fendas observadas ao redor dos agregados neoplásicos no exame histopatológico. Os agregados neoplásicos apresentam "paliçada periférica" de núcleos na periferia das ilhas tumorais. A derme apresenta "vasos sanguíneos lineares" dilatados e tortuosos
Queratose actínica, doença de Bowen e carcinoma espinocelular invasivo escamosas (CEC)	Padrão de favo de mel desarranjado ou atípico na epiderme. Células brilhantes redondas nucleadas em um padrão pagetoide (queratinócitos disceratóticos e atípicos na epiderme suprabasal). Vasos sanguíneos circulares nas papilas dérmicas. Embora haja alguma sobreposição nas características de CECs e ceratoses actínicas, um padrão epidérmico desarranjado na camada granular espinhosa e a presença de agregados neoplásicos na derme são altamente sugestivos de SCC. A avaliação do CEC hiperqueratótico com RCM é muito limitada pela forte retrorrefletância da densa queratina na superfície do tumor

Fonte: adaptada de Kang, 2009[12] e Que, 2015.[18]

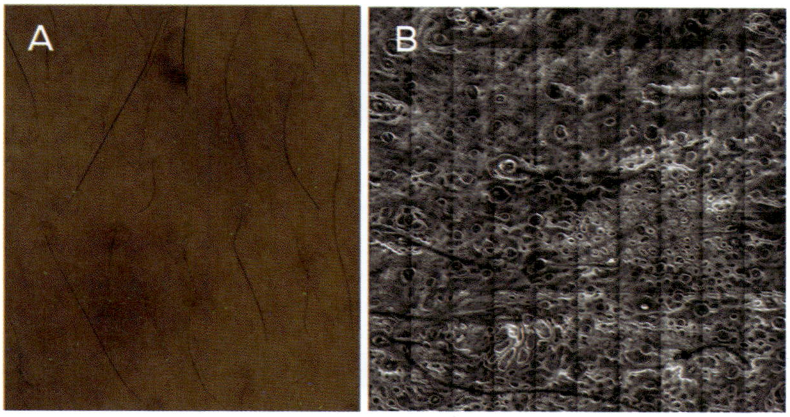

FIGURA 2 Hiperpigmentação pós-inflamatória. (A) Dermatoscopia da lesão. (B) Microscopia confocal da lesão com distribuição de pigmento predominantemente na junção dermoepidérmica com a evidência de bordas fortemente brilhantes associadas a um envolvimento menor da epiderme (aumento do brilho dos queratinócitos) em comparação ao melasma.

po, mas a doença afeta mais os asiáticos, hispânicos e os fototipos IV, V e VI. A capacidade da microscopia confocal de revelar sinais de efeitos adversos, como a irritação, é um ativo muito valioso para prevenir e gerenciar o risco de reações de pigmentação pós-inflamatórias causadas pelo tratamento do melasma (Figura 3).[15]

A microscopia confocal pode ser utilizada também na avaliação de melanoses solares. Não apenas para monitorar alterações após o tratamento a *laser*, mas também para confirmar o diagnóstico pré-tratamento, o que é fundamental para evitar o uso do *laser* em lesões malignas de forma equivocada. É possível verificar a diminuição do número de partículas de melanina após tratamentos com *lasers* de alexandrita tipo *Q-switched* e picossegundos.[15]

A hipopigmentação mais comumente é consequência de dermatite seborreica, pitiríase alba, dermatite de contato, dermatite atópica, sarcoidose, líquen estriado, sífilis secundária, pitiríase versicolor, dermatite das fraldas, hipomelanose gutata idiopática, lúpus eritematoso discoide, queimaduras, hanseníase e herpes-zóster, entre outras manifestações.[13]

O vitiligo é muito comum na pele negra e tem forte impacto psicossocial nesses pacientes devido ao estigma e à desvalorização cosmética associada a doenças como a hanseníase, que é potencializada pelo aumento do contraste criado pela pele mais escura. Nesses pacientes, pode assumir uma aparência clínica específica denominada "vitiligo menor", caracterizada por manchas hipocrômicas e não acrômicas localizadas no tórax ou no terço médio da face, muitas vezes mal interpretadas como erupção seborreica.[16]

Os sintomas comuns que emergem com o tempo nas peles negras maduras são: opacidade, flacidez, perda de viço e brilho, ressecamento, aparecimento de manchas, maior suscetibilidade às lesões, entre outros, por conta da diminuição gradativa de estrogênio e progesterona, hormônios que levam à produção de elastina e colágeno.[17]

Na Tabela 2 são relacionadas as afecções comuns na pele negra e as respectivas características na microscopia confocal.

CONCLUSÃO

A microscopia confocal é uma técnica promissora que provou sua utilidade em muitas aplicações científicas e clínicas. Nos últimos anos, evoluiu de uma ferramenta de pesquisa para uma valiosa ferramenta adicional de diagnóstico, oferecendo a possibilidade de avaliação não

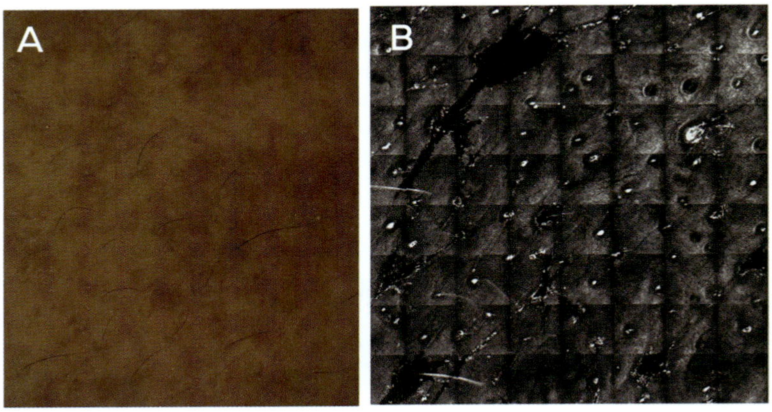

FIGURA 3 Melasma. (A) Dermatoscopia da lesão. (B) Microscopia confocal da lesão com número aumentado de queratinócitos brilhantes (padrão de paralelepípedos brilhantes) na epiderme, junção dermoepidérmica com borda aumentada ao redor das papilas dérmicas.

TABELA 2 Características de microscopia confocal de reflectância

Lesão na pele	Características
Vitiligo	Ausência de células brilhantes na epiderme e perda completa de anéis papilares dérmicos na JDE. Melanócitos dendríticos na camada basal em pele repigmentada
Melasma	Epiderme: maior quantidade de queratinócitos brilhantes (padrão de paralelepípedos brilhantes) que podem ser visíveis focalmente ou em grandes agregados JDE: borda aumentada ao redor das papilas dérmicas ou ao redor do epitélio anexial Derme: presença de melanófagos (estruturas poligonais brilhantes maiores que as células inflamatórias e menores que os melanócitos neoplásicos)

(continua)

TABELA 2 Características de microscopia confocal de reflectância *(continuação)*

Lesão na pele	Características
Lentigo solar	Densidade aumentada de papilas dérmicas, alongadas de forma irregular e cercadas por células monomórficas brilhantes (queratinócitos basais pigmentados). Há características sobrepostas com ceratose seborreica plana, mostrando cordões brilhantes interconectados (isto é, contornos papilares policíclicos) na JDE. Eles correspondem a cristas epidérmicas anastomosadas no exame histopatológico
Líquen pigmentoso	Infiltrado inflamatório liquenoide ao redor do folículo piloso, fibrose perifolicular extensa, aumento do número de fibras dérmicas grossas, brancas e mal definidas no nível da derme superficial, vasos sanguíneos dilatados
Dermatites de contato	Espongiose, formação de vesículas, exocitose e paraceratose. Dermatite de contato irritativa: ruptura da camada córnea e necrose intraepidérmica. A MC é capaz de visualizar as características da dermatite de contato alérgica na ausência de achados clínicos, detectando assim a doença subclínica
Fotodano	Desordem dos queratinócitos: queratinócitos poligonais com tamanho e formato variáveis que formam um padrão de favo de mel irregular. Pigmentação malhada: presença de queratinócitos brilhantes/refrativos agrupados dentro de um padrão alveolado. Contorno papilar policíclico. Colágeno grosso: fibras grossas filamentosas grossas com tendência a serem emboladas. Amontoamento de colágeno: grandes manchas hiporrefrativas de material amorfo e hiporrefrativo. As fibras individuais de colágeno não são mais visíveis. Fibras enroladas: fibras grossas e onduladas de alta refração, às vezes formando massas compactas

Fonte: adaptada de Kang, 2009,[12] Bretas, 2022,[3] Ulrich, 2013,[6] Que, 2015.[18]

invasiva de lesões cutâneas com detalhes histológicos não só nos diagnósticos das neoplasias cutâneas, como é muito útil para diagnosticar distúrbios de pigmentação e na avaliação dos tratamentos estéticos e dermatológicos.

REFERÊNCIAS BIBLIOGRÁFICAS

1. Fechine COC. Líquen plano pilar e alopecia frontal fibrosante: Correlação dos achados clínicos e dermatoscópicos com o grau de inflamação do exame histopatológico. Tese de doutorado. São Paulo: Universidade de São Paulo; 2022.
2. Lagarrigue SG, et al. In vivo quantification of epidermis pigmentation and dermis papilla density with reflectance confocal microscopy: variations with age and skin phototype. Experimental Dermatology. 2012;21(4):281-6.
3. Brettas B, Bellotti PA. Tecnologias de imagens diagnósticas na dermatologia cosmética.
4. Tuma B. Dermatoscopia na pele negra: Estudo comparativo dos nevos melanocíticos adquiridos em pacientes com fototipos V e VI versus I e II. Tese de Mestrado. São Paulo: Unifesp; 2015.
5. Aaron DM. Ceratose seborreica. Rahway, NJ: Merck & Co. Disponível em: https://www.msdmanuals.com/pt-br/casa/dist%C3%BArbios-da-pele/tumores-cut%C3%A2neos-n%C3%A3o-cancerosos/ceratose-seborreica.
6. Ulrich M, Lange-Asschenfeldt S. In vivo confocal microscopy in dermatology: From research to clinical application. Journal of Biomedical Optics. 2013;18(6):061212.
7. Kundu RV, Patterson S. Dermatologic conditions in skin of color: Part I. Special considerations for common skin disorders. Am Fam Physician. 2013 Jun 15;87(12):850-6.
8. Chinem VP, Miot HA. Epidemiologia do carcinoma basocelular. Anais Brasileiros de Dermatologia. 2011;86(2):292-305.
9. Sociedade Brasileira de Clínica Médica (SBCM). Pessoas de pele negra têm a forma mais grave do câncer de pele com maior intensidade, diz estudo, 2009. Disponível em: https://www.sbcm.org.br/v2/index.php/not%C3%ADcias/1133- sp-1345803603.
10. Byrd-Miles K, Toombs EL, Peck GL. Skin cancer in individuals of African, Asian, Latin-American, and American-Indian descent: Differences in incidence, clinical presentation, and survival compared to Caucasians. J Drugs Dermatol. 2007;6(1):10-6.
11. Eid RT, Alchorne MMA. Câncer na pele negra. Revista da Sociedade Brasileira de Clínica Médica. 2011;9:418-22.
12. Kang HY, et al. Reflectance confocal microscopy for pigmentary disorders. Experimental Dermatology. 2009;19.
13. Alchorne MMA, Abreu MAMM. Dermatologia na pele negra. Anais Brasileiros de Dermatologia. 2008;83(1):7-20.
14. Agozzino M, Moscarella E, Ardiga M. Distúrbios pigmentares da pele. Microscopia Confocal de Reflectância para Doenças de Pele. 2012;401-13.
15. Yang Y, Peng L, Ge Y, Lin T. Comparison of the efficacy and safety of a picosecond alexandrite laser and a Q-switched alexandrite laser for the treatment of freckles in Chinese patients. J Am Acad Dermatol. 2018;79(6):1155-6.
16. Pinto AM, Ortins-Pina A, Borges-Costa J. Dermatoses em africanos/Dermatoses in Africans. Acta Med Port. Disponível em: https:// www.actamedicaportuguesa.com/revista/index.php/amp/article/view/10287.
17. Pinkerton JAV. Menopausa. Disponível em: https://www.msdmanuals.com/pt-br/casa/problemas-de-sa%C3%BAde-feminina/menopausa/menopausa.
18. QUE SKT, et al. Através do espelho: fundamentos e princípios da microscopia confocal de refletância. Journal of the American Academy of Dermatology. 2015;73(2):276-84.
19. Ardigo M, Cameli N, Berardesca E, Gonzalez S. Characterization and evaluation of pigment distribution and response to therapy in melasma using in vivo reflectance confocal microscopy: A preliminary study. J Eur Acad Dermatol Venereol. 2010;24(11):1296-303.
20. Babahosseini H, et al. Lichen planopilaris: Retrospective study on the characteristics and treatment of 291 patients. Journal of Dermatological Treatment. 2019;30(6):598-604.

21. Botelho LFF, et al. Avaliação de hiperpigmentação em cicatrizes de melanomas e nevos melanocíticos através da microscopia confocal. Surgical & Cosmetic Dermatology. 2013;5.3:200-4.
22. Brunk D. Apresentação clínica da dermatite atópica na pele negra. Medscape. 28 de dezembro de 2021.
23. Dlova NC, Akintilo LO, Taylor SC. Prevalence of pigmentary disorders: A cross-sectional study in public hospitals in Durban, South Africa. Int J Womens Dermatol. 2019;5(5):345-8.
24. González S, Gilaberte-Calzada Y. In vivo reflectance-mode confocal microscopy in clinical dermatology and cosmetology. Int J Cosmet Sci. 2008;30(1):1-17.
25. Haytoglu NS, Gurel MS, Erdemir A, Falay T, Dolgun A, Haytoglu TG. Assessment of skin photoaging with reflectance confocal microscopy. Skin Res Technol. 2014;20(3):363-72.
26. Kawasaki K, Yamanishi K, Yamada H. Age-related morphometric changes of inner structures of the skin assessed by in vivo reflectance confocal microscopy. Int J Dermatol. 2015;54(3):295-301.
27. Longo C, Galimberti M, De Pace B, Pellacani G, Bencini PL. Laser skin rejuvenation: Epidermal changes and collagen remodeling evaluated by in vivo confocal microscopy. Lasers Med Sci. 2013;28(3):769-76.
28. Mizukoshi K, Yonekura K, Futagawa M, Nakamura T, Hirayama K, Takahashi K. Changes in dermal papilla structures due to aging in the facial cheek region. Skin Res Technol. 2015;21(2):224-31.
29. Nori S, et al. Sensitivity and specificity of reflectance-mode confocal microscopy for in vivo diagnosis of basal cell carcinoma: A multicenter study. J Am Acad Dermatol. 2004;51(6):923-30.
30. O'Goshi K, Suihko C, Serup J. In vivo imaging of intradermal tattoos by confocal scanning laser microscopy. Skin Res Technol. 2006;12(2):94-8.
31. Silpa-Archa N, et al. Postinflammatory hyperpigmentation: A comprehensive overview: Epidemiology, pathogenesis, clinical presentation, and noninvasive assessment technique. J American Academy of Dermatology. 2017;77(4).
32. Veasey JV, et al. Reflectance confocal microscopy of tinea nigra: Comparing images with dermoscopy and mycological examination results. Anais Brasileiro de Dermatologia. 2017;92.

73

Ultrassonografia de alta frequência (pele negra)

Estêvão Albino Torres Vargas

INTRODUÇÃO

A ultrassonografia dermatológica de alta frequência com Doppler, também conhecida como ultrassonografia de pele com Doppler ou ultrassonografia cutânea de alta resolução com Doppler, é uma técnica de imagem não invasiva que utiliza ondas sonoras de alta frequência para visualizar as camadas superficiais da pele. Essa modalidade de ultrassom é especialmente útil para a avaliação da pele e suas estruturas, permitindo uma análise detalhada das camadas cutâneas: epiderme, derme e hipoderme. A maioria dos autores e especialistas utilizam o termo subcutâneo como sinônimo de hipoderme, o que foi adotado neste capítulo.

Segundo o consenso internacional do grupo DERMUS, de Worstman et al., as recomendações para um exame de ultrassonografia dermatológica ser realizado adequadamente são: conter avaliação com Doppler colorido (para isso é necessário constar a palavra Doppler no pedido médico); ser realizado com transdutor de alta frequência (> 15 MHz); ser realizado por médico especialista treinado nesta área (mínimo de 300 exames específicos na sua formação).

É importante que o médico solicitante saiba escrever corretamente o pedido médico para que receba um resultado adequado. A seguir listamos um exemplo das informações essenciais que devem constar no pedido desse exame:

1. Solicito ultrassonografia dermatológica de alta frequência com Doppler.
2. Região a ser avaliada: axila direita e axila esquerda (importante especificar a lateralidade).
3. Indicação clínica: suspeita de hidradenite supurativa (avaliar presença e extensão das lesões).

A literatura científica descreve várias aplicações da ultrassonografia de alta frequência da pele (USAF). Aqui estão algumas das principais utilizações relatadas:

1. Dermatologia geral: a ultrassonografia dermatológica é amplamente utilizada na dermatologia para o diagnóstico e acompanhamento de condições cutâneas. Ela pode ajudar a identificar alterações na espessura da pele, avaliar a vascularização e detectar anormalidades nas lesões de pele, como tumores ou inflamações.
2. Cosmiatria: a ultrassonografia de alta frequência da pele tem sido empregada na área da cosmetologia para avaliar a eficácia de tratamentos estéticos. Ela pode auxiliar na análise do envelhecimento da pele, na avaliação da elastose solar. Além disso, pode ser utilizada para monitorar os resultados de procedimentos cosméticos, como o preenchimento, bioestímulo de colágeno ou a aplicação de toxina botulínica.
3. Monitoramento de doenças de pele: a ultrassonografia dermatológica pode ser útil no acompanhamento de doenças cutâneas crônicas, como psoríase, morfeia e hidradenite. Ela permite avaliar a resposta ao tratamento, identificar alterações na espessura da pele e detectar possíveis complicações.
4. Cirurgia dermatológica: a ultrassonografia de alta frequência da pele tem sido utilizada durante procedimentos cirúrgicos dermatológicos para auxiliar na delimitação de margens de tumores, orientar biópsias e monitorar a profundidade de invasão de lesões cutâneas.
5. Avaliação das doenças das unhas: a USAF com Doppler é particularmente útil na avaliação de lesões subungueais, como tumores, cistos e hematomas. Ela pode fornecer informações sobre a localização, extensão e características das lesões,

auxiliando no diagnóstico e no planejamento do tratamento. Também é útil nas doenças inflamatórias que acometem as unhas, como a psoríase.

A seguir estão algumas das principais características da pele negra observadas em estudos científicos sobre a ultrassonografia de alta frequência:

1. Espessura dérmica: a pele negra tende a ter uma camada dérmica mais espessa em comparação com tons de pele mais claros.
2. Interferência de pelos: a presença de folículos pilosos grossos e densamente distribuídos na pele negra pode causar atenuação nas imagens de ultrassom. Isso pode obscurecer a visualização de estruturas subjacentes.
3. Distúrbios cutâneos: a ultrassonografia de alta frequência com Doppler tem sido utilizada para avaliar diversas condições da pele em indivíduos negros, como câncer de pele, complicações de procedimentos estéticos, queloides, cicatrizes hipertróficas e dermatoses. A imagem por ultrassom pode fornecer informações valiosas sobre as características da lesão, profundidade, extensão e atividade inflamatória, auxiliando no diagnóstico e na monitorização do tratamento.

Detalharemos nos próximos tópicos algumas das principais patologias nos indivíduos de pele negra com indicação de avaliação ultrassonográfica.

HIDRADENITE SUPURATIVA

A hidradenite supurativa (HS) é uma doença inflamatória crônica da base dos folículos pilosos que se apresenta por nódulos inflamados e/ou abscessos recorrentes, em regiões típicas de dobras, como axilas, regiões inguinais, inframamárias e interglúteas.

Trata-se de uma doença que acomete cerca de 1% da população brasileira, o que representa cerca de dois milhões de indivíduos. Segundo a Sociedade Brasileira de Dermatologia (SBD), essa patologia tem características semelhantes às de outras patologias, como furúnculo e acne grave.

Também conhecida como acne inversa, a hidradenite é frequentemente tratada como outro tipo de manifestação e, portanto, subdiagnosticada, o que pode acarretar sérios danos físicos (cicatrizes) e psíquicos para seus pacientes.

O diagnóstico deve ser aventado na presença de lesões típicas com recorrência e cronicidade, como nódulos inflamatórios, abscessos, fístulas e cicatrizes, em locais típicos como regiões axilares, inguinais, inframamária e interglútea.

Existem dois escores clínicos utilizados, que são:

- Classificação de Hurley (a mais utilizada na prática clínica):
  - Tipo 1: abscesso solitário ou múltiplos, sem fístulas ou cicatrizes.
  - Tipo 2: abscesso solitário ou múltiplos recorrentes, com fístulas e cicatrizes entre as lesões.
  - Tipo 3: abscessos múltiplos interconectados com tratos fistulosos, percorrendo áreas totalmente afetadas.

- Classificação IHS4 (número de nódulos × 1 + número de abscessos × 2 + número de fístulas × 4):
  - HS leve: < 3 pontos.
  - HS moderada: 4 a 10 pontos.
  - HS severa: 11 pontos.

A ultrassonografia provou ser útil nas alterações subclínicas, podendo diagnosticar e estadiar a doença através do escore SOS-HS (Tabela 1), o qual fornece a real extensão, severidade e atividade da doença. Há lesões que passam despercebidas pelos estadiamentos clínicos, mas que são bem avaliadas pela ultrassonografia, ditas alterações subclínicas, como coleções e tratos fistulosos, além de influenciarem no estadiamento e consequente tratamento da doença.

TABELA 1 Escore SOS-HS, estadiamento ultrassonográfico da hidradenite supurativa

Estágio	Achados ultrassonográficos
Estágio 1	Coleção isolada e/ou alterações dérmicas que afetam um único segmento do corpo (uni ou bilateral) sem trajetos fistulosos
Estágio 2	Duas a quatro coleções e/ou um único trato fistuloso com alterações dérmicas, afetando até dois segmentos corporais, uni ou bilateral
Estágio 3	Cinco ou mais coleções e/ou dois ou mais tratos fistulosos com alterações dérmicas e/ou envolvimento de três ou mais segmentos corporais, de um lado ou bilateral

Fone: adaptada de Wortsman et al.

Tratos pilosos no interior das lesões podem contribuir para a perpetuação do processo inflamatório crônico. Tratos fistulosos podem ser classificados de acordo com o grau de fibrose e edema. O Doppler deve ser sempre solicitado e realizado para dar suporte ao diagnóstico, bem como estadiamento e, principalmente, para monitorar a atividade da hidradenite supurativa (Figura 1).

Critérios ultrassonográficos de diagnóstico da hidradenite supurativa:

- Alargamento da base dos folículos pilosos.
- Espessamento e/ou redução da ecogenicidade da derme.
- Pseudocistos (imagens ovaladas menores que 1 cm) na derme ou hipoderme.
- Coleções (abscessos com mais de 1 cm) na derme/hipoderme, conectados à base do folículo piloso alargado.
- Trato fistuloso que percorre a derme/hipoderme, conectado à base do folículo piloso alargado.

O diagnóstico ultrassonográfico da hidradenite se dá pela presença de três ou mais dos cinco achados listados anteriormente.

É importante estar ciente de que, como a ultrassonografia detecta lesões subclínicas, é comum que haja uma discordância entre o escore clínico e o ultrassonográfico.

Ao Doppler, pode ser observado o aumento da vascularização perilesional e/ou intralesional, sugerindo inflamação aguda e caracterizando, ainda, atividade da doença.

Parte essencial do exame ultrassonográfico é a avaliação da atividade inflamatória pelo uso do Doppler, pois permite monitorar a doença e a eficácia do tratamento médico, e modificar a terapia.

Na solicitação médica devem constar todos os segmentos corporais a serem examinados para o es-

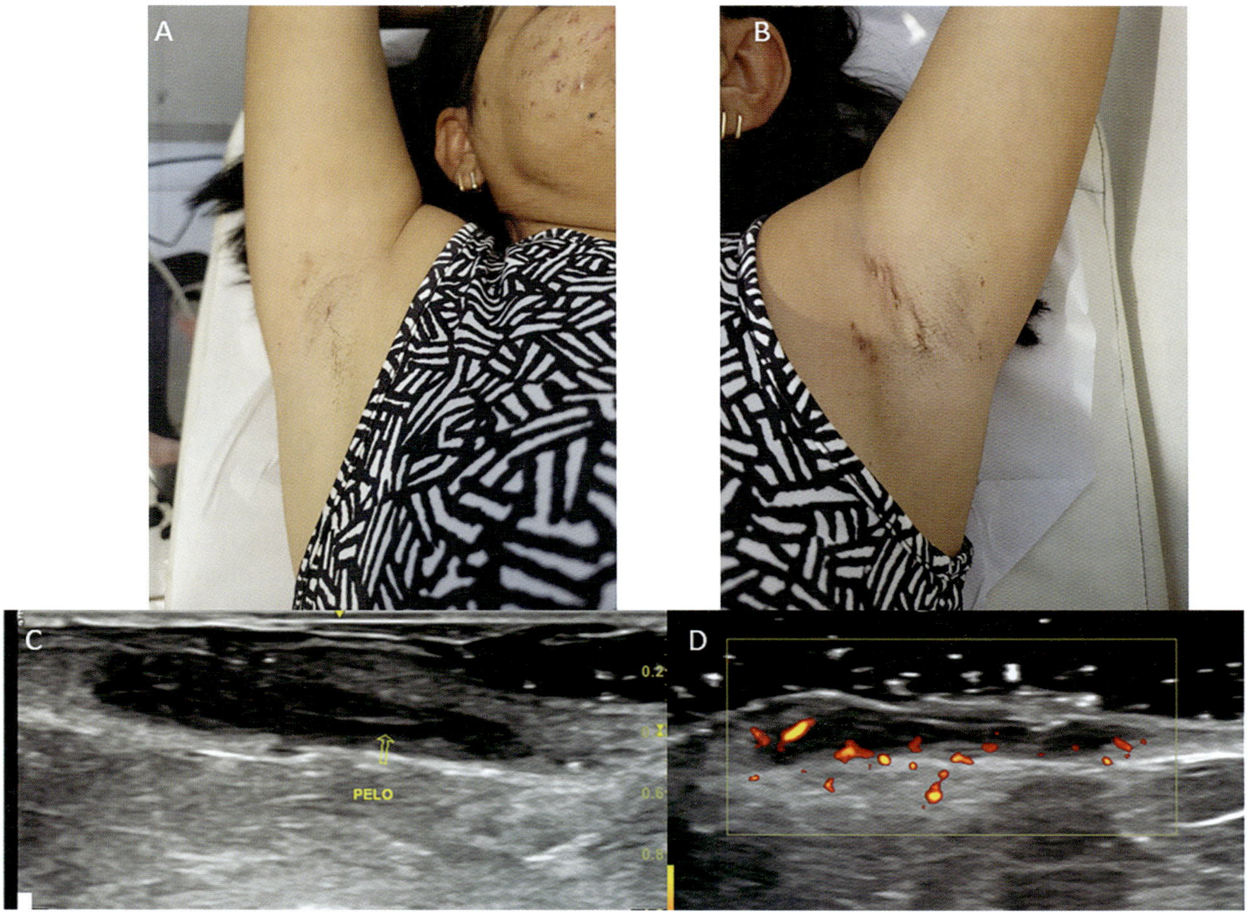

FIGURA 1 (A e B) Axilas de paciente com hidradenite supurativa e acne. (C) Ultrassonografia na escala de cinza demonstrando fístula cutânea contendo haste pilosa, típica da hidradenite. (D) Ultrassonografia com *power* Doppler demonstrando atividade inflamatória, informação relevante para a condução do tratamento.

tadiamento (regiões axilares, inguinais e glúteos). É essencial que o Doppler esteja escrito no pedido médico, para que possa ser corretamente realizado pelo ultrassonografista.

ACNE

A acne é uma afecção dermatológica que atinge as unidades pilossebáceas de algumas áreas do corpo, sendo bastante frequente entre os adolescentes. É a mais comum das doenças crônicas da unidade pilossebácea da pele humana, causada por múltiplos fatores e que leva ao aparecimento de múltiplos tipos de lesões.

São vários os tipos de acne, com destaque para: acne da mulher adulta (tardia), acne cosmética, acne medicamentosa e acne vulgar, esta última a mais comum e que acomete jovens na puberdade. Também há vários graus de gravidade da doença, variando com o tipo. Uma das apresentações mais graves é a acne *fulminans*, uma forma rara e muito grave de acne *conglobata*, associada a sintomas sistêmicos, que usualmente acomete adolescentes do sexo masculino.

A acne pode ser graduada à ultrassonografia por meio de pontuações pelo escore SOS-Acne, proposto por Worstman et al.

Achados ultrassonográficos na acne:

- Dilatação dos folículos pilosos.
- Espessamento da derme com redução de sua ecogenicidade.
- Estruturas ovais ou arredondadas, hipoecoicas dérmicas/hipodérmicas, pseudocísticas.
- Trajetos fistulosos hipoecoicos, alongados, dérmicos/hipodérmicos.
- Aumento da vascularização ao Doppler, sugerindo atividade da lesão inflamatória.
- Calcinoses (focos hiperecoicos dérmicos, produtores ou não de sombra acústica posterior).
- Cicatrização (focos hiperecoicos ou faixas hipoecoicas na derme, que podem levar a graus variados de retração cutânea).

PSEUDOFOLICULITE DA BARBA

A pseudofoliculite da barba ocorre quando os pelos da barba curvam-se e crescem de volta para a pele em vez de saírem normalmente pela superfície. Isso pode causar inflamação, irritação e infecção dos folículos pilosos, resultando em pápulas vermelhas e pústulas. É mais comum em homens negros. Isso ocorre devido a certas características do cabelo e da pele que são mais prevalentes nesse grupo étnico.

A tendência dos pelos da barba em curvar-se e crescer para dentro é mais comum em pessoas com cabelos crespos ou cacheados, como é frequentemente observado em pessoas de ascendência africana. A forma e a textura dos pelos encaracolados podem torná-los mais propensos a enrolar-se e penetrar na pele.

Além disso, a pele dos indivíduos negros tende a ter uma maior tendência à formação de queloides, cicatrizes elevadas e hiperpigmentação pós-inflamatória. Isso significa que, quando ocorre um pelo encravado, a resposta inflamatória da pele pode ser mais acentuada, resultando em lesões mais visíveis.

Na pseudofoliculite da barba, o ultrassom pode revelar alguns achados característicos relacionados à inflamação e à formação de pseudocistos. No entanto, é importante observar que o diagnóstico da pseudofoliculite da barba geralmente é clínico, com base nos sinais e sintomas apresentados. O ultrassom pode ser usado como um auxílio diagnóstico em casos atípicos ou para avaliar complicações, como abscessos.

Alguns dos achados ultrassonográficos que podem ser observados na pseudofoliculite da barba incluem:

1. Hiperemia: a presença de atividade inflamatória na área afetada pode ser visualizada no ultrassom como aumento da vascularização local.
2. Espessamento da pele: a inflamação crônica pode levar ao espessamento da derme na região afetada.
3. Pseudocistos e abscessos: em casos mais graves, podem-se formar pseudocistos ou abscessos devido à infecção dos folículos pilosos. Essas estruturas podem ser identificadas como áreas anecoicas (pretas) ou hipoecoicas (cinza escuro), com conteúdo fluido no ultrassom.
4. Alterações nos folículos pilosos: os folículos pilosos afetados podem apresentar dilatação ou distorção em decorrência da inflamação crônica. Essas alterações podem ser vistas no ultrassom como estruturas tubulares hipoecoicas.

É importante destacar que a ultrassonografia pode ser útil na avaliação de complicações associadas à pseudofoliculite da barba, como abscessos ou outras lesões inflamatórias.

QUELOIDE

A cicatrização de feridas ocorre em três fases: inflamação, formação de tecido de granulação e remodelação.

Qualquer alteração em uma das fases pode resultar em cicatriz patológica, como cicatriz hipertrófica e queloide.

A ocorrência é igual em homens e mulheres, com picos de incidência entre 10 e 30 anos. As áreas mais comumente acometidas são esterno, orelha, ombros, queixo e região púbica. Apresentam sintomas de dor, queimação, prurido e restrição de movimentação, podendo ter repercussões psicológicas e sociais.

A combinação da predisposição genética com a resposta imune exacerbada, interagindo com fatores ambientais e emocionais, está envolvida na patogênese.

Achados ultrassonográficos:

- Espessamento da derme, com redução da ecogenicidade ou padrão heterogêneo, que desloca superiormente a epiderme e segue o eixo principal das camadas da pele, com ou sem extensão para os planos profundos.
- O Doppler auxilia no rastreamento de atividade. Quando há vasos intralesionais, sugere-se atividade inflamatória, com consequente perpetuação ou crescimento da lesão.
- Focos hiperecoicos de calcificações podem estar presentes, sugerindo quadros mais graves.
- Ocasionalmente, pode envolver hipoderme e camadas mais profundas como fáscias musculares.

ALOPECIAS

Nas alopecias de etiologia inflamatória podem ser observados redução numérica dos folículos pilosos, pseudocistos dérmicos, coleções e fístulas cutâneas, alterações da espessura e da ecogenicidade dérmica e subcutânea e presença de aumento da vascularização compatível com a atividade inflamatória.

A presença de fístulas e coleções está mais comumente relacionada à foliculite dissecante.

Além disso, é possível analisar o número de folículos pilosos na área afetada e as características dos pelos nessa região, comparativamente com as áreas sadias. A proporção entre hastes pilosas bilaminares amedulares e hastes pilosas trilaminares com medula pode estar alterada nas alopecias. As hastes bilaminares são consideradas mais frágeis e propensas à queda capilar.

O ultrassonografista deve estar familiarizado com os tipos de alopecia, principalmente os de etiologia inflamatória. O laudo deve descrever a espessura e a ecogenicidade de cada camada do couro cabeludo, da epiderme ao tecido conjuntivo areolar profundo, assim como a integridade da cortical óssea. O Doppler é recomendado de rotina para avaliar a presença de atividade inflamatória e de anomalias vasculares.

ULTRASSONOGRAFIA DE ALTA FREQUÊNCIA NAS DOENÇAS DAS UNHAS

A melanoníquia é uma condição em que há uma alteração na pigmentação das unhas, levando a manchas escuras ou listras na superfície das unhas. Essas manchas podem ocorrer em pessoas de diferentes etnias, incluindo pessoas negras.

As principais causas de melanoníquia em negros podem incluir:

1. Melanoma subungueal: o melanoma é um tipo de câncer de pele que pode se desenvolver nas unhas. O melanoma subungueal é mais comum em pessoas de pele mais escura, como negros e asiáticos. É importante procurar um dermatologista se houver uma linha escura ou mancha na unha que esteja mudando de tamanho, forma ou cor. Tumores benignos também podem manifestar melanoníquia mais raramente, como o onicomatricoma (Figura 2). A ultrassonografia pode ajudar a diferenciá-los.
2. Trauma ou lesão: lesões repetidas ou traumas na unha podem causar áreas de pigmentação escura. Isso pode ocorrer devido a atividades manuais, uso excessivo de unhas artificiais ou lesões traumáticas nas unhas.
3. Infecções fúngicas: infecções fúngicas nas unhas, como onicomicose, podem causar alterações na cor e textura das unhas. Essas infecções podem ocorrer em pessoas de qualquer etnia.
4. Medicamentos: alguns medicamentos podem causar alterações na pigmentação das unhas como efeito colateral. É importante verificar a bula dos medicamentos que está tomando para verificar se essa é uma possibilidade.
5. Reações alérgicas: algumas reações alérgicas a esmaltes, produtos químicos ou outros produtos aplicados nas unhas podem levar a manchas escuras ou alterações na pigmentação das unhas.

É importante destacar que essas são apenas algumas das causas possíveis da melanoníquia. No entanto, é sempre recomendável consultar um dermatologista para obter um diagnóstico correto e adequado, já que somente um profissional de saúde pode avaliar o caso individualmente e identificar a causa específica da melanoníquia.

A melanoníquia, também conhecida como linha de pigmentação na unha, refere-se à presença de pigmentação marrom ou preta na unha. Embora a maioria dos casos de melanoníquia seja benigna, em alguns casos, pode ser um sinal de câncer de pele, como o melanoma subungueal. A ultrassonografia de alta frequência

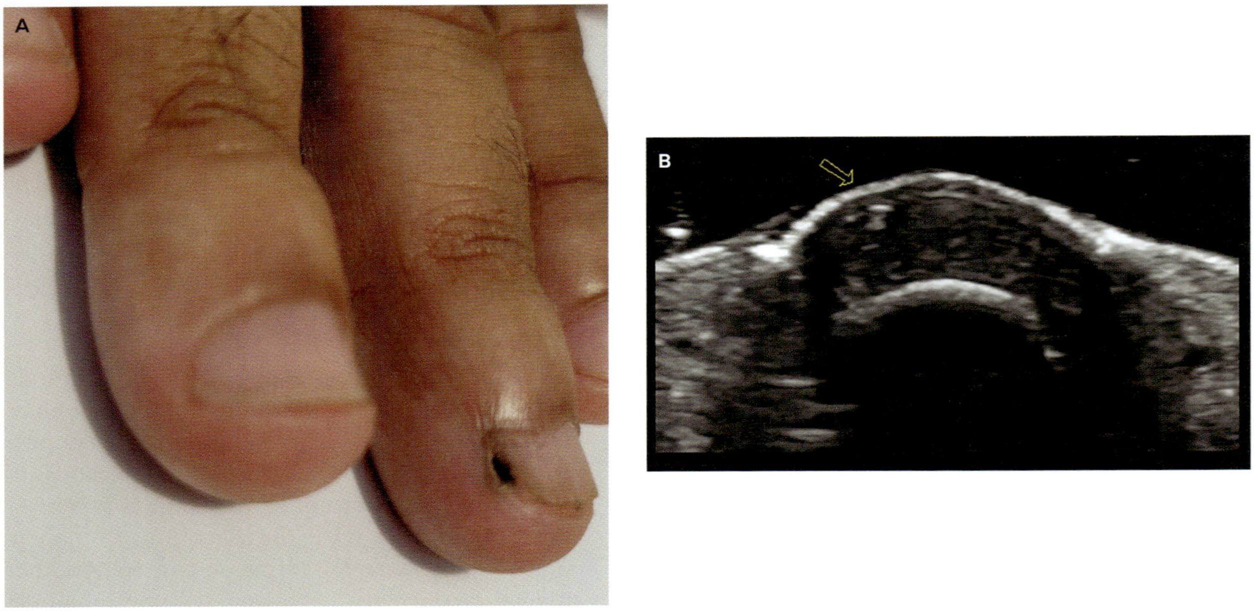

FIGURA 2 (A) Paciente apresentando melanoníquia longitudinal. (B) Ultrassonografia demonstrando lesão ovalada acometendo a porção superficial do leito e a lâmina ungueal, com projeções digitiformes hiperecoicas, usualmente relacionadas ao onicomatricoma (tumor benigno).

pode desempenhar um papel importante na avaliação da melanoníquia, auxiliando na diferenciação entre lesões benignas e malignas.

Quando se trata de melanoníquia, a ultrassonografia de alta frequência pode ajudar a avaliar a extensão e a profundidade da lesão na unha, bem como a presença de anormalidades nos tecidos subjacentes.

Durante o exame de ultrassom, o transdutor é colocado sobre a unha e movido suavemente para capturar imagens de diferentes ângulos. Essas imagens podem mostrar a arquitetura interna da unha e dos tecidos subjacentes, como a matriz ungueal e a lâmina ungueal. A presença de anormalidades, como espessamento ou desorganização dos tecidos e a neovascularização ao Doppler, pode sugerir a presença de um melanoma ou de outros tumores ungueais.

No entanto, é importante ressaltar que a ultrassonografia de alta frequência não pode fornecer um diagnóstico definitivo de melanoma. Em caso de suspeita de melanoma subungueal, é necessária uma avaliação adicional, a biópsia da lesão, para confirmar o diagnóstico. O exame clínico realizado por um dermatologista especializado em doenças de unhas é fundamental na avaliação da melanoníquia e na determinação da necessidade de investigações adicionais, como a ultrassonografia e a biópsia.

Portanto, embora a ultrassonografia de alta frequência possa desempenhar um papel na avaliação da melanoníquia, é apenas um dos componentes da abordagem diagnóstica abrangente que envolve a avaliação clínica e outros exames complementares, como a biópsia, quando necessário.

ULTRASSONOGRAFIA DE ALTA FREQUÊNCIA NA COSMIATRIA

A ultrassonografia tem sido cada vez mais utilizada como uma ferramenta auxiliar no planejamento e na execução de preenchimentos estéticos. A seguir estão algumas das utilidades da ultrassonografia nesse contexto:

1. Avaliação pré-tratamento: a ultrassonografia pode fornecer informações detalhadas sobre a anatomia da região a ser tratada, permitindo ao médico avaliar a estrutura óssea, a espessura da pele, a localização dos vasos sanguíneos e outros tecidos importantes. Isso ajuda a determinar se o paciente é um bom candidato para o procedimento e a planejar o tratamento de forma personalizada. Um dos exames mais solicitados na ultrassonografia dermatológica é o mapeamento facial para o planejamento de preenchimentos. A justificativa é avaliar a presença, o tipo e a localização exata de materiais previamente injetados no local (Tabela 2). Este cuidado é importante na prevenção de complicações como a formação de nódulos de produto ou granulomas.

TABELA 2 Ecogenicidade (tom de cinza) dos preenchedores e bioestimuladores na ultrassonografia

Anecoico (preto)	Hipoecoico (cinza escuro)	Isoecoico (cinza intermediário)	Hiperecoico (cinza claro ou branco)
Ácido hialurônico	Policaprolactona*	Poliláctico	PMMA
Hidrogel (maior que AH, com debris)	Hidrogel	Lipoenxerto	Óleo de silicone
			Hidroxiapatita

*Possui focos hiperecoicos puntiformes internos.

2. Identificação de estruturas subjacentes: a ultrassonografia pode ajudar a identificar estruturas importantes, como músculos, nervos e vasos sanguíneos, que devem ser evitadas durante o procedimento de preenchimento. Isso ajuda a reduzir o risco de complicações, como lesões nervosas ou injeções intravasculares.
3. Orientação em tempo real: durante o procedimento de preenchimento, a ultrassonografia pode ser usada para guiar a colocação precisa do material de preenchimento. O médico pode visualizar em tempo real a trajetória da agulha ou cânula, garantindo que o produto seja injetado no local desejado.
4. Verificação do plano anatômico injetado: a ultrassonografia também pode ser utilizada para avaliar a distribuição do material de preenchimento após a sua injeção. Isso é especialmente útil em áreas em que a uniformidade e a simetria são importantes. O médico pode avaliar se o produto foi distribuído de maneira uniforme no plano desejado e realizar ajustes, se necessário.
5. Segurança aprimorada: ao utilizar a ultrassonografia como guia, o médico pode reduzir os riscos associados aos preenchimentos estéticos, como lesões vasculares, hematomas ou erro do plano de injeção. A capacidade de visualizar as estruturas subjacentes em tempo real ajuda a reduzir o risco de complicações indesejadas.
6. Avaliação das complicações estéticas: a ultrassonografia é a maior aliada do dermatologista no diagnóstico e no tratamento guiado das complicações de preenchimentos e cirurgias. Com o método é possível diferenciar os processos inflamatórios (paniculites), infecciosos (abscessos), nódulos (acúmulo de produto ou granulomas), isquemia e outras complicações. O ultrassom permite auxiliar na punção ou injeção de medicações com segurança, em tempo real.

Os materiais estéticos injetáveis podem ser divididos em dois principais grupos: permanentes e não permanentes. Os materiais permanentes incluem o polimetilmetacrilato (PMMA), o óleo de silicone e o hidrogel. Os biodegradáveis (não permanentes) incluem o ácido hialurônico, a policaprolactona, a hidroxiapatita de cálcio e o ácido poli-L-láctico (PLLA).

A ultrassonografia de alta frequência é o principal método de imagem utilizado na cosmiatria, por ser capaz de detectar a presença de materiais exógenos e diferenciar os produtos permanentes dos biodegradáveis (Figura 3).

CONSIDERAÇÕES FINAIS

Por permitir o diagnóstico, estadiamento preciso e acompanhamento evolutivo objetivo e padronizado das enfermidades cutâneas, a ultrassonografia dermatológica de alta frequência com Doppler é o exame de imagem de escolha para complementar a avaliação clínica no cuidado minucioso da pele negra, tanto na cosmiatria quanto nas enfermidades dermatológicas.

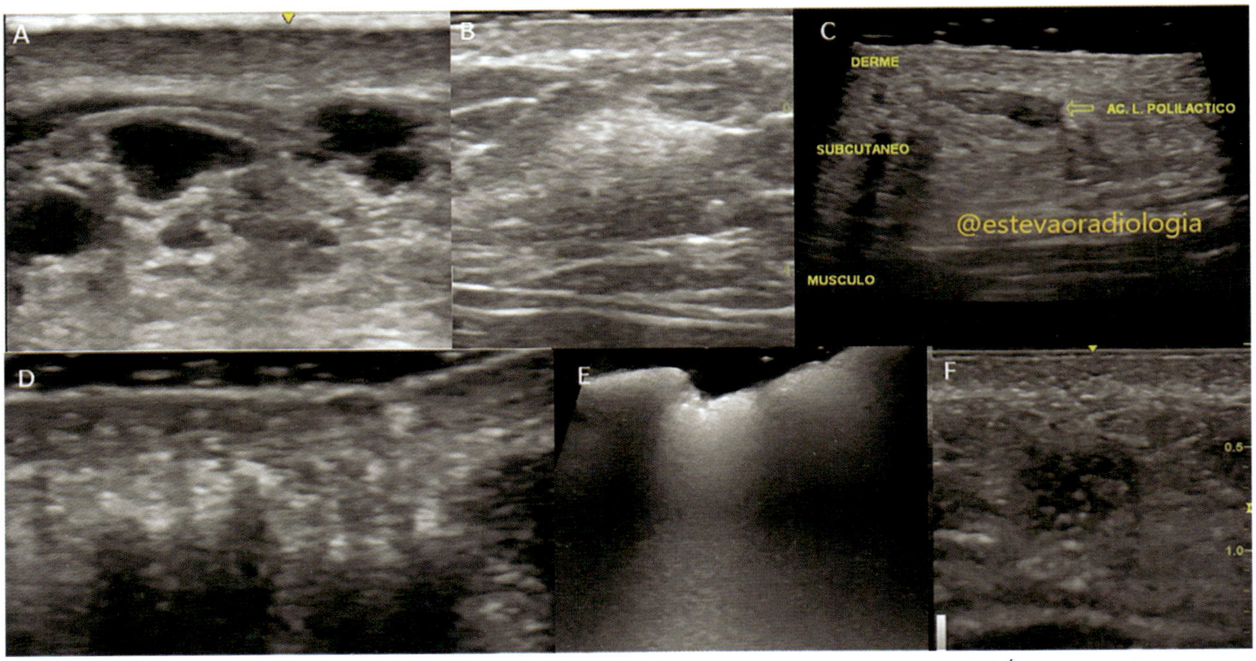

FIGURA 3 Aspecto ultrassonográfico dos principais preenchedores e bioestimuladores. (A) Ácido hialurônico, visto como depósitos ovalados anecoicos (pretos). (B) Hidroxiapatita de cálcio (bioestimulador), vista como depósito hiperecoico homogêneo (branco). (C) Ácido poli-L-láctico (bioestimulador), visto como depósito isoecoico à gordura subcutânea. (D) PMMA, visto como depósito hiperecoico heterogêneo (branco), com focos puntiformes brilhantes que ocasionam reverberação em cauda de cometa. (E) Óleo de silicone, visto como depósito hiperecoico que obscurece os planos anatômicos profundos, devido ao artefato de reverberação posterior difusa no padrão "tempestade de neve". (F) Policaprolactona (bioestimulador e preenchedor), visto como depósito hipoecoico (escuro) com focos hiperecoicos (brancos) que produzem reverberação em cauda de cometa.

REFERÊNCIAS BIBLIOGRÁFICAS

1. Finato V, Vargas E. Imagem em Dermatologia e Cirurgia Plástica. 1. ed. Rio de Janeiro: Dilivros; 2023.
2. Von Stebut E, Helbig D. Anatomische und funktionelle Unterschiede der Haut verschiedener Ethnien [Anatomical and functional differences of the skin in various ethnic groups]. Dermatologie (Heidelb). 2023 Feb;74(2):80-3.
3. Wortsman X. Atlas of dermatologic ultrasound. Springer; 2018.
4. Artzi O, Cohen JL, Dover JS et al. delayed inflammatory reactions to hyaluronic acid fillers: A literature review and proposed treatment algorithm. Clin Cosmet Investig Dermatol. 2020;13:371-8.
5. Beer K, Avelar R. Relationship between delayed reactions to dermal fillers and biofilms: Facts and considerations. Dermatol Surg. 2014;40(11):1175-9.
6. Convery C, Davies E, Murray G, et al. Delayed-onset nodules (DONs) and considering their treatment following use of hyaluronic acid (HA) fillers. J Clin Aesthet Dermatol. 2021;14(7):E59-E67.
7. Barcaui EO, Carvalho ACP, Piñeiro-Maceira J, et al. Ultrassonografia de alta frequência (22 MHz) na avaliação dos tumores malignos cutâneos. Rev Hosp Univ Pedro Ernesto. 2014;13(5):61-9.
8. Baek HJ, Lee SJ, Cho KH, et al. Subungual tumors: Clinicopathologic correlation with US and MR imaging findings. RadioGraphics. 2010;30(6):1621-36.
9. Martorell A, Giovanardi G, Gomez-Palencia P, et al. Defining fistular patterns in hidradenitis supurativa: Impact on the management. Dermatol Surg. 2019;45(10):1237-44.
10. Martorell A, Wortsman X, Alfageme F, et al. Ultrasound evaluation as a complementary test in hidradenitis suppurativa: Proposal of a standardized report. Dermatol Surg. 2017;43(8):1065-73.

74

Dermatoscopia na pele negra

Alice Mota Buçard
Dina Zylbersztejn

INTRODUÇÃO

A dermatoscopia é um exame não invasivo da pele que permite a avaliação *in vivo* de estruturas da epiderme, junção dermoepidérmica e derme papilar não identificadas a olho nu.

O exame é realizado com o dermatoscópio, aparelho que permite um aumento padrão de 10x, utilizando luz polarizada e não polarizada. A modalidade não polarizada requer uso de líquido de interface (álcool, gel, óleo ou até mesmo água). Sua aplicação atualmente se estende não somente à avaliação de lesões tumorais, mas também como ferramenta complementar ao exame clínico de lesões inflamatórias e infecciosas da pele.

A DERMATOSCOPIA NA PELE NEGRA

A maioria dos estudos publicados foi realizada em fototipos mais baixos (I-III) e não especificam peculiaridades encontradas em fototipos mais altos (IV-VI).

Segundo a classificação de Fitzpatrick, a superfície interna do antebraço (área de pele não fotoexposta) tem sido utilizada como modelo de estudos a fim de determinar a rede pigmentar dos diferentes fototipos. Observou-se que a rede pigmentar é fina e quase imperceptível nas peles dos tipos I-III, enquanto a rede se torna mais escura e alargada nos fototipos mais altos.

Embora o número de melanócitos seja o mesmo independentemente da raça de uma pessoa, a diferença ocorre nos melanossomos. Na pele negra, os melanossomos são homogeneamente dispersos, grandes e ativados, e produzem níveis mais elevados de eumelanina, que é responsável pela coloração do marrom escuro ao preto. Nos fototipos baixos os melanossomas são menores, agregados e produzem níveis elevados de feomelanina, com coloração castanho-clara.

QUADRO CLÍNICO E DIAGNÓSTICO DERMATOSCÓPICO

Lesões melanocíticas

Nevos melanocíticos comuns

Os nevos de indivíduos com fototipos V e VI apresentam-se em menor número e tamanho e localizam-se mais comumente na região acral. Nota-se uma diferença entre os fototipos V e VI, com predominância de nevos de coloração marrom-escura e padrão reticular podendo apresentar hiperpigmentação central no fototipo V, enquanto no fototipo VI houve predomínio do padrão sem estrutura, com maior presença das cores preta e cinza-azulada.

Nevos melanocíticos acrais

Existem três padrões principais de nevos acrais adquiridos: padrão em sulcos paralelos, treliça e fibrilar. Os padrões menos comuns, como o homogêneo, são vistos com mais frequência em fototipos mais altos.

O nevo acral congênito está presente no nascimento ou nos primeiros anos de vida e apresenta grande variação de tamanho, cor e formato. Muitas vezes é biopsiado devido ao seu tamanho e apresenta padrões de sulcos paralelos, fibrilar, além de sulcos paralelos com pontos nas cristas (padrão de "ervilhas na vagem").

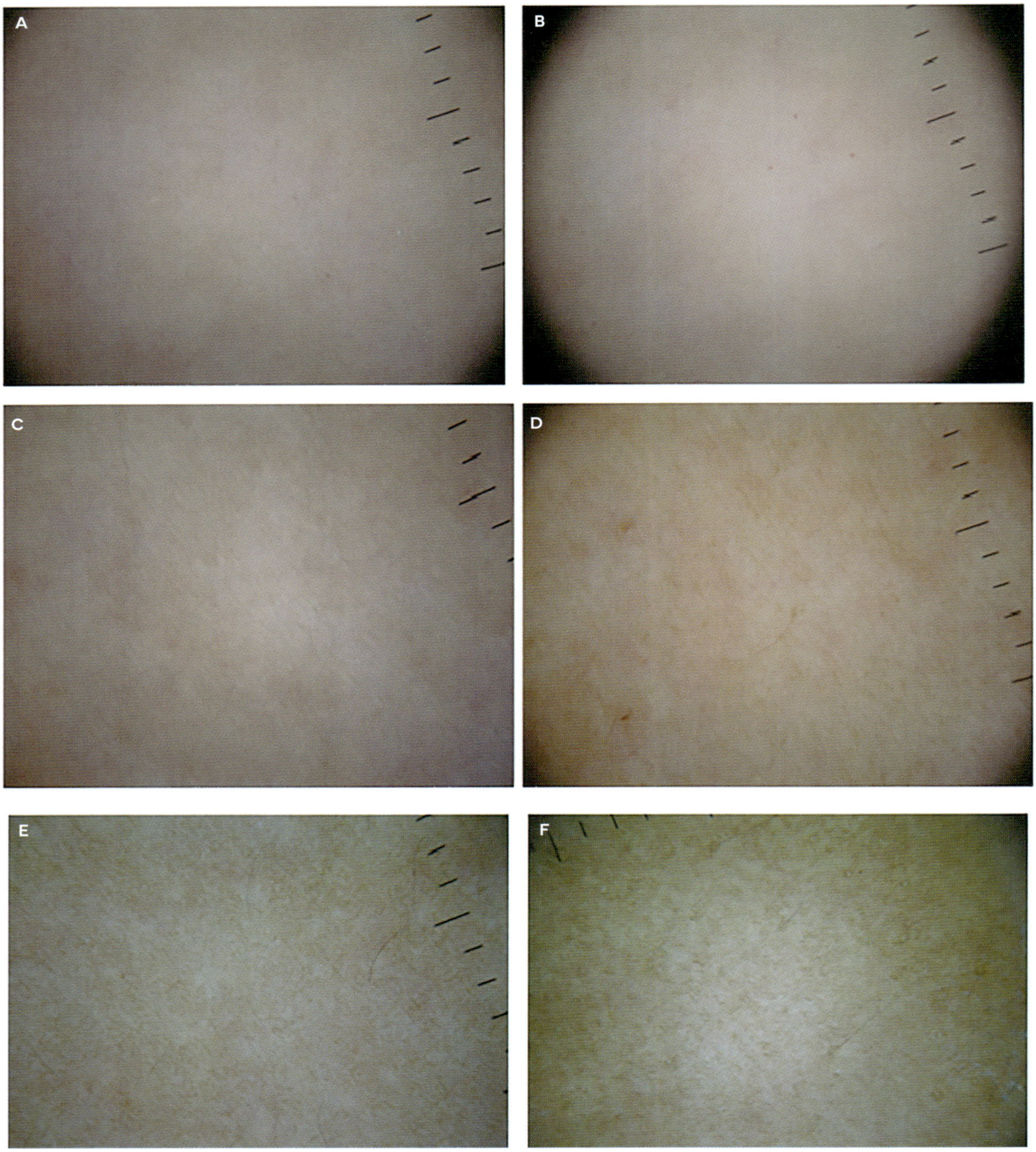

FIGURA 1 (A-F) Dermatoscopia 10x sob luz polarizada: pele normal na face interna do antebraço, fototipos I-VI de Fitzpatrick. (F) Visualização da rede pigmentar mais evidente.

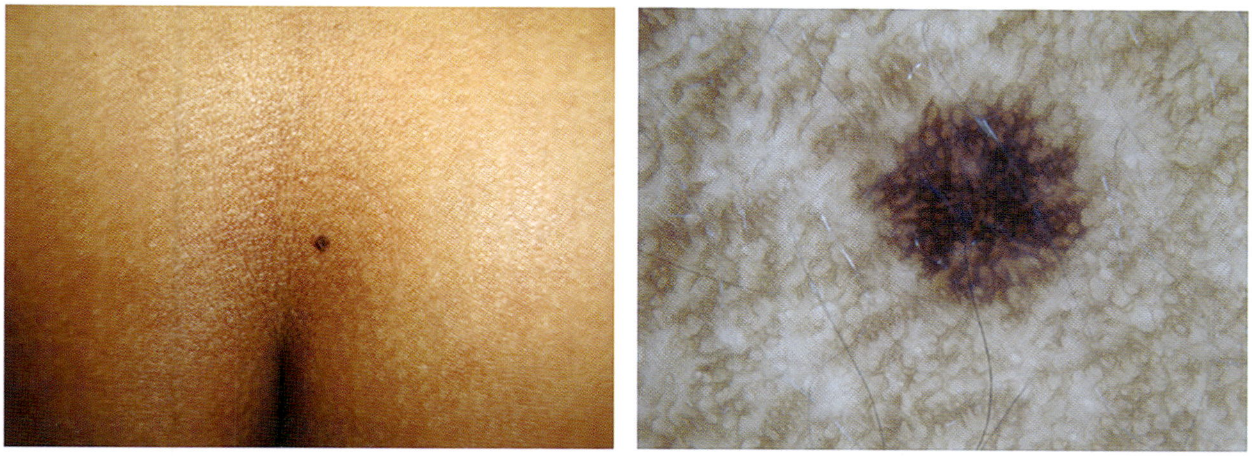

FIGURA 2 Nevo melanocítico adquirido: padrão reticular.

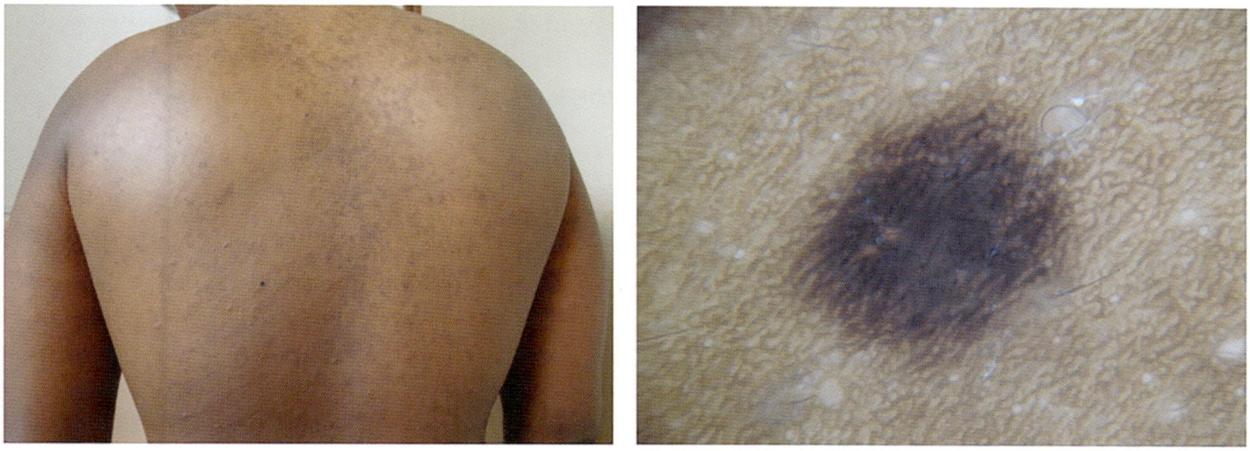

FIGURA 3 Nevo melanocítico adquirido: padrão homogêneo central cinza-azulado e rede periférica.

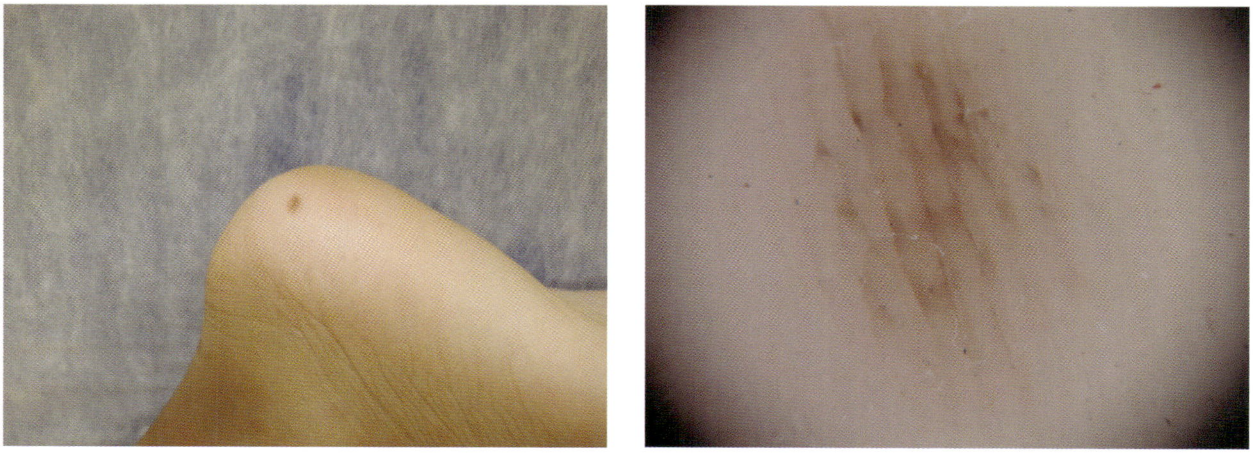

FIGURA 4 Nevo melanocítico adquirido acral: padrão em sulcos paralelos.

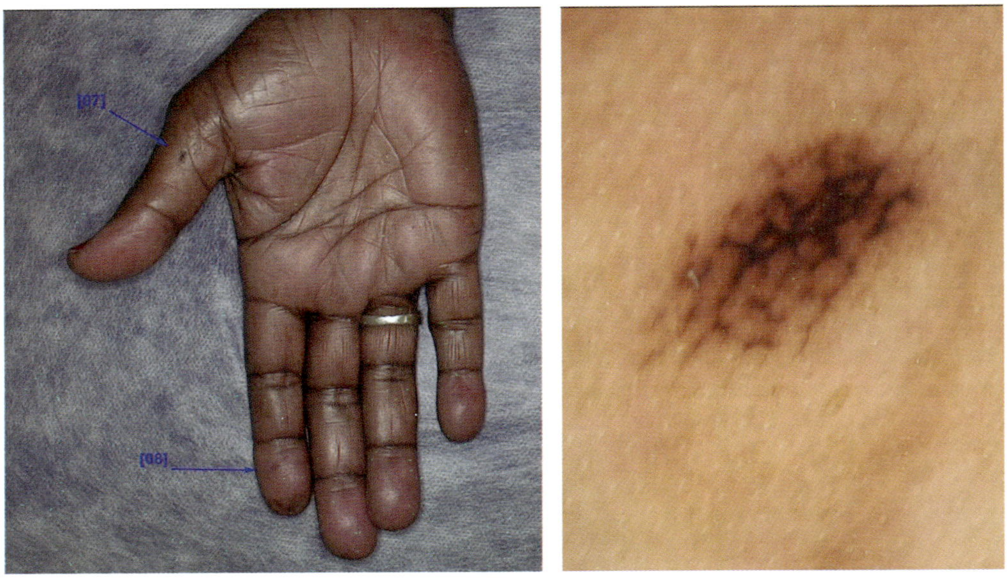

FIGURA 5 Nevo melanocítico adquirido acral: padrão em treliça.

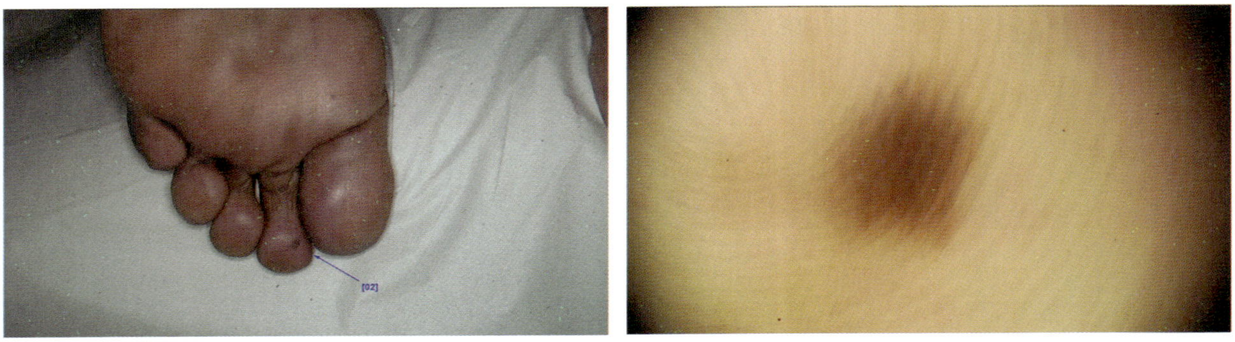

FIGURA 6 Nevo melanocítico adquirido acral: padrão fibrilar.

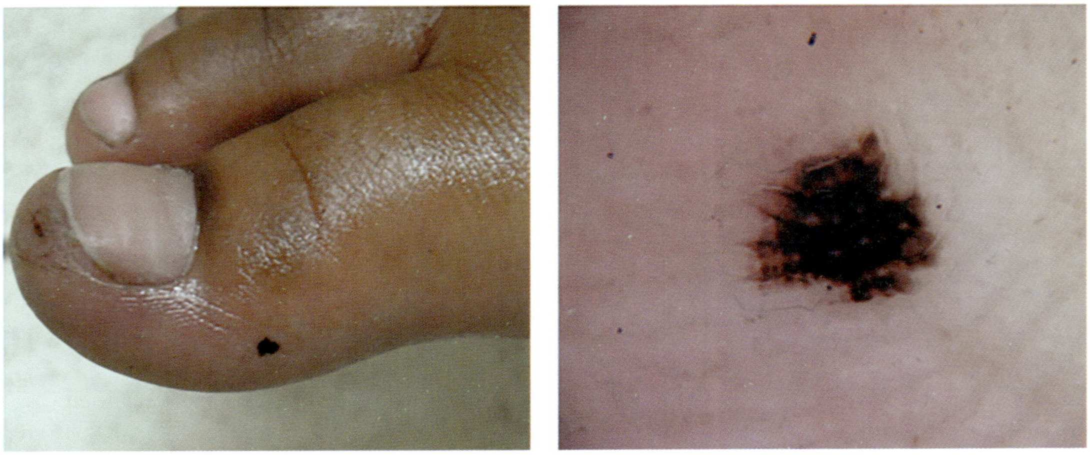

FIGURA 7 Nevo melanocítico congênito: padrão homogêneo central com visualização das aberturas dos acrossiríngeos e sulcos periféricos na periferia.

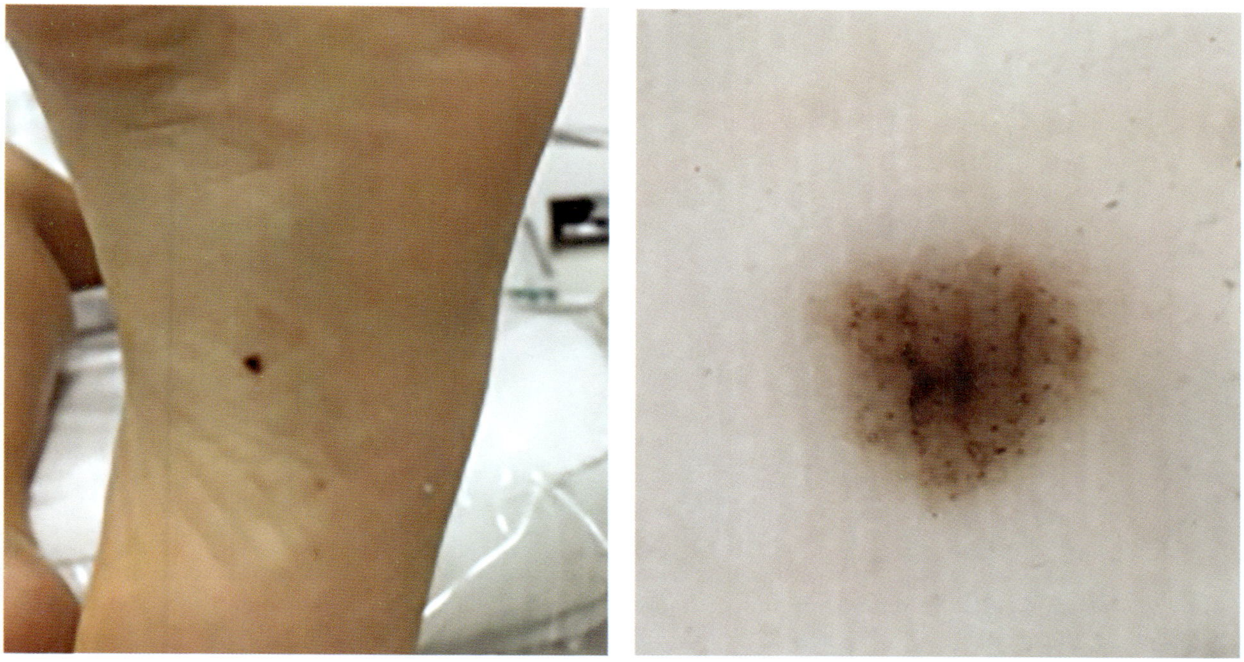

FIGURA 8 Nevo melanocítico congênito: padrão em sulcos paralelos com pigmentação pontilhada das cristas – padrão em "ervilha na vagem".

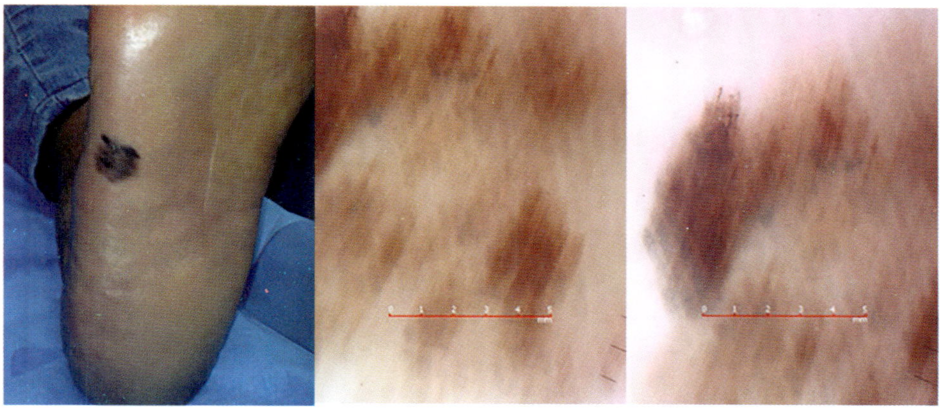

FIGURA 9 Melanoma tipo lentigo maligno: múltiplos tons de marrom, focos com padrão em cristas paralelas e fibrilar atípico, granulação acinzentada e pontos marrons.

Melanoma

Nos pacientes de pele negra, o melanoma ocorre mais comumente na região acral e, apesar da predileção anatômica, não existem diferenças clínicas ou dermatoscópicas nos melanomas de pele não acral entre pacientes dos diversos fototipos.

A dermatoscopia possibilitou uma melhor diferenciação entre melanoma e nevos benignos nos pacientes de pele negra, embora não existam estudos que elucidem as características dermatoscópicas mais comumente vistas nesses pacientes, representando uma falha no nosso conhecimento.

O melanoma lentiginoso acral tem incidência aumentada na população negra. O padrão dermatoscópico mais específico é o de cristas paralelas, entretanto, estudos demonstraram que apenas 38,2% dos melanomas acrais vão apresentar esse padrão.

O padrão em cristas paralelas é predominante nos tumores em fases iniciais. Outras características sugestivas de malignidade são: variação de pigmentação ao longo da lesão e véu cinza-azulado.

Apesar do padrão em cristas paralelas estar relacionado a lesões suspeitas, algumas condições benignas e comuns em fototipos altos, como a melanose

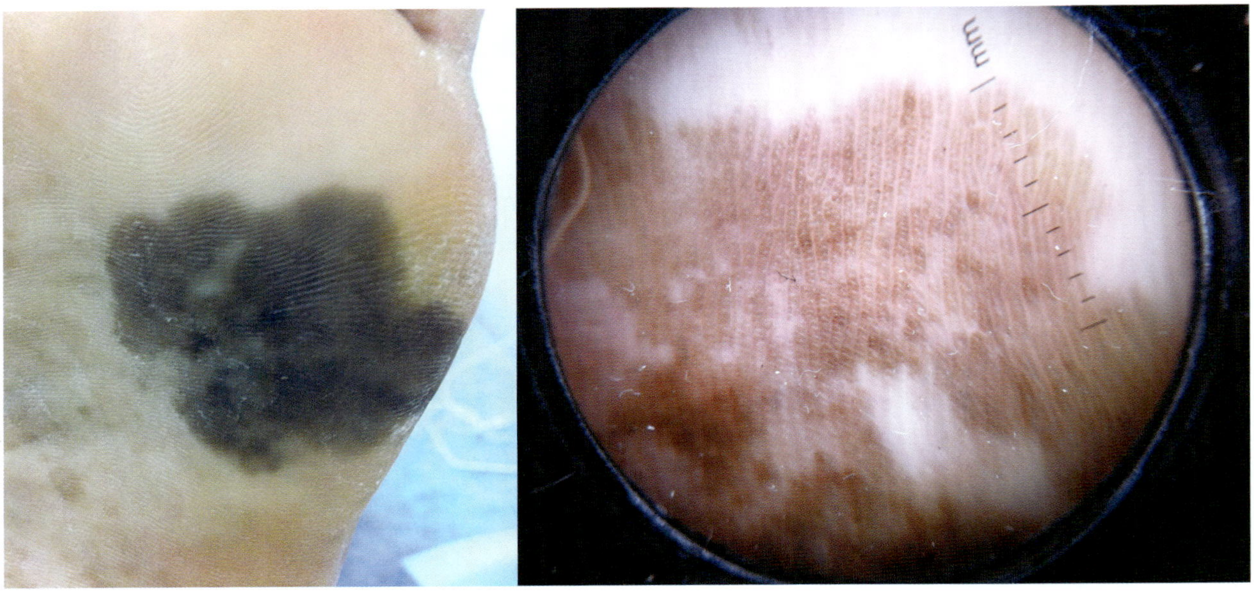

FIGURA 10 Melanoma do tipo lentigo maligno: padrão em cristas paralelas e focos com padrão homogêneo.

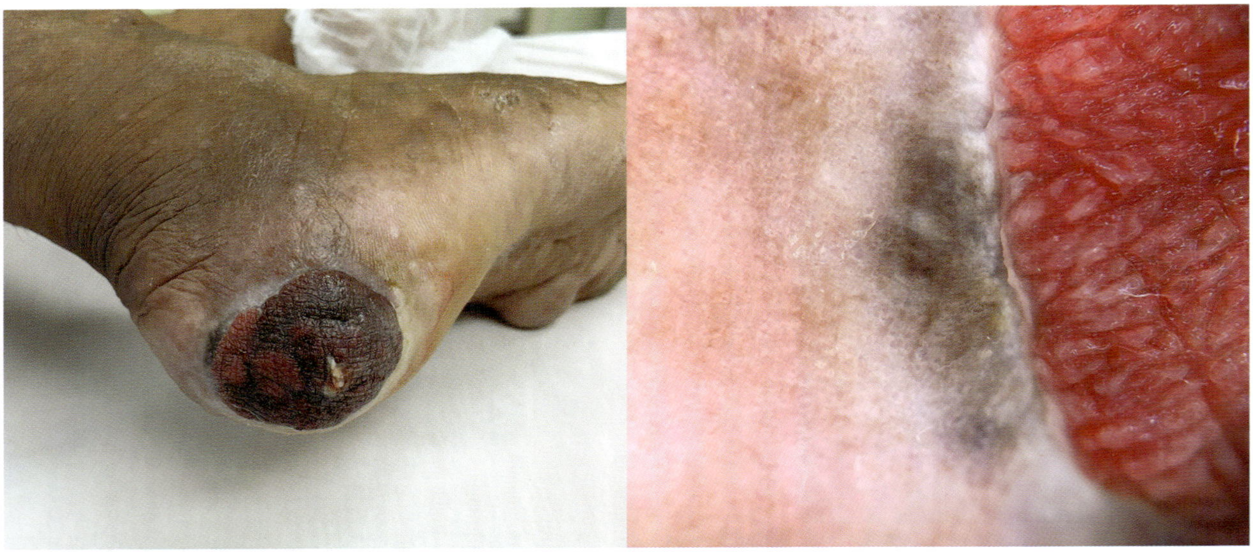

FIGURA 11 Melanoma acral: área ulcerovegetante com foco de pigmentação marrom-acinzentada homogênea na periferia.

racial, podem apresentar esse padrão. Nesses casos, não foi visualizada obliteração dos acrossiríngeos ao longo da lesão.

Lesões não melanocíticas

Dermatofibroma

Na grande maioria dos casos, o dermatofibroma tem diagnóstico clínico com o clássico sinal da covinha e palpação fibroelástica.

Na dermatoscopia apresenta uma grande variedade de padrões dermatoscópicos, sendo o mais comum a presença de área branca central com ou sem alterações vasculares e delicada rede pigmentar periférica.

Fototipos altos apresentam na sua maioria o padrão clássico, mas o diagnóstico diferencial deve ser feito com melanoma, tumores não melanocíticos e neurofibromas.

Ceratoses seborreicas/dermatose papulosa nigra

Ceratoses seborreicas são as lesões clínicas benignas mais comuns em adultos e seus critérios dermatoscópicos estão bem descritos, como as pseudoaberturas foliculares, pseudocistos córneos e estruturas em giros

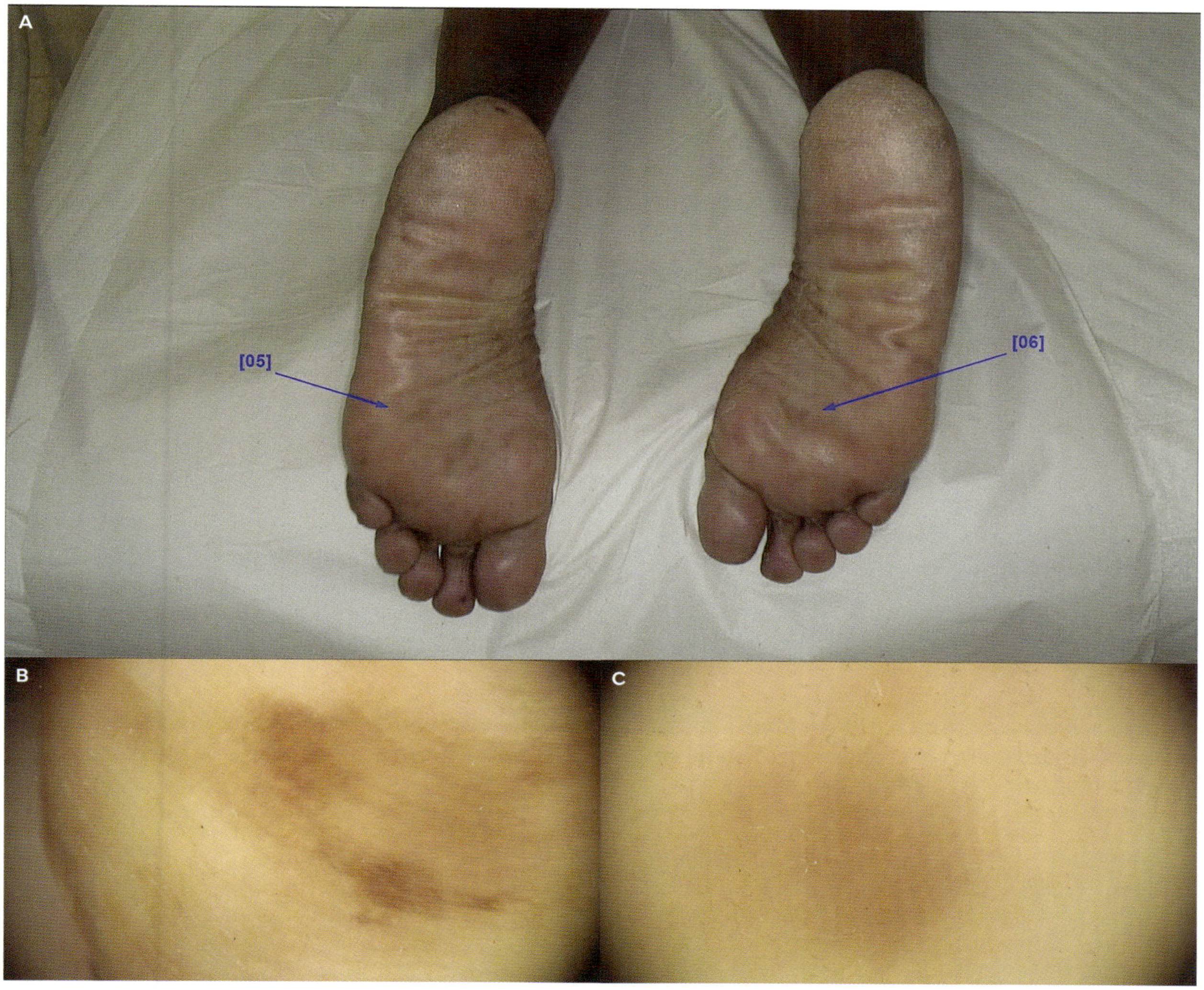

FIGURA 12 Melanose racial. (B) Focos com padrão em cristas paralelas, homogêneo e fibrilar poupando as aberturas dos acrossiríngeos. (C) Padrão homogêneo.

e sulcos, além das estruturas vasculares em alça envoltas por halo claro.

Sua coloração pode variar entre marrom claro, marrom escuro e preto, inclusive dentro de uma mesma lesão.

Apesar de não serem descritos critérios específicos nos pacientes de fototipos altos, lesões mais pigmentadas são comuns nesses pacientes.

CARCINOMA BASOCELULAR (CBC)

O carcinoma basocelular pigmentado é o subtipo mais frequente nos pacientes de fototipos altos e é encontrado principalmente em áreas fotoexpostas.

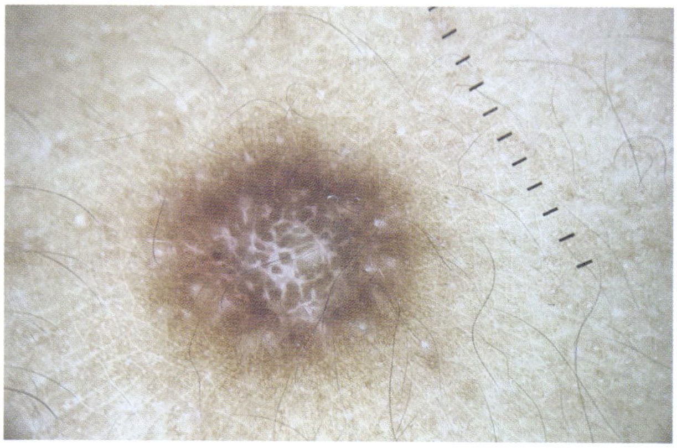

FIGURA 13 Dematofibroma: rede branca central, rede pigmentada delicada periférica e estruturas glóbulos-*like*.

As características dermatoscópicas mais comumente vistas nos tumores superficiais foram as estruturas em folhas, áreas eritematosas sem estrutura, múltiplas pequenas erosões e estruturas concêntricas ou em "raio de roda", enquanto nos tumores nodulares notam-se ulceração, véu azul esbranquiçado e vasos arboriformes.

Carcinoma espinocelular/doença de Bowen

O carcinoma espinocelular (CEC) é considerado, segundo alguns estudos clínicos, como o câncer de pele mais comum em fototipos altos e parece ter menor relação com exposição solar quando comparado a fototipos mais baixos. Dentre fatores de risco desta-

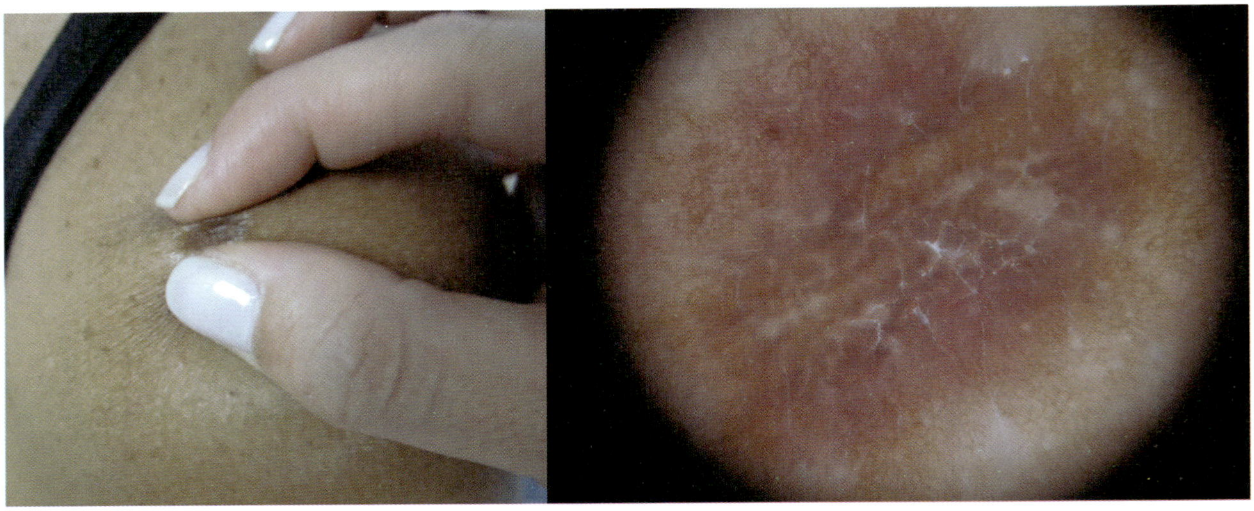

FIGURA 14 Dermatofibroma: rede branca central em fundo homogêneo marrom, eritema e rede pigmentada delicada periférica.

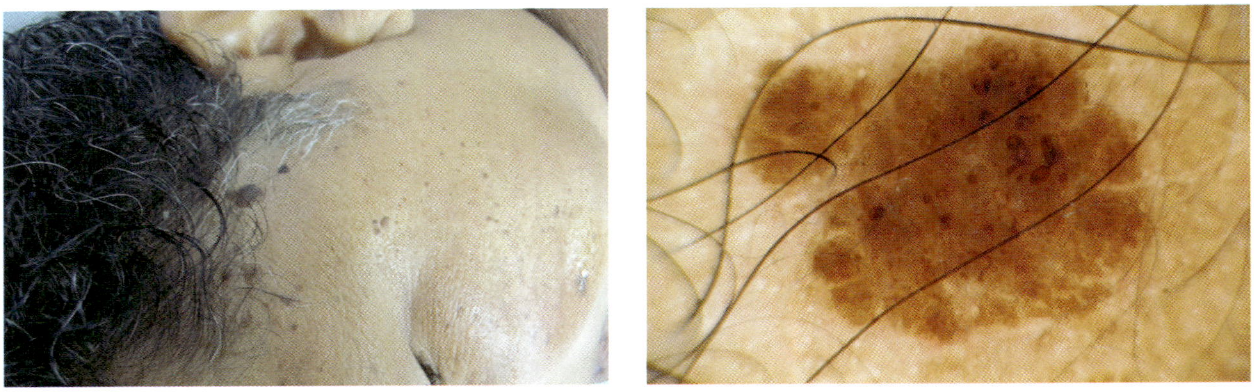

FIGURA 15 Ceratose seborreica: pseudoaberturas foliculares e áreas de giros e sulcos.

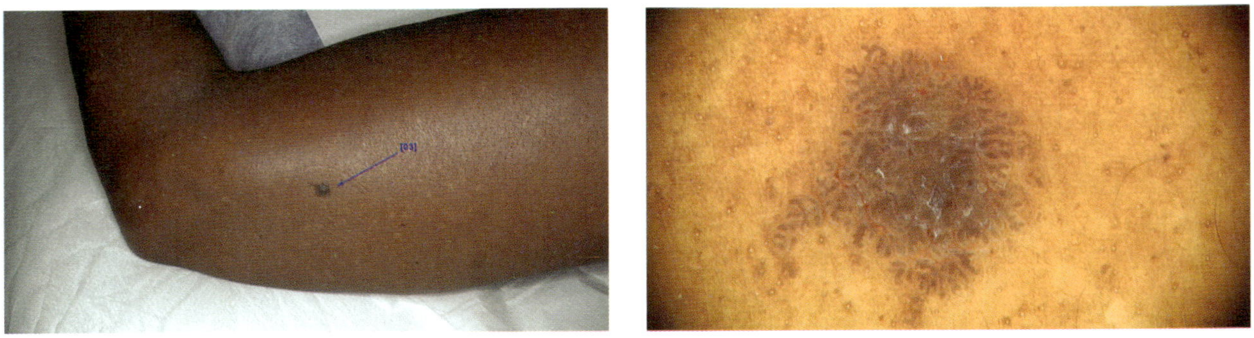

FIGURA 16 Ceratose seborreica: padrão em giros e sulcos.

cam-se processos cicatriciais, inflamatórios crônicos, imunossupressão e associação com HPV. Os sítios mais acometidos são os membros inferiores e a região anogenital; diferente dos fototipos mais baixos, cujos locais de predileção são áreas fotoexpostas. É comum o achado clínico de placas castanhas descamativas, além de pápulas e nódulos hiperpigmentados, sendo frequente a variante pigmentada da doença de Bowen. São achados dermatoscópicos: escamas, círculos brancos, rosetas, padrões vasculares: vasos glomerulares, vasos em alça envoltos por halo claro e polimórficos (que variam com o grau de invasão e diferenciação do

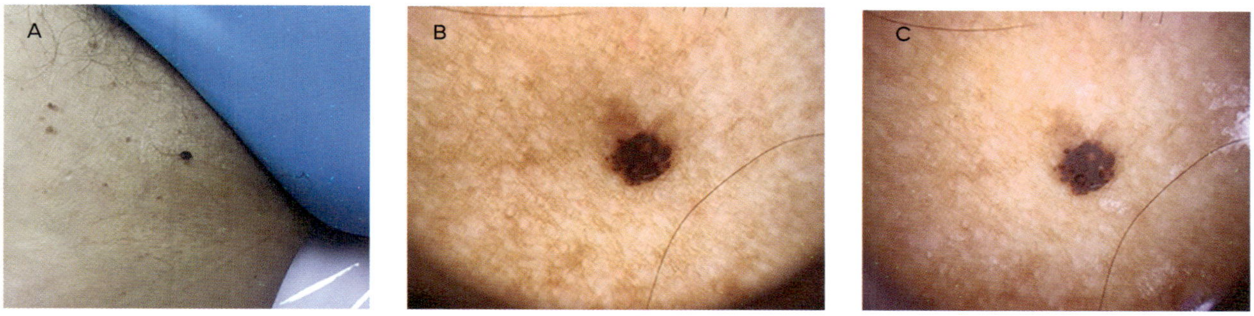

FIGURA 17 Ceratose seborreica. (B) Luz polarizada: padrão homogêneo marrom. (C) Luz não polarizada: realce de pseudoaberturas foliculares.

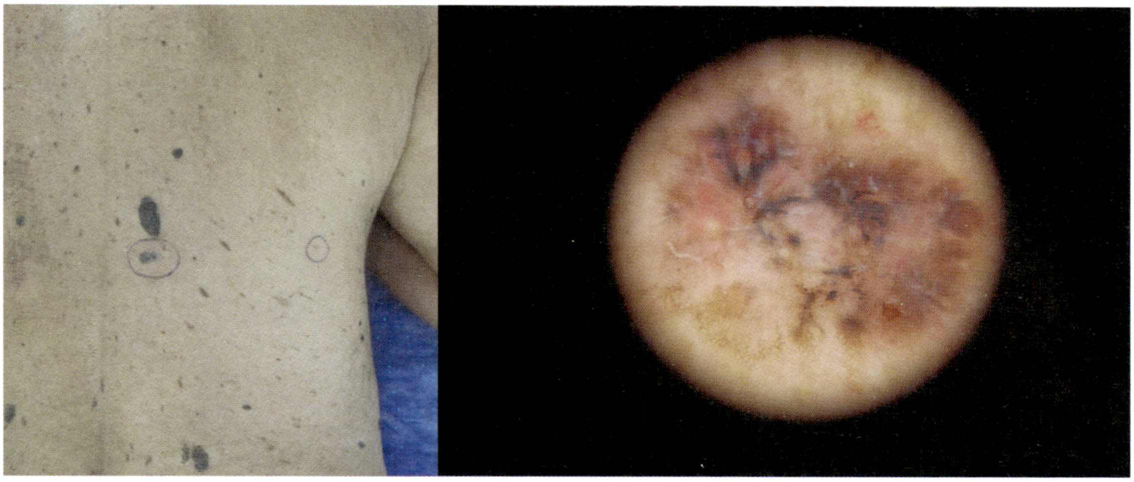

FIGURA 18 Carcinoma basocelular: eritema, estruturas em folha, ninhos ovoides, crisálidas e pontos marrom-acinzentados.

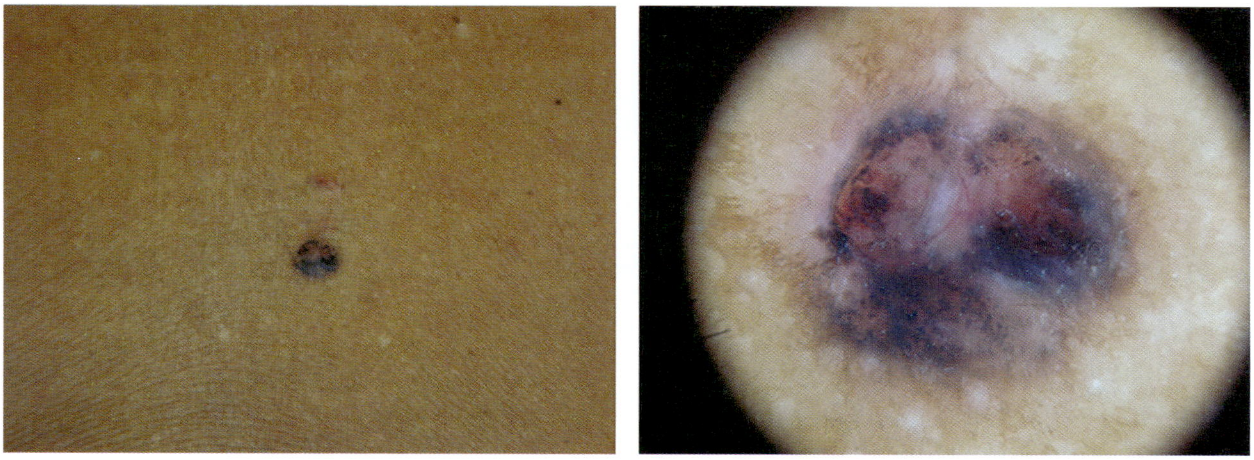

FIGURA 19 Carcinoma basocelular: eritema, ninhos ovoides, crisálidas, vasos lineares focados e ulceração.

tumor) e critérios pigmentares como os círculos marrons e pontos marrons alinhados.

Doença de Paget pigmentada da mama

A doença de Paget normalmente se apresenta como placa eritematosa, com aparência de eczema, porém, em pacientes de fototipos altos, a forma pigmentada pode mimetizar melanoma na clínica, dermatoscopia e histopatologia.

O exame dermatoscópico revela diferentes tons de cores variando do marrom ao preto, estruturas anulares-granulares cinza-azuladas difusamente distribuídas e espessamento da rede pigmentar formando estruturas losangulares ou "romboides-símile".

O diagnóstico não pode ser definido apenas pelos aspectos clínicos e dermatoscópicos, havendo necessidade de avaliação histopatológica e imuno-histoquímica.

CONCLUSÃO

A dermatoscopia não é um método diagnóstico absoluto e deve ser avaliada dentro do contexto individual do paciente levando em consideração idade, antecedentes familiares, padrão dermoscópico global das lesões, exposição solar, alterações hormonais e, claro, o fototipo.

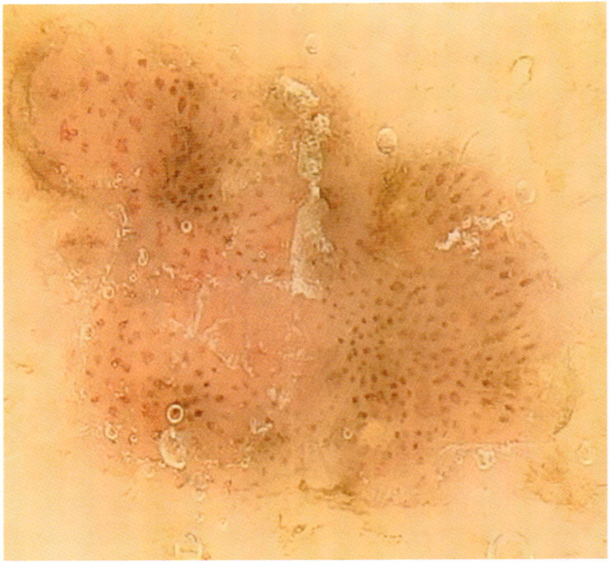

FIGURA 20 Doença de Bowen pigmentada: escamas, eritema, vasos glomerulares distribuídos em grupos, círculos marrons e pontos marrons alinhados.

As lesões pigmentadas em pacientes de fototipos altos (IV-VI) tendem a maior intensidade da pigmentação quando comparadas às lesões dos pacientes de fototipos mais baixos.

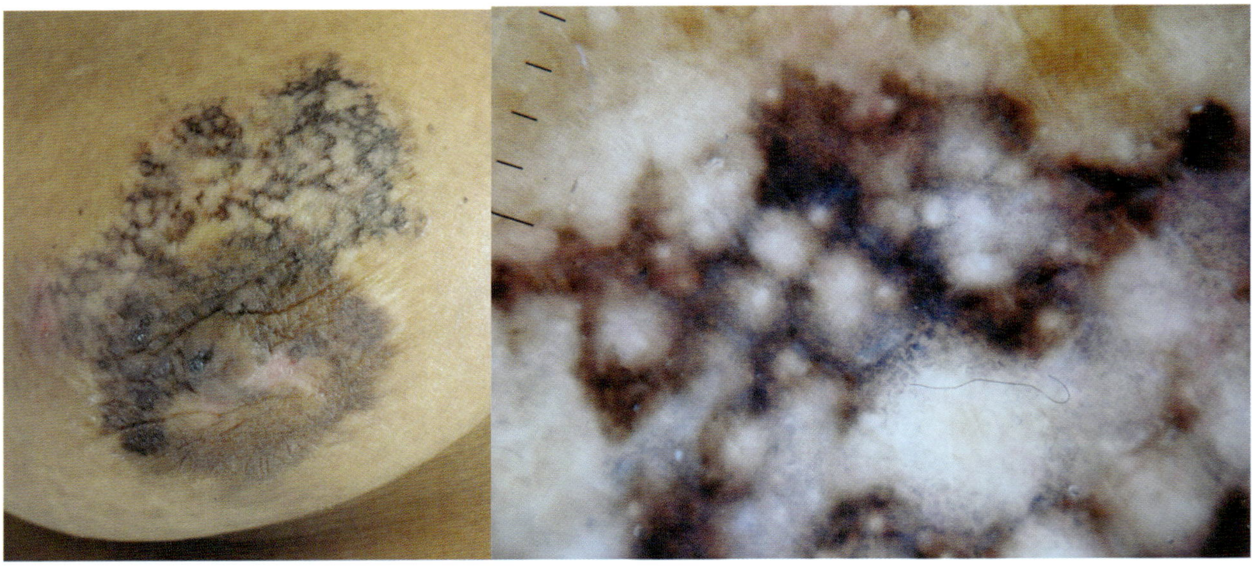

FIGURA 21 Doença de Paget mamária: granularidade cinza-azulada, pigmentação marrom enegrecida em formato losangular.

Mais estudos são necessários para identificar a presença de características específicas ao exame dermatoscópico nos pacientes de pele negra.

REFERÊNCIAS BIBLIOGRÁFICAS

1. Zaballos P, Llambrich A, Puig S, Malvehy J. Dermoscopy is useful for the recognition of benign-malignant compound tumours. British Journal of Dermatology. 2005;153:653-6.
2. Shah SK, Alexis AF. Defining skin of color. In: Alam M, Bhatia AC, Kundu RV, et al. Cosmetic dermatology for skin of color. McGraw-Hill; 2009. p. 1-11.
3. De Giorgi V, et al. Dermoscopy in black people. British Journal of Dermatology. 2006;155:695-9.
4. Halder RM, Roberts CI, Nootheti PK. Cutaneous diseases in the black races. Dermatol Clin. 2003;21:679-87.
5. Zalaudek I, Docimo G, Argenziano G. Using dermoscopic criteria and patient-related factors for the management of pigmented melanocytic nevi. Arch Dermatol. 2009;145:816-26.
6. Zalaudek I, et al. Frequency of dermoscopic nevus subtypes by age and body site: A cross-sectional study. Arch Dermatol. 2011;147(6).
7. Zalaudek I, et al. Nevus type in dermoscopy is related to skin type in white persons. Arch Dermatol. 2007;143.
8. Tuma B, Yamada S, Atallah AN, Araujo FM, Hirata SH. Dermoscopy of black skin: A cross-sectional study of clinical and dermoscopic features of melanocytic lesions in individuals with type V/VI skin compared to those with type I/II skin. J Am Acad Dermatol. 2015;73(1):114-9.
9. Tan A, Stein JA. Dermoscopic patterns of acral melanocytic lesions in skin of color. Cutis. 2019;103(5):274-6.
10. Lallas A, et al. Dermoscopic nevus patterns in skin of colour: A prospective, cross-sectional, morphological study in individuals with skin type V and VI. J Eur Acad Dermatol Venereol. 2014;28:1469-74.
11. Hogue L, Harvey VM. Basal cell carcinoma, squamous cell carcinoma, and cutaneous melanoma in skin of color patients. Dermatol Clin. 2019;37:519-26.
12. Usatine R, Manci R. Squamous cell carcinoma (SCC) in skin of color. Dermoscopedia. 2023. Disponível em: https://dermoscopedia.org/w/index.php?title=Malignant_lesions_-_SCC&oldid=20547.
13. Ezenwa E, Stein JA, Krueger L. Dermoscopic features of neoplasms in skin of color: A review. Int J Womens Dermatol. 2021 Jan 19;7(2):145-51.
14. Fracaroli TS, Lavorato FG, Maceira JP, Barcaui C. Parallel ridge pattern on dermoscopy: Observation in non-melanoma cases. An Bras Dermatol. 2013 Jul-Aug;88(4):646-8.
15. de Crignis GSN, de Aberu L, Buçard AM, Barcaui CB. Polarized dermoscopy of mammary Paget disease. An Bras Dermatol. 2013 Mar;88(2):290-2.

Índice remissivo

D

E

F

G

H

X